内科疾病临床诊疗
与合理用药

（上）

霍倩倩等◎主编

吉林科学技术出版社

图书在版编目（CIP）数据

内科疾病临床诊疗与合理用药 / 霍倩倩等主编. --
长春 ：吉林科学技术出版社，2017.5
　　ISBN 978-7-5578-2508-9

　　Ⅰ．①内… Ⅱ．①霍… Ⅲ．①内科－疾病－诊疗②内
科－疾病－用药法 Ⅳ．①R5

中国版本图书馆CIP数据核字(2017)第109463号

内科疾病临床诊疗与合理用药

NEIKE JIBING LINCHUANG ZHENLIAO YU HELI YONGYAO

主　　编　霍倩倩等
出 版 人　李　梁
责任编辑　许晶刚　陈绘新
封面设计　长春创意广告图文制作有限责任公司
制　　版　长春创意广告图文制作有限责任公司
开　　本　787mm×1092mm　1/16
字　　数　540千字
印　　张　37
印　　数　1—1000册
版　　次　2017年5月第1版
印　　次　2018年3月第1版第2次印刷

出　　版　吉林科学技术出版社
发　　行　吉林科学技术出版社
地　　址　长春市人民大街4646号
邮　　编　130021
发行部电话/传真　0431-85635177　85651759　85651628
　　　　　　　　　　85652585　85635176
储运部电话　0431-86059116
编辑部电话　0431-86037565
网　　址　www.jlstp.net
印　　刷　永清县晔盛亚胶印有限公司

书　　号　ISBN 978-7-5578-2508-9
定　　价　145.00元（全二册）

编 委 会

主　编：霍倩倩　孙世萍　王晓坤
　　　　张　鸿　任晓荣　邢艳丽
副主编：乔　伟　　　刘雪君　任瑞英
　　　　张　伟　　　李春柱　高丽华
　　　　古丽鲜·吐尔洪　张　静　姜　傲
编　委：（按照姓氏笔画）

王　彤	中国人民解放军第 202 医院
王晓坤	中国人民解放军第 451 医院
古丽鲜·吐尔洪	新疆医科大学第二附属医院
左绍祥	济宁市兖州区人民医院
邢艳丽	吉林大学中日联谊医院
乔　伟	威海市胸科医院
任晓荣	中国人民解放军第二五五医院
任瑞英	郑州儿童医院
刘晓欣	牡丹江医学院第二附属医院
刘雪君	甘肃省中医院
刘雪玲	济宁医学院附属医院
孙世萍	兖矿集团总医院
李春柱	乌鲁木齐市友谊医院
李　静	沈阳军区总医院
张万君	中国人民解放军第 202 医院
张　伟	中国人民解放军第八十八医院
张　鸿	大连医科大学附属第二医院
张　静	吉林大学中日联谊医院
胡建明	兰州大学第一医院
姜　傲	吉林大学中日联谊医院
高丽华	中国人民解放军第二五五医院
高翠华	中国人民解放军第 463 医院
郭立华	吉林大学中日联谊医院
薛久巍	牡丹江医学院第二附属医院
霍倩倩	济宁市第一人民医院

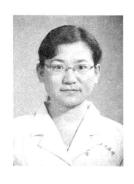

霍倩倩，女，1984 年 04 月生人，现工作于济宁市第一人民医院心内科，任主治医师。于 2009 年 7 月硕士毕业于山东省医学科学院，从事心血管专业，熟练掌握本专业疾病诊断及治疗。熟练掌握冠脉造影、冠脉内支架植入术、临床起搏器植入术、永久性起搏器植入术、各种快速心律失常的射频消融术。目前发表中文核心期刊论文 1 篇，SCI 论文 1 篇，在研课题 1 项（已立项）。多次获院级先进工作者、优秀带教老师等荣誉称号。

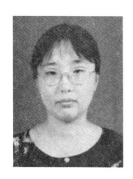

孙世萍，女，1970 年出生，山东滕州人，医学硕士，副主任医师，副教授，善长内分泌和心脑血管疾病的中医、中西医结合治疗，在甲亢、甲减、糖尿病酮症酸中毒、原发性高血压、慢性充血性心力衰竭、心律失常等方面有较深的研究，临床疗效确切。近年来，参与和主持省市课题五项，发明专利三项，发表论文十余篇。

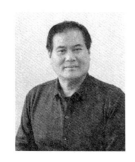

王晓坤，男，1966 年 11 月 30 日，解放军第 451 医院，主任技师（正高职），大学本科，毕业于北京军医学院，第四军医大学生物医学工程系研究生课程班。历任陕西省、西安市政府集中招标专家，陕西省生物医学工程学会理事，总后医学计量委员会委员。主要从事医疗设备管理工作十余年，在设备的采、供、管、修、计等方面颇有建树。由于工作调整改任感控科主任，从事医院感染工作迄今。在任期间发表学术论文二十余篇。

前　言

　　医学科技的发展进步促使了临床内科不断地实践与发展,我们从实践中逐渐对内科疾病的病理生理产生了更加深入的认识。医学科技伴随而来的是更多科学先进的诊疗设备与方法,我们将其逐步应用于临床,以帮助我们更好地服务于患者,帮助患者更好的摆脱疾病困扰。由于近年来临床内科的飞速进展,本编委会特编写此书,为广大内科一线临床医务人员提供借鉴与帮助。

　　本书共分十三章,内容包括:神经内科疾病、心血管内科疾病、呼吸内科疾病、消化内科疾病、传染性疾病、风湿免疫性疾病、肾脏内科疾病、中西结合内分泌疾病、中医儿科疾病、内科疾病护理、老年病护理、血液净化护理以及急性传染病的预防与控制。

　　对于本书涉及相关疾病均进行了详细叙述,例如:疾病的病理生理、流行病学、病因与发病机制、临床常见症状与表现、常用检查方法、诊断与鉴别诊断、治疗方法、预后、相关临床护理等。本书主要强调疾病的诊断方法及临床常用的内科治疗方法上,本书具有一定的临床实用性,以为广大内科医护人员提供参考。

　　为了更好地提高内科医护人员的临床诊疗水平,本编委会人员在多年内科诊治经验基础上,参考诸多内科疾病相关书籍资料,认真编写了此书,望谨以此书为广大内科医护人员提供微薄帮助。

　　本书在编写过程中,借鉴了诸多内科相关临床书籍与资料文献,在此表示衷心的感谢。由于本编委会人员均身负内科临床诊治工作,故编写时间仓促,难免有错误及不足之处,恳请广大读者见谅,并给予批评指正,以更好地总结经验,以起到共同进步、提高内科医务人员诊疗水平的目的。

　　本书共 90.5 万字,其中主编济宁市第一人民医院霍倩倩编写了第二章的部分内容,共编写 10.3 万字;主编兖矿集团总医院孙世萍编写了第八章,共编写 8.2 万字;主编中国人民解放军第 451 医院王晓坤编写了第十三章,共编写 7.3 万字;主编大连医科大学附属第二医院张鸿编写了第十章的部分内容,共编写 6.6 万字;主编中国人民解放军第二五五医院任晓荣编写了第四章,共编写 5.3 万字;主编吉林大学中日联谊医院邢艳丽编写了第十章的部分内容,共编写 4.7 万字;副主编威海市胸科医院乔伟编写了第三章的部分内容,共编写 4.4 万字;副主编甘肃省中医院刘雪君编写了第六章的部分内容,共编写 6.9 万字;副主编郑州儿童医院任瑞英编写了第九章,共编写 3.7 万字;副主编中国人民解放军第八十八医院张伟编写了第五章的部分内容,共编写了 3.5 万字;副主编乌鲁木齐市友谊医院李春柱编写了第五章的部分内容,共编写 3.2 万字;副主编中国人民解放军第二五五医院高丽华编写了第七章的部分内容,共编写3万字;副主编新疆医科大学第二附属医院古丽鲜·吐尔洪编写了第七章的部分内容,共编写2.8万字;副主编吉林大学中日联谊医院张静编写了第十二章的部分内容,共编写2.3万字;副主编吉林大学中日联谊医院姜傲编写了第十章的部分内容,共编写1.4万字。编委沈阳军区总医院李静编写了第十一章,共编写1.2万字;编委济宁医学院附属医院刘雪玲编写了第二章的部分内容,共编写1万字;编委吉林大学中日联谊医院郭立华编写了第十二章的部分内容,共编写1.1万字;编委兰州大学第一医院胡建明编写了第三章的部分内容,共编写1万字;编委牡丹江医学院第二附属医院薛久巍编写了第六章的部分内容,共编写1.1万字;编委牡丹江医学院第二附属医院刘晓欣编写了第一章的部分内容,共编写1万字;编委济宁市兖州区人民医院左绍祥编写了第一章的部分内容,共编写1.1万字。编委中国人民解放军第202医院张万君编写了第七章的部分内容,共编写1万字;编委中国人民解放军第463医院高翠华编写了第十章的部分内容,共编写1.1万字;编委中国人民解放军第202医院王彤编写了第二章的部分内容,共编写1万字。

《内科疾病临床诊疗与合理用药》编委会

2017年5月

目　　录

第一章 神经内科疾病

第一节 脑梗死

脑梗死又称缺血性脑卒中,系由各种原因所致的局部脑组织区域血液供应障碍,导致脑组织缺血缺氧性病变,进而产生临床上对应的神经功能缺失表现。脑梗死依据发病机制的不同分为脑血栓形成、脑栓塞和腔隙性脑梗死等主要类型。其中脑血栓形成是脑梗死最常见的类型,约占全部脑梗死的60%,因而通常所说的脑梗死实际上指的是脑血栓形成。

一、病因和发病机制

动脉粥样硬化是该病的主要病因基础。动脉粥样硬化性梗死常常伴有高血压且与之互为因果,同时糖尿病、高脂血症等危险因素又可加速动脉粥样硬化的进程。动脉粥样硬化可导致各处脑动脉狭窄或闭塞性病变,但以大中型管径($\geqslant 500 \mu m$)的动脉受累为主,国人的颅内动脉病变较颅外动脉病变更多见。由于动脉粥样硬化好发于大血管的分叉处和弯曲处,故脑血栓形成的好发部位为颈动脉的起始部和虹吸部、大脑中动脉起始部、椎动脉及基底动脉中下段等。当这些部位的血管内膜上的斑块破裂后,血小板和纤维素等血液中有形成分随后黏附、聚集、沉积形成血栓,而血栓脱落形成栓子可阻塞远端动脉导致脑梗死。脑动脉斑块也可造成管腔本身的明显狭窄或闭塞,引起灌注区域内的血液压力下降、血流速度减慢和血液黏度增加,进而产生局部脑区域供血减少或促进局部血栓形成出现脑梗死症状。血液成分改变真性红细胞增多症、高黏血症、高纤维蛋白原血症、血小板增多症、口服避孕药等亦可致血栓形成。少数病例可有高水平的抗磷脂抗体、蛋白C、蛋白S或抗血栓Ⅲ缺乏伴发的高凝状态等。这些因素也可以造成脑动脉内的栓塞事件发生或原位脑动脉血栓形成。另外其他药源性、外伤所致脑动脉夹层及极少数不明原因者。

二、临床表现

本病好发于50～60岁以上的中老年人,男性稍多于女性。其常合并有动脉硬化、高血压、高脂血症或糖尿病等危险因素或对应的全身性非特异性症状。脑梗死的前驱症状无特殊性,部分患者可能有头昏、一时性肢体麻木、无力等短暂性脑缺血发作的表现。而这些症状往往由于持续时间较短和程度轻微而被患者及家属忽略。脑梗死发病起病急,多在休息或睡眠中发病,其临床症状在发病后数小时或1～2d达到高峰。神经系统的症状与闭塞血管供血区域的脑组织及邻近受累脑组织的功能有关,这有利于临床工作者较准确地对其病变位置进行定位诊断。以下将按主要脑动脉供血分布区对应的脑功能缺失症状来叙述本病的临床表现。

1.颈内动脉闭塞综合征 病灶侧单眼黑矇,或病灶侧霍纳(Horner)征(因颈上交感神经节后纤维受损所致的同侧眼裂变小、瞳孔变小、眼球内陷及面部少汗);对侧偏瘫、偏身感觉障碍和偏盲等(大脑中动脉或大脑中、前动脉缺血表现优势半球受累还可有失语,非优势半球受累可出现体象障碍等。尽管颈内动脉供血区的脑梗死出现意识障碍较少,但急性颈内动脉主干闭塞可产生明显的意识障碍。

2.大脑中动脉闭塞综合征

(1)主干闭塞:出现对侧中枢性面舌瘫和偏瘫、偏身感觉障碍和同向性偏盲;可伴有不同程度的意识障碍;若优势半球受累还可出现失语,非优势半球受累可出现体象障碍。

(2)皮质支闭塞:上分支闭塞可出现对侧偏瘫和感觉缺失、Broca 失语(优势半球)或体象障碍(非优势半球);下分支闭塞可出现 Wernicke 失语、命名性失语和行为障碍等,而无偏瘫。

(3)深穿支闭塞:对侧中枢性上下肢均等性偏瘫,可伴有面舌瘫;对侧偏身感觉障碍,有时可伴有对侧同向性偏瘫;优势半球病变可出现皮质下失语。

3.大脑前动脉闭塞综合征

(1)主干闭塞:前交通动脉以后闭塞时额叶内侧缺血,出现对侧下肢运动及感觉障碍,因旁中央小叶受累小便不易控制,对侧出现强握、摸索及吸吮反射等额叶释放症状。若前交通动脉以前大脑前动脉闭塞时,由于有对侧动脉的侧支循环代偿,不一定出现症状。如果双侧动脉起源于同一主干,易出现双侧大脑前动脉闭塞,出现淡漠、欣快等精神症状,双侧脑性瘫痪、大小便失禁、额叶性认知功能障碍。

(2)皮质支闭塞:对侧下肢远端为主的中枢性瘫痪,可伴有感觉障碍;对侧肢体短暂性共济失调、强握反射及精神症状。

(3)深穿支闭塞:对侧中枢性面舌瘫及上肢近端轻瘫。

4.大脑后动脉闭塞综合征

(1)主干闭塞:对侧同向性偏盲、偏瘫及偏身感觉障碍,丘脑综合征,主侧半球病变可有失读症。

(2)皮质支闭塞:因侧支循环丰富而很少出现症状,仔细检查可发现对侧同向性偏盲或象限盲,伴黄斑回避,双侧病变可有皮质盲;顶枕动脉闭塞可见对侧偏盲,可有不定型幻觉痫性发作,主侧半球受累还可出现命名性失语;矩状动脉闭塞出现对侧偏盲或象限盲。

(3)深穿支闭塞:丘脑穿通动脉闭塞产生红核丘脑综合征,如病灶侧小脑性共济失调、肢体意向性震颤、短暂的舞蹈样不自主运动、对侧面部感觉障碍;丘脑膝状体动脉闭塞可出现丘脑综合征,如对侧感觉障碍(深感觉为主)以及自发性疼痛、感觉过度、轻偏瘫和不自主运动,可伴有舞蹈、手足徐动和震颤等锥体外系症状;中脑支闭塞则出现大脑脚综合征(Weber 综合征),如同侧动眼神经瘫痪,对侧中枢性面舌瘫和上下肢瘫;或 Benedikt 综合征,同侧动眼神经瘫痪,对侧不自主运动,对侧偏身深感觉和精细触觉障碍。

5.椎—基底动脉闭塞综合征

(1)主干闭塞:常引起广泛梗死,出现脑神经、锥体束损伤及小脑症状,如眩晕、共济失调、瞳孔缩小、四肢瘫痪、消化道出血、昏迷、高热等,患者常因病情危重而死亡。

(2)中脑梗死:a. Weber 综合征,同侧动眼神经麻痹和对侧面舌瘫和上下肢瘫;b. Benedikt 综合征,同侧动眼神经麻痹,对侧肢体不自主运动,对侧偏身深感觉和精细触觉障碍;c. Claude 综合征,同侧动眼神经麻痹,对侧小脑性共济失调;d. Parinand 综合征,垂直注视麻痹。

(3)脑桥梗死:a. Foville 综合征,同侧周围性面瘫,双眼向病灶对侧凝视,对侧肢体瘫痪;b. Millard—Gubler 综合征,同侧面神经、展神经麻痹,对侧偏瘫;c. Raymond—Cesten 综合征,对侧小脑性共济失调,对侧肢体及躯干深浅感觉障碍,同侧三叉神经感觉和运动障碍,双眼向病灶对侧凝视。

（4）闭锁综合征：又称为睁眼昏迷，系双侧脑桥中下部的副侧基底部梗死。患者意识清楚，因四肢瘫痪、双侧面瘫及球麻痹，故不能言语、不能进食、不能做各种运动，只能以眼球上下运动来表达自己的意愿。

（5）延髓梗死：最常见的是 Wallenberg 综合征（延髓背外侧综合征），表现为眩晕，眼球震颤，吞咽困难，病灶侧软腭及声带麻痹，共济失调，面部痛温觉障碍；霍纳综合征，对侧偏身痛温觉障碍。

（6）基底动脉尖综合征：基底动脉尖综合征是椎—基底动脉供血障碍的一种特殊类型，即基底动脉顶端 2cm 内包括双侧大脑后动脉、小脑上动脉及基底动脉顶端呈"干"字形的 5 条血管闭塞所产生的综合征。其常由栓塞引起，梗死灶可分布于枕叶、颞叶、丘脑、脑干和小脑，出现眼部症状，意识行为异常及感觉运动障碍等症状。

6.分水岭脑梗死　系两支或以上动脉分布区的交界处或同一动脉不同分支分布区的边缘带发生的脑梗死。

结合影像检查可将其分为以下常见类型：

（1）皮质前型，如大脑前与大脑中动脉供血区的分水岭，出现以上肢为主的中枢性偏瘫及偏身感觉障碍，优势侧病变可出现经皮质性运动性失语，其病灶位于额中回，可沿前后中央回上部呈带状前后走行，可直达顶上小叶；

（2）皮质后型，病灶位于顶、枕、颞交界处，如大脑中与大脑后动脉，或大脑前、中、后动脉皮质支间的分水岭区，其以偏盲最常见，可伴有情感淡漠、记忆力减退和 Gerstmann 综合征；

（3）皮质下型，如大脑前、中、后动脉皮质支与深穿支或大脑前动脉回返支（Heubner 动脉）与大脑中动脉的豆纹动脉间的分水岭区梗死，可出现纯运动性轻偏瘫和（或）感觉障碍、不自主运动等。

值得注意的是，临床上许多患者的临床症状及体征并不符合上述的单支脑动脉分布区梗死的典型综合征，而表现为多个临床综合征的组合。同时，脑动脉的变异和个体化侧支循环代偿能力的差异也是临床表现不典型的重要因素。因而，临床医生需要结合一定的辅助检查手段，以充分理解相应脑梗死的临床表现。

三、辅助检查

头颅 CT 应常规检查。在超早期阶段（发病 6h 内），CT 可以发现一些细微的早期缺血改变：如大脑中动脉高密度征、皮质边缘（尤其是岛叶）以及豆状核区灰白质分界不清楚和脑沟消失等。但是 CT 对超早期缺血性病变和皮质或皮质下小的梗死灶不敏感，尤其后颅窝的脑干和小脑梗死更难检出。大多数病例在发病 24h 后 CT 可显示均匀片状的低密度梗死灶，但在发病 2～3 周内由于病灶水肿消失导致病灶与周围正常组织密度相当的"模糊效应"，CT 难以分辨梗死病灶。

MRI 可清晰显示缺血性梗死、脑干和小脑梗死、静脉窦血栓形成等。梗死数小时后可出现 T_1 低信号、T_2 高信号。弥散加权成像（DWI）可以早期（发病 2h 内）显示缺血组织的大小、部位，甚至可显示皮质下、脑干和小脑的小梗死灶。结合表观弥散系数（ADC），DWI 对早期梗死的诊断敏感性达到 88%～100%，特异性达到 95%～100%。

四、治疗

脑梗死属于急症，也是一个高致残率及高致死率的疾病。时间就是生命，本病的治疗原则是:争取超早期治疗,在发病 4.5h 内尽可能静脉溶栓治疗,在发病 6～8h 内有条件的医院可进行适当的急性期脑血管内干预;确定个体化和整体化治疗方案,依据患者自身的危险因素、病情程度等采用对应针对性治疗,结合神经外科、康复科及护理部分等多个科室的努力实现一体化治疗,以最大程度提高治疗效果和改善预后。

1. 对症支持治疗

(1)控制血压:缺血性脑卒中后 24h 内血压升高的患者应谨慎处理。应先处理紧张焦虑、疼痛、恶心呕吐及颅内压增高等情况。血压持续升高,收缩压≥200mmHg 或舒张压≥110mmHg,或伴有严重心功能不全、主动脉夹层、高血压脑病,可予谨慎降压治疗,并严密观察血压变化,必要时可静脉使用短效药物(如拉贝洛尔、尼卡地平等),最好应用微量输液泵,避免血压降得过低。

(2)控制血糖:空腹血糖应<7mmol/L(126mg/dl),糖尿病血糖控制的靶目标为 HbAlc<6.5%,必要时可通过控制饮食、口服降糖药物或使用胰岛素控制高血糖。在急性期血糖控制方面应当注意以下两点。①血糖超过 11.1mmol/L 时:可给予胰岛素治疗。②血糖低于2.8mmol/L时:可给予 10%～20%葡萄糖口服或注射治疗。

(3)调脂治疗:可给予他汀类药物。他汀类药物治疗前及治疗中,应定期监测肌痛等临床症状及肝酶(谷氨酸和门冬氨酸氨基转移酶)、肌酶(肌酸激酶)变化,如出现监测指标持续异常并排除其他影响因素,应减量或停药观察。老年患者如合并重要脏器功能不全或多种药物联合使用时,应注意合理配伍并监测不良反应。

(4)发病:48h～5d 为脑水肿高峰期,可根据临床情况适当应用甘露醇或呋塞米以降低颅内压。

2. 溶栓治疗

(1)静脉溶栓常用药物:尿激酶 50 万～150 万 U 加入生理盐水 100ml,在 1h 内静脉滴注;或静脉给予重组组织型纤溶酶原激活剂(rt－PA)溶栓治疗。使用方法:rt－PA 0.9mg/kg(最大剂量为 90mg)静脉滴注,其中 10%在最初 1min 内静脉推注,其余持续滴注,用药期间及用药 24h 内应如前述严密监护患者。

(2)动脉溶栓治疗:作为治疗急性脑血管病的新型方法,是微导丝和微导管相结合开通闭塞血管的一种有效办法。微导丝对血栓行机械开通,再经微导管在局部注射尿激酶溶解血栓。动脉溶栓较静脉溶栓有着不可替代的优势,动脉内溶栓具有血栓局部药物浓度高、全身药物浓度低、颅外出血的危险性低的优点。动脉溶栓还能精确描述动脉解剖、血栓形态、评估治疗效果、侧支循环建立情况,可使用导丝、微导管或其他机械方法破坏血栓,且动脉溶栓时间窗较长,尤其是基底动脉系统血栓可延长至 12h 甚至 24h。

3. 抗血小板聚集治疗　急性期(一般指脑梗死发病 6h 后至 2 周内,进展性脑卒中稍长)的抗血小板聚集推荐意见如下。

(1)对于不符合溶栓适应证且无禁忌证的缺血性脑卒中患者应在发病后尽早给予口服阿司匹林 150～300mg/d。急性期后可改为预防剂量 50～150mg/d;

(2)溶栓治疗者,阿司匹林等抗血小板药物应在溶栓 24h 后开始使用;

(3)对不能耐受阿司匹林者,可考虑选用氯吡格雷等抗血小板治疗。

此外,在抗血小板聚集二级预防的应用中需要注意以下几点:①对于非心源性栓塞性缺血性脑卒中或短暂性脑缺血发作(TIA)患者,除少数情况需要抗凝治疗,大多数情况均建议给予抗血小板药物预防缺血性脑卒中和 TIA 复发；②抗血小板药物的选择以单药治疗为主，氯吡格雷（75mg/d）、阿司匹林（50～325mg/d）都可以作为首选药物；有证据表明氯吡格雷优于阿司匹林，尤其对于高危患者获益更显著；③不推荐常规应用双重抗血小板药物。但对于有急性冠状动脉疾病（例如不稳定性心绞痛、非 Q 波性心肌梗死）或近期有支架成形术的患者，推荐联合应用氯吡格雷和阿司匹林。

4.抗凝治疗　主要包括肝素、低分子肝素和华法林。其应用指征及注意事项如下。

（1）对大多数急性缺血性脑卒中患者，不推荐无选择地早期进行抗凝治疗。

（2）关于少数特殊患者（如主动脉弓粥样硬化斑块、基底动脉梭形动脉瘤、卵圆孔未闭伴深静脉血栓形成或房间隔瘤等）的抗凝治疗，可在谨慎评估风险、效益比后慎重选择。

（3）特殊情况下溶栓后还需抗凝治疗的患者，应在 24h 后使用抗凝血药。

（4）无抗凝禁忌证的动脉夹层患者发生缺血性脑卒中或者 TIA 后，首先选择静脉肝素，维持活化部分凝血活酶时间 50～70s 或低分子肝素治疗；随后改为口服华法林抗凝治疗（INR 2.0～3.0），通常使用 3～6 个月；随访 6 个月如果仍然存在动脉夹层，需要更换为抗血小板药物长期治疗。

5.神经保护药　如自由基清除剂、电压门控性钙通道阻滞剂、兴奋性氨基酸受体阻滞剂等，对急性期脑梗死患者可试用此类药物治疗。

（刘晓欣）

第二节　脑出血

脑出血俗称脑溢血，属于"脑中风"的一种，是中老年高血压患者一种常见的严重脑部并发症。脑出血是指非外伤性脑实质内血管破裂引起的出血，最常见的病因是高血压、脑动脉硬化、颅内血管畸形等，常因用力、情绪激动等因素诱发，故大多在活动中突然发病，临床上脑出血发病十分迅速，主要表现为意识障碍、肢体偏瘫、失语等神经系统的损害。它起病急骤、病情凶险、死亡率非常高，是目前中老年人致死性疾病之一。

一、病因和发病机制

脑出血最常见的病因是高血压病，此类脑出血属于高血压病的一种最严重也是最高级别的并发症之一，可在短时间内出现极为严重的症状，甚至短时间内影响患者呼吸、心跳等基本生理活动，造成患者死亡。在顾及其他所有诱因的基础之上，必须要强调的一点就是高血压必须得到有效的控制，才能有效地避免高血压脑出血的发生。在高血压病长期作用的基础上，任何可以诱发血压短期增高的因素如气候变化、情绪改变、长期吸烟等都可以导致高血压脑出血的发生。但也并非所有患者都一定有这些诱因，部分患者由于长期各种基础疾病的作用，也可在安静状态下发生脑出血。

长期的血压增高可以使得全身动脉壁发生透明变性，使得原本较为坚韧的动脉壁变薄、脆性增加，同时可以出现一些较为细小的动脉瘤或者囊状的动脉壁扩张，这种变化使得动脉对血压升高的耐受性下降，尤其是脑动脉表现的严重。骤然升高的血压可以使得内壁变薄的细小动脉发生突然破裂，出现脑出血，此后血凝块聚集在血管外脑组织内，可以释放各种血管活性物质，这些有害物质可以使得周围动脉进一步收缩，出现周围血管的再次破裂，导致恶性循环的发生,这也就解释了为何临床上多见短时间(多在首次出血3h以内)再次出血的表现。在多次反复之后局部脑组织内形成较大的血凝块,压迫破裂的血管,此时血肿形成,出血才逐渐停止。临床上常见的脑出血以基底节区最为多见,研究尸检发现是因为供应此处的豆纹动脉从大脑中动脉呈直角发出,拐角较大,在原有血管病变的基础上,受到压力较高的血流冲击后易导致血管破裂。脑出血发生后血凝块即开始吸收,这个过程血肿块可释放血红蛋白降解产物,高浓度的血红蛋白对神经细胞有较为明显的毒性作用。而出血发生后人体内全身凝血机制激活,血液内凝血酶浓度增加,聚集在脑组织内可以导致脑水肿,这是脑出血后最为常见的继发改变,临床上甚至遇到出血量不大症状不明显,但脑水肿最终夺取患者生命的情况。上述的主要是高血压出血的发病机制,临床上还有另外一种特殊的脑出血称为"蛛网膜下腔出血",此种疾病的特点在于其出血主要表现为脑组织之外,蛛网膜之内的腔隙内积血,其主要发病机制主要是由于脑血管动脉瘤、脑血管畸形等。

二、临床表现

脑出血的症状与出血的部位、出血量、出血速度、血肿大小以及患者的一般情况等有关,通常一般表现为不同程度的突发头痛、恶心呕吐、言语不清、小便失禁、肢体活动障碍和意识障碍。位于非功能区的小量出血可以仅仅表现为头痛及轻度的神经功能障碍,而大量出血以及大脑深部出血、丘脑出血或者脑干出血等可以出现迅速昏迷,甚至在数小时及数日内出现死亡。典型的基底节出血可出现突发肢体的无力及麻木,语言不清或失语,意识障碍,双眼向出血一侧凝视,可有剧烈疼痛,同时伴有恶心呕吐、小便失禁症状;丘脑出血常破入脑室,患者有偏侧颜面和肢体感觉障碍,意识淡漠,反应迟钝;而脑桥出血小量时可有出血一侧的面瘫和对侧肢体瘫,而大量时可迅速出现意识障碍、四肢瘫痪、眼球固定,危及生命;小脑出血多表现为头痛、眩晕、呕吐、构音障碍等小脑体征,一般不出现典型的肢体瘫痪症状,血肿大量时可侵犯脑干,出现迅速昏迷、死亡。

脑是生命的总司令部,脑出血的发生或多或少都会影响脑功能的正常运行,并发症往往也为多发的。常见并发症如下。①肺部感染:肺部感染是脑出血患者最为常见的并发症,脑出血患者多伴有活动障碍,而长期卧床成为肺部感染并发症的最常见的原因,脑出血最主要并发症之一和主要死亡原因之一即为肺部感染,脑出血后3~5d内,昏迷患者常合并肺部感染,表现为多痰、呼吸受损,需要引起重视,必要时需要行气管切开手术。②上消化道出血:又称应激性溃疡,是脑血管病的严重并发症之一,脑出血合并上消化道出血以混合型和内囊内侧型出血居多,分别占45%和40%。脑出血后全身血管收缩,胃肠功能下降,胃肠对细菌屏障减弱,局部供血不足,可出现消化道的广泛出血,甚至出现致命性失血导致休克,是严重的并发症。③压疮:脑出血患者长期卧床,不能进行自主的体位变更,是躯体长期不变动体位,导致局部皮肤及组织受到压迫时间过长而发生缺血、坏死的一系列表现。脑血管病患者,由于高龄患者较多,肢体瘫痪,长期卧床,活动不便,容易对于骨隆起等部位压迫,使局部组织缺血及缺氧,局部出现溃烂,形成压疮,且经久不愈,是脑出血患者护理的一大难题。此外,脑出血还常见肾功能衰竭和多脏器功能衰竭(MOF)等并发症。

三、辅助检查

脑出血属于神经科急诊,需要在短时间内立刻明确诊断,目前辅助检查主要为影像学检查,因其具有时间短、无创、结果准确等优点,现已成为首选的检查方法。①头颅 CT 检查:临床疑诊脑出血时首选 CT 检查,可显示圆形或卵圆形均匀高密度血肿,发病后即可显示边界清楚的新鲜血肿,并可确定血肿部位、大小、形态以及是否破入脑室、血肿周围水肿带和占位效应等;如脑室大量积血可见高密度铸型,脑室扩张,1 周后血肿周围可见环形增强,血肿吸收后变为低密度或囊性变,CT 动态观察可发现脑出血的病理演变过程,并在疾病治疗过程中的病情变化时第一时间指导临床治疗。目前头颅 CT 已成为较为广泛的检查方法。②MRI 检查:可发现 CT 不能确定的脑干或小脑小量出血,能分辨病程 4～5 周后 CT 不能辨认的脑出血,区别陈旧性脑出血与脑梗死,显示血管畸形流空现象,还可以大致判断出血时间、是否多次反复出血等,但 MRI 检查需要患者较长时间(10min 以上)静止不动躺在扫描机内,对已有意识障碍的患者较难做到,一般不及 CT 检查应用广泛。

四、治疗

高血压脑出血的治疗可分为内科保守治疗和外科手术治疗。

1. 内科治疗 患者出血量不多,神经功能损害较轻,或者患者一般情况较差不能耐受手术治疗的患者可选择内科保守治疗。治疗的原则在于:脱水降颅压、减轻脑水肿,调整血压;防止再出血;减轻血肿造成的继发性损害,促进神经功能恢复;防止并发症。

(1)一般治疗:安静休息,一般卧床休息 2～4 周。保持呼吸道通畅,防止舌根后坠,必要时行气管切开,有意识障碍、血氧饱和度下降的患者应予以吸氧。危重患者应予以心电监测,进行体温、血压、呼吸等生命体征的监测。

(2)控制血压:脑出血患者血压会反射性升高,而过高的血压则会更加引起出血增加,而过低的血压又会影响到健康脑组织的血供,所以对于脑出血患者,应该选用较为有效的抗高血压药物将血压控制在发病之前的基础血压水平。

(3)控制脑水肿,降低颅内压:颅内压的升高可引起患者较为明显的症状如恶心、呕吐等,严重的还会引起脑疝导致生命危险。所以降低颅内压控制脑水肿是脑出血治疗的重要措施,发病早期可用甘露醇脱水,并辅助以呋塞米进行脱水,同时注意监测患者肾功能,注意复查血电解质情况防止水、电解质紊乱。

(4)预防并发症:可预防性使用抗生素以及降低胃酸分泌的药物防止肺部感染及上消化道应激性溃疡的发生。早期可行胃肠减压,一来可观察是否存在应激性溃疡,二来可减轻患者胃肠道麻痹引起的腹胀,避免胃内容物因呕吐而发生吸入性肺炎。

2. 外科治疗 高血压脑出血的治疗最终目的是清除血肿,减轻脑组织受压,尽最大努力保证神经功能,减少或防止脑出血后一系列继发性病理变化。手术适应证:目前认为,患者无意识障碍时多无需手术;有明显意识障碍、脑疝尚不明显,外科治疗明显优于内科;深昏迷患者、双瞳扩大、生命体征趋于衰竭者,内外科治疗方法均不理想。目前手术适应证主要参考以下几点:大脑出血量大于 30ml,小脑出血量大于 10ml;患者出血后意识障碍情况,Ⅰ级一般不需手术,Ⅴ级病情出于晚期也无法手术,Ⅱ级～Ⅳ级需要手术治疗,Ⅱ级患者若一般情况可,也可首选内科保守治疗,根据病情变化再决定,Ⅳ级患者若出血时间短出血量大,进展快,脑疝形成时间长,则无法手术;另外,位置较为表浅的出血一般多可手术,而较为深在出血如脑干局部出血,若无意识障碍,可保守治疗。对于出血量较少但患者病情明显加重的需要警惕是否存在持续出血,应充分考虑。此外,患者的一般情况需要考虑,是否存在心肺功能下降,高龄患者手术后一般恢复较差,效果一般,选择手术需要慎重。常用的手术方式有开颅清除血肿、穿刺抽吸血肿、脑室穿刺引流血肿等。外科治疗脑出血是较为明确的方法,术后需要有较为妥善的患者管理,术后应还要注意患者血压情况,控制性降压防止再次出血,术后应用脱水药物防止颅内压过高,防治并发症,监测患者的各重要脏器功能,加强术后护理,维持水、电解质平衡。术后应早期行功能锻炼。

(刘晓欣)

第三节　蛛网膜下腔出血

蛛网膜下腔出血(SAH)指脑底部或脑表面的病变血管破裂,血液直接流入蛛网膜下腔引起的一种临床综合征,又称为原发性蛛网膜下腔出血,约占急性脑卒中的10%,是一种非常严重的常见疾病。世界卫生组织调查显示中国发病率约为每年2.0/10万人,亦有报道为每年(6～20)/10万人。还可见因脑实质内、脑室出血,硬膜外或硬膜下血管破裂,血液穿破脑组织流入蛛网膜下腔,称为继发性蛛网膜下腔出血。

一、病因和发病机制

凡能引起脑出血的病因均能引起本病。常见的病因如下。①颅内动脉瘤,占50%～85%,好发于脑底动脉环的大动脉分支处,以该环的前半部较多见。②脑血管畸形,主要是动静脉畸形,多见于青少年,占2%左右,动静脉畸形多位于大脑半球大脑中动脉分布区。③脑底异常血管网病约占1%。④夹层动脉瘤、血管炎、颅内静脉系统血栓形成、结缔组织病、血液病、颅内肿瘤、凝血障碍性疾病、抗凝治疗并发症等其他病因。⑤部分患者出血原因不明,如原发性中脑周围出血。蛛网膜下腔出血的危险因素主要是导致颅内动脉瘤破裂的因素,包括高血压、吸烟、大量饮酒、既往有动脉瘤破裂病史、动脉瘤体积较大、多发性动脉瘤等。与不吸烟者相比,吸烟者的动脉瘤体积更大,且更常出现多发性动脉瘤。

动脉瘤是动脉壁因局部病变(可因薄弱或结构破坏)而向外膨出,形成永久性的局限性扩张。动脉瘤的形成可能是由动脉壁先天性肌层缺陷或后天获得性内弹力层变性或两者联合作用导致。所以动脉瘤的发生一定程度上有遗传倾向和家族聚集性。在蛛网膜下腔出血患者的一级亲属中,约4%患有动脉瘤。但颅内动脉瘤不完全是先天异常造成的,相当一部分是后天生活中发展而来的,随着年龄增长,动脉壁的弹性逐渐减弱,在血流冲击等因素下向外突出形成动脉瘤。无论是动脉瘤破裂、动静脉畸形病变血管破裂还是血压突然增高使血管破裂或其他情况,均导致血流入脑蛛网膜下腔,通过围绕在脑和脊髓周围的脑脊液迅速扩散,刺激脑膜,引起头痛和颈强直等脑膜刺激征。血液进入蛛网膜下腔后还会使颅腔内容物增加,压力增高,并继发脑血管痉挛。后者系出血后血凝块和围绕血管壁的纤维索之牵引(机械因素),血管壁平滑肌细胞间形成的神经肌肉接头产生广泛缺血性损害和水肿。另外大量积血或凝血块沉积于颅底,部分凝集的红细胞还可堵塞蛛网膜绒毛间的小沟,使脑脊液的回吸收被阻,因而可发生急性交通性脑积水或蛛网膜粘连,使颅内压急骤升高,进一步减少了脑血流量,加重了脑水肿,甚至导致脑疝形成。以上均可使患者病情稳定好转后,再次出现意识障碍或出现局限性神经症状。后交通动脉瘤的扩张、出血可压迫邻近动眼神经,产生不同程度的动眼神经麻痹(表现为眼球活动障碍)。也可能因血液刺激下丘脑,引起血糖升高、发热等内分泌和自主神经功能紊乱。

二、临床表现

任何年龄均可发病,青壮年更常见,动脉瘤破裂所致者好发于 30～60 岁,女性多于男性,血管畸形多见于青少年。突然起病,以数秒或数分钟发生的头痛为最常见的起病方式。患者常能清楚地描述起病的时间和情景。发病前多有明显诱因,如剧烈运动、情绪激动、用力、排便、咳嗽、饮酒等;少数可在安静情况下发病。约 1/3 患者动脉瘤破裂前数日或数周有头痛、恶心、呕吐等症状。典型临床表现为突然发生的剧烈头痛、恶心、呕吐和脑膜刺激征,伴或不伴局灶体征。剧烈活动中或活动后出现爆裂性局限性或全头部剧痛,难以忍受,呈持续性或持续进行性加重,有时上颈段也可出现疼痛。其始发部位常与动脉瘤破裂部位有关。常见伴随症状有呕吐、短暂意识障碍、项背部或辖制疼痛、畏光等。绝大多数病例发病后数小时内出现脑膜刺激征,以颈强直最明显,克氏征、巴宾斯基征可阳性。眼底检查可见视网膜出血、视盘水肿,约 25% 的患者可出现精神症状,如欣快、谵妄、幻觉等。还可有癫痫发作、局灶神经功能缺损体征如动眼神经麻痹、失语、单瘫或轻偏瘫、感觉障碍等。部分患者,尤其是老年患者头痛、脑膜刺激征等临床表现常不典型,而精神症状较明显。原发性中脑出血的患者症状较轻,CT 表现为中脑或脑桥周围脑池积血,血管造影未发现动脉瘤或其他异常,一般不发生再出血或迟发型血管痉挛等情况,临床预后良好。

三、辅助检查

1.头颅 CT　是诊断 SAH 的首选方法,CT 显示蛛网膜下腔内高密度影可以确诊 SAH。根据 CT 结果可以初步判断或提示颅内动脉瘤的位置:如位于颈内动脉段常是鞍上池不对称积血;大脑中动脉段多见外侧裂积血;前交通动脉段则是前间裂基底部积血;而出血在脚间池和环池,一般无动脉瘤。动态 CT 检查还有助于了解出血的吸收情况,有无再出血、继发脑梗死、脑积水及其程度等。CT 对于蛛网膜下腔出血诊断的敏感性在 24h 内为 90%～95%,3d 为 80%,1 周为 50%。

2.头颅 MRI　当病后数天 CT 的敏感性降低时,MRI 可发挥较大作用。4d 后 T_1 像能清楚地显示外渗的血液,血液高信号可持续至少 2 周,在 FLAIR 像则持续更长时间。因此,当病后 1～2 周,CT 不能提供蛛网膜下腔出血的证据时,MRI 可作为诊断蛛网膜下腔出血和了解破裂动脉瘤部位的一种重要方法。

3.脑脊液检查　通常 CT 检查已确诊者,腰穿不作为临床常规检查。如果出血量少或者起病时间较长,CT 检查可无阳性发现,而临床可疑下腔出血需要行腰穿检查脑脊液。最好于发病 12h 后进行腰椎穿刺,以便于穿刺误伤鉴别。均匀血性脑脊液是蛛网膜下腔出血的特征性表现,且示新鲜出血,如黄变或者发现吞噬红细胞、含铁血黄素或胆红素结晶的吞噬细胞等,则提示已存在不同时间的蛛网膜下腔出血。

四、治疗

确诊蛛网膜下腔出血之后,应尽早行脑血管造影或 CT 血管成像(CTA)检查,一旦证实为颅内动脉瘤破裂,尽快准备实施开颅夹闭手术或血管内介入栓塞治疗。SAH 治疗目的主要是防治再出血、血管痉挛及脑积水等并发症,降低死亡率和致残率。

1.一般处理及对症处理　监测生命体征和神经系统体征变化,保持气道通畅,维持呼吸、循环稳定。安静卧床,避免激动及用力,保持大便通畅,可对症应用镇静镇咳及抗癫痫类药物。

2.降低颅内压　适当限制液体入量,防治低钠血症。临床常用甘露醇、呋塞米等脱水药降低颅内压,也可酌情选用白蛋白。当伴有较大的脑内血肿时,可手术清除血肿以降低颅内压抢救生命。

3.防治再出血

(1)安静休息,绝对卧床4～6周。

(2)控制血压,患者可能因为剧痛导致血压升高,注意去除疼痛等诱因。

(3)应用抗纤溶药物,以防动脉瘤周围血块溶解引起再出血,常用药物有氨基己酸、氨甲苯酸等。

(4)外科手术消除动脉瘤是防止动脉瘤性 SAH 再出血最好的办法。

4.防治脑血管痉挛

(1)维持血容量和血压,必要时予胶体液扩容、多巴胺静滴,3H 疗法(高血容量、升高血压、血液稀释)在国外较多用于治疗 SAH 后脑血管痉挛。

(2)早期使用尼莫地平等钙通道阻滞剂。

(3)早期手术去除动脉瘤、移除血凝块。

5.防治脑积水

(1)予乙酰唑胺抑制脑脊液分泌,或应用甘露醇、呋塞米等脱水药。

(2)内科治疗无效时可行脑脊液分流术:脑室－心房或脑室－腹腔分流术,以免加重脑损害。

(左绍祥)

第四节　癫痫

癫痫即俗称的"羊角风"或"羊痫风",是大脑神经元突发性异常放电,导致短暂的大脑功能障碍的一种慢性疾病。据中国最新流行病学资料显示,国内癫痫的总体患病率为 7.0‰,年发病率为 28.8/10 万,1 年内有发作的活动性癫痫患病率为 4.6‰。据此估计中国约有 900 万左右的癫痫患者,其中 500 万～600 万是活动性癫痫患者,同时每年新增加癫痫患者约 40 万,在中国癫痫已经成为神经科仅次于头痛的第二大常见病。

一、病因和发病机制

(一)病因

癫痫病因复杂多样,包括遗传因素、脑部疾病、全身或系统性疾病等。遗传因素是导致癫痫尤其是特发性癫痫的重要原因。分子遗传学研究发现,一部分遗传性癫痫的分子机制为离子通道或相关分子的结构或功能改变。脑部疾病如下。

1.先天性脑发育异常　大脑灰质异位症、脑穿通畸形、结节性硬化、脑面血管瘤病等。

2.颅脑肿瘤　原发性或转移性肿瘤。

3.颅内感染　各种脑炎、脑膜炎、脑脓肿、脑囊虫病、脑弓形虫病等。

4. 颅脑外伤　产伤、颅内血肿、脑挫裂伤及各种颅脑复合伤等。

5. 脑血管病　脑出血、蛛网膜下腔出血、脑梗死和脑动脉瘤、脑动静脉畸形等。

6. 变性疾病　阿尔茨海默病、多发性硬化、皮克病等。

7. 全身或系统性疾病包括缺氧(窒息、一氧化碳中毒、心肺复苏后等)、代谢性疾病(低血糖、低血钙、苯丙酮尿症、尿毒症等)、内分泌疾病(甲状旁腺功能减退症、胰岛素瘤等)、心血管疾病(阿—斯综合征、高血压脑病等)、中毒性疾病(有机磷中毒、某些重金属中毒等)、其他(如血液系统疾病、风湿性疾病、子痫等)。

(二)发病机制

癫痫的发病机制非常复杂。中枢神经系统兴奋与抑制间的不平衡导致癫痫发作,其主要与离子通道神经递质及神经胶质细胞的改变有关。

1. 离子通道功能异常　离子通道是体内可兴奋性组织兴奋性调节的基础,其编码基因突变可影响离子通道功能,从而导致某些遗传性疾病的发生。目前认为很多人类特发性癫痫是离子通道病,即有缺陷的基因编码有缺陷的离子通道蛋白而发病,其中钠离子、钾离子、钙离子通道与癫痫相关性的研究较为明确。

2. 神经递质异常　癫痫性放电与神经递质关系极为密切,正常情况下兴奋性与抑制性神经递质保持平衡状态,神经元膜稳定。当兴奋性神经递质过多或抑制性递质过少,都能使兴奋与抑制间失衡,使膜不稳定并产生癫痫性放电。

3. 神经胶质细胞异常　神经元微环境的电解质平衡是维持神经元正常兴奋性的基础。神经胶质细胞对维持神经元的生存环境起着重要的作用。当星形胶质细胞对谷氨酸或 γ—氨基丁酸的摄取能力发生改变时可导致癫痫发作。

二、临床表现

由于异常放电的起始部位和传递方式的不同,癫痫发作的临床表现复杂多样。

1. 全面强直—阵挛性发作　以突发意识丧失和全身强直和抽搐为特征,典型的发作过程可分为强直期、阵挛期和发作后期。一次发作持续时间一般小于常伴有舌咬伤、尿失禁等,并容易造成窒息等伤害。强直—阵挛性发作可见于任何类型的癫痫和癫痫综合征。

失神发作:典型失神表现为突然发生,动作中止,凝视,叫之不应,可有眨眼,但基本不伴有或伴有轻微的运动症状,结束也突然。通常持续 5～20s,罕见超过 1min 者。主要见于儿童失神癫痫。

2. 强直发作　表现为发作性全身或者双侧肌肉的强烈持续的收缩,肌肉僵直,使肢体和躯体固定在一定的紧张姿势,如轴性的躯体伸展背屈或者前屈。常持续数秒至数十秒,但是一般不超过 1min。强直发作多见于有弥漫性器质性脑损害的癫痫患者,一般为病情严重的标志,主要为儿童,如 Lennox—Gastaut 综合征。

3. 肌阵挛发作　是肌肉突发快速短促的收缩,表现为类似于躯体或者肢体电击样抖动,有时可连续数次,多出现于觉醒后。可为全身动作,也可以为局部的动作。肌阵挛临床常见,但并不是所有的肌阵挛都是癫痫发作。既存在生理性肌阵挛,又存在病理性肌阵挛。同时伴 EEG 多棘慢波综合的肌阵挛属于癫痫发作,但有时脑电图的棘慢波可能记录不到。肌阵挛发作既可见于一些预后较好的特发性癫痫患者(如婴儿良性肌阵挛性癫痫、少年肌阵挛性癫痫),也可见于一些预后较差的、有弥漫性脑损害的癫痫综合征中(如早期肌阵挛性脑病、婴儿重症肌阵挛性癫痫、Lennox—Gastaut 综合征等）。

4.痉挛　指婴儿痉挛，表现为突然、短暂的躯干肌和双侧肢体的强直性屈性或者伸性收缩，多表现为发作性点头，偶有发作性后仰。其肌肉收缩的整个过程为 1～3s，常成簇发作。常见于 West 综合征，其他婴儿综合征有时也可见到。

5.失张力发作　是由于双侧部分或者全身肌肉张力突然丧失，导致不能维持原有的姿势，出现猝倒、肢体下坠等表现，发作时间相对短，持续数秒至十余秒多见，发作持续时间短者多不伴有明显的意识障碍。失张力发作多与强直发作、非典型失神发作交替出现于有弥漫性脑损害的癫痫，如 Lennox—Gastaut 综合征、肌阵挛—站立不能性癫痫（Doose 综合征）、亚急性硬化性全脑炎早期等。但也有某些患者仅有失张力发作，其病因不明。

6.单纯部分性发作发作时意识清楚，持续时间数秒至二十余秒，很少超过 1min。根据放电起源和累及的部位不同，单纯部分性发作可表现为运动性、感觉性、自主神经性和精神性，后两者较少单独出现，常发展为复杂部分性发作。

7.复杂部分性发作　发作时伴有不同程度的意识障碍。表现为突然动作停止，两眼发直，叫之不应，不跌倒，面色无改变。有些患者可出现自动症，为一些不自主、无意识的动作，如舔唇、咂嘴、咀嚼、吞咽、摸索、擦脸、拍手、无目的走动、自言自语等，发作过后不能回忆。其大多起源于颞叶内侧或者边缘系统，但也可起源于额叶。

8.继发全面性发作　简单或复杂部分性发作均可继发全面性发作，最常见继发全面性强直阵挛发作。部分性发作继发全面性发作仍属于部分性发作的范畴，其与全面性发作在病因、治疗方法及预后等方面明显不同，故两者的鉴别在临床上尤为重要。

三、辅助检查

癫痫诊断的关键在于尽可能获取详细而完整的发作史。脑电图检查是诊断癫痫发作和癫痫的最重要的手段，并且有助于癫痫发作和癫痫的分类。临床怀疑癫痫的病例均应进行脑电图检查。需要注意的是，一般常规脑电图的异常率很低，为 10％～30％。而规范化脑电图，由于其适当延长描图时间，保证各种诱发试验，特别是睡眠诱发，必要时加做蝶骨电极描记，因此明显提高了癫痫放电的检出率，可使阳性率提高至 80％ 左右，并使癫痫诊断的准确率明显提高。在癫痫诊断确定之后，应设法查明病因。在病史中应询问有无家族史，出生及生长发育情况，有无脑炎、脑膜炎、脑外伤等病史。查体中有无神经系统体征、全身性疾病等。然后选择有关检查，如头颅磁共振成像（MRI）、CT、血糖、血钙、脑脊液检查等，以进一步查明病因。

四、治疗

目前癫痫的治疗包括药物治疗、手术治疗等。

（一）药物治疗

目前国内外对于癫痫的治疗主要以药物治疗为主。癫痫患者经过正规的抗癫痫药物治疗，约 70％ 的患者其发作是可以得到控制的，其中 50％～60％ 的患者经过 2～5 年的治疗是可以痊愈的，患者可以和正常人一样地工作和生活。抗癫痫药物使用指征：癫痫的诊断一旦确立，应及时应用抗癫痫药物控制发作。但是对首次发作、发作有诱发因素或发作稀少者，可酌情考虑。选择抗癫痫药物时总的原则：对癫痫发作及癫痫综合征进行正确分类是合理选药的基础。此外还要考虑患者的年龄(儿童、成人、老年人)、性别、伴随疾病以及抗癫痫药物潜在的不良反应可能对患者未来生活质量的影响等因素。如婴幼儿患者不会吞服药片,应用糖浆制剂既有利于患儿服用又方便控制剂量。儿童患者选药时应注意尽量选择对认知功能、记忆力、注意力无影响的药物。老年人基础疾病多,合并用药多,药物间相互作用多,而且老年人对抗癫痫药物更敏感,不良反应更突出。因此老年癫痫患者在选用抗癫痫药物时,必须考虑药物不良反应和药物间相互作用。对于育龄期女性癫痫患者应注意抗癫痫药对激素、性欲、女性特征、妊娠、生育以及致畸性等的影响。传统抗癫痫药物(如苯妥英钠、苯巴比妥)虽有一定临床疗效,但是不良反应较多,如齿龈增生、毛发增多、致畸率高、多动、注意力不集中等,患者不易耐受。抗癫痫新药(如拉莫三嗪、左乙拉西坦、托吡酯、奥卡西平等)不仅临床疗效肯定,而且不良反应小,患者容易耐受。抗癫痫药物治疗应该尽可能采用单药治疗,直到达到有效或最大耐受量。单药治疗失败后,可联合用药。尽量将作用机制不同、很少或没有药物间相互作用的药物配伍使用。合理配伍用药应当以临床效果最好、患者经济负担最轻为最终目标。在抗癫痫药物治疗过程中,并不推荐常规监测抗癫痫药物的血药浓度。只有当怀疑患者未按医嘱服药或出现药物毒性反应、合并使用影响药物代谢的其他药物以及存在特殊的临床情况(如癫痫持续状体、肝肾疾病、妊娠)等情况时,考虑进行血药浓度监测。抗癫痫治疗需持续用药,不应轻易停药。目前认为,至少持续 3 年以上无癫痫发作时,才可考虑是否可以逐渐停药。停药过程中,每次只能减停一种药物,并且需要 1 年左右逐渐停用。

癫痫的药物治疗是一个长期的实践过程,医生和患者以及家属均要有充分的耐心和爱心,患者应定期复诊,医生应根据每个患者的具体情况进行个体化治疗,并辅以科学的生活指导,双方充分配合,才能取得满意的疗效。

(二)手术治疗

经过正规抗癫痫药物治疗,仍有 20％～30％患者为药物难治性癫痫。癫痫的外科手术治疗为这一部分患者提供了一种新的治疗手段,估计约有 50％的药物难治性癫痫患者可通过手术使发作得到控制或治愈,从一定程度上改善了难治性癫痫的预后。

手术适应证:①药物难治性癫痫,影响日常工作和生活者;②对于部分性癫痫,癫痫源区定位明确,病灶单一而局限;③手术治疗不会引起重要功能缺失。严格掌握手术适应证是手术取得良好疗效的前提。首先,患者必须是真正的药物难治性癫痫。其次,有些癫痫患者误以为癫痫是终身疾病,对抗癫痫药的不良反应过度恐惧和夸大,误认为手术可以根治癫痫,而积极要求手术,对这部分患者,一定要慎重。最后,应该强调手术不是万能的,并不是每一位患者手术治疗后都能够达到根除发作的目的。虽然药物难治性癫痫的大部分通过手术可以使发作得到控制或治愈,尚有一部分难治性癫痫即使手术,效果也不理想,甚至还可能带来一些新的问题。

(左绍祥)

第五节　周期性麻痹

周期性麻痹是一组与钾离子代谢有关的代谢性疾病。临床表现为反复发作的弛缓性骨骼肌瘫痪或无力,持续数小时至数周,发作间歇期完全正常。发病机制不清楚,普遍认为与钾离子浓度在细胞内外的波动有关。根据发作时血清钾浓度之不同,可分为低血钾、高血钾和正常血钾三型。

一、病因和发病机制

国外报道周期性麻痹有家族史,为常染色体显性遗传。在我国本病有家族史者极为罕见,以散发性低血钾性周期性麻痹最为多见。低血钾型好发于青壮年,常因饱食、过劳后于夜间发病,四肢无力持续数小时至数天。高血钾、正常血钾型多在 10 岁前起病,高血钾型常于白天运动后发作,持续时间不超过 1h。正常血钾型常在夜间睡后发作,四肢无力持续大多在 10d 以上。目前发病机制尚不清楚,普遍认为与钾离子浓度在细胞内外的波动有关。

二、临床表现

1. 低血钾型于清晨或饱餐后半夜醒时出现四肢无力,下肢重,上肢轻,近端重,远端轻。四肢肌张力低,腱反射减弱或消失;可伴口渴、心慌、肢体酸痛、肿胀、针刺样或蚁走感;极严重者可有呼吸肌麻痹、呼吸困难以及心律失常等。

2. 高血钾型 四肢无力同低血钾型相似,但程度较轻;常伴有肌肉疼痛性痉挛和肌强直,多见于面肌、舌肌和双手的肌肉。

3. 正常血钾型 四肢无力同低血钾型相似,或仅选择性地影响某些肌群,如小腿肌或肩臂肌等;可伴轻度吞咽困难和发音低弱。

三、辅助检查

诊断此病往往依靠有无类似发作史。可有饱食、寒冷、过度疲劳、酗酒或应用无钾高糖等诱发因素。急性或亚急性起病的四肢对称性弛缓性瘫痪,其特点为下肢重、上肢轻,近端重、远端轻。部分患者可有口渴、心慌和肌肉胀痛。血清钾降低或升高或正常。心电图有低钾改变或高血钾改变。肌电图检查提示电位幅度降低,数量减少。完全瘫痪时运动单位电位消失,电刺激无反应。排除其他疾病引起的低血钾、高血钾。

四、治疗

治疗原则:去除诱因,调整血钾,低钾者补钾,高钾者补钙,正常血钾者补钠。

用药原则:氯化钾、乙酰唑胺、螺内酯等适用于低钾性周期性麻痹。氯化钾最常用,若对服用钾剂效果欠佳,可联用乙酰唑胺或螺内酯。此外给予大剂量的维生素 B₁,改善糖的中间代谢,可能对预防发作有效。高钾型周期性麻痹由于发作时间短,发作程度多不太严重,多数病例不需特殊治疗。对发作严重者可选用葡萄糖、胰岛素、钙剂、碳酸氢钠、乙酰唑胺、氢氯噻嗪、沙丁胺醇等。氯化钠主要用于正常血钾型周期性麻痹,乙酰唑胺与氟氢可的松联用预防发作效果较佳。乙酰唑胺对三型周期性麻痹均有预防发作作用,长期应用要注意该药对肾功能损害、骨髓抑制和肝脏损害。

(左绍祥)

第二章　心血管内科疾病

第一节　隐匿型冠状动脉粥样硬化性心脏病

隐匿型冠心病无临床症状，但客观检查有心肌缺血表现的冠心病，亦称无症状性冠心病。患者有冠状动脉粥样硬化，但病变较轻或有较好的侧支循环，或患者痛阈较高因而无疼痛症状。其心肌缺血的心电图表现可见于静息时，或仅在增加心脏负荷时才出现，常为动态心电图记录所发现，又被称为无症状性心肌缺血。

一、临床表现

患者多属中年以上，无心肌缺血的症状，在体格检查时发现心电图（静息、动态或负荷试验）有 ST 段压低，T 波倒置等变化，放射性核素心肌显影（静息或负荷试验）或超声心动图有心肌缺血表现。

此类患者与其他类型的冠心病患者之不同，在于并无临床症状，但它又不是单纯的冠状动脉粥样硬化，因为已有心肌缺血的客观表现，即心动图、放射性核素心肌显影或超声心动图显示心脏已受到冠状动脉供血不足的影响。可以认为是早期的冠心病（但不一定是早期冠状动脉粥样硬化）它可能突然转化为心绞痛或心肌梗死，亦可能逐渐演变为心肌纤维化出现心脏扩大，发生心力衰竭或心律失常，个别患者亦可能猝死。诊断出这类患者，可为他们提供较早期治疗的机会。

二、诊断

诊断本病主要根据静息、动态或负荷试验的心动图检查，放射性核素心肌显影和（或）超声心动图发现，患者有心肌缺血的改变而无其他原因解释，又伴有动脉粥样硬化的易患因素。确诊可进行选择性冠状动脉造影检查。

三、鉴别诊断

1. 自主神经功能失调，此病有肾上腺素能 β 受体兴奋性增高的类型中，患者心肌耗氧量增加，心电图可以出现 ST 段压低和 T 波到置等改变，患者多表现为精神紧张和心率增快。口服普奈洛尔 10～20mg 后 2h，心率减慢再做心电图检查，可见 ST 段和 T 波恢复正常，有助于鉴别。

2. 心肌炎、心肌病、心包病、其他心脏病、电解质紊乱、内分泌疾病和药物作用等情况都可以引起 ST 段和 T 波改变，诊断时要注意摒除，但根据其各自的临床表现不难作出鉴别。

四、预后

由于本病是冠心病的早期或建立了较好的侧支循环的阶段，故预后一般较好，防治得当可防治法为严重类型。

五、防治

积极防治冠状动脉粥样硬化,具体为:充分发挥患者的主观能动性配合治疗,合理膳食,适当的体力劳动和体育活动,合理安排工作和生活,提倡不吸烟、不饮烈性酒或大量饮酒,积极治疗高血压、肥胖症、高脂血症、糖尿病等与本病有关的疾病。防止粥样斑块加重,争取粥样斑块消退和促进冠状动脉侧支循环的建立。

静息时心动图或放射性核素心肌显影示已有明显心肌缺血改变者,宜适当减轻工作或选用尼可地尔、β阻滞剂、钙拮抗剂等治疗。

(霍倩倩)

第二节　动脉粥样硬化

动脉粥样硬化是西方发达国家的流行性疾病,随着我国人民生活水平提高和饮食习惯的改变,该病亦成为我国的主要死亡原因。动脉粥样硬化始发于儿童时代而持续进展,通常在中年或中老年出现临床症状。由于动脉粥样硬化斑块表现为脂质和坏死组织的聚集,因此以往被认为是一种退行性病变。目前认为本病变是多因素共同作用的结果,首先是局部平滑肌细胞、巨噬细胞及T淋巴细胞的聚集;其次是包括胶原、弹力纤维及蛋白多糖等结缔组织基质和平滑肌细胞的增生;再者是脂质积聚,其中主要含胆固醇结晶及游离胆固醇和结缔组织。粥样硬化斑块中脂质及结缔组织的含量决定斑块的稳定性以及是否易导致急性缺血事件的发生。

一、病因与发病机制

本病的病因尚不完全清楚,大量的研究表明本病是多因素作用所致,这些因素称为危险因素。

(一)病因

1.血脂异常　血脂在血液循环中以脂蛋白形式转运,脂蛋白分为乳糜微粒、极低密度脂蛋白(VLDL)、低密度脂蛋白(LDL)、中等密度脂蛋白(IDL)及高密度脂蛋白(HDL)。各种脂蛋白导致粥样硬化的危险程度不同:富含甘油三酯(TG)的脂蛋白如乳糜微粒和VLDL被认为不具有致粥样硬化的作用,但它们脂解后的残粒如乳糜微粒残粒和IDL能导致粥样硬化。现已明确VLDL代谢终末产物LDL以及脂蛋白(a)[LP(a)]能导致粥样硬化,而HDL则有心脏保护作用。

血脂异常是指循环血液中的脂质或脂蛋白的组成成分浓度异常,可由遗传基因和(或)环境条件引起,使循环血浆中脂蛋白的形成、分解和清除发生改变,血液中的脂质主要包括总胆固醇(TC)和TG。采用3-羟甲基戊二酰辅酶A(HMG-CoA)还原酶抑制剂(他汀类)降低血脂,可以使各种心血管事件(包括非致命性MI、全因死亡、脑血管意外等)的危险性降低30%。其中MI危险性下降60%左右。调整血脂治疗后还可能使部分粥样硬化病灶减轻或消退。

2.高血压　无论地区或人种,血压和心脑血管事件危险性之间的关系连续一致,持续存在并独立于其他危险因素。年龄在40~70岁之间,血压在15.3/10.0~24.7/15.3kPa(115/

75～185/115mmHg）的个体，收缩压每增加 2.7kPa（20mmHg），舒张压每增加 1.3kPa（10mmHg），其心血管事件的危险性增加一倍，临床研究发现，降压治疗能减少 35%～45% 的脑卒中、20%～25% 的 MI。

血压增高常伴有其他危险因素，如胰岛素抵抗综合征（代谢性 X 综合征），其表现有肥胖、糖耐量减退、高胰岛素血症、高血压、高 TG、HDL-C 降低；患者对胰岛素介导的葡萄糖摄取有抵抗性，可能还有微血管性心绞痛、高尿酸血症和纤溶酶原激活剂抑制物-1（PAI-1）浓度增高。

3.糖尿病 胰岛素依赖型和非胰岛素依赖型糖尿病是冠心病的重要危险因素，在随访观察 14 年的 Rancho Bemardo 研究中，与无糖尿病者相比，非胰岛素依赖型糖尿病患者的冠心病死亡相对危险度在男性是 1.9，在女性是 3.3。糖尿病患者中粥样硬化发生较早并更为常见，大血管疾病也是糖尿病患者的主要死亡原因，冠心病、脑血管疾病和周围血管疾病在成年糖尿病患者的死亡原因中占 75%～80%。

4.吸烟 Framingham 心脏研究结果显示，平均每天吸烟 10 支，能使男性心血管死亡率增加 18%，女性心血管死亡率增加 31%。此外，对有其他易患因素的人来说，吸烟对冠心病的死亡率和致残率有协同作用。

5.遗传因素 动脉粥样硬化有在家族中聚集发生的倾向，家族史是较强的独立危险因素。冠心病患者的亲属比对照组的亲属患冠心病的危险增大 2.0～3.9 倍，双亲中有 70 岁前患 MI 的男性发生 MI 的相对危险性是 2.2。阳性家族史伴随的危险性增加，可能是基因对其他易患因素介导而起作用，如肥胖、高血压、血脂异常和糖尿病等。

6.体力活动减少 定期体育活动可减少冠心病事件的危险，不同职业的发病率回顾性研究表明，与积极活动的职业相比，久坐的职业人员冠心病的相对危险增加 1.9。从事中等度体育活动者中，冠心病死亡率比活动少的人降低 1/3。

7.年龄和性别 病理研究显示，动脉粥样硬化是从婴儿期开始的缓慢发展的过程；出现临床症状多见于 40 岁以上的中、老年人，49 岁以后进展较快；致死性 MI 患者中约 4/5 是 65 岁以上的老年人；高胆固醇血症引起的冠心病死亡率随年龄增加而增高。

本病多见于男性，男性的冠心病死亡率为女性的 2 倍，男性较女性发病年龄平均早 10 岁，但绝经期后女性的发病率迅速增加。糖尿病对女性产生的危险较大，HDL-C 降低和 TG 增高对女性的危险也较大。

8.酒精 摄入大量观察表明，适量饮酒可以降低冠心病的死亡率。这种保护作用被认为与酒精对血脂及凝血因子的作用有关，适量饮酒可以升高 HDL 及载脂蛋白（Apo）A1 并降低纤维蛋白原浓度，另外还可抑制血小板聚集。以上都与延缓动脉粥样硬化发展、降低心脑血管死亡率有关。但是大量酒精摄入可导致高血压及出血性脑卒中的发生。

9.其他因素 其他的一些危险因素包括：①肥胖，以腹部脂肪过多为特征的腹型肥胖；不良饮食方式，含高热量、较多动物性脂肪和胆固醇、糖等；②A 型性格（性情急躁、进取心和竞争性强、强迫自己为成就而奋斗）；③微量元素铬、锰、锌、钒、硒等的摄取减少，铅、镉、钴的摄取增加；④存在缺氧、抗原-抗体复合物沉积、维生素 C 缺乏、动脉壁内酶的活性降低等能增加血管通透性的因素；⑤一些凝血因子增高，如凝血因子Ⅶ的增加与总胆固醇浓度直接相关；⑥血液中同型半胱氨酸增高，PAI-1、尿酸升高；⑦血管紧张素转换酶基因过度表达；⑧高纤维蛋白原血症；⑨血液中抗氧化物浓度低。

（二）发病机制

曾有多种学说从不同角度来阐述该病的发病机制。最早提出的是脂肪浸润学说，认为血中增高的脂质（包括 LDL、VLDL 或其残粒）侵入动脉壁，堆积在平滑肌细胞、胶原和弹性纤维之间，引起平滑肌细胞增生。后者与来自血液的单核细胞一样可吞噬大量脂质成为泡沫细胞。脂蛋白降解而释出胆固醇、胆固醇酯、TG 和其他脂质，LDL－C 还和动脉壁的蛋白多糖结合产生不溶性沉淀，都能刺激纤维组织增生，所有这些成分共同组成粥样斑块。其后又提出血小板聚集和血栓形成学说以及平滑肌细胞克隆学说。前者强调血小板活化因子（PAF）增多，使血小板黏附和聚集在内膜上，释出血栓素 A_2（TXA_2）、血小板源生长因子（PDGF），成纤维细胞生长因子（FGF）、第Ⅷ因子、血小板第 4 因子（PF4）、PAI－1 等，促使内皮细胞损伤、LDL 侵入、单核细胞聚集、平滑肌细胞增生和迁移、成纤维细胞增生、血管收缩、纤溶受抑制等，都有利于粥样硬化形成。后者强调平滑肌细胞的单克隆性增殖，使之不断增生并吞噬脂质，形成动脉粥样硬化。

动脉粥样硬化形成的损伤－反应学说，由于近些年新资料的不断出现，该学说也不断得到修改。此学说的内容涵盖了上述 3 种学说的一些论点，目前多数学者支持这种学说。该学说的关键是认为内皮细胞的损伤是发生动脉粥样硬化的始动因素，而粥样斑块的形成是动脉对内膜损伤作出反应的结果。可导致本病的各种危险因素最终都损伤动脉内膜，除修饰的脂蛋白外，能损伤内膜的因素还包括病毒（如疱疹病毒）以及其他可能的微生物（如在斑块中已见到的衣原体），但微生物存在的因果关系还未确立。

内皮损伤后可表现为多种的内皮功能紊乱，如内膜的渗透屏障作用发生改变而渗透性增加；内皮表面抗血栓形成的特性发生改变，促凝血特性增加；内皮来源的血管收缩因子或扩张因子的释放发生改变，血管易发生痉挛。正常情况下内皮细胞维持内膜表面的连贯性和低转换率，对维持内皮自身稳定状态非常重要，一旦内皮转换加快，就可能导致内皮功能发生一系列改变，包括由内皮细胞合成和分泌的物质如血管活性物质、脂解酶和生长因子等的变化。因此，内皮损伤可引起内皮细胞功能的改变，进而引起严重的细胞间相互作用并逐渐形成动脉粥样硬化病变。

在长期高脂血症情况下，增高的脂蛋白中主要是氧化低密度脂蛋白（ox－LDL）和胆固醇，对动脉内膜产生功能性损伤，使内皮细胞和白细胞表面特性发生改变。高胆固醇血症增加单核细胞对动脉内皮的黏附力，单核细胞黏附在内皮细胞的数量增多，通过趋化吸引，在内皮细胞间迁移，进入内膜后单核细胞转化成有清道夫样作用的巨噬细胞，通过清道夫受体吞噬脂质，主要为内皮下大量沉积的 ox－LDL，巨噬细胞吞噬大量脂质后成为泡沫细胞并形成脂质条纹，巨噬细胞在内膜下的积聚，导致内膜进一步发生改变。ox－LDL 对内皮细胞及微环境中的其他细胞也有毒性作用。

正常情况下，巨噬细胞合成和分泌的大量物质能杀灭吞入的微生物和灭活毒性物质。而异常情况下，巨噬细胞能分泌大量氧化代谢物，如 ox－LDL 和超氧化离子，这些物质能进一步损伤覆盖在其上方的内皮细胞。巨噬细胞的另一重要作用是分泌生长调节因子，已证实，活化的巨噬细胞至少能合成和分泌 4 种重要的生长因子：PDGF、FGF、内皮细胞生长因子样因子和 TGF－β。PDGF 是一种强有力的促平滑肌细胞有丝分裂的物质，在某些情况下，FGF 有类似的作用。这些生长因子协同作用，强烈刺激成纤维细胞的迁移和增生，也可能刺激平滑肌细胞的迁移和增生，并刺激这些细胞形成新的结缔组织。

TGF－β不仅是结缔组织合成的强刺激剂,并且还是迄今所发现的最强的平滑肌增殖抑制剂。大多数细胞能合成 TGF－β,但其最丰富的来源为血小板和活化的巨噬细胞,细胞分泌的 TGF－β大多数呈无活性状态,在 PH 值降低或蛋白质水解分裂后才有活性。增生抑制剂如 TGF－β和增生刺激剂如 PDGF 之间的平衡决定了平滑肌的增生情况及随之而引起的粥样病变。因此当巨噬细胞衍生的泡沫细胞在内皮下间隙被激活,能分泌生长因子,从而趋化吸引平滑肌细胞从中膜向内膜迁移,引起一系列改变并能导致内膜下纤维肌性增生病变,进入内膜下的平滑肌细胞也能吞噬 ox－LDL,从而成为泡沫细胞的另一重要来源。巨噬细胞在粥样硬化形成过程中对诱发和维持平滑肌细胞增生起关键作用,约 20% 的巨噬细胞中存在含有 PDGF－β 链的蛋白,PDGF－β 是最强的生长因子,能刺激平滑肌细胞的迁移、趋化和增生。另外病变中富含淋巴细胞提示炎症和免疫应答在动脉粥样硬化的发生发展过程中起重要作用。如反复出现内皮细胞损伤与巨噬细胞积聚和刺激的循环,至少有两种能在内膜下释放生长因子的细胞(活化的内皮细胞和活化的巨噬细胞),可持续导致病变进展。

损伤反应学说还提供了第三种细胞—血小板作用的机会。内皮损伤后内皮细胞与细胞的连接受到影响,引起细胞之间的分离,内皮下泡沫细胞或(和)结缔组织的暴露,血小板发生黏附、聚集并形成附壁血栓。此时,血小板成为生长因子的第三种来源,可分泌与活化巨噬细胞所能分泌的相同的 4 种生长因子,从而在平滑肌细胞的增生和纤维组织的形成中起非常重要的作用。

必须指出,内膜的损伤并不一定需要引起内皮细胞的剥脱,而可仅表现为内皮细胞的功能紊乱,如内皮渗透性的改变、白细胞在内皮上黏附的增加和血管活性物质与生长因子的释放等。另外,从粥样硬化病变中分离出的平滑肌细胞能表达 PDGF 基因中的一种,在体外培养时能分泌 PDGF,若体内进展病变中的平滑肌细胞也能分泌 PDGF,则它们自身分泌的 PDGF 进一步参与病变进展,形成恶性循环。

二、病理解剖

动脉粥样硬化是累及体循环系统从大型弹力型(如主动脉)到中型肌弹力型(如冠状动脉)动脉内膜的疾病。其特征是动脉内膜散在的斑块形成,严重时这些斑块也可以融合。每个斑块的组成成分不同,脂质是基本成分。内膜增厚严格地说不属于粥样硬化斑块而是血管内膜对机械损伤的一种适应性反应。

正常动脉壁由内膜、中膜和外膜 3 层构成,动脉粥样硬化斑块大体解剖上有的呈扁平的黄斑或线(脂质条纹),有的呈高起内膜表面的白色或黄色椭圆形丘(纤维脂质性斑块)。前者(脂质条纹)见于 5～10 岁的儿童,后者(纤维脂质性斑块)始见于 20 岁以后,在脂质条纹基础上形成。

根据病理解剖,可将粥样硬化斑块进程分为 6 期。

1.第Ⅰ期(初始病变) 单核细胞黏附在内皮细胞表面,并从血管腔面迁移到内皮下。

2.第Ⅱ期(脂质条纹期) 主要由含脂质的巨噬细胞(泡沫细胞)在内皮细胞下聚集而成。

3.第Ⅲ期(粥样斑块前期) Ⅱ期病变基础上出现细胞外脂质池。

4.第Ⅳ期(粥样斑块期) 两个特征是病变处内皮细胞下出现平滑肌细胞以及细胞外脂质池融合成脂核。

5.第Ⅴ期(纤维斑块期) 在病变处脂核表面有明显结缔组织沉着形成斑块的纤维帽。

有明显脂核和纤维帽的斑块为Ⅴa型病变;有明显钙盐沉着的斑块为Ⅴb型病变;主要由胶原和平滑肌细胞组成的病变为Ⅴc型病变。

6.第Ⅵ期(复杂病变期) 此期又分为3个亚型:Ⅵa型病变为斑块破裂或溃疡,主要由Ⅳ期和Ⅴa型病变破溃而形成;Ⅵb型病变为壁内血肿,是由于斑块内出血所致;Ⅵc型病变指伴血栓形成的病变,多由于在Ⅵa型病变的基础上并发血栓形成,可导致管腔完全或不完全堵塞。

三、临床表现

根据粥样硬化斑块的进程可将其临床过程分为:

(一)无症状期或隐匿期

其过程长短不一,对应于Ⅰ~Ⅲ期病变及大部分Ⅳ期和Ⅴa型病变,粥样硬化斑块已形成,但尚无管腔明显狭窄,因此无组织或器官受累的临床表现。

(二)缺血期

由于动脉粥样硬化斑块导致管腔狭窄、器官缺血所产生。对应于Ⅴb和Ⅴc及部分Ⅴa型病变。根据管腔狭窄的程度及所累及的靶器官不同,所产生的临床表现也有所不同。冠状动脉狭窄导致心肌缺血可表现为心绞痛,长期缺血可导致心肌冬眠及纤维化。肾动脉狭窄可引起顽固性高血压和肾功能不全。在四肢动脉粥样硬化中以下肢较为多见,尤其是腿部动脉。由于血供障碍,引起下肢发凉、麻木和间歇性跛行,即行走时发生腓肠肌麻木、疼痛以至痉挛,休息后消失,再走时又出现,严重时可持续性疼痛,下肢动脉尤其是足背动脉搏动减弱或消失。其他内脏器官血管狭窄可产生靶器官缺血的相应症状。

(三)坏死期

由于动脉管腔堵塞或血管腔内血栓形成而产生靶器官组织坏死的一系列症状。冠状动脉闭塞表现为AMI。下肢动脉闭塞可表现为肢体的坏疽。

(四)纤维化期

组织坏死后可经纤维化愈合,但不少患者可不经坏死期而因长期缺血而进入纤维化期,而在纤维化期的患者也可发生缺血期的表现。靶器官组织纤维化、萎缩而引起症状。心脏长期缺血纤维化,可导致心脏扩大、心功能不全、心律失常等表现。长期肾脏缺血可导致肾萎缩并发展为肾衰竭。

主动脉粥样硬化大多数无特异症状,叩诊时可发现胸骨柄后主动脉浊音区增宽,主动脉瓣区第二心音亢进而带金属音调,并有收缩期杂音。收缩期血压升高,脉压增宽,桡动脉触诊可类似促脉。X线检查可见主动脉结向左上方凸出,主动脉影增宽和扭曲,有时可见片状或弧状钙质沉着阴影。

主动脉粥样硬化还可形成主动脉瘤,以发生在肾动脉开口以下的腹主动脉处最为多见,其次在主动脉弓和降主动脉。腹主动脉瘤多在体检时因查见腹部有搏动性肿块而发现,腹壁上相应部位可听到杂音,股动脉搏动可减弱。胸主动脉瘤可引起胸痛、气急、吞咽困难、咯血、声带因喉返神经受压导致声音嘶哑、气管移位或受压、上腔静脉或肺动脉受压等表现。X线检查可见相应部位血管影增大。二维超声、多排螺旋CT或磁共振成像可显示瘤样主动脉扩张,主动脉瘤一旦破裂,可因急性大量内出血,迅速致命。动脉粥样硬化也可形成动脉夹层分离,但较少见。

四、实验室检查

（一）实验室检查

本病尚缺乏敏感而又特异的早期实验室诊断方法。血液检查有助于危险因素如脂质或糖代谢异常的检出，其中的脂质代谢异常主要表现为 TC 增高、LDL－C 增高、HDL－C 降低、TG 增高、Apo－A 降低、Apo－B 和 Lp(a) 增高。部分动脉的病变（如颈动脉、下肢动脉、肾动脉等）可经体表超声检测到。X 线平片检查可发现主动脉粥样硬化所导致的血管影增宽和钙化等表现。

（二）特殊检查

CT 或磁共振成像有助于判断脑动脉的功能情况以及脑组织的病变情况。电子束 CT 根据钙化的检出来评价冠状动脉病变，而随着技术的进步，多排螺旋 CT 血管造影技术已被广泛用于无创性地评价动脉的病变，包括冠状动脉。静息和负荷状态下的放射性核素心脏检查、超声心动图检查、ECG 检查以及磁共振技术，有助于诊断冠状动脉粥样硬化所导致的心肌缺血。数字减影血管造影(DSA)可显示动脉粥样硬化病变所累及的血管如冠状动脉、脑动脉、肾动脉、肠系膜动脉和四肢动脉的管腔狭窄或动脉瘤样病变以及病变的所在部位、范围和程度，有助于确定介入治疗或外科治疗的适应证和选择施行手术的方式。

血管内超声显像(IVUS)和光学相干断层扫描(OCT)是侵入性检查方法，可直接观察粥样硬化病变，了解病变的性质和组成，因而对病变的检出更敏感和准确。血管镜检查在识别粥样病变基础上的血栓形成方面有独特的应用。

五、诊断和鉴别诊断

本病的早期诊断相当困难。当粥样硬化病变发展引起管腔狭窄甚至闭塞或血栓形成，从而导致靶器官出现明显病变时，诊断并不困难。年长患者有血脂异常，动脉造影发现血管狭窄性病变，应首先考虑诊断本病。

主动脉粥样硬化引起的主动脉变化和主动脉瘤，需与梅毒性主动脉炎和主动脉瘤鉴别，胸片发现主动脉影增宽还应与纵隔肿瘤相鉴别。其他靶器官的缺血或坏死表现需与其他原因的动脉病变所引起者相鉴别。冠状动脉粥样硬化引起的心绞痛和心肌梗死，需与其他原因引起的冠状动脉病变如冠状动脉炎、冠状动脉畸形、冠状动脉栓塞等相鉴别。心肌纤维化需与其他心脏病特别是原发性扩张型心肌病相鉴别。肾动脉粥样硬化所引起的高血压，需与其他原因的高血压相鉴别，肾动脉血栓形成需与肾结石相鉴别。四肢动脉粥样硬化所产生的症状，需与多发性动脉炎等其他可能导致动脉病变的原因鉴别。

六、防治和预后

首先应积极预防其发生，如已发生应积极治疗，防止病变发展并争取逆转。已发生器官功能障碍者，应及时治疗，防止其恶化，延长患者寿命。血运重建治疗可恢复器官的血供，其效果取决于可逆性缺血的范围和残存的器官功能。

（一）一般预防措施

1. 发挥患者的主观能动性配合治疗　经过防治，本病病情可得到控制，病变可能部分消退，患者可维持一定的生活和工作能力。此外，病变本身又可以促使动脉侧支循环的形成，使病情得到改善。因此说服患者耐心接受长期的防治措施至关重要。

2.合理的膳食

(1)膳食总热量不能过高,以维持正常体重为度,40岁以上者尤应预防发胖。正常体重的简单计算方法为:身高(cm)-105=体重(kg);或BMI<24为正常,可供参考。

(2)超过正常标准体重者,应减少每天饮食的总热量,食用低脂(脂肪摄入量不超过总热量的30%,其中动物性脂肪不超过10%)、低胆固醇(每天不超过300mg)膳食,并限制摄入蔗糖及含糖食物。

(3)年过40岁者即使血脂无异常,也应避免经常食用过多的动物性脂肪和含胆固醇较高的食物,如肥肉、肝、脑、肾、肺等内脏,鱿鱼、墨鱼、鳗鱼、骨髓、猪油、蛋黄、蟹黄、鱼子、奶油及其制品、椰子油、可可油等。如血TC、TG等增高,应食用低胆固醇、低动物性脂肪食物,如鱼肉、鸡肉、各种瘦肉、蛋白、豆制品等。

(4)已确诊有冠状动脉粥样硬化者,严禁暴饮暴食,以免诱发心绞痛或心肌梗死。合并有高血压或心衰者,应同时限制盐的摄入。

(5)提倡饮食清淡,多食富含维生素C(如新鲜蔬菜、瓜果)和植物蛋白(如豆类及其制品)的食物,在可能条件下,尽量以豆油、菜籽油、麻油、玉米油、茶油、米糠油、红花油等为食用油。

3.适当的体力劳动和体育锻炼 一定的体力劳动和体育活动对预防肥胖、锻炼循环系统的功能和调整血脂代谢均有益,是预防本病的积极措施。体力活动量根据个体的身体情况、体力活动习惯和心脏功能状态来规定,以不过多增加心脏负担和不引起不适感觉为原则。体育活动要循序渐进,不宜勉强做剧烈活动;对老年人提倡散步(每天1h,分次进行)、做保健体操、打太极拳等。

4.合理安排工作和生活 生活要有规律,保持乐观、愉快的情绪,避免过度劳累和情绪激动,注意劳逸结合,保证充分睡眠。

5.提倡不吸烟,不饮烈性酒。

6.积极治疗与本病有关的一些疾病,包括高血压、肥胖症、高脂血症、痛风、糖尿病、肝病、肾病综合征和有关的内分泌病等。

不少学者认为,本病的预防措施应从儿童期开始,即儿童也应避免摄食过量高胆固醇、高动物性脂肪的饮食,防止肥胖。

(二)药物治疗

1.降血脂药 降血脂药又称调脂药物,血脂异常的患者,经上述饮食调节和进行体力活动后仍未正常者,可按血脂的具体情况选用下列调血脂药物:

(1)HMG-CoA还原酶抑制剂(他汀类药物):HMG-CoA还原酶是胆固醇合成过程中的限速酶,他汀类药物部分结构与HMG-CoA结构相似,可和HMG-CoA竞争与酶的活性部位相结合,从而阻碍HMG-CoA还原酶的作用,因而抑制胆固醇的合成,血胆固醇水平降低。细胞内胆固醇含量减少又可刺激细胞表面LDL受体合成增加,从而促进LDL、VLDL通过受体途径代谢降低血清LDL含量。常见的不良反应有乏力、胃肠道症状、头痛和皮疹等,少数病例出现肝功能损害和肌病的不良反应,也有横纹肌溶解症致死的个别报道,长期用药要注意监测肝、肾功能和肌酸激酶。常用制剂有洛伐他汀20~40mg,普伐他汀20~40mg,辛伐他汀10~40mg,氟伐他汀40~80mg,阿托伐他汀10~40mg,瑞舒伐他汀5~20mg,均为每天1次。一般他汀类药物的安全性高和耐受性好,其疗效远远大于产生不良反应的风险,但对高龄、低体重、基础肾功能不全及严重心功能不全者应密切监测。

（2）氯贝丁酯类：又称贝丁酸或纤维酸类。其降血 TG 的作用强于降总胆固醇，并使 HDL－C 增高，且可减少组织胆固醇沉积。可选用以下药物：非诺贝特 100mg，3 次/天，其微粒型制剂 200mg，1 次/天；吉非贝齐（吉非罗齐）600mg，2 次/天；苯扎贝特 200mg，2～3 次/天；环丙贝特 50～100mg，1 次/天等。这类药物有降低血小板黏附性、增加纤维蛋白溶解活性和减低纤维蛋白原浓度、削弱凝血的作用。与抗凝药合用时，要注意抗凝药的用量。少数患者有胃肠道反应、皮肤发痒和荨麻疹以及一过性血清转氨酶增高和肾功能改变。宜定期检查肝、肾功能。

（3）烟酸类：烟酸口服 3 次/天，每次剂量从 0.1g 逐渐增加到最大量 1.0g。有降低血甘油三酯和总胆固醇、增高 HDL－C 以及扩张周围血管的作用。可引起皮肤潮红和发痒、胃部不适等不良反应，故不易耐受；长期应用还要注意检查肝功能。同类药物有阿昔莫司（吡莫酸），口服 250mg，3 次/天，不良反应较烟酸少，适用于血 TG 水平明显升高、HDL－C 水平明显低者。

（4）胆酸螯合树脂类：为阴离子交换树脂，服后吸附肠内胆酸，阻断胆酸的肠肝循环，加速肝中胆固醇分解为胆酸，与肠内胆酸一起排出体外而使血 TC 下降。有考来烯胺（消胆胺）4～5g，3 次/天；考来替泊 4～5g，3～4 次/天等。可引起便秘等肠道反应，近年采用微粒型制剂，不良反应减少，患者较易耐受。

（5）其他调节血脂药：①普罗布考 0.5g，2 次/天，有抗氧化作用并可降低胆固醇，但 HDL－C 也降低，主要的不良反应包括胃肠道反应和 Q－T 间期延长；②不饱和脂肪酸类，包括从植物油提取的亚油酸、亚油酸乙酯等和从鱼油中提取的多价 4 不饱和脂肪酸如 20 碳 5 烯酸（EPA）和 22 碳 6 烯酸（DHA），后两者用量为 3～4g/d；③维生素类，包括维生素 C（口服至少 1g/d）、维生素 B_6（口服 50mg，3 次/天）、泛酸的衍生物泛硫乙胺（口服 200mg，3 次/天）、维生素 E（口服 100mg，3 次/天）等，其降脂作用较弱。

以上调节血脂药多需长期服用，但应注意掌握好用药剂量和不良反应。

2. 抗血小板药物　抗血小板黏附和聚集的药物，可防止血栓形成，有助于防止血管阻塞性病变病情发展。可选用：

（1）阿司匹林：主要抑制 TXA_2 的生成，较少影响前列环素的产生，建议剂量 50～300mg/d；

（2）氯吡格雷或噻氯匹定：通过 ADP 受体抑制血小板内 Ca^{2+} 活性，并抑制血小板之间纤维蛋白原桥的形成，氯吡格雷 75mg/d，噻氯匹定 250mg，1～2 次/天，噻氯匹定有骨髓抑制的不良反应，应随访血常规，已较少使用；

（3）血小板糖蛋白 Ⅱb/Ⅲa（GPⅡb/Ⅲa）受体阻滞剂，能通过抑制血小板 GPⅡb/Ⅲa 受体与纤维蛋白原的结合而抑制血小板聚集和功能，静脉注射制剂有阿昔单抗（或称 ReoPro）、替罗非班等，主要用于 ACS 患者，口服制剂的疗效不肯定；

（4）双嘧达莫（潘生丁）50mg，3 次/天，可使血小板内环磷酸腺苷增高，抑制 Ca^{2+} 活性，可与阿司匹林合用；

（5）西洛他唑是磷酸二酯酶抑制剂，50～100mg，2 次/天。

（三）预后

本病的预后随病变部位、程度、血管狭窄发展速度、受累器官受损情况和有无并发症而不同。重要器官如脑、心、肾动脉病变导致脑卒中、心肌梗死或肾衰竭者,预后不佳。

(霍倩倩)

第三节　慢性心肌缺血综合征

慢性心肌缺血综合征主要包括慢性稳定型心绞痛、隐匿性冠心病和缺血性心肌病在内的慢性心肌缺血所致的临床类型。其中最具代表性的是稳定型心绞痛。

一、稳定型心绞痛

心绞痛是因冠状动脉供血不足,心肌发生急剧的、暂时的缺血与缺氧所引起的临床综合征,可伴心功能障碍,但没有心肌坏死。其特点为阵发性的前胸压榨性或窒息样疼痛感觉,主要位于胸骨后,可放射至心前区与左上肢尺侧面,也可放射至右臂和两臂的外侧面或颈与下颌部,持续数分钟,往往经休息或舌下含化硝酸甘油后迅速消失。

Braunwald 根据发作状况和机制将心绞痛分为稳定型、不稳定型和变异型心绞痛 3 种,而 WHO 根据心绞痛的发作性质进行如下分型:

1. 劳力性心绞痛　它是由运动或其他心肌需氧量增加情况所诱发的心绞痛。包括 3 种类型:①稳定型劳力性心绞痛,1～3 个月心绞痛的发作频率、持续时间、诱发胸痛的劳力程度及含服硝酸酯类后症状缓解的时间保持稳定;②初发型劳力性心绞痛,1～2 个月初发;③恶化型劳力性心绞痛,一段时间内心绞痛的发作频率增加,症状持续时间延长,含服硝酸甘油后症状缓解所需时间延长或需要更多的药物,或诱发症状的活动量降低。

2. 自发性心绞痛　与劳力性心绞痛相比,疼痛持续时间一般较长,程度较重,且不易为硝酸甘油所缓解。包括 4 种类型:①卧位型心绞痛;②变异型心绞痛;③中间综合征;④梗死后心绞痛。

3. 混合性心绞痛　劳力性和自发性心绞痛同时并存。

可以看出,WHO 分型中除了稳定型劳力性心绞痛外,其余均为不稳定型心绞痛,此广义不稳定型心绞痛除去变异型心绞痛即为 Braunwald 分型的不稳定型心绞痛。

一般临床上所指的稳定型心绞痛即指稳定型劳力性心绞痛,常发生于劳力或情绪激动时,持续数分钟,休息或用硝酸酯制剂后消失。本病多见于男性,多数患者在 40 岁以上,劳力、情绪激动、饱餐、受寒、阴雨天气、急性循环衰竭等为常见诱因。本病多为冠状动脉粥样硬化引起,还可由主动脉瓣狭窄或关闭不全、梅毒性主动脉炎、风湿性冠状动脉炎、肥厚型心肌病、先天性冠状动脉畸形、心肌桥等引起。

（一）发病肌制

对心脏予以机械性刺激并不引起疼痛,但心肌缺血、缺氧则引起疼痛。当冠状动脉的供血和供氧与心肌的需氧之间发生矛盾,冠状动脉血流量不能满足心肌代谢的需要,引起心肌急剧的、暂时的缺血缺氧时,即产生心绞痛。

心肌耗氧量的多少由心肌张力、心肌收缩力和心率所决定,故常用“心率×收缩压”(即二重乘积)作为估计心肌耗氧的指标。心肌能量的产生要求大量的氧供,心肌细胞摄取血液氧含量的 65%～75%,而身体其他组织则摄取 10%～25%。因此心肌平时对血液中氧的摄取比例已接近于最大,需氧量再增大时,只能依靠增加冠状动脉的血流量来提供。在正常情况下,冠状循环有很大的储备力量,其血流量可随身体的生理情况而有显著的变化:在剧烈体力活动时,冠状动脉适当地扩张,血流量可增加到休息时的 6～7 倍;缺氧时,冠状动脉也扩张,能使血流量增加 4～5 倍;动脉粥样硬化而致冠状动脉狭窄或部分分支闭塞时,其扩张性能减弱、血流量减少,且对心肌的供血量相对比较固定。心肌的血液供应减低但尚能应付心脏平时的需要,则休息时可无症状。一旦心脏负荷突然增加,如劳力、激动、左心衰等,使心肌张力增加(心腔容积增加、心室舒张末期压力增高)、心肌收缩力增加(收缩压增高、心室压力曲线的最大压力随时间变化率增加)和心率增快等致心肌耗氧量增加时,心肌对血液的需求增加;或当冠状动脉发生痉挛(吸烟过度或神经体液调节障碍,如肾上腺素能神经兴奋、TXA_2 或内皮素增多)或因暂时性血小板聚集、一过性血栓形成等,使冠状动脉血流量进一步减少;或突然发生循环血流量减少(如休克、极度心动过速等),冠状动脉血流灌注量突降,心肌血液供求之间矛盾加深,心肌血液供给不足,遂引起心绞痛。严重贫血的患者,在心肌供血量虽未减少的情况下,可因血液携氧量不足而引起心绞痛。慢性稳定型心绞痛心肌缺血的主要发生机制是在心肌因冠状动脉狭窄而供血固定性减少的情况下发生耗氧量的增加。

在多数情况下,劳力诱发的心绞痛常在同一“心率×收缩压”的水平上发生。产生疼痛感觉的直接因素,可能是在缺血缺氧的情况下,心肌内积聚过多的代谢产物如乳酸、丙酮酸、磷酸等酸性物质,或类似激肽的多肽类物质,刺激心脏内自主神经的传入纤维末梢,经 1～5 胸交感神经节和相应的脊髓段,传至大脑,产生疼痛感觉。这种痛觉反映在与自主神经进入水平相同脊髓段的脊神经所分布的区域,即胸骨后及两臂的前内侧与小指,尤其是在左侧,而多不在心脏部位。有人认为,在缺血区内富有神经供应的冠状血管的异常牵拉或收缩,可以直接产生疼痛冲动。

(二)病理和病理生理

稳定型心绞痛患者冠状动脉粥样硬化病变的病理对应于上一节中提到的斑块的Ⅴb型和Ⅴc型,但也有部分为Ⅳ型和Ⅴa型,一般来说,至少一支冠状动脉狭窄程度>70%才会导致心肌缺血。稳定型心绞痛的患者,造影显示有 1、2 或 3 支冠状动脉狭窄>70%的病变者,分别各有 25%左右、5%～10%有左冠状动脉主干狭窄,其余约 15%患者无显著狭窄,可因微血管功能不全或严重的心肌桥所致的压迫导致心肌缺血。

1.心肌缺血、缺氧时的代谢与心肌改变

(1)对能量产生的影响:缺血引起的心肌代谢异常主要是缺氧的结果。在缺氧状态下,有氧代谢受限,从三磷酸腺苷(ATP)、肌酸磷酸(CP)或无氧糖酵解产生的高能磷酸键减少,导致依赖能源活动的心肌收缩和膜内外离子平衡发生障碍。缺氧时无氧糖酵解增强,除了产生的 ATP 明显减少外,乳酸和丙酮酸不能进入三羧酸循环进行氧化,生成增加,冠状静脉窦乳酸含量增高;而乳酸在短期内骤增,可限制无氧糖酵解的进行,使心肌能源的产生进一步减少,乳酸及其他酸性代谢产物积聚,可导致乳酸性酸中毒,降低心肌收缩力。

(2)心肌细胞离子转运的改变及其对心肌收缩性的影响:正常心肌细胞受激动而除极时,细胞质内释出钙离子,钙离子与原肌凝蛋白上的肌钙蛋白 C 结合后,解除了对肌钙蛋白 I 的抑制作用,促使肌动蛋白和肌浆球蛋白合成肌动球蛋白,引起心肌收缩,这就是所谓兴奋—收缩耦联作用。当心肌细胞受缺血、缺氧损害时,细胞膜对钠离子的渗透性异常增高,钠离子在细胞内积聚过多;加上酸度(氢离子)的增加,减少钙离子从肌浆网释放,使细胞内钙离子浓度降低并可妨碍钙离子对肌钙蛋白的结合作用,使心肌收缩功能发生障碍,因而心肌缺血后可迅速(1min 左右)出现收缩力减退。缺氧也使心肌松弛发生障碍,可能因细胞膜上钠—钙离子交换系统的功能障碍及部分肌浆网钙泵对钙离子的主动摄取减少,室壁变得比较僵硬,左室顺应性减低,充盈的阻力增加。

(3)心肌电生理的改变:心肌细胞在缺血性损伤时,细胞膜上的钠—钾离子泵功能受影响,钠离子在细胞内积聚而钾离子向细胞外漏出,使细胞膜在静止期处于低极化(或部分除极化)状态,在激动时又不能完全除极,产生所谓损伤电流。在体表心电图(ECG)上表现为 ST 段的偏移。心室壁内的收缩期压力在靠心内膜的内半层最高,而同时由于冠状动脉的分支从心外膜向心内膜深入,心肌血流量在室壁的内层较外层为低。因此,在血流供不应求的情况下,心内膜下层的心肌容易发生急性缺血。受到急性缺血性损伤的心内膜下心肌,其电位在心室肌静止期较外层为高(低极化),而在心肌除极后其电位则较低(除极受阻);因此,左心室表面所记录的 ECG 出现 ST 段压低。在少数病例,心绞痛发作时急性缺血可累及心外膜下心肌,则 ECG 上可见相反的 ST 段抬高。

2. 左心室功能及血流动力学改变　由于粥样硬化狭窄性病变在各个冠状动脉分支的分布并不均匀,因此,心肌的缺血性代谢改变及其所引起的收缩功能障碍也常为区域性的。缺血部位心室壁的收缩功能,尤其在心绞痛发作时,可以明显减弱甚至暂时完全丧失,以致呈现收缩期膨出,正常心肌代偿性收缩增强。如涉及范围较大,可影响整个左心室的排血功能,心室充盈阻力也增加。心室的收缩及舒张障碍都可导致左室舒张期终末压增高,最后出现肺淤血症状。

以上各种心肌代谢和功能障碍常为暂时性和可逆性的,随着血液供应平衡的恢复,可以减解或者消失。有时严重的暂时性缺血虽不引起心肌坏死,但可造成心肌顿抑,心功能障碍可持续 1 周以上,心肌收缩、高能磷酸键储备及超微结构均异常。

(三)临床表现

1. 症状　心绞痛以发作性胸痛为主要临床表现,疼痛的特点为:

(1)部位:主要在胸骨体上段或中段之后,可波及心前区,有手掌大小范围,甚至横贯前胸,界限不很清楚。常放射至左肩、左臂内侧达无名指和小指,或至颈、咽或下颌部。

(2)性质:胸痛常为压迫、发闷或紧缩感,也可有烧灼感,但不尖锐,不像针刺或刀扎样痛,偶伴濒死的恐惧感。发作时,患者往往不自觉地停止原来的活动,直至症状缓解。

(3)诱因:发作常由体力劳动或情绪激动(如愤怒、焦急、过度兴奋等)所激发,饱食、寒冷、吸烟、心动过速、休克等亦可诱发。疼痛发生于劳力或激动的当时,而不是在一天劳累之后。典型的稳定型心绞痛常在相似的条件下发生。但有时同样的劳力只有在早晨而不是在下午引起心绞痛,提示与晨间痛阈较低有关。

(4)持续时间和缓解方式:疼痛出现后常逐步加重,然后在 3～5min 内逐渐消失,一般在停止原来诱发症状的活动后即缓解。舌下含用硝酸甘油也能在几分钟内使之缓解。可数天或数星期发作一次,亦可一日内发作多次。

稳定型劳力性心绞痛发作的性质在 1～3 个月并无改变,即每天和每周疼痛发作次数大致相同,诱发疼痛的劳力和情绪激动程度相同,每次发作疼痛的性质和部位无改变,疼痛时限相仿(3～5min),用硝酸甘油后,也在相同时间内发生疗效。

根据心绞痛的严重程度及其对体力活动的影响,加拿大心血管学会(CCS)将稳定型心绞痛分为 5 级(表 2—1)。

表 2-1　稳定型心绞痛的加拿大心血管学会(CCS)分级

Ⅰ级	一般体力活动如步行或上楼不引起心绞痛,但可发生于费力或长时间用力后
Ⅱ级	体力活动轻度受限。心绞痛发生于快速步行或上楼,或者在寒冷、顶风逆行、情绪激动时。平地行走两个街区(200~400m),或以常速上相当于 3 楼以上的高度时,能诱发心绞痛
Ⅲ级	日常体力活动明显受限。可发生于平地行走 1~2 个街区,或以常速上 3 楼以下
Ⅳ级	任何体力活动或休息时均可出现心绞痛

2.体征　胸痛发作间隙期体检通常无特殊异常发现,但仔细体检能提供有用的诊断线索,可排除某些引起心绞痛的非冠状动脉疾病如瓣膜病、心肌病等,并确定患者的冠心病危险因素。胸痛发作期间体检,能帮助发现有无因心肌缺血而产生的暂时性左心室功能障碍,心绞痛发作时常见心率增快、血压升高、表情焦虑、皮肤冷或出汗,有时出现第四或第三心音奔马律。缺血发作时,可有暂时性心尖部收缩期杂音,由乳头肌缺血、功能失调引起二尖瓣关闭不全所致;可有第二心音逆分裂或出现交替脉;部分患者可出现肺部啰音。

(四)辅助检查

1.心电图　ECG 是发现心肌缺血、诊断心绞痛最常用的检查方法。

(1)静息 ECG 检查:稳定型心绞痛患者静息 ECG 一般是正常的。最常见的 ECG 异常是 ST-T 改变,包括 ST 段压低(水平型或下斜型)、T 波低平或倒置,ST 段改变更具特异性。少数可伴有陈旧性 MI 的表现,可有多种传导障碍,最常见的是左束支传导阻滞和左前分支传导阻滞。不过,静息 ECG 上 ST-T 改变在普通人群常见,在 Framingham 心脏研究中,8.5% 的男性和 7.7% 的女性有 ECG 上 ST-T 改变,并且检出率随年龄而增加;在高血压、糖尿病、吸烟者和女性中,ST-T 改变的检出率也增加。其他可造成 ST-T 异常的疾病包括左心室肥大和扩张、电解质异常、神经因素和抗心律失常药物等。然而在冠心病患者中,出现静息 ECG 的 ST-T 异常可能与基础心脏病的严重程度有关,包括病变血管的支数和左心室功能障碍。另外,各种心律失常的出现也增加患冠心病的可能。

(2)心绞痛发作时 ECG 检查:据估计,将近 95% 病例的心绞痛发作时出现明显的、有相当特征的 ECG 改变,主要为暂时性心肌缺血所引起的 ST 段移位。心内膜下心肌容易缺血,故常见 ST 段压低 0.1mV 以上,有时出现 T 波倒置,症状缓解后 ST-T 改变可恢复正常,动态变化的 ST-T 对诊断心绞痛的参考价值较大。静息 ECG 上 ST 段压低(水平型或下斜型)或 T 波倒置的患者,发作时可变为无压低或直立的所谓"假性正常化",也支持心肌缺血的诊断。T 波改变虽然对反映心肌缺血的特异性不如 ST 段,但如与平时 ECG 比较有动态变化,也有助于诊断。

(3)ECG 负荷试验:ECG 负荷试验是对疑有冠心病的患者给心脏增加负荷(运动或药物)而激发心肌缺血的 ECG 检查。ECG 负荷试验的指征为:临床上怀疑冠心病;对有冠心病危险因素患者的筛选;冠状动脉搭桥及心脏介入治疗前后的评价;陈旧性 MI 患者对非梗死部位心肌缺血的监测。禁忌证包括:AMI;高危的 UA;急性心肌、心包炎;严重高血压[收缩压≥26.7kPa(200mmHg)和(或)舒张压≥14.7kPa(110mmHg)];心功能不全;严重主动脉瓣狭窄;肥厚型梗阻性心肌病;静息状态下有严重心律失常;主动脉夹层。静息状态下 ECG 即有明显 ST 段改变的患者如完全性左束支或右束支传导阻滞,或心肌肥厚继发 ST 段压低等也不适合行 ECG 负荷试验。负荷试验终止的指标:ST-T 降低或抬高≥0.2mV、心绞痛发作、收缩压超过 29.3kPa(220mmHg)、血压较负荷前下降、室性心律失常(多源性、连续 3 个室早和持续性室速)。

运动负荷试验为最常用的方法,敏感性可达到约 70%,特异性 70%～90%。有典型心绞痛并且负荷 ECG 阳性者,诊断冠心病的准确率达 95% 以上。运动方式主要为分级踏板或蹬车,其运动强度可逐步分期升级,以前者较为常用。常用的负荷目标是达到按年龄预计的最大心率或 85%～90% 的最大心率,前者称为极量运动试验,后者称为次极量运动试验。运动中应持续监测 ECG 改变,运动前和运动中每当运动负荷量增加一级均应记录 ECG,运动终止后即刻和此后每 2min 均应重复 ECG 记录,直至心率恢复运动前水平。记录 ECG 时应同步测定血压。最常用的阳性标准为运动中或运动后 ST 段水平型或下斜型压低 0.1mV(J 点后 60～80ms),持续超过 2min。

(4)动态 ECG:连续记录 24h 或 24h 以上的 ECG,可从中发现 ST-T 改变和各种心律失常,可将出现 ECG 改变的时间与患者的活动和症状相对照。ECG 上显示缺血性 ST-T 改变而当时并无心绞痛症状者,称为无痛性心肌缺血。

2.超声心动图　超声心动图可以观察心室腔的大小、心室壁的厚度以及心肌舒缩状态;另外,还可以观察到陈旧性 MI 时梗死区域的运动消失及室壁瘤形成。稳定型心绞痛患者的静息超声心动图大部分无异常表现,与静息 ECG 一样。负荷超声心动图可以帮助识别心肌缺血的范围和程度,包括药物负荷(多巴酚丁胺常用)、运动负荷、心房调搏负荷以及冷加压负荷。

3.放射性核素检查

(1)静息和负荷心肌灌注显像:心肌灌注显像常用 ^{201}Tl 或 ^{99m}Tc-MIBI 静脉注射使正常心肌显影而缺血区不显影的"冷点"显像法,结合运动或药物(双嘧达莫、腺苷或多巴酚丁胺)负荷试验,可查出静息时心肌无明显缺血的患者。

(2)放射性核素心腔造影:用 ^{113m}In ^{99m}Tc 标记红细胞或白蛋白行心室血池显影有助于了解室壁运动,可测定 LVEF 及显示室壁局部运动障碍。

4.磁共振成像　可同时获得心脏解剖、心肌灌注与代谢、心室功能及冠状动脉成像的信息。

5.心脏 X 线检查　可无异常发现或见主动脉增宽、心影增大、肺淤血等。

6.CT 检查　电子束 CT(EBCT)可用于检测冠状动脉的钙化、预测冠状动脉狭窄的存在。近年发展迅速的多排螺旋 CT 冠状动脉造影,能建立冠状动脉三维成像以显示其主要分支,并可用于显示管壁上的斑块。随硬件设备和软件的进步,诊断的准确性得到很大的提高,已被广泛地用于无创性地诊断冠状动脉病变。

7.左心导管检查　主要包括冠状动脉造影术和左心室造影术,是有创性检查方法。选择性冠状动脉造影目前仍是诊断冠状动脉病变并指导治疗方案选择尤其是血运重建术方案的最常用方法,常采用穿刺股动脉或桡动脉的方法,选择性地将导管送入左、右冠状动脉口,注射造影剂使冠状动脉主支及其分支显影,可以准确地反映冠状动脉狭窄的程度和部位。而左心室造影术是将导管送入左心室,用高压注射器将 30～40ml 造影剂以 12～15ml/s 的速度注入左心室,以评价左心室整体功能及局部室壁运动状况。

根据冠状动脉的灌注范围,将冠状动脉供血类型分为:右冠状动脉优势型、左冠状动脉优势型和均衡型("优势型"的命名是以供应左室间隔后半部分和左室后壁的冠状动脉为标准)。85% 为右冠状动脉优势型;7% 为右冠状动脉和左冠回旋支共同支配,即均衡型;8% 为左冠状动脉优势型。85％的稳定型劳力性心绞痛患者至少有一支冠状动脉主要分支或左主干存在高度狭窄(＞70％)或闭塞。

8.其他的有创性检查技术 由于冠状动脉造影只是通过造影剂充填的管腔轮廓反映冠状动脉病变,因此在定性和定量判断管壁上的病变方面存在局限性。而 IVUS 成像是将微型超声探头送入冠状动脉,显示血管的横断面,可同时了解管腔的狭窄程度和管壁上的病变情况,根据病变的回声特性了解病变性质。OCT 的成像原理与 IVUS 相似,但分辨率更高,不过穿透力较低。血管镜在显示血栓性病变方面有独特的应用价值。血管内多普勒血流速度测定技术能测定冠状动脉血流速度及血流储备,评价微循环功能。冠状动脉内压力测定技术得到的血流储备分数可评价狭窄病变导致的机械性梗阻程度。上述有创的技术对冠状动脉病变的形态和冠状动脉循环的功能评价能提供更多有价值的信息。

(五)诊断和鉴别诊断

根据典型的发作特点和体征,休息或含用硝酸甘油后缓解,结合年龄和存在的冠心病危险因素,除外其他疾病所致的心绞痛,即可建立诊断。发作不典型者,诊断要依靠观察硝酸甘油的疗效和发作时 ECG 的变化。未记录到症状发作时 ECG 者,可行 ECG 负荷试验或动态 ECG 监测,如负荷试验出现 ECG 阳性变化或诱发心绞痛时亦有助于诊断。诊断困难者,可行放射性核素检查、冠状动脉 CTA 或选择性冠状动脉造影检查。考虑介入治疗或外科手术者,必须行选择性冠状动脉造影。

胸痛患者需考虑多种疾病,见表 2-2。稳定型心绞痛尤其需要与以下疾病进行鉴别。

表 2-2 需与稳定型心绞痛相鉴别的疾病

心源性胸痛	肺部疾患	消化道疾病	神经肌肉疾病	精神性疾病
主动脉夹层	胸膜炎	胃-食管反流	肋间神经痛	焦虑性疾病
心包炎	肺栓塞	食管痉挛	肋骨肋软骨病	情感性疾病(如抑郁症)
心肌病	肺炎	食管失弛缓综合征	带状疱疹	躯体性精神病
重度主动脉瓣狭窄	纵隔肿瘤	食管裂孔疝		思维型精神病
心脏神经症	气胸	消化性溃疡		
心肌梗死		胰腺炎		
		胆囊炎		
		胆囊结石		

1.心脏神经症 本病患者常诉胸痛,但为短暂(几秒钟)的刺痛或持久(几小时)的隐痛,患者常喜欢不时地吸一大口气或作叹息性呼吸。胸痛部位多在左胸乳房下心尖部附近,或经常变动。症状多在疲劳之后出现,而不在疲劳的当时,作轻度体力活动反觉舒适,有时可耐受较重的体力活动而不发生胸痛或胸闷。含用硝酸甘油无效或在 10 多分钟后才"见效",常伴有心悸、疲乏及其他神经衰弱的症状。

2.不稳定型心绞痛和急性心肌梗死 与稳定型劳力性心绞痛不同,UA 包括初发型心绞痛、恶化型心绞痛及静息型心绞痛,仔细病史询问有助鉴别。AMI 临床表现更严重,有心肌坏死的证据。

3.其他疾病引起的心绞痛 包括主动脉瓣严重狭窄或关闭不全、冠状动脉炎引起的冠状动脉口狭窄或闭塞、肥厚型心肌病、X 综合征等疾病均可引起心绞痛,要根据其他临床表现来鉴别。其中 X 综合征多见于女性,ECG 负荷试验常阳性,但冠状动脉造影阴性且无冠状动脉痉挛,预后良好,与微血管功能不全有关。

4.肋间神经痛 疼痛常累及 1～2 个肋间,但并不一定局限在胸前,为刺痛或灼痛,多为持续性而非发作性,咳嗽、用力呼吸和身体转动可使疼痛加剧,沿神经行经处有压痛,手臂上举活动时局部有牵拉疼痛,故与心绞痛不同。

5.不典型疼痛 还需与包括胃-食管反流、食管动力障碍、食管裂孔疝等食管疾病以及消化性溃疡、颈椎病等鉴别。

(六)治疗

有两个主要目的:一是预防 MI 和猝死,改善预后,延长患者的生存期;二是减少缺血发作和缓解症状,提高生活质量。

1.一般治疗 发作时立刻休息,一般在停止活动后症状即可消除;平时应尽量避免各种已知的诱发因素,如过度的体力活动、情绪激动、饱餐等,冬天注意保暖;调节饮食,一次进食不宜过饱,避免油腻饮食,戒烟限酒;调整日常生活与工作量;减轻精神负担;保持适当的体力活动,以不发生疼痛症状为度;治疗高血压、糖尿病、贫血、甲状腺功能亢进等相关疾病。

2.药物治疗 药物治疗首先考虑预防 MI 和死亡,其次是减少缺血、缓解症状及改善生活质量。

(1)抗心绞痛和抗缺血治疗

1)硝酸酯类药物:能降低心肌需氧,同时增加心肌供氧,从而缓解心绞痛。除扩张冠状动脉、降低阻力、增加冠状循环的血流量外,还通过对周围容量血管的扩张作用,减少静脉回流心脏的血量,降低心室容量、心腔内压和心室壁张力,降低心脏前负荷;对动脉系统有轻度扩张作用,减低心脏后负荷和心脏的需氧。

①硝酸甘油:为即刻缓解心绞痛发作,可使用作用较快的硝酸甘油舌下含片,1～2 片(0.5～1.0mg),舌下含化,迅速为唾液所溶解而吸收,1～2min 即开始起作用,约半小时后作用消失。延迟见效或完全无效者,首先要考虑药物是否过期或未溶解,如属后者可嘱患者轻轻嚼碎后继续含化。服用戊四硝酯片剂,持续而缓慢释放,口服半小时后起作用,可持续 4～8h,每次 2.5mg。用 2%硝酸甘油油膏或橡皮膏贴片(含 5～10mg)涂或贴在胸前或上臂皮肤而缓慢吸收,适用于预防夜间心绞痛发作。

②硝酸异山梨酯(消心痛),口服 3 次/天,每次 5～20mg,服后半小时起作用,持续 3～5h,缓释制剂药效可维持 12h,可用 20mg,2 次/天。本药舌下含化后 2～5min 见效,作用维持 2～3h,每次可用 5～10mg。

以上两种药物还有供喷雾吸入用的气雾制剂。

③5-单硝酸异山梨酯:多为长效制剂,每天 20～50mg,1～2 次。

硝酸酯药物长期应用的主要问题是耐药性,其机制尚未明确,可能与巯基利用度下降、RAAS 激活等有关。防止发生耐药的最有效方法是每天保持足够长(8～10h)的无药期。硝酸酯药物的不良反应有头晕、头胀痛、头部跳动感、面红、心悸等,偶有血压下降。

2)β受体阻滞剂:机制是阻断拟交感胺类对心率和心收缩力的刺激作用,减慢心率、降低血压、减低心肌收缩力和氧耗量,从而缓解心绞痛的发作。此外,还减少运动时血流动力的反应,使同一运动量水平上心肌氧耗量减少;使不缺血的心肌区小动脉(阻力血管)缩小,从而使更多的血液通过极度扩张的侧支循环(输送血管)流入缺血区。不良反应有心室射血时间延长和心脏容积增加,虽然可能使心肌缺血加重或引起心肌收缩力降低,但其使心肌耗氧量减少的作用远超过其不良反应。常用的制剂是美托洛尔 25～100mg,2～3 次/天,其缓释制剂每天仅需口服 1 次;阿替洛尔 12.5～50mg,1～2 次/天;比索洛尔 5～10mg,1 次/天。

本药常与硝酸酯制剂联合应用,比单独应用效果好。但要注意:①本药与硝酸酯制剂有协同作用,因而剂量应偏小,开始剂量尤其要注意减少,以免引起直立性低血压等不良反应;②停用本药时应逐步减量,如突然停用有诱发 MI 的可能;③支气管哮喘以及心动过缓、高度房室传导阻滞者不用为宜;④我国多数患者对本药比较敏感,可能难以耐受大剂量。

3)钙通道阻断剂(CCB):本类药物抑制钙离子进入心肌内,也抑制心肌细胞兴奋一收缩耦联中钙离子的作用。因而抑制心肌收缩,减少心肌氧耗;扩张冠状动脉,解除冠状动脉痉挛,改善心内膜下心肌的供血;扩张周围血管,降低动脉压,减轻心脏负荷;还降低血黏度,抗血小板聚集,改善心肌的微循环。

常用制剂包括:①二氢吡啶类:硝苯地平 10～20mg,3 次/天,亦可舌下含用,其缓释制剂 20～40mg,1～2 次/天。非洛地平、氨氯地平为新一代具有血管选择性的二氢吡啶类。同类制剂有尼群地平、尼索地平、尼卡地平、尼鲁地平、伊拉地平等;②维拉帕米:40～80mg,3 次/天,或缓释剂 120～480mg/d,同类制剂有噻帕米等;③地尔硫草:30～90mg,3 次/天,其缓释制剂 45～90mg,1～2 次/天。

对于需要长期用药的患者,目前推荐使用控释、缓释或长效剂型。低血压、心功能减退和心衰加重可以发生在长期使用该药期间。该药的不良反应包括周围性水肿和便秘,还有头痛、面色潮红、嗜睡、心动过缓或过速和房室传导阻滞等。

CCB 对于减轻心绞痛大体上与 β 受体阻滞剂效果相当。本类药可与硝酸酯联合使用,其中硝苯地平尚可与 β 受体阻滞剂同服,但维拉帕米和地尔硫草与 β 受体阻滞剂合用时则有过度抑制心脏的危险。变异型心绞痛首选 CCB 治疗。

4)代谢类药物:曲美他嗪通过抑制脂肪酸氧化、增加葡萄糖代谢而增加缺氧状态下高能磷酸键的合成,治疗心肌缺血,无血流动力学影响,可与其他药物合用。可作为传统治疗不能耐受或控制不佳时的补充或替代治疗。口服 40～60mg/d,每次 20mg,2～3 次/天。

5)窦房结抑制剂伊伐布雷定:该药是目前唯一的高选择 If 离子通道抑制剂,通过阻断窦房结起搏电流 If 通道、降低心率,发挥抗心绞痛的作用,对房室传导功能无影响。该药适用于对 β 受体阻滞剂和 CCB 不能耐受、无效或禁忌又需要控制窦性心率的患者。

(2)预防心肌梗死和死亡的药物治疗

1)抗血小板治疗:稳定型心绞痛患者至少需要服用一种抗血小板药物。常用药物包括:①阿司匹林:通过抑制血小板环氧化酶和 TXA_2,抑制血小板在动脉粥样硬化斑块上的聚集,防止血栓形成,同时也通过抑制 TXA_2 导致的血管痉挛。能使稳定型心绞痛的心血管事件的危险性平均降低 33%。在所有急性或慢性缺血性心脏病的患者,无论有否症状,只要没有禁忌证,就应每天常规应用阿司匹林 75～300mg。不良反应主要是胃肠道症状,并与剂量有关,使用肠溶剂或缓释剂、抗酸剂可以减少对胃的不良作用。禁忌证包括过敏、严重未经治疗的高血压、活动性消化性溃疡、局部出血和出血体质。②氯吡格雷和噻氯匹定:通过二磷酸腺苷(ADP)受体抑制血小板内 Ca^{2+} 活性,并抑制血小板之间纤维蛋白原桥的形成。氯吡格雷的剂量为 75mg,每天 1 次;噻氯匹定为 250mg,1～2 次/天,由于后者胃肠道不适和过敏发生率高,也可以引起白细胞、中性粒细胞(2.4%)和血小板减少,因此要定期作血常规检查,目前已较少使用。前者粒细胞减少的不良反应小并且起效更快,一般不能耐受阿司匹林者可口服氯吡格雷。③其他的抗血小板制剂:西洛他唑是磷酸二酯酶抑制剂,50~100mg,2 次/天。

2)降脂药物:降脂(或称调脂)药物在治疗冠状动脉粥样硬化中起重要作用,胆固醇的降低与冠心病死亡率和总死亡率降低有明显关系。他汀类药物可以进一步改善内皮细胞的功能,抑制炎症、稳定斑块,使部分动脉粥样硬化斑块消退,显著延缓病变进展。慢性稳定性心绞痛患者即使只是出现轻到中度 LDL-C 升高,也建议采用他汀类治疗,建议目标是将 LDL-C 水平降到<1g/L。

3)血管紧张素转换酶抑制剂(ACEI):ACEI 并非控制心绞痛的药物,但可降低缺血性事件的发生。ACEI 能逆转左室肥厚及血管增厚,延缓动脉粥样硬化进展,能减少斑块破裂和血栓形成,另外有利于心肌氧供/氧耗平衡和心脏血流动力学,并降低交感神经活性。可应用于已知冠心病患者的二级预防,尤其是合并有糖尿病者。对收缩压<12.0kPa(90mmHg)、肾衰竭、双侧肾动脉狭窄和过敏者禁用。不良反应主要包括干咳、低血压和罕见的血管性水肿。常用药物包括培哚普利 4~8mg,1 次/天,福辛普利 10~20mg,1 次/天,贝那普利 10~20mg,1 次/天,雷米普利 5~10mg,1 次/天,赖诺普利 10~20mg,1 次/天,依那普利 5~10mg,2 次/天,卡托普利 12.5~25mg,3 次/天。

3.经皮冠状动脉介入术(PCI)　PCI 已成为冠心病治疗的重要手段,介入治疗的手术数量已超过外科旁路手术。与内科药物保守疗法相比,能使患者的生活质量明显提高(活动耐量增加),但是总体的 MI 发生和死亡率无显著差异。随着新技术的出现,尤其是新型支架及新型抗血小板药物的应用,PCI 不仅可以改善生活质量,而且对存在大面积心肌缺血的高危患者可明显降低其 MI 的发生率和死亡率。PCI 的适应证也从早期的简单单支病变扩展为更复杂的病变,如多支血管病变、慢性完全闭塞病变及左主干病变等。

4.冠状动脉旁路手术(CABG)　使用患者自身的大隐静脉或游离内乳动脉或桡动脉作为旁路移植材料,一端吻合在主动脉,另一端吻合在有病变的冠状动脉段的远端;引主动脉的血流以改善该病变冠状动脉所供心肌的血流供应。CABG 术在冠心病发病率高的国家已成为最普通的择期性心脏外科手术,对缓解心绞痛和改善患者的生存有较好效果。最近的微创冠状动脉旁路手术,采用心脏不停跳的方式进行冠状动脉旁路手术,并发症少、患者恢复快。

本手术适应证:①冠状动脉多支血管病变,尤其是合并糖尿病的患者;②冠状动脉左主干病变;③不适合行介入治疗的患者;④MI 后合并室壁瘤,需要进行室壁瘤切除的患者;⑤闭塞段的远段管腔通畅,血管供应区有存活心肌。

5.运动锻炼疗法　谨慎安排进度适宜的运动锻炼,有助于促进侧支循环的发展,提高体力活动的耐受量而改善症状。

(七)预后

心绞痛患者大多数能生存很多年,但有发生 AMI 或猝死的危险,有室性心律失常或传导阻滞者预后较差,但决定预后的主要因素为冠状动脉病变范围和心功能。左冠状动脉主干病变最为严重,左主干狭窄患者第一年的生存率为 70%,三支血管病变及心功能减退(LVEF<25%)患者的生存率与左主干狭窄相同,左前降支近段病变较其他两支的病变严重。患者应积极治疗和预防,二级预防的主要措施可总结为所谓的 ABCDE 方案:A.阿司匹林和 ACEI;B.β受体阻滞剂和控制血压;C.控制胆固醇和吸烟;D.控制饮食和糖尿病;E.健康教育和运动。

二、隐匿型冠心病

隐匿型冠心病是无临床症状,但有心肌缺血客观证据(心电活动、心肌血流灌注及心肌代谢等异常)的冠心病,亦称无症状性冠心病。其心肌缺血的 ECG 表现可见于静息时,或在负荷状态下才出现,常为动态 ECG 记录所发现,又称为无症状性心肌缺血。这些患者经过冠状动脉造影或尸检,几乎均证实冠状动脉有明显狭窄病变。

(一)临床表现

本病有 3 种临床类型:①患者有因冠状动脉狭窄引起心肌缺血的客观证据,但从无心肌缺血的症状;②患者曾患 MI,现有心肌缺血但无心绞痛症状;③患者有心肌缺血发作,但有些有症状,有些则无症状,此类患者临床最多见。

心肌缺血而无症状的发生机制尚不清楚,可能与下列因素有关:①生理情况下,血浆或脑脊液中内源性阿片类物质(内啡肽)水平的变化,可能导致痛阈的改变;②心肌缺血较轻或有较好的侧支循环;③糖尿病性神经病变、冠状动脉旁路移植术后、MI 后感觉传入径路中断所引起的损伤以及患者的精神状态等,均可导致痛阈的改变。隐匿性冠心病患者可转为各种有症状的冠心病临床类型,包括心绞痛或 MI,亦可能逐渐演变为缺血性心肌病,个别患者发生猝死。及时发现这类患者,可为他们提供及早治疗的机会。

(二)诊断和鉴别诊断

诊断主要根据静息、动态或负荷试验的 ECG 检查、放射性核素心肌显像,发现患者有心肌缺血的改变,而无其他原因解释,又伴有动脉粥样硬化的危险因素。能确定冠状动脉存在病变的影像学检查(包括多排螺旋 CT 造影、有创性冠状动脉造影或再加 IVUS 检查),有重要诊断价值。

鉴别诊断要考虑能引起 ST 段和 T 波改变的其他疾病,如各种器质性心脏病,尤其是心肌炎、心肌病、心包病,电解质失调,内分泌病和药物作用等情况,都可引起 ECG 的 ST 段和 T 波改变,诊断时要注意据除。但根据这些疾病和情况的临床特点,不难作出鉴别。心脏神经症患者可因肾上腺素能 β 受体兴奋性增高而在 ECG 上出现 ST 段和 T 波变化,应予鉴别。

(三)防治

采用防治动脉粥样硬化的各种措施,硝酸酯类、β 受体阻滞剂和 CCB 可减少或消除无症状性心肌缺血的发作,联合用药效果更好。药物治疗后仍持续有心肌缺血发作者,应行冠状动脉造影以明确病变的严重程度,并考虑进行血运重建手术治疗。

(四)预后

与冠状动脉病变的范围、程度相关,而与有无症状无关。总缺血负荷,即有症状与无症状缺血之和,可作为预测冠心病患者预后的指标。

三、缺血性心肌病

缺血性心肌病为冠状动脉粥样硬化病变使心肌缺血、缺氧而导致心肌细胞减少、坏死、心肌纤维化、心肌瘢痕形成的疾病。其临床特点是心脏变得僵硬、逐渐扩大,发生心律失常和心力衰竭。因此也被称为心律失常和心衰型冠心病或心肌硬化型冠心病。

(一)病理解剖和病理生理

缺血性心肌病主要由冠状动脉粥样硬化性狭窄、闭塞、痉挛和毛细血管网的病变所引起。

心肌细胞的减少和坏死可以是 MI 的直接后果,也可因长期慢性心肌缺血累积而造成。心肌细胞坏死,残存的心肌细胞肥大、纤维化或瘢痕形成以及心肌间质胶原沉积增加等均可发生,可导致室壁张力增加及室壁硬度异常、心脏扩大及心衰等。病变主要累及左心室肌和乳头肌,也累及起搏和传导系统。心室壁上既可以有块状的成片坏死区,也可以有非连续性多发的灶性心肌损害。

近年的研究认为心肌细胞凋亡是缺血性心肌病的重要细胞学基础。细胞凋亡与坏死共同形成了细胞生命过程中两种不同的死亡机制。心肌坏死是细胞受到严重和突然缺血后所发生的死亡,而心肌细胞凋亡是指程序式死亡,可以由严重的心肌缺血、再灌注损伤、MI 和心脏负荷增加等诱发。此外,内皮功能紊乱可以促进患者发生心肌缺血,从而影响左心室功能。

(二)临床表现

1. 心脏增大　患者有心绞痛或心肌梗死的病史,常伴有高血压。心脏逐渐增大,以左心室增大为主,可先肥厚,以后扩大,后期则两侧心脏均扩大。部分患者可无明显的心绞痛或 MI 史,由隐匿性冠心病发展而来。

2. 心力衰竭　心衰的表现多逐渐发生,大多先出现左心衰竭。在心肌肥厚阶段,心脏顺应性降低,引起舒张功能不全。随着病情的发展,收缩功能也衰竭。然后右心也发生衰竭,出现相应的症状和体征。

3. 心律失常　可出现各种心律失常,这些心律失常一旦出现常持续存在,其中以期前收缩(室性或房性)、房颤、病态窦房结综合征、房室传导阻滞和束支传导阻滞为多见,阵发性心动过速亦时有发现。有些患者在心脏还未明显增大前已发生心律失常。

(三)诊断和鉴别诊断

诊断主要依靠冠状动脉粥样硬化的证据,并且除外可引起心脏扩大、心衰和心律失常的其他器质性心脏病。ECG 检查除可见心律失常外,还可见到冠状动脉供血不足的变化,包括 ST 段压低、T 波平坦或倒置、Q-T 间期延长、QRS 波电压低等;放射性核素检查见心肌缺血;超声心动图可显示室壁的异常运动。如以往有心绞痛或 MI 病史,有助于诊断。冠状动脉造影可确立诊断。

鉴别诊断要考虑与心肌病(特别是特发性扩张型心肌病、克山病等)、心肌炎、高血压性心脏病、内分泌病性心脏病等鉴别。

(四)防治

早期的内科防治甚为重要,有助于推迟充血性心衰的发生发展。积极控制冠心病危险因素,治疗各种形式的心肌缺血,对缺血区域有存活心肌者,血运重建术可显著改善心肌功能。治疗心衰以应用利尿剂和 ACEI(或 ARB)为主。β 受体阻滞剂长期应用可改善心功能、降低病死率。能阻滞 β_1、β_2 和 α_1 受体的新一代 β 受体阻滞剂卡维地洛 $12.5\sim100\text{mg/d}$,效果较好。正性肌力药可作为辅助治疗,但强心苷宜选用作用和排泄快速的制剂,如毒毛花苷 K、毛花苷丙、地高辛等。曲美他嗪可改善缺血,解除残留的心绞痛症状并减少对其他辅助治疗的需要。对既往有血栓栓塞史、心脏明显扩大、房颤或超声心动图证实有附壁血栓者应给予抗凝治疗。心律失常中的病态窦房结综合征和房室传导阻滞出现阿-斯综合征发作者,宜及早安置永久性人工心脏起搏器;有房颤的患者,如考虑转复窦性心律,应警惕同时存在病态窦房结综合征的可能,避免转复窦性心律后心率极为缓慢,反而对患者不利。晚期患者常是心脏移植手术的主要对象。近年来,新的治疗技术如自体骨髓干细胞移植、血管内皮生长因子

（VEGF）基因治疗已试用于临床，为缺血性心肌病治疗带来了新的希望。

（五）预后

本病预后不佳，5 年病死率 50%～84%。心脏显著扩大特别是进行性心脏增大、严重心律失常和射血分数明显降低，为预后不佳的预测因素。死亡原因主要是进行性充血性心衰、MI 和严重心律失常。

（霍倩倩）

第四节 急性冠状动脉综合征

急性冠状动脉综合征（ACS）指心病中急性发病的临床类型，包括 ST 段抬高型心肌梗死、非 ST 段抬高型心肌梗死和不稳定型心绞痛。近年又将前者称为 ST 段抬高型 ACS，约占 1/4（包括小部分变异型心绞痛），后两者合称为非 ST 段抬高型 ACS，约占 3/4。它们主要涵盖了以往分类中的 Q 波型急性心肌梗死（AMI）、非 Q 波型 AMI 和不稳定型心绞痛。

一、不稳定型心绞痛和非 ST 段抬高型心肌梗死（非 ST 段抬高型急性冠状动脉综合征）

不稳定型心绞痛（UA）指介于稳定型心绞痛和急性心肌梗死之间的临床状态，包括了除稳定型劳力性心绞痛以外的初发型、恶化型劳力性心绞痛和各型自发性心绞痛。它是在粥样硬化病变的基础上，发生了冠状动脉内膜下出血、斑块破裂、破损处血小板与纤维蛋白凝集形成血栓、冠状动脉痉挛以及远端小血管栓塞引起的急性或亚急性心肌供氧减少所致。它是 ACS 中的常见类型。若 UA 伴有血清心肌坏死标志物明显升高，此时可确立非 ST 段抬高型心肌梗死（NSTEMI）的诊断。

（一）发病机制

ACS 有着共同的病理生理学基础，即在冠状动脉粥样硬化的基础上，粥样斑块松动、裂纹或破裂，使斑块内高度致血栓形成的物质暴露于血流中，引起血小板在受损表面黏附、活化、聚集，形成血栓，导致病变血管完全性或非完全性闭塞。冠脉病变的严重程度，主要取决于斑块的稳定性，与斑块的大小无直接关系。不稳定斑块具有如下特征：脂质核较大，纤维帽较薄，含大量的巨噬细胞和 T 淋巴细胞，血管平滑肌细胞含量较少。UA/NSTEMI 的特征是心肌供氧和需氧之间平衡失调，目前发现其最常见病因是心肌血流灌注减少，这是由于粥样硬化斑块破裂发生的非阻塞性血栓导致冠状动脉狭窄所致。血小板聚集和破裂斑块碎片导致的微血管栓塞，使得许多患者的心肌标志物释放。其他原因包括动力性阻塞（冠状动脉痉挛或收缩）、进行性机械性阻塞、炎症和（或）感染、继发性 UA 即心肌氧耗增加或氧输送障碍的情况（包括贫血、感染、甲状腺功能亢进、心律失常、血液高黏滞状态或低血压等），实际上这 5 种病因相互关联。

近年来的研究发现，导致粥样斑块破裂的机制如下。

1. 斑块内 T 淋巴细胞通过合成细胞因子 γ－干扰素（IFN－γ）能抑制平滑肌细胞分泌间质胶原使斑块纤维帽结构变薄弱。

2. 斑块内巨噬细胞、肥大细胞可分泌基质金属蛋白酶如胶原酶、凝胶酶、基质溶解酶等，加速纤维帽胶原的降解，使纤维帽变得更易受损。

3.冠脉管腔内压力升高、冠脉血管张力增加或痉挛、心动过速时心室过度收缩和扩张所产生的剪切力以及斑块滋养血管破裂均可诱发与正常管壁交界处的斑块破裂。由于收缩压、心率、血液黏滞度、内源性组织纤溶酶原激活剂(tPA)活性、血浆肾上腺素和皮质激素水平的昼夜节律性变化一致,使每天晨起后 6:00～11:00 最易诱发冠脉斑块破裂和血栓形成,由此产生了每天凌晨和上午 MI 高发的规律。

(二)病理解剖

冠状动脉病变或粥样硬化斑块的慢性进展,即使可导致冠状动脉严重狭窄甚至完全闭塞,由于侧支循环的逐渐形成,通常不一定产生 MI。若冠状动脉管腔未完全闭塞,仍有血供,临床上表现为 NSTEMI 即非 Q 波型 MI 或 UA,心电图仅出现 ST 段持续压低或 T 波倒置。如果冠脉闭塞时间短,累计心肌缺血<20min,组织学上无心肌坏死,也无心肌酶或其他标志物的释出,心电图呈一过性心肌缺血改变,临床上就表现为 UA;如果冠脉严重阻塞时间较长,累计心肌缺血>20min,组织学上有心肌坏死,血清心肌坏死标志物也会异常升高,心电图上呈持续性心肌缺血改变而无 ST 段抬高和病理性 Q 波出现,临床上即可诊断为 NSTEMI 或非 Q 波型 MI。NSTEMI 虽然心肌坏死面积不大,但心肌缺血范围往往不小,临床上依然很高危;这可以是冠状动脉血栓性闭塞已有早期再通,或痉挛性闭塞反复发作,或严重狭窄的基础上急性闭塞后已有充分的侧支循环建立的结果。NSTEMI 时的冠脉内附壁血栓多为白血栓;也有可能是斑块成分或血小板血栓向远端栓塞所致;偶有由破裂斑块疝出而堵塞冠脉管腔者被称为斑块灾难。

(三)临床表现

UA 的临床表现一般具有以下 3 个特征之一。

1.静息时或夜间发生心绞痛常持续 20min 以上。

2.新近发生的心绞痛(病程在 2 个月内)且程度严重。

3.近期心绞痛逐渐加重(包括发作的频度、持续时间、严重程度和疼痛放射到新的部位)。发作时可有出汗、皮肤苍白湿冷、恶心、呕吐、心动过速、呼吸困难、出现第三或第四心音等表现。而原来可以缓解心绞痛的措施此时变得无效或不完全有效。UA 患者中约 20% 发生 NSTEMI 需通过血肌钙蛋白和心肌酶检查来判定。UA 和 NSTEMI 中很少有严重的左心室功能不全所致的低血压(心源性休克)。

UA 或 NSTEMI 的 Braunwald 分级是根据 UA 发生的严重程度将之分为 Ⅰ、Ⅱ、Ⅲ级,而根据其发生的临床环境将之分为 A、B、C 级。

Ⅰ级:初发的、严重或加剧性心绞痛。发生在就诊前 2 个月内,无静息时疼痛。每日发作 3 次或 3 次以上,或稳定型心绞痛患者心绞痛发作更频繁或更严重,持续时间更长,或诱发体力活动的阈值降低。

Ⅱ级:静息型亚急性心绞痛。在就诊前 1 个月内发生过 1 次或多次静息性心绞痛,但近 48h 内无发作。

Ⅲ级:静息型急性心绞痛。在 48h 内有 1 次或多次静息性心绞痛发作。

A 级:继发性 UA。在冠状动脉狭窄的基础上,同时伴有冠状动脉血管床以外的疾病引起心肌氧供和氧需之间平衡的不稳定,加剧心肌缺血。这些因素包括:贫血、感染、发热、低血压、快速性心律失常、甲状腺功能亢进、继发于呼吸衰竭的低氧血症。

B 级:原发性 UA。无可引起或加重心绞痛发作的心脏以外的因素,且患者 2 周内未发生过 MI。这是 UA 的常见类型。

C 级:MI 后 UA。在确诊 MI 后 2 周内发生的 UA。约占 MI 患者的 20%。

(四)危险分层

由于不同的发病机制造成不同类型 ACS 的近、远期预后有较大的差别,因此正确识别 ACS 的高危人群并给予及时和有效的治疗可明显改善其预后,具有重要的临床意义。对于 ACS 的危险性评估遵循以下原则:首先是明确诊断,然后进行临床分类和危险分层,最终确定治疗方案。

1.高危非 ST 段抬高型 ACS 患者的评判标准 美国心脏病学会/美国心脏病协会(ACC/AHA)将具有以下临床或心电图情况中的 1 条作为高危非 ST 段抬高型 ACS 患者的评判标准:

(1)缺血症状在 48h 内恶化。

(2)长时间进行性静息性胸痛(>20min)。

(3)低血压,新出现杂音或杂音突然变化、心力衰竭,心动过缓或心动过速,年龄>75 岁。

(4)心电图改变:静息性心绞痛伴一过性 ST 段改变(>0.05mV),新出现的束支传导阻滞,持续性室性心动过速。

(5)心肌标志物(TnI、TnT)明显增高(>0.1μg/L)。

2.中度危险性 ACS 患者的评判标准 中度危险为无高度危险特征但具备下列中的 1 条。

(1)既往 MI、周围或脑血管疾病,或冠脉搭桥,既往使用阿司匹林。

(2)长时间(>20min)静息性胸痛已缓解,或过去 2 周内新发 CCS 分级Ⅲ级或Ⅳ级心绞痛,但无长时间(>20min)静息性胸痛,并有高度或中度冠状动脉疾病可能;夜间心绞痛。

(3)年龄>70 岁。

(4)心电图改变:T 波倒置>0.2mV,病理性 Q 波或多个导联静息 ST 段压低<0.1mV。

(5)TnI 域 TnT 轻度升高(即<0.1μg/L,但>0.01μg/L)。

3.低度危险性 ACS 患者的评判标准 低度危险性为无上述高度、中度危险特征,但有下列特征。

(1)心绞痛的频率、程度和持续时间延长,诱发胸痛阈值降低,2 周至 2 个月内新发心绞痛。

(2)胸痛期间心电图正常或无变化。

(3)心脏标志物正常。近年来,在结合上述指标的基础上,将更为敏感和特异的心肌生化标志物用于危险分层,其中最具代表性的是心肌特异性肌钙蛋白、C 反应蛋白、高敏 C 反应蛋白(HsCRP)、脑钠肽(BNP)和纤维蛋白原。

(五)实验室检查和辅助检查

1.心电图检查 应在症状出现 10min 内进行。UA 发作时心电图有一过性 ST 段偏移和(或)T 波倒置;如心电图变化持续 12h 以上,则提示发生 NSTEMI。NSTEMI 时不出现病理性 Q 波,但有持续性 ST 段压低≥0.1mV(aVR 导联有时还有 V₁ 导联则 ST 段抬高),或伴对称性 T 波倒置,相应导联的 R 波电压进行性降低,ST 段和 T 波的这种改变常持续存在(图 2—1)。

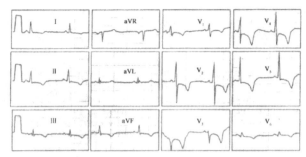

图 2-1　急性非 Q 波性心肌梗死的心电图

图示除 I、aVL、aVR 外各导联 ST 段压低伴 T 波倒置

2.心脏标志物检查　UA 时,心脏标志物一般无异常增高;NSTEMI 时,血 CK-MB 或肌钙蛋白常有明显升高(详见后文"ST 段抬高型心肌梗死")。肌钙蛋白 T 或 I 及 C 反应蛋白升高是协助诊断和提示预后较差的指标。

3.其他　需施行各种介入性治疗时,可先行选择性冠状动脉造影,必要时行血管内超声或血管镜检查,明确病变情况。

(六)诊断

对年龄＞30 岁的男性和＞40 岁的女性(糖尿病患者更年轻)主诉符合上述临床表现的心绞痛时应考虑 ACS,但须先与其他原因引起的疼痛相鉴别。随即进行一系列的心电图和心脏标志物的检测,以判别为 UA、NSTEMI 抑或是 STEMI。

(七)鉴别诊断

鉴别诊断要考虑下列疾病。

1.急性心包炎　尤其是急性非特异性心包炎,可有较剧烈而持久的心前区疼痛,心电图有 ST 段和 T 波变化。但心包炎患者在疼痛的同时或以前已有发热和血白细胞计数增高,疼痛常于深呼吸和咳嗽时加重,坐位前倾时减轻。体检可发现心包摩擦音,心电图除 aVR 外,各导联均有 ST 段弓背向下的抬高,无异常 Q 波出现。

2.急性肺动脉栓塞　肺动脉大块栓塞常可引起胸痛、咯血、气急和休克,但有右心负荷急剧增加的表现,如发绀、肺动脉瓣区第二心音亢进、三尖瓣区出现收缩期杂音、颈静脉充盈、肝大、下肢水肿等。发热和白细胞增多出现也较早,多在 24h 内。心电图示电轴右偏,1 导联出现 S 波或原有的 S 波加深,Ⅲ导联出现 Q 波和 T 波倒置,aVR 导联出现高 R 波,胸导联过渡区向左移,右胸导联 T 波倒置等。血乳酸脱氢酶总值增高,但其同工酶和肌酸磷酸激酶不增高,D-二聚体可升高,其敏感性高但特异性差。肺部 X 线检查、放射性核素肺通气-灌注扫描、X 线 CT 和必要时选择性肺动脉造影有助于诊断。

3.急腹症　急性胰腺炎、消化性溃疡穿孔、急性胆囊炎、胆石症等,患者可有上腹部疼痛及休克,可能与 ACS 患者疼痛波及上腹部者混淆。但仔细询问病史和体格检查,不难作出鉴别。心电图检查和血清肌钙蛋白、心肌酶等测定有助于明确诊断。

4.主动脉夹层分离　以剧烈胸痛起病,颇似 ACS。但疼痛一开始即达高峰,常放射到背、肋、腹、腰和下肢,两上肢血压及脉搏可有明显差别,少数有主动脉瓣关闭不全,可有下肢暂时性瘫痪或偏瘫。X 线胸片示主动脉增宽,X 线 CT 或 MRI 主动脉断层显像以及超声心动图探测到主动脉壁夹层内的液体,可确立诊断。

5.其他疾病　急性胸膜炎、自发性气胸、带状疱疹等心脏以外疾病引起的胸痛,依据特异性体征、X线胸片和心电图特征不难鉴别。

（八）预后

约30%的UA患者在发病3个月内发生MI,猝死较少见,其近期死亡率低于NSTEMI或STEMI。但UA或NSTEMI的远期死亡率和非致死性事件的发生率高于STEMI,这可能与其冠状动脉病变更严重有关。

（九）治疗

ACS是内科急症,治疗结局主要受是否迅速诊断和治疗的影响,因此应及早发现及早住院,并加强住院前的就地处理。UA或NSTEMI的治疗目标是稳定斑块、治疗残余心肌缺血、进行长期的二级预防。溶栓治疗不宜用于UA或NSTEMI。

1. 一般治疗 UA或NSTEMI患者应住入冠心病监护病室,卧床休息至少12～24h,给予持续心电监护。病情稳定或血运重建后症状控制,应鼓励早期活动。下肢作被动运动可防止静脉血栓形成。活动量的增加应循序渐进。应尽量对患者进行必要的解释和鼓励,使其能积极配合治疗而又解除焦虑和紧张,可以应用小剂量的镇静剂和抗焦虑药物,使患者得到充分休息和减轻心脏负担。保持大便通畅,便时避免用力,如便秘可给予缓泻剂。有明确低氧血症(动脉血氧饱和度低于92%)或存在左心室功能衰竭时才需补充氧气。在最初2～3天饮食应以流质为主,以后随着症状减轻而逐渐增加粥、面条等及其他容易消化的半流质,宜少量多餐,钠盐和液体的摄入量应根据汗量、尿量、呕吐量及有无心力衰竭而作适当调节。

2. 抗栓治疗 抗栓治疗可预防冠状动脉内进一步血栓形成、促进内源性纤溶活性溶解血栓和减少冠状动脉狭窄程度,从而可减少事件进展的风险和预防冠状动脉完全阻塞的进程。

（1）抗血小板治疗,主要药物包括以下几种。

环氧化酶抑制剂:阿司匹林可降低ACS患者的短期和长期死亡率。若无禁忌证,ACS患者入院时都应接受阿司匹林治疗,起始负荷剂量为160～325mg(非肠溶制剂),首剂应嚼碎,加快其吸收,以便迅速抑制血小板激活状态,以后改用小剂量维持治疗。除非对阿司匹林过敏或有其他禁忌证外,主张长期服用小剂量75～100mg/d维持。

二磷酸腺苷(ADP)受体拮抗剂:氯吡格雷和噻氯匹定能拮抗血小板ADP受体,从而抑制血小板聚集,可用于对阿司匹林不能耐受患者的长期口服治疗。氯吡格雷起始负荷剂量为300mg,以后75mg/d维持;噻氯匹定起效较慢,副反应较多,已少用。对于非ST段抬高型ACS患者不论是否介入治疗,阿司匹林加氯吡格雷均为常规治疗,应联合应用12个月,对于放置药物支架的患者这种联合治疗时间应更长。

血小板膜糖蛋白Ⅱb/Ⅲa(GPⅡb/Ⅲa)受体拮抗剂:激活的GPⅡb/Ⅲa受体与纤维蛋白原结合,形成在激活血小板之间的桥梁,导致血小板血栓形成。阿昔单抗是直接抑制GPⅡb/Ⅲa受体的单克隆抗体,在血小板激活起重要作用的情况下,特别是患者进行介入治疗时,该药多能有效地与血小板表面的GPⅡb/Ⅲa受体结合,从而抑制血小板的聚集;一般使用方法是先静注冲击量0.25mg/kg,然后10μg/(kg·h)静滴12～24h。合成的该类药物还包括替罗非班和依替巴肽。以上3种GPⅡb/Ⅲa受体拮抗剂静脉制剂均适用于ACS患者急诊PCI(首选阿昔单抗,因目前其安全性证据最多),可明显降低急性和亚急性血栓形成的发生率,如果在PCI前6h内开始应用该类药物,疗效更好。若未行PCI,GPⅡb/Ⅲa受体拮抗剂可用于高危患者,尤其是心脏标志物升高或尽管接受合适的药物治疗症状仍持续存在或两者兼而有的患者。GPⅡb/Ⅲa受体拮抗剂应持续应用24～36h,静脉滴注结束之前进行血管造影。不推荐常规联合应用 GPⅡb/Ⅲa 受体拮抗剂和溶栓药。近年来还合成了多种 GPⅡb/Ⅲa 受体拮抗剂的口服制剂，如西拉非班、珍米洛非班、拉米非班等，但其在剂量、生物利用度和安全性方面均需进一步研究。

环核苷酸磷酸二酯酶抑制剂：近年来一些研究显示西洛他唑加阿司匹林与噻氯匹定加阿司匹林在介入治疗中预防急性和亚急性血栓形成方面有同等的疗效，可作为噻氯匹定的替代药物。

（2）抗凝治疗：除非有禁忌证（如活动性出血或已应用链激酶或复合纤溶酶链激酶），所有患者应在抗血小板治疗的基础上常规接受抗凝治疗，抗凝治疗药物的选择应根据治疗策略以及缺血和出血事件的风险。常用有的抗凝药包括普通肝素、低分子肝素、磺达肝癸钠和比伐卢定。需紧急介入治疗者，应立即开始使用普通肝素或低分子肝素或比伐卢定。对选择保守治疗且出血风险高的患者，应优先选择磺达肝癸钠。

肝素和低分子肝素：肝素的推荐剂量是先给予 80U/kg 静注，然后以 18U/(kg·h) 的速度静脉滴注维持，治疗过程中需注意开始用药或调整剂量后 6h 测定部分激活凝血酶时间（APTT），根据 APTT 调整肝素用量，使 APTT 控制在 45～70s。但是，肝素对富含血小板的血栓作用较小，且肝素的作用可由于肝素结合血浆蛋白而受影响。未口服阿司匹林的患者停用肝素后可能使胸痛加重，与停用肝素后引起继发性凝血酶活性增高有关。因此，肝素以逐渐停用为宜。低分子肝素与普通肝素相比，具有更合理的抗 Ⅹa 因子及 Ⅱa 因子活性的作用，可以皮下应用，不需要实验室监测，临床观察表明，低分子肝素较普通肝素有疗效肯定、使用方便的优点。使用低分子肝素的参考剂量：依诺肝素 40mg，那曲肝素 0.4ml 或达肝素 5000～7500U，皮下注射，每 12h 1 次，通常在急性期用 5～6 天。磺达肝癸钠是 Ⅹa 因子抑制剂，最近有研究表明在降低非 ST 段抬高型 ACS 的缺血事件方面效果和低分子肝素相当，但出血并发症明显减少，因此安全性较好，但不能单独用于介入治疗中。

直接抗凝血酶的药物：在接受介入治疗的非 ST 段抬高型 ACS 人群中，用直接抗凝血酶药物比伐卢定较联合应用肝素/低分子肝素和 GPⅡb/Ⅲa 受体拮抗剂的出血并发症少，安全性更好，临床效益相当。但其远期效果尚缺乏随机双盲的对照研究。

3. 抗心肌缺血治疗

（1）硝酸酯类药物：硝酸酯类药物可选择口服，舌下含服，经皮肤或经静脉给药。硝酸甘油为短效硝酸酯类，对有持续性胸部不适、高血压、急性左心衰竭的患者，在最初 24～48h 的治疗中，静脉内应用有利于控制心肌缺血发作。先给予舌下含服 0.3～0.6mg，继以静脉点滴，开始 5～10μg/min，每 5～10min 增加 5～10μg，直至症状缓解或平均压降低 10% 但收缩压不低于 12.0kPa（90mmHg）。目前推荐静脉应用硝酸甘油的患者症状消失 24h 后，就改用口服制剂或应用皮肤贴剂。药物耐受现象可能在持续静脉应用硝酸甘油 24～48h 内出现。由于在 NSTEMI 患者中未观察到硝酸酯类药物具有减少死亡率的临床益处，因此在长期治疗中此类药物应逐渐减量至停用。

（2）镇痛剂：如硝酸酯类药物不能使疼痛迅速缓解，应立即给予吗啡，10mg 稀释成 10ml，每次 2～3ml 静脉注射。哌替啶 50～100mg 肌内注射，必要时 1～2h 后再注射 1 次，以后每 4～6h 可重复应用，注意呼吸功能的抑制。给予吗啡后如出现低血压，可仰卧或静脉滴注生理盐水来维持血压，很少需要用升压药。如出现呼吸抑制，应给予纳洛酮 0.4～0.8mg。有使用吗啡禁忌证（低血压和既往过敏史）者，可选用哌替啶替代。疼痛较轻者可用罂粟碱，30～

60mg 肌内注射或口服。

(3)β受体阻滞剂。β受体阻滞剂可用于所有无禁忌证(如心动过缓、心脏传导阻滞、低血压或哮喘)的 UA 和 NSTEMI 患者,可减少心肌缺血发作和心肌梗死的发展。使用β受体阻滞剂的方案如下:①首先排除有心力衰竭、低血压[收缩压低于 12.0kPa(90mmHg)]、心动过缓(心率低于 60 次/分)或有房室传导阻滞(PR 间期>0.24s)的患者;②给予美托洛尔,静脉推注每次 5mg,共 3 次;③每次推注后观察 2~5min,如果心率低于 60 次/分或收缩压低于 13.3kPa(100mmHg),则停止给药,静脉注射美托洛尔的总量为 15mg;④如血流动力学稳定,末次静脉注射后 15min,开始改为口服给药,每 6h 50mg,持续 2 天,以后渐增为 100mg,2 次/日。作用极短的β受体阻滞剂艾司洛尔静脉注射 50~250μg/(kg·min),安全而有效,甚至可用于左心功能减退的患者,药物作用在停药后 20min 内消失,用于有β受体阻滞剂相对禁忌证,而又希望减慢心率的患者。β受体阻滞剂的剂量应调整到患者安静时心率 50~60 次/分。

(4)钙拮抗剂:钙拮抗剂与β受体阻滞剂一样能有效地减轻症状。但所有的大规模临床试验表明,钙拮抗剂应用于 UA,不能预防 AMI 的发生或降低病死率,目前仅推荐用于全量硝酸酯和β受体阻滞剂之后仍有持续性心肌缺血的患者或对β受体阻滞剂有禁忌的患者,应选用心率减慢型的非二氢吡啶类钙拮抗剂。对心功能不全的患者,应用β受体阻滞剂后再加用钙拮抗剂应特别谨慎。

(5)血管紧张素转换酶抑制剂(ACEI):近年来一些临床研究显示,对 UA 和 NSTEMI 患者,短期应用 ACEI 并不能获得更多的临床益处。但长期应用对预防再发缺血事件和死亡有益。因此除非有禁忌证(如低血压、肾衰竭、双侧肾动脉狭窄和已知的过敏),所有 UA 和 NSTEMI 患者都可选用 ACEI。

(6)调脂治疗:所有 ACS 患者应在入院 24h 之内评估空腹血脂谱。近年的研究表明,他汀类药物可以稳定斑块,改善内皮细胞功能,因此如无禁忌证,无论血基线 LDL-C 水平和饮食控制情况如何,均建议早期应用他汀类药物,使 LDL-C 水平降至<800g/L。常用的他汀类药物有辛伐他汀 20~40mg/d、普伐他汀 10~40mg/d、氟伐他汀 40~80mg/d、阿托伐他汀 10~80mg/d 或瑞舒伐他汀 10~20mg/d。

4. 血运重建治疗

(1)经皮冠状动脉介入术(PCI)。UA 和 NSTEMI 的高危患者,尤其是血流动力学不稳定、心脏标志物显著升高、顽固性或反复发作心绞痛伴有动态 ST 段改变、有心力衰竭或危及生命的心律失常者,应早期行血管造影术和 PCI(如可能,应在入院 72h 内)。PCI 能改善预后,尤其是同时应用 GpⅡb/Ⅲa 受体拮抗剂时。对中危患者以及有持续性心肌缺血证据的患者,也有早期行血管造影的指征,可以识别致病的病变、评估其他病变的范围和左心室功能。对中高危患者,PCI 或 CABG 具有明确的潜在益处。但对低危患者,不建议进行常规的介入性检查。

(2)冠状动脉旁路移植术(CABG)。对经积极药物治疗而症状控制不满意及高危患者(包括持续 ST 段压低、cTnT 升高等),应尽早(72h 内)进行冠状动脉造影,根据下列情况选择治疗措施:①严重左冠状动脉主干病变(狭窄>50%),最危及生命,应及时外科手术治疗。②有多支血管病变,且有左心室功能不全(LVEF<50%)或伴有糖尿病者,应进行 CABG。③有二支血管病变合并左前降支近段严重狭窄和左心室功能不全(LVEF<50%)或无创性检查显

示心肌缺血的患者,建议施行 CABG。④对 PCI 效果不佳或强化药物治疗后仍有缺血的患者,建议施行 CABG。⑤弥漫性冠状动脉远端病变的患者,不适合行 PCI 或 CABG。

二、ST 段抬高型心肌梗死

心肌梗死(MI)是在冠状动脉病变的基础上,发生冠状动脉血供急剧减少或中断,使相应的心肌严重而持久地急性缺血所致的部分心肌急性坏死。临床表现为胸痛,急性循环功能障碍,反映心肌急性缺血、损伤和坏死一系列特征性心电图演变以及血清心肌酶和心肌结构蛋白的变化。MI 的原因常是在冠状动脉粥样硬化病变的基础上继发血栓形成所致,其中 NSTEMI 前已述及,本段阐述 ST 段抬高型心肌梗死(STEMI)。其他非动脉粥样硬化的原因如冠状动脉栓塞、主动脉夹层累及冠状动脉开口、冠状动脉炎、冠状动脉先天性畸形等所导致的 MI 在此不作介绍。

(一)发病情况

本病在欧美国家常见。WHO 报告 35 个国家每 10 万人口急性 MI 年死亡率以瑞典、爱尔兰、挪威、芬兰、英国最高,男性分别为 253.4、236.2、234.7、230.0、229.2,女性分别为 154.7、143.6、144.6、148.0、171.3。美国居中,男、女性分别为 118.3 和 90.7。我国和韩国居末二位,男性分别为 15.0 和 5.3,女性分别为 11.7 和 3.4。美国每年约有 110 万人发生心肌梗死,其中 45 万人为再梗死。本病在我国过去少见,近年逐渐增多,现患心肌梗死约 200 万人,每年新发病 50 万人。其中城市多于农村,各地比较以华北地区尤其是北京、天津两市最多。

近年来,虽然本病的急性期住院病死率有所下降,但对少数患者而言,此病仍然致命。

本病男性多于女性,国内资料比例在 1.9∶1 至 5∶1 之间。患病年龄在 40 岁以上者占 87%~96.5%。女性发病较男性晚 10 年,男性患病的高峰年龄为 51~60 岁,女性则为 61~70 岁,随年龄增长男女比例的差别逐渐缩小。60%~89% 的患者伴有或在发病前有高血压,近半数的患者以往有心绞痛。吸烟、肥胖、糖尿病和缺少体力活动者,较易患病。

(二)病理解剖

若冠状动脉管腔急性完全闭塞,血供完全停止,导致所供区域心室壁心肌透壁性坏死,临床上表现为典型的 STEMI,即传统的 Q 波型 MI。在冠状动脉闭塞后 20~30min,受其供血的心肌即有少数坏死,开始了 AMI 的病理过程。1~2h 后绝大部分心肌呈凝固性坏死,心肌间质则充血、水肿,伴多量炎性细胞浸润。以后,坏死的心肌纤维逐渐溶解,形成肌溶灶,随后渐有肉芽组织形成。坏死组织约 1~2 周后开始吸收,并逐渐纤维化,在 6~8 周后进入慢性期形成瘢痕而愈合,称为陈旧性或愈合性 MI。瘢痕大者可逐渐向外凸出而形成室壁膨胀瘤。梗死附近心肌的血供随侧支循环的建立而逐渐恢复。病变可波及心包出现反应性心包炎,波及心内膜引起附壁血栓形成。在心腔内压力的作用下,坏死的心壁可破裂(心脏破裂),破裂可发生在心室游离壁、乳头肌或心室间隔处。

病理学上,MI 可分为透壁性和非透壁性(或心内膜下)。前者坏死累及心室壁全层,多由冠脉持续闭塞所致;后者坏死仅累及心内膜下或心室壁内,未达心外膜,多是冠脉短暂闭塞而持续开通的结果。不规则片状非透壁 MI 多见于 STEMI 在未形成透壁 MI 前早期再灌注(溶栓或 PCI 治疗)成功的患者。

尸解资料表明,AMI 患者 75% 以上有一支以上的冠状动脉严重狭窄;1/3~1/2 所有 3 支冠状动脉均存在有临床意义的狭窄。STEMI 发生后数小时所作的冠状动脉造影显示，90%以上的 MI 相关动脉发生完全闭塞。少数 AMI 患者冠状动脉正常，可能为血管腔内血栓的自溶、血小板一过性聚集造成闭塞或严重的持续性冠状动脉痉挛的发作使冠状动脉血流减少所致。左冠状动脉前降支闭塞最多见，可引起左心室前壁、心尖部、下侧壁、前间隔和前内乳头肌梗死；左冠状动脉回旋支闭塞可引起左心室高侧壁、膈面及左心房梗死，并可累及房室结；右冠状动脉闭塞可引起左心室膈面、后间隔及右心室梗死，并可累及窦房结和房室结。右心室及左、右心房梗死较少见。左冠状动脉主干闭塞则引起左心室广泛梗死。

MI 时冠脉内血栓既有白血栓（富含血小板），又有红血栓（富含纤维蛋白和红细胞）。STEMI 的闭塞性血栓是白、红血栓的混合物，从堵塞处向近端延伸部分为红血栓。

（三）病理生理

ACS 具有共同的病理生理基础（详见前文"不稳定型心绞痛和非 ST 段抬高型心肌梗死"段）。

STEMI 的病理生理特征是由于心肌丧失收缩功能所产生的左心室收缩功能降低、血流动力学异常和左心室重构所致。

1. 左心室功能　冠状动脉急性闭塞时相关心肌依次发生 4 种异常收缩形式：①运动同步失调，即相邻心肌节段收缩时相不一致；②收缩减弱，即心肌缩短幅度减小；③无收缩；④反常收缩，即矛盾运动，收缩期膨出。于梗死部位发生功能异常同时，正常心肌在早期出现收缩增强。由于非梗死节段发生收缩加强，使梗死区产生矛盾运动。然而，非梗死节段出现代偿性收缩运动增强，对维持左室整体收缩功能的稳定有重要意义。若非梗死区有心肌缺血，即"远处缺血"存在，则收缩功能也可降低，主要见于非梗死区域冠脉早已闭塞，供血主要依靠此次 MI 相关冠脉者。同样，若 MI 区心肌在此次冠脉闭塞以前就已有冠脉侧支循环形成，则对于 MI 区乃至左室整体收缩功能的保护也有重要意义。

2. 心室重构　MI 致左室节段和整体收缩、舒张功能降低的同时，机体启动了交感神经系统兴奋、肾素－血管紧张素－醛固酮系统激活和 Frank－Starling 等代偿机制，一方面通过增强非梗死节段的收缩功能、增快心率、代偿性增加已降低的心搏量（SV）和心排血量（CO），并通过左室壁伸展和肥厚增加左室舒张末容积（LVEDV）进一步恢复 SV 和 CO，降低升高的左室舒张末期压（LVEDP）；但另一方面，也同时开启了左心室重构的过程。

MI 发生后，左室腔大小、形态和厚度发生变化，总称为心室重构。重构过程反过来影响左室功能和患者的预后。重构是左室扩张和非梗死心肌肥厚等因素的综合结果，使心室变形（球形变）。除了梗死范围以外，另两个影响左室扩张的重要因素是左室负荷状态和梗死相关动脉的通畅程度。左室压力升高有导致室壁张力增加和梗死扩张的危险，而通畅的梗死区相关动脉可加快瘢痕形成，增加梗死区组织的修复，减少梗死的扩展和心室扩张的危险。

（1）梗死扩展：指梗死心肌节段随后发生的面积扩大，而无梗死心肌量的增加。导致梗死扩展的原因有：①肌束之间的滑动，致使单位容积内心肌细胞减少；②正常心肌细胞碎裂；③坏死区内组织丧失。梗死扩展的特征为梗死区不成比例的变薄和扩张。心尖部是心室最薄的部位，也是最容易受到梗死扩展损伤的区域。梗死扩展后，心力衰竭和室壁瘤等致命性并发症发生率增高，严重者可发生心室破裂。

（2）心室扩大：心室心肌存活部分的扩大也与重构有重要关联。心室重构在梗死发生后立即开始，并持续数月甚至数年。在大面积梗死的情况下，为维持心搏量，有功能的心肌增加了额外负荷,可能会发生代偿性肥厚,这种适应性肥厚虽能代偿梗死所致的心功能障碍,但存活的心肌最终也受损,导致心室的进一步扩张,心脏整体功能障碍,最后发生心力衰竭。心室的扩张程度与梗死范围、梗死相关动脉的开放迟早和心室非梗死区的局部肾素-血管紧张素系统的激活程度有关。心室扩大以及不同部位的心肌电生理特性的不一致,使患者有患致命性心律失常的危险。

(四)临床表现

按临床过程和心电图的表现,本病可分为急性期、演变期和慢性期三期,但临床症状主要出现在急性期,部分患者还有一些先兆表现。

1.诱发因素　本病在春、冬季发病较多,与气候寒冷、气温变化大有关,常在安静或睡眠时发病,以清晨 6:00 至午间 12:00 发病最多。大约有 1/2 的患者能查明诱发因素,如剧烈运动、过重的体力劳动、创伤、情绪激动、精神紧张或饱餐、急性失血、出血性或感染性休克、主动脉瓣狭窄、发热、心动过速等引起的心肌耗氧增加、血供减少都可能是 MI 的诱因。在变异型心绞痛患者中,反复发作的冠状动脉痉挛也可发展为 AMI。

2.先兆　半数以上患者在发病前数日有乏力、胸部不适,活动时心悸、气急、烦躁、心绞痛等前驱症状,其中以新发生心绞痛(初发型心绞痛)或原有心绞痛加重(恶化型心绞痛)为最突出。心绞痛发作较以往频繁、性质较剧、持续较久、硝酸甘油疗效差、诱发因素不明显;疼痛时伴有恶心、呕吐、大汗和心动过速,或伴有心功能不全、严重心律失常、血压大幅度波动等;同时心电图示 ST 段一过性明显抬高(变异型心绞痛)或压低,T 波倒置或增高("假性正常化"),应警惕近期内发生 MI 的可能。发现先兆及时积极治疗,有可能使部分患者避免发生 MI。

3.症状　随梗死的大小、部位、发展速度和原来心脏的功能情况等而轻重不同。

(1)疼痛:是最先出现的症状,疼痛部位和性质与心绞痛相同,但常发生于安静或睡眠时,疼痛程度较重,范围较广,持续时间可长达数小时或数天,休息或含用硝酸甘油片多不能缓解,患者常烦躁不安,出汗、恐惧,有濒死之感。在我国,1/6~1/3 的患者疼痛的性质及部位不典型,如位于上腹部,常被误认为胃溃疡穿孔或急性胰腺炎等急腹症;位于下颌或颈部,常被误认为牙病或骨关节病。部分患者无疼痛,多为糖尿病患者或老年人,一开始即表现为休克或急性心力衰竭;少数患者在整个病程中都无疼痛或其他症状,而事后才发现患过 MI。

(2)全身症状:主要是发热,伴有心动过速、白细胞增高和血细胞沉降率增快等,由坏死物质吸收所引起。一般在疼痛发生后 24~48h 出现,程度与梗死范围常呈正相关,体温一般在 38℃上下,很少超过 39℃,持续 1 周左右。

(3)胃肠道症状:约 1/3 有疼痛的患者,在发病早期伴有恶心、呕吐和上腹胀痛,与迷走神经受坏死心肌刺激和心排血量降低组织灌注不足等有关;肠胀气也不少见;重症者可发生呃逆(以下壁心肌梗死多见)。

(4)心律失常:见于 75%~95% 的患者,多发生于起病后 1~2 周内,尤以 24h 内最多见。各种心律失常中以室性心律失常为最多,尤其是室性期前收缩;如室性期前收缩频发(每 min5 次以上),成对出现,心电图上表现为多源性或落在前一心搏的易损期时,常预示即将发生室性心动过速或心室颤动。冠状动脉再灌注后可能出现加速性室性自主心律与室性心动过速,多数历时短暂,自行消失。室上性心律失常则较少,阵发性心房颤动比心房扑动和室上性心动过速更多见,多发生在心力衰竭患者中。窦性心动过速的发生率为 30%~40%,发病初期出现的窦性心动过速多为暂时性,持续性窦性心动过速是梗死面积大、心排血量降低或左心功能不全的反映。各种程度的房室传导阻滞和束支传导阻滞也较多,严重者发生完全性房室传导阻滞。发生完全性左束支传导阻滞时 MI 的心电图表现可被掩盖。前壁 MI 易发生室性心律失常。下壁(膈面)MI 易发生房室传导阻滞,其阻滞部位多在房室束以上,预后较好。前壁 MI 而发生房室传导阻滞时,往往是多个束支同时发生传导阻滞的结果,其阻滞部位在房室束以下,且常伴有休克或心力衰竭,预后较差。

(5)低血压和休克:疼痛期血压下降常见,可持续数周后再上升,但常不能恢复以往的水平,未必是休克。如疼痛缓解而收缩压低于 10.7kPa(80mmHg),患者烦躁不安、面色苍白、皮肤湿冷、脉细而快、大汗淋漓、尿量减少(<20ml/h)、神志迟钝、甚至昏厥者,则为休克的表现。休克多在起病后数小时至 1 周内发生,见于 20% 的患者,主要是心源性,为心肌广泛(40% 以上)坏死、心排血量急剧下降所致,神经反射引起的周围血管扩张为次要的因素,有些患者还有血容量不足的因素参与。严重的休克可在数小时内致死,一般持续数小时至数天,可反复出现。

(6)心力衰竭:主要是急性左心衰竭,可在起病最初数日内发生或在疼痛、休克好转阶段出现,为梗死后心脏舒缩力显著减弱或不协调所致,发生率为 20%～48%。患者出现呼吸困难、咳嗽、发绀、烦躁等,严重者可发生肺水肿或进而发生右心衰竭的表现,出现颈静脉怒张、肝肿痛和水肿等。右心室 MI 者,一开始即可出现右心衰竭的表现。

发生于 AMI 时的心力衰竭称为泵衰竭,根据临床上有无心力衰竭及其程度,常按 Killip 分级法分级:第 I 级为左心衰竭代偿阶段,无心力衰竭征象,肺部无啰音,但肺楔压可升高;第 II 级为轻至中度左心衰竭,肺啰音的范围小于肺野的 50%,可出现第三心音奔马律、持续性窦性心动过速、有肺淤血的 X 线表现;第 III 级为重度心力衰竭,急性肺水肿,肺啰音的范围大于两肺野的 50%;第 IV 级为心源性休克,血压 12.0kPa(90mmHg),少尿,皮肤湿冷、发绀,呼吸加速,脉搏快。

AMI 时,重度左心室衰竭或肺水肿与心源性休克同样是左心室排血功能障碍所引起。在血流动力学上,肺水肿是以左心室舒张末期压及左房压与肺楔压的增高为主,而在休克则心排血量和动脉压的降低更为突出,心排血指数比左心室衰竭时更低。因此,心源性休克较左心室衰竭更严重。此两者可以不同程度合并存在,是泵衰竭的最严重阶段。

4.血流动力学分型　AMI 时心脏的泵血功能并不能通过一般的心电图、胸片等检查而完全反映出来及时进行血流动力学监测,能为早期诊断和及时治疗提供很重要依据。Forrester 等根据血流动力学指标肺楔压(PCWP)和心脏指数(CI)评估有无肺淤血和周围灌注不足的表现,从而将 AMI 分为 4 个血流动力学亚型。

I 型:既无肺淤血又无周围组织灌注不足,心功能处于代偿状态。CI>2.2L/(min・m²),PCWP≤2.4kPa(18mmHg),病死率约为 3%。

II 型:有肺淤血,无周围组织灌注不足,为常见临床类型。CI>2.2L/(min・m²),PCWP>2.4kPa(18mmHg),病死率约为 9%。

III 型:有周围组织灌注不足,无肺淤血,多见于右心室梗死或血容量不足者。CI≤2.2L/(min・m²),PCWP≤2.4kPa(18mmHg),病死率约为 23%。

IV 型:兼有周围组织灌注不足与肺淤血,为最严重类型。CI≤2.2L/(min・m²),PCWP>18mmHg(2.4kPa),病死率约为 51%。

由于 AMI 时影响心脏泵血功能的因素较多,因此 Forrester 分型基本反映了血流动力学变化的状况,不能包括所有泵功能改变的特点。AMI血流动力学紊乱的临床表现主要包括低血压状态、肺淤血、急性左心衰竭、心源性休克等状况。

5.体征 AMI时心脏体征可在正常范围内,体征异常者大多数无特征性:心脏可有轻至中度增大;心率增快或减慢;心尖区第一心音减弱,可出现第三或第四心音奔马律。前壁心肌梗死的早期,可能在心尖区和胸骨左缘之间扪及迟缓的收缩期膨出,是由心室壁反常运动所致,常在几天至几周内消失。10%~20%的患者在发病后2~3天出现心包摩擦音,多在1~2天内消失,少数持续1周以上。发生二尖瓣乳头肌功能失调者,心尖区可出现粗糙的收缩期杂音;发生心室间隔穿孔者,胸骨左下缘出现响亮的收缩期杂音,常伴震颤。右室梗死较重者可出现颈静脉怒张,深吸气时更为明显。除发病极早期可出现一过性血压增高外,几乎所有患者在病程中都会有血压降低,起病前有高血压者,血压可降至正常;起病前无高血压者,血压可降至正常以下,且可能不再恢复到起病之前的水平。

(五)并发症

并发症可分为机械性、缺血性、栓塞性和炎症性。

1.机械性并发症

(1)心室游离壁破裂:3%的MI患者可发生心室游离壁破裂,是心脏破裂最常见的一种,占MI患者死亡的10%。心室游离壁破裂常在发病1周内出现,早高峰在MI后24h内,晚高峰在MI后3~5天。早期破裂与胶原沉积前的梗死扩展有关,晚期破裂与梗死相关室壁的扩展有关。心脏破裂多发生在第一次MI、前壁梗死、老年和女性患者中。其他危险因素包括MI急性期的高血压、既往无心绞痛和心肌梗死、缺乏侧支循环、心电图上有Q波、应用糖皮质激素或非甾体抗炎药、MI症状出现后14h以后的溶栓治疗。心室游离壁破裂的典型表现包括持续性心前区疼痛、心电图ST-T改变、迅速进展的血流动力学衰竭、急性心包压塞和电机械分离。心室游离壁破裂也可为亚急性,即心肌梗死区不完全或逐渐破裂,形成包裹性心包积液或假性室壁瘤,患者能存活数月。

(2)室间隔穿孔:比心室游离壁破裂少见,有0.5%~2%的MI患者会发生室间隔穿孔,常发生于AMI后3~7天。AMI后,胸骨左缘突然出现粗糙的全收缩期杂音或可触及收缩期震颤,或伴有心源性休克和心力衰竭,应高度怀疑室间隔穿孔,此时应进一步作Swan-Ganz导管检查与超声心动图检查。

(3)乳头肌功能失调或断裂:乳头肌功能失调总发生率可高达50%,二尖瓣乳头肌因缺血、坏死等使收缩功能发生障碍,造成不同程度的二尖瓣脱垂或关闭不全,心尖区出现收缩中晚期喀喇音和吹风样收缩期杂音,第一心音可不减弱,可引起心力衰竭。轻症者可以恢复,其杂音可消失。乳头肌断裂极少见,多发生在二尖瓣后内乳头肌,故在下壁MI中较为常见。后内乳头肌大多是部分断裂,可导致严重二尖瓣反流伴有明显的心力衰竭;少数完全断裂者则发生急性二尖瓣大量反流,造成严重的急性肺水肿,约1/3的患者迅速死亡。

(4)室壁膨胀瘤:或称室壁瘤。绝大多数并发于STEMI,多累及左心室心尖部,发生率为5%~20%。为在心室腔内压力影响下,梗死部位的心室壁向外膨出而形成。见于MI范围较大的患者,常于起病数周后才被发现。发生较小室壁瘤的患者可无症状与体征;但发生较大室壁瘤的患者,可出现顽固性充血性心力衰竭以及复发性、难治的致命性心律失常。体检可发现心浊音界扩大,心脏搏动范围较广泛或心尖抬举样搏动,可有收缩期杂音。心电图上除了有MI的异常Q波外,约2/3的患者同时伴有持续性ST段弓背向上抬高。X线透视和摄片、超声心动图、放射性核素心脏血池显像、磁共振成像以及左心室选择性造影可见局部心缘突出、搏动减弱或有反常搏动(图 2-2)。室壁瘤按病程可分为急性和慢性室壁瘤。急性室壁瘤在 MI 后数日内形成,易发生心脏破裂和形成血栓。慢性室壁瘤多见于 MI 愈合期,由于其瘤壁为致密的纤维瘢痕所替代,所以一般不会引起破裂。

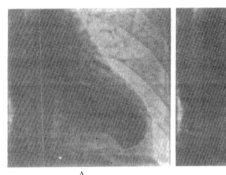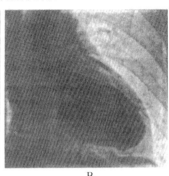

图 2-2　左心室室壁瘤的左心室造影(右前斜位)

A 图示心脏收缩期左心缘外突,腔内充满造影剂;B 图示心脏舒张期左心腔内充满造影剂,与收缩期比较,左心缘的变化不大

2.缺血性并发症

(1)梗死延展:指同一梗死相关冠状动脉供血部位的 MI 范围的扩大,可表现为心内膜下 MI 转变为透壁性 MI 或 MI 范围扩大到邻近心肌,多有梗死后心绞痛和缺血范围的扩大。梗死延展多发生在 AMI 后的 2~3 周内,多数原梗死区相应导联的心电图有新的梗死性改变且 CK 或肌钙蛋白升高时间延长。

(2)再梗死:指 AMI4 周后再次发生的 MI,既可发生在原来梗死的部位,也可发生在任何其他心肌部位。如果再梗死发生在 AMI 后 4 周内,则其心肌坏死区一定受另一支有病变的冠状动脉所支配。通常再梗死发生在与原梗死区不同的部位,诊断多无困难;若再梗死发生在与原梗死区相同的部位,尤其是 NSTEMI 的再梗死、反复多次的灶性梗死,常无明显的或特征性的心电图改变,可使诊断发生困难,此时迅速上升且又迅速下降的酶学指标如 CK-MB 比肌钙蛋白更有价值。CK-MB 恢复正常后又升高或超过原先水平的 50% 对再梗死具有重要的诊断价值。

3.栓塞性并发症　MI 并发血栓栓塞主要是指心室附壁血栓或下肢静脉血栓破碎脱落所致的体循环栓塞或肺动脉栓塞。左心室附壁血栓形成在 AMI 患者中较多见,尤其在急性大面积前壁 MI 累及心尖部时,其发生率可高达 60% 左右,而体循环栓塞并不常见,国外一般发生率在 10% 左右,我国一般在 2% 以下。附壁血栓的形成和血栓栓塞多发生在梗死后的第 1 周内。最常见的体循环栓塞为脑卒中,也可产生肾、脾或四肢等动脉栓塞;如栓子来自下肢深部静脉,则可产生肺动脉栓塞。

4.炎症性并发症

(1)早期心包炎:发生于 MI 后 1~4 天内,发生率约为 10%。早期心包炎常发生在透壁性 MI 患者中,系梗死区域心肌表面心包并发纤维素性炎症所致。临床上可出现一过性的心包摩擦音,伴有进行性加重的胸痛,疼痛随体位而改变。

(2)后期心包炎(心肌梗死后综合征或 Dressier 综合征)发病率为 1%~3%,于 MI 后数周至数月内出现,并可反复发生。其发病机制迄今尚不明确,推测为自身免疫反应所致;而

Dressler 认为它是一种变态反应,是机体对心肌坏死物质所形成的自身抗原的变态反应。临床上可表现为突然起病,发热,胸膜性胸痛,白细胞计数升高和血沉增快,心包或胸膜摩擦音可持续 2 周以上,超声心动图常可发现心包积液,少数患者可伴有少量胸腔积液或肺部浸润。

(六)危险分层

STEMI 的患者具有以下任何 1 项者可被确定为高危患者。

1.年龄＞70 岁。

2.前壁 MI。

3.多部位 MI(指 2 个部位以上)。

4.伴有血流动力学不稳定如低血压、窦性心动过速、严重室性心律失常、快速心房颤动、肺水肿或心源性休克等。

5.左、右束支传导阻滞源于 AMI。

6.既往有 MI 病史。

7.合并糖尿病和未控制的高血压。

(七)实验室和辅助检查

1.心电图检查　虽然一些因素限制了心电图对 MI 的诊断和定位的能力,如心肌损伤的范围、梗死的时间及其位置、传导阻滞的存在、陈旧性 MI 的存在、急性心包炎、电解质浓度的变化及服用对心电有影响的药物等。然而,标准 12 导联心电图的系列观察(必要时 18 导联),仍然是临床上对 STEMI 检出和定位的有用方法。

(1)特征性改变。在面向透壁心肌坏死区的导联上出现以下特征性改变:①宽而深的 Q 波(病理性 Q 波)。②ST 段抬高呈弓背向上型。③T 波倒置,往往宽而深,两支对称;在背向梗死区的导联上则出现相反的改变,即 R 波增高,ST 段压低,T 波直立并增高。

(2)动态性改变:①起病数小时内,可尚无异常,或出现异常高大、两支不对称的 T 波。②数小时后,ST 段明显抬高,弓背向上,与直立的 T 波连接,形成单向曲线。数小时到 2 天内出现病理性 Q 波(又称 Q 波型 MI),同时 R 波减低,为急性期改变。Q 波在 3～4 天稳定不变,以后 70％～80％永久存在。③如不进行治疗干预,ST 段抬高持续数日至 2 周左右,逐渐回到基线水平,T 波则变为平坦或倒置,是为亚急性期改变。④数周至数月以后,T 波呈"V"形倒置,两支对称,波谷尖锐,为慢性期改变,T 波倒置可永久存在,也可在数月到数年内逐渐恢复(图 2-3、图 2-4)。合并束支传导阻滞尤其左束支传导阻滞时、在原来部位再次发生 AMI 时,心电图表现多不典型,不一定能反映 AMI 表现。

微型的和多发局灶型 MI,心电图中既不出现 Q 波也始终无 ST 段抬高,但有心肌坏死的血清标志物升高,属 NSTEMI 范畴。

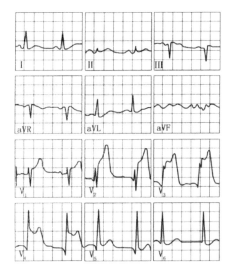

图 2—3 急性前壁心肌梗死的心电图

图示 V$_3$、V$_4$ 导联 QRS 波呈 qR 型,ST 段明显抬高,V$_2$ 导联呈 qRS 型,ST 段明显抬高,V$_1$ 导联 ST 段亦抬高

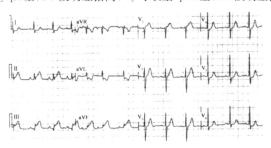

图 2—4 急性下壁心肌梗死的心电图

图示 Ⅱ、Ⅲ、aVF 导联 ST 段抬高,Ⅲ 导联 ORS 波呈 qR 型,Ⅰ、aVL 导联 ST 段压低

(3)定位和定范围:STEMI 的定位和定范围可根据出现特征性改变的导联数来判断(表2—3)。

表 2—3 ST 段抬高型心肌梗死的心电图定位诊断

导联	前间隔	局限前壁	前侧壁	广泛前壁下壁*	下间壁	下侧壁	高侧壁**	正后壁***
V$_1$	+			+	+			
V$_2$	+			+	+			
V$_3$	+	+		+	+			
V$_4$		+		+				
V$_5$		+	+	+		+		
V$_6$			+			+		
V$_7$			+			+		+
V$_8$								+
aVR								
AVL		±	+	±	—	—	—	+
aVF		…	…	…	+	+	+	—
Ⅰ		±	+	±	…	…		
Ⅱ		…	…		+	+	+	—
Ⅲ		…	…		+	+	+	—

注:①+:正面改变,表示典型 Q 波、ST 段抬高及 T 波倒置等变化;②—:反面改变,表示与+相反的变化;③±:可能有

正面改变;④…:可能有反面改变

＊即膈面,右心室 MI 不易从心电图得到诊断,但此时 CR_{4R}(或 V_{4R})导联的 ST 段抬高,可作为下壁 MI 扩展到右心室的参考指标

＊＊在 V_5、V_6、V_7 导联高 1～2 肋间处有正面改变

＊＊＊V_1、V_2、V_3 导联 R 波增高

2.心脏标志物测定

(1)血清酶学检查。以往用于临床诊断 MI 的血清酶学指标包括:肌酸磷酸激酶(CK 或 CPK)及其同工酶 CK－MB、天门冬酸氨基转移酶(AST,曾称 GOT)、乳酸脱氢酶(LDH)及其同工酶,但因 AST 和 LDH 分布于全身许多器官,对 MI 的诊断特异性较差,目前临床已不推荐应用。AMI 发病后,血清酶活性随时相而变化。CK 在起病 6h 内增高,24h 内达高峰,3～4 天恢复正常。

CK 的同工酶 CK－MB 诊断 AMI 的敏感性和特异性均极高,分别达到 100％和 99％,在起病后 4h 内增高,16～24h 达高峰,3～4 日恢复正常。STEMI 静脉内溶栓治疗时,CK 及其同工酶 CK－MB 可作为阻塞的冠状动脉再通的指标之一。冠状动脉再通,心肌血流再灌注时,坏死心肌内积聚的酶被再灌注血流"冲刷",迅速进入血循环,从而使酶峰距 STEMI 发病时间提早出现,酶峰活性水平高于阻塞冠状动脉未再通者。用血清 CK－MB 活性水平增高和峰值前移来判断 STEMI 静脉溶栓治疗后冠状动脉再通,约有 95％的敏感性和 88％的特异性。

(2)心肌损伤标志物测定:在心肌坏死时,除了血清心肌酶活性的变化外,心肌内含有的一些蛋白质类物质也会从心肌组织内释放出来,并出现在外周循环血液中,因此可作为心肌损伤的判定指标。这些物质主要包括肌钙蛋白和肌红蛋白。

肌钙蛋白(Tn)是肌肉组织收缩的调节蛋白,心肌肌钙蛋白(cTn)与骨骼肌中的 Tn 在分子结构和免疫学上是不同的,因此它是心肌所独有,具有很高的特异性。cTn 共有 cTnT、cT-nl、cTnC3 个亚单位。

cTnT 在健康人血清中的浓度一般小于 0.06ng/L。通常,在 AMI 后 3～4h 开始升高,2～5 天达到峰值,持续 10～14 天;其动态变化过程与 MI 时间、梗死范围大小、溶栓治疗及再灌注情况有密切关系。由于血清 cTnT 的高度敏感性和良好重复性,它对早期和晚期 AMI 以及 UA 患者的灶性心肌坏死均具有很高的诊断价值。

cTnI 也是一种对心肌损伤和坏死确具高度特异性的血清学指标,其正常值上限为 3.1ng/L,在 AMI 后 4～6h 或更早即可升高,24h 后达到峰值,约 1 周后降至正常。

肌红蛋白在 AMI 发病后 2～3h 内即已升高,12h 内多达峰值,24～48h 内恢复正常,由于其出现时间均较 cTn 和 CK－MB 早,故它是目前能用来最早诊断 AMI 的生化指标。但是肌红蛋白广泛存在于心肌和骨骼肌中,二者在免疫学上也是相同的,而且又主要经肾脏代谢清除,因而与血清酶学指标相似,也存在特异性较差的问题,如慢性肾功能不全、骨骼肌损伤时,肌红蛋白水平均会增高,此时应予以仔细鉴别。

(3)其他检查:组织坏死和炎症反应的非特异性指标 AMI 发病 1 周内白细胞可增至$(10\times10^9/L)$～$(20\times10^9/L)$,中性粒细胞多在 75％～90％,嗜酸性粒细胞减少或消失。血细胞沉降率增快,可持续 1～3 周,能较准确地反映坏死组织被吸收的过程。血清游离脂肪酸、C 反应蛋白在 AMI 后均增高。血清游离脂肪酸显著增高者易发生严重室性心律失常。此外,AMI 时,由于应激反应,血糖可升高,糖耐量可暂降低,2～3 周后恢复正常。STEMI 患者在

发病 24～48h 内血胆固醇保持或接近基线水平,但以后会急剧下降。因此所有 STEMI 患者应在发病 24～48h 内测定血脂谱,超过 24～48h 者,要在 AMI 发病 8 周后才能获得更准确的血脂结果。

3.放射性核素心肌显影 利用坏死心肌细胞中的钙离子能结合放射性锝焦磷酸盐或坏死心肌细胞的肌凝蛋白可与其特异性抗体结合的特点,静脉注射^{99m}Tc—焦磷酸盐或^{111}In—抗肌凝蛋白单克隆抗体进行"热点"显像;利用坏死心肌血供断绝和瘢痕组织中无血管以至^{201}Tl 或^{99m}Tc—MIBI 不能进入细胞的特点,静脉注射这些放射性核素进行"冷点"显像;均可显示 MI 的部位和范围。前者主要用于急性期,后者用于慢性期。用门电路 γ 闪烁显像法进行放射性核素心腔造影(常用^{99m}Tc—标记的红细胞或白蛋白),可观察心室壁的运动和左心室的射血分数。有助于判断心室功能,判断梗死后造成的室壁运动失调和室壁瘤。目前多用单光子发射计算机断层显像(SPECT)来检查,新的方法正电子发射计算机断层扫描(PET)可观察心肌的代谢变化,判断心肌是否存活。如心脏标志物或心电图阳性,作诊断时不需要做心肌显像。出院前或出院后不久,症状提示 ACS 但心电图无诊断意义和心脏标志物正常的患者应接受负荷心肌显像检查(药物或运动负荷的放射性核素或超声心动图心肌显像)。显像异常的患者提示在以后的 3～6 个月内发生并发症的危险增加。

4.超声心动图 根据超声心动图上所见的室壁运动异常可对心肌缺血区域作出判断。在评价有胸痛而无特征性心电图变化时,超声心动图有助于除外主动脉夹层。对 MI 患者,床旁超声心动图对发现机械性并发症很有价值,如评估心脏整体和局部功能、乳头肌功能不全、室壁瘤(图 2—5)和室间隔穿孔等。多巴酚丁胺负荷超声心动图检查还可用于评价心肌存活性。

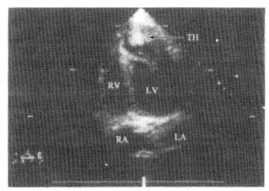

图 2—5 超声心动图心尖四腔心切面像

显示前壁心肌梗死后,心尖部室壁瘤形成,室壁瘤内有附壁血栓(箭头)

LA:左心房;LV:左心室;RA:右心房;RV:右心室;TH:血栓

5.选择性冠状动脉造影 需施行各种介入性治疗时,可先行选择性冠状动脉造影,明确病变情况,制定治疗方案。

(八)诊断和鉴别诊断

WHO 的 AMI 诊断标准依据典型的临床表现、特征性的心电图改变、血清心肌坏死标志物水平动态改变,3 项中具备 2 项特别是后 2 项即可确诊,一般并不困难。无症状的患者,诊断较困难。凡年老患者突然发生休克、严重心律失常、心力衰竭、上腹胀痛或呕吐等表现而原因未明者,或原有高血压而血压突然降低且无原因可寻者,都应想到 AMI 的可能。此外有较重而持续较久的胸闷或胸痛者,即使心电图无特征性改变,也应考虑本病的可能,都宜先按AMI处理,并在短期内反复进行心电图观察和血清肌钙蛋白或心肌酶等测定,以确定诊断。当存在左束支传导阻滞图形时,MI的心电图诊断较困难,因它与STEMI的心电图变化相类似,此时,与QRS波同向的ST段抬高和至少2个胸导联ST段抬高>5mm,强烈提示MI。一般来说,有疑似症状并新出现的左束支传导阻滞应按STEMI来治疗。无病理性Q波的心内膜下MI和小的透壁性或非透壁性或微型MI,鉴别诊断参见前文"不稳定型心绞痛和非ST段抬高型心肌梗死"段。血清肌钙蛋白和心肌酶测定的诊断价值更大。

2007年欧洲和美国心脏病学会对MI制定了新的定义,将MI分为急性进展性和陈旧性两类,把血清心肌坏死标志物水平动态改变列为诊断急性进展性MI的首要和必备的条件。

1. 急性进展性MI的定义

(1)心肌坏死生化标志物典型的升高和降低,至少伴有下述情况之一:①心肌缺血症状;②心电图病理性Q波形成;③心电图ST段改变提示心肌缺血;④做过冠状动脉介入治疗,如血管成形术。

(2)病理发现AMI。

2. 陈旧性MI的定义

(1)系列心电图检查提示新出现的病理性Q波,患者可有或可不记得有任何症状,心肌坏死生化标志物已降至正常。

(2)病理发现已经或正在愈合的MI。

然后将MI再分为5种临床类型。Ⅰ型:自发性MI,与原发的冠状动脉事件如斑块糜烂、破裂、夹层形成等而引起的心肌缺血相关;Ⅱ型:MI继发于心肌的供氧和耗氧不平衡所导致的心肌缺血,如冠状动脉痉挛、冠状动脉栓塞、贫血、心律失常、高血压或低血压;Ⅲ型:心脏性猝死,有心肌缺血的症状和新出现的ST段抬高或新的左束支传导阻滞,造影或尸检证实冠状动脉内有新鲜血栓,但未及采集血样之前或血液中心肌坏死生化标志物升高之前患者就已死亡;Ⅳa型:MI与PCI相关;Ⅳb型:MI与支架内血栓有关,经造影或尸检证实;Ⅴ型:MI与CABG相关。

此外,还需与变异型心绞痛相鉴别。本病由Prinzmetal首先描述,心绞痛几乎都在静息时发生,常呈周期性,多发生在午夜至上午8时之间,常无明显诱因,历时数十秒至30min。发作时心电图显示有关导联的ST段短时抬高、R波增高,相对应导联的ST段压低,T波可有高尖表现(图2-6),常并发各种心律失常。本病是冠状动脉痉挛所引起,多发生在已有冠脉狭窄的基础上,但其临床表现与冠脉狭窄程度不成正比,少数患者冠脉造影可以正常。吸烟是本病的重要危险因素,麦角新碱或过度换气试验可诱发冠脉痉挛。药物治疗以钙拮抗剂和硝酸酯类最有效。病情稳定后根据冠脉造影结果再定是否需要血运重建治疗。

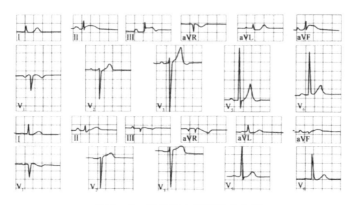

图 2-6　变异型心绞痛的心电图

上两行为心绞痛发作时,示 Ⅱ、Ⅲ、aVF ST 段抬高,aVL ST 段稍压低,V_2、V_3、V_5、V_6、T 波增高。下两行心绞痛发作过后上述变化消失

（九）预后

STEMI 的预后与梗死范围的大小、侧支循环产生的情况、有无其他疾病并存以及治疗是否及时有关。总死亡率约为 30%,住院死亡率约为 10%,发生严重心律失常、休克或心力衰竭者病死率尤高,其中休克患者病死率可高达 80%。死亡多在第 1 周内,尤其是在数 h 内。出院前或出院 6 周内进行负荷心电图检查,运动耐量好不伴有心电图异常者预后良好,运动耐量差者预后不良。MI 长期预后的影响因素中主要为患者的心功能状况、梗死后心肌缺血及心律失常、梗死的次数和部位以及患者的年龄、是否合并高血压和糖尿病等。AMI 再灌注治疗后梗死相关冠状动脉再通与否是影响 MI 急性期良好预后和长期预后的重要独立因素。

（十）防治

治疗原则是保护和维持心脏功能,挽救濒死的心肌,防止梗死面积扩大,缩小心肌缺血范围及时处理各种并发症,防止猝死,使患者不但能度过急性期,且康复后还能保持尽可能多的有功能的心肌。

1.再灌注治疗　及早再通闭塞的冠状动脉,使心肌得到再灌注,挽救濒死的心肌或缩小心肌梗死的范围,是一种关键的治疗措施。它还可极有效地解除疼痛。

（1）溶栓治疗:纤维蛋白溶解（纤溶）药物被证明能减小冠脉内血栓,早期静脉应用溶栓药物能提高 STEAMI 患者的生存率,其临床疗效已被公认,故明确诊断后应尽早用药,来院至开始用药时间应<30min。而对于非 ST 段抬高型 ACS,溶栓治疗不仅无益反而有增加 AMI 的倾向,因此标准溶栓治疗目前仅用于 STEAMI 患者。

溶栓治疗的适应证:①持续性胸痛超过 30min,含服硝酸甘油片症状不能缓解。②相邻 2 个或更多导联 ST 段抬高>0.2mV。③发病 6h 以内者。若发病 6～24h 内,患者仍有胸痛,并且 ST 段抬高导联有 R 波者,也可考虑溶栓治疗。发病至溶栓药物给予的时间是影响溶栓治疗效果的最主要因素,最近有研究认为如果在发病 3h 内给予溶栓药物,则溶栓治疗的效果和直接 PCI 治疗效果相当,但 3h 后进行溶栓其效果不如直接 PCI 术,且出血等并发症增加。④年龄在 70 岁以下者。对于年龄>75 岁的 AMI 患者,溶栓治疗会增加脑出血的并发症,是否溶栓治疗需权衡利弊,如患者为广泛前壁 AMI,具有很高的心源性休克和死亡的发生率,在无条件行急诊介入治疗的情况下仍应进行溶栓治疗。反之,如患者为下壁 AMI,血流动力学稳定可不进行溶栓治疗。

溶栓治疗的禁忌证：①近期（14 天内）有活动性出血（胃肠道溃疡出血、咯血、痔疮出血等），作过外科手术或活体组织检查，心肺复苏术后（体外心脏按压、心内注射、气管插管），不能实施压迫的血管穿刺以及外伤史者；②高血压患者血压＞24.0/14.7kPa(180/110mmHg)，或不能排除主动脉夹层分离者；③有出血性脑血管意外史，或半年内有缺血性脑血管意外（包括 TIA）史者；④对扩容和升压药无反应的休克；⑤妊娠、感染性心内膜炎、二尖瓣病变合并心房颤动且高度怀疑左心房内有血栓者；⑥糖尿病合并视网膜病变者；⑦出血性疾病或有出血倾向者，严重的肝肾功能障碍及进展性疾病（如恶性肿瘤）者。

治疗步骤：①溶栓前检查血常规、血小板计数、出凝血时间、APTT 及血型，配血备用；②即刻口服阿司匹林 300mg，以后每天 100mg，长期服用；③进行溶栓治疗。

溶栓药物：①非特异性溶栓剂，对血栓部位或体循环中纤溶系统均有作用的尿激酶（UK 或 rUK）和链激酶（SK 或 rSK）；②选择性作用于血栓部位纤维蛋白的药物，有组织型纤维蛋白溶酶原激活剂（tPA）、重组型组织纤维蛋白溶酶原激活剂（r－tPA）；③单链尿激酶型纤溶酶原激活剂（SCUPA）、甲氧苯基化纤溶酶原链激酶激活剂复合物（APSAC）；④新的溶栓剂还有 TNK－组织型纤溶酶原激活剂（TNK－tPA）、瑞替普酶（rPA）、拉诺普酶（nPA）、葡激酶（SAK）等。

给药方案：①UK：30min 内静脉滴注 100 万～150 万 U；或冠状动脉内注入 4 万 U，继以每分钟 0.6 万～2.4 万 U 的速度注入，血管再通后用量减半，继续注入 30～60min，总量 50 万 U 左右。②SK：150 万 U 静脉滴注，60min 内滴完；冠状动脉内给药先给 2 万 U，继以 0.2 万～0.4 万 U 注入，共 30min，总量 25 万～40 万 U。对链激酶过敏者，宜于治疗前半小时用异丙嗪（非那根）25mg 肌内注射，并与少量的地塞米松（2.5～5mg）同时滴注，可防止其引起的寒战、发热副作用。③r－tPA：100mg 在 90min 内静脉给予，先静注 15mg，继而 30min 内静脉滴注 50mg，其后 60min 内再给予 35mg（国内有报道，用上述剂量的一半也能奏效）。冠状动脉内用药剂量减半。用 r－tPA 前，先用肝素 5000U，静脉推注；然后，700～1000U/h，静脉滴注 48h；以后改为皮下注射 7500U，每 12h1 次，连用 3～5 天，用药前注意出血倾向。④TNK－tPA：40mg 静脉一次性注入，无需静脉滴注。溶栓药应用期间密切注意出血倾向，并需监测 APTT 或 ACT。冠状动脉内注射药物需通过周围动脉置入导管达冠状动脉口处才能实现，因此比较费时，只宜用于介入性诊治过程中并发的冠脉内血栓栓塞；而静脉注射药物可以迅速实行，故目前多选静脉注射给药。

溶栓治疗期间的辅助抗凝治疗：UK 和 SK 为非选择性的溶栓剂，故在溶栓治疗后短时间内（6～12h）不存在再次血栓形成的可能，对于溶栓有效的 AMI 患者，可于溶栓治疗 6～12h 后开始给予低分子量肝素皮下注射。对于溶栓治疗失败者，辅助抗凝治疗则无明显临床益处。r－tPA 和葡激酶等为选择性的溶栓剂，故溶栓使血管再通后仍有再次血栓形成的可能，因此在溶栓治疗前后均应给予充分的肝素治疗。溶栓前先给予 5000U 肝素冲击量，然后以 1000U/h 的肝素持续静脉滴注 24～48h，以出血时间延长 2 倍为基准，调整肝素用量。亦可选择低分子量肝素替代普通肝素治疗，其临床疗效相同，如依诺肝素，首先静脉推注 30mg，然后以 1mg/k 的剂量皮下注射，每 12h1 次，用 3～5 天为宜。

溶栓再通的判断指标如下。

1）直接指征：冠状动脉造影观察血管再通情况，冠状动脉造影所示血流情况通常采用 TIMI 分级。TIMI0 级：梗死相关冠状动脉完全闭塞，远端无造影剂通过。TIMI1 级：少量造影剂通过血管阻塞处,但远端冠状动脉不显影。TIMI2 级:梗死相关冠状动脉完全显影,但与正常血管相比血流较缓慢。TIMI3 级:梗死相关冠状动脉完全显影且血流正常。根据 TIMI 分级达到 2 级、3 级者表明血管再通,但 2 级者通而不畅。

2)间接指征:①心电图抬高的 ST 段于 2h 内回降>50%;②胸痛于 2h 内基本消失;③2h 内出现再灌注性心律失常(短暂的加速性室性自主节律,房室或束支传导阻滞突然消失,或下后壁心肌梗死的患者出现一过性窦性心动过缓、窦房传导阻滞)或低血压状态;④血清 CK-MB 峰值提前出现在发病 14h 内。具备上述 4 项中 2 项或 2 项以上者,考虑再通;但第②和第③两项组合不能被判定为再通。

(2)介入治疗:直接经皮冠状动脉介入术(PCI)是指 AMI 的患者未经溶栓治疗直接进行冠状动脉血管成形术,其中支架植入术的效果优于单纯球囊扩张术。近年试用冠脉内注射自体干细胞希望有助于心肌的修复。目前直接 PCI 已被公认为首选的最安全有效的恢复心肌再灌注的治疗手段,梗死相关血管的开通率高于药物溶栓治疗,尽早应用可恢复心肌再灌注,降低近期病死率,预防远期的心力衰竭发生,尤其对来院时发病时间已超过 3h 或对溶栓治疗有禁忌的患者。一般要求患者到达医院至球囊扩张时间<90min。在适宜于做 PCI 的患者中,PCI 之前应给予抗血小板药和抗凝治疗。施行 PCI 的适应证还包括血流动力学不稳定、有溶栓禁忌证、恶性心律失常、需要安装经静脉临时起搏或需要反复电复律以及年龄>75 岁。溶栓治疗失败者,即胸痛或 ST 段抬高在溶栓开始后持续>60min 或胸痛和 ST 段抬高复发,则应考虑做补救性 PCI,但是只有在复发起病后 90min 内即能开始 PCI 者获益较大,否则应重复应用溶栓药,不过重复给予溶栓药物会增加严重出血并发症。直接 PCI 后,尤其是放置支架后,可应用 GpⅡa/Ⅲa 受体拮抗剂辅助治疗,持续用 24~36h。直接 PCI 的开展需要有经验的介入心脏病医生、完善的心血管造影设备、抢救设施和人员配备。我国 2001 年制定的"急性心肌梗死诊断和治疗指南"提出具备施行 AMI 介入治疗条件的医院应:①能在患者来院 90min 内施行 PTCA;②其心导管室每年施行 PTCA>100 例并有心外科待命的条件;③施术者每年独立施行 PTCA>30 例;④AMI 直接 PTCA 成功率在 90% 以上;⑤在所有送到心导管室的患者中,能完成 PTCA 者达 85% 以上。无条件施行介入治疗的医院宜迅速将患者送到测算能在患者起病 6h 内施行介入治疗的医院治疗。如测算转送后患者无法在 6h 内接受 PCI,则宜就地进行溶栓治疗或溶栓后转送。

发生 STEAMI 后再灌注策略的选择需要根据发病时间、施行直接 PCI 的能力(包括时间间隔)、患者的危险性(包括出血并发症)等综合考虑。优选溶栓的情况一般包括:①就诊早,发病<3h 内,且不能及时进行 PCI;②介入治疗不可行,如导管室被占用,动脉穿刺困难或不能转运到达有经验的导管室;③介入治疗不能及时进行,如就诊至球囊扩张时间>90min。优选急诊介入治疗的情况包括:①就诊晚,发病>3h;②有经验丰富的导管室,就诊至球囊扩张时间<90min,就诊至球囊扩张时间较就诊至溶栓时间延长<60min;③高危患者,如心源性休克,Killip 分级≥Ⅲ级;④有溶栓禁忌证,包括出血风险增加及颅内出血;⑤诊断有疑问。

(3)冠状动脉旁路移植术(CABG)。下列患者可考虑进行急诊 CABG:①实行了溶栓治疗或 PCI 后仍有持续的或反复的胸痛;②冠状动脉造影显示高危冠状动脉病变(左冠状动脉主干病变);③有 MI 并发症如室间隔穿孔或乳头肌功能不全所引起的严重二尖瓣反流。

2.其他药物治疗

(1)抗血小板治疗:抗血小板治疗能减少 STEMI 患者的主要心血管事件(死亡、再发致死性或非致死性 MI 和卒中)的发生,因此除非有禁忌证,所有患者应给予本项治疗。其用法见前文"不稳定型心绞痛和非 ST 段抬高型心肌梗死"段。

(2)抗凝治疗:除非有禁忌证,所有 STEMI 患者无论是否采用溶栓治疗,都应在抗血小板治疗的基础上常规接受抗凝治疗。抗凝治疗能建立和维持梗死相关动脉的通畅,并能预防深静脉血栓形成、肺动脉栓塞以及心室内血栓形成。其用法见前文"不稳定型心绞痛和非 ST 段抬高型心肌梗死"段。

(3)硝酸酯类药物:对于有持续性胸部不适、高血压、大面积前壁 MI、急性左心衰竭的患者,在最初 24～48h 的治疗中,静脉内应用硝酸甘油有利于控制心肌缺血发作,缩小梗死面积,降低短期甚至可能长期病死率。其用法见前文"不稳定型心绞痛和非 ST 段抬高型心肌梗死"段。有下壁 MI,可疑右室梗死或明显低血压的患者[收缩压低于 12.0kPa(90mmHg)],尤其合并明显心动过缓或心动过速时,硝酸酯类药物能降低心室充盈压,引起血压降低和反射性心动过速,应慎用或不用。无并发症的 MI 低危患者不必常规给予硝酸甘油。

(4)镇痛剂:选择用药和用法见前文"不稳定型心绞痛和非 ST 段抬高型心肌梗死"段。

(5)β 受体阻滞剂:MI 发生后最初数小时内静脉注射 β 受体阻滞剂可通过缩小梗死面积、降低再梗死率、降低室颤的发生率和病死率而改善预后。无禁忌证的 STEMI 患者应在 MI 发病的 12h 内开始 β 受体阻滞剂治疗。其用法见前文"不稳定型心绞痛和非 ST 段抬高型心肌梗死"段。

(6)血管紧张素转换酶抑制剂(ACEI):近来大规模临床研究发现,ACEI 如卡托普利、雷米普利、群多普利等有助于改善恢复期心肌的重构,减少 AMI 的病死率,减少充血性心力衰竭的发生,特别是对前壁 MI、心力衰竭或心动过速的患者。因此,除非有禁忌证,所有 STE-MI 患者都可选用 ACEI。给药时应从小剂量开始,逐渐增加至目标剂量。对于高危患者,ACEI 的最大益处在恢复期早期即可获得,故可在溶栓稳定后 24h 以上使用,由于 ACEI 具有持续的临床益处,可长期应用。对于不能耐受 ACEI 的患者(如咳嗽反应),血管紧张素 II 受体拮抗剂可能也是一种有效的选择,但目前不是 MI 后的一线治疗。

(7)调脂治疗:见前文"不稳定型心绞痛和非 ST 段抬高型心肌梗死"段。

(8)钙拮抗剂:非二氢吡啶类钙拮抗剂维拉帕米或地尔硫草用于急性期 STEMI,除了能控制室上性心律失常,对减少梗死范围或心血管事件并无益处。因此不建议对 STEMI 患者常规应用非二氢吡啶类钙拮抗剂。但非二氢吡啶类钙拮抗剂可用于硝酸酯和 β 受体阻滞剂之后仍有持续性心肌缺血或心房颤动伴心室率过快的患者。血流动力学表现在 KilliP II 级以上的 MI 患者应避免应用非二氢吡啶类钙拮抗剂。

(9)葡萄糖－胰岛素－钾溶液(GIK):应用 GIK 能降低血浆游离脂肪酸浓度和改善心脏做功,GIK 还给缺血心肌提供必要的代谢支持,对大面积 MI 和心源性休克患者尤为重要。氯化钾 1.5g、普通胰岛素 8U 加入 10% 的葡萄糖液 500ml 中静脉滴注,每天 1～2 次,1～2 周为 1 个疗程。近年,还有建议在上述溶液中再加入硫酸镁 5g,但不主张常规补镁治疗。

3.抗心律失常治疗

(1)室性心律失常:应寻找和纠正导致室性心律失常可纠治的原因。血清钾低者推荐用氯化钾,通常可静脉滴注 10mmol/h 以保持在血钾在 4.0mmol/L 以上,但对于严重的低钾血症(K^+<2.5mmol/L),可通过中心静脉滴注 20～40mmol/h。在 MI 早期静脉注射 β 受体阻滞剂继以口服维持,可降低室性心律失常(包括心室颤动)的发生率和无心力衰竭或低血压患

者的病死率。预防性应用其他药物(如利多卡因)会增加死亡危险,故不推荐应用。室性异位搏动在心肌梗死后较常见,不需做特殊处理。非持续性(<30s)室性心动过速在最初24～48h内常不需要治疗。多形性室速、持续性(>3s)单形室速或任何伴有血流动力学不稳定(如心力衰竭、低血压、胸痛)症状的室速都应给予同步心脏电复律。血流动力学稳定的室速可给予静脉注射利多卡因、普鲁卡因胺或胺碘酮等药物治疗。

利多卡因,50～100mg 静脉注射(如无效,5～10min 后可重复),控制后静脉滴注,1～3mg/min 维持(利多卡因 100mg 加入 5％葡萄糖液 100ml 中滴注,1～3ml/min)。情况稳定后可考虑改用口服美西律 150～200mg,每 6～8h 一次维持。

胺碘酮,静脉注射首剂 75～150mg 稀释于 20ml 生理盐水中,于 10min 内注入;如有效继以 1.0mg/min 维持静脉滴注 6h 后改为 0.5mg/min,总量<1200mg/d;静脉用药 2～3 天后改为口服,口服负荷量为 600～800mg/d,7 天后酌情改为维持量 100～400mg/d。

索他洛尔,静脉注射首剂用 1～1.5mg/kg,用 5％葡萄糖液 20ml 稀释,于 15min 内注入,疗效不明显时可再注射一剂 1.5mg/kg,后可改为口服,160～640mg/d。

无论血清镁是否降低,也可用硫酸镁(5min 内静脉注射 2g)来治疗复杂性室性心律失常。发生心室颤动时,应立即进行非同步直流电除颤,用最合适的能量(一般 300J),争取一次除颤成功。在无电除颤条件时可立即作胸外心脏挤压和口对口人工呼吸,心腔内注射利多卡因100～200mg,并施行其他心脏复苏处理。急性期过后,仍有复杂性室性心律失常或非持续性室速尤其是伴有显著左心室收缩功能不全者,死亡危险增加,应考虑安装 ICD,以预防猝死。在 ICD 治疗前,应行冠状动脉造影和其他检查以了解有无复发性心肌缺血,若有则需要行 PQ或 CABG。加速的心室自主心律一般无需处理,如由于心房输送血液入心室的作用未能发挥而引起血流动力学失调,则可用阿托品以加快窦性心律而控制心脏搏动,仅在偶然情况下需要用人工心脏起搏或抑制异位心律的药物来治疗。

(2)缓慢的窦性心律失常:除非存在低血压或心率<50 次/分,一般不需要治疗。对于伴有低血压的心动过缓(可能减少心肌灌注),可静脉注射硫酸阿托品 0.5～1mg,如疗效不明显,几分钟后可重复注射。最好是多次小剂量注射,因大剂量阿托品会诱发心动过速。虽然静脉滴注异丙肾上腺素也有效,但由于它会增加心肌的氧需量和心律失常的危险,因此不推荐使用。药物无效或发生明显副作用时也可考虑应用人工心脏起搏器。

(3)房室传导阻滞:二度Ⅰ型和Ⅱ型房室传导阻滞 QRS 波不宽者以及并发于下壁 MI 的三度房室传导阻滞心率>50 次/分且 QRS 波不宽者,无需处理,但应严密监护。下列情况是安置临时起搏器的指征:①二度Ⅱ型或三度房室传导阻滞 QRS 波增宽者;②二度或三度房室传导阻滞出现过心室停搏;③三度房室传导阻滞心率<50 次/分,伴有明显低血压或心力衰竭,经药物治疗效果差;④二度或三度房室传导阻滞合并频发室性心律失常。AMI 后 2～3 周进展为三度房室传导阻滞或阻滞部位在希氏束以下者应安置永久起搏器。

(4)室上性快速心律失常:如窦性心动过速、频发房性期前收缩、阵发性室上性心动过速、心房扑动和心房颤动等,可选用 β 受体阻滞剂、洋地黄类、维拉帕米、胺碘酮等药物治疗。对后三者治疗无效时可考虑应用同步直流电复律器或人工心脏起搏器复律,尽量缩短快速心律失常持续的时间。

(5)心脏停搏:立即作胸外心脏按压和人工呼吸,注射肾上腺素、异丙肾上腺素、乳酸钠和阿托品等,并施行其他心脏复苏处理。

4. 抗低血压和心源性休克治疗　根据休克纯属心源性，抑或尚有周围血管舒缩障碍，或血容量不足等因素存在，而分别处理。

(1) 补充血容量：约 20% 的患者由于呕吐、出汗、发热、使用利尿剂和不进饮食等原因而有血容量不足，需要补充血容量来治疗，但又要防止补充过多而引起心力衰竭。可根据血流动力学监测结果来决定输液量。如中心静脉压低，在 0.49～0.98kPa(5～10cmH$_2$O) 之间，肺楔压在 0.8～1.6kPa(6～12mmHg) 以下，心排血量低，提示血容量不足，可静脉滴注低分子右旋糖酐或 5%～10% 葡萄糖液，输液后如中心静脉压上升 >1.76kPa(18cmH$_2$O)，肺楔压 >2.0～2.4kPa(15～18mmHg)，则应停止。右心室梗死时，中心静脉压的升高则未必是补充血容量的禁忌。

(2) 应用升压药：补充血容量，血压仍不升，而肺楔压和心排血量正常时，提示周围血管张力不足，可选用血管收缩药：①多巴胺：10～30mg 加入 5% 葡萄糖液 100ml 中静脉滴注，也可和间羟胺同时滴注；②多巴酚丁胺：20～25mg 溶于 5% 葡萄糖液 100ml 中，以 2.5～10pg/(kg·min) 的剂量静脉滴注，作用与多巴胺相类似，但增加心排血量的作用较强，增快心率的作用较轻，无明显扩张肾血管的作用；③间羟胺(阿拉明)：10～30mg 加入 5% 葡萄糖液 100ml 中静脉滴注，或 5～10mg 肌内注射。但对长期服用胍乙啶或利血平的患者疗效不佳；④去甲肾上腺素：作用与间羟胺相同，但较快、较强而较短，对长期服用胍乙啶或利血平的人仍有效。0.5～1mg(1～2mg 重酒石酸盐) 加入 5% 葡萄糖液 100ml 中静脉滴注。渗出血管外易引起局部损伤及坏死，如同时加入 2.5～5mg 酚妥拉明可减轻局部血管收缩的作用。

(3) 应用血管扩张剂：经上述处理，血压仍不升，而肺楔压增高，心排血量低，或周围血管显著收缩，以至四肢厥冷，并有发绀时，可用血管扩张药以减低周围循环阻力和心脏的后负荷，降低左心室射血阻力，增强收缩功能，从而增加心排血量，改善休克状态。血管扩张药要在血流动力学严密监测下谨慎应用，可选用硝酸甘油(50～100μg/min 静滴) 或二硝酸异山梨酯(2.5～10mg/次，舌下含服或 30～100μg/min 静滴)、硝普钠(15～400μg/min 静滴)、酚妥拉明(0.25～1mg/min 静滴) 等。

(4) 治疗休克的其他措施：包括纠正酸中毒、纠正电解质紊乱、避免脑缺血、保护肾功能，必要时应用糖皮质激素和洋地黄制剂。

上述治疗无效时可用主动脉内球囊反搏术(IABP) 以增高舒张期动脉压而不增加左心室收缩期负荷，并有助于增加冠状动脉灌流，使患者获得短期的循环支持。对持续性心肌缺血、顽固性室性心律失常、血流动力学不稳定或休克的患者如存在合适的冠状动脉解剖学病变，应尽早作选择性冠状动脉造影，随即施行 PCI 或 CABG，可挽救一些患者的生命。

5. 心力衰竭治疗　主要是治疗左心室衰竭。

治疗取决于病情的严重性。病情较轻者，给予襻利尿剂(如静脉注射呋塞米 20～40mg，每天 1 次或 2 次)，它可降低左心室充盈压，一般即可见效。病情严重者，可应用血管扩张剂(如静脉注射硝酸甘油) 以降低心脏前负荷和后负荷。治疗期间，常通过带球囊的右心导管(Swan-Ganz 导管) 监测肺动脉楔压。只要体动脉收缩压持续 >13.3kPa(100mmHg)，即可用 ACEI。开始治疗最好给予小剂量的短效 ACEI(如口服卡托普利 3.125～6.25mg，每 4～6h1 次；如能耐受，则逐渐增加剂量)。一旦达到最大剂量(卡托普利的最大剂量为 50mg，每天 3 次)，即用长效 ACEI(如福辛普利、赖诺普利、雷米普利) 取代作为长期应用。如心力衰竭持续在 NYHA 心功能分级 Ⅱ 级或 Ⅱ 级以上，应加用醛固酮拮抗剂(如依普利酮、螺内酯)。严重心力衰竭者给予动脉内球囊反搏可提供短期的血流动力学支持。若血管重建或外科手术修复不可行时,应考虑心脏移植。永久性左心室或双心室植入式辅助装置可用作心脏移植前的过渡;如不可能做心脏移植,左心室辅助装置有时可作为一种永久性治疗。这种装置偶可使患者康复并可3~6个月内去除。

6.并发症治疗 对于有附壁血栓形成者,抗凝治疗可减少栓塞的危险,如无禁忌证,治疗开始即静脉应用足量肝素,随后给予华法林3~6个月,使INR维持在2~3之间。当左心室扩张伴弥漫性收缩活动减弱、存在室壁膨胀瘤或慢性心房颤动时,应长期应用抗凝药和阿司匹林。室壁膨胀瘤形成伴左心室衰竭或心律失常时可行外科切除术。AMI时ACEI的应用可减轻左心室重构和降低室壁膨胀瘤的发生率。并发心室间隔穿孔、急性二尖瓣关闭不全都可导致严重的血流动力改变或心律失常,宜积极采用手术治疗,但手术应延迟至AMI后6周以上,因此时梗死心肌可得到最大程度的愈合。如血流动力学不稳定持续存在,尽管手术死亡危险很高,也宜早期进行。急性的心室游离壁破裂外科手术的成功率极低,几乎都是致命的。假性室壁瘤是左心室游离壁的不完全破裂,可通过外科手术修补。心肌梗死后综合征严重病例必须用其他非甾体类消炎药(NSAIDs)或皮质类固醇短程冲击治疗,但大剂量NSAIDs或皮质类固醇的应用不宜超过数天,因它们可能干扰AMI后心室肌的早期愈合。肩手综合征可用理疗或体疗。

7.右室心肌梗死的处理 治疗措施与左心室MI略有不同,右室MI时常表现为下壁MI伴休克或低血压而无左心衰竭的表现,其血流动力学检查常显示中心静脉压、右心房和右心室充盈压增高,而肺楔压、左心室充盈压正常甚至下降。治疗宜补充血容量,从而增高心排血量和动脉压。在血流动力学监测下,静脉滴注输液,直到低血压得到纠治,但肺楔压如达2.0kPa(15mmHg),即应停止。如此时低血压未能纠正,可用正性肌力药物。不能用硝酸酯类药和利尿剂,它们可降低前负荷(从而减少心排血量),引起严重的低血压。伴有房室传导阻滞时,可予以临时起搏。

8.康复和出院后治疗 出院后最初3~6周体力活动应逐渐增加。鼓励患者恢复中等量的体力活动(步行、体操、太极拳等)。如AMI后6周仍能保持较好的心功能,则绝大多数患者都能恢复其所有正常的活动。与生活方式、年龄和心脏状况相适应的有规律的运动计划可降低缺血事件发生的风险,增强总体健康状况。对患者的生活方式提出建议,进一步控制危险因素,可改善患者的预后。

三、出院前评估

(一)出院前的危险分层

出院前应对MI患者进行危险分层以决定是否需要进行介入性检查。对早期未行介入性检查而考虑进行血运重建治疗的患者,应及早评估左心室射血分数和进行负荷试验,根据负荷试验的结果发现心肌缺血者应进行心导管检查和血运重建治疗。仅有轻微或无缺血发作的患者只需给予药物治疗。

(二)左室功能的评估

左心室功能状况是影响ACS预后最主要的因素之一,也是心血管事件最准确的预测因素之一。评估左心室功能包括患者症状(劳力性呼吸困难等)的评估、物理检查结果(如肺部啰音、颈静脉压升高、心脏扩大、第三心音奔马律等)以及心室造影、核素心室显像和超声心动图。MI后左心室射血分数＜40％是一项比较敏感的指标。无创性检查中以核素测值最为可靠，超声心动图的测值也可作为参考。

（三）心肌存活的评估

MI后左室功能异常部分是由于坏死和瘢痕形成所致，部分是由存活但功能异常的心肌细胞即冬眠或顿抑心肌所致，后者通过血管重建治疗可明显改善左室功能。因此鉴别纤维化但功能异常的心肌细胞所导致的心室功能异常具有重要的预后和治疗意义。评价心肌存活力常用的无创性检查包括核素成像和多巴酚丁胺超声心动图负荷试验等，这些检查能准确评估节段性室壁运动异常的恢复。近几年正逐渐广泛应用的正电子发射体层摄影以及造影剂增强MRI能更准确预测心肌局部功能的恢复。

（霍倩倩）

第五节　慢性心力衰竭

一、概述

慢性心力衰竭（chronic heart failure，CHF）也称慢性充血性心力衰竭（congestive heart failure，CHF），是由于任何原因的初始心肌损伤（如心肌梗死、心肌病、血流动力学负荷过重、炎症等）引起心肌结构和功能的变化，最后导致心室泵血和/或充盈功能低下的复杂临床综合征。在临床上主要表现为气促、疲劳和体液潴留，是一种进展性疾病，其发生率近年呈上升趋势。据2006年我国心血管病报告，我国心力衰竭患者有400万，心力衰竭患病率为0.9％，其中男性为0.7％，女性为1.0％，且随着年龄增加，心力衰竭发病率增高。尽管心力衰竭的治疗水平有明显提高，但其病死率居高不下，住院心力衰竭患者1年和5年病死率分别为30％和50％。

心力衰竭的进程主要表现为心肌重量、心室容量增加及心室形态改变即心肌重构。心肌重构的机制主要为神经内分泌激活，在初始的心肌损伤后，肾素－血管紧张素－醛固酮系统（RAAS）和交感神经系统兴奋性增高；多种内源性神经内分泌和细胞因子激活，促进心肌重构，加重心肌损伤和心功能恶化，进一步激活神经内分泌和细胞因子等，形成恶性循环。

根据临床症状及治疗反应，常将心力衰竭分为：①无症状性心力衰竭（silent heart failure，SHF）：指左室已有功能障碍，左室射血分数降低，但无临床"充血"症状的这一阶段，可历时数月至数年；②充血性心力衰竭：临床已出现典型症状和体征；③难治性心力衰竭（refractory heart failure，RHF）：指心力衰竭的终末期，对常规治疗无效。

根据心力衰竭发生的基本机制分为：收缩功能障碍性心力衰竭（systolic heart failure）和收缩功能保留的心力衰竭（HF with preserved systolic function）。收缩性心力衰竭定义为左心室射血分数（LVEF）≤40％，大多数为缺血性心肌病且既往有过心肌梗死病史，其次为非缺血性心肌病如扩张性心肌病、瓣膜病等。收缩功能保留的心力衰竭也称为舒张功能障碍性心力衰竭，是由于左心室舒张期主动松弛能力受损和心肌顺应性降低，亦即僵硬度增加（心肌细胞肥大伴间质纤维化），导致左心室在舒张期的充盈受损，心搏量（即每搏量）减少，左室舒张末期压增高而发生的心力衰竭。往往发生于收缩性心力衰竭前。既往心脏疾病主要为高血压、糖尿病、肥胖，以及冠心病（表2-4）。

表2—4　心力衰竭常见病因

收缩性心力衰竭	收缩功能保留的心力衰竭
冠心病	高血压
高血压	糖尿病
心肌炎	冠心病
感染	二尖瓣狭窄
心肌病	淀粉样变性
瓣膜病	肥厚性心肌病
毒物诱导	心包疾病
酒精	高心输出量
可卡因	动静脉畸形
基因	动静脉瘘
致心律失常右室心肌病	甲状腺功能亢进
肌营养不良心肌病	贫血
心动过速心肌病	
糖尿病	

二、CHF 的诊断

当首次接诊心力衰竭患者时,病史内容主要包括:心力衰竭的病因;评估疾病的进展和严重程度;评估容量状态。

首先,弄清病因非常重要,病史询问应有针对性。考虑缺血性心肌病时,应询问既往有无心肌梗死、胸痛、动脉粥样硬化危险因素;考虑心肌炎或心肌病时,应询问近期有无病毒感染或上呼吸道感染史,有无家族性心肌病史;是否存在高血压病或糖尿病等。

对于初发的或已经确诊的心力衰竭患者,明确其心功能状态和运动耐力下降非常重要。需要仔细询问患者有无端坐呼吸(orthopnea)、夜间阵发性呼吸困难(paroxysmal),此外,体重有无增加、下肢有无水肿等有助于了解水钠潴留状态。

(一)临床诊断

1.左心衰竭的诊断

(1)症状:主要表现为肺循环淤血,表现为疲劳、乏力;呼吸困难(劳力性呼吸困难、阵发性夜间呼吸困难、端坐呼吸)。

(2)体征:心脏扩大,心率增快,奔马律,收缩期杂音,两肺底闻及湿啰音,继发支气管痉挛时,可闻及哮鸣音或干啰音。

(3)实验室检查:①胸部 X 线:肺门动脉和静脉均有扩张,肺门阴影范围和密度均有增加;②心电图:明确有无心肌缺血和心律失常;③超声心动图:了解左心室舒张末期内径(LVEDd)增大、LVEF 下降等。

2.右心衰竭的诊断

(1)症状:胃肠道症状(食欲不振、恶心、呕吐、腹胀、便秘及上腹疼痛),肾脏症状(夜尿增多、肾功能减退),肝区疼痛(肝脏淤血肿大、右上腹饱胀不适、肝区疼痛),失眠、嗜睡、精神错乱。

（2）体征：颈静脉怒张，肝大与压痛（肝颈静脉回流征阳性），低垂部位、对称性水肿，甚至出现胸腔积液，多见右侧胸腔积液，腹水，发绀，心包积液，营养不良，消瘦、恶病质。

（3）实验室检查：①胸部 X 线：以右心室和右心房增大为主；②超声：肝脏肿大明显；③静脉压升高：中心静脉压>1.18kPa（12cmH$_2$O），肘静脉压>1.37kPa（14cmH$_2$O）；④肝功异常：胆红素升高、GPT 升高。

3.全心衰竭诊断　如果患者左、右心功能不全的表现同时存在，称为全心衰竭，但患者或以左心功能不全的表现为主，或以右心功能不全的表现为主。

4.舒张性心力衰竭的诊断　①有典型心力衰竭的症状和体征；②LVEF 正常（>45%），左心腔大小正常；③超声心动图有左室舒张功能异常的证据，并可排除心瓣膜病、心包疾病、肥厚型心肌病、限制性（浸润性）心肌病等。

（二）心功能不全程度的判断

1.纽约心脏病协会（NYHA）分级法和 ACC/AHA 心力衰竭分期法对心力衰竭患者进行评估并指导治疗（表 2-5）。

表 2-5　心力衰竭的分类

NYHA 心功能分级		ACC/AHA 心力衰竭分期	
		A 期	有心力衰竭危险但无结构性心脏疾病和心力衰竭症状
Ⅰ级	有心脏病，无明显活动受限	B 期	有结构性心脏疾病但无心力衰竭症状
Ⅱ级	一般体力活动出现心力衰竭症状	C 期	有结构性心脏疾病并既往或当前有心力衰竭症状
Ⅲ级	轻微活动即出现心力衰竭症状		
Ⅳ级	静息时仍有心力衰竭症状	D 期	顽固性心力衰竭需特殊治疗

2.6min 步行试验　在平直走廊尽可能快行走，测定 6min 步行距离。<150m 为重度，150~425m 为中度，426~550m 为轻度。评定运动耐量、心功能、疗效及预后。

（三）BNP/NT-proBNP 在心力衰竭诊断中的作用

血清脑利钠肽（BNP）和 N 端脑利钠肽前体（NT-proBNP）的测定在心力衰竭诊断中的地位不断提高。2008 年中西方 BNP 专家共识指出，BNP 的作用已经得到所有重要指南的推荐，用于辅助诊断、分期、判定入院及出院治疗时机，以及判断患者发生临床事件的危险程度（表 2-6）。

表 2-6　BNP 水平测定的意义

1. 高 BNP 水平提示包括死亡在内的严重心脏事件

2. 如果心力衰竭患者的 BNP 水平治疗后下降，患者的预后可得到改善

3. 存在心源性呼吸困难患者的 BNP 水平通常高于 400ng/L

4. 如果 BNP<100ng/L，则不支持心力衰竭的诊断

5. 如果 BNP 水平在 100~400ng/L 之间，医生必须考虑呼吸困难的其他原因，如慢性阻塞性肺病，肺栓塞以及心力衰竭的代偿期

2009 年关于 NT-proBNP 临床应用中国专家共识出台，该共识指出 NT-proBNP 可以作为慢性心力衰竭的客观检测指标，采用双截点进行判别（表 2-7），其水平高于正常人和非心力衰竭患者，但增高程度不及急性心力衰竭。NT-proBNP 受肾功能影响较大。2008 年 ESC 心力衰竭诊治指南关于利钠肽诊断心力衰竭的应用（图 2-7）。

表 2-7 NT-proBNP 截点的意义

1.排除截点	NT-proBNP<300ng/L,心力衰竭可能性很小
2.诊断截点	以下情况心力衰竭可能性很大 <50 岁,NT-proBNP>450ng/L 50~75 岁,NT-proBNP>900ng/L >75 岁,NT-proBNP>2000ng/L
3.两截点之间为灰区	可能是较轻的急性心力衰竭,或是非急性心力衰竭原因所致(心肌缺血、心房颤动、肺部感染、肺癌、肺动脉高压或肺栓塞等)

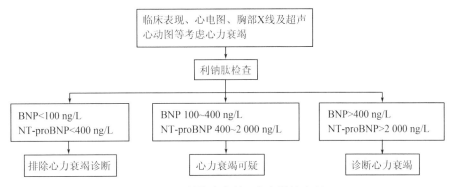

图 2-7 利钠肽诊断心力衰竭的流程

三、CHF 的治疗

治疗策略从以前短期血流动力学/药理学措施转为长期的、修复性的策略,目的是改变衰竭心脏的生物学性质。治疗关键是阻断神经内分泌的过度激活,阻断心肌重构。

目标:改善症状、提高生活质量、防止和延缓心肌重构的发展,降低心力衰竭病死率和住院率。

(一)一般治疗

1.去除诱因 预防、识别与治疗引起或加重心力衰竭的特殊事件,特别是感染;控制心律失常、纠正电解质紊乱及酸碱失衡;处理或纠正贫血、肾功能损害等其他临床合并疾病。

2.监测体重 每天测定体重以早期发现液体潴留;通过体重监测调整利尿剂剂量,了解心力衰竭控制情况。

3.调整生活方式

(1)限钠:轻度心力衰竭患者 2~3g/d,中到重度心力衰竭患者<2g/d;心力衰竭患者应全程限盐。

(2)限水:控制盐、水负荷是心力衰竭最基础的治疗。应尽量避免不必要的静脉输注。

(3)营养和饮食:低脂饮食,戒烟,肥胖患者应减轻体重;心脏恶液质者,给予营养支持,如清蛋白。

(4)休息和适度运动:失代偿期需卧床休息,多做被动运动以预防深部静脉血栓形成。临床情况改善后应鼓励患者在不引起症状的情况下,进行体力活动,但要避免用力的等长运动。

4.心理和精神的治疗 压抑、焦虑和孤独在心力衰竭恶化中发挥重要作用,也是心力衰竭患者主要的死亡预后因素;给予情感干预,心理疏导;酌情应用抗抑郁药物可改善患者生活质量及预后。

5.氧气治疗　氧疗用于急性心力衰竭,对慢性心力衰竭无应用指征。无肺水肿心力衰竭患者,氧疗可能导致血流动力学恶化。当心力衰竭伴夜间睡眠呼吸障碍者,夜间给氧可减少低氧血症的发生。

(二)基本药物治疗

药物治疗是心力衰竭治疗的基石。

1.利尿剂　是心力衰竭治疗的基础药物,通过抑制肾小管特定部位钠、氯重吸收,遏制心力衰竭时钠潴留,减少静脉回流、减低前负荷,从而减轻肺淤血,提高运动耐量。对存在液体潴留的心力衰竭患者,利尿剂是唯一能充分控制液体潴留的药物,是标准治疗中必不可少的组成部分。

(1)利尿剂的选择见表2-8。

表2-8　常用襻利尿剂达到最大利尿效果时的剂量

	静脉一次剂量(mg)		
	呋塞米	布美他尼	托拉塞米
正常人	40	1	15~20
心力衰竭(GFR正常)	80~120	2~3	20~30
肾功能不全			
中度	80	3	60
重度	200	10	200

1)襻利尿剂(呋噻米)是大部分心力衰竭患者的首选药物,适用于有明显液体潴留或伴肾功能受损患者;呋噻米剂量-效应呈线性关系,剂量不受限制。

2)噻嗪类(氢氯噻嗪)用于有轻度液体潴留、伴高血压且肾功能正常的心力衰竭患者。在肾功能中度损害(肌酐清除率<30ml/min)时失效;氢氯噻嗪100mg/d已达最大效应,再增加剂量也无效。

由于利尿剂可激活内源性神经内分泌因子活性,尤其是RAAS,因此应与ACEI(或ARB)联合应用,可有较好协同作用。应用利尿剂过程中应每天监测体重变化,这是最可靠监测利尿剂效果、以利及时调整利尿剂剂量的指标。利尿剂应用过程中出现低血压和氮质血症而无液体潴留,可能是利尿剂过量、血容量减少所致,应减少利尿剂剂量。

利尿剂(表2-9)应用从小剂量开始,逐渐加量,直至尿量增加,以每天体重减轻0.5~1.0kg为宜。

表2-9　口服利尿剂的用量(mg)

襻利尿剂		
速尿	20~40	1~3次/日
托拉塞米	5~10	1~2次/日
噻嗪类		
双氢克尿塞	25	1~3次/日
保钾利尿剂		
安体舒通	20	1~3次/日
氨苯喋啶	50	1~3次/日
依普利酮	50	1~2次/日

(2)利尿剂抵抗:心力衰竭进展和恶化时常需加大利尿剂剂量,最终患者对大剂量无反应

时,即出现利尿剂抵抗。解决办法:静脉用药如呋噻米 40mg 静脉注射,继以微泵持续静脉注射(10~40mg/h);2 种或 2 种以上利尿剂联合应用;应用增加肾血流的药物,如短期应用小剂量多巴胺为 2~5μg/(kg·min)。

2.抗神经内分泌激活药物

(1)血管紧张素转换酶抑制剂(ACEI):通过抑制 RAAS,竞争性阻断 Ang I 转化为 Ang II,降低循环和组织的 Ang II 水平;阻断 Ang1-7 的降解,使其水平增加进一步起到扩血管及抗增生作用;同时作用于激肽酶 II,抑制缓激肽的降解,提高缓激肽水平,缓激肽降解减少可产生扩血管的前列腺素生成增多和抗增生的效果。ACEI 是证实能降低心力衰竭患者病死率的第一类药物,也是循证医学证据最多的药物,是治疗心力衰竭的基石和首选药物。

1)ACEI 应用方法:采用临床试验中所规定的目标剂量;如不能耐受,可应用中等剂量,或患者能够耐受的最大剂量(表 2-10);极小剂量开始,能耐受每隔 1~2 周剂量加倍。滴定剂量及过程需个体化,一旦达到最大耐受量即可长期维持应用;起始治疗后 1~2 周内应监测血压、血钾和肾功能,以后定期复查。如肌酐增高<30%,为预期反应,不需特殊处理,但应加强监测。如肌酐增高 30%~50%,为异常反应,ACEI 应减量或停用;应用 ACEI 不必同时加用钾盐,或保钾利尿剂。合用醛固酮受体拮抗剂时,ACEI 应减量,并立即应用襻利尿剂。如血钾>5.5mmol/L 停用 ACEI。

表 2-10 ACEI 制剂与剂量

	起始剂量	目标剂量
卡托普利	6.25mg,3 次/日	50mg,3 次/日
依那普利	2.5mg,2 次/日	10~20mg,2 次/日
赖诺普利	2.5~5mg/d	30~35mg/d
福辛普利	5~10mg/d	40mg/d
雷米普利	2.5mg/d	5mg,2 次/日或 10mg/d
培哚普利	2mg/d	4~8mg/d
西拉普利	0.5mg/d	1~2.5mg/d
苯那普利	2.5mg/d	5~10mg/d

2)ACEI 应用要点:全部心力衰竭患者包括阶段 B 无症性心力衰竭和 LVEF<45% 的患者,除有禁忌证或不能耐受,ACEI 需终身应用;突然撤除 ACEI 有可能导致临床状况恶化,应予避免;ACEI 症状改善往往出现于治疗后数周至数月;即使症状改善不显著,ACEI 仍可减少疾病进展的危险性;ACEI 与 β 受体阻滞剂合用有协同作用;ACEI 治疗早期可能出现一些不良反应,但一般不影响长期应用;ACEI 一般与利尿剂合用,如无液体潴留可单独应用,一般不需补充钾盐。

3)ACEI 禁忌证:严重血管性水肿、无尿性肾衰及妊娠女性。

以下情况须慎用:双侧肾动脉狭窄;血肌酐水平显著升高[>265.2μmol/L(3mg/dl)];高钾血症(>5.5mmol/L);低血压[收缩压<12.0kPa(90mmHg)],需经其他处理,待血流动力学稳定后再决定是否应用 ACEI;左室流出道梗阻,如主动脉瓣狭窄,肥厚性心肌病等。

4)ACEI 不良反应:在治疗开始几天或增加剂量时常见低血压;肾功能恶化:重度心力衰竭 NYHA IV 级、低钠血症者,易发生肾功能恶化。起始治疗后 1~2 周内应监测肾功能和血钾,以后需定期复查;高血钾:ACEI 阻止 RAAS 而减少钾的丢失,可发生高钾血症;肾功能恶化、补钾、使用保钾利尿剂,尤其并发糖尿病时尤易发生高钾血症,严重者可引起心脏传导阻滞;咳嗽:干咳,见于治疗开始的几个月内,需排除其他原因,尤其肺部淤血所致咳嗽。咳嗽不严重可以耐受者,鼓励继续使用 ACEI,如持续咳嗽,影响正常生活,可改用 ARB;血管性水肿:较为罕见(<1%),可出现声带甚至喉头水肿等严重状况,危险性较大。多见于首次用药或治疗最初 24h 内。

(2)血管紧张素Ⅱ受体拮抗剂(ARB):理论上可阻断所有经 ACE 途径或非 ACE 途径生成的 AngⅡ与 AT$_1$ 受体结合,从而阻断或改善因 AT$_1$ 受体过度兴奋导致的诸多不良作用;可能通过加强 AngⅡ与 AT$_2$ 受体结合发挥有益效应;对缓激肽代谢无影响,一般不引起咳嗽,但不能通过提高血清缓激肽浓度水平发挥可能的有利作用。近年 ARB 在心力衰竭治疗中的地位逐渐提高。

ARB 应用要点:ARB 可用于 A 阶段患者,以预防心力衰竭的发生;亦可用于 B、C 和 D 阶段患者,不能耐受 ACEI 者,可替代 ACEI 作为一线治疗,以降低病死率和并发症发生率;ARB 各种剂型均可考虑使用(表 2—11),其中坎地沙坦和缬沙坦证实可降低病死率和病残率的有关证据较为明确;ARB 应用中需注意的事项同 ACEI,如要监测低血压、肾功能不全和高血钾等。

表 2—11　ARB 制剂及剂量

	起始剂量(mg/d)	推荐剂量(mg/d)
氯沙坦	25～50	50～100
缬沙坦	20～40	160×2
坎地沙坦	4～8	32
厄贝沙坦	150	300
替米沙坦	40	80
奥美沙坦	10～20	20～40

(3)β受体阻滞剂:慢性心力衰竭患者,肾上腺素能受体通路持续、过度激活对心脏有害。人体衰竭心脏去甲肾上腺素浓度足以产生心肌细胞损伤,且慢性肾上腺素能系统激活介导心肌重构,而 β$_1$ 受体信号转导的致病性明显大于 β$_2$、α$_1$ 受体。此为应用 β 受体阻滞剂治疗慢性心力衰竭的根本基础。由于 β 受体阻滞剂是负性肌力药,治疗初期对心功能有抑制作用,LVEF↓;长期治疗(>3 个月时)则改善心功能,LVEF↑;治疗 4～12 个月,能降低心室肌重和容量、改善心室形状,提示心肌重构延缓或逆转。

1)β受体阻滞剂应用要点:慢性收缩性心力衰竭,NYHAⅡ、Ⅲ级病情稳定患者,及阶段 B、无症状性心力衰竭或 NYHAⅠ级的患者(LVEF<40%),除非有禁忌证或不能耐受外均需无限期终身使用 β 受体阻滞剂;NYHAⅣ级心力衰竭患者,需待病情稳定(4d 内未静脉用药),已无液体潴留并体重恒定,达到"干重"后,在严密监护下应用。应在 ACEI 和利尿剂基础上加用 β 受体阻滞剂。

2)β受体阻滞剂目标剂量或最大耐受量(表 2—12):清晨静息心率 55～60 次/分,不宜低于 55 次/分。β 受体阻滞剂应用需监测低血压、液体潴留和心力衰竭恶化、心动过缓、房室阻滞及无力等不良反应,酌情采取相应措施。

表 2－12　β受体阻滞剂制剂及剂量

	起始剂量(mg/d)	目标剂量(mg/d)
比索洛尔	1.25	10
酒石酸美托洛尔	6.25×2	50×2
琥珀酸美托洛尔	12.5～25	200
卡维地洛	3.125×2	25×2

3)推荐应用琥珀酸美托洛尔、比索洛尔和卡维地洛。从极小剂量开始,每 2～4 周剂量加倍。症状改善常在治疗 2～3 个月后才出现,即使症状不改善,亦能防止疾病的进展;不良反应常发生在治疗早期,一般不妨碍长期用药。

4)β受体阻滞剂禁忌证:支气管痉挛性疾病、心动过缓(心率<60 次/分)、Ⅱ度及以上房室阻滞(除非已安置起搏器);心力衰竭患者有明显液体潴留,需大量利尿者,暂时不能应用,应先利尿,达到干体重后再开始应用。

(4)醛固酮受体拮抗剂:醛固酮有独立于 AngⅡ和相加于 AngⅡ的对心肌重构的不良作用,特别是对心肌细胞外基质。衰竭心脏中心室醛固酮生成及活化增加,且与心力衰竭严重程度成正比。短期使用 ACEI 或 ARB 均可降低醛固酮水平,但长期应用时醛固酮水平却不能保持稳定、持续的降低,即"醛固酮逃逸"。在 ACEI 基础上加用醛固酮受体拮抗剂,进一步抑制醛固酮的有害作用,可望有更大的益处。

1)应用要点:适用于中、重度心力衰竭,NYHAⅢ－Ⅳ级患者;AMI 后并发心力衰竭且 LVEF<40%患者亦可应用;螺内酯起始量 20mg/d,最大剂量为 60mg/d,隔日给予;应加用襻利尿剂,停用钾盐,ACEI 减量;监测血钾和肾功能,血钾>5.5mmol/L 即应停用或减量;螺内酯可出现男性乳房增生症,可逆性,停药后消失。

2)醛固酮受体拮抗剂禁忌证、慎用情况:高钾血症和肾功能异常,此两种状况列为禁忌,有发生此两种状况潜在危险的慎用。应用醛固酮受体拮抗剂应权衡其降低心力衰竭死亡与住院的益处和致命性高钾血症的危险之间的利弊。

(5)神经内分泌抑制剂的联合应用

1)ACEI 与β受体阻滞剂:临床试验已证实两者有协同作用,可进一步降低 CHF 患者病死率,已是心力衰竭治疗的经典常规,应尽早合用。

2)ACEI 与醛固酮受体拮抗剂:醛固酮受体桔抗剂的临床试验均是与以 ACEI 为基础的标准治疗作对照,证实 ACEI 加醛固酮受体拮抗剂可进一步降低 CHF 患者死亡率。

3)ACEI 与 ARB:尚有争论,临床试验结论并不一致,目前大部分情况不主张合用。

4)ACEI、ARB 与醛固酮受体拮抗剂:缺乏证据,可进一步增加肾功能异常和高钾血症的危险,不推荐联合应用。ACEI 与醛固酮拮抗剂合用,优于 ACEI 与 ARB 合用。

3.地高辛　是唯一被美国 FDA 确认能有效地治疗 CHF 的洋地黄制剂。主要益处与指征是减轻症状与改善临床状况,对总病死率的影响为中性,在正性肌力药中是唯一长期治疗不增加病死率的药物,且可降低死亡和因心力衰竭恶化住院的复合危险。

(1)应用要点:主要目的是改善慢性收缩性心力衰竭患者的临床状况,适用于已应用 ACEI/ARB、β受体阻滞剂和利尿剂治疗,而仍持续有症状的心力衰竭患者。重症患者上述药物可同时应用;适用于伴快速心室率的心房颤动患者,合用β受体阻滞剂对运动时心室率增快的控制更有效;不推荐地高辛用于无症状的左室收缩功能不全(NYHAⅠ级)的治疗;

临床多采用固定维持剂量疗法,0.125～0.25mg/d。70 岁以上,肾功能减退者宜用 0.125mg 每天或隔天 1 次。

(2)不良反应:主要见于大剂量时,包括:①心律失常(期前收缩、折返性心律失常和传导阻滞);②胃肠道症状(厌食、恶心和呕吐);③神经精神症状(视觉异常、定向力障碍、昏睡及精神错乱)。常出现于血清地高辛药物浓度>2.0μg/L 时,也可见于地高辛水平较低时,特别在低血钾、低血镁、甲状腺功能低下时发生。

(3)地高辛禁忌证和慎用的情况:①伴窦房传导阻滞、二度或高度 AVB 患者,禁忌使用。除非已安置永久心脏起搏器;②AMI 后患者,特别是有进行性心肌缺血者应慎用或不用;③与能抑制窦房结或房室结功能的药物(如胺碘酮、β 受体阻滞剂)合用时须谨慎;④奎尼丁、维拉帕米、胺碘酮、克拉霉素、红霉素等与地高辛合用时可使地高辛血药浓度增加,增加地高辛中毒的发生率,需谨慎,地高辛宜减量。

4.其他

(1)血管扩张剂:见表 2—13。血管扩张剂可使外周循环开放,周围血管阻力下降,降低后负荷;同时可不同程度扩张静脉,减少回心血量,降低前负荷,减轻肺淤血和肺毛细血管楔压(PCWP);有利于心脏做功,改善血流动力学变化,缓解症状。不仅对急性左心力衰竭十分有效,而且对难治性和 CHF 也被证明有效。

表 2—13　血管扩张剂种类和用法

类别	药物	作用	用法
静脉扩张剂	硝酸甘油	减轻前负荷	起始剂量 5～10μg/min
			可增加至 100～200μg/min
	消心痛		5～10mg,3 次／日
	单硝酸异山梨酯		50mg/d
动脉扩张剂	酚妥拉明	减轻后负荷	1～4μg/(kg·min)
动静脉扩张剂	硝普钠	减轻前后负荷	起始剂量 5～10μg/mm
			最大剂量 300μg/min
	ACEI		

(2)钙通道阻滞剂:缺乏 CCB 治疗心力衰竭的有效证据。当心力衰竭患者并发高血压或心绞痛需用 CCB 时,可选择氨氯地平。

(3)正性肌力药物的静脉应用:由于缺乏有效的证据并考虑到药物的毒性,对 CHF 者不主张长期间歇应用。阶段 D 患者可作为姑息疗法应用。心脏移植前终末期心力衰竭、心脏手术后心肌抑制所致的急性心力衰竭可短期应用 3～5d。

应用方法:多巴酚丁胺剂量为 100～250μg/min;多巴胺剂量为 250～500μg/min;米力农负荷量为 2.5～3mg,继以 20～40μg/min,均静脉给予。

(三)CHF 治疗流程

第一步:利尿剂应用:对于所有伴液体潴留的 CHF 患者均应首先应用利尿剂,直至处于"干重"状态。

第二步:ACEI 或 β 受体阻滞剂:欧美指南均建议先用 ACEI,再加用 β 受体阻滞剂。因为心力衰竭的临床试验几乎均是在 ACEI 的基础上加用 β 受体阻滞剂并证实有效的。

第三步:联合应用 ACEI 和 β 受体阻滞剂:这两种药物的联合可发挥协同作用,进一步改善患者预后,为"黄金搭档"。在 ACEI 不能耐受时改用 ARB 类。

第四步:其他药物应用:对于前三步治疗后效果不满意的患者,可考虑加用洋地黄制剂(地高辛)和醛固酮拮抗剂等。

（四）非药物治疗

1. 心脏再同步化治疗　心脏再同步化(cardiac resynchronization therapy,CRT)以其卓越的疗效逐渐成为一种 CHF 的有效治疗手段。大规模临床试验已证实,CRT 不但能改善CHF 患者生活质量,还能降低病死率。

在最佳药物治疗基础上 NYHA Ⅲ～Ⅳ级,窦性心律,左心室射血分数≤35％;QRS 时限≥120ms 者;而 NYHA Ⅱ级者,则要求 QRS 时限≥150ms;心房颤动合并心力衰竭者,QRS时限≥130ms 作为 CRT 治疗的推荐。

2. ICD 治疗　适应证:LVEF≤35％的心肌梗死 40d 以上患者,且 NYHA Ⅱ－Ⅲ级者;LVEF≤35％的非缺血性心肌病患者,且 NYHA Ⅱ－Ⅲ级者;LVEF≤30％的心肌梗死 40d 以上患者,且 NYHA Ⅰ级者;LVEF≤40％的心肌梗死患者,存在非持续性室性心动过速,且可为电生理诱发心室颤动或持续性室性心动过速者。ICD 治疗对于预期寿命不足 1 年者,不能带来临床获益。因此,准确估算患者的预期寿命对是否 ICD 治疗十分必要。

3. 心脏移植　可作为终末期心力衰竭的一种治疗方式,主要适用于无其他可选择治疗方法的重度心力衰竭患者。

（五）舒张性心力衰竭的治疗

1. 积极控制血压　舒张性心力衰竭患者的达标血压宜低于单纯高血压患者的标准,即收缩压＜17.3kPa(130mmHg),舒张压＜10.7kPa(80mmHg)。

2. 控制 AF 心率和心律　慢性 AF 应控制心室率;AF 转复并维持窦性心律,可能有益。

3. 应用利尿剂　可缓解肺淤血和外周水肿,但不宜过度,以免前负荷过度降低而致低血压。

4. 血运重建治疗　由于心肌缺血可以损害心室舒张功能,CHD 患者如有症状性或可证实的心肌缺血,应考虑冠状动脉血运重建。

5. 逆转左室肥厚,改善舒张功能　可用 ACEI、ARB、β 受体阻滞剂等;维拉帕米有益于肥厚型心肌病。

（六）瓣膜性心脏病心力衰竭的治疗

治疗瓣膜性心脏病的关键就是修复瓣膜损害。国际上较一致的意见:所有有症状的瓣膜性心脏病心力衰竭(NYHA Ⅱ级及以上),以及重度主动脉瓣病变伴有晕厥或心绞痛者,均必需进行手术置换或修补瓣膜。

（七）CHF 合并心律失常的治疗

心力衰竭常并发心律失常,包括室上性心律失常以 AF 最多见,以及室性心律失常。

处理要点:首先要治疗基本疾病、改善心功能、纠正神经内分泌过度激活;同时积极纠正其伴同或促发因素如感染、电解质紊乱、心肌缺血、高血压、甲状腺功能亢进症等。

1. 室性心律失常　CHF 并发心脏性猝死约占总死亡的 40％～50％,其中部分由快速室性心律失常引起,少数可能与缺血事件如 AMI、电解质紊乱、栓塞及血管事件有关。

β 受体阻滞剂用于心力衰竭可降低心脏性猝死率,单独或与其他药物联合可用于持续或非持续性室性心律失常;抗心律失常药物仅适用于严重、症状性 VT,胺碘酮可作为首选药物;

无症状、非持续性室性心律失常(包括频发室早、非持续 VT)不建议常规或预防性使用除 β 受体阻滞剂外的抗心律失常药物治疗(包括胺碘酮);Ⅰ类抗心律失常药可促发致命性室性心律失常,增加病死率,应避免使用;胺碘酮可用于安置 ICD 患者以减少器械放电。

2.合并房颤 CHF 患者的 10%～30%可并发 AF,并与心力衰竭互为因果,使脑栓塞年发生率达 16%。

治疗要点:CHF 伴 AF 者采用复律及维持窦性心律治疗的价值尚未明确,因而目前治疗的主要目标是控制心室率及预防血栓栓塞并发症。

β 受体阻滞剂、洋地黄制剂或两者联合可用于心力衰竭伴 AF 患者心室率控制,如 β 受体阻滞剂禁忌或不能耐受,可用胺碘酮。胺碘酮可用于复律后维持窦性心律的治疗,不建议使用其他抗心律失常药物;有条件也可用多非力特;CHF 伴阵发或持续性 AF,或曾有血栓栓塞史患者,应给予华法林抗凝治疗。

(八)治疗效果的评估

根据患者的临床状况和心力衰竭生物学标志物(BNP/NT－proBNP)进行评估。

1.临床状况的评估 根据患者心力衰竭的症状和体征(包括血压)、运动耐受性和生活质量有无改善,心脏大下如心胸比例及超声心动图测定的左室舒张末与收缩末直径有无缩小、LVEF 和 6min 步行距离有无提高等进行判断。

2.BNP/NT－proBNP 测定 治疗后测定值应较基线降低>30%。如与基线值相比较,其水平升高、不变或降幅较小,即便临床状况有所改善、心脏缩小、LVEF 有所提高,仍属于高危人群。

(刘雪玲)

第六节　急性心力衰竭

一、概念

急性心力衰竭(acute heart failure,AHF)临床上以急性左心衰竭最为常见。急性左心衰竭指急性发作或加重的心功能异常所致的心肌收缩力明显降低、心脏负荷加重,造成急性心输出量骤降、肺循环压力突然升高、周围循环阻力增加,可引起肺循环充血而出现急性肺淤血、肺水肿并可伴组织器官灌注不足和心源性休克的临床综合征。急性右心力衰竭是指某些原因使右心室心肌收缩力急剧下降或右心室的前后负荷突然加重,从而引起右心输出量急剧降低的临床综合征。

在过去 10 年中,美国因急性心力衰竭而急诊、就医者达 1 千万例次。急性心力衰竭患者中 15%～20%为首诊心力衰竭,大部分则为原有的心力衰竭加重。每年心力衰竭的总发病率为 0.23%～0.27%,AHF 患者病情危重,预后极差,住院病死率为 3%,3 年和 5 年病死率分别高达 30%和 60%。急性心肌梗死所致的急性心力衰竭病死率则更高。急性肺水肿患者的院内病死率为 12%,1 年病死率达 30%。

我国对 42 家医院在 1980、1990、2000 年的 3 个时段住院病历所做的回顾性分析表明,因心力衰竭住院占住院心血管病患者的 16.3%～17.9%,入院时心功能以 NYHAⅢ级居多(42.5%～43.7%),基本为慢性心力衰竭的急性加重。

二、AHF 的临床诊新

(一)临床分类

国际上尚无统一的急性心力衰竭临床分类。根据急性心力衰竭的病因、诱因、血流动力学与临床特征作出的分类便于理解,也有利于诊断和治疗(表2-14)。

表2-14　急性心力衰竭的临床分类

急性左心衰竭
慢性心力衰竭急性失代偿
急性冠状动脉综合征
高血压急症
急性心瓣膜功能障碍
急性重症心肌炎
围生期心肌病
急性严重心律失常
急性右心衰竭
非心源性急性心力衰竭
高心输出量综合征(如甲状腺亢进危象、贫血、动静脉分流综合征、败血症等)
严重肾脏疾病(心肾综合征)
严重肺动脉高压
大块肺栓塞

(二)AHF 诊断

AHF 的诊断流程详见图2-8。

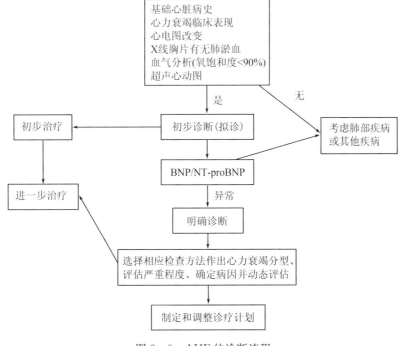

图2-8　AHF 的诊断流程

主要依靠症状和体征,辅以适当的检查(心电图、胸部摄片、心脏超声、BNP 检查),必要时可选择血管造影、血流动力学监测和肺动脉球囊漂浮导管(PAC)等有创检查。

1. 主要临床表现和体征

(1)呼吸困难:劳力性、夜间阵发性呼吸困难。

(2)急性肺水肿:突发严重的呼吸困难、端坐呼吸,咯粉红色泡沫痰。

(3)心源性休克:持续性低血压,收缩压<12.0kPa(90mmHg)、组织低灌注、心动过速(心率>110 次/分)、尿量减少(<20ml/h)、意识障碍。

(4)查体:左心室扩大、奔马律、窦速、交替脉、两肺出现湿啰音和哮鸣音。

2. 实验室检查

(1)胸部 X 线检查:肺门动脉和静脉均有扩张,肺门阴影范围和密度均有增加。急性肺水肿时,肺野呈云雾阴影。

(2)ECG 检查:明确有无心肌缺血和心律失常。

(3)超声心动图检查:了解左心室舒张末期内径(LVEDd)增大、LVEF 下降等。

(4)动脉血气分析:有无低氧血症、酸中毒。

(5)心力衰竭标志物:检测 BNP 和 NT－proBNP 水平,当 BNP>400ng/L 或 NT－proBNP>l500ng/L 心力衰竭可能性很大,阳性预测值为 90%。急诊就医的明显气急患者,如 BNP 和 NT－proBNP 水平正常或偏低,几乎可以除外急性心力衰竭的可能性。

(6)心肌坏死标志物:评价是否存在心肌损伤或坏死,检测肌钙蛋白(TnI、TnT)、肌酸磷酸激酶同工酶(CK－MB)、肌红蛋白水平。

(三)急性心力衰竭的分级

急性心力衰竭分级与预后密切相关,分级越高,病死率亦越高。主要有 3 种不同分级方案。

1. 急性心肌梗死的 Killip 分级　详见表 2－15。

表 2－15　Killip 分级

分级	症状与体征
Ⅰ级	无心力衰竭
Ⅱ级	有心力衰竭,两肺中下部湿性啰音,占肺野下 1/2,可闻及奔马律,胸部 X 线片有肺淤血
Ⅲ级	严重心力衰竭,有肺水肿,细湿啰音遍布两肺(超过肺野下 1/2)
Ⅳ级	心源性休克,低血压[SBP≤12.0kPa(90mmHg)]、发绀、少尿、出汗

2. 根据临床表现和血流动力学特点分级　详见表 2－16。

表 2－16　Forrester 分级

分级	PCWP(mmHg)	CI(ml/s·m²)	组织灌注状态
Ⅰ级	≤18	>36.7	无肺淤血,无组织灌注不良
Ⅱ级	>18	>36.7	有肺淤血
Ⅲ级	<18	≤36.7	无肺淤血,有组织灌注不良
Ⅳ级	>18	≤36.7	有肺淤血,有组织灌注不良

注:PCWP:肺毛细血管楔压;CI:心脏排血指数。

3. 根据临床严重性分级　详见表 2－17。

表2－17 临床严重性分级

分级	皮肤	肺部啰音
Ⅰ级	干、暖	无
Ⅱ级	湿、暖	有
Ⅲ级	干、冷	无/有
Ⅳ级	湿、冷	有

三、急性心力衰竭的治疗

目的:快速改善症状和稳定血流动力学状况,维持水、电解质平衡和避免心肾损伤。

1.氧疗 伴低氧血症患者应尽早使用氧疗,使氧饱和度≥95％。

常用鼻导管吸氧:低流量(1～2L/min);高流量吸氧(6～8L/min)可用于低氧血症,无 CO_2 潴留者;乙醇吸氧,可使肺泡内的泡沫表面张力降低而破裂,改善肺泡通气。方法:在湿化瓶中加50％～70％酒精或有机硅消泡剂。

早期需要判断患者是否需要呼吸支持,包括气管插管或无创通气。

2.镇静或止痛 对于明显呼吸困难、焦虑或胸痛患者予以吗啡3～5mg 稀释后静脉注射,必要时可在5～10min 后重复给药3mg,总量一般不超过10mg。呼吸衰竭、明显 CO_2 潴留者、低血压、意识障碍者慎用。也可用哌替啶30～100mg,肌内注射。

3.利尿剂 AHF 利尿剂剂量和适应证详见表2－18。

表2－18 急性心力衰竭利尿剂剂量和适应证

尿潴留的严重程度	利尿剂	剂量(mg)	备注
中度	呋塞米或	20～40	根据临床症状选择口服或静脉注射
	布美他尼或	0.5～1.0	根据临床反应逐步增加剂量
	托拉塞米	10～20	监测 K^+、Na^+、肌酐和血压
重度	呋塞米口服或	40～100	静脉持续给药比大剂量弹丸给药效果好
	呋塞米静脉注射	5～40mg/h	
	布美他尼或	1～4	口服或静脉注射
	托拉塞米	20～100	口服
襻利尿剂抵抗	加用氢氯噻嗪或	25～50,每天2次	与襻利尿剂联合应用比单一大剂量用襻利尿剂效果好
	美托拉宗或	2.5～10,每天1次	如肌酐清除率<30ml/min,美托拉宗更有效
	螺内酯	25～50,每天1次	如无肾功能衰竭,血清 K^+ 正常或偏低,螺内酯是最佳选择
存在碱中毒	乙酰唑胺	0.5	静脉注射
襻利尿剂和	加用多巴胺以扩张		如并存肾功能衰竭,考虑超滤或血液透析
噻嗪类利尿剂抵抗	肾动脉,或给予正性肌力药物多巴酚丁胺		

主要为减轻肺淤血和容量负荷过重。需静脉用药。如呋塞米20～40mg(布美他尼0.5～1mg,托拉塞米10～20mg)静脉注射,可根据临床症状增加剂量或持续静脉滴注。呋塞米静

脉滴注 5～40mg/h,在最初 6h＜100mg,第一个 24h＜240mg;与其他利尿剂联合应用,如醛固酮拮抗剂(螺内酯 20～40mg)。

4. 血管扩张剂 能降低患者收缩压、左心室和右心室充盈压及外周血管阻力,改善呼吸困难。

(1)适应证:收缩压＞14.7kPa(110mmHg)的急性心力衰竭患者,推荐静脉注射硝酸甘油和硝普钠。收缩压在 12.0～14.7kPa(90～110mmHg)的患者慎用。

(2)使用方法:初始硝酸甘油静脉推荐剂量 10～20μg/min,如果需要,每 3～5 分钟按 5～10μg/min 增加剂量。注意监测血压,避免收缩压过度降低;慎用硝普钠,起始剂量 0.3μg/(kg·min),逐步滴定到 5μg/(kg·min),要建立动脉通路;奈西立肽静脉滴入速度可先按 2μg/kg,再以 0.015～0.030μg/(kg·min)的速度滴入。要严密监测血压,不推荐与其他扩血管药联用。

(3)不良反应:头痛、低血压。

5. 正性肌力药物

(1)西地兰:增加急性心力衰竭患者的心输出量和降低充盈压。尤其用于伴有快速心室率的心房颤动患者。一般 0.2～0.4mg 缓慢静脉注射,2～4h 后可重复用药。

(2)多巴胺:通过刺激 β－肾上腺素能受体来增加心肌收缩力和心输出量。一般 3～5μg/(kg·min)即有正性肌力作用。多巴胺和多巴酚丁胺对心率＞100 次/分的心力衰竭患者应慎用。一般情况下,多采用小剂量多巴胺与较高剂量多巴酚丁胺联合使用。

(3)多巴酚丁胺:通过刺激 β_1－受体兴奋产生剂量－依赖正性肌力作用。起始剂量为 2～3μg/(kg·min)静脉滴注,无负荷剂量。可依据临床症状、对利尿剂的反应和临床状态调整静脉滴注速度。可调至 15μg/(kg·min),同时监测血压。接受受体阻滞剂治疗的患者,多巴酚丁胺剂量应增加至 20μg/(kg·min),才能恢复其正性肌力作用。

(4)米力农:磷酸二酯酶(phosphodiesterase,PDE)抑制剂,可抑制环磷酸腺苷(cAMP)降解而发挥正性肌力和周围血管扩张的作用。同时增加心输出量和每搏输出量,而肺动脉压力、肺毛细血管楔嵌压、总外周及肺血管阻力下降。使用方法:每 10～20min 给予 25～75μg/kg 静脉注射,然后 0.375～0.750μg/(kg·min)的速度静脉滴注。冠心病患者应慎用,因其可增加中期病死率。常见不良反应为低血压和心律失常。

(5)左西孟旦:是钙增敏剂,通过 ATP－敏感 K 通道介导作用和轻微 PDE 抑制作用以扩张血管。其可增加急性失代偿心力衰竭患者心输出量、每搏输出量,降低肺毛细血管楔嵌压、外周血管和肺血管阻力。使用方法:先 3～12μg/kg 静脉滴注,10min 后以每分钟 0.05～0.20μg/kg的速度连续静脉滴注 24h。一旦病情稳定,滴注速度可增加。如收缩压＜13.3kPa(100mmHg),不需要弹丸静脉注射,可直接先开始维持剂量静脉滴注,以避免发生低血压。

(6)去甲肾上腺素:不作为一线药物。如正性肌力药物仍不能将收缩压恢复到＞12.0kPa(90mmHg),则患者处于心源性休克状态时,就应该 0.2～1.0μg/(kg·min)使用。

6. AHF 的非药物治疗

(1)主动脉内球囊反搏(IABP):是一种有效改善心肌灌注同时又降低心肌耗氧量和增加CO 的治疗手段,适用于:①急性心肌梗死或严重心肌缺血并发心源性休克,且不能由药物治疗纠正;②伴有血流动力学障碍的严重冠心病(如急性心肌梗死伴机械并发症);③心肌缺血伴顽固性肺水肿。

（2）机械通气：急性心力衰竭者行机械通气的指征：①出现心跳呼吸骤停而进行心肺复苏时；②合并Ⅰ型或Ⅱ型呼吸衰竭。

机械通气的方式有无创呼吸机辅助通气、气道插管和人工机械通气，前者适用于呼吸频率＜25次/分、能配合呼吸机通气的早期呼吸衰竭患者；后者适用于严重呼吸困难经常规治疗不能改善，尤其是出现明显的呼吸性和代谢性酸中毒并影响到意识状态的患者。

（3）血液净化治疗：对急性心力衰竭有益，但并非常规应用的手段，出现以下情况可以考虑：①高容量负荷如肺水肿或严重的外周组织水肿，且对襻利尿剂和噻嗪类利尿剂抵抗；②低钠血症（血钠＜110mmol/L）且有相应的临床症状如神智障碍、肌张力减退、腱反射减弱或消失、呕吐以及肺水肿等。③肾功能进行性减退，血肌酐＞500μmol/L或符合急性血透指征的其他情况。

（4）心室机械辅助装置：急性心力衰竭经常规药物治疗无明显改善时，有条件的可应用此种技术。此类装置有：体外模式人工肺氧合器（ECMO）、心室辅助泵（如可置入式电动左心辅助泵、全人工心脏）。应用心室辅助装置只是短期辅助心脏恢复，作为心脏移植或心肺移植的过渡。

（5）急诊介入治疗或外科手术：对于急性心肌梗死并发低血压或心源性休克，有条件者应在IABP或ECMO支持下，行急诊介入治疗以重建血运，甚至在体外循环支持下行冠状动脉旁路移植术（CABG）；对于心肌梗死后合并机械并发症，如心室游离壁破裂、室间隔穿孔、重度二尖瓣关闭不全，应在积极药物治疗，且IABP、ECMO、机械通气支持下行外科手术治疗。

四、急性心力衰竭处理原则

（一）急性右心衰竭

1. 右心室梗死伴急性右心衰竭

（1）扩容治疗：如存在心源性休克，在监测中心静脉压的基础上首要治疗是大量补液，可应用706代血浆、低分子右旋糖酐或平衡液，直至PCWP上升至2.00～2.40kPa（15～18mmHg），血压回升和低灌注症状改善。24h的输液量为3500～5000ml。对于充分扩容而血压仍低者，可予多巴酚丁胺或多巴胺。

（2）禁用的药物：治疗过程中禁用利尿剂、吗啡和硝酸甘油等血管扩张剂，以免进一步降低右心室充盈压。

（3）不可盲目扩容：如右室梗死同时合并广泛左心室梗死，则不宜盲目扩容，防止造成急性肺水肿。应考虑IABP的使用。

2. 急性大块肺栓塞所致急性右心力衰竭　给予吸氧、止痛、溶栓等治疗，经内科治疗无效的危重患者（如休克），若经肺动脉造影证实为肺总动脉或较大分支栓塞，可作介入治疗，必要时可在体外循环下紧急早期切开肺动脉摘除栓子。

3. 右心瓣膜病所致的急性右心力衰竭　治疗上主要应用利尿剂以减轻水肿，但要防止过度利尿造成的心输出量减少。

（三）急性心力衰竭稳定后处理

进行预后评估；针对原发疾病的治疗；优化的心力衰竭治疗（方案同慢性心力衰竭，应尽早应用ACEI或ARB、β受体阻滞剂等）方案；对患者进行教育及随访。

（霍倩倩）

第七节　高血压的防治

一、高血压病治疗的目标及原则

据许多国家及地区统计,心血管病的死亡人数在人口总死亡数中占首位,而促进心血管病发生发展的重要危险因素是高血压病。积极防治高血压病可使脑卒中及心肌梗死的死亡率分别下降50%和58%。在我国,高血压病是最常见的心血管病。据统计,我国心血管病占总死亡率的34%,其中脑卒中和冠心病的死亡率分别为58%和17%。高血压病是一个累及多器官的全身性疾病。防治的关键在于按危险因素分层,其目的在于减少心血管事件的发生率和死亡率。

（一）高血压病治疗的目标

高血压病治疗的主要目的是最大限度地降低总的心血管病死亡率及病残率。治疗目标不仅在于降低血压,而且还应消除已明确的可逆性的危险因素（包括吸烟、饮酒、高脂血症及糖尿病等）,对高血压靶器官损害及有关的临床心血管疾病（如脑血管疾病、心脏疾病、肾脏疾病、血管疾病及严重的高血压性视网膜病变等）进行综合治疗,制定防治策略。

（二）高血压病治疗策略和计划

1.高血压病治疗的策略

（1）对高危和极危患者,应立即进行治疗。包括对高血压病及存在的其他危险因素或相关的临床疾病进行药物治疗。

（2）对中危者,在决定药物治疗前应对血压及其他危险因素进行数周观察,在非药物治疗措施无效时,应给予药物治疗。

（3）对低危者,应进行较长一段时间的观察、当非药物治疗3～6个月无效则用药物治疗。

（4）除非某些高血压急症,否则应使血压在数日内逐渐下降,避免血压下降过猛过速所导致的心脑缺血症状的发生。

（5）血压控制后,可停药观察3～6个月,若血压不再升高者,可不必服药,否则应终身服药。

2.高血压病治疗计划　根据上述的治疗策略（原则）,可为每一个患者制定一个综合治疗计划,以达到确定的治疗目标。

（1）监测血压及其他危险因素。

（2）改良生活方式,以降低血压,控制危险因素。

（3）药物治疗,以降低血压,控制其他危险因素和相关的临床情况。

二、非药物治疗

生活方式的调整,可有效降低血压及其他心血管危险因素,且花费少,危险性小,已成为治疗轻型高血压病的首选方法,同时也是高血压病治疗的基础方法。

（一）控制体重

超重,系指体重指数 BMI=体重(kg)/体表面积(m²)＞27,它与血压升高密切相关。过多的脂肪在身体的上半部沉积,表现为女性腰围≥34英寸(85cm),男性腰围≥39英寸

（98cm）。超重还与脂代谢紊乱、糖尿病或冠心病死亡的危险性有关。减轻体重有助于控制伴随的危险因素，如胰岛素抵抗、糖尿病、高脂血症和左室肥厚。减轻体重的方法包括限制热量及增加体力活动。

（二）限盐

高钠可使交感神经活性升高；影响机体小动脉自身调节，使外周阻力升高、血压升高。临床试验研究结果表明，限盐前的血压越高，则限盐的降压作用越强。限盐还可减少降压药物的用量。在正常情况下，人体对钠盐的需要量为5g/d。在日常生活中，人们膳食的含盐量一般为10～15g，远远超过机体的需要量。因此建议，每人每日摄盐量应在5g以内。对高血压病患者，则应限盐在1.5～3.0g/d。在日常膳食的食物中，天然含钠盐2～3g。故中度限盐膳食烹调时，仅能加入1g盐，但常不易被患者耐受。可采用下述方法：将盐集中放入一个菜中；可将盐末撒在菜面，使舌部味蕾受刺激而引起食欲；充分利用酸味佐料；肉食最好用烤法来烹制，加以芬香类蔬菜如芹菜、辣椒等；可调制成糖醋风味；避免食用盐渍食物。

（三）限制饮酒量

研究资料表明，收缩压及舒张压均可随饮酒量增加而升高。饮酒致血压升高的可能机制：长期饮酒者，皮质激素及儿茶酚水平升高；影响肾素系统的活性；影响细胞膜 Na^+-K^+-ATP 酶活性及离子转运功能，使细胞内钙离子增加，外周血管阻力升高，血压升高。因此建议高血压病患者饮酒量应限制在25g/d以下（白酒1两），必要时，应完全戒酒。

（四）储力活动

多数研究指出，耐力性运动或有氧运动均有中度降压作用。如快步行走、慢跑、骑自行车、游泳及滑雪等。一般认为1～8个月，每周3次，每次30～120min，运动强度为50%～90%的运动极量，可使高血压病患者收缩压下降11mmHg，舒张压下降6mmHg。运动除降压外，还可减轻体重，提高胰岛素敏感性，降低血清总胆固醇及低密度脂蛋白胆固醇，提高高密度脂蛋白胆固醇。

运动训练强度可根据 Karvonen 公式计算：运动时心率＝［X・（最大心率－休息时心率］＋休息时心率。

X＜50%为轻度运动量，X＞75%为重度运动量，X介于两者之间为中度运动量。最大心率可用运动试验估计，也可用公式计算，即最大心率＝210－年龄（岁）。一般应从轻度运动量开始，逐渐增加。当运动中出现呼吸困难或胸痛等症状时，应予以高度重视。以免发生可能与运动有关的猝死。在运动训练前，最好作运动试验，以选择合适的运动强度和时间。

（五）气功及太极拳

有资料表明，气功锻炼有降低交感神经活性及调节自主神经功能的作用，在气功锻炼1个疗程（6个月）后，可使每搏出量及左室射血分数（EF）增加，同时使总外周阻力降低。因此，气功可改善高血压病患者的血流动力学效应。此外，还可使血清总胆固醇及甘油三酯降低，使高密度脂蛋白升高，抑制血小板聚集，降低血黏度。太极拳也有同样作用，而且是负荷强度不大，安全有效的保健方法。尤其适合于中老年人及有心血管并发症的高血压病患者。

（六）戒烟

吸烟是心血管疾病的重要危险因素，每吸1支烟都可使血压明显升高，故戒烟是高血压病患者预防心血管疾病最有效的措施。

（七）合理的膳食

一系列对照饮食试验结果表明，对血压的影响取决于水果、蔬菜、纤维素和不饱和脂肪的联合摄入。应适当增加含蛋白质较高而脂肪较少的禽类和鱼类。蛋白质占总热量的 15% 左右，动物蛋白占总蛋白的 20%。合理的饮食可使血压下降 11/6mmHg。

（八）心理因素和环境压力

情感应激可显著升高血压。正确对待环境压力对控制血压和提高对降压药物治疗的顺从性极为重要。

三、药物治疗

（一）常用降压药的特点及作用机制

理想降压药应具有的条件：降压同时有良好的血流动力学效应；外周阻力降低，无反射性心率增快、心排出量增加及水钠潴留；保持良好的器官组织灌注；防止和逆转靶器官损害；不增加冠心病的危险性；对伴随病无不良影响；对血糖、血脂、血尿酸及电解质无不良影响；半衰期长，每日服用 1 次能有效平稳降压达 24h；无明显副作用，提高生活质量；价格合理。

根据 WHO/ISH 推荐，结合我国国情，目前认为利尿剂、β阻滞剂、钙拮抗剂（CaA），转换酶抑制剂（ACEI）、α_1 受体阻滞剂及血管紧张素 Ⅱ 受体拮抗剂（ATⅡ－RA）为一线降压药。

1. 利尿剂　其降压机制，在早期，是通过排钠利尿，使血容量及心排出量降低而降压；数周后，则是通过降低小动脉平滑肌细胞内 Na^+ 浓度，使血管扩张而降压。

业已证明，利尿剂能减少脑卒中发生率，使高血压患者心血管病的死亡率及致残率降低。其风险/效益之比，呈剂量依赖性。常见副作用如糖耐量降低、脂质代谢紊乱、低钾等均发生在大剂量。小剂量利尿剂（如 DHCT12.5～25mg/d）不仅能保持良好的降压作用，而且不良反应极少。目前认为，利尿剂是最有价值的降压药之一。对老年单纯收缩期高血压、肥胖者及容量依赖性高血压患者疗效较好，对顽固性高血压也有一定疗效。此外，它还是一个较好的辅助降压药。

2. β阻滞剂　其确切的降压机制尚未完全清楚。可能机制：抑制心脏β受体，使心率减慢、心肌收缩力及心排出量降低；抑制肾脏肾素释放；阻滞突触前β受体，使去甲肾上腺素及肾上腺素分泌减少；阻滞中枢神经的β受体，使外周交感神经张力降低，血管扩张而使血压下降。

β阻滞剂用于临床已 40 余年，目前用于治疗高血压病的β阻滞剂多达数 10 种。包括非选择性、心脏选择性、有内源拟交感活性及兼有 α_1 受体阻滞作用的β阻滞剂。是一类安全、有效且价格低廉的一线降压药。特别适合：有冠心病的高血压患者。可同时有抗心绞痛及心肌梗死后二级预防的作用；合并心律失常（快速性室上性和室性心律失常）及高动力性高血压患者（常伴心动过速、心排出量增加、血压波动大的年轻患者）；伴有偏头痛、青光眼，意向震颤、精神焦虑及窦性心动过速的高血压患者。

使用β阻滞剂应注意下列事项：①小剂量开始，以心率作为调整剂量的指标。心率应维持在 60bpm 左右。当心率≤50bpm，活动时可增快，且无低排症状和不良反应者，可不必减量或停药；当心率≤50bpm 且伴明显低排症状（乏力、气急、头晕、心绞痛发作）则需减量或停药；②合并严重心力衰竭者，一般不用β阻滞剂，必要时，可与洋地黄类药物联合应用或用极小量 β_1 阻滞剂；③当β阻滞剂过量致低排症状严重时，可用阿托品对抗；④由于β阻滞剂对血糖、血脂及血尿酸有不良影响,故应用受到一定限制。但晚近有资料报道,比索洛尔(Bisolol)对上述情况影响极微,必要时可考虑应用。但需严密观察;⑤有内源拟交感活性的 β 阻滞剂,由于能改善心功能,适于有潜在心功能不全、心率较慢的老年高血压患者;⑥使用较大剂量 β 阻滞剂,不能突然停药。

禁忌证:①心动过缓性心律失常(病态窦结综合征、Ⅱ、Ⅲ度房室传导阻滞及双束支传导阻滞);②心力衰竭(可考虑使用小剂量心脏选择性 $β_1$ 阻滞剂);③心源性休克;④慢性阻塞性肺部疾病(可考虑用 $β_1$ 阻滞剂);⑤妊娠和哺乳的妇女;⑥代谢性酸中毒;⑦在治疗中的糖尿病患者(可选用 $β_1$ 阻滞剂);⑧外周血管病(可选用 $β_1$ 阻滞剂);⑨嗜铬细胞瘤患者。

副作用:非特异性副作用包括食欲缺乏、恶心呕吐、腹痛腹泻、疲乏无力及皮疹等。

3. Ca^{2+} 拮抗剂 米贝地尔(mibefmdil)为一新型 CaA,不仅能阻滞 L 型 Ca^{2+} 通道,而且还能选择性阻滞 T 型 Ca^{2+} 通道。对 T 型通道的阻滞作用比 L 型强 $30\sim100$ 倍。可选择性扩张冠状动脉和周围血管。由于直接抑制窦结而使心率减慢,无反射性心动过速及负性肌力作用,不影响 RAS 及儿茶酚胺水平。可抑制损伤血管内膜的增生和压力负荷过重引起的心肌肥厚。口服迅速吸收,生物利用度 $>90\%$,经肝代谢。75% 以无效产物由胆管排出。25% 经肾排泄。达峰时间 $1\sim2h$,消除半衰期 $17\sim25h$。每日服药 1 次 $50\sim100mg$,$3\sim4$ 天血药浓度达稳态,降压作用持续 84h,谷/峰比值 $>85\%$。常见副作用为头晕,下肢水肿、副作用与剂量有关。

汉防己甲素是从防己科植物汉防己的根块中提取的双苄基异奎林生物碱,为 Ca^{2+} 通道阻滞剂。其作用类似维拉帕米。笔者所在医院用于治疗高血压病,有效率为 74.2%。高浴等报道,对一组 270 例高血压患者静注汉防己甲素每次 $120\sim180mg$,进行观察,注射后 1min 即出现降压作用。$5\sim10min$ 血压下降至最低水平。平均下降 $25.4/9mmHg$,持续 $1.5\sim2h$,之后逐渐回升。其降压有效率达 84.4%。口服剂量为 0.1/次,3 次/日。降压总有效率达 90% 左右。少数患者有轻度肠胃不适,恶心及大便次数增多。汉防己甲素 120mg,iv,能有效缓解心绞痛,报道汉防己甲素 120mg,iv 能终止室上速。因此,汉防己甲素适合合并冠心病心绞痛或/和快型心律失常的高血压患者。

4. 转换酶抑制剂(ACEI) ACEI 的降压作用可能涉及多种机制:①抑制循环 RAS 活性;②抑制组织和血管的 RAS 活性;③减少末梢神经释放去甲肾上腺素及肾上腺素;④减少内皮素形成;⑤增加缓激肽释放;⑥减少醛固酮生成,增加肾血流,从而有利于排钠利尿;⑦对中枢神经(脑干)作用可能与激肽、P 物质、鸦片样多肽、加压素等作用有关。

副作用:①咳嗽、发生率为 $3\%\sim22\%$,且女性多于男性,最迟可发生在用药 2 年之后;②低血压,开始使用小剂量可避免此副作用发生;③触发一过性肾功能不良;④高血钾,故不宜与保钾利尿剂合用;⑤血管性水肿,此为罕见而严重的副作用。常在首剂或开始治疗 48h 内出现。当出现声带水肿时,应立即静注肾上腺素。

禁忌证:①双侧肾动脉狭窄或单肾并肾动脉狭窄;②主动脉狭窄;③妊娠哺乳期妇女。

适应证:①重度顽固性高血压合并糖尿病者首选;②与利尿剂合用治疗高血压合并心力衰竭;③合并间歇跛行的高血压患者;④适合所有轻中度高血压病伴 LVH、冠心病、肾功能减退、心衰及糖尿病患者。是目前应用最广泛的降压药。

5. 血管紧张素Ⅱ受体拮抗剂(ATⅡ-RA) ATⅡ-RA 降压机制:①降低外周血管阻力,同时维持心率及心排出量不变;②降低中枢和外周交感神经活性;③降低肾小管对 Na^+ 的重吸收;④降低 ATⅡ介导的醛固酮释放;⑤通过阻断 ATⅠ受体的激活,刺激舒血管物质前列环素的释放;⑥抑制血管平滑肌细胞增生肥厚性改变。

口服吸收快,经肝代谢、代谢产物由胆汁或肾排出。谷/峰比值较高>50%~88%。

不良反应:首剂低血压罕见,可有头痛、头晕、咳嗽。对胎儿有损伤可引起死亡。因此,孕妇禁用。

ATⅡ-RA 在降压同时对靶器官有明显的保护作用。可使 LVH 逆转、抑制心肌梗死后左室重塑,改善心功能;高血压病患者合并糖尿病性肾衰竭时,ATⅡ-RA 还有保护肾功能、降低微蛋白尿的作用;可防止脑卒中。

6.α$_1$ 受体阻滞剂　α$_1$ 受体阻滞剂降压机制:降低外周总阻力,使血压下降。这类药物有明显扩张动静脉作用;改善心功能;改善组织灌注,对心脑肾等重要器官具有保护作用;可使 LVH 逆转,改善糖及脂质代谢。

禁忌证:妊娠哺乳妇女,主动脉瓣狭窄;从事司机和机械操作者慎用。

(二)降压药物的合理使用

1.个体化用药　根据患者年龄、血生化参数改变、靶器官损害、心脑肾血管并发症以及血压水平等因素选择降压药。

(1)高血压患者不伴靶器官损害者;年轻患者多属高动力型,表现为心排出量增加,脉压增大,血压波动大及心动过速等特点,应首选 β 阻滞剂。老年患者多为盐敏感和外阻力增加,因此,利尿剂、ACEI、CaA 及 β 阻滞剂均可应用。

(2)中年患者纯舒张压升高,可选用长效二氢吡啶类及维拉帕米缓释剂联合应用,或 CaA 及 ACEI;或缓释维拉帕米及 α$_1$ 阻滞剂(如特拉唑嗪)联合应用。

(3)按昼夜节律改变选用:应激状态有昼夜节律变化者,适合使用 β$_1$ 阻滞剂、或 α$_1$ 阻滞剂和 α$_1$ 阻滞剂联合应用。无昼夜节律改变者,宜选择有等幅度降低昼夜血压作用的药物,包括硝苯地平控释片、长效 CaA 及长效 ACEI。

(4)肥胖高血压患者常伴胰岛素抵抗,糖尿病、高甘油三酯血症,可选择 ACEI、ATⅡ-RA,长效 CaA、吲哒帕胺及受体阻滞剂。

有并发症或合并证的降压治疗:脑梗死者选用 CaA 或/和 ACEI;TAⅠ者选用 CaA;心力衰竭者选用 ACEI 或/和利尿剂;心肌缺血者选用 CaA、ACEI,阻滞剂;肾功能损害者选用 CaA。襻利尿剂、ACEI(血肌酐>3mg/dl 者慎用);dl 阻滞剂。脂代谢异常者选用 CaA、ACEI 或 α$_1$ 阻滞剂;高尿酸血症者选用 CaA、ACEI;糖尿病合并蛋白尿者选用 ACEI、吲哒帕胺、CaA;妊娠高血压者选用 CaA;支气管病变者选用 CaA、利尿剂、ACEI;周围血管病者选用 CaA、ACEI。

2.小剂量多种药物联合应用　可提高疗效、减少副作用,提高生活质量。HOT 研究表明,在达到目标血压值的患者中,70%需要联合用药、最多 4 种药物联合应用。

新指南推荐以下 5 种有效的联合降压治疗方案,即:利尿剂和 β 阻滞剂;利尿剂和 ACEI 或 ATⅡ-RA;二氢吡啶类 CaA 和 β-阻滞剂;CaA 和 ACEI;α$_1$ 阻滞剂和 β 阻滞剂。ACEI+CaA$^+$利尿剂+α$_1$ 阻滞剂 4 种药物联合应用,是目前治疗顽固性高血压的常用方法。

3.顽固性高血压的处理　包括一种利尿剂在内的足够而适宜的 3 种药物治疗方案,而且所用 3 种药物已最大剂量时,血压仍未控制在 140/90mmHg 以下者,应考虑为顽固性高血压。对老年单纯收缩期高血压者,经上述处理后,收缩压未能降至 160mmHg 以下者亦应考虑为顽固性高血压。

真正顽固性高血压的原因包括：假性顽固性高血压，包括白大衣性高血压、老年假性高血压及肥胖者上臂使用常规袖带（应使用加宽的袖带）；不能坚持治疗者；容量负荷过重；摄盐量过多，进行性肾功能减退，血压下降所引起的水钠潴留；与药物相关原因：药物剂量不足，利尿剂使用不当，不适宜的联合用药，同时应用使血压升高的药物（如拟交感药、抑制食欲的药物、可卡因等毒品、咖啡因、口服避孕药、糖皮质激素、环孢霉素、红细胞生成素、抗抑郁药、非留体抗炎药等）；相关情况：吸烟、肥胖、饮酒过量、焦虑、持续性头痛、睡眠呼吸暂停、胰岛素抵抗或高胰岛素血症，脑器质性病变；继发性高血压。

4.降压药物的相互作用

（1）协同作用：①利尿剂与其他降压药的协同作用：由于扩管药（包括小动脉直接扩张剂，如肼苯哒嗪、哌唑嗪、心痛定）及交感神经抑制剂（如胍乙啶）等均可致水钠潴留造成假性耐药现象。因此，常需与利尿剂合用，以消除水钠潴留提高疗效。利尿剂与β阻滞剂的协同作用表现在β阻滞剂可预防由于利尿剂引起低钾所诱发的严重室性心律失常，以预防猝死。此外，还可降低利尿剂对肾素系统的激活现象。利尿剂与转化酶抑制剂联合应用可明显增强疗效并可减轻消除利尿剂引起的低钾血症。②其他降压药之间的协同作用：二氢吡啶类、CaA与β阻滞剂联合应用，其降压作用相加，而且β阻滞剂还可减轻二氢吡啶类 CaA 所引起的心率及心排出量增加的副作用。此外，CaA 还可减少β阻滞剂升高外周血管阻力的副作用。CaA 与 ACEI 联合应用，可通过不同环节降低外周阻力而增加降压效果。β阻滞剂与扩管药的联合应用，主要是由于β阻滞剂可减轻和消除扩管所引起的心动过速，提高患者对扩管降压药的耐受性。

（2）降压药之间的配伍禁忌，原则上，同类药物不宜联合应用（除硝苯地平＋异搏停外）。β阻滞剂不宜与利血平（或胍乙啶或异搏停）合用。因为两者均有负性肌力及负性频率作用使心排出量降低。β阻滞剂与可乐宁联合应用，可加重心动过缓，突然停用可乐宁而继用β阻滞剂则可致"停药综合征"引起高血压反应及周围动脉缺血。可乐宁与甲基多巴两者同属中枢交感神经抑制剂，可加重患者嗜睡和心动过缓的副作用，故不宜联合应用。优降宁不宜与节后交感神经末梢抑制剂合用（如胍乙啶、利血平、降压灵及甲基多巴等），也不宜与含酪胺类食物（如干酪、红葡萄酒）合用，否则大量儿茶酚胺及酪胺可诱发高血压危象，致命性心律失常及急性心肌梗死发生。

四、高血压的预防策略及防治计划

预防高血压最重要的战略要放在一级预防，应从儿童时期开始，以降低高血压发生的危险性。明确降低血压的预防措施有减轻体重、减少酒精摄入，减少食盐摄入和增加体力活动，吸烟可增加冠心病和脑卒中的危险，因此要停止吸烟。

高血压的二级预防对于减少其并发症的危险性有重要意义，受益时间快。及时检出高血压个体并给予合理干预治疗，可减少高血压并发症的发生。

（一）高血压防治的目标

近期目标：提高群众对自己血压水平的知晓率及高血压病预防的知识水平、改变不良的生活习惯、提高高血压患者的检出率和服药率以减少并发症发生。

远期目标：降低高血压的发生率、致残率及死亡率。

(二)高血压预防战略

1.高血压健康教育 公众教育应着重于宣传高血压病的特点、原因和并发症的有关知识;对高血压病患者的教育要强调有效治疗和调节生活方式的益处。应长期甚至终身治疗的原则。

2.不同场所的干预策略 建立医院内科门诊 35 岁以上患者测血压制度;居民社区设立血压测量站;学校的健康教育课应包括预防高血压的知识内容;学生定期体检包括血压测量;工厂医院定期为职工测量血压,对高血压进行随访、治疗和效果评估。

(三)培训

包括医学院校的教育和在职工作人员的培训,以提高对高血压患者的检出、预防指导和治疗水平。

(四)高血压防治计划

1.促进观点转变和策略调整 高血压防治策略的确定,要以有利于群体预防为目标,积极推动并实现高血压防治由专家行为向政府行为、由医疗科研为主向预防为主、由个体治疗为主向群体预防为主、由以城市为主向城乡并举、由高层向基层、由专业行动向群众运动、由卫生部门职责向社会参与等方面的转变,为高血压防治创造支持性环境。

2.积极开展高血压病的三级预防,以一级预防为主,二三级预防并重的策略。在开展群体预防的同时,要做好高血压患者的规范化管理工作,建立健全社区人群高血压患者的检出、登记、随访、复查、治疗、行为指导等管理制度、制定社区高血压规范化管理程序。

3.提高高血压患者的检出率和规范化防治水平 近年将重点做好两件事,即:高血压防治指南的宣传、培训和推广;35 岁首诊者测血压制度出台的论证和准备工作。

4.采取分类指导原则、促进各地高血压防治工作的开展 对各类不同地区的高血压防治要采取分类指导的原则,采取有针对性的、适合当地情况的措施,大的预防、医疗、科研和教学机构应承担基层组织的培训和指导任务。

5.加强高血压防治队伍的建设 包括建立健全社区高血压三级防治网;促进各级卫生机构调整服务方向及加强高血压防治专业队伍的培训。

(霍倩倩)

第八节　病毒性心肌炎

病毒性心肌炎是临床较为常见的心血管疾病之一,系由病毒感染(尤其是柯萨奇 B 组病毒)所致的局限性或弥漫性心肌炎性改变,其患病率有逐年增高的趋势。大多数病毒性心肌炎患者可以自愈,部分迁延而遗留有各种心律失常,严重时可能发生高度或三度房室阻滞,甚至需置入永久心脏起搏器。有少数病毒性心肌炎可急性暴发,导致心力衰竭或猝死,也可有急性期后的持续性心腔扩大和(或)心力衰竭,甚至演变成扩张型心肌病。病毒性心肌炎的发病以年轻人多见,男性多于女性。

一、诊断要点

(一)临床表现

临床表现不尽一致,轻者几无症状,重者可致猝死,主要取决于个体差异、对抗体反应、既往心功能状态和感染病毒的类型等。

1.症状

(1)大部分病毒性心肌炎患者有过发热、头痛、咳嗽、咽痛、乏力等感冒样全身症状或恶心、呕吐、腹泻等消化道症状,提示病毒感染;也可无任何前驱症状。

(2)90%的患者有心悸、胸闷、发热、乏力、气急、心前区隐痛、肌痛、关节痛、少尿、尿闭、晕厥,甚至阿一斯综合征等。

(3)严重者可因心肌病变弥漫而呈暴发性发作,发生急性心力衰竭、大面积急性心肌坏死、心源性休克或猝死。

2.体征

(1)心脏扩大、心率增快或缓慢,第一心音降低,有时可闻及舒张期奔马律和第三、四心音,心尖区可有轻度收缩期杂音,舒张期杂音少见。

(2)可出现多种心律失常,以室性期前收缩、房室阻滞多见。

(3)重症弥漫性心肌炎患者可出现急性心力衰竭,表现为低血压、肺部湿性啰音、颈静脉怒张、肝大、双下肢凹陷性水肿等体征,严重者可出现心源性休克。

(二)辅助检查

1.实验室检查

(1)心肌酶谱及肌钙蛋白测定。临床上以往主要以心肌酶谱检测结果作为判断心肌损伤的辅助指标。心肌特异性肌钙蛋白(cTnI/cTnT)是近年发展起来的一种反映心肌损伤敏感而特异的血清学标记物,一般在发病后 24 小时开始升高,维持 2～3 周降至正常,少数可持续 2～3 个月。cTnI/cTnT 升高是判断病毒性心肌炎心肌损伤的重要依据。

(2)免疫学测定

1)病毒中和抗体测定。一般将早期及恢复期血清中和抗体效价≥4 倍,或一次≥1：64 作为阳性标准。

2)特异性 IgM 抗体测定。用酶联免疫吸附试验(ELISA)在血清中检测到病毒 IgM 抗体,通常表明患者存在急性或持续病毒感染。

3)细胞免疫测定。病毒性心肌炎患者外周血中总 T 细胞(CD_3)、T 辅助细胞(CD_4)及抑制 T 细胞(CD_8)低于正常,而 C_4/CD_8 比值不变。

4)心肌自身抗体测定。40%～100%的心肌炎患者的血清中存在 10 余种抗心肌自身抗体,它们可识别心脏组织中的各种自身抗原。

(3)病毒检测。有条件可用心内膜心肌活检组织进行病毒分离及病毒基因检测。

2.心电图 由于病毒性心肌炎患者通常有心肌实质细胞变性、坏死,间质炎症细胞浸润,心肌纤维化等病理改变,因此可出现心电活动的一系列异常,出现相应的心电图改变。

(1)心律失常:主要表现为室性期前收缩、窦性心动过速和房室阻滞,也可出现心房颤动、窦房结功能障碍、持续性室性心动过速、心室扑动,甚至心室颤动等严重心律失常,可引发猝死。

(2)心肌损害的表现:主要表现为 ST 段压低,T 波低平、双相、倒置,范围可波及所有导联。当累及心外膜下心肌或心包时,可有 ST 段抬高。

(3)其他心电图表现:如 QT 间期延长,QRS 波低电压等,随着病情的痊愈可好转。病毒性心肌炎患者的心电图变化是非特异性的,它往往是心肌炎症改变的一个佐证,既可是炎症活动的表现,也可是炎症修复后遗症的结果。

3. 心脏超声　急性心肌炎患者可出现局部室壁收缩活动减弱、消失或不协调,其部位多位于室间隔及心尖部,甚至可并发室壁瘤。急性重症心肌炎患者可能出现一过性左心室扩大,左心室收缩活动减弱,左心室射血分数明显下降,但随着病情的改善,心功能可逐渐恢复正常。

4. X线检查　局灶性心肌炎患者的X线表现多无明显异常;少数重症病毒性心肌炎患者可表现为心影增大、心胸比例>50%;如合并心包炎可出现心包积液;伴有心力衰竭则可有相应的肺淤血、水肿等改变。

5. 磁共振(MRI)　应用于病毒性心肌炎诊断具有敏感性高、无创及可重复性等特点,且该检查的空间分辨率优于放射性核素心肌显像,对组织特征的诊断有一定意义,可作为临床诊断心肌炎的重要辅助手段之一。心肌炎在MRI的T_2加权图上主要表现为局灶性信号增高,提示心肌组织内炎症病灶和水肿,而T_1加权图上可无明显改变。

6. 放射性核素心肌显像　采用^{111}In或^{99m}Tc标记抗肌凝蛋白重链抗体,与受损心肌细胞内的肌凝蛋白重链特异性结合,形成"热区"显像,显示坏死或损伤的心肌。此检查具有很高的敏感性,而且起病后第四周仍可呈阳性,可用来筛选急性心肌炎。

7. 心内膜心肌活检　心内膜心肌活检的组织病理学或分子生物学证据被不少学者认为是确诊心肌炎的"金标准"。心肌炎的主要组织病理学特征是心肌炎症细胞浸润,并伴有心肌细胞损害的特征。但是,应用心内膜心肌活检诊断心肌炎尚存在不少缺点。其有创性使患者不易接受;炎性组织在心肌中一般呈灶性分布,不一定能取到病灶组织;受取样时间和部位的影响,使活检诊断敏感性低,特异性也不高,诊断的可靠性大打折扣,不应作为临床的常规检查。

(三)诊断依据

1. 病史与体征　在上呼吸道感染、腹泻等病毒感染后3周内出现心脏表现,如出现不能用一般原因解释的感染后严重乏力、第一心音明显减弱、舒张期奔马律、心包摩擦音、心脏扩大、充血性心力衰竭或阿-斯综合征等。

2. 心律失常　上述感染后1~3周或同时新出现下列心律失常或心电图改变者:ST-T改变、异常Q波出现、室性期前收缩、窦性心动过速、房室阻滞、窦房阻滞或束支阻滞等。

3. 心肌损伤的实验室依据

(1)病程中血清心肌肌钙蛋白I或T,甚至CK-MB明显增高。

(2)超声心动图示心腔扩大或室壁活动异常。

(3)放射性核素心功能检查证实左心室收缩或舒张功能减弱。

4. 病原学依据

(1)在急性期从心内膜、心肌、心包或心包穿刺液中检测出病毒、病毒基因片段或病毒蛋白抗原。

(2)病毒抗体第二份血清中同型病毒抗体(如柯萨奇B组病毒中和抗体或流行性感冒病毒血凝抑制抗体等)滴度较第一份血清升高4倍(2份血清应相隔2周以上);或一次抗体效价≥640者为阳性,320者为可疑(如以1:32为基础者则宜以≥256为阳性,128为可疑阳性,根据不同实验室标准作决定)。

(3)病毒特异性IgM阳性(≥1:320)。如同时有血中肠道病毒核酸阳性者更支持有近期病毒感染。

注：同时具有上述(1)、(2)项中的任何一项、(3)项中的任何 2 项，急性心肌炎诊断成立。在排除其他原因心肌疾病后，临床上可诊断急性病毒性心肌炎。如具有(4)项中的 2、3 项在病原学上严格讲只能拟诊为急性病毒性心肌炎。

如患者有包括阿-斯综合征发作、充血性心力衰竭伴或不伴心肌梗死样心电图改变、心源性休克、急性肾衰竭、持续性室性心动过速伴低血压发作或心肌心包炎等在内的一项或多项表现，可诊断为重症病毒性心肌炎。

如仅在病毒感染后 1～3 周出现少数期前收缩或轻度 T 波改变，不要轻易诊断为急性病毒性心肌炎。对难明确诊断者可进行长期随访，在有条件时可做心内膜心肌活检进行病毒基因检测及病理学检查。

(四)鉴别诊断

1.风湿性心肌炎　两者都有抗溶血性链球菌"O"增高及红细胞沉降率增快，但风湿性心肌炎一般常伴有大关节游走性炎症，可有皮下小结、环形红斑或舞蹈症等体征，心电图改变以房室阻滞为常见，心瓣膜受损性杂音亦较明显。

2.β受体功能亢进综合征　本综合征见于年轻患者，主诉常多变，带有一般精神因素的诱因，心电图常示 ST－T 改变及窦性心动过速，给予 β 受体阻滞药(如美托洛尔、普萘洛尔)症状好转，有助于鉴别。

3.冠心病　冠心病患者常存在危险因素，如年龄在 50 岁以上，以及高血压、高血脂、糖尿病、肥胖和吸烟等。心电图多有 ST－T 改变。冠状动脉造影可资鉴别。

4.原发性扩张型心肌病　急性病毒性心肌炎时可出现心脏扩大、充血性心力衰竭而表现为扩张型心肌病样改变，在慢性期随访中也有演变为扩张型心肌病的心脏表现，并在扩张型心肌病患者心肌中用分子杂交可检测到肠道病毒核酸或巨细胞病毒脱氧核糖核酸，提示某些原发性扩张型心肌病由病毒性心肌炎演变而来。详细询问病史对两者的鉴别有所帮助。放射性核素单克隆抗肌凝蛋白抗体显影阳性者，提示有心肌坏死而有助于心肌炎的诊断。

二、治疗

1.一般治疗　休息是减轻心脏负荷的最好方法，也是病毒性心肌炎急性期重要的治疗措施。鼓励患者进食易消化及富含维生素和蛋白质的食物，是病毒性心肌炎非药物治疗的另一重要环节。

2.抗病毒治疗　干扰素对病毒感染早期的心肌细胞有明显抗病毒及保护心肌细胞免受病毒损害的作用。α 干扰素具有广谱抗病毒能力，可抑制病毒的繁殖。

3.心律失常的治疗　大多数病毒性心肌炎患者以期前收缩尤其是快速心律失常最为多见，绝大部分预后良好。如期前收缩频发或多源性且伴有明显的临床症状，或有潜在直接致命危险的心律失常时，才是应用抗心律失常药物治疗的适应证。

4.改善心肌代谢及抗氧化治疗　氧自由基升高与病毒性心肌炎的发病密切相关，抗氧化剂治疗病毒性心肌炎有肯定疗效。药物包括维生素 C、辅酶 Q10、辅酶 A、维生素 E 等。一般可选用三磷腺苷 10～20mg，或辅酶 A50U，或环磷腺苷 20～40mg，或细胞色素 C 15mg，肌内注射，每日 2～3 次。维生素 C 2～4g，加入葡萄糖注射液 40ml，静脉注射，1～2 次。辅酶 Q10 20～60mg，每日 3 次，口服。

5. 免疫治疗 Garg 等荟萃分析了 1980—1997 年应用免疫抑制药治疗心肌炎的资料,以病死率和左心室功能为评估指标,发现 374 个临床试验中只有 6 个符合随机与安慰剂对照的原则,其中结果也显示泼尼松对左心室功能和病死率并无影响。环磷酰胺、他克莫斯(FK506)等免疫抑制药在临床上也未见有成功的报道。免疫调节剂包括白细胞介素 2(IL-2)及抗 IL-2 单克隆抗体、肿瘤坏死因子、特异性免疫球蛋白及抗淋巴血清和针对辅助性、溶细胞性或抑制性 T 细胞的单克隆抗体,以及左旋咪唑等,在实验性心肌炎模型中应用均可不同程度地减轻心肌的炎症反应或减少淋巴细胞的浸润,但在临床上的应用效果还有待于进一步验证。

(霍倩倩)

第九节　感染性心内膜炎

一、概述

感染性心内膜炎(infective endocarditis,IE)是指细菌、真菌或其他微生物直接感染而产生心瓣膜或心室壁内膜的炎症。是一种高致残和高病死率的疾病。

IE 的年发病率为 3～10 例/10 万人,住院的 IE 患者病死率 9.6%～26%。影响 IE 预后的主要因素包括:患者的病情特征、是否有心脏和非心脏并发症、病原微生物种类、超声、心电图征象等。目前约 50% 患者在住院期间接受外科手术。有外科指证而手术风险较高、无法实施手术者预后差。

近年来 IE 的流行病学已经发生了明显变化,风湿性心脏瓣膜病患者明显减少,退行性心脏瓣膜病患者、静脉用药依赖者明显增加。人工瓣膜置换、心脏起搏器、埋藏式心脏除颤器等植入逐年增加使得器械相关性 IE 发病率在增高。

(一)IE 病因

包括基础心血管病变及病原微生物两方面。大多数 IE 患者有心瓣膜病变,如二叶式主动脉瓣狭窄、二尖瓣脱垂、主动脉瓣与二尖瓣退行性病变、风湿性心瓣膜病等;其次为先天性心脏病(动脉导管未闭、室间隔缺损、法洛四联症等)、静脉注射成瘾、接受有创性检查、介入治疗和血流透析等。IE 病原微生物中最常见的是细菌(>90%),其次为真菌(约 5%),其他病原体如衣原体、立克次体等均罕见。对于社区获得性 IE 致病菌以链球菌为主,院内感染性 IE 致病菌以金黄色葡萄球菌和肠球菌为主,透析患者感染性 IE 致病菌以金黄色葡萄球菌为主,而且绝大部分为耐甲氧西林的金黄色葡萄球菌。吸毒患者 IE 以金黄色葡萄球菌多见。

(二)病理生理

赘生物形成是本病的特征性病理改变。临床 IE 除感染征外,其他表现还基于:①心内膜感染的局部毁损作用;②赘生物碎片引起远处栓塞或迁移性感染;③持续菌血症期的远处血源性感染;④对感染细菌的免疫反应,由免疫复合物或抗体、补体与组织中的抗原相互作用,引起组织炎症损伤。

(三)2009 年 ESC 的 IE 指南提出 IE 分类

依照感染部位及是否存在心内异物将 IE 分为:①左心自体瓣膜 IE(native valve endocarditis,NVE);②左心人工瓣膜 IE(prosthetic valve endocarditis,PVE)瓣膜置换术后 1 年内发

生者为早期 PVE,1 年后发生者晚期 PVE;③右心 IE;④器械相关性 IE,包括发生在起搏器或除颤器导线上的 IE,可伴或不伴有瓣膜受累。

根据患者来源分为:①社区获得性 IE;②医疗相关性 IE:院内感染和非院内感染;③经静脉吸毒者的 IE。

二、临床诊断

IE 的早期表现缺乏特异性,多数表现为发热等感染征象,往往被误诊为一般呼吸道感染,而且不同患者间差异较大,一些老年或免疫低下的患者甚至没有明确的发热病史。因此,IE 的及时检出首先有赖于临床医师的高度警觉性,即一旦怀疑立即求证,超声心动图检查和血培养是诊断 IE 的两大主要依据。

(一)临床表现

1. 全身感染的表现

(1)发热:为本病最常见症状,90%左右患者有发热。各种热型均可出现,以弛张热多见,也可以是持续低热,如不治疗则发热可持续或反复出现。发病初期由于其他临床表现不明显,容易与感冒发热混淆。发热前可伴或不伴有寒战。热退时出汗较多,有时即使不发热也出汗明显。少数患者可不发热或轻微发热,主要见于老年人、严重衰弱或少数凝固酶阴性的葡萄球菌感染的自身瓣膜 IE 患者。

(2)其他全身症状:主要有进行性贫血、消瘦、乏力、纳差、盗汗等。进行性贫血可达严重程度,是 IE 的较常见表现,有时可成为突出症状之一。而乏力、虚弱、气急可部分由贫血引起。盗汗也是感染活动的重要表现,严重时白天也可虚汗不止。肌肉关节酸痛也常见,为毒血症引起。

(3)杵状指:一般多出现在病程较长者,见于 20%～40%的病例,无发绀。在疾病过程中如观察到无发绀的杵状指,对诊断有较大意义。

(4)脾肿大:见于 15%～50%的病例,脾肿大而软,对本病有较大的诊断价值,多见于病程较长的 IE 患者。脾肿大程度多不显著,少数可达脐水平。

2. 心脏受累表现　大多数 IE 患者有心脏杂音,杂音既可来自原有基础心脏病的杂音,也可因感染病灶破坏心脏瓣膜及附件或形成心脏腔室异常孔道产生新的杂音,赘生物生长或破坏可导致杂音性质改变,大的赘生物甚至可引起功能性瓣膜狭窄;也可因为瓣膜溃疡、瓣叶穿孔、腱索断裂或室间隔穿孔产生新的粗糙、响亮或音乐性收缩期杂音。三尖瓣 IE 患者的杂音多数不明显。在病程中杂音性质的改变有时也可因贫血、心动过速、心输出量变化所致。

由于感染及心脏结构破坏,导致血流动力学障碍,加重心脏负担,可引发或加重原有心力衰竭。患者呼吸困难,活动能力下降,严重时不能平卧,甚至出现急性肺水肿,特别是出现腱索断裂、瓣膜穿孔、瓣周瘘时,容易使心功能迅速恶化。也可出现下肢水肿、腹胀、黄疸、胸腔积液和腹水等。

可出现心律失常,多数为期前收缩、心房颤动。如病灶累及传导系统则可出现房室传导阻滞或束支传导阻滞,多数系主动脉瓣病灶进展所致,因其靠近传导系统。

3. 栓塞及血管损害　栓塞现象较常见,对本病诊断有重要价值。栓塞可发生于任何部位,栓塞范围可大可小,临床表现各不相同。早期发生栓塞者,往往起病急,预示病情凶险。

如风湿性心瓣膜病等疾病合并 IE 时,赘生物多位于左心,因此体循环栓塞多见。其中以脑部动脉栓塞多见。大约1/3IE病例存在神经系统症状或体征,尤其多见于金黄色葡萄球菌性IE,伴有病死率增加。患者可出现偏瘫、失语、昏迷、脑膜炎、蛛网膜下隙出血、菌性脑动脉瘤破裂引起脑出血等症状和体征。如肾动脉栓塞可引起腰痛、血尿,一般不出现严重的肾功能损害,但由感染引起的肾脏免疫性损害,可导致蛋白尿、肾功能损害。如栓塞在脾脏,可致脾区疼痛、摩擦音、脾肿大、发热,如脾脏菌性动脉瘤破裂则引起腹腔出血、休克或腹膜炎、膈下脓肿。肠系膜动脉栓塞可引起肠坏死、腹膜炎。四肢动脉栓塞可致肢体发冷、无力、疼痛及坏死。眼结膜可见瘀点,眼底可见扇形或圆形出血,有时可见圆形白色点(Roth点);视网膜中心动脉栓塞可致突然失明;中枢神经系统病灶有时引起偏盲、复视。

如先天性心脏病患者的赘生物多位于右心腔或肺动脉壁,因此以肺动脉栓塞多见。吸毒者IE致病菌常为金黄色葡萄球菌,赘生物大多在三尖瓣,且容易脱落,反复肺动脉栓塞引发多灶性脓毒性肺炎是其重要的临床表现。偶见冠状动脉内栓塞,可导致患者猝死。

皮肤黏膜上的瘀点可由栓塞引起或由感染毒素使毛细血管脆性增加引起破裂所致。瘀点中心呈白色或灰色,可见于眼睑结膜、口腔黏膜、前胸皮肤及指(趾)甲下,现已较少见。大的皮内或皮下栓塞性损害直径5~15mm,微微隆起,呈紫红色,有明显压痛。多发生在指(趾)末端的掌面,称为Osler小结,大多持续数天后消失,是IE的重要体征之一。Janeway斑为另一种特殊性皮肤损害,呈小结节或小斑片状出血,见于手掌、足底,有时在手臂或小腿出现。Osler小结和Janeway斑现较少见。

(二)辅助检查

1.血培养 绝大部分IE患者存在菌血症,因此血培养阳性是诊断本病最直接的证据,而且还可以随访菌血症是否持续存在,指导正确使用抗生素。

对可疑IE患者应在入院24h内分别采血3次(每次采血应间隔1h),最好在患者寒战发热时采血,且不应经输液通道采血。如患者已经使用抗生素治疗,如病情允许,可停药3d后再行血培养。

若24h或更长时间内多次血培养阳性,必须考虑IE诊断。仅一次阳性可靠性不高,尤其生长细菌不在IE的致病菌谱中,则可能是标本污染所致。如数次血培养为同一种细菌则结果可靠。必须指出,血培养阴性不能排除IE诊断。

2.超声心动图

超声心动图:经胸检查(TTE)和经食管检查(TEE)两种途径,对于IE诊断、处理及随访均有重大价值。TTE诊断IE的敏感性为40%~63%,TEE诊断IE的敏感性为90%~100%。

超声心动图诊断IE的主要标准:①赘生物,发现赘生物是IE特征性表现,超声心动图对赘生物有很高检出率;②脓肿,人工瓣膜裂开(超声心动图表现为瓣周漏,或瓣膜的摇摆运动。两者可单独或合并存在)。

但超声心动图也有其局限性,如不能判断赘生物是否为活动性感染病灶,过小的赘生物(<2mm)不能检出,不能区别人工瓣上的赘生物与血栓。因此不能依据超声心动图阴性结果而排除IE诊断等。

3.其他检查 IE患者常有红细胞和血红蛋白的降低,红细胞沉降率增快,蛋白尿、血尿等;心电图一般无特异性改变。在并发栓塞性心肌梗死、心包炎时可显示相应的特征性改变。伴有瓣周脓肿时可出现房室传导阻滞等。

（三）诊断标准

典型的 IE 诊断并不困难，但由于抗生素的广泛应用，使本病具有典型临床表现的患者少见，因此临床上对于有基础心脏疾病且不明原因发热 3d 以上的患者应怀疑本病的诊断；对于不能解释的贫血、顽固性心力衰竭、脑卒中、周围动脉栓塞、人工瓣膜口的进行性阻塞和瓣膜移位、撕脱等均应考虑是否有 IE 存在。

IE 的主要诊断依据：临床表现、血培养阳性及超声心动图发现赘生物等特征性病理改变。这三者当中只要有两项明确就能基本成立 IE 诊断。可参考改良的 Duke 标准（表 2－19），目前是国际上最广泛应用的诊断标准。

表 2－19　IE 的改良 Duke 诊断标准

一、主要标准

　　1. 血培养阳性

　　　　①有 IE 的典型细菌（2 次不同血培养中）

　　　　②≥2 次持续性阳性（采血间隔＞12h）

　　　　③伯纳特立克次体 1 次阳性，或第一相免疫球蛋白 G 抗体滴度＞1∶800

　　2. 心内膜受累证据

　　　（1）超声心动图

　　　　　①摆动性团块（赘生物）

　　　　　②脓肿

　　　　　③人工瓣裂开

　　　（2）新出现的瓣膜反流（增强或改变了原来不明显的杂音）

二、次要标准

　　1. 易患因素：有基础心脏病或静脉药物依赖者

　　2. 发热：体温≥38℃

　　3. 血管表现：主要动脉栓塞、化脓性肺栓塞、细菌性动脉瘤内出血、结膜出血、Janeway 结等

　　4. 免疫系统表现：肾小球肾炎、Osler 小结、Roth 点、类风湿因子阳性等

　　5. 微生物学证据：血培养阳性，但不符合上述主要标准或与 IE 一致的急性细菌感染的血清学证据

注：典型致病菌包括草绿色链球菌、牛链球菌、肠球菌、葡萄球菌或 HACEK 菌群（嗜血杆菌、放线杆菌、人心杆菌、金格拉杆菌和埃肯菌属）。

1. 确诊 IE　具有 2 项主要标准，或 1 项主要标准＋3 项次要标准，或 5 项次要标准。

2. 可疑 IE　具有 1 项主要标准＋1 项次要标准，或 3 项次要标准。

3. 排除 IE　肯定的其他诊断可解释患者临床表现者，或抗生素治疗时间≤4d 而"心内膜炎"症状完全消失者，或抗生素治疗时间≤4d 手术或尸解没有发现 IE 证据者。

有以下一种情况者可认为属于活动性 IE：①IE 患者持续发热且血培养多次阳性；②手术时发现活动性炎症病变；③患者仍在接受抗生素治疗；④有活动性 IE 的组织病理学证据。

IE 再发有两种情况：①复发：指首次发病后 6 个月内由同一微生物引起 IE 再次发作；②再感染：指不同微生物引起的感染，或者首次发病后超过 6 个月由同一微生物引起 IE 再次发作。

（四）鉴别诊断

本病的临床表现涉及全身多脏器，故需与多种疾病相鉴别。如以发热为主，心脏表现不明显时，应与常见的长期发热疾病鉴别，如伤寒、疟疾、结核病、结缔组织病、淋巴瘤等。伤寒

一般有白细胞计数减少,而非增高,血或骨髓培养可见伤寒杆菌;疟疾可有其特征性发热,血中查到疟原虫;结核往往为低热,伴有盗汗,OT 或 PPD 试验强阳性及查到结核杆菌或病灶等。

有时栓塞导致的某个局部症状突出,IE 的其他表现被掩盖或被忽视,则容易导致误诊。如突发脑栓塞或脑出血,患者无自觉发热或就诊时发热不明显,可误诊为脑血管意外。因此,对年轻人无明显原因的脑血管意外应注意感染性心内膜炎脑部并发症。有显著血尿及肾区疼痛者,可误诊为肾结石;有明显肾脏损害伴蛋白尿及全身水肿、氮质血症者,可误诊为原发性肾小球肾炎,应注意鉴别。

IE 与风湿活动鉴别有时较困难。一般风湿活动多见于青少年,而 IE30 岁后发病较多。风湿活动以低热为主,贫血不如 IE 明显,心电图 PR 段延长较多见,水杨酸钠治疗有效,一般无皮肤黏膜瘀点、脾肿大、杵状指、赘生物、血培养阳性等。

发热是多种疾病的共同点,对鉴别无帮助,但是血培养阳性和赘生物、Osler 小结、杵状指、栓塞征等是 IE 的特征,鉴别诊断要牢牢抓住这些特征。

三、治疗方法

治疗过程最主要的方法是选择合适的杀菌抗生素及必要适时的外科手术。

(一)抗生素应用

采用有效的抗生素是治愈本病最根本的治疗。抗生素治疗的原则:及时、准确、足量、长疗程。最好有细菌培养药敏试验指导选用细菌敏感的抗生素;对于病原微生物不明的,选用针对金黄色葡萄球菌、链球菌和革兰阴性杆菌均有效的广谱抗生素。有条件时应监测抗生素血药浓度,调节用药剂量,使血药浓度达到最小杀菌浓度的 8 倍以上以彻底杀灭赘生物中残存的细菌,防止复发。如治疗有效,则应当持续 4～6 周。

1. 初始经验性治疗　治疗方案见表 2—20,适用于病原体确定之前或无法确定的患者。

表 2—20　IE 初始经验性抗生素治疗方案

抗生素	剂量和用法	持续时间(周)
自体瓣膜 IE:		
①氨苄西林钠舒巴坦钠	12g/d,iv,分 4 次	4～6
或阿莫西林克拉维酸钾	12g/d,iv,分 4 次	4～6
＋庆大霉素	3mg/(kg・d),iv 或 im,分 2～3 次	4～6
②万古霉素	30mg/(kg・d),iv,分 2 次	4～6
＋庆大霉素	3mg/(kg・d),iv 或 im,分 2～3 次	4～6
＋环丙沙星	1000mg/d,口服,分 2 次	4～6
	或 800mg/d,iv,分 2 次	
早期人工瓣膜 IE:		
万古霉素	30mg/(kg・d),iv,分 2 次	6
＋庆大霉素	3mg/(kg・d),iv 或 im,分 2～3 次	2
＋利福平	1200mg/d,口服,分 2 次	6
晚期人工瓣膜 IE:		
与自体瓣膜 IE 相同		

注:iv:静脉注射;im:肌内注射。

2. 对已知致病微生物时的治疗　对青霉素敏感的细菌:青霉素剂量为 1200 万~2000 万 U/d,分 4 次或持续静脉滴注。应注意青霉素用量超过 2000 万 U/d,脑脊液中浓度过高有可能引起神经毒性表现,可引起肌肉痉挛、癫痫样发作及昏迷。另外,青霉素含钾或钠,大剂量可引起高血钾、高血钠等。青霉素过敏者可改用头孢菌素类如头孢唑啉、头孢拉定,剂量为 6~12g/d,分 4 次,静脉注射。对头孢菌素也过敏者,可用万古霉素,万古霉素剂量为 30mg/(kg·d),分 2 次,静脉滴注,最大剂量不超过 2g/d。青霉素敏感的链球菌引起的人工瓣膜心内膜炎,可用青霉素治疗 6 周,头 2~4 周加用庆大霉素肌内注射,剂量与自身瓣膜心内膜炎相同。

对青霉素比较不敏感的链球菌如肺炎链球菌、化脓性链球菌及 B、C、G 组链球菌感染,青霉素用量宜大(2000 万~3000 万 U/d)并加用庆大霉素 2 周。如无效可改用万古霉素。

肠球菌 IE 的治疗较困难,可用大剂量青霉素或氨苄西林－舒巴坦或万古霉素联合庆大霉素治疗,疗程为 4~6 周。治疗中应注意肾毒性和耳毒性,特别是万古霉素与庆大霉素联合时。由于肠球菌的耐药问题较严重,有的肠球菌甚至对万古霉素耐药,可试用替考拉宁静脉滴注,先给负荷剂量 0.4g/12h×3 次,之后 0.4g/d,静脉滴注。或试用达妥霉素或利奈唑胺。也可用喹诺酮类、利福平、增效磺胺治疗,或者联合手术治疗。

葡萄球菌多数对青霉素耐药,应使用半合成耐酶青霉素,如萘夫西林或苯唑西林,2g/4h,静脉注射。可在头 3~5d 加用庆大霉素,1mg/kg,1 次/8 小时肌内注射。也可选用头孢唑啉静脉注射,2g/8h,或万古霉素静脉滴注,剂量同上。对苯唑西林耐药的细菌,只能用万古霉素或者替考拉宁治疗,无效者试用达妥霉素、利奈唑胺。人工心瓣膜葡萄球菌 IE 则应在上述基础上加用利福平,0.3g/8h,口服 6 周以上和庆大霉素 2 周。

大肠埃希菌、克雷伯杆菌、沙雷菌和变形杆菌属对第三代头孢菌素、亚胺培南等高度敏感。铜绿假单胞菌可选用替卡西林加妥布霉素治疗,但往往一疗效欠佳,需手术治疗。HACEK 菌属,对第三代头孢菌素均敏感,也可选用氨苄西林－舒巴坦治疗。对头孢菌素或氨苄西林不耐受者可以用喹诺酮类药物治疗。

真菌性 IE 可采用氟康唑、伊曲康唑、醋酸卡泊芬净或者全剂量两性霉素 B 脂质体静脉注射。但药物治疗往往难于治愈,需手术治疗。立克次体 IE 尚无好的药物治疗,可选用强力霉素长期治疗。手术仍是有效的治疗方法。

(二)手术治疗

IE 患者早期手术的三大适应证为心力衰竭、感染不能控制、预防栓塞。旨在通过切除感染物、引流脓肿和修复受损组织,避免心力衰竭进行性恶化和不可逆性结构破坏,预防栓塞事件。

四、预后及预防

(一)预后

1. 复发　IE 复发率 2.7%~22.5%。复发分为复发和再燃。同种病原微生物感染间隔 <6 个月者为复发,否则为再燃。

复发常见原因有初始疗程不够、抗生素选择欠佳、持续局部感染。再燃在静脉用药依赖症、人工瓣膜心内膜炎、长期透析及有多种 IE 危险因素者常见,且患者病死率风险较高,常需瓣膜置换。

2.心力衰竭　由于瓣膜损坏,感染治愈后仍可发生进行性心力衰竭。

3.长期生存率　IE 的 10 年生存率 60%～90%,尚无更长随访信息。

(二)预防

最有效预防措施是良好的口腔卫生习惯和定期的牙科检查,在任何静脉导管插入或其他有创性操作过程中必须严格无菌操作。

IE 的抗生素预防包括高危人群及高危操作。高危人群:①有人工心脏瓣膜或应用人工材料进行瓣膜修复的患者;②既往有 IE 病史;③先天性心脏病者,包括发绀型先天性心脏病,未手术修复,或有残留缺损、姑息性分流或通道;先天性心脏病患者用人工材料经手术或介入方式进行完全修补术后 6 个月内;先天性心脏病经修补后在原位或邻近人工补片或装置附件有残余缺损者;④心脏移植后发生瓣膜病变者。

对于高危患者进行涉及齿龈或牙根尖周围组织的手术,或需要口腔黏膜穿孔的操作,考虑抗生素预防 IE。主要的靶目标是口腔链球菌,推荐在操作开始前 30～60min 内使用下列抗生素:阿莫西林或氨苄西林,成人 2g,口服或静脉注射;儿童 50mg/kg,口服或静脉注射。对青霉素或氨苄西林过敏者,可用克林霉素,成人 600mg,口服或静脉注射;儿童 20mg/kg,口服或静脉注射。

(霍倩倩)

第十节　扩张型心肌病

扩张型心肌病(Dilated cardiomyopathy,DCM)是一类以左心室或双心室扩大伴收缩功能障碍为特征的心肌病。该病较为常见,我国发病率为 13/10 万～84/10 万。病因多样,约半数病因不详。临床表现为心脏扩大、心力衰竭、心律失常、血栓栓塞及猝死。以往采用强心利尿为基础的治疗方案时本病预后差。近年来采用 β 阻滞剂、ACEI/ARB、醛固酮类拮抗剂、左心室起搏等治疗使许多患者的预后明显改善。病因是否去除对预后具有重要意义。

一、病因和发病机制

多数扩张型心肌病的原因不清。已知病因包括感染、非感染的炎症、中毒(包括酒精等)、内分泌和代谢紊乱、遗传、精神创伤(stress)等。随着近年来基因检测技术的开展,发现越来越多患者有家族/遗传性。

1.感染　病原体直接侵袭和由此引发的慢性炎症和免疫反应是造成心肌损害的主要机制。以病毒感染最常见。尤其是 RNA 家族中的小核糖核酸病毒,包括柯萨奇病毒 B、ECHO 病毒、小儿麻痹症病毒、流感病毒、腺病毒、巨细胞病毒、人类免疫缺陷病毒等。

部分细菌、真菌、立克次体和寄生虫等也可引起心肌炎并发展为扩张型心肌病。如 Chagas 病(南美锥虫病),其病原为克氏锥虫,通常经猎蝽虫叮咬传播。

2.炎症　肉芽肿性心肌炎(Granulomatous myocarditis)见于结节病和巨细胞性心肌炎,也可见于过敏性心肌炎。心肌活检有淋巴细胞、单核细胞和大量嗜酸性细胞浸润。此外,肌炎和皮肌炎亦可以伴发心肌炎。多种结缔组织病及血管炎均可直接或间接累及心肌,引起获得性扩张型心肌病。

3.中毒、内分泌和代谢异常　嗜酒是我国扩张型心肌病的常见病因。化疗药物和某些心肌毒性药物和化学品,如阿霉素等蒽环类抗癌药物、锂制剂、依米丁等。某些维生素和微量元素如硒的缺乏(克山病,为我国特有的地方性疾病)也能导致扩张型心肌病。嗜铬细胞瘤、甲状腺疾病等内分泌疾病也可以是扩张型心肌病的病因。血色病累及心肌通常归类为限制型心肌病,但晚期临床表现常常为扩张型。

4.遗传 25%～50%的扩张型心肌病有基因突变或家族遗传背景,遗传方式主要为常染色体显性遗传,X染色体连锁隐性遗传及线粒体遗传较为少见。目前已发现超过30个染色体位点与常染色体显性遗传的扩张型心肌病有关,2/3的致病基因位于这些位点,这些致病基因负责编码多种蛋白合成,它们的异常将造成心肌不同部位结构和功能异常,包括:心肌细胞肌节(Sarcomere)、闰盘和细胞骨架(Z-disk and Cytoskeleton)、核膜(Nuclear Membrane)、激动-收缩耦联(Excitation-Contraction Coupling)、细胞代谢、线粒体、心肌纤维膜(Sarcolemmal Membrane)及桥粒等。致心律失常右室心肌病(ARVC)主要累及右心室;左室致密化不全(LVNC)则主要累及左心室致密层。

5.其他 许多扩张型心肌病的病因并非单一。一般认为围产期心肌病是获得性心肌病,但多见于某些种族和区域。神经肌肉疾病如Duchenne型肌营养不良、Becker型肌营养不良等也可以伴发扩张型心肌病。有些扩张型心肌病和限制型心肌病存在重叠,如"轻微扩张型心肌病"、血色病、心肌淀粉样变、肥厚型心肌病(终末期)。

二、病理解剖和病理生理

以心腔扩大为主,肉眼可见心室腔扩张,室壁变薄伴纤维瘢痕形成,且常有附壁血栓。瓣膜、冠状动脉多无改变。组织学为非特异性心肌细胞肥大、变性,特别是程度不同的纤维化等病变混合存在。

左心室扩大伴射血分数下降是DCM的特征。心肌细胞在遭受第一次打击时损失部分心肌,而其余心肌可能逐渐凋亡。病变的心肌收缩力减弱将触发神经-体液机制,产生水钠潴留、加快心率、收缩血管以维持有效循环。但是这一代偿机制将使病变的心肌雪上加霜,进一步加重心肌损害,造成心脏重构。心腔扩大、瓣膜结构变形造成反流使心衰加重。部分病例在使用β阻滞剂和ACEI/ARB后心功能明显改善甚至接近正常,说明阻断和改善心肌重构的重要意义。

三、临床表现

本病不同患者临床表现差异大。心脏扩大、心力衰竭、心律失常、栓塞和猝死是DCM的主要表现。不同病因造成的DCM有其病史特点。家族史、饮酒史、药物和放射治疗史、打鼾等对临床诊断具有重要价值。

(一)症状

本病多数起病隐匿,早期可无症状。临床主要表现为活动时呼吸困难和活动耐量下降。随着病情加重可以出现夜间阵发性呼吸困难和端坐呼吸性左心功能不全症状。并逐渐出现食欲下降、腹胀及下肢水肿等右心功能不全症状。合并心律失常时可表现心悸,头昏、黑矇甚至猝死。持续顽固低血压往往是扩张型心肌病终末期的表现。发生栓塞可以有受累相应脏器疼痛等表现。

(二)体征

主要体征为心界扩大,听诊心音减弱,常可闻及第三或第四心音,心率快时呈奔马律,有时可于心尖部闻及收缩期杂音。肺部听诊可闻及湿啰音,可以仅局限于两肺底,随着心力衰竭加重和出现急性左心衰时湿啰音可以遍布两肺或伴哮鸣音。颈静脉怒张、肝脏肿大及外周水肿等液体潴留体征也较为常见。长期肝淤血可以导致肝硬化、胆汁淤积和黄疸。心力衰竭控制不好的患者还常常出现皮肤湿冷。

四、辅助检查

心电图、胸片和心脏超声是可疑患者的基础检查。进一步检查可能对病因诊断有帮助。

1.胸部 X 线检查(图 2-9) 心影通常增大,心胸比例>50%。可出现肺淤血、肺水肿及肺动脉压力增高的 X 线表现,有时可见胸腔积液。

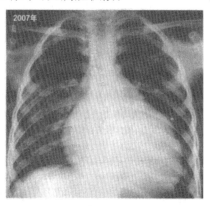

图 2-9 扩张型心肌病的胸部 X 线

显示心影增大,心胸比例>50%

2.心电图 缺乏诊断特异性,但很重要。患者或多或少可有心电图改变。可以为 R 波进展不良、室内传导阻滞或左束支传导阻滞。QRS 波增宽常提示预后不良。严重的左心室纤维化还可出现病理性 Q 波,需除外心肌梗死。常见 ST 段压低和 T 波倒置。可见各类期前收缩、非持续性室速、房颤、传导阻滞等多种心律失常同时存在。

3.超声心动图 超声心动图是诊断及评估扩张型心肌病最常用的重要手段。疾病早期可仅表现为左心室轻度扩大,后期各心腔均扩大,以左心室扩大为著(图 2-10)。室壁运动普遍减弱,心肌收缩功能下降,左心室射血分数显著降低。二尖瓣、三尖瓣本身虽无病变,但由于心腔明显扩大,导致瓣膜在收缩期不能退至瓣环水平而关闭不全。彩色血流多普勒可显示二、三尖瓣反流(图 2-11)。

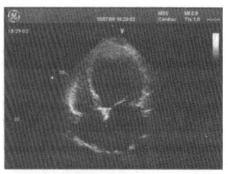

图 2-10 扩张型心肌病超声心动图表现

左心室明显扩大,左心房也有所增大

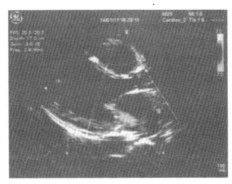

图2—11 扩张型心肌病彩色血流多普勒表现(较大蓝色反流束为血液反流入左心房)

4.心脏磁共振(Cardiac magnetic resonance,CMR) CMR对于心肌病诊断、鉴别诊断及预后评估均有很高价值。有助于鉴别浸润性心肌病、致心律失常右心室心肌病、心肌致密化不全、心肌炎、结节病等疾病。CMR显像提示心肌纤维化常常预示心电不稳定。

5.心肌核素显像 运动或药物负荷心肌显像可用于除外冠状动脉疾病引起的缺血性心肌病。核素血池扫描可见舒张末期和收缩末期左心室容积增大,左心室射血分数降低,但一般不用于心功能评价。

6.冠状动脉CT检查 通过静脉输入造影剂同时进行冠状动脉CT检查,可以发现或除外冠状动脉明显狭窄,有助于鉴别因冠状动脉狭窄造成的心肌缺血、坏死和缺血性心肌病。

7.血液和血清学检查 扩张型心肌病可出现脑钠肽(BNP)或N末端脑钠肽(NT-proB-NP)升高,此有助于鉴别呼吸困难的原因。部分患者也可出现cTnI轻度升高,但缺乏诊断特异性。

血常规、电解质、肝肾功能等常规检查有助于明确有无贫血、电解质失衡、肝硬化及肾功能Notes不全等疾病,这些检查虽然对扩心病的诊断无特异性,但有助于对患者总体病情评价和判断预后。临床尚需要根据患者的合并情况选择性进行一些相关检查,如内分泌功能、炎症及免疫指标、病原学、血清铁和转铁蛋白饱和度等。

8.冠状动脉造影和心导管检查 冠状动脉造影无明显狭窄有助于除外冠状动脉性心脏病。心导管检查不是扩张型心肌病诊断的常用和关键检查。在疾病早期大致正常,在出现心力衰竭时可见左、右心室舒张末期压、左心房压和肺毛细血管楔压增高,心搏量和心脏指数减低。

9.心内膜心肌活检(EMB) 主要适应证包括:近期出现的突发严重心力衰竭、伴有严重心律失常、药物治疗反应差、原因不明,尤其对怀疑爆发性淋巴细胞心肌炎的病例,因为这些患者通过血流动力学支持治疗后预后很好。心肌活检可以明确是否为巨噬细胞心肌炎,有助于启动免疫抑制治疗。此检查也有助于决定患者应该尽早心脏移植还是先用心室辅助泵。

五、诊断及鉴别诊断

对于有慢性心力衰竭临床表现,心脏超声检查有心腔扩大和心脏收缩功能减低的病例,即应考虑扩张型心肌病诊断。

鉴别诊断主要应该除外引起心脏扩大、收缩功能减低的其他继发原因,包括心脏瓣膜病、高血压、冠心病、先天性心脏病等。可通过病史、查体及超声心动图、心肌核素显像、CMR、冠状动脉CT检查、冠脉造影等检查进行鉴别诊断。必要时做心内膜心肌活检。

诊断家族性扩张型心肌病首先应除外各种继发性及获得性心肌病。依据是在一个家系中(包括先证者在内)有两个或两个以上扩张型心肌病患者,或在患者的一级亲属中有不明原因 35 岁以下猝死者。仔细询问家族史对诊断极为重要。家庭成员基因筛查有助于确诊。

六、治疗

治疗旨在阻止基础病因导致的心肌损害,阻断造成心力衰竭加重的神经体液机制,控制心律失常和预防猝死,预防栓塞,提高生活质量和延长生存期。

(一)病因治疗

应积极寻找病因,给予相应的治疗。包括控制感染;严格限酒或戒酒、戒烟;避免对心脏有害药物;治疗高血压、高脂血症、内分泌疾病或自身免疫病;纠正肥胖(尤其心衰分级 A 时)、电解质紊乱;改善营养失衡等。

(二)针对心力衰竭的药物治疗

一旦出现心脏扩大、收缩功能损害,即使尚无心力衰竭的临床表现(心衰分级 B),也应积极地进行药物干预治疗,包括 β 受体阻滞剂、血管紧张素转换酶抑制剂或血管紧张素受体拮抗剂,以期减缓心室重构及心肌进一步损伤,延缓病变发展。

随病程进展,心室收缩功能进一步减低,并出现心力衰竭临床表现(心衰分级 C)。此阶段治疗应该包括适当限盐(<3g/d),规律活动。药物治疗包括:

1.血管紧张素转换酶抑制剂(ACEI)或血管紧张素受体拮抗剂(ARB)的应用 所有左心室射血分数<40%的心力衰竭患者若无禁忌证均应使用 ACEI,从小剂量开始,逐渐递增,直至达到目标剂量。滴定剂量和过程需个体化。对于部分由于 ACEI 不能耐受(如咳嗽)的患者可以考虑使用 ARB。两药不能合用。

2.β 受体阻滞剂 所有左心室射血分数<40%的患者若无禁忌都应使用 β 阻滞剂。包括卡维地洛、美托洛尔和比索洛尔。应在 ACEI 和利尿剂的基础上加用,需从小剂量开始,逐步加量。以达到目标剂量或最大耐受剂量。

3.盐皮质激素受体拮抗剂(Mineralocorticoid receptor antagonist,MRA) 包括依普利酮(Eplerenom)和螺内酯。为保钾利尿剂。对于在 ACEI 和 β 阻滞剂基础上仍有症状且无肾功能严重受损(肌酐清除率>30mL/min)的患者应该使用。应密切监测电解质水平(K^+<5.0mEq/dL)。螺内酯可引起少数男性患者乳房发育。

4.肼屈嗪和二硝酸异山梨醇 此二药合用可以作为 ACEI 和 ARB 不能耐受患者的替代。也可用于那些使用 ACEI、β 阻滞剂和 MRA 后仍有心力衰竭症状的患者。

5.伊伐布雷定(Ivabradine) 是 If 通道阻滞剂,它能减慢窦性心率,但并不减慢房颤时的心室率。对于不能耐受 β 阻滞剂,心率≥70/min 的患者可使用。

6.利尿剂的应用 能有效改善胸闷、气短和水肿等症状。通常从小剂量开始,如呋塞米每日 20mg 或氢氯噻嗪每日 25mg,根据尿量及体重变化调整剂量。

7.洋地黄 主要用于 ACEI(ARB)、β 阻滞剂、MRA 治疗后仍有症状,或者不能耐受 β 阻滞剂的患者。能有效改善症状,尤其用于减慢房颤心力衰竭患者的心室率,但可能对生存不利。

上述药物中 ACEI、β 阻滞剂和 MRA 对改善预后有明确的疗效。而其他药物对远期生存的影响尚缺乏充分证据,但能有效改善症状。值得指出的是临床上一般不宜将 ACEI、ARB、

MRA 三者合用。噻唑烷二酮（Thiazolidinediones）、格列酮类（Glitazones）可能加重心力衰竭，应该避免使用。NASAIDs 和 COX₂ 可能造成水钠潴留，也应该避免使用。

（三）心力衰竭的心脏再同步化治疗（Cardiac resynchronization therapy，CRT）

CRT 是通过置入带有左心室电极的起搏器，同步起搏左、右心室使心室的收缩同步化。这一治疗对部分心力衰竭患者有显著疗效。患者需要在药物治疗的基础上选用。

对于经充分药物治疗后纽约心功能分级（NYHA）为Ⅲ或非卧床Ⅳ级的患者，CRT 治疗的适应证为：左心室射血分数（LVEF）≤35％；左束支阻滞 QRS 波≥120ms，非左束支阻滞的患者 QRS 波≥150ms；预期有质量的寿命在 1 年以上。本治疗可缓解症状，改善心功能，降低死亡率。

对于经充分药物治疗后 NYHA 为Ⅱ级的患者，CRT 治疗的适应证为：左心室射血分数（LVEF）≤35％；左束支阻滞 QRS 波≥130ms，非左束支阻滞的患者 QRS 波≥150ms。预期有质量的寿命在 1 年以上。

（四）晚期或难治性心衰患者（心衰分级 D）治疗

对于晚期心衰患者治疗，除上述介绍的药物外还需要包括：①限制进水，一般每日进水量为在 1.5～2L 内。②静脉使用强心药物以维持重要脏器灌注和功能，常用药物包括多巴胺、多巴酚丁胺、米力农（Milrinone）。③心脏机械循环支持（MCS，Mechanical Circulatory Support）通常作为过渡到心脏移植的一种方式。④严重心力衰竭内科治疗无效的病例可考虑心脏移植。也有试行左心室成形术者，通过切除部分扩大的左心室同时置换二尖瓣，以减轻反流、改善心功能，但疗效尚不确定。⑤临终关怀和关闭植入型心脏复律除颤器（Implantable cardioverter－defibrillator，ICD）功能以减少患者痛苦。

（五）抗凝治疗

血栓栓塞是常见的并发症，对于有房颤或已经有附壁血栓形成或有血栓栓塞病史的患者须长期华法林等抗凝治疗。

（六）心律失常和心脏猝死的防治

对于房颤的治疗可参考心律失常相关章节。心衰患者 ICD 预防心脏猝死的适应证包括：①持续性室速史；②室速、室颤导致的心跳骤停史；③左心室射血分数＜35％，纽约心功能分级（NYHA）为Ⅱ～Ⅲ级，预期生存时间＞1 年，且有一定生活质量。

七、以心脏扩大为表现的特殊类型心肌病

扩张型心肌病中部分病因比较明确，具有很独特的临床特点，值得专门介绍。其中我国北方曾经流行的、与食物中缺硒有关的克山病几乎绝迹，故不赘述。

（一）酒精性心肌病（Alcoholic cardiomyopathy）

长期大量饮酒可能导致酒精性心肌病。其诊断依据包括：有符合扩张型心肌病的临床表现；有长期过量饮酒史（WHO 标准：女性＞40g/d，男性＞80g/d，饮酒 5 年以上）；既往无其他心脏病病史。若能早期戒酒，多数患者心脏病情能逐渐改善或恢复。

（二）围产（生）期心肌病（Peripartum cardiomyopathy）

既往无心脏病的女性于妊娠最后 1 个月至产后 6 个月内发生心力衰竭，临床表现符合扩张型心肌病特点可以诊断本病。其发生率约为 1/1300～4000 次分娩。发病具有明显的种族特点，以非洲黑人发病最高。高龄和营养不良、近期出现妊高征、双胎妊娠及宫缩制剂治疗与

本病发生有一定关系。通常预后良好,但再次妊娠常引起疾病复发。

(三)心动过速性心肌病(Tachycardia Induced cardiomyopathy)

多见于房颤或室上性心动过速。临床表现符合扩张型心肌病特点。有效控制心室率是治疗关键。同时需要采用包括阻断神经-体液激活的药物,包括 ACEI、β 阻滞剂和 MRA 等。

(四)致心律失常右室心肌病(Arrhythmogenic right ventricular cardiomyopathy,ARVC)

又称为致心律失常右心室发育不良 (Arrhythniogenic right ventricular dysplasia,ARVD),是一种遗传性心肌病,以右心室心肌逐渐被脂肪及纤维组织替代为病理特征,左心室亦可受累。青少年发病,临床以室性心动过速、右心室扩大和右心衰竭等为特点。心电图 V_1 和 V_2 导联可见特殊的 epsilon 波。心室晚电位阳性患者易猝死。

(五)心肌致密化不全(Ventricular non-compaction)

属于遗传性心肌病。患者胚胎发育过程中心外膜到心内膜致密化过程提前终止。临床表现为左心衰和心脏扩大。心脏超声检查左心室疏松层与致密层比例大于 2(图 2-12)。CMR 是另一有效诊断工具。临床处理主要是针对心力衰竭治疗。有左束支阻滞的患者置入 CRT 可望获得良好效果。

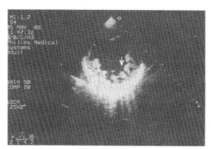

图 2-12 左室致密化不全的超声心动图

左室短轴切面,可见到有较多的疏松肌小梁(箭头),在收缩期,左心室疏松层与致密层之比大于 2

·(六)心脏气球样变(Takotsubo cardiomyopathy)

本病少见。发生与过度情绪激动或精神打击等因素有关,如亲人过世、地震等。故又称"伤心综合征(Brocken Heart)"或"应急综合征"(Stress)。临床表现为突发胸骨后疼痛伴心电图 ST 段抬高和或 T 波倒置。冠状动脉相对正常。左心室功能受损,心室造影或心脏超声显示心室中部和心尖部膨出。临床过程呈一过性。精神支持和心理安慰是主要的治疗。β阻滞剂治疗可望减少心脏破裂的发生。

(七)缺血性心肌病(Ischemic cardiomyopathy)

冠状动脉粥样硬化多支病变造成的弥漫性心脏扩大和心力衰竭称为缺血性心肌病,又称缺血性心脏病。虽然欧美指南中都把冠状动脉疾病排除在心肌病的病因之外,但是文献中通常接受这一定义。

(王彤)

第十一节 肥厚型心肌病

肥厚型心肌病(Hypertrophic cardiomyopathy,HCM)是一种遗传性心肌病,以室间隔非对称性肥厚为解剖特点。根据左心室流出道有无梗阻又可分为梗阻性和非梗阻性肥厚型心肌病。人群患病率约为 200/10 万。

本病预后差异很大。是青少年和运动猝死的最主要原因之一。少数进展为终末期心衰。另有少部分出现房颤和栓塞。不少患者症状轻微,预期寿命可以接近常人。

一、病因与分子遗传学

肥厚型心肌病为常染色体显性遗传。目前已发现至少 18 个疾病基因和 500 种以上变异,约一半病例可以检出致病基因。其中最常见的基因突变为 β-肌球蛋白重链及肌球蛋白结合蛋白 C 的编码基因。肥厚型心肌病的表型呈多样性,与致病的突变基因、基因修饰及不同的环境因子有关。

二、病理生理

在梗阻性患者,左心室收缩时快速血流通过狭窄的流出道产生负压,引起二尖瓣前叶前向运动(systolic anterior motion,SAM),加重梗阻。此作用在收缩中、后期较明显。有些患者静息时梗阻不明显,运动后变为明显。静息或运动负荷超声显示左心室流出道压力阶差≥30mmHg 者,属梗阻性肥厚型心肌病,约占 70%。

HCM 患者胸闷气短等症状的出现与左心室流出道梗阻、左心室舒张功能下降、小血管病变造成心肌缺血等因素有关。其中舒张功能下降常常出现很早,甚至在室间隔肥厚发生之前,此时静息状态射血分数和心输出量可以正常,然而运动峰值心输出量由于心率快时心室充盈不良而下降。

三、病理改变

大体解剖主要为心室肥厚,尤其是室间隔肥厚,部分患者的肥厚部位不典型,可以是左心室靠近心尖部位。组织学病理改变有 3 大特点:心肌细胞排列紊乱;小血管病变;间质纤维瘢痕形成。

四、临床表现

(一)症状

最常见的症状是劳力性呼吸困难和乏力,其中前者可达 90% 以上。夜间阵发性呼吸困难较少见。1/3 的患者可有劳力性胸痛。最常见的持续性心律失常是房颤。部分患者有晕厥,常于运动时出现,与室性快速心律失常有关。该病是青少年和运动员猝死的主要原因。

体格检查可见心脏大致正常或轻度增大,可能闻及第四心音。流出道梗阻的患者可于胸骨左缘第 3~4 肋间闻及较粗糙的喷射性收缩期杂音。心尖部也常可听到收缩期杂音,这是因为二尖瓣前叶移向室间隔导致二尖瓣关闭不全所致。增加心肌收缩力或减轻心脏后负荷的措施,如含服硝酸甘油、应用强心药、作 Valsalva 动作或取站立位等均可使杂音增强;相反凡减弱心肌收缩力或增加心脏后负荷的因素,如使用 β 受体阻滞剂、取蹲位等均可使杂音减弱。

五、辅助检查

(一)胸部 X 线检查

普通胸部 X 线心影大小可以正常或左心室增大。

（二）心电图（图 2—13）

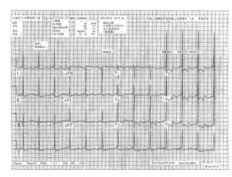

图 2—13　肥厚型心肌病的心电图表现

患者,女性,58 岁,体检发现心电图异常 20 年,近 10 年时有心悸。心脏超声显示室间隔厚度达 18mm。ECG 显示左心室高电压、ST 段压低和 T 波倒置与双向

变化多端。主要表现为 QRS 波左心室高电压、ST 段压低和 T 波倒置、异常 Q 波。ST 压低和 T 波倒置多见于 I 、aVL、V$_4$～V$_6$ 导联。少数患者可有深而不宽的病理性 Q 波。见于导联 II 、III 、aVF,和某些胸导联。此外,ECG 可有室内传导阻滞和其他各类心律失常。

（三）超声心动图

是 HCM 最主要的诊断手段。室间隔不对称肥厚而无心室腔增大为其特征。舒张期室间隔厚度≥15mm 或与后壁厚度之比≥1.3 需考虑诊断（图 2—14）。伴有流出道梗阻的病例可见室间隔流出道部分向左心室内突出、二尖瓣前叶在收缩期前移（Systolic anterior motion,SAM）、左心室顺应性降低等。值得强调的是,由于不同病例严重程度可以存在较大差异,静息状态下室间隔厚度未达上述标准不能完全除外本病诊断。静息状态下无流出道梗阻者需要评估激发状态下的情况。

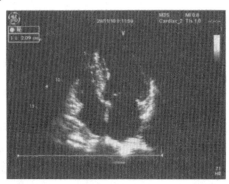

图 2—14　肥厚型心肌病心脏超声图表现

（室间隔厚度达 21mm）

部分患者心肌肥厚局限于心尖部,尤以前侧壁心尖部为明显,如不仔细检查,容易漏诊。

（四）心脏磁共振（CMR）

心脏磁共振有很高的诊断和鉴别诊断价值,尤其是心脏超声检查不能明确诊断时（由于声窗不良无法清晰显示者）,或者需要与其他原因引起的心肌肥厚（如心脏淀粉样变、Fabry 病、LAMP2 心肌病）进行鉴别时。CMR 能清晰显示心室壁和（或）室间隔局限性或普遍性增厚。梗阻性 HCM 在 CMR 上可见左心室流出道狭窄,SAM 征和二尖瓣关闭不全。心尖肥厚病例可见左心室腔呈铁铲样改变伴心尖闭塞。同位素钆延迟增强（LGE）扫描可以发现和评

估心肌纤维化及其程度,帮助进行危险分层。CMR 也可用于室间隔切除术或消融术的术前和术后评估肥厚和纤维化程度。

（五）核素显像

核素显像,尤其是^{99m}Tc－DPD 可用于心肌淀粉样变与肥厚型心肌病的鉴别,前者呈阳性。具有以下特征的患者应该考虑进行此项检查:年龄＞65 岁;有双侧腕管综合征病史;无肥厚型心肌病家族史;有心电图和心肌影像特征。

（六）心脏 CT

适合心脏超声图像不清楚且有 CMR 禁忌证的患者,如严重肺气肿并植入了心脏起搏器或 ICD 的患者。

（七）心导管检查和冠状动脉造影

心导管检查可显示左心室舒张末期压力增高。有左心室流出道狭窄者在心室腔与流出道之间存在收缩期压力阶差。心室造影显示左心室变形,可呈香蕉状、犬舌状或纺锤状(心尖部肥厚时)。

HCM 患者冠状动脉造影多无异常,但对那些有疑似心绞痛症状和心电图 ST－T 改变的患者有重要鉴别价值。对于不稳定心绞痛、心脏猝死复苏和持续室速患者应该检查。

（八）心内膜心肌活检

一般不用于 HCM 诊断。心肌活检对除外浸润性和储积性心肌病有重要价值,用于高度怀疑而其他方法无法确诊的淀粉样变、糖原贮积症等。

六、诊断与鉴别诊断

（一）诊断标准

根据病史及体格检查,超声心动图显示舒张期室间隔厚度≥15mm 或与后壁厚度之比≥1.3。近年来 CMR 越来越多用于诊断。阳性家族史(猝死、心肌肥厚等)有助于诊断。基因检查有助于明确遗传学异常。

2014 年欧洲心脏学会指南对基因筛查用于先证者、儿童患者、患者亲属等都有详细说明。

（二）鉴别诊断

鉴别诊断需要除外左心室负荷增加引起的心室肥厚,包括高血压、主动脉瓣狭窄、先天性心脏病、运动员心脏肥厚等。这些情况的心肌肥厚多呈对称性。

此外,还需要除外异常物质沉积引起的心肌肥厚,包括淀粉样变、糖原贮积症等。其他相对少见的全身疾病如嗜铬细胞瘤、Fabry 病、血色病、心面综合征、线粒体肌病、Danon 病、遗传性共济失调及某些遗传代谢性疾病也可引起心肌肥厚,但常伴有其他系统受累表现有助鉴别。心脏超声提示心肌储积性疾病或浸润性疾病的征象包括:心肌呈毛玻璃样、颗粒状;房间隔增厚;房室瓣结节样增厚;收缩功能轻度降低伴舒张期功能障碍以及少量心包积液。

HCM 晕厥患者需要进行 12 导联 ECG、直立运动试验、静息和运动多普勒心脏超声、48小时 Holter 检查。对于 SCD 低危的晕厥患者应该考虑植入性循环记录器(insertable loop recorder,ILR)。

七、HCM 的处理

肥厚型心肌病的治疗旨在改善症状、减少合并症和预防猝死。其方法是减轻流出道梗阻、改善心室顺应性、防治血栓栓塞事件和识别高危猝死患者。治疗需要个体化。

（一）药物治疗

药物治疗是基础。针对流出道梗阻的药物主要有β受体阻滞剂和非二氢吡啶类钙拮抗剂。当出现充血性心力衰竭时需要采用针对性处理。对房颤患者需要抗凝治疗。值得指出的是，对病因不清楚的胸闷不适患者使用硝酸酯类药物时需要注意除外梗阻性 HCM，以免使用后加重梗阻。

1. 减轻左心室流出道梗阻、改善舒张功能　β受体阻滞剂是梗阻性肥厚型心肌病的一线治疗用药，可改善心室松弛，增加心室舒张期充盈时间，减少室性及室上性心动过速。非二氢吡啶类钙离子拮抗剂也具有负性变时和减弱心肌收缩力作用，可改善心室舒张功能，对减轻左心室流出道梗阻也有一定治疗效果，可用于那些不能耐受β受体阻滞剂的患者。由于担心β受体阻滞剂与钙离子拮抗剂联合治疗出现心率过缓和低血压，一般不建议合用。此外，丙吡胺减轻左心室流出道梗阻，也是候选药物，但心脏外副作用相对多见。

2. 针对心力衰竭的治疗　疾病后期可出现左心室扩大伴收缩功能减低和慢性心功能不全的临床表现。治疗药物选择与其他原因引起的心力衰竭相同。包括 ACEI、ARB、β受体阻滞剂、利尿剂、螺内酯甚至地高辛。

3. 针对房颤　肥厚型心肌病最常见的心律失常是房颤，发生率达 20%。胺碘酮能减少阵发性房颤发作。对持续性房颤，可予β受体阻滞剂控制心室率。除非禁忌，一般需考虑口服抗凝药治疗。

（二）非药物治疗

1. 手术治疗　对于药物治疗无效、心功能不全（NYHAⅢ～Ⅳ级）患者，若存在严重流出道梗阻（静息或运动时流出道压力阶差大于 50mmHg），需要考虑行室间隔切除术。目前美国和欧洲共识将手术列入合适患者的首选治疗。

2. 酒精室间隔消融术　经冠状动脉间隔支注入无水酒精造成该供血区域室间隔坏死，此法可望减轻部分患者左心室流出道梗阻及二尖瓣反流，改善症状。其适应证大致同室间隔切除术。缺点包括：消融范围的不确定性；部分患者需要重复消融；长期预后尚不清楚。目前欧美指南将此列入为手术替代方法，主要针对那些年龄过大、手术耐受差、合并症多以及缺乏技术精良手术医师的情况。

3. 起搏治疗　对于其他病因有双腔起搏置入适应证的患者，选择右心室尖起搏可望减轻左心室流出道梗阻。对于药物治疗效果差而又不太适合手术或消融的流出道梗阻患者可以选择双腔起搏。

（三）猝死的风险评估和 ICD 预防

肥厚型心肌病是青年和运动员心源性猝死最常见的病因。预测猝死高危风险的因素包括：曾经发生过心跳骤停；一级亲属中有 1 个或多个 HCM 猝死发生；左心室严重肥厚（≥30mm）；Holter 检查发现反复非持续室性心动过速；运动时出现低血压；不明原因晕厥，尤其是发生在运动时。未植入 ICD 的患者每 1～2 年需要进行风险评估。

ICD 植入预防猝死必须与患者/家属充分沟通并共同决定。以下情况有 ICD 植入适应证：①SCD 病史；②有 VF 或 VT 病史；③一级亲属猝死病例；④心室厚度≥30mm；⑤近期有 1 次或多次晕厥史；⑥有非持续室速，年龄小于 30 岁；⑦运动低血压并有其他高危因素；⑧儿童不明原因晕厥、LV 严重肥厚、家庭成员 SCD 史。儿童 ICD 植入时需要顾及手术的高并发症风险。

（四）HCM 孕妇的特殊关注

必须重视 HCM 孕妇的宣教和处理。怀孕前就应该对男；女双方就疾病遗传问题给予咨询。怀孕前已使用 β 阻滞剂的患者应该继续使用。怀孕期间出现症状的患者应该启用 β 阻滞剂。使用 β 阻滞剂的孕妇应该监测胎儿和新生儿生长。β 阻滞剂中最好选择美托洛尔。阴道分娩应该作为多数孕妇的首选分娩方式。房颤患者应该根据情况选用低分子肝素或华法林（孕第 4～6 个月）抗凝。持续房颤应该考虑电复律。

（五）随访

对所有 HCM 患者都应该进行随访。建议对病情稳定者每 12～24 个月检查 12 导联心电图、48 小时动态心电图和心脏超声。出现症状或加重时随时进行 12 导联心电图、动态心电图和心脏超声检查。另外，根据患者病情选择 CMR 和运动试验。

（王彤）

第三章 呼吸内科疾病

第一节 急性上呼吸道感染

急性上呼吸道感染(acute upper respiratory tract infection)是鼻腔、咽或喉部急性炎症的概称,是呼吸道最常见的一种感染性疾病。常见病因为病毒,少数由细菌引起。

一、流行病学

本病全年均可发病,但冬春季节好发。主要通过含有病毒的飞沫传播,也可通过被污染的手和用具传染。多为散发,也有局部或大范围流行。由于病毒表面抗原易发生变异,产生新的亚型,不同亚型之间无交叉免疫,因此同一个人可以多次患本病。年老体弱者和儿童易患本病。

二、病因与发病机制

急性上呼吸道感染 70%~80%由病毒引起,主要有流感病毒、副流感病毒、呼吸道合胞病毒、腺病毒、鼻病毒、埃可病毒、柯萨奇病毒、麻疹病毒、风疹病毒等。细菌感染可直接或继发于病毒感染之后,以溶血性链球菌为多见,其次为流感嗜血杆菌、肺炎链球菌和葡萄球菌等。当有受凉、淋雨、过度疲劳等诱发因素,使全身或呼吸道局部防御功能降低时,原已存在于上呼吸道或从外界侵入的病毒或细菌可迅速繁殖,引起本病。

三、病理

鼻腔及咽部黏膜充血、水肿、上皮细胞破坏,少量单核细胞浸润,浆液性及黏液性炎性渗出。继发细菌感染后,中性粒细胞浸润,脓性分泌物渗出。

四、临床表现

根据病因不同,临床表现可有不同类型。

1. 普通感冒(common cold) 多为鼻病毒引起,其次为副流感病毒、呼吸道合胞病毒、埃可病毒、柯萨奇病毒等。起病较急,可有咽部不适或咽痛、喷嚏、鼻塞、流涕等,一般无发热及全身症状,或仅有低热、轻度畏寒和头痛。检查可见鼻腔黏膜充血、水肿、有分泌物,咽部充血。如无并发症,一般 5 天~7 天痊愈。

2. 流行性感冒(influenza) 是由流感病毒引起的急性传染病。潜伏期 1~2 天,最长 3 天。起病急骤,以全身症状为主,呼吸道症状轻微。不同个体之间的临床表现和病情严重程度不一。

(1)单纯型:最为常见。通常先有畏寒或寒战、发热,继之全身不适,头痛,乏力,全身酸痛。部分患者可出现食欲缺乏、恶心、便秘等消化道症状。体温可高达 39~40℃,一般持续 2~3 天后渐降。部分患者有喷嚏、鼻塞、咽痛和咳嗽等症状。多数患者症状持续 1 周。轻症患者类似普通感冒,病程1～2天。

(2)肺炎型:常发生于老年人、2岁以下儿童或原先有慢性基础疾病者。临床表现为高热、烦躁、呼吸困难、咯血痰和明显发绀,肺部呼吸音减低,可闻及湿啰音、哮鸣音。X线片可见两肺广泛小结节浸润,近肺门部较多。上述症状常进行性加重,抗感染药物治疗无效。病程常在10天至1个月以上。多数患者可逐渐恢复,少数病例可因呼吸、循环衰竭死亡。

(3)胃肠型:以恶心、呕吐和腹泻等消化道症状为主。

(4)中毒型:少见。肺部体征不明显,往往高热不退,神志昏迷。成人常有谵妄,儿童可发生抽搐。部分患者可出现循环衰竭。

3.以咽炎为主要表现的上呼吸道感染

(1)病毒性咽炎和喉炎:病毒性咽炎由鼻病毒、腺病毒、流感病毒及副流感病毒等引起。临床特征为咽部发痒和灼热感,咽部疼痛,咳嗽少见。急性喉炎多为流感病毒、副流感病毒及腺病毒等引起,临床特征为声嘶、讲话困难、咽痛或咳嗽,常有发热。体检可见喉部充血、水肿,局部淋巴结肿大和触痛,可有喘息。

(2)疱疹性咽峡炎:常由柯萨奇病毒A引起。多于夏季发病,表现为咽痛、发热,检查可见咽部充血,软腭、腭垂、咽及扁桃体表面有灰白色疱疹,周围有红晕。

(3)细菌性咽—扁桃体炎:多由溶血性链球菌引起,其次为流感嗜血杆菌、肺炎链球菌、葡萄球菌等引起。急性起病,咽痛、畏寒、发热,体检可见咽部充血,扁桃体充血、肿大,表面有黄色点状渗出物,颌下淋巴结肿大、压痛,肺部无异常体征。

五、并发症

可并发急性鼻窦炎、中耳炎、气管—支气管炎。部分患者可继发风湿病、肾小球肾炎、心肌炎等。

六、实验室检查

1.血象 病毒性感染白细胞计数多为正常或偏低,淋巴细胞比例升高。细菌性感染常有白细胞计数和中性粒细胞增多及核左移现象。

2.病原学检查 视需要进行病毒分离鉴定,以判断病毒的类型。细菌培养和药物敏感试验有助于细菌感染的诊断和治疗。

七、诊断与鉴别诊断

根据病史、流行情况、鼻咽部的症状和体征,结合周围血象和胸部X线检查可作出临床诊断。进行细菌培养和病毒分离,可确定病因诊断。

本病需与下列疾病鉴别:

1.过敏性鼻炎 临床症状与本病相似,易于混淆。过敏性鼻炎起病急骤、鼻腔发痒、频繁喷嚏、流清水样鼻涕,发作与环境、气温突变、异常气味等有关,常数分钟或数小时内缓解。体检可见鼻黏膜苍白、水肿,鼻分泌物涂片可见嗜酸性粒细胞增多。

2.急性传染病前驱症状 如麻疹、脊髓灰质炎、脑炎等病患者初期有上呼吸道感染症状,注意流行季节及相应的症状、体征和实验室检查可资鉴别。

八、治疗

（一）对症治疗

休息、饮足够的水。可选用含有解热镇痛及减少鼻咽充血和分泌物的抗感冒复合剂或中成药。

（二）病因治疗

1.抗病毒感染

（1）离子通道 M_2 阻滞剂：如金刚烷胺及其衍生物甲基金刚乙胺可用于预防和治疗甲型流感病毒，阻滞其在细胞内的复制。在发病 24～48 小时使用，可减轻发热等症状。

（2）神经氨酸酶抑制剂：如奥司他韦和扎那米韦等，能有效治疗和预防甲、乙型流感病毒，早期（48 小时内）使用可减轻症状，缩短症状持续时间。

（3）其他药物：吗啉胍对流感病毒、腺病毒和鼻病毒等有一定疗效；广谱抗病毒药利巴韦林对流感病毒、副流感病毒、呼吸道合胞病毒等 RNA 病毒和 DNA 病毒均有较强的抑制作用，主张早期使用。

2.抗细菌感染　可根据病原及药敏试验选用抗菌药物，常用抗菌药物有：青霉素、头孢菌素、大环内酯类或氟喹诺酮类。病毒感染目前尚无较好的特异性抗病毒药物，对某些病毒可能有一定效果的药物有：吗啉胍、利巴韦林、阿糖胞苷等。

九、预防

坚持体育活动，增强体质，劳逸结合，注意与呼吸道患者的隔离。可应用相关的疫苗预防。

（胡建明）

第二节　急性气管－支气管炎

急性气管－支气管炎（acute tracheobronchitis）是由感染、物理、化学刺激或过敏等因素引起的气管－支气管黏膜的急性炎症。临床主要症状有咳嗽和咳痰。常见于寒冷季节或气候突变时节。也可由急性上呼吸道感染迁延而来。

一、病因与发病机制

1.感染　可以由病毒、细菌直接感染，也可因急性上呼吸道感染的病毒或细菌蔓延引起本病。常见致病菌为流感嗜血杆菌、肺炎链球菌、葡萄球菌等。也可在病毒感染的基础上继发细菌感染。

2.物理、化学因素　过冷空气、粉尘、刺激性气体或烟雾的吸入，对气管－支气管黏膜急性刺激等亦可引起。

3.过敏反应　多种变应原均可引起气管－支气管的过敏性反应。常见者包括花粉、有机粉尘、真菌孢子等吸入；或对细菌蛋白质过敏，寄生虫（钩虫、蛔虫等）大量幼虫移行至肺，也可引起急性支气管炎。

二、病理

气管、支气管黏膜充血、水肿,有淋巴细胞和中性粒细胞浸润;纤毛上皮细胞损伤、脱落;黏液腺体增生、肥大,分泌物增加。合并细菌感染时,分泌物呈黏液脓性。炎症消退后,气道黏膜的结构和功能可恢复正常。

三、临床表现

起病较急,常先有急性上呼吸道感染。

1. 症状 全身症状一般较轻,可有发热(38℃左右),咳嗽、咳痰,先为干咳或少量黏液性痰,随后可转为黏液脓性或脓性,痰量增多,咳嗽加剧,偶有痰中带血。如支气管发生痉挛,可出现程度不等的气促,伴胸骨后发紧感。全身症状3～5天多消失,咳嗽、咳痰可延续2～3周才消失,如迁延不愈,日久可演变成慢性支气管炎。

2. 体征 可以在两肺听到散在的干、湿性啰音。啰音部位不固定,咳嗽后可减少或消失。

3. 实验室和其他检查 周围血中白细胞计数和分类多正常。细菌感染较重时,白细胞总数和中性粒细胞增高。痰培养可发现致病菌。X线片检查大多正常或仅有肺纹理增粗。

四、诊断与鉴别诊断

根据病史、症状及体征,结合血象和X线片检查,可作出临床诊断,进行病毒和细菌检查,可确定病因诊断。

需与下列疾病相鉴别:

1. 流行性感冒 起病急骤,多为高热,全身酸痛、头痛、乏力等明显。常有流行病史,并依据病毒分离和血清学检查,可供鉴别。

2. 急性上呼吸道感染 鼻咽部症状明显,一般无咳嗽、咳痰,肺部无异常体征。

3. 其他 支气管肺炎、肺结核、肺癌、肺脓肿、麻疹、百日咳等多种肺部疾病可伴有急性支气管炎的症状,应详细检查,以资鉴别。

五、治疗

1. 一般治疗 适当休息,多饮水,给予足够的热量。

2. 抗菌药物治疗 根据感染的病原体及药物敏感试验选择抗菌药物治疗。一般未能得到病原菌阳性结果前,可以选用青霉素类、头孢菌素类、大环内酯类、氟喹诺酮类。多数患者用口服抗菌药物即可,症状较重者可用肌注或静注。

3. 对症治疗 可选用复方氯化铵合剂、溴己新(必嗽平)、氨溴索等镇咳、祛痰,也可雾化帮助祛痰及选用止咳祛痰药的中成药。有气喘症状,可用平喘药如:茶碱类、β_2肾上腺素受体激动剂等。发热可用解热镇痛剂。

六、预防

增强体质,防止感冒。改善劳动卫生环境,防止空气污染,净化环境。清除鼻、咽、喉等部位的病灶。

(胡建明)

第三节 支气管哮喘

支气管哮喘(bronchial asthma)简称哮喘,是气道的一种慢性变态反应性炎症性疾病。气道炎症是由多种炎性细胞(如嗜酸性粒细胞、肥大细胞、T淋巴细胞、中性粒细胞等)气道结构细胞(如平滑肌细胞、气道上皮细胞等)和细胞组分参与。这种慢性炎症导致气道高反应性、可逆性气流受限,并引起反复发作性的喘息、气急、胸闷或咳嗽等症状,常在夜间和(或)清晨发作、加剧,多数患者可自行缓解或经治疗后缓解。

支气管哮喘是全球最常见的慢性呼吸道疾病之一,全球约有3亿患者,其发病率呈上升趋势,我国哮喘患者人数超过1500万,其患病率随国家和地区不同而异。我国哮喘平均患病率为0.5%～1.0%,随地区不同而异。本病可以累及所有年龄组的人群,但约半数哮喘患者于12岁以前起病,老年人也易患本病。许多患者的病程长达十几年至几十年。哮喘已成为患者家庭和全社会的一个沉重负担。

鉴于全球许多国家和地区的哮喘患病率和死亡率均呈上升趋势,故引起世界卫生组织(WHO)和各国政府的重视。1995年由WHO和美国国立卫生院心、肺、血液研究所组织多国专家共同制定的《哮喘防治的全球创议》(global initiative for asthma,GINA),经过不断更新修订,已成为全球哮喘防治工作的指南。

一、病因与发病机制

1.病因 哮喘的病因还不十分清楚,许多因素参与其中。主要包括宿主因素(遗传因素)和环境因素。

(1)遗传因素:目前认为哮喘是一种多基因遗传病。一些遗传因子控制着气道对环境刺激的反应,使哮喘患者的气道高反应具有一定的遗传性,此外,哮喘患者可能存在特异的哮喘基因、IgE调节基因和特异免疫反应基因。

(2)激发因素:主要包括:①吸入物:如尘螨、花粉、真菌、动物毛屑、二氧化硫、氨气等各种特异和非特异性吸入物;②感染:如细菌、病毒、原虫、寄生虫等;③食物:如鱼蟹、蛋类、牛奶等;④气候改变:气温、湿度、气压等改变时可诱发哮喘;⑤精神因素:情绪激动、精神紧张等;⑥运动:一些哮喘患者在剧烈运动后诱发哮喘;⑦药物:有些药物可诱发哮喘发作,如阿司匹林等;⑧内分泌因素:有些女性患者哮喘发作与月经、妊娠有关。

2.发病机制 哮喘的发病机制不完全清楚。

(1)变态反应学说:当外源性变应原进入特应症患者体内,产生的IgE抗体,并结合于肥大细胞和嗜碱性粒细胞表面的高亲和性的IgE受体,当这种变应原再次进入体内并与IgE抗体结合后,肥大细胞脱颗粒,释放出组胺、白三烯、血小板活化因子等多种活性介质,导致支气管平滑肌痉挛、黏液分泌增加、血管通透性增高和炎症细胞浸润等,使支气管腔狭窄,导致速发相哮喘反应(IAR)。这种Ⅰ型变态反应通常在几分钟内发生,持续1个多小时。

(2)神经-受体失衡学说:支气管受复杂的自主神经支配。除胆碱能神经、肾上腺素能神经外,还有非肾上腺素能非胆碱能(NANC)神经系统。支气管哮喘与β肾上腺素受体功能低下和迷走神经张力亢进有关,并可能存在有α肾上腺素神经的反应性增加。NANC能释放舒张支气管平滑肌的神经介质及收缩支气管平滑肌的介质,两者平衡失调,则可引起支气管平滑肌收缩。

(3)气道炎症学说:是目前公认的最重要的哮喘发病机制。众多研究资料显示,支气管哮喘是一种慢性变态反应性气道炎症,表现为多种炎症细胞特别是肥大细胞、嗜酸性粒细胞和T淋巴细胞等多种炎症细胞在气道的浸润和聚集。这些细胞相互作用可以分泌多种炎症介质和细胞因子,这些介质、细胞因子与炎症细胞互相作用构成复杂的网络,使气道反应性增高,气道收缩,黏液分泌增加,血管渗出增多。根据介质产生的先后可分为快速释放性介质,如组胺;继发产生炎性介质,如前列腺素(PG)、白三烯(LT)、血小板活化因子(PAF)等。肥大细胞激发后,可释放出组胺、嗜酸性粒细胞趋化因子(ECF-A)、中性粒细胞趋化因子(NCF-A)、LT等介质。肺泡巨噬细胞激发后可释放血栓素(TX)、PG、PAF等介质。这些介质均可加重气道反应性和炎症。气道的结构细胞(包括上皮细胞、成纤维细胞、平滑肌细胞)还可分泌内皮素-1(ET-1),各种生长因子促进气道的增殖与重构。此外,黏附分子(adhesion molecules,Ams)是一类能介导细胞间黏附的糖蛋白,在哮喘的发病中亦起重要作用。

近年来研究发现,T淋巴细胞的免疫调节作用失常(Th1功能低下、Th2功能亢进、Th1/Th2低于正常)与哮喘时气道的变态反应性炎症有非常密切的关系。

气道变态反应性炎症是导致哮喘患者气道高反应性和气道弥漫性、可逆性阻塞的病理基础。不同类型、不同病期和不同严重程度的哮喘均存在慢性变态反应性气道炎症,只是程度不一而已。

(4)其他机制:除了上述3种学说外,部分哮喘患者的发病与下列机制有关。①感染:主要与呼吸道的病毒感染有关,部分患者的发病与鼻窦炎有关。②药物:许多药物可以引起哮喘,但其发病机制不尽相同,常见的药物包括阿司匹林在内的解热镇痛药和含碘造影剂。③运动:不少青少年哮喘患者的症状发生于运动后,被称为运动性哮喘,发病机制尚不清楚,哮喘发生与运动类型有关,以冷天户外跑步时最易发生。④遗传:哮喘患者常有家族史。已知哮喘属于多基因遗传,其遗传度甚至可高达80%以上。⑤胃食管反流:哮喘患者中其发生率远远高于正常人群。⑥心理因素:部分哮喘患者的症状与情绪有关,但心理因素仅仅是诱因,而不是独立的发病机制。

二、病理

气道内以嗜酸性粒细胞浸润为主的变态反应性炎症是支气管哮喘的主要病理特征。早期表现为支气管黏膜肿胀、充血、分泌物增多,气道炎症细胞浸润,气道平滑肌痉挛等可逆性的病理改变,病情缓解后可基本恢复正常。但反复发作后,气道呈现慢性炎症改变,表现为上皮细胞纤毛倒伏、脱落,上皮细胞坏死,黏膜上皮层杯状细胞增多,炎性细胞浸润支气管壁,上皮基底膜增厚,支气管平滑肌细胞肥大,肌纤维增多,黏液腺和黏液分泌细胞体积增大,杯状细胞增殖及支气管分泌物增加。哮喘病程愈长,气道阻塞的可逆性愈小,气道重塑也愈明显。

三、临床表现

1.症状　为发作性伴有哮鸣音的呼气性呼吸困难或发作性胸闷和咳嗽,干咳或咳大量白色泡沫痰,甚至出现发绀等,有时咳嗽为唯一的症状(咳嗽变异型哮喘)。哮喘症状可在数分钟内发作,经数小时至数天,可自行缓解或用支气管舒张药缓解。某些患者在缓解数小时后可再次发作或在夜间及凌晨发作。有些青少年,其哮喘症状表现为运动时出现胸闷和呼吸困难(运动性哮喘)。

2.**体征** 胸部呈过度充气状态,有广泛的哮鸣音,呼气音延长。但在轻度哮喘或严重哮喘发作,哮鸣音可不出现。严重患者肺部过度膨胀,辅助呼吸肌和胸锁乳突肌收缩加强,心率增快、奇脉、胸腹反常运动和发绀。

3.**实验室和其他检查**

(1)血液检查:发作时可有嗜酸性粒细胞增高,如并发感染可有白细胞总数和中性粒细胞增高。

(2)痰液检查:涂片在显微镜下可见较多嗜酸性粒细胞,也可见尖棱结晶(Charcot—Leyden 结晶体)、黏液栓(Curschmann 螺旋体)和透明的哮喘珠(Laennec 珠)。如合并呼吸道细菌感染,痰涂片革兰染色、细菌培养及药物敏感试验有助于病原菌诊断及指导治疗。近年来认为,通过诱导痰液中细胞因子和炎性介质含量的测定,有助于哮喘的诊断和病情严重程度的判断。呼出气成分如一氧化氮(NO)可作为哮喘时气道炎症的无创标志物。

(3)呼吸功能检查:在哮喘发作时有关呼气流速的全部指标均显著下降,第一秒用力呼气量(FEV_1)、1 秒钟用力呼气量占用力肺活量比值($FEV_1/FVC\%$)、最大呼气中期流速(MMER)、25% 与 50% 肺活量时的最大呼气流量($MEF_{25\%}$ 与 $MEF_{50\%}$)以及呼气流量峰值(PEF)减少。在发作时用力肺活量减少、残气量增加,功能残气量和肺总量增加,残气占肺总量百分比增高。缓解期上述指标可全部或部分恢复。

(4)动脉血气分析:严重哮喘发作时可有不同程度的低氧血症,PaO_2 降低。$PaCO_2$ 一般正常或降低。若 $PaCO_2$ 增高,提示气道阻塞非常严重或呼吸肌过度疲劳。

(5)胸部 X 线检查:发作时可见两肺透亮度增加,呈过度充气状态;缓解期多无明显异常。如并发呼吸道感染,可见肺纹理增加及炎性浸润阴影。同时要注意肺不张、气胸或纵隔气肿等并发症的存在。

(6)过敏原的检查:过敏原皮试和血清特异性 IgE 测定,有助于了解导致具体患者与哮喘有关的过敏原种类,也可帮助确定特异性免疫治疗方案。

四、诊断

1.**典型哮喘的诊断** 根据上述临床特点,即喘息等症状的反复发作性、发病时哮鸣音的弥漫性和症状的可逆性,如能排除其他可引起喘息、胸闷和咳嗽的疾病,即可作出诊断。

2.**不典型哮喘的诊断** 症状不典型者应至少具备下列肺功能试验至少有一项阳性结果,并应能排除其他可引起喘息、胸闷和咳嗽的疾病时方可作出诊断:①支气管激发试验或运动试验;②支气管舒张试验:经吸入 β_2 受体激动剂后,FEV_1 增加 12% 以上,且 FEV_1 增加绝对值>200ml;③呼气流量峰值(PEF)日内变异率或昼夜变异率≥20%。

$$PEF\ 昼夜波动率 = \frac{日内最高\ PEF - 日内最低\ PEF}{1/2(日内最高\ PEF + 日内最低\ PEF\ 测定)}$$

试验性治疗:给予平喘和抗过敏药物治疗后咳嗽和胸闷症状迅速、明显缓解,也有助于不典型哮喘的诊断。

3.**病因学诊断** 应尽可能查明与哮喘发病有关的病因,下列方法有助于支气管哮喘的病因学诊断：

(1)详细询问病史：应了解患者哮喘发作与周围环境的关系，必要时应做现场调查；

(2)变应原检测试验：有助于查明过敏原的种类。

4.病情严重程度的分级

(1)慢性哮喘：根据白天和夜间哮喘症状及频度和肺功能测定结果分为 4 级(表 3-1)。该分级方法主要应用于哮喘的临床研究。

表 3-1　慢性哮喘的分级

分级	临床特点
间歇发作(第 1 级)	症状<每周 1 次,短期发作,夜间哮喘症状≤每月 2 次,发作间期无症状。PEF 或 FEV_1≥80%预计值,PEF 变异率<20%
轻度持续(第 2 级)	症状≥每周 1 次,但<每天 1 次,夜间症状>每月 2 次,生活、睡眠可能受影响。PEF 或 FEV_1≥80%预计值,PEF 变异率 20%~30%
中度持续(第 3 级)	每日有症状,发作影响活动和睡眠,夜间症状>每周 1 次,PEF 或 FEV_1>60%,≤80%预计值,PEF 变异率>30%
重度持续(第 4 级)	频发加重,症状持续,频繁夜间发作,日常生活受限。PEF 或 FEV_1<60%预计值,PEF 变异率>30%

(2)哮喘控制水平分级：新版 GINA 主张根据哮喘控制水平,将慢性哮喘分为控制、部分控制和未控制 3 级(表 3-2),这种分级方法易于掌握,有助于哮喘的防治。

表 3-2　哮喘控制水平分级

	完全控制(满足以下所有条件)	部分控制(在任何 1 周内出现以下 1~2 项特征)	未控制(在任何 1 周内)
白天症状	无(或≤2 次/周)	>2 次/周	
活动受限	无	有	
夜间症状/憋醒	无	有	出现≥3 项部分控制特征
需要使用缓解药的次数	无(或≤2 次/周)	>2 次/周	
肺功能(PEF/FEV_1)	正常	<正常预计值(或本人最佳值)的 80%	
急性发作	无	≥每年 1 次	在任何 1 周内出现 1 次

(3)急性发作时哮喘严重程度的分级：根据某一次哮喘急性发作时患者的症状、体征、动脉血气分析和肺功能情况判断其严重程度(表 3-3)。

表 3-3　哮喘急性发作时病情严重程度分级

临床特点	轻度	中度	重度	危重
气短	步行、上楼时	稍事活动	休息时	
体位	可平卧	喜坐位	端坐呼吸	
讲话方式	连续成句	常有中断	单字	不能讲话
精神状态	尚安静	有时焦虑或烦躁	焦虑	嗜睡、意识模糊
出汗	无	有	大汗淋漓	
呼吸频率	轻度增加	增加	>30 次/分	
辅助肌活动	无	有	常有	胸腹矛盾运动
哮鸣音	散在,呼气末	响亮、弥漫	响亮、弥漫	减弱或无
脉率	<100 次/分	100~120 次/分	>120 次/分	>120 次/分或脉率变慢或不规则
奇脉	无	可有	常有	
PEF 占预计值*	>70%	50%~70%	<50%	
PaO_2(吸空气)	正常	60~80mmHg	<60mmHg	
$PaCO_2$	<40mmHg	≤45mmHg	>45mmHg	
SaO_2(吸空气)	>95%	90%~95%	≤90%	
pH			降低	

注:* 使用 β_2 受体激动剂后或平素最高值

(4)支气管哮喘的分期:GINA 将哮喘分为急性发作期和慢性持续期,我国哮喘防治指南中增加了临床缓解期。

1)急性发作期:咳嗽、气喘和呼吸困难症状明显,其持续时间和严重程度不一,多数需要应用平喘药物治疗。

2)慢性持续期:是指每周均不同频度和(或)不同程度地出现症状。

3)临床缓解期:系指经过治疗或未经治疗症状、体征消失,肺功能恢复到急性发作前水平,并维持 3 个月以上。

五、病因学诊断

为了指导临床防治工作,应尽可能查明与该患者哮喘发病有关的病因。下列方法有助于哮喘的病因学诊断。

1.详细询问病史　应了解患者哮喘发作与周围环境的关系,必要应做现场调查。

2.变应原检测试验　有助于查明致喘原的种类。

六、鉴别诊断

应除外其他各种可能引起气喘或呼吸困难的疾病,方可作出哮喘的诊断(表 3-4)。

表 3-4　其他可能引起哮喘的疾病

常见病	少见病
急性细支气管炎	肿块阻塞气道
异物吸入	外压:中央型胸内肿瘤、上腔静脉压迫综合征、胸腺瘤
支气管狭窄	气道内:原发性肺癌、转移性乳腺癌
慢性支气管炎	类癌综合征
心力衰竭	支气管内结节
肺嗜酸性粒细胞浸润症	肺栓塞
	囊性纤维化
	全身性血管炎

1. 心源性哮喘　常见于左心衰竭,发作时的症状与哮喘相似,但心源性哮喘多有高血压、冠状动脉粥样硬化性心脏病、风湿性心脏病等病史和体征。常咳出粉红色泡沫痰,两肺可闻及广泛的湿啰音和哮鸣音,心界向左下扩大,心率增快,心尖部可闻及奔马律。胸部 X 线检查时,可见心脏增大、肺淤血征,有助于鉴别。若一时难以鉴别,可静脉注射氨茶碱缓解症状后进一步检查,忌用肾上腺素或吗啡,以免造成危险。

2. 喘息型慢性支气管炎　多见于中老年人,有慢性咳嗽、咳痰史,喘息长年存在,冬春季加重。有肺气肿体征,两肺可闻及湿啰音。

3. 支气管肺癌　中央型肺癌可导致支气管狭窄,伴发感染时可出现喘鸣音或哮喘样呼吸困难,肺部可闻及哮鸣音。但肺癌的呼吸困难及喘鸣症状进行性加重,常无诱因,咳嗽可有血痰,痰中可找到癌细胞,胸部 X 线摄片、CT、MRI、支气管镜检查常可明确诊断。

4. 嗜酸性粒细胞肺浸润症　包括热带性嗜酸性粒细胞增多症、肺嗜酸性粒细胞增多性浸润、外源性变态反应性肺泡炎等。致病原为寄生虫、原虫、花粉、化学药品、职业粉尘等,多有接触史,症状较轻,患者常有发热,胸部 X 线检查可见多发性、此起彼伏的淡薄斑片浸润阴影,可自行消失或再发。肺组织活检有助于鉴别。

七、治疗

目的是控制症状,减少发作,提高生活质量,而不是根治。包括:①达到并维持症状的控制;②维持正常活动,包括运动能力;③维持肺功能水平尽量接近正常;④预防哮喘急性加重;⑤避免因哮喘药物治疗导致的不良反应;⑥预防哮喘导致的死亡。

1. 消除病因　应避免和消除引起哮喘发作的变应原和其他特异性刺激,去除各种诱发因素。

2. 药物治疗　临床上根据药物作用机制将其分为:控制药物和缓解药物两大类。①控制药物是指需要长期每天使用的药物,主要通过抗炎作用使哮喘维持临床控制,其中包括吸入型糖皮质激素(ICS)、全身用糖皮质激素、白三烯调节剂、长效 β_2 受体激动剂(LABA,需与 ICS 联合应用)、缓释茶碱、色甘酸钠、抗 IgE 抗体等。②缓解药物是指按需使用的药物,通过迅速解除支气管痉挛而缓解哮喘症状,其中包括速效吸入 β_2 受体激动剂、全身用糖皮质激素、吸入型抗胆碱能药物、短效口服 β_2 受体激动剂等。

(1)支气管舒张药:此类药物除主要作用为舒张支气管,也具有抗炎等某些作用。

1) β_2 受体激动剂: β_2 受体激动剂主要通过激动呼吸道的 β_2 受体,激活腺苷酸环化酶,使细胞内的环磷腺苷(cAMP)含量增加,游离 Ca^{2+} 减少,从而松弛支气管平滑肌,是控制哮喘急性发作症状的首选药物。这类药物种类和制剂很多,根据平喘作用起效的快慢和作用维持时间的长短可分为4类(表3-5):①短效-速效 β_2 受体激动剂:如沙丁胺醇(salbutamol)、特布他林(terbutaline)气雾剂,适用于哮喘急性发作症状的控制;②短效-迟效 β_2 受体激动剂:如沙丁胺醇片和特布他林片,适用于日间哮喘的治疗;③长效-迟效 β_2 受体激动剂:如沙美特罗(salmaterol)气雾剂,适用于夜间哮喘的防治;④长效-速效 β_2 受体激动剂:如福莫特罗干粉吸入剂,既适用于夜间哮喘的防治,也适用于哮喘急性发作症状的控制。长期应用可引起 β_2 受体功能下调和气道反应性增高,因而多不主张长期单独使用 LABA。近年来推荐联合吸入 ICS 和 LABA 治疗哮喘,两者具有协同的抗炎和平喘作用,可获得相当于(或优于)应用加倍剂量的 ICS 时的疗效,并增加患者的依从性,减少较大剂量 ICS 引起的不良反应,尤其适用于中度至重度持续哮喘患者的长期治疗。

表3-5 β_2 受体激动剂的分类

起效时间	作用维持时间	
	短效	长效
速效	沙丁胺醇吸入剂	福莫特罗吸入剂
	特布他林吸入剂	
	非诺特罗吸入剂	
慢效	沙丁胺醇口服剂	沙美特罗吸入剂
	特布他林口服剂	

β_2 受体激动剂的用药方法可采用手持定量雾化(pMDI)吸入、口服或静脉注射。多用吸入法,常用剂量如沙丁胺醇或特布他林,每次喷 $200\mu g$,每天 $3\sim4$ 次,每次 $1\sim2$ 喷。pMDI 和干粉吸入装置吸入速效 β_2 受体激动剂(SABA)不适用重度哮喘急性发作。口服 β_2 受体激动剂如沙丁胺醇或特布他林一般用量 $2mg/$次,$2.5mg/$次,每日 3 次,$15\sim30$ 分钟起效,维持 $4\sim6$ 小时,但心悸及骨骼肌震颤等副作用较多。静脉注射用药,用于严重哮喘,由于易引起心悸,只在其他疗法无效时使用。

2)茶碱类:茶碱类除能抑制磷酸二酯酶、提高平滑肌细胞内的 cAMP 浓度外,同时具有腺苷受体的拮抗作用;刺激肾上腺分泌肾上腺素,增强呼吸肌的收缩;增强气道纤毛清除功能和抗炎作用。

口服氨茶碱一般剂量每日 $6\sim10mg/kg$,控释型茶碱 $200\sim600mg/d$。静脉滴注维持量为 $0.8\sim1.0mg/kg$,日注射量一般不超过 $1.0g$。静脉给药主要应用于重、危症哮喘。

茶碱的主要副作用为胃肠道症状(恶心、呕吐),心血管症状(心动过速、心律失常、血压下降),偶可兴奋呼吸中枢,严重者可引起抽搐乃至死亡。由于茶碱的有效血药浓度与中毒血药浓度接近,而且血药浓度受多种因素的影响,用药中应监测其血浆浓度,安全浓度为 $6\sim15\mu g/ml$。

3)抗胆碱药:这类药物通过阻断节后迷走神经通路,降低迷走神经兴奋性,阻断因吸入刺激物引起的反射性支气管收缩而起舒张支气管作用。常与 β_2 受体激动剂联合吸入治疗,尤其适用于夜间哮喘及多痰的患者。常用药物为异丙托溴铵(ipratropine bromide)吸入,常用剂量为 $20\sim40\mu g$,每日 $3\sim4$ 次;经雾化泵吸入溴化异丙托品的常用剂量为 $50\sim125\mu g$,每日 $3\sim4$ 次。本品与 β_2 受体激动剂联合应用具有协同、互补作用。对有吸烟史的老年哮喘患者较为适宜,但对妊娠早期妇女和患有青光眼或前列腺肥大的患者慎用。

(2)抗炎药

1)糖皮质激素:糖皮质激素是当前防治哮喘最有效的药物。主要作用机制是抑制炎症细胞的迁移和活化;抑制细胞因子的生成;抑制炎症介质的释放;增强平滑肌细胞受体的反应性。可分为吸入、口服和静脉用药。①吸入:吸入剂有 3 种,倍氯米松(beclomethasone)、布地奈德(budesonide)和丙酸氟替卡松(fluticasone propionate)。通常需连续规律吸入 1 周方能生效。吸入治疗药物作用于呼吸道局部,所用剂量较小,药物进入血液循环后在肝脏迅速灭活,全身副作用少。少数患者可引起口咽念珠菌感染、声音嘶哑或呼吸道不适,喷药后用清水漱口可减轻局部反应和胃肠吸收。吸入剂是目前推荐长期抗炎治疗哮喘的最常用药。一般认为剂量>1mg/d 长期使用可引起骨质疏松等全身副作用。为减少副作用,可小剂量糖皮质激素与长效 β_2 受体激动剂或控释茶碱联合使用。常用吸入型糖皮质激素的给药剂量及互换关系见表 3-6。②口服剂:有泼尼松(强的松)、泼尼松龙(强的松龙)。用于吸入糖皮质激素无效或需要短期加强的患者。可用大剂量,短疗程,30~40mg/d,症状缓解后逐渐减量至≤10mg/d,然后逐渐停用或改用吸入剂。③静脉用药:重度、严重哮喘发作时应及早应用琥珀酸氢化可的松或甲泼尼龙静脉注射作为紧急处理,常用剂量为首次琥珀酸氢化可的松 200mg 静注,并继续给予维持剂量,最初 24 小时可达 400~800mg,甲泼尼龙剂量一般为 1~2mg/kg,亦可用地塞米松 10~30mg/d。系用大剂量短疗程方式给药起效快,不良反应少,大多数在 3~5 日逐渐缓解,病情缓解后可改口服和加用吸入皮质激素,以免因药物骤停而引起病情的严重复发,以后根据疾病的程度进行规范化治疗。

表 3-6 成人每日常用吸入激素剂量及互换关系

常用激素	低剂量(g)	中剂量(g)	高剂量(g)
二丙酸倍氯米松	200~500	500~1000	>1000~2000
布地奈德	200~400	400~800	>800~1600
丙酸氟替卡松	100~250	250~500	>500~1000

2)白三烯调节剂:白三烯(LTs)是哮喘发病过程中重要的炎症介质,LTs 可诱发支气管收缩,使气道微血管通透性增加,气道黏膜水肿,黏液分泌增加。通过对细胞表面的白三烯受体的拮抗可阻断上述过程,起到抗炎作用。用于哮喘的预防和长期治疗,但不适用于解除急性发作的支气管痉挛,常用药物如扎鲁司特(zafirlukast)20mg,每日 2 次,或孟鲁司特(montelukast)10mg,每日 1 次。

3)色甘酸钠:是一种非糖皮质激素抗炎药物。可部分抑制 IgE 介导的肥大细胞释放介质,对其他炎症细胞释放介质亦有选择性抑制作用。能预防变应原引起的速发和迟发反应,以及运动和过度通气引起的气道收缩。色甘酸钠对部分哮喘患者有效,不良反应很少。雾化吸入 3.5~7mg 或干粉吸入 20mg,每日 3~4 次,可控制或预防哮喘发作。

(3)其他药物

1)抗组胺药物:口服第二代抗组胺药物(H_1 受体拮抗剂)如酮替酚(ketotifen)、阿司咪唑、曲尼斯特、氯雷他定等具有抗变态反应作用,在哮喘治疗中作用较弱,可用于伴有变应性鼻炎哮喘患者的治疗。这类药物的不良反应主要是嗜睡。

2)抗 IgE 治疗:抗 IgE 单克隆抗体(omalizumab)可用于血清 IgE 水平增高的哮喘患者。目前主要用于经过 ICS 和 LABA 联合治疗后症状仍未控制的产重哮喘患者。但因该药物使用时间尚短,远期疗效与安全性有待于进一步观察。

3)变应原特异性免疫疗法(SIT):通过皮下给予常见吸入变应原提取液(如尘螨、猫毛、豚草等),可减轻哮喘症状和降低气道高反应性,适用于过敏原明确但难以避免的患者。但其远期疗效和安全性有待于进一步评价。

3.急性发作期的治疗 治疗目的是尽快缓解症状,解除气流受限和改善低氧血症,同时还需要制订长期治疗方案以预防再次急性发作。常根据病情的分度进行综合性治疗。对于具有哮喘相关死亡高危因素的患者,需要给予高度重视,这些患者应尽早到医疗机构就诊。高危患者包括:①曾经有过气管插管和机械通气的濒于致死性哮喘的病史;②在过去一年中因哮喘而住院或看急诊;③正在使用或最近刚刚停用口服激素;④目前未使用吸入激素;⑤过分依赖速效受体激动剂,特别是每月使用沙丁胺醇超过 1 支的患者;⑥有心理疾病或社会心理问题,包括使用镇静剂;⑦有对治疗计划不依从的历史。

(1)轻、中度:轻度和部分中度急性发作可以在家庭或社区中治疗。家庭或社区中的治疗措施主要为重复吸入速效 β_2 受体激动剂,如沙丁胺醇、特布他林。在第一小时每 20 分钟吸入 2~4 喷。通过 MDI 或干粉剂吸入(200~400μg)后,通常 5~10 分钟即可见效,疗效维持 4~6 小时,可间断吸入。中度发作时可规律吸入或口服长效 β_2 受体激动剂,效果不佳时可加口服小量茶碱控释片或静脉应用茶碱,夜间哮喘可以吸入或口服长效 β_2 受体激动剂。轻、中度发作均需每日吸入糖皮质激素或加用抗胆碱药及白三烯受体拮抗剂。

(2)重度、危重度:①氧疗;②支气管舒张剂,如雾化吸入受体激动剂、抗胆碱药或静脉应用茶碱;③糖皮质激素,应尽快应用如琥珀酸氢化可的松、甲泼尼龙、地塞米松等静脉注射,待病情得到控制和缓解后,再逐渐减量,改为口服给药;④维持水、电解质平衡,纠正酸碱平衡紊乱;⑤缺氧不能纠正时,进行机械通气治疗;⑥预防下呼吸道感染;⑦治疗并发症。

4.长期治疗方案的确定 哮喘的治疗应以患者病情严重程度为基础,根据其控制水平选择适当的治疗方案。要为每个初诊患者制订哮喘防治计划,定期随访、监测,改善患者的依从性,并根据患者病情变化及时修订治疗方案。哮喘患者长期治疗方案分为 5 级(表 3-7)。

表 3-7 根据哮喘病情控制分级制订治疗方案

治疗级别第 1 级	第 2 级	第 3 级	第 4 级	第 5 级
哮喘教育、环境控制				
短效 β_2 受体激动剂	按需使用短效 β_2 受体激动剂			
控制性药物	选用 1 种	选用 1 种	加用 1 种或以上	加用 1 种或 2 种
	低剂量的 ICS	低剂量的 ICS 加 LABA	中高剂量的 ICS 加 LABA	口服最小剂量的糖皮质激素
	白三烯调节剂	中高剂量的 ICS	白三烯调节剂	抗 IgE 治疗
	低剂量的 ICS 加白三烯调节剂	缓释茶碱		
	低剂量的 ICS 加缓释茶碱			

对以往未经规范治疗的初诊患者一般可选择第 2 级治疗方案;症状明显者,则可直接选择第 3 级治疗方案。从第 2 级到第 5 级的治疗方案中都有不同的控制药物可供选择,而在每一级中都应按需使用缓解药物,以迅速缓解症状。以上方案为基本原则,但必须个体化,联合应用,以最小量、最简单的联合,副作用最少,达到最佳控制症状为原则。当哮喘控制并维持至少 3 个月后,可考虑降级治疗。可采用以下减量方案:①单独使用中剂量至高剂量吸入激素的患者,将吸入激素剂量减少 50%。②单独使用低剂量吸入激素的患者,可改为每天 1 次

用药。③联合吸入 ICS 和 LABA 的患者,将吸入激素的剂量减少约 50%,仍继续使用 LABA 联合治疗。当达到低剂量联合治疗时,可选择改为每天 1 次联合用药或停用 LABA,单用 ICS 治疗。若哮喘患者使用最低剂量控制药物达到哮喘控制 1 年并哮喘症状不再发作,可考虑停用药物治疗。以上减量方案需进一步验证。一般情况下,初诊患者 2～4 周回访,以后 1～3 个月随访 1 次,每 3～6 个月对病情进行一次评估,然后再根据病情进行调整治疗方案,或升级或降级治疗。出现哮喘发作时应随时就诊,发作后两周至 1 个月进行回访。

八、哮喘的教育与管理

哮喘患者的教育与管理是哮喘防治工作中的重要组成部分,可以显著提高哮喘患者对于疾病的认识,更好地配合治疗和预防,达到减少哮喘发作,持续长期稳定,提高生活质量的目的。可以根据不同的对象和具体情况,采用适当的、灵活多样的、为患者及其家属乐意接受的方式,对患者及家属进行系统教育,并采取一切必要措施对患者进行长期系统管理。

1. 教育　内容包括:①通过长期规范治疗能够有效控制哮喘;②避免触发、诱发因素的方法;③哮喘的本质、发病机制;④哮喘长期治疗方法;⑤药物吸入装置及使用方法;⑥自我监测:哮喘日记、症状评分、PEF、ACT 变化;⑦哮喘先兆、发作征象和自我处理方法、如何与何时就医;⑧哮喘防治药物知识;⑨如何根据自我监测结果,判定控制水平、选择治疗。

2. 确定并减少危险因素接触。

3. 评估、治疗和监测　哮喘治疗的目标是达到并维持哮喘控制。起始治疗及调整是以患者的哮喘控制水平为依据,包括评估哮喘控制、治疗以达到控制,以及监测以维持控制的持续循环过程。哮喘控制测试(asthma control test,ACT)、哮喘控制问卷(ACQ)、哮喘治疗评估问卷(ATAQ)等是近年来哮喘控制评估的常用工具,其简单方便,既适用于医师也适用于患者自我评价哮喘控制。例如 ACT 仅通过回答有关哮喘症状和生活质量的 5 个问题的评分(表 3-8)进行综合判定,25 分为控制,20～24 分为部分控制,19 分以下为未控制。

表 3-8　哮喘控制测试(ACT)

问题 1	在过去 4 周内,在工作、学习或家中,有多少时候哮喘妨碍您进行日常活动				
	所有时间 1	大多数时间 2	有些时候 3	很少时候 4	没有 5
问题 2	在过去 4 周内,您有多少次呼吸困难				
	每天不止 1 次 1	每天 1 次 2	每周 3～6 次 3	每周 1～2 次 4	完全没有 5
问题 3	在过去 4 周内,因为哮喘症状(喘息、咳嗽、呼吸困难、胸闷及疼痛),您有多少次在夜间醒来或早上比平时早醒?				
	每周 4 晚或更多 1	每周 2～3 晚 2	每周 1 次 3	1 次 4	没有 5
问题 4	在过去 4 周内,您有多少次使用急救药物治疗(如沙丁胺醇)				
	每天 3 次以上 1	每天 1～2 次 2	每周 2～3 次 3	每周 1 次或更少 4	没有 5
问题 5	您如何评价过去 4 周内,您的哮喘控制情况				
	没有控制 1	控制很差 2	有所控制 3	控制很好 4	完全控制 5

九、预防

本病的预防分为 3 级：

1.一级预防　旨在通过去除周围环境中的各种致喘因子,而达到预防哮喘的目的。

2.二级预防　在哮喘患者无临床症状时给予早期诊断和治疗,防止其病情的发展。

3.三级预防　积极控制哮喘症状,防止其病情恶化,减少并发症,改善哮喘患者的预后。

十、预后

哮喘的转归和预后因人而异,与正确的治疗方案关系密切。患者通过合理使用现有的防治哮喘药物,可以控制哮喘症状,避免急性发作。未经合理治疗的哮喘患者,反复发作,病情逐渐加重,可并发肺气肿、肺源性心脏病,预后不良。

（乔伟）

第四节　支气管扩张症

支气管扩张症(bronchiectasis)是指由支气管及其周围肺组织慢性炎症所导致的支气管壁组织破坏,管腔形成不可逆性扩张、变形。本病多数为获得性,患者多有童年麻疹、百日咳或支气管肺炎等病史。临床主要表现为慢性咳嗽,咳大量脓痰和(或)反复咯血。

一、病因

多种原因多可以引起支气管扩张。由支气管－肺感染所致的支气管扩张和由支气管－肺结核所致的支气管扩张病例数已明显减少,但仍然是各种原因中最多见的。由其他原因引起的支气管扩张虽然少见,但也不应忽视,如宿主防御功能缺失、一些系统性疾病等。

二、发病机制

支气管扩张发病机制的关键环节为支气管感染和支气管阻塞,两者相互影响,形成恶性循环,最终导致支气管扩张的发生和发展。此外,支气管外部的牵拉作用、支气管先天性发育缺损和遗传因素也可引起支气管扩张。

1.支气管－肺组织感染和支气管器质性阻塞　感染使支气管管腔黏膜充血、水肿,分泌物阻塞使管腔狭小,导致引流不畅而加重感染,两者相互影响,促使支气管扩张的发生和发展。幼儿百日咳、麻疹、支气管肺炎是支气管－肺组织感染所致支气管扩张最常见的原因。由于儿童支气管管腔细,管壁薄弱,易阻塞,反复感染破坏支气管壁各层组织,使弹性减退,或细支气管周围肺组织纤维化,牵拉管壁,致使支气管变形扩张。此外,肿瘤、异物吸入或管外肿大的淋巴结压迫,也可导致远端支气管－肺组织感染而致支气管扩张。

2.支气管外部的牵拉作用　肺组织的慢性感染或结核病灶愈合后的纤维组织牵拉,也可形成支气管扩张。

3.支气管先天性发育缺损和遗传因素

(1)支气管先天性发育障碍,如巨大气管－支气管症,可能是先天性结缔组织异常、管壁薄弱所致的扩张。

（2）因软骨发育不全或弹性纤维不足,导致局部管壁薄弱或弹性较差,常伴有鼻窦炎及内脏转位(右位心),被称为 Kartagener 综合征,常伴支气管扩张。

（3）与遗传因素有关的肺囊性纤维化,支气管黏液腺分泌大量黏稠黏液,血清内含有抑制支气管柱状上皮细胞纤毛活动物质,致分泌物潴留,引起阻塞、肺不张和感染,诱发支气管扩张。

（4）部分遗传性 A 抗胰蛋白酶缺乏症患者也伴有支气管扩张。

4. 机体免疫功能失调　目前已发现类风湿关节炎、Crohn 病、溃疡性结肠炎、系统性红斑狼疮、支气管哮喘和泛细支气管炎等疾病可同时伴有支气管扩张。有些不明原因的支气管扩张患者体液免疫和(或)细胞免疫功能有不同程度的异常,提示支气管扩张可能与机体免疫功能失调有关。

三、病理

1. 好发部位　继发于支气管一肺组织感染性病变的支气管扩张多见于下叶,左下叶较右下叶多见。左下叶支气管细长,与主气管的夹角大,且受心脏血管压迫,引流不畅,易发生感染。左舌叶支气管开口接近下叶背段支气管,易受下叶感染累及,故左下叶与舌叶支气管常同时发生扩张。支气管扩张位于上叶尖、后段少见,多为结核所致。

2. 病理改变　支气管扩张依其形状改变可分为柱状和囊状两种,亦常混合存在。典型的病理改变为支气管壁组织的破坏所致的管腔变形扩大,并可凹陷,腔内含有多量分泌物。黏膜表面常有慢性溃疡,柱状纤毛上皮鳞状化生或萎缩,杯状细胞和黏液腺增生,支气管周围结缔组织常受损或丢失,并有微小脓肿。常伴毛细血管扩张,或支气管动脉和肺动脉的终末支气管扩张张与吻合,形成血管瘤,可出现反复大量咯血。支气管扩张易发生反复感染,炎症可蔓延到邻近肺实质,引起不同程度的肺炎、小脓肿或肺小叶不张,以及伴有慢性支气管炎的病理改变。

四、病理生理

支气管扩张的早期病变轻而且局限,呼吸功能测定可在正常范围。病变范围较大时,表现为轻度阻塞性通气障碍。当病变严重而广泛,且累及胸膜及心包时,则表现为以阻塞性为主的混合性通气功能障碍,吸入气体分布不均匀,而血流很少受限,使通气/血流比值降低,形成肺内动一静脉样分流,以及肺泡弥散功能障碍导致低氧血症。当病变进一步发展,肺泡毛细血管广泛破坏,肺循环阻力增加,以及低氧血症引起肺小动脉痉挛,出现肺动脉高压,右心负荷进一步加重,右心衰竭,并发肺源性心脏病。

五、临床表现

病程多呈慢性经过,发病多在小儿或青年。多数患者在童年有麻疹、百日咳或支气管肺炎迁延不愈病史,以后常有反复发作的下呼吸道感染。

1. 症状　典型的症状为慢性咳嗽、大量脓痰和反复咯血。

（1）慢性咳嗽、大量脓痰:痰量与体位改变有关,常在晨起或夜间卧床转动体位时咳嗽、咳痰量增多。感染急性发作时,黄绿色脓痰明显增多,每日可达数百毫升,如痰有臭味,提示合并有厌氧菌感染。收集痰液于玻璃瓶中可为三层:上层为泡沫,下层为脓性黏液,中层为混浊黏液,底层为坏死组织沉淀物。

(2)反复咯血:反复咯血是支气管扩张的另一典型症状,咯血程度不等,咯血量与病情严重程度、病变范围有时不一致。部分患者以反复咯血为唯一症状,平时无咳嗽、咳脓痰等症状,临床上称为"干性支气管扩张",其支气管扩张多位于引流良好的部位。

(3)反复肺部感染:其特点是同一肺段反复发生肺炎并迁延不愈。常由上呼吸道感染向下蔓延,支气管感染加重、引流不畅时,炎症扩展至病变支气管周围的肺组织所致。感染重时,出现发热、咳嗽加剧、痰量增多、胸闷、胸痛等症状。

(4)慢性感染中毒症状:反复继发感染可有全身中毒症状,如发热、乏力、食欲减退、消瘦、贫血等,严重者可出现气促与发绀。

2.体征 早期或干性支气管扩张可无明显体征,病情严重或继发感染时病侧下胸部、背部常可闻及固定持久的湿啰音,有时可闻及哮鸣音,若合并有肺炎时,则可有叩诊浊音和呼吸音减弱等肺炎体征。随着并发症如支气管肺炎、肺纤维化、胸膜肥厚与肺气肿等的发生,可出现相应体征。病程较长的患者可有发绀、杵状指(趾)等体征。

六、辅助检查

所有患者都要进行主要检查,当患者存在可能导致支气管扩张症的特殊病因时应进一步检查(表3—9)。

表3—9 气管扩张症的辅助检查

项目	影像学检查	实验室检查	其他检查
主要检查	胸部 X 线检查、胸部高分辨率 CT 扫描	血炎性标志物、免疫球蛋白(IgG、IgA、IgM)和蛋白电泳、微生物学检查、血气分析	肺功能检查
次要检查	鼻窦 CT 检查	血 IgE、烟曲霉皮试、烟曲霉沉淀素、类风湿因子、抗核抗体、抗中性粒细胞胞质抗体、二线免疫功能检查、囊性纤维化相关检查、纤毛功能检查	支气管镜检查

1.影像学检查 由于支气管扩张的本质特征是其不可逆的解剖学改变,故影像学检查对于诊断具有决定性作用。

(1)后前位胸部平片:诊断的特异性好,但敏感性不高。早期轻症患者一侧或双侧下肺纹理局部增多及增粗,典型的 X 线表现为粗乱肺纹理中有多个不规则的蜂窝状透亮阴影或沿支气管的卷发状阴影,感染时阴影内出现液平面;

(2)胸部高分辨 CT 检查:对于支气管扩张具有确诊价值,可明确支气管扩张累及的部位、范围和病变性质,初次诊断为支气管扩张的患者,如条件允许,均应进行本项检查。柱状扩张管壁增厚,并延伸至肺的周边;囊状扩张表现为支气管显著扩张,成串或成簇的囊样改变,可含气液面;扩张的支气管与伴行的支气管动脉在横截面上表现为印戒征;常见肺不张或肺容积缩小的表现。

以往支气管碘油造影是确诊支气管扩张的金标准,但现在由于 CT 技术的不断发展,其成像时间短,能够薄层扫描,具有很高的空间分辨率和密度分辨率,对支气管扩张的诊断准确率很高;使用方便,没有支气管造影的不良反应,因此目前已基本取代了支气管造影检查。

2.纤维支气管镜检查 可发现出血、扩张或阻塞部位,还可进行局部灌洗做涂片、细菌学、细胞学检查,也可经纤维支气管镜做选择性支气管造影。

3.肺功能检查　支气管扩张的肺功能改变与病变的范围和性质有密切关系。病变局限者,肺功能一般无明显变化。病变严重者肺功能的损害表现为阻塞性通气功能障碍。随着病情进展,出现通气与血流比例失调及弥散功能障碍等,可导致动脉血氧分压降低和动脉血氧饱和度下降。病变严重时,可并发肺源性心脏病、呼吸衰竭、右心衰竭。

4.血液检查　白细胞总数和分类一般在正常范围,急性感染时白细胞及中性粒细胞增高。

5.微生物检查　痰涂片革兰染色、细菌培养及药物敏感试验有助于病原菌诊断及指导治疗。

6.其他　对怀疑由少见病因引起支气管扩张者应进行相应检查,如怀疑有免疫功能缺陷者应对体液免疫与细胞免疫功能进行检查;怀疑有纤毛功能障碍者,应取呼吸道黏膜活检标本进行电镜检查;怀疑囊性纤维化者应测定汗液中的钠浓度,并可进行基因检测。

七、诊断

根据典型的临床症状和体征,结合幼年有诱发支气管扩张的呼吸道感染病史,一般临床表现可作出初步诊断。依据胸部 CT 尤其是高分辨 CT 扫描结果可作出诊断。对于明确诊断支气管扩张者还要注意基础疾病。

八、鉴别诊断

支气管扩张应与下列疾病鉴别:

1.慢性支气管炎　多发生于中老年吸烟患者,多为白色黏液痰,很少或仅在急性发作时才出现脓性痰,反复咯血少见,两肺底有部位不固定的啰音。

2.肺脓肿　起病急,有高热、咳嗽、大量脓臭痰,X 线检查可见密度增高的阴影,其中有空腔伴液平面,经有效抗生素治疗后炎症可完全消退。

3.肺结核　常有低热、盗汗等结核性全身中毒症状,干湿啰音多位于上肺局部,X 线胸片和痰结核菌检查可作出诊断。

4.支气管肺癌　多发生于 40 岁以上男性吸烟患者,可有咳嗽、咳痰、咯血等表现,行胸部 X 线检查、纤维支气管镜检查、痰细胞学检查等可作出鉴别。

5.先天性支气管囊肿　X 线检查肺部可见多个边界纤细的圆形或椭圆形阴影,壁较薄,周围组织无炎症浸润,胸部 CT 检查和支气管造影可助诊断。

九、治疗

支气管扩张症的内科治疗主要是控制感染和促进痰液引流;必要时应考虑外科手术切除。

1.内科治疗

(1)一般治疗:根据病情轻重,合理安排休息。应避免受凉,劝导戒烟,预防呼吸道感染。

(2)控制感染:控制感染是支气管扩张症急性感染期的主要治疗措施。根据病情,参考细菌培养及药物敏感试验结果选用抗菌药物。轻症者可选用口服氨苄西林或阿莫西林 0.5g,每日 4 次,或第一、二代头孢菌素;氟喹诺酮类药物如环丙沙星 0.5g,每日 3 次;左旋氧氟沙星 0.2g,每日 3 次;重症患者,常需静脉联合用药。如有厌氧菌混合感染,加用甲硝唑(灭滴灵)

或替硝唑。

(3)去除痰液:包括稀释脓性痰和体位引流。

1)稀释脓性痰,以利痰排出:①祛痰剂:可口服氯化铵 0.3～0.6g,或溴己新 8～16mg,每日 3 次;②生理盐水、超声雾化吸入可稀释痰液;③出现支气管痉挛,影响痰液排出时,在不咯血情况下,可应用支气管舒张药,如口服氨茶碱 0.1g,每日 3～4 次或其他缓释茶碱制剂。必要时可加用支气管舒张药喷雾吸入。

2)体位引流:根据病变的部位采取不同的体位,原则上应使患肺处于高位,引流支气管开口朝下,以利于痰液流入大支气管和气管排出。每日 2～4 次,每次 15～30 分钟;体位引流时,间歇作深呼吸后用力咳痰,轻拍患部;痰液黏稠不易引流者,可先雾化吸入稀释痰液,易于引流;对痰量较多的患者,要防止痰量过多涌出而发生窒息。

3)纤维支气管镜吸痰:如体位引流痰液仍难排出,可经纤维支气管镜吸痰,及用生理盐水冲洗稀释痰液,也可局部滴入抗生素。

2.外科治疗 反复感染或大咯血患者,其病变范围比较局限,在一叶或一侧肺组织,经药物治疗不易控制,全身情况良好,可根据病变范围作肺段或肺叶切除术。如病变较轻,且症状不明显,或病变较广泛累及双侧肺,或伴有严重呼吸功能损害者,则不宜手术治疗。

十、预防

防治麻疹、百日咳、支气管肺炎及肺结核等急慢性呼吸道感染,对预防支气管扩张症具有重要意义。支气管扩张症患者应积极预防呼吸道感染,坚持体位排痰,增强机体免疫功能以提高机体的抗病能力。

(胡建明)

第五节　肺脓肿

肺脓肿(lung abscess)是由多种病原菌引起的肺部化脓性感染,早期为肺组织的感染性炎症,继而坏死、液化、外周肉芽组织包围形成脓肿。临床特征为高热、咳嗽,脓肿破溃进入支气管后咳出大量脓臭痰。X 线显示含气液平的空腔。多发生于壮年,男多于女。自抗生素广泛应用以来,发病率已有明显降低。

一、病因与发病机制

病原体多为口咽部、上呼吸道定植菌,需氧、厌氧和兼性厌氧菌均可致肺脓肿。其中厌氧菌感染达 80%～90%,其他如金黄色葡萄球菌、化脓性链球菌、肺炎克雷伯杆菌、大肠埃希菌、铜绿假单胞菌、流感嗜血杆菌等也较为常见。根据感染途径,可分为以下三种类型。

1.吸入性肺脓肿 最常见,病原体经口、鼻咽腔吸入至下呼吸道,造成细支气管阻塞,远端肺小叶萎陷、缺氧坏死、病原菌繁殖而发病,以厌氧菌最为多见。病变多为单发病灶,好发部位与支气管解剖走行有关,右主支气管陡直、粗短,故吸入物易进入右肺,仰卧位时好发于右肺上叶后段或下叶背段,坐位或立位时好发于下叶后基底段,右侧卧位时好发于上叶前段或后段(图 3-1)。

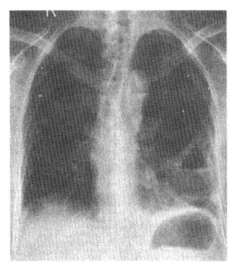

图 3-1 吸入性肺脓肿

2.血源性肺脓肿 常见病因为皮肤感染、疖痈、骨髓炎等所致的败血症、脓毒血症,菌栓经血行播散到肺,引起小血管栓塞、炎症、坏死而形成肺脓肿。致病菌以金黄色葡萄球菌、表皮葡萄球菌及链球菌多见。病变常为多发病灶、以两肺外带分布为多(图 3-2)。

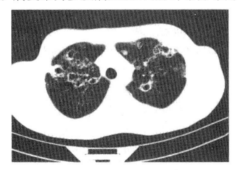

图 3-2 血源性肺脓肿

3.继发性肺脓肿 包括:

(1)肺部病变继发感染所致的肺脓肿,如细菌性肺炎、支气管扩张、支气管囊肿、支气管肺癌、肺结核空洞等;

(2)邻近器官的化脓性病灶,如肝脓肿、膈下脓肿、肾周脓肿、脊柱脓肿等直接蔓延。致病菌多为大肠埃希菌、异链球菌、阿米巴原虫等。

二、病理

病理演变过程包括:①细支气管被感染物阻塞、小血管炎性栓塞,肺组织化脓性炎症、坏死、形成脓肿,镜检有大量中性粒细胞和部分大单核细胞的浸润;②坏死组织液化破溃到支气管,部分坏死组织被咳出,形成有液平的脓腔;③脓肿靠近胸膜,可发生局限性纤维蛋白性胸膜炎、胸膜粘连;④张力性脓肿破溃到胸腔,可形成脓胸、脓气胸、支气管胸膜瘘。

急性肺脓肿经积极抗感染治疗、引流,脓腔逐渐消失而痊愈。若急性期治疗不彻底或引流不畅,坏死组织残留脓腔,致使肉芽组织增生、脓腔壁增厚,经久不愈达 3 个月以上的肺脓肿称为慢性肺脓肿。

三、临床表现

1. 吸入性肺脓肿

(1)可有口腔及鼻咽部化脓性病灶,或有口腔、鼻咽手术,昏迷,全身麻醉及异物吸入等病史。

(2)发病急,寒战、高热、咳嗽、咳痰,初起痰量不多,1～2 周后腥臭味的脓性或脓血性痰可突然增多,厌氧菌感染则有恶臭,静置后可分三层,上为泡沫、中为混浊黏液、底层为脓性坏死组织沉淀物。大量脓性痰咳出后体温下降。约 1/3 的患者有咯血。侵犯胸膜时可引起胸痛。

(3)体检:病变范围小且位于肺深部时不易发现体征。病变范围较大时,胸部叩诊呈浊音,语颤增强,呼吸音减弱,可闻及支气管呼吸音或湿啰音。

2. 血源性肺脓肿

(1)可有皮肤创伤感染、疖、痈、骨髓炎、产后感染、细菌性心内膜炎等病史。

(2)多先有畏寒、发热等感染中毒症状,后出现咳嗽,咳痰等,脓臭痰量不多,极少咯血。

(3)体检:肺部阳性体征不多见,脓肿破溃到支气管时可闻及湿啰音。

3. 继发性肺脓肿

(1)早期呈肺炎症状,脓肿形成时,体温持续增高呈弛张型;痰量突然增多,脓性、伴恶臭,可有咯血;伴发胸膜炎和脓胸时有胸痛。

(2)体检:病变区叩诊浊音或实音。听诊肺泡呼吸音减弱,并有湿啰音。

4. 慢性肺脓肿

(1)常有咳嗽、咳脓痰,不规则发热,咯血及贫血,消瘦等表现。

(2)体检:肺部多无异常体征,常有杵状指(趾)。

四、辅助检查

1. 血常规检查　急性者血白细胞总数达 $20 \times 10^9/L$,中性粒细胞比例显著升高。慢性者红细胞及血红蛋白降低,白细胞可稍升高或正常。

2. 细菌培养　痰、血及胸腔积液进行需氧和厌氧菌培养和药物敏感试验,明确致病菌并指导用药。

3. X 线检查　早期 X 线呈大片浓密模糊、边界不清的浸润阴影;脓液经支气管排出后,圆形透亮的脓腔及液平形成,周围环绕着浓密的浸润性阴影。恢复期,脓腔周围炎症吸收后,脓腔逐渐缩小以至消失,最后仅残留纤维条索阴影。慢性肺脓肿腔壁增厚且内壁不规则,有时可呈多房性脓肿,周围有纤维组织增生及胸膜增厚,纵隔可向患侧移位。脓肿破溃到胸腔则可形成脓胸、脓气胸。血源性肺脓肿病灶往往分布在肺的一侧或两侧,呈散在的边缘整齐的类圆形病灶,中央有脓腔和液平,后期可有局限性纤维化或小气囊阴影残留。

4. 支气管镜检查　可发现并明确病因,有利于病原学诊断,并可行异物取出和活组织检查,以便进行鉴别诊断,并可通过纤维支气管镜进行治疗,以提高疗效、缩短疗程。

五、诊断与鉴别诊断

1. 诊断　对于发病前有全身或局部抵抗力减弱的诱因,突发寒战、高热、咳嗽和咳大量脓臭痰、咯血等症状者,其白细胞总数及中性粒细胞显著增高,X 线示浓密的炎性阴影中有空腔、液平，即可作出急性肺脓肿的诊断；对于有皮肤创伤感染、疖、痈等化脓性感染病灶患者，出现畏寒、高热、咳嗽和咳痰等症状，X线胸片示两肺多发小脓肿者，可诊断为血源性肺脓肿。痰和血的细菌培养及药敏试验对确诊及选用抗菌药物有重要意义。

2.鉴别诊断

(1)细菌性肺炎：早期两者临床表现及 X 片很相似，但细菌性肺炎有以下特点：①稽留热；②多伴有口唇疱疹；③痰呈铁锈色；④X线片呈片状淡薄炎症病变，边缘模糊不清、没有空腔形成。

(2)空洞性肺结核继发感染：临床常有：①午后低热、盗汗、乏力等结核中毒症状；②咳嗽、咳痰、无臭味；③痰找结核菌阳性；④胸片所见空洞多无液平，常有增殖、渗出病变并存。

(3)支气管肺癌：肺癌阻塞支气管可引起肺化脓性感染，但其病程相对较长，中毒症状多不明显，脓痰量相对较少。抗生素不易控制。鳞癌中心部位也可发生坏死形成空洞，但洞壁较厚，多呈偏心空洞，内壁凹凸不平，空洞周围多无炎性浸润，局部淋巴结可肿大，经纤维支气管镜活检或痰中找癌细胞可确诊。

(4)肺囊肿继发感染：炎症相对较轻、多无明显中毒症状，脓痰较少，炎症吸收后可见光洁整齐的囊肿壁。

六、治疗

肺脓肿的治疗原则是抗感染和脓液引流。

1.抗感染治疗　急性肺脓肿经及时、有效的抗感染治疗，治愈率可达 90% 以上。吸入性肺脓肿多为厌氧菌感染，对青霉素类敏感，一般 480 万～1600 万 U/d 静脉滴注，如青霉素疗效不佳，可用林可霉素(1.8～3.0g/d)、克林霉素(0.6～1.8g/d)或甲硝唑(0.8～1.2g/d)等，若病情重，也可选用头孢菌素或加用氨基糖苷类抗生素。血源性肺脓肿多为球菌感染，可选耐 β-内酰胺酶的青霉素或头孢菌素，最好根据药敏试验选用敏感的抗生素。肺脓肿患者治疗 3～4 日体温下降，7～10 日可退热。恶臭痰在 3～10 日内明显减少。X线胸片的吸收较缓慢。抗菌药物治疗疗程 8～12 周，至 X 线片上空洞和炎症消失，或仅有少量稳定的纤维化。

2.体位引流　体位引流有利于排痰，促进愈合。体位应取病灶在上、支气管口在下的原则，每日 2～3 次，每次 15～20 分钟。痰液黏稠者可用祛痰药或雾化吸入。但对脓痰甚多，且体质虚弱的患者应监护，以免大量脓痰涌出，无力咳出而致窒息。经支气管镜冲洗及吸痰也是有效的引流方法。

3.外科治疗　病程超过 3 个月，不能闭合的慢性肺脓肿；反复大咯血内科治疗难以控制者；伴有脓胸、支气管胸膜瘘经抽脓、冲洗等治疗效果不佳者；有异物或癌肿阻塞支气管引流不畅者，可考虑手术治疗。

七、预防

避免诱发因素，普及口腔卫生保健知识，及时治疗口腔等部位的感染病灶，增强机体的抗病能力，有助于预防肺脓肿的发生。

(乔伟)

第六节 肺结核

结核病是由结核分枝杆菌(以下简称结核菌)引起的、可累及全身各个脏器的慢性传染性疾病。由于肺脏的解剖学特点,它是最易受侵犯的部位,因此肺结核(pulmonary tuberculosis)是最常见的结核病,其临床特点为低热、盗汗、乏力、消瘦等结核中毒症状和慢性咳嗽、咳痰及痰中带血等呼吸道症状。病理改变以结核结节、干酪样坏死及空洞形成为特征。由于其病理改变不同,临床表现复杂,缺乏特异性,因此应提高对本病的认识。世界卫生组织(WHO)统计表明,全世界每年发生结核病800万~1000万,每年约有300万人死于结核病,是造成死亡人数最多的单一传染病。我国是世界上结核疫情最严重的国家之一。我国的结核病,新中国成立以来在大力开展防治工作的情况下使流行趋势有所下降,但目前全国结核菌感染者近3.3亿,现有肺结核患者590余万,每年因结核病死亡的人数每年高达25万,各地区疫情控制不平衡,仍是全球结核病流行严重的国家之一。当前,结核病仍是一个十分突出的公共卫生问题,是全国十大死亡原因之一,因此结核病的控制工作还面临严峻的挑战。

一、病因与发病机制

1. 结核菌 是结核病的致病菌,结核菌属于分枝杆菌,生长缓慢,在改良的罗氏培养基上需培养4~6周,才能繁殖成明显的菌落。镜下呈细长稍弯的杆菌,涂片染色具有抗酸性。此菌为需氧菌,对外界抵抗力较强,在阴冷潮湿处能生存5个月以上,但在烈日下曝晒2小时,5%~12%来苏接触2~12小时,70%酒精接触2分钟,或煮沸1分钟,均能被杀灭。痰吐在纸上直接烧掉是最简单的灭菌方法。

结核菌分为人型、牛型和鼠型等种类。前两型为人类结核病的主要病原菌。结核菌菌体含有:①类脂质:可引起单核细胞、上皮样细胞和淋巴细胞浸润而形成结核结节;②蛋白质:可引起过敏反应及中性粒细胞和大单核细胞浸润;③多糖类:能引起某些免疫反应(如凝集反应)。

结核病灶中的结核菌依其生长速度的不同,分为:A群,生长代谢旺盛,不断繁殖的结核菌,其特点为致病力强,传染性大,是引起结核病传染的重要菌群。采用抗结核的杀菌剂可杀灭此类细菌。异烟肼效果最佳,其次为链霉素、利福平。B群,在巨噬细胞内的酸性环境中能够生存,但生长缓慢,吡嗪酰胺的杀菌效果较好。C群,存在于干酪样坏死灶内,偶尔繁殖的细菌,只对少数药物敏感,常为日后复发的根源。D群,指病灶中无致病能力、无传染性、对人体无害的处于休眠状态的细菌。一般可逐渐被巨噬细胞吞噬杀死或自然死亡,很少引起疾病的复发。

结核病治疗中的关键问题是结核菌的耐药情况。结核菌可分为天然耐药和继发性耐药两种。在结核菌的繁殖过程中其染色体上的基因突变,出现极少数的天然耐药菌,此种耐药也称为原始耐药,其耐药往往见于未使用过抗结核药的患者。当治疗时使用单一的抗结核药时,大量的敏感菌可被杀死,但天然耐药菌能逃避药物的作用而存活,并且还可继续繁殖,最终造成病灶中敏感菌被天然耐药菌所取代,抗结核治疗失败。继发性耐药是指由于结核菌与抗结核药物接触后,某些结核菌发生诱导变异,逐渐适应在有药环境中继续生存、繁殖。多因长期不合理用药,经淘汰或诱导机制出现的耐药。接受治疗患者中很多治疗效果不佳常与继发性耐药菌的出现有关。近年来继发性耐药菌逐渐增多,给结核病的治疗和预防带来了很大的困难。因此,加强对初治患者的管理,避免单一用药、剂量不足、用药不规则、疗程不够等因素,向患者宣传治疗的重要性,坚持诱导化疗,尽量减少耐药结核菌的出现,结核病的化疗才会取得满意的效果。

结核菌侵入人体后是否患病,取决于入侵结核菌的数量、毒力与人体免疫、变态反应的高低,并决定感染后结核病的发生、发展与转归。

2.感染途径 结核菌主要通过呼吸道传播,排菌的肺结核患者(尤其是痰涂片阳性,未经治疗者)是重要的传染源。当排菌的肺结核患者咳嗽、打喷嚏时形成含有结核菌的微滴或吐痰将细菌排出,细菌可在大气中存活一定时间,健康人吸入后可造成感染。传染的次要途径是经消化道进入体内,如进食被结核菌污染的食物。其他感染途径,如通过皮肤、泌尿生殖道,则很少见。感染结核菌后,如果细菌多、毒力强、机体营养不良、免疫力低下则易患肺结核;反之,菌量少、毒力弱、机体抵抗力强,结核菌可被人体免疫防御系统监视并杀灭,而不易患病。

3.人体的反应性

(1)免疫力:人体对结核分枝杆菌的免疫力有两种。

1)非特异性免疫力:是指人体对结核菌的自然免疫力,为先天性,无特异性,对任何感染均有抵抗能力,但抗病能力较弱。

2)特异性免疫力:是接种卡介苗或经过结核菌感染后所获得的免疫力,为后天性,具有特异性,其抗病能力较非特异性免疫力强。但两者对防止结核病的保护作用都是相对的。由于受免疫力的影响,对免疫力强的人,感染后不易发展为结核病;而对于老年人、糖尿病、艾滋病、长期使用免疫抑制剂或严重营养不良等引起免疫状态低下的患者,易患肺结核。生活贫困、居住条件差,以及营养不良是经济落后社会中人群结核病高发的原因。越来越多的证据表明,除病原体、环境和社会经济等因素外,宿主遗传因素在结核病的发生发展中扮演着重要角色,个体对结核病易感性或抗性的差异与宿主某些基因相关。现已筛选出多种人的结核病相关候选基因,例如三类 HLA 基因区多态性与结核病易感性的关系在国内外均有报道,以Ⅱ类基因为多;在非洲和亚洲人群中的研究表明人类基因多态性与结核病易感性相关。所以,并非所有传染源接触者都可能被感染,被感染者也并不一定都发病。

结核病的免疫主要是细胞免疫,当入侵的结核菌被吞噬细胞吞噬后,随之将信息传递给淋巴细胞,使之致敏。当结核菌再次与致敏的 T 淋巴细胞相遇时,T 淋巴细胞释放一系列淋巴因子,如巨噬细胞移动抑制因子、趋化因子、巨噬细胞激活因子等,使巨噬细胞聚集在细菌周围,吞噬并杀灭细菌形成类上皮细胞及朗汉斯巨细胞,最终形成结核结节,使病变局限,并趋于好转、治愈。因此,结核病的细胞免疫表现淋巴细胞的致敏和吞噬细胞作用的加强。

(2)变态反应:结核菌侵入人体后 4～8 周,机体对结核菌及其代谢产物所发生的敏感反应称为变态反应,属于Ⅳ型(迟发型)变态反应。变态反应同样以 T 淋巴细胞介导、以巨噬细胞为效应细胞,但它是另一亚群 T 淋巴细胞释放炎性介质、皮肤反应因子及淋巴细胞毒素等,使局部组织出现渗出性炎症甚至干酪样坏死,病理表现为病灶恶化、浸润、进展,空洞形成。临床表现为发热、乏力及食欲减退等全身症状,还可发生多发性关节炎、皮肤结节性红斑及疱疹性结膜炎等结核病变态反应的表现。

结核菌不像许多细菌有内毒素,外毒素,不存在能防止吞噬作用的荚膜,以及与致病能力相关联的细胞外侵袭性酶类。其毒力基础不十分清楚,可能与其菌体的成分有关。其他类脂质如硫脂质也与结核菌的毒力有关,它不仅增加了索状因子的毒性,且抑制溶酶体－吞噬体的融合,促进结核菌在巨噬细胞内的生长繁殖。磷脂能够刺激机体内单核细胞的增殖、类上皮细胞化、朗汉斯巨细胞的形成。蜡质D是分枝菌酸阿糖圜乳聚糖和黏肽相结合的复合物,具有佐剂活性,刺激机体能产生免疫球蛋白,对结核性干酪病灶的液化、坏死、溶解和空洞的形成起重要作用。除了以上类脂质成分外,多糖类物质是结核菌细胞中的重要组成物质,多糖类物质在和其他物质共存的条件下才能发挥对机体的生物学活性效应。多糖是结核菌菌体完全抗原的重要组成成分,具有佐剂活性作用,能对机体引起嗜中性多核白细胞的化学性趋向反应。结核菌的菌体蛋白是以结合形式存在于菌细胞内,是完全抗原,参与机体对结核菌素的反应。

(3)初感染与再感染:将同等量的结核菌接种给两组豚鼠,一组在接种前6周已接种过小量的结核菌,另一组从未接触过结核菌。结果前一组豚鼠迅速出现局部炎性反应,红肿、溃烂及坏死,局部淋巴结受累,但坏死灶迅速愈合,病灶无全身播散,这说明豚鼠对结核菌具有免疫力;而后一组局部反应于2周后才出现,逐渐形成溃疡,经久不愈,同时细菌大量繁殖,经淋巴和血液循环播散到全身,易于死亡,这说明豚鼠对结核菌无免疫力。这种机体对结核菌再感染与初感染不同反应的现象称为科赫(Koch)现象。

人体对结核菌的反应性表现在免疫与变态反应两个方面,两者常同时存在,但亦不尽平行,这与机体复杂的内外环境、药物的影响以及感的菌量及毒力等因素有关。从机制来分析,两者虽均与淋巴细胞的致敏有关,但亚群不同;从表面情况看免疫对人体有保护作用,变态反应导致局部组织的破坏,但两者均对细菌不利。总之,结核菌进入人体后是否患病,取决于入侵结核菌的数量、毒力与人体免疫力、变态反应的状态,两者之间的主次变化,决定了感染结核菌后结核病的发生、发展和转归。

二、病理

1.结核病的基本病理变化

(1)渗出性病变:发生在结核病的早期、机体免疫力低下,菌量多,毒力强或变态反应较强时,为浆液性和浆液纤维素性炎症,表现为组织的充血、水肿和白细胞浸润,但很快被巨噬细胞所取代,在巨噬细胞和渗出液内易查见结核分枝杆菌。病情好转时,渗出性病变可以完全消散吸收,不留痕迹或转为以增生为主或以坏死为主的病变。

(2)增生性病变:增生为主的病变发生在菌量较少,毒力较低或人体免疫反应较强时,形成类上皮细胞(为大单核细胞吞噬结核菌后,形态变为大而扁平的细胞)聚集成团,中央可有多核巨细胞(朗汉斯巨细胞,朗格汉斯细胞),外周有淋巴细胞聚集的典型结核结节的特征。当有较强的变态反应时,结核结节中便可出现干酪样坏死。

(3)变质性病变:常发生在渗出或增生性病变的基础上。当人体抵抗力降低或菌量过多,变态反应过于强烈时,上述渗出性病变和结核结节连同原有的组织结构一起坏死。这是一种彻底的组织凝固性坏死。大体标本的坏死区呈灰白略带黄色,质松而脆,状似干酪,故名干酪样坏死。干酪样坏死灶中大多含有一定量的结核菌。有时坏死灶可发生软化和液化,随着液化,结核菌大量繁殖,进一步促进液化的发生。液化虽有利于干酪样坏死物的排出,但更严重的是造成结核菌在体内蔓延扩散,是结核病恶化进展的原因。

上述三种病变可同时存在于一个病灶中,但往往以一种病变为主,而且可以相互转变。

2.结核病的转归 结核菌侵入人体后,在机体免疫力、变态反应及细菌的致病力几种因素的较量中,人体抵抗力处于优势,结核病变部位可吸收、缩小、纤维化、钙化等。反之,病灶则扩散、增多、溶解、干酪样坏死及空洞形成,造成全身播散,其播散的途径有:①支气管播散:肺内结核菌经支气管播散到其他肺叶;②经淋巴管播散:细菌被细胞吞噬进入淋巴道,引起淋巴结结核;③血行播散:肺内、外干酪性结核病灶液化破溃到血管,引起血行播散;④直接播散:肺结核病灶向邻近肺组织或胸膜直接蔓延。

三、分类

根据 2002 年卫生部(现为:国家卫生和计划生育委员会)颁布的肺结核分型标准,共分为5 类。

1.原发性肺结核 原发性肺结核为原发结核感染所致的临床病症。包括原发综合征及胸内淋巴结结核。

2.血行播散性肺结核 包括急性血行播散性肺结核(急性粟粒型肺结核)及亚急性、慢性血行播散性肺结核。

3.继发性肺结核 继发性肺结核是肺结核中的一个主要类型,包括浸润性、纤维空洞及干酪性肺炎等。

4.结核性胸膜炎 临床上已排除其他原因引起的胸膜炎。包括结核性干性胸膜炎、结核性渗出性胸膜炎、结核性脓胸。

5.其他肺外结核 其他肺外结核按部位及脏器命名,如骨关节结核、结核性脑膜炎、肾结核、肠结核等。

四、临床表现

肺结核的症状和体征与疾病的分型、病期有一定的关系,所以临床表现多样化,典型表现常呈慢性经过,长期咳嗽、咳痰,有时咯血,伴有低热、盗汗、消瘦等全身中毒症状。有时患者无症状,仅于健康查体或就诊其他疾病时偶然发现。少数因突然咯血而就诊被确诊为肺结核。重者则可出现高热、甚至发展为败血症或呼吸衰竭。

1.症状

(1)全身症状:可出现午后低热、乏力、食欲减退、体重减轻、盗汗等结核中毒症状,女性可出现月经失调或闭经,少数患者可出现结节性红斑。当肺部病变急剧进展或播散时,常起病突然,持续高热、大汗、衰弱,可见于急性血行播散性肺结核、干酪性肺炎、结核性胸膜炎、结核性脑膜炎等情况。

(2)呼吸系统症状

1)咳嗽和咳痰:一般呈慢性咳嗽、咳痰,多为干咳或咳少量白色黏液痰。当继发感染时痰呈黏液性或黏液脓性,合并慢性支气管炎时,白色黏液痰量可增加。

2)咯血:是肺结核病的一个较常见的症状,1/3~1/2 的患者有不同程度的咯血。咯血量以痰中带血到大咯血不等,甚至危及生命。结核炎性病灶中的毛细血管扩张常引起痰中带血;小血管损伤或来自空洞的血管瘤破裂多引起中等量以上的咯血;有时硬结钙化的结核病灶可因机械性损伤血管或合并支气管扩张而发生咯血。咯血的症状与咯血的量有关,但更重要的是与气道的通畅有关。对于大咯血的患者,要高度警惕血凝块阻塞大气道引起的窒息,此时患者表现为咯血停止、出汗、烦躁不安、神色紧张、挣扎坐起、胸闷、气短、发绀,应立即进行抢救。大咯血有时也可导致失血性休克。

3)胸痛:当肺结核炎性病灶累及壁层胸膜时,相应部位的胸壁有针刺样疼痛。随深呼吸和咳嗽其胸痛加剧。

4)胸闷、气短:结核病引起严重毒血症及高热可出现呼吸频率加快。慢性重症肺结核时,呼吸功能减退,可出现进行性呼吸困难,甚至呼吸衰竭。并发气胸或大量胸腔积液时,则有急性出现的呼吸困难,其呼吸困难的程度与胸水、气胸出现的速度、气液量的多少有关。

2.体征　肺结核患者多呈无力型,营养不良;重症者可出现呼吸困难,多为混合型呼吸困难,可伴有发绀;高热者呈热病容。大部分患者呈扁平胸,当病灶小或位于肺组织深部,多无异常体征。若病变范围较大,患侧胸部呼吸运动减弱,叩诊呈浊音,听诊有时呼吸音减低,或为支气管肺泡呼吸音。因肺结核好发生在上叶的尖后段和下叶背段,故锁骨上下、肩胛间区叩诊略浊,咳嗽后闻及湿啰音,对诊断有参考意义。当肺部病变发生广泛纤维化或胸膜增厚粘连时,则患侧胸廓下陷,肋间隙变窄,气管移向患侧,叩诊浊音,而对侧可有代偿性肺气肿征。

五、辅助检查

1.结核菌检查　痰中找到结核菌是确诊肺结核的依据。其检查方法有:

(1)直接涂片法:适用于痰含菌量多时(每毫升 1 万～10 万条以上)。此方法快速简便易行,抗酸染色较易掌握。

(2)集菌法:收集 12～24 小时痰,检出率较高,每毫升含 1000 个结核菌便可获阳性结果。

(3)培养法:较上述 2 种方法更为精确。当每毫升痰含 100 个结核菌可获阳性结果,但需时间较长。

因为结核菌的生长缓慢,使用改良的罗氏培养基,通常需要 4～6 周才能获得结果,虽然培养较费时,但精确可靠,特异性强,并且可对培养菌株做药物敏感测定,为治疗患者特别是复治患者提供参考。将痰标本在体外用聚合酶链反应(PCR)方法,使所含微量结核菌 DNA 得到扩增,用电泳法检出。40 个结核菌就可有阳性结果,而且快速、简便,还可做菌型鉴定,但时有假阳性或假阴性。

2.影像学检查

(1)胸部 X 线检查:是早期发现肺结核,并对病灶部位、性质、范围以及治疗效果进行判断的重要检查方法。目前,在临床上有相当一部分肺结核是依据胸部 X 线来诊断的,因此,在诊断肺结核的同时,一定要排除其他肺部疾病,特别是注意与肺部肿瘤的鉴别,避免和减少误诊。常见的 X 线检查方法有透视、胸片、断层、特殊体位摄片(如前弓位有利于肺尖的暴露)。肺结核的常见 X 线表现有:①纤维钙化的硬结病灶:斑点、条索、结节状、密度较高、边缘清晰;②浸润性病灶:呈云雾状、密度较淡、边缘模糊等;③干酪性病灶:病灶密度较高、浓度不一;④空洞:为环形透亮区,有薄壁、厚壁等空洞。肺结核的好发部位多见于双肺上野、锁骨上下、其次为下叶背段、下叶后段,且有多种不同性质的病灶混合存在肺内的迹象。渗出性、增殖并渗出性、干酪性病灶、空洞,或动态观察好转和恶化均属于活动性病灶,是化疗的对象;而斑块、条索、硬结钙化、结节性病灶,经动态观察稳定不变的属于非活动性病灶。胸部 CT 检查对于发现微小或隐蔽病灶,如纵隔病变、肺脏被心脏掩盖的部分等,了解病变范围及组成,对诊断均有帮助。

1)原发综合征:典型的病变表现为哑铃状双极现象,一端为肺内原发灶,另一端为同侧肺门和纵隔肿大的淋巴结,中间为发炎的淋巴管。肺部原发结核病灶一般为单个,开始时呈现软性、均匀一致、边界比较明确的浸润改变,如果病变再行扩大,则可累及整个肺叶。淋巴管炎为一条或数条自病灶向肺门延伸的条索状阴影。同侧肺门和纵隔肿大的淋巴结,边缘光整或呈分叶状。肿大淋巴结压迫支气管使之狭窄阻塞时,则在肺门附近呈基底向肺门、尖端向肺边缘的三角形阴影。这种肺段或肺叶不张多见于右肺中叶,有时在右上叶前段发生(图3—3)。

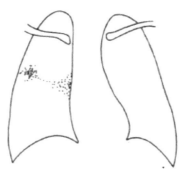

图3—3 原发综合征

2)血行播散性肺结核:表现为两肺广泛均匀分布的密度和大小相近的粟粒状阴影,即所谓"三均匀"X线征。亚急性和慢性血行播散性肺结核的粟粒状阴影则分布不均匀,新旧不等,密度和大小不一(图3—4)。

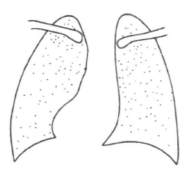

图3—4 血行播散性肺结核

3)继发性肺结核:病灶多发生在肺上叶尖后段、肺下叶背段,病变可局限也可多肺段侵犯,X线影像可呈多形态表现(即同时呈现渗出、增殖、纤维和干酪性病变),也可伴有钙化。可伴有支气管播散灶和胸腔积液、胸膜增厚与粘连。易合并空洞,典型的结核空洞表现为薄壁空腔影,内壁光整,有时有液平,可见引流支气管;不典型的结核空洞可分无壁、张力、干酪厚壁或椭圆形,其周围可以没有或有多少不等的周围炎和纤维性变。干酪性肺炎病变往往限于一个肺段或一个肺叶。初期病变呈毛玻璃样、弥漫性的炎性阴影,其密度较一般肺炎的单纯渗出性阴影更高。在大块炎性阴影中隐约可见密度高的干酪性病灶。病变溶解后,可在浓密的炎性阴影中出现形态不一、大小不等的透明区。小叶性干酪性肺炎的溶解则不明显。呈球形病灶时(结核球)直径多在3cm以内,周围可有卫星病灶,内侧端可有引流支气管征,病变吸收慢(1个月以内变化较小)。晚期肺结核可见蜂窝肺、毁损肺,常表现为两肺或一侧肺的广泛纤维性变、厚壁纤维空洞和沿支气管播散灶,可发生由大量纤维组织和肺气肿所致的胸廓畸形、纵隔移位、膈肌下降、垂位心、垂柳状肺纹和胸膜增厚等种种不同影像(图3—5)。

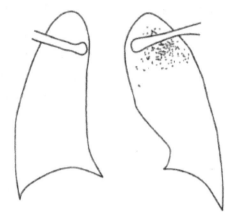

图3—5 继发性肺结核

(2)胸部CT扫描:对X线胸片有补充性诊断价值。肺结核的胸部CT表现可归纳为"三多三少",即多形态、多部位、多钙化和少肿块、少堆聚、少增强。胸部CT扫描可发现胸内隐匿部位病变,包括气管、支气管内的病变;早期发现肺内粟粒阴影;诊断有困难的肿块阴影、空洞、孤立结节和浸润阴影和鉴别诊断;了解肺门、纵隔淋巴结肿大情况,鉴别纵隔淋巴结结核与肿瘤;少量胸腔积液、包裹积液、叶间积液和其他胸膜病变的检出;囊肿与实体肿块的鉴别等。

(3)其他影像学检查:胸部MRI扫描对肺结核的诊断价值不如胸部CT,但可作为X线和胸部CT扫描的补充,例如用于观察合并支气管结核时气管狭窄的范围和程度。此外,有报道称放射性核素扫描对诊断肺结核有一定的价值,但由于目前缺乏对结核病灶特异性的显像剂,此法诊断结核准确性并不高,需和其他诊断技术联合应用。

3.内镜检查

(1)支气管镜检查:常用方法包括:①支气管镜直视下观察病变部位;②直视下病变或可疑病变部位的活检和刷检;③支气管镜介导下可疑病变区域行支气管肺泡灌洗术。通过这些方法获取病原学和组织病理学依据,从而提高肺结核的诊断敏感性和特异性。支气管镜检查尤其适用于痰涂片阴性和伴有支气管结核堵塞支气管的病例。

(2)胸腔镜检查:有普通胸腔镜(thoracoscopy)和电视胸腔镜(video assisted thoracic surgery,VATS)之分,检查部位主要是胸膜腔内胸膜或肺表面病变,通过镜下直视病变活检取组织做病理诊断,是肺结核诊断的有效手段之一。

(3)纵隔镜检查:纵隔镜检查术是一种比较安全、可靠的检查手段,尤其是对诊断困难的肺结核合并纵隔淋巴结肿大者提供了有价值的诊断方法。

4.穿刺活检技术

(1)经皮肺穿刺术:对于靠近胸壁的周围性病变,在B超或CT引导下进行经皮肺穿,获取活组织进行组织病理学和细菌学检查,是一项提高疑难肺结核诊断率的有效手段。

(2)胸膜穿刺活检术:胸膜活检方法一般为经胸壁针刺活检,国外最常用为Cope与Abrams穿刺针,国内有医疗工作者采用改良的Cope穿刺针取得了较好效果。最近有不少医疗工作者应用 Tru－cut 和 Vacc－cut 细针进行胸膜活检。肺结核合并结核性胸膜炎时,此项检查有助于确诊。

5.结核菌素试验结核菌素是从生长过结核菌的液体培养基中提炼出来的结核菌的代谢产物,主要含有结核蛋白。临床上有旧结核菌素(OT)和结核菌素的纯蛋白衍化物(PPD)。由于后者不产生非特异性反应,目前已被广泛应用。OT 是用 1∶2000 的稀释液 0.1ml(5IU),在左前臂屈侧做皮内注射,经 48～72 小时测量皮肤硬结直径,小于 5mm 为阴性,5～9mm 为弱阳性,10～19mm 为阳性反应,20mm 以上或局部发生水疱与坏死者为强阳性反应。PPD 0.1ml(5IU),仍做皮内注射,72 小时观察硬结,直径＞5mm 为阳性,临床诊断常采用5IU,如无反应,可在 1 周后,再用 5IU(产生结核菌素增强效应),如仍为阴性,可排除结核感染。

结核菌素试验阳性反应仅表示结核感染,并不一定患病。我国城市成年居民的结核感染率在 60％以上,故用 5IU 结核菌素进行检查,其一般阳性结果意义不大。但如用高稀释度(1IU)做皮试呈强阳性者,常提示体内有活动性结核灶。结核菌素试验对婴幼儿的诊断价值比成年人大,3 岁以下强阳性反应者,应视为有新近感染的活动性结核病,须给予治疗。

结核菌素试验阴性反应除提示没有结核菌感染外,还见于:①结核菌感染后需 4～8 周才有变态反应充分建立;②在应用糖皮质激素等免疫抑制剂者,或营养不良及麻疹、百日咳等患者,结核菌素反应也可暂时消失;③严重结核病和各种危重患者对结核菌素无反应,或仅为弱阳性;④淋巴细胞免疫系统缺陷(如淋巴瘤、白血病、结节病、艾滋病等)患者和老年人的结核菌素反应也常为阴性。

6.其他检查 血常规检查可无异常。但长期严重病例可有继发性贫血,合并感染时白细胞升高,急性血行播散型肺结核可出现白细胞减少或类白血病反应。血沉在活动性肺结核时常加快,但无特异性,血沉正常亦不能除外肺结核,如果血沉加快,可作为抗结核治疗疗效观察的指标之一。还可用 ELISA 法检测血清中、痰标本中或支气管灌洗液中人结核分枝杆菌抗体(TB－IgG),为结核病的诊断提供更多的依据。近年出现了结核分枝杆菌效应 T 细胞斑点试验,其敏感性可达到 95.3％～98.8％,特异性 94.1％～100％,为结核病的诊断提供了新的方法。

六、诊断

诊断依据包括:①全身结核中毒症状、呼吸系统症状、体征;②X 线检查为诊断、分型、确定病灶活动性、部位、范围等提供重要依据,尤其是早期无症状的肺结核,X 线的诊断更为重要;③痰菌阳性是确诊肺结核的依据,也是观察疗效,确定传染性,随访病情的重要指标;④结核菌素试验、血沉等检查对诊断具有参考意义。

在临床诊断工作中,诊断包括四个部分,即肺结核类型,病变部位、范围,痰菌检查及治疗史。

1.肺结核分型 同前。

2.病变部位、范围 肺结核病变部位按左、右侧、双侧,范围按上、中、下记录。

3.痰菌检查 痰菌检查是确定传染和诊断、治疗的主要依据。痰菌检查阳性以(＋)表示,阴性以(－)表示。需注明痰检方法,如涂片(涂)、培养(培)等,以涂(＋),涂(－),培(＋),培(－)表示。当患者无痰或未查痰时,则注明(无痰)或(未查)。

4.化疗史　分为初治与复治。

(1)初治:凡既往未用过抗结核药物治疗或用药时间少于1个月的新发病例。

(2)复治:凡既往应用抗结核药物1个月以上的新发病例、复发病例、初治治疗失败病例等。

5.病历记录　格式按结核病分类、病变部位、范围,痰菌情况、化疗史程序书写。如:原发性肺结核右中涂(一)初治;继发性肺结核双上涂(十)复治;原发性肺结核左中(无痰)初治;继发性肺结核右上(未查)初治;结核性胸膜炎左侧涂(一)培(一)初治。

血行播散性肺结核可注明(急性)或(慢性),并发症(如自发性气胸、肺不张等),并存病(如矽肺、糖尿病等),手术(如肺切除术后、胸廓成形术后等)可在化疗史后按并发症、并存病、手术等顺序书写。

七、鉴别诊断

肺结核的临床表现和胸部X线表现可酷似任何肺部疾病,容易误诊。因此,必须详细搜集临床、实验室和辅助检查资料,进行综合分析,并根据需要可采取侵袭性诊断措施,必要时允许进行有限期的动态观察,以资鉴别。

1.肺癌　肺癌的临床表现形式多样化,是常见的易于肺结核相混淆的疾病之一。肺癌多发生在40岁以上男性,有长期重度吸烟史,无全身中毒症状,可出现刺激性咳嗽,持续和间断性痰中带血,明显胸痛和进行性消瘦。行纤维支气管镜检查、痰结核菌检查、胸部CT等可资鉴别。中央型肺癌应与肺门淋巴结结核相鉴别,其X线特点为肺门附近肿块阴影,边界常不规则,有分叶、毛刺。周围型肺癌多呈球形病灶或分叶状块影,有切迹或毛刺,如发生癌性空洞,其特点为壁较厚,内壁凹凸不平,成偏心性,易侵犯胸膜而引起胸水,应与结核球相鉴别。细支气管肺泡癌呈两肺大小不等的结节状播散病灶,边界清楚,密度较高,随病情进展病灶逐渐增大,应与血行播散性肺结核鉴别。

2.肺炎　细菌性肺炎常有发热、咳嗽、胸痛和肺内大片炎性病灶,须与干酪性肺炎相鉴别。其特点是:常见于身体健康的中青年,起病急骤,呈稽留热,可有口唇疱疹,咳铁锈色痰,痰培养肺炎球菌等感染原菌阳性,痰中无结核菌,在有效抗生素治疗下,一般在3周左右肺部炎症完全消失。干酪性肺炎多见于有结核中毒症状,慢性咳嗽、咳痰的基础上,胸部X线可见病灶多在双肺上叶,以右上叶多见,大片密度增高的渗出病灶,密度不均,可有虫蚀样空洞,周围可见卫星病灶,痰中易找到结核菌,抗结核治疗有效。对于可引起肺部淡薄渗出性病灶的支原体肺炎、过敏性肺炎等也应与早期浸润性肺结核相鉴别。支原体肺炎常出现乏力、低热、肌痛,约半数患者无症状,X线可呈肺部多种形态的渗出性病灶,以肺下野多见,可在3～4周自行消散,约2/3的患者冷凝集试验阳性。过敏性肺炎的肺部浸润性阴影呈游走性,血嗜酸性粒细胞升高有助诊断。而浸润性肺结核可有轻度的咳嗽、咳痰或无症状或仅以咯血为首发症状而就诊,其X线特征多见双肺上叶尖后段,呈云雾状、片絮、边界模糊不清的浸润性病灶。

3.肺脓肿　肺脓肿引起的空洞常需与浸润性肺结核并空洞时相鉴别。患者有高热,呈弛张热型,在病程的10～14天剧咳后出现大量脓臭痰是其特征,胸部X线病变多见于下叶背段及后段,可见周围环绕着浓密渗出性病灶的向心性空洞,内壁光滑,病灶周围边界不清,抗生素治疗有效。而浸润性肺结核并空洞继发感染时,一般无明显的急性起病过程,全身中毒症状不明显,多为黏液痰或黏液脓性痰,病灶多见于双肺上叶,周围有卫星病灶,痰结核菌阳性等可资鉴别。

4.慢性支气管炎　慢性支气管炎患者的慢性咳嗽、咳痰、气短等症状酷似慢性纤维空洞型肺结核。但前者X线检查仅表现肺纹理增多、增粗、紊乱,痰中可培养出一般革兰阳性和阴性菌,无结核菌。而慢性纤维空洞型肺结核除了上述慢性咳嗽、咳痰、气短等症状外,可出现咯血、消瘦、低热。胸部X线可见双肺上野体积缩小、密度不均、肺门上抬、胸膜肥厚、厚壁空洞等结核病灶,且痰结核菌检出率高。

5.支气管扩张　支气管扩张的特点是慢性咳嗽、大量脓痰和反复咯血,需与肺结核空洞相鉴别。但支气管扩张胸部X线平片多无异常发现或仅见双肺下野肺纹理增粗或典型的蜂窝状、卷发状阴影,痰结核菌阴性,胸部CT和支气管造影检查可以确诊。而肺结核空洞痰结核菌阳性率高,胸部X线有其特征性改变有利于鉴别。

6.其他　发热性疾病如伤寒、败血症、白血病、纵隔淋巴瘤等应与结核病相鉴别。特别是在急性血行播散性肺结核的早期,肺部的粟粒样病灶小而密度淡薄,胸透不易发现,易于混淆,应高度重视,早期诊断。如伤寒早期时应注意和血行播散性肺结核鉴别,其特点为稽留高热,相对缓脉,玫瑰疹,血清伤寒凝集试验阳性,血、粪伤寒杆菌培养阳性;纵隔淋巴瘤和结节病应注意与肺门淋巴结结核鉴别。淋巴瘤患者可有发热,常有浅表淋巴结肿大,有时肝脾大,活组织检查可确诊;结节病肺门淋巴结肿大多为双侧对称性,不发热,结核菌素试验弱阳性,血管紧张素转换酶活性测定阳性,活组织检查有助确诊。

八、并发症

肺结核的并发症常见的是肺结核空洞并发肺气肿,可引起自发性气胸,亦可导致肺源性心脏病,心功能不全和呼吸功能不全。肺部干酪性病灶破溃到胸膜腔,可引起脓气胸。渗出性结核性胸膜炎如治疗不当或治疗不及时,形成干酪样病灶,最终形成结核性脓胸。肺结核病灶的纤维化,可造成支气管的扭曲变形,引起支气管扩张而咯血。

九、预防

1.控制和消灭传染源　控制和消灭传染源是肺结核预防的中心环节。排菌的肺结核患者是主要传染源,治疗和管理这些患者是肺结核预防成功与否的关键。

(1)早期发现,彻底治疗患者:应在人群中,特别是在易感人群中进行定期健康查体,通过胸部X线检查,早期发现患者,使控制及消灭传染源成为可能。对因症状就诊的可疑肺结核患者应及时进行痰结核菌涂片、胸部X线检查,一经诊断,就应给予正规合理治疗,定期随访,使疾病彻底治愈,有助于消灭传染源,切断播途径及改善疫情。

(2)化学药物预防:开放性肺结核患者家庭中结核菌素试验阳性且与患者密切接触的成员,结核菌素试验新近转为阳性的儿童,以及患非活动性结核病而正在接受长期大剂量皮质激素或免疫抑制剂者,可服用异烟肼(每日5mg/kg)半年至1年,以预防发生结核病。为了早期发现药物引起的肝功能损害,在服药期间宜定期复查肝功能。

(3)管理患者,切断传染途径:建立和健全各级防结核组织是防治结核病工作的关键环节。抓紧对结核病的流行情况、防治规划、宣传教育工作,使人民群众对结核病的传染途径、临床表现等有一定认识,提高全民的预防意识。组织专业人员对肺结核患者进行登记,掌握病情,加强管理。定期随访,动态观察病情变化,监督化疗方案的切实执行,加强消毒隔离,卫生教育,防止传染他人。正如世界卫生组织指出的那样,"结核病控制工作是一项最符合成本效益原则的公共卫生干预活动(DOTS)",只要正确实施以"短程督导化疗"为主的一系列结核病控制措施,就能有效地控制其流行。

2.卡介苗接种 卡介苗(BCG)是活的无毒力牛型结核菌疫苗。接种卡介苗可使人体产生对结核菌的获得性免疫力,提高其对结核病的抗病能力。接种对象是未受感染的人,主要是新生儿、儿童和青少年。已受结核菌感染的人(结核菌素试验阳性)不必接种,否则有时会产生某种程度的反应(Koch现象)。

卡介苗并不能预防感染,但能减轻感染后的发病和病情。新生儿和婴幼儿接种卡介苗后,比没有接种过的同龄人群结核病发病率减少80%左右,其保护力可维持5～10年。卡介苗的免疫是"活菌免疫"。接种后,随活菌在人体内逐渐减少,免疫力也随之减低,故隔数年后对结核菌素反应阴性者还须复种。复种对象为城市中7岁,农村中7岁及12岁的儿童。卡介苗的免疫效果是肯定的,但也是相对的。初种和复种后均应进行结核菌素阳转检测,阴性者复种。

十、治疗

结核病治疗中的关键问题在于化学药物的应用。抗结核治疗适用于所有的活动性肺结核患者。其目的:在最短的时间内提供最安全和最有效的方法。治疗的目标包括:①杀菌以达到控制疾病,临床细菌学转阴;②防止耐药以保证药效;③灭菌以杜绝和防止复发。目前认为化疗不仅是治疗肺结核病的手段,而且还是消灭传染源、控制结核病流行的重要措施。同时根据患者的病情,必要时亦可选用手术,并给予对症支持治疗以提高患者的抗病能力。

1.化学治疗

(1)抗结核药物:对于结核病的治疗,理想的抗结核药物应在血液中能达到有效的血药浓度,渗入吞噬细胞内、浆膜腔和脑脊液中,具有高效的杀菌、抑菌作用,毒副作用小,使用方便,价格便宜。目前临床常用的抗结核药物约有十余种,其种类、剂量与主要毒副作用详见表3—10。

表3—10 常用抗结核药物成人剂量和主要不良反应

药名	缩写	每日剂量(g)	间歇疗法一日量(g)	制菌作用机制	主要不良反应
异烟肼	H,INH	0.3	0.6～0.8	DNA合成	周围神经炎、偶有肝功能损害
利福平	R,RFP	0.45～0.6*	0.6～0.9	mRNA合成	肝功能损害、过敏反应
链霉素	S,SM	0.75～1.0	0.75—1.0	蛋白合成	听力障碍、眩晕、肾功能损害
吡嗪酰胺	Z,PZA	1.5～2.0	2～3	吡嗪酸抑菌	胃肠道不适,肝功能损害、高尿酸血症、关节痛
乙胺丁醇	E,EMB	0.75～1.0**	1.5～2.0	RNA合成	视神经炎
对氨基水杨酸钠	P,PAS	8～12***	10～12	中间代谢	胃肠道不适、过敏反应、肝功能损害
丙硫异烟胺	1321Th	0.5～0.75	0.5～1.0	蛋白合成	胃肠道不适、肝功能损害
卡那霉素	K,KM	0.75～1.0	0.75～1.0	蛋白合成	听力障碍、眩晕、肾功能损害
卷曲霉素	Cp,CPM	0.75～1.0	0.75～1.0	蛋白合成	听力障碍、眩晕、肾功能损害

注:* 体重<50kg用0.45g,≥50kg用0.6g;S、Z、Th用量亦按体重调整;老年人每次0.75g;** 前2个月25mg/kg;其后减至15mg/kg;*** 每日分2次服用(其他药均为每日1次)

1)异烟肼(isoniazid,H):是应用最广泛的抗结核药,它具有杀菌、相对低毒、易吸收和价廉等特点。通过抑制结核菌脱氧核糖核酸(DNA)的合成,阻碍细胞壁的合成而达到杀菌的作用,并具有较好的组织渗透性,易通过血脑屏障,可渗透到全身体液和腔隙中,其药物浓度与血液中浓度近似,是一种杀菌力强的抗结核药物。剂量:成人 300mg/d(或每日 4～8mg/kg),1 次口服;小儿每日 5～10mg/kg(每日不超过 300mg)。对于急性血行播散性肺结核、结核性脑膜炎可适当加大剂量,但应严密观察其毒副作用的出现。异烟肼在常规剂量很少发生不良反应,肝功损害是其主要的毒性反应,偶见末梢神经炎、中枢神经系统中毒(抑制和兴奋)。

2)利福平(rifampin,R):是一种广谱抗生素,为利福霉素的半合成衍生物。通过抑制结核菌的 RNA 聚合酶,阻碍 mRNA 合成,对细胞内外的 A、B、C 群结核菌均有作用。常与异烟肼联合应用,成人 450～600mg/d,1 次口服。利福霉素最常见的副作用是胃肠道不适,其他反应包括皮疹、肝功能损害,偶尔有血小板减少症或胆汁淤积性黄疸,一般这些反应发生率较低。长效利福霉素衍生物如利福喷丁(rifapentine,DL473)在体内半衰期长,每周口服 1～2 次,疗效与每日口服利福平相仿。

3)吡嗪酰胺(pyrazinamide,Z):该药在酸性环境中对结核菌有杀菌作用。药物在巨噬细胞中具有抗菌活性。剂量:1500mg/d,分 3 次口服,当血药浓度维持在 $30～60\mu g/ml$,它能很好地渗透到许多组织,包括脑脊液中。副作用主要是肝损害、高尿酸血症、关节痛,胃肠道不适偶见。

4)链霉素(streptomycin,S):该药在碱性环境中具有较强的杀菌作用,对细胞内的结核菌作用较小。杀菌机制是通过干扰结核菌酶的活性,阻碍蛋白合成。剂量:成人 1g/d,肌注,对于老年人或有肾功能减退者可用 0.5～0.75g/d,间歇疗法为每周 2 次,每次肌注 1g,孕妇慎用。其主要副作用为耳毒性,表现为眩晕、耳鸣、耳聋;还有肾毒性,肾功能不全者慎用或不宜使用。耳毒性和肾毒性的危险性与蓄积剂量和高峰血药浓度两种因素有关。其他过敏反应有皮疹、剥脱性皮炎、药物热等。

5)乙胺丁醇(ethambutol,E):该药对结核菌有抑菌作用,与其他抗结核药物联用时,可延缓细菌对其他药物产生耐药性。剂量:25mg/kg,每日 1 次口服,8 周后改为 15mg/kg。剂量大时可引起球后视神经炎、视力减退、视野缩小、中心盲点等,一旦停药多能恢复。

6)对氨基水杨酸钠(sodium para－aminosalicylate,P):也是一种抑菌剂,与其他抗结核药物联用可延缓对这些药物发生耐药性。作用机制为在结核菌叶酸合成过程中与对氨苯甲酸(PABA)竞争,影响结核菌的代谢。剂量:成人 8～12g/d,分 2～3 次口服。静脉滴注时应避光。常见的不良反应有食欲减退、恶心、呕吐、腹泻等。如胃肠道反应严重可改为饭后服用。

由于抗结核药的作用不同,分为:①杀菌药物,又可分为:a. 杀菌剂:对代谢活跃、生长繁殖旺盛的结核菌群(如 A 菌群)具有杀灭作用,如异烟肼(INH)、利福平(RFP)、链霉素(SM)、吡嗪酰胺(PZA)等。既能杀灭细胞内又能杀灭细胞外结核菌的药物,称全价杀菌剂,如 INH、RFP。若只能杀灭细胞外,碱性环境的抗结核菌剂(如 SM),或只能杀灭细胞内,酸性环境的抗结核菌药(如 PZA),均称为半价杀菌剂;b. 灭菌剂:对代谢低下,生长繁殖迟缓的顽固菌群(如 B、C 菌群)具有杀菌作用,如 RFP、PZA 等。RFP 是全价杀菌剂。又是灭菌剂,短程化疗必须包含 RFP。②抑菌药物:包括对氨基水杨酸钠(PAS)、乙胺丁醇(EMB)、氨硫脲(TB1)、乙硫异烟胺等。

(2)化疗方法:化疗的原则早期、联合、规律、足量、全程。合理化疗是缩短传染期、降低死亡率、感染率及患病率的一个根本性的措施。早期治疗是指一旦结核病确诊,应立即给予药物治疗,及早控制病情;联合用药是依据不同药物对结核菌的不同作用机制,从不同的环节阻止结核菌的生长、繁殖,加强疗效,同时可延缓耐药性的产生;规律用药是指患者必须严格遵照化疗方案规定的用药方法,坚持用药,不能随意调整和停用药物,以免影响疗效,产生耐药菌;抗结核药物具有杀菌和抑菌作用,但同时具有一定的毒副作用,所以对于不同个体、不同病情的患者选用用药量可达到最大限度地杀灭结核菌,同时毒副作用又最小,这是一个理想、合适的剂量;全程是指患者必须遵照方案所定的疗程坚持治疗,短程化疗通常为 6～9 个月。化疗的最终目标是:早期杀菌、最终灭菌,防止耐药产生。为此临床上不断改革化疗方法,以求达到此目标。

1)"标准"化疗(常规化治疗或长程化疗)与短期化疗:"标准"化疗以 INH、SM 为基础,加用 PAS 或 EMB,每日给药,疗程多采用 12～18 个月。因疗程太长,患者常常难以坚持全程治疗。短程化疗方案必须含有两种或两种以上的杀菌剂,以 INH、RFP 为基础。在强化阶段,若加用 PZA,疗程 6 个月,若加用其他抑菌剂(如 EMB),不用 PZA,疗程为 9 个月,强化阶段每天用药,巩固阶段不用 PZA。可以间歇用药,亦可每天用药。

2)间歇疗法:结核菌短时间(12～24 小时)接触抗结核药物可使细胞生长延缓,繁殖抑制。因此,有规律地每周 3 次用药,能达到每天用药的效果。在前 1～3 个月强化阶段每日用药,其后巩固阶段采用间歇给药。

3)督导化疗:抗结核治疗的重要环节是患者应将药物服用,促进和检测按方案用药对治疗获得成功至关重要。由于用药时间长,患者往往不能坚持,所以应加强宣传,使患者理解坚持治疗的重要性,取得患者的合作。应常规地询问所有患者坚持服药的情况,抽检血液及数药片均可监测患者用药情况。这些都是化疗中应随时掌握的情况,以保证化疗的实施。

(3)化疗方案

1)初治:应该治疗而从未经过抗结核药物治疗者或化疗未满 1 个月者为初治者。国内常用的初治化疗方案有:①强化阶段用异烟肼、利福平、吡嗪酰胺及链霉素(或乙胺丁醇),每日用药,共 2 个月。②巩固阶段 4 个月只口服异烟肼、利福平。即 2HRZS(或 E)/4HR,斜线上方为强化阶段,下方为巩固阶段,药物前的数字为用药月数,也可在巩固阶段每周用药 3 次,即 $2HRZS/4H_3R_3$,右下角数字为每周用药次数。或用 $2S_3$(或 E_3)$H_3R_3Z_3/4H_3R_3$。

2)复治:凡有下列情况之一者均应复治:①初治失败或正规化疗已超过 6 个月,痰菌仍为阳性,病灶恶化者。②临床治愈后复发者。③不正规治疗累计超过 3 个月者。复治病例应该选择联用敏感药物。根据以往的治疗方案,调整用药,组成最有效或最佳治疗方案进行复治。复治病例应该选择联用敏感药物。复治方案的制订:①初治是用 2SHP/10HP(标准化疗方案),规则治疗、全程治疗后,痰菌仍为阳性,病灶具有活动性,估计仍对化疗药物敏感,只是疗程还不够长,故可用此方案继续治疗到 18 个月。②初治时虽用标准化疗方案,但治疗不正规,痰菌阳性,病灶仍具活动性或恶化扩展,估计结核分枝杆菌对标准化疗方案中的诸药均已耐药,可换用 2HRZE/7HRE 或 $2S_3H_3R_3Z_3E_3/6H_3R_3E_3$。慢性排菌者可用敏感的一线与二线药联用,如卡那霉素、丙硫异烟胺、卷曲霉素等。

2. 对症治疗

(1)结核中毒症状:肺结核患者结核中毒症状,在强有力的化疗后,均可较迅速控制,如结核中毒症状较重,急性粟粒型肺结核及结核性渗出性胸膜炎时,有明显中毒症状,可用泼尼松

(强的松)或泼尼松龙(强的松龙)5mg/次,3～4 次/日,可使中毒症状减轻,但必须在有效的化疗控制下使用。

(2)咯血:咯血患者应卧床休息,取患侧卧位,患侧可置冰袋,患者要安静,情绪紧张者可给予安定剂。剧咳者可给予喷托维林(咳必清)等,必要时可用可待因。并嘱患者轻轻把血咯出,严密监护,防止大咯血而窒息。

脑垂体后叶素止血作用确切,主要是收缩血管达到间接止血作用。10U 肌内注射,亦可 5～10U 稀释于 20～40ml 葡萄糖或生理盐水中,缓慢静注,也可静滴,其副作用有恶心、面色苍白、心悸、头痛及腹痛,有便意。高血压、冠心病及孕妇忌用。其他的止血药有普鲁卡因、酚妥拉明、血凝酶等。大咯血治疗不止者,可行支气管动脉栓塞、或经支气管镜确定出血部位后用稀释的肾上腺素海绵压迫或填塞于出血部位等,必要时在明确出血部位的情况下行肺段、叶切除。大咯血可引起窒息,直接危及生命,一旦发现窒息先兆立即抢救。立即给患者取头低脚高位,轻拍背部,以便血块排出,并尽快取出或吸出口腔、鼻咽腔的积血或血块,气管插管既可吸出积血,保持呼吸道通畅,又可防止血液进入健侧。

3.外科治疗　随化疗的进展,极少病灶采用外科手术治疗。空洞局限于一侧肺或两侧不超过两个肺叶,经内科规范化疗 1 年以上,空洞不闭合,痰菌持续阳性;一侧或一叶毁损肺;持续大咯血,生命受威胁等均可考虑手术治疗。

(乔伟)

第四章　消化内科疾病

第一节　胃食管反流病

胃食管反流病(gastroesophageal reflux disease,GERD)是指胃十二指肠内容物反流入食管,引起的胃灼热、胸痛、反酸等症状。广义的胃食管反流病包括食管黏膜破损或无破损两种状态,即内镜阳性胃食管反流病和内镜阴性胃食管反流病。根据是否导致食管黏膜糜烂、溃疡,分为反流性食管炎(reflux esophagitis,RE)及非糜烂性反流病(nonerosive reflux disease,NERD)。胃食管反流病也可引起咽喉、气道等食管临近组织的损害,出现食管外症状。

胃食管反流病是一种常见病,在西方国家十分常见,认为它是一种普遍存在的病症,发病率随年龄的增加而增加,中国人群中胃食管反流病病情较美国等西方国家轻,而非糜烂性反流病较多见。

一、病因和发病机制

1.抗反流屏障结构与功能异常　LES、膈肌、膈食管韧带、食管与胃之间的角度构成抗反流屏障,其中以 LES 张力最为重要。胃食管反流病患者 LES 张力低下,经常处于松弛状态,因此引起反复、持久且多量胃食管反流。食管及贲门手术后、食管裂孔疝、腹腔内压增高,包括妊娠、肥胖、腹水、呕吐等,及长期胃内压增高,如胃扩张、胃排空延迟等,均可以使 LES 结构受损;某些激素如胆囊收缩素、胰高血糖素,或者服用 CCB、地西泮等药物、摄入大量脂肪和巧克力等均可引起 LES 功能障碍或一过性 LES 压力下降,诱发胃食管反流。

2.反流物对食管黏膜的损害　胃酸与胃蛋白酶是反流物中损害食管黏膜的主要成分,当胃液 pH<4 时能使胃蛋白酶具有水解活性,引起食管炎。也可因十二指肠液反流而致食管黏膜破损,又称为碱性反流性食管炎,反流物中含胆汁和胰液,其中胆盐与胰蛋白酶能损伤食管黏膜,尤其胰液中的卵磷脂,可经磷脂酶 A 作用而形成溶血卵磷脂,对食管黏膜更为有害,故老年人虽有胃酸分泌减少或缺乏,出现胃食管反流时,食管炎并不少见。

3.食管对反流物清除能力削弱　正常情况下,食管廓清能力是依靠食管的推动性蠕动、唾液的中和作用及食团的重力等多种因素发挥对反流物的清除作用的。干燥综合征时,可以导致食管蠕动和唾液分泌异常。食管裂孔疝时,部分胃可经膈食管裂孔进入胸腔,除了改变 LES 结构,同时也削弱了食管对反流物的清除作用,导致胃食管反流病。

二、病理

病变主要在食管下段,部分患者可涉及食管中段。胃镜下可见食管黏膜的弥漫或区域性充血水肿,血管网模糊不清,并可覆盖白色或灰黄色渗出物,病变严重时,可出现糜烂或溃疡。组织病理学改变可有:①复层鳞状上皮增生;②固有层内中性粒细胞浸润;③食管下段鳞状上皮被化生的柱状上皮替代,称之为 Barrett 食管,这种情况因可发生癌变而被重视。

三、临床表现

1. 食管症状

（1）胃灼热与反流：是本病最常见、最典型的症状。胃灼热是指胸骨后或剑突下的烧灼感，常由胸骨下段向上延伸，是过多的胃、十二指肠内容物反流入食管引起的反酸、胃灼热。胃灼热和反流常在餐后 1h 内出现，卧位、弯腰和腹压增高时可加重，部分患者胃灼热和反流症状可在夜间入睡时发生。

（2）胸痛：由反流物刺激食管引起，发生在胸骨后，是一种常与心绞痛相混淆的症状，患者可能主诉为一种压榨性或压迫性胸骨后疼痛，它可放射至颈、下颌或肩，有时候可达双上臂。可伴或不伴有胃灼热和反流，硝酸盐类药物对缓解食管痉挛与冠状动脉痉挛性疼痛同样有效，往往因此而误诊。

（3）吞咽疼痛与吞咽困难：胃食管反流病在食管炎加重、食管痉挛或并发食管溃疡、食管狭窄时，可以出现吞咽困难，多在摄入酸性或过烫食物后。

2. 食管外症状

（1）咳嗽：常由反流物刺激或损伤呼吸道引起，因此，对于久治不愈的咳嗽患者，在排除了其他病因的前提条件下，要注意是否存在胃食管反流病。胃食管反流病引起的咳嗽可以考虑进行抗反流治疗。

（2）支气管哮喘：胃食管反流与哮喘有明显的相关性。大量证据显示，胃食管反流是哮喘的病因或促发因素，并可使哮喘加重。

（3）咽喉炎：表现为咽喉痛、咽部不适或异物感、声音嘶哑等。

（4）肺部并发症：肺部并发症或许为胃食管反流病的症状之一，包括支气管炎、支气管扩张、吸入性肺炎、慢性哮喘、肺脓肿等。其产生的机制可能为吸入的胃内容物对肺产生损伤并继发感染。

（5）窒息：有研究表明，窒息、婴儿猝死或呼吸窘迫等可能与胃食管反流病有关。

3. 并发症

（1）上消化道出血：食管黏膜炎症、糜烂及溃疡可以导致上消化道出血，临床表现可以有呕血和（或）黑便，并伴有不同程度的缺血性贫血。

（2）食管狭窄：食管炎反复发作致使纤维组织增生，最终导致瘢痕狭窄。

（3）Barren 食管：Barrett 食管尤其是伴有特殊肠上皮化生者是食管腺癌的主要癌前病变。

四、实验室及其他检查

1. 胃镜　可了解食管黏膜破损情况，可准确判断反流性食管炎的严重程度、有无 Barrett 食管及其他并发症。是诊断反流性食管炎最主要、最准确的方法。

反流性食管炎的洛杉矶分级如下。

A 级：一个或多个黏膜破损，长径小于 5mm。

B 级：一个或以上黏膜破损，长径大于 5mm，但没有融合性病变。

C 级：黏膜破损有融合，但小于 75% 的食管周径。

D 级：黏膜破损融合，至少达到 75% 的食管周径。

2. 24h 食管 pH 监测　pH 电极置入食管下段,24h 持续监测酸的反流,将信号储存于微电脑内,提供食管是否存在过度酸反流的客观证据,是诊断胃食管反流病的重要方法,曾称之为诊断胃食管反流病的"金标准",但对胃酸分泌正常或胃食管碱性反流患者没有诊断价值。

3. 食管测压检查　可以测定 LES 压力、显示频繁的一过性 LES 松弛以及评价食管体部的功能。LES 基础压小于等于 1.3kPa(10mmHg)提示有胃食管反流。

4. 食管 X 线钡餐　是了解有无胃食管反流病的简易方法。但诊断敏感性不高,轻型患者常无阳性发现,在食管炎患者可见食管下段黏膜粗乱、食管蠕动减弱、运动不协调,重症或晚期患者可有食管龛影或管腔狭窄。另外,X 线检查还可有助于排除食管裂孔疝、贲门失弛缓症及食管癌。

5. 质子泵抑制剂(PPI)试验　奥美拉唑 20mg 每日 2 次,共 7 日,患者症状消失或显著好转,提示为明显的酸相关性疾病,在排除消化性溃疡等疾病后,考虑胃食管反流病的诊断。

五、诊断

有反流症状、胃镜下发现反流性食管炎、食管过度酸反流的客观证据,可作出胃食管反流病的初步临床诊断。确定是否存在异常反流,建议选用上消化道钡餐造影和食管 pH 监测;确定是否有食管黏膜损害,建议选用上消化道钡剂双重对比造影和内镜检查;确定症状是否由反流引起,可选用 24h 食管 pH 监测和 PPI 试验。

六、鉴别诊断

1. 功能性消化不良　患者可有上腹部烧灼感而非胸骨后烧灼感,常伴餐后饱胀或早饱等症状,并排除器质性病变。

2. 功能性胃灼热　患者有胃灼热、胸骨后疼痛等症状,但无胃食管反流的客观证据,服用抑酸药或中和胆汁的药物无效,多与患者的情绪及精神状况有关。

3. 心源性胸痛　患者除胸痛外,常同时伴有胸闷、气短等表现,心肌酶谱、心电图及超声心动图等相关检查有助于确诊。

七、治疗

治疗的目的在于减轻或消除症状,治愈食管炎,减少复发和防治并发症。

1. 一般治疗

(1)改变生活方式:包括抬高床头、戒烟、禁酒;避免咖啡、巧克力及饱食;低糖及低脂饮食,睡前 2h 内避免进食。

(2)注意减少引起腹压增高的因素:如肥胖、便秘及紧缩腰带等。

(3)避免应用降低 LES 压的药物及引起胃排空延迟的药物:如硝酸甘油、CCB 及抗胆碱能药物等。

2. 抑酸药

(1)PPI:如奥美拉唑 20mg,每日 1～2 次,疗程 4～8 周,可以有效降低损伤因素的作用,是目前治疗本病的主要措施,对初次接受治疗的患者或有症状重、或有严重食管炎的患者,宜以 PPI 治疗,以迅速控制症状,治愈食管炎。

(2)H_2 受体拮抗剂:如雷尼替丁和法莫替丁等,但此类药对白天餐后酸抑制的作用有限,对重度胃食管反流病疗效有限,无助于改善动力紊乱。

3.黏膜保护剂　硫糖铝、铝碳酸镁或铋剂能保护食管黏膜,使食管黏膜免遭胃酸侵袭。

4.促动力药物　可增加 LES 压力,改善食管蠕动功能,促进胃排空,如多潘立酮、莫沙必利、伊托必利等。

5.维持治疗　胃食管反流病是一种慢性且极易复发的疾病,应长期治疗,维持治疗是控制胃食管反流病的关键,以 PPI 标准剂量维持治疗;按需治疗是间歇治疗的一种,即只在症状出现时服用药物,持续使用至症状缓解。

6.手术治疗　抗反流手术,如内镜下贲门缝合术、外科胃底折叠术等,目的是阻止胃内容物反流入食管。

(任晓荣)

第二节　急性胃炎

急性胃炎是由多种不同病因引起的急性胃黏膜炎症,亦称为糜烂性胃炎、出血性胃炎或急性胃黏膜病变。

一、病因

1.药物　各种非甾体类抗炎药物(NSAIDs),包括阿司匹林、吲哚美辛及糖皮质激素、某些抗生素等均可导致胃黏膜损伤。

2.乙醇　大量酗酒可以导致急性胃黏膜糜烂甚或出血。

3.应激　多种严重疾病如创伤、烧伤或大手术、颅脑病变、多脏器功能衰竭等,可致胃黏膜微循环障碍,导致胃黏膜缺血缺氧性损伤。由中枢性病变引起的胃十二指肠急性溃疡称为 Cushing 溃疡,而大面积烧伤所致溃疡称为 Curling 溃疡。

4.局部血供缺乏　胃动脉治疗性栓塞后的局部区域,可有胃黏膜供血不足,缺血糜烂或溃疡出血。肝硬化门脉高压,胃黏膜淤血,容易并发糜烂及溃疡出血,称为门脉高压性胃病。

5.创伤和物理因素　胃内异物、放置鼻胃管可以损伤胃黏膜,胃镜下各种微创治疗及放射治疗等也可以导致胃黏膜损伤。

二、临床表现

患者常可有上腹痛、腹胀、恶心、呕吐及食欲缺乏等,重症患者可有呕血和(或)黑便,甚至失血性休克,体格检查上腹部有轻压痛。

三、实验室检查

急性糜烂出血性胃炎的确诊有赖于急诊胃镜检查,胃镜下可见胃黏膜的多发糜烂、溃疡及出血灶。

四、诊断

主要由病史和症状做出拟诊,经胃镜检查得以确诊,因胃黏膜修复较快,所以一般应在出血 24～48h 内进行。

五、治疗

针对病因治疗,包括戒酒、停止使用非甾体类消炎药、积极治疗原发疾病和创伤,使用抑制胃酸分泌的药物,如 H_2 受体拮抗剂和PPI,还可同时使用胃黏膜保护药物,促进胃黏膜修复和止血,对于较大量的出血则应采取综合措施抢救。

六、预后

病因去除后,急性胃炎多在短期内恢复正常。

(任晓荣)

第三节　慢性胃炎

慢性胃炎是指由多种病因引起的胃黏膜慢性炎症,临床上很常见。在接受胃镜检查的患者中,绝大多数有慢性胃炎的改变,根据新悉尼胃炎系统和我国2012年颁布的《中国慢性胃炎共识意见》标准,由内镜及病理组织学变化,将慢性胃炎分为非萎缩性胃炎及萎缩性胃炎两大基本类型和一些特殊类型胃炎,幽门螺杆菌(helicobacter pylori,Hp)和自身免疫是慢性胃炎的常见原因。

一、病因和发病机制

1. Hp感染　研究表明,80%～95%的慢性非萎缩性活动性胃炎患者胃黏膜中有Hp感染,Hp经口腔进入胃内,部分可以被胃酸杀灭,部分则附着于胃窦部黏液层,依靠其鞭毛穿过黏液层,定居于黏液层与胃窦黏膜上皮表面。Hp产生的尿素酶可分解尿素,产生的氨可中和反渗入黏液内的胃酸,形成有利于定居和繁殖的局部微环境,使感染慢性化。此外,Hp还可以凭借其产生的氨及空泡毒素导致细胞损伤,使炎症反应迁延或加重。Hp相关胃炎者,Hp胃内分布与炎症分布一致,根除Hp可使胃黏膜炎症消退。

2. 十二指肠-胃反流　胃肠慢性炎症、消化不良及动力异常、幽门括约肌功能不全时,含胆汁和胰液的十二指肠液反流入胃,可削弱胃黏膜屏障功能,使胃黏膜遭受消化液侵蚀作用,长期反流,可以导致胃黏膜糜烂、出血和上皮化生等病变。

3. 自身免疫　胃体腺壁细胞除分泌盐酸外,还分泌一种黏蛋白,称为内因子。它能与食物中的维生素 B_{12} 结合形成复合物,使之不被酶消化,到达回肠后,维生素 B_{12} 得以吸收。当体内出现针对壁细胞或内因子的自身抗体时,作为靶细胞的壁细胞总数减少,胃酸分泌降低,内因子不能发挥正常功能,导致维生素 B_{12} 吸收不良,出现巨幼红细胞性贫血,称之为恶性贫血。

4. 其他　酗酒、服用非甾体类消炎药等药物、某些刺激性食物等均可反复损伤胃黏膜,这类因素均可各自或与Hp感染协同作用而引起或加重胃黏膜慢性炎症。

二、临床表现

慢性胃炎的临床表现与一般慢性胃病相似,缺乏特异性,以上腹部不适或上腹痛为主要症状。部分患者表现为腹胀、早饱、嗳气、恶心、食欲缺乏等非特异性消化不良症状。胃黏膜糜烂可引起出血,长期的出血可引起贫血;胃体胃炎患者常有明显贫血,同时因为胃酸明显缺如,胃蛋白酶的激活受到影响,所以患者常常表现为较为严重的消化不良症状,常规的抑酸治疗不能改善症状,甚或加重症状。内镜检查和胃黏膜组织学检查结果与慢性胃炎症状的相关性分析表明,患者的症状缺乏特异性,且症状的有无及严重程度与内镜所见及组织学分级并无明确的相关性。

体格检查多无阳性发现,或者部分患者有上腹部轻度压痛,如果为胃体胃炎患者,可伴有舌炎和贫血的体征。

三、辅助检查

1.胃镜检查 是慢性胃炎的主要诊断方法,包括内镜下直视观察和活检,并应常规做 Hp 检查。内镜下慢性非萎缩性胃炎可见点状或片状红斑、黏膜充血水肿糜烂甚至出血及黏膜附着性黏液等改变。萎缩性胃炎的病变为局灶性或范围较广,但非弥漫性,黏膜色泽白、不同程度的皱襞变平坦或消失,黏膜变薄,以至于黏膜下血管模糊或暴露,可见明显血管分支。

2.病理组织学检查 慢性非萎缩性胃炎,组织学改变可见黏膜水肿及淋巴细胞、浆细胞浸润及少数嗜中性粒白细胞浸润,黏膜上皮变平,形态不规则,可有糜烂,无腺体萎缩。慢性萎缩性胃炎的确诊依赖于病理组织学检查。胃黏膜层不同程度变薄,固有腺体萎缩,肠上皮化生及间质炎性细胞浸润。萎缩性胃炎的肉眼观察和病理诊断的符合率仅为 $38\%\sim78\%$,这与萎缩或肠化甚至 Hp 的分布都是非均匀性的有关。

除了炎症和萎缩以外,还可以发生化生和异型增生,化生是由于长期慢性炎症使胃黏膜表层上皮和腺上皮被杯状细胞和幽门腺细胞所取代,其分布范围越广,发生胃癌的危险性越高。异型增生又称不典型增生,是细胞在再生过程中过度增生和分化缺失引起,异型增生是胃癌的癌前病变,应密切观察。

3.X 线钡餐检查 主要是能很好地显示胃黏膜相的气钡双重造影。对于萎缩性胃炎,常常可见胃黏膜皱襞的平坦和减少。

4.Hp 检测

(1)非侵入性方法:常用^{13}C 或^{14}C 尿素呼气试验(Hp-UBT),该检查不依赖内镜检查,患者依从性好,准确性较高,可定量检测,为 Hp 检测的"金标准"之一,目前被广泛用于各医院。另外,还有血清抗体检查,但不能区分既往感染还是现症感染,此外,还有粪便抗原实验。

(2)侵入性检查:主要包括快速尿素酶试验、胃黏膜组织切片染色检查(如银染色、改良 Giemsa 染色、甲苯胺蓝染色还有免疫组化染色等)及细菌培养等,其中黏膜组织切片染色是冲检测的"金标准"方法之一,细菌培养多用于科研。

5.其他

(1)胃酸分泌功能测定:非萎缩性胃炎胃酸分泌常正常,有时也可增高。萎缩性胃炎,病变局限于胃窦时,胃酸可正常或减低,低酸是由于泌酸细胞数量减少和 H^+ 向胃壁反弥散所致。

(2)胃蛋白酶原(PG)测定:胃体黏膜萎缩时血清 PGI 水平及 PGⅠ/Ⅱ比例下降。

(3)血清胃泌素测定:慢性萎缩性胃炎以胃体为主者,因壁细胞分泌胃酸缺乏,反馈性的 G 细胞分泌胃泌素增多,致胃泌素水平升高。当伴有恶性贫血时,该值会更高。

(4)自身抗体:血清壁细胞抗体和内因子抗体阳性对诊断慢性胃体萎缩性胃炎有帮助,尽管血清内因子抗体阳性率较低,但胃液中内因子抗体的阳性,则十分有助于恶性贫血的诊断。

四、诊断

鉴于多数慢性胃炎患者无任何症状,或即使有症状,也缺乏特异性,且无特异性体征,因此,有时候根据症状和体征,很难做出慢性胃炎的诊断。临床症状程度和慢性胃炎组织学之间没有明确联系,因此,胃镜及组织学检查是诊断慢性胃炎的主要手段。病因诊断除通过了解病史外,可进行 Hp 检测及血清壁细胞抗体、内因子抗体等测定。

按照悉尼胃炎标准要求,完整的诊断应包括病因、部位和形态学三个方面,对于自身免疫性胃炎的诊断,要予以足够的重视。因为胃体活检者甚少,或者很少开展壁细胞抗体和内因子抗体的检测,诊断该病甚少。为此,如果遇到以全身衰弱和贫血为主要表现,而上消化道症状往往不明显者,应做血清胃泌素测定或胃液分析,异常者进一步做维生素 B_{12} 吸收试验或血清维生素 B_{12} 水平检测,可获确诊。注意不能仅凭组织活检诊断本病,特别标本数少时,这是因为 Hp 感染性胃炎后期,胃窦肠化上移,胃体炎症变得显著,可与自身免疫性胃炎表现相重叠。

五、鉴别诊断

1.功能性消化不良　一方面,慢性胃炎患者可有消化不良的各种症状,另一方面,一部分有消化不良症状的患者如果胃镜和病理检查无明显阳性发现,可能仅仅为功能性消化不良。但一般来说,消化不良症状的有无及严重程度与慢性胃炎的内镜所见和组织学分级并无明显相关性。

2.早期胃癌　症状表现有时候与慢性胃炎类似,均表现为慢性上腹痛或消化不良,鉴别诊断的方法主要是胃镜和活组织检查。尤其是对于慢性胃炎的患者,经过积极的制酸、保护胃黏膜和促动力等治疗,效果不佳时,要及时进行内镜检查,内镜检查过程中如发现黏膜糜烂,尤其是隆起性糜烂,要多点活检,必要时短时间多次复查胃镜和活组织检查。

3.慢性胆囊炎和胆囊结石　临床表现与慢性胃炎相似,两者并存也较多,在诊断时,需要详细询问病史,必要时行腹部 B 超检查,以便了解胆囊情况。

六、治疗

1.一般治疗　改变生活方式,精神乐观,规律生活。戒烟、戒酒,避免辛辣食物,避免对胃黏膜有刺激的药物,饮食多样化,避免偏食,多食新鲜食物。

2.针对病因的治疗

(1)根除 Hp:对有消化不良症状的 Hp 阳性的慢性非萎缩性胃炎,以及伴有胃糜烂的 Hp 阳性患者,都应根除 Hp 治疗。大量的研究结果表明,根除 Hp 可使胃黏膜组织得到改善,对预防消化性溃疡和胃癌等的发生有重要意义,对改善或消除消化不良的症状具有费用—疗效比优势。常用的联合方案有两种:1 种 PPI＋2 种抗生素或 1 种 PPI＋1 种铋剂＋2 种抗生素,疗程 7～14 日。由于各地抗生素耐药情况不同,抗生素及疗程的选择应视当地耐药情况而定。PPI 包括埃索美拉唑镁、奥美拉唑、兰索拉唑、泮托拉唑以及雷贝拉唑,抗生素包括克拉霉素、阿莫西林、甲硝唑、替硝唑、喹诺酮类抗生素、呋喃唑酮还有四环素,铋剂包括柠檬酸铋钾、果胶铋还有碱式碳酸铋。

(2)抑制胆汁反流:促动力药如多潘立酮可防止或减少胆汁反流;胃黏膜保护药,特别是有结合胆酸作用的铝碳酸镁制剂,可增强胃黏膜屏障、结合吸附胆酸,从而减轻或消除胆汁反流所致的胃黏膜损害。

(3)保护胃黏膜:具有保护和增强胃黏膜防御功能或者防止胃黏膜屏障功能受到损害的一类药物,包括铝碳酸镁、硫糖铝、胶体铋剂、地诺前列酮等。

3. 对症处理

(1)以腹痛、反酸为主要症状者,可选用抗酸药、H_2 受体拮抗剂或 pH。

(2)以腹胀、恶心、呕吐等为主要表现者,可以选择用促动力药物多潘立酮、莫沙必利等。

(3)对于伴有明显精神因素的慢性胃炎患者,在给予耐心解释等心理治疗的同时,可考虑抗抑郁药或抗焦虑药。

(4)若为缺铁性贫血,可考虑补充铁剂,大细胞性贫血者,应根据维生素 B_{12} 或叶酸缺乏分别给予补充。

4. 癌前状态处理　环氧化酶 2(COX-2)与炎症及肿瘤的发生、发展有密切的关系,所以口服选择性 COX-2 抑制剂塞来昔布对胃黏膜重度炎症、肠化、萎缩及异型增生的逆转有一定益处,对药物不能逆转的局灶性中、重度不典型增生(高级别内瘤变),在确定没有淋巴结转移时,可在胃镜下行黏膜剥离术,并应视病情定期随访,对药物不能逆转的局灶性重度不典型增生伴有局部淋巴结肿大时,应考虑手术治疗。

七、预后

慢性非萎缩性胃炎预后良好,部分患者萎缩可以改善或逆转,不典型增生虽也可以逆转,但重度者易转化为癌。对有胃癌家族史、食物营养单一的患者,需要警惕肠上皮化生、萎缩及不典型增生向胃癌进展。

(任晓荣)

第四节　消化性溃疡

消化性溃疡(peptic ulcer,PU)是最常见的消化疾病之一,主要包括胃溃疡(gastric ulcer,GU)和十二指肠溃疡(duodenal ulcer,DU),此外亦可发生于食管下段、胃-空肠吻合口以及异位胃黏膜。溃疡的黏膜缺损超过黏膜肌层,与糜烂不同。

一、流行病学

消化性溃疡是全球性疾病,通常认为大约 10% 的个体一生中曾患消化性溃疡。本病好发于男性,十二指肠溃疡较胃溃疡常见。消化性溃疡可发生于任何年龄段,但十二指肠溃疡多见于青壮年,而胃溃疡多见于中老年,溃疡病发作有季节性,秋冬和冬春之交为高发季节。

二、病因和发病机制

消化性溃疡的发生机制是由于对胃、十二指肠黏膜有损害作用的侵袭因素和黏膜自身防御、修复因素之间的失衡,从而导致胃酸对胃黏膜的自身消化。在某一个例中,具体可表现为前者增强,或后者减弱,或兼而有之。十二指肠溃疡与胃溃疡在发病机制上存在不同,表现为前者主要是幽门螺杆菌(helicobacter pylori,Hp)感染、胃酸、药物等侵袭因素增强,后者主要是黏膜防御、修复因素减弱所致。

1.Hp 感染　　大量研究证明,Hp 感染是消化性溃疡的重要病因,十二指肠球部溃疡患者的 Hp 感染率高达 90%～100%,而胃溃疡患者的 Hp 感染率也超过 80%。在 Hp 感染阳性的个体中,消化性溃疡的发病率显著升高,清除感染能加速溃疡的愈合,并能显著降低溃疡的复发。

2.胃酸和胃蛋白酶　　消化性溃疡是胃液中的胃酸和胃蛋白酶对胃壁的自身消化所致。虽然 Hp 感染和非甾体类消炎药(NSAIDs)在溃疡的发病中至关重要,但其最终仍然是通过自我消化的途径引起溃疡。抑酸药物能够促进溃疡的愈合,难治性溃疡经过抑酸治愈后,一旦停药,常常很快复发,这些事实提示,胃酸的存在是溃疡发生的重要因素。

3.药物因素　　一些药物对消化道黏膜有损伤作用,主要是非甾体类消炎药,其他药物包括肾上腺皮质激素、双磷酸盐、氯吡格雷、氟尿嘧啶等化疗药物等均有类似作用。研究表明,服用非甾体类消炎药的患者,Hp 感染将使其溃疡的发生风险增加 3.53 倍,目前非甾体类消炎药和 Hp 感染已经被公认为是独立的消化性溃疡的危险因素。

4.胃、十二指肠运动异常　　主要包括胃排空延缓和十二指肠液反流,它们可以持续刺激胃窦 G 细胞不断分泌胃泌素,反流的胆汁和胰液可对胃黏膜产生损伤,从而在胃溃疡的发病机制中起重要作用。

5.遗传易感性　　部分消化性溃疡患者有该病的家族史,提示可能存在家族易感性。

6.精神心理因素　　部分消化性溃疡患者,表现为精神紧张、焦虑,失眠,从而导致患者的迷走神经张力提高,胃酸和胃蛋白酶分泌增加,促进消化性溃疡的发生。

三、胃镜及组织病理

胃镜下胃溃疡多发生于胃角及胃窦,一般为单发,也可为多发,形状为圆形或类圆形,胃溃疡的直径一般<2.5cm,溃疡边缘光整,底部由肉芽组织构成,覆盖灰黄色渗出物,周围黏膜充血水肿明显,溃疡也可呈线状或不规则形状。浅的溃疡仅超过黏膜肌层,深者可贯穿肌层甚至浆膜层,引起穿孔。溃疡累及血管时,可引起出血。十二指肠球部溃疡好发于球部的前壁和后壁,球部溃疡的直径一般<1cm,十二指肠球部可因为反复发生的溃疡形成瘢痕收缩而产生假性憩室。

四、临床表现

1.症状　　本病临床表现不一,部分患者可以无症状,或以出血、穿孔为首发症状。慢性、周期性、节律性上腹痛是典型消化性溃疡的主要症状,性质可有钝痛、胀痛、烧灼样痛或饥饿样不适。部分患者有与进餐相关的节律性上腹痛,如饥饿痛或餐后痛,腹痛可被抑酸或抗酸药物缓解,疼痛原因可能与胃酸刺激溃疡壁的神经末梢有关。其他症状如嗳气、反酸、上腹饱胀、恶心、呕吐等可以单独或伴随上腹痛出现。

2.体征　　消化性溃疡缺乏特异性体征,发作时剑突下可有局限性压痛,缓解期无明显体征。

3.特殊类型的消化性溃疡

(1)巨大溃疡:指直径>2cm 的溃疡,巨大十二指肠球部溃疡容易发生在后壁,疼痛剧烈而顽固,多放射至背部,易发展为穿透性,或并发大出血。巨大胃溃疡并不一定都是恶性的,随着抗溃疡药物的研发深入,巨大溃疡的预后已经大大好转。

(2)复合性溃疡:指胃和十二指肠同时存在的溃疡,大多先发生十二指肠溃疡,然后发生胃溃疡,男性多见,疼痛缺乏节律性,出血和幽门梗阻的发生率较高。

(3)幽门管溃疡:指溃疡位于胃窦远端、十二指肠球部前端幽门管处的溃疡,餐后很快发生疼痛,疼痛剧烈,无节律性,早期出现呕吐,易发生幽门痉挛、梗阻、出血和穿孔。

(4)球后溃疡:指发生在十二指肠降部、水平部的溃疡,多发生在十二指肠降部后内侧壁、乳头远端,可以穿透入胰腺,疼痛较重而持久,夜间疼痛明显,易伴有出血和穿孔等并发症,漏诊率较高,药物疗效欠佳。

(5)无症状性溃疡:亦称沉默型溃疡,这些患者无腹痛或消化不良症状,常以上消化道出血、穿孔等并发症为首发症状,以长期服用非甾体类消炎药患者及老年人多见。

(6)难治性溃疡:经正规抗溃疡治疗而溃疡仍然未愈合者。可能的因素有:①病因未去除,如 Hp 感染未根除,继续服用非甾体类消炎药等致溃疡的药物;②穿透性溃疡;③特殊病因,如克罗恩病、胃泌素瘤;④某些疾病或药物影响抗溃疡药物的吸收或效价降低;⑤误诊,如胃或十二指肠恶性肿瘤等;⑥不良诱因存在,包括吸烟、酗酒及精神应激等。难治性溃疡的处理关键在于找准原因。

五、并发症

1.出血　消化性溃疡是上消化道出血最常见的原因,约占所有病因的 50%,十二指肠球部溃疡较胃溃疡更容易发生。当消化性溃疡侵蚀周围或深处的血管,可发生不同程度的出血,轻者表现为黑便,重者可伴有呕血,有慢性腹痛的患者,出血后腹痛可减轻。

2.穿孔　当溃疡向深处发展,穿透胃、十二指肠壁,可有三种后果。

(1)溃破入腹腔引起弥漫性腹膜炎呈突发剧烈腹痛,先出现于上腹部,随即延及全腹。体征有腹壁板样强直,压痛,反跳痛,肝浊音界消失,部分患者可出现休克。

(2)溃破穿孔并受阻于毗邻实质性器官,如肝、脾等(穿透性溃疡)发生较慢,改变了腹痛规律,变得顽固而持续。如穿透至胰腺,腹痛放射至背部,血淀粉酶可升高。

(3)穿入空腔脏器形成瘘管,十二指肠球部溃疡可以穿破胆总管,胃溃疡可以穿破入十二指肠或横结肠,可通过钡餐或 CT 检查确定。

3.幽门梗阻　多由十二指肠球部溃疡及幽门管溃疡引起。炎性水肿和幽门平滑肌痉挛暂时梗阻可因药物治疗、溃疡愈合而消失;瘢痕收缩或与周围组织粘连而阻塞胃流出道,则呈持续性梗阻,需要手术治疗。临床症状常有:明显上腹痛,餐后加重,呕吐后腹痛可以缓解,呕吐物为宿食,严重呕吐可致失水、低氯、低钾性碱中毒;体重下降、营养不良。体检可见胃蠕动波及震水音。

4.癌变　溃疡由良性演变为恶性的概率很低,估计<1%胃溃疡有癌变,十二指肠球部溃疡发生癌变的概率极低。

六、辅助检查

1.胃镜及黏膜活检　电子胃镜不仅可直接观察胃、十二指肠黏膜变化及溃疡数量、大小、形态及周围变化,还可以直视下钳取活组织做病理检查,对良恶性溃疡做出鉴别诊断。此外,还能明确出血的部位、出血速度和病因,观察药物治疗的效果。

2.上消化道X线检查 上消化道气钡双重对比造影是诊断消化性溃疡的重要方法。溃疡的直接征象为龛影,间接征象为胃大弯痉挛性切迹,十二指肠球部激惹等。尽管气钡双重造影能较好地显示胃肠黏膜形态,但对小病灶辨别能力不理想,仅仅适用于胃镜禁忌者、不愿接受胃镜检查者或为了了解胃的运动情况。

3.Hp检测 Hp感染状态对分析消化性溃疡的病因、治疗方案的选择具有意义。有消化性溃疡的患者,无论溃疡是否处于活动期,均应检测Hp。

4.粪便隐血 了解溃疡有无并发出血。

七、鉴别诊断

1.胃癌 典型表现者鉴别不难。典型胃癌形态多不规则,常$>2cm$,边缘呈结节状,底部凹凸不平,底苔污秽。胃溃疡活检部位常规选在溃疡边缘,可提高诊断的准确性。中老年患者胃溃疡迁延不愈时,应多点活检,并在正规治疗6～8周后复查胃镜,直到溃疡完全愈合。

2.胃泌素瘤(Zollinger－Ellison综合征) 是一种胃肠胰神经内分泌肿瘤,肿瘤分泌大量促胃液素,导致胃酸过度分泌而致消化性溃疡,其溃疡特点为多发性、不易治愈、反复发作,并常伴有腹泻。溃疡多发生于十二指肠或胃窦小弯,出血、穿孔等并发症发生率高,按难治性溃疡行手术治疗后易复发。由于胃泌素对胃黏膜有营养作用,患者胃黏膜过度肥大。

3.功能性消化不良 部分患者症状酷似消化性溃疡,但不伴有出血等改变,内镜检查可以鉴别。

八、治疗

溃疡治疗的目的是为了缓解症状,促进溃疡持久愈合,防止复发和减少并发症,提高生活质量。

1.一般治疗 做好宣教,生活上避免过度紧张与劳累,缓解精神压力,保持愉快地心态,禁烟酒、慎用非甾体类消炎药、肾上腺皮质激素等损伤胃黏膜的药物。

2.Hp感染的治疗 根除Hp可有效治疗消化性溃疡,防止复发,阻止胃黏膜持续损伤及其引起的一系列萎缩、化生性改变,从而降低胃癌发生的风险。消化性溃疡不论活动与否,都是根除冲的指征之一。由于耐药菌株的出现、抗菌药物的不良反应、患者依从性差等,部分患者胃内的冲难以根除,所以为了提高冲的根除率,基本选择一种质子泵抑制剂(PPI)、铋剂与两种抗生素的四联组合,疗程由7日延长至10～14日。

3.抑制胃酸分泌

(1)H_2受体拮抗剂:是治疗消化性溃疡的主要药物之一,疗效好,用药方便,价格便宜,长期使用不良反应少。

(2)PPI:使$H^+－K^+－ATP$酶失去活性,抑酸效果很强,可使胃内达到无酸水平,其溃疡愈合率略高于H_2受体拮抗剂,且PPI可增强抗Hp的杀菌作用。

4.保护胃黏膜 胃黏膜保护药可保护和增强胃黏膜的防御功能,部分药物尚能促进内源性前列腺素合成,增加胃黏膜血流等,从而加速胃黏膜的自身修复,如米索前列醇、铋剂、硫糖铝、铝碳酸镁等。

5.治疗消化性溃疡的方案及疗程 为提高消化性溃疡的愈合率,抑酸药物的疗程通常为4～6周,胃溃疡患者需要6～8周。

6.维持治疗 消化性溃疡愈合后,大多数患者可以停药。但对于反复溃疡复发、Hp 阴性及已经去除其他危险因素的患者,可给予维持治疗,即较长时间服用维持剂量的 H_2 受体拮抗剂或 PPI,疗程因人而异。

九、预后

有效的药物治疗可使溃疡愈合率达到 95%,青壮年患者消化性溃疡死亡率接近零,老年患者主要死于严重的并发症,尤其是大出血和急性穿孔,病死率<1%。

(任晓荣)

第五节 克罗恩病

克罗恩病(crohn's disease,CD)是一种胃肠道慢性炎症性肉芽肿性疾病,病因尚不十分清楚。病变可累及胃肠道的任何部位,但以末端回肠和结肠最多见,呈节段性或跳跃性分布,有纵行裂隙状溃疡、非干酪坏死性肉芽肿形成。主要表现为腹痛、腹泻、腹块、瘘管形成、肠梗阻及发热、营养障碍等,部分患者有关节、眼、皮肤、肝等肠外表现。发病多为青中年,男女患病率相近,本病终身复发倾向,重者迁延不愈,预后不良。欧美发病率较高,近年来我国发病率也明显提高,已非少见病。

一、病理

克罗恩病可累及从口腔到肛门的任何消化道部位。30%~40%仅有小肠病变,40%~50%同时有小肠和结肠病变,15%~25%仅有结肠病变。小肠病变者 90%累及回肠末端,结肠病变以右半结肠多见,与溃疡性结肠炎不同,克罗恩病很少侵犯直肠,病变累及口腔、食管、胃及十二指肠者亦很少见。

克罗恩病的大体形态特点有:①病变呈节段性分布吗,无连续性,与正常肠段之间分界比较清楚;②黏膜水肿,呈铺路石状隆起,在正常黏膜间有与长轴平行的匐行纵行裂隙状溃疡;③病变累及结肠全层,常有瘘管形成,一端与肠壁溃疡相通,另一端溃破入腹腔其他器官或腹壁;④肠壁变厚、变窄、变僵,肠腔狭窄,亦可形成假息肉。

克罗恩病的组织学特点有:①早期肠壁各层炎症,黏膜下层淋巴管扩张、内皮细胞增生、炎性细胞浸润,裂隙样溃疡形成,可深达黏膜下层甚至肌层;②晚期病变部位形成非干酪坏死性肉芽肿,由类上皮细胞、多核巨细胞及单核细胞组成,并有不同程度纤维化,但有些病例无肉芽肿形成。

克罗恩病穿壁的病损可导致肠粘连、局部脓肿及内外瘘形成等,受累肠段因纤维化及息肉样增生而狭窄,严重者可出现肠梗阻。

二、临床表现

本病大多起病隐匿,开始症状轻微,少数呈急性起病。早期常有缓解期,随后呈进行性发展。临床表现随病变部位、病期、严重程度及有无并发症而异。

1.消化系统表现

(1)腹痛:为最常见症状,多位于右下腹或脐周,呈间歇性发作,腹痛与肠壁炎症、痉挛、狭窄有关。轻者仅有腹部不适、肠鸣音亢进，严重者可表现为阵发性绞痛，排便或肛门排气后腹痛可有缓解。当出现肠梗阻时出现持续性腹痛和腹部压痛，发生急性肠穿孔时有腹部剧痛、腹肌紧张和反跳痛。

（2）腹泻：大多数患者出现腹泻，因病变肠段炎症渗出、吸收不良及肠蠕动增加所致。开始每日 2～3 次，可自行缓解，重症或晚期患者腹泻次数增多，持续存在。多数患者为糊状稀便，无脓血，病变累及下段结肠或肛门者有里急后重和脓血便。

（3）腹块：仅 10%～20% 可出现腹块，是因肠粘连、肠壁增厚、肠系膜淋巴结肿大、内瘘或脓肿形成所致。以右下腹或脐周多见。肿块中等硬度、较固定、有压痛。

（4）瘘管：约见于半数病例，因病变穿透肠壁而形成。病变穿透致腹腔其他脏器可形成内瘘。例如，肠与肠、膀胱、输尿管及阴道等之间的瘘管；经腹壁及肛门周围直肠可形成外瘘，也可在肠系膜、腹膜后等处形成窦道或脓肿。肠与肠之间的内瘘加重腹泻和营养不良，其他内瘘易继发感染。通向膀胱、阴道的内瘘可见粪便与气体排出。

（5）肛门直肠周围病变：约见于半数病例，局部可见脓肿、窦道及瘘管。

2.全身表现

（1）发热：是常见症状之一，与肠道炎症活动程度有关，轻症患者可不发热。中、重度患者常有发热，以低热或中度发热常见，少数可见弛张高热并伴有毒血症状。部分患者早期以发热为主要表现，较长时间后才出现消化道症状。

（2）营养障碍：表现为贫血、消瘦、低蛋白血症、多种维生素缺乏，青春期前患者可造成生长发育迟滞。

（3）其他：可有游走性关节疼痛、杵状指、结节性红斑、皮肤溃疡、坏疽性脓皮病、口腔黏膜溃疡、虹膜睫状体炎、葡萄膜炎、硬化性胆管炎、小胆管周围炎、慢性活动性肝炎等。

三、并发症

1.肠梗阻　疾病早期因肠壁水肿和痉挛可致间断性肠梗阻，常常餐后症状加重。晚期由于病变肠壁的纤维性狭窄而致。

2.腹腔脓肿　因病变穿透肠壁而致，局部可出现压痛、腹块等体征。

3.消化道出血　以隐匿性慢性出血多见，少数患者可出现大量便血。

4.肠穿孔　仅见于少数患者，表现为急性腹痛，有腹肌紧张、压痛、反跳痛等腹膜刺激征。

5.癌变　直肠、结肠克罗恩病可发生癌变，但癌变率不如溃疡性结肠炎高，有报告克罗恩病患者癌变率约 3%。

6.其他　胆石症、尿路结石、脂肪肝等。

四、实验室和其他检查

1.实验室检查

（1）血液检查：贫血常见，白细胞常增高，血沉加快，C—反应蛋白升高，血清白蛋白降低。

（2）粪便检查：病原体检查阴性，大便隐血常阳性。

（3）自身抗体检查：抗酿酒酵母菌抗体（anti—saccharomyces cerevisiae antibody，ASCA）在克罗恩病阳性率为 60%～70%，而溃疡性结肠炎和正常人群阳性率分别为 10%～15% 和 5%。因此，ASCA 对克罗恩病诊断有一定帮助。

2.结肠镜、小肠镜及胶囊内镜检查 结肠镜可观察全结肠和回肠末端的改变,克罗恩病变呈节段性分布,内镜下病变黏膜充血、水肿、脆性增加,有沟槽状纵行溃疡,黏膜呈鹅卵石样,可见肠腔狭窄、炎性息肉等。病变肠段之间黏膜正常。病变部位活检可发现非干酪样坏死性肉芽肿。由于结肠镜只能观察至回肠末端,对于小肠克罗恩病需借助于小肠镜和胶囊内镜检查,胶囊内镜检查前最好作消化道造影除外肠道狭窄,以免发生胶囊滞留于肠腔。

3.X线检查 胃肠X线钡餐和结肠钡剂灌肠检查可见节段性肠壁受累,常以回肠末端为主。可见病变黏膜皱襞紊乱,多呈鹅卵石样隆起,黏膜纵行性溃疡或裂沟,肠腔狭窄,假性息肉、瘘管形成等。病变部肠段钡剂不能充盈,两端健康肠段充盈良好,呈现钡剂跳跃征象。

五、诊断和鉴别诊断

1.诊断 本病的诊断主要根据临床表现(中青年患者出现慢性复发性右下腹或脐周腹痛、腹泻、腹块、发热等)和X线、结肠镜所见(节段性结肠病变、鹅卵石征、瘘管形成、肠腔狭窄、假性息肉等),病理发现非干酪坏死性肉芽肿则更支持本病诊断。诊断需排除肠道感染性或非感染性炎性疾病及肠道肿瘤。

2.鉴别诊断

(1)溃疡性结肠炎:见溃疡性结肠炎。

(2)肠结核:好发年龄及病变部位相似,都表现为右下腹痛、腹泻及贫血、血沉增快等症状,尤其是增生性肠结核临床上很容易与克罗恩病相互误诊。鉴别要点:肠结核多继发于开放性肺结核,肠道病变不呈节段性分布,瘘管少见,结核菌素试验呈强阳性。对鉴别困难者可予抗结核诊断性治疗,有时需手术探查,病变肠段及肠系膜淋巴结发现干酪坏死性肉芽肿可确诊。

(3)小肠恶性淋巴瘤:两者都可有腹痛、腹泻、腹块等相似的临床表现。一般而言,淋巴瘤一般状况较克罗恩病差,侵犯的肠段较广泛,进展较快,腹腔淋巴结肿大,而克罗恩病多有裂隙样溃疡,鹅卵石征及瘘管形成。手术探查可获病理确诊。

(4)其他:如慢性细菌性痢疾、阿米巴痢疾、血吸虫病、其他感染性肠炎、结肠癌、缺血性肠炎、放射性肠炎、急性阑尾炎等,在鉴别诊断时均应予考虑。

六、治疗

本病尚无特效疗法,治疗目的是减缓病情活动和发作,以及防治并发症。

1.一般治疗 包括休息和营养补充。一般给予富于营养的流质或软食,应富含维生素、叶酸及微量元素。重症者需禁食,给予完全胃肠外营养,注意维持水电解质平衡,必要时静脉滴注白蛋白、血浆及鲜血等。

2.药物治疗

(1)氨基水杨酸制剂:常用水杨酸柳氮磺胺吡啶(SASP),有一定疗效,尤其对病变局限于结肠者疗效较好。近年来上市的5-氨基水杨酸(5-ASA)不含磺胺吡啶,不良反应大为减少,对急性期的病情活动控制和维持缓解均有作用。详细用法同溃疡性结肠炎。

(2)糖皮质激素:对控制病情活动疗效较好,是病情活动较强时的首选药物,初始剂量要足,症状控制后逐渐减量并停用。一般初始剂量成人为泼尼松30～40mg/d,重者可达60mg/d。也可静脉滴注氢化可的松300mg/d或甲泼尼龙30～60mg/d。糖皮质激素对维持期治疗无效,并不能减少复发,一旦获得临床缓解就应根据病程逐渐减量,减量速度泼尼松一般每周不超过 5mg,通常在 4~5 周减至 20mg/d,但共需几个月时间才能完全停药。对于部分糖皮质激素依赖性的患者,可加用免疫抑制剂,然后逐步过渡到用免疫抑制剂或氨基水杨酸制剂维持治疗。病变局限于左半结肠者可采用糖皮质激素保留灌肠。

(3)免疫抑制剂:硫唑嘌呤或 6-巯基嘌呤最为常见。主要用于对糖皮质激素治疗效果不佳或对糖皮质激素依赖的患者。常用剂量为硫唑嘌呤 2mg/(kg·d),6-巯基嘌呤 1.5mg/(kg·d),该类药物起效缓慢,需 3~6 个月,维持用药一般 1~2 年。需注意骨髓抑制等不良反应。

(4)抗菌药物:常用药物为甲硝唑和喹诺酮类药物,多与其他药物联合使用,用于活动期病情的控制。因长期应用不良反应大,较少用于维持治疗。

(5)抗肿瘤坏死因子(TNF)抗体:TNF 是肠道炎症中关键的炎性介质和细胞因子。Inflaximab 是一种小鼠和人嵌合性的 TNF 单克隆抗体,可阻断血清和细胞表面的 TNF,并可使产生 TNF 的巨噬细胞和 T 细胞溶解。临床试验证明 Inflaximab 对传统治疗无效的活动性克罗恩病及顽固性肛周病变和肠皮肤瘘的患者有效率为 65% 左右。

七、预后

本病目前尚无根治手段,常反复发作,迁延不愈。出现严重并发症者常需手术治疗,本病容易复发,预后欠佳。

(任晓荣)

第六节　酒精性肝病

酒精性肝病(Alcoholic liver disease,ALD)是由于长期大量饮酒导致的肝疾病。初期通常表现为脂肪肝,进而可发展成酒精性肝炎、肝纤维化和肝硬化。本病在欧美等国多见,也是我国常见的肝疾病之一,严重危害人民健康。其主要临床特征是恶心、呕吐、黄疸、可有肝大和压痛,严重酗酒时可诱发广泛肝细胞坏死,甚至肝功能衰竭。

一、病因及发病机制

酒精性肝病的发病机制相当复杂,涉及乙醇及其代谢产物对肝的直接和间接损伤,同时酒精性肝病的发生和进展还与营养状态及遗传易感性密切相关。ALD 主要是乙醇及其衍生物的代谢过程中直接或间接诱导的炎症反应,氧化应激、肠源性内毒素、炎性介质和营养失衡等多种因素相互作用的结果。乙醇在肝代谢过程可使 2 分子的 NAD^+(氧化型辅酶Ⅰ)转变为 NADH(还原型辅酶Ⅰ),于是 $NADH/NAD^+$ 的值明显改变,使细胞的氧化还原状态改变,对葡萄糖合成、脂质代谢及蛋白质的分泌有广泛的影响。乙醇的中间代谢物乙醛是高度反应活性分子,其对肝的毒性作用更大,能与蛋白质结合形成乙醛-蛋白复合物,后者不但对肝细胞有直接损伤作用,而且可以作为新抗原诱导细胞及体液免疫反应,引起肝细胞受免疫反应的攻击,导致包括蛋白酶在内的重要蛋白质及 DNA 的损伤。

影响酒精性肝损伤进展或加重的因素较多,目前国内外研究已经发现的危险因素主要包括:饮酒量、饮酒年限、乙醇饮料品种、饮酒方式、肥胖、性别、肝炎病毒感染、营养状况等。一般而言,平均每日摄入乙醇80g达10年以上会发展为酒精性肝硬化,但短期反复大量饮酒可发生酒精性肝炎;同样乙醇摄入量女性比男性易患酒精性肝病;合并慢性病毒性肝病可加速肝病的发生和发展。此外,种族、遗传及个体差异也是酒精性肝病的重要危险因素,汉族人群的酒精性肝病易感基因乙醇脱氢酶(ADH)2、ADH3和乙醛脱氢酶(ALDH)2的等位基因频率及基因型分布不同于西方国家,可能是中国嗜酒人群和酒精性肝病的发病率低于西方国家的原因之一。

二、病理

依据病变肝组织是否伴有炎症反应和纤维化,可分为酒精性脂肪肝、酒精性肝炎、酒精性肝纤维化和酒精性肝硬化。

酒精性脂肪肝是酒精性肝病最早出现的组织学改变,以肝细胞脂肪变性为特征,受累的肝细胞为胞质内单个大脂肪滴沉积而膨大,胞核被挤到一边,即所谓大泡性脂肪变。初始脂肪变局限于小叶中心带的肝细胞,随着病程延长或纤维化进展,脂肪变性可弥漫遍及整个小叶。

酒精性肝炎组织学特点是:肝细胞显著肿胀呈气球样变;汇管区和小叶内中性粒细胞浸润;小叶中央区肝细胞内Mallory小体出现频率高,严重者出现融合性坏死和(或)桥接坏死;窦周/细胞周纤维化和中央静脉周围纤维化,有时可见局灶性或广泛的桥接样坏死,小叶构造塌陷。

酒精性肝硬化肝小叶结构完全毁损,代之以假小叶形成和广泛纤维化,假小叶纤维隔一般细窄,结节直径小于3mm,大小较均匀,为小结节性肝硬化。

三、临床表现

临床症状为非特异性,可无症状,或有右上腹胀痛、食欲缺乏、乏力、营养不良、体重减轻等,可有发热(一般为低热),常有黄疸,肝大并有触痛,严重者可并发急性肝衰竭;症状一般与饮酒的量和酗酒的时间长短有关,随着病情加重,可有神经精神症状和蜘蛛痣、肝掌等表现。

四、实验室及其他检查

1.实验室检查 血清谷氨酸氨基转移酶(AST)、丙氨酸氨基转移酶(ALT)、γ-谷氨酰转肽酶(GGT)、平均红细胞容积(MCV)等指标升高,其中AST/ALT>2、GGT升高为酒精性肝病的特点,但AST和ALT值很少大于500U/L,缺糖转铁蛋白(CDT)测定特异性较高但临床未常规开展。

2.影像学检查 彩色多普勒检查可见肝实质脂肪浸润的改变,多伴有肝体积增大。CT平扫检查可准确显示肝形态改变及分辨密度变化。重度脂肪肝密度明显降低,肝与脾的CT值之比小于1,诊断准确率高。

3.病理学检查 肝活组织检查是确定酒精性肝病及分期分级的可靠方法,可以判断其疾病的严重程度和预后,但很难与其他病因引起的肝损害鉴别。

五、诊断与鉴别诊断

饮酒史是诊断酒精性肝病的必备依据,应详细询问患者饮酒的种类、每日摄入量、持续饮酒时间和饮酒方式等。日前乙醇摄入的安全阈值尚有争议,我国标准为:有长期饮酒史,一般超过 5 年,折合乙醇量男性≥40g/d,女性≥20g/d;或 2 周内有大量饮酒史,折合乙醇量＞80g/d。乙醇量换算公式为:乙醇量(g)＝饮酒量(ml)×乙醇含量(％)×0.8。

本病应与 NAFLD、慢性病毒性肝病、药物性肝损害、自身免疫性肝病等其他原因引起的肝病进行鉴别。可根据饮酒史、临床表现及有关实验室及其他检查进行分析。必要时肝穿刺活组织检查可确定诊断。

六、治疗

酒精性肝病的治疗原则是:戒酒和营养支持,减轻酒精性肝病的严重程度,改善已存在的继发性营养不良和对症治疗酒精性肝硬化及其并发症。

1.戒酒 是治疗酒精性肝病的关键,戒酒 4～6 周后单纯酒精性脂肪肝可停止进展,最终可恢复正常。长期戒酒可有效改善轻、中度的酒精性肝炎临床症状、血清转氨酶升高乃至病理学表现,并显著提高酒精性肝炎、纤维化及肝硬化患者的预后,戒酒过程中应注意防治戒断综合征。

2.营养支持 酒精性肝病患者由于长期饮酒,蛋白质和维生素摄入不足而引起营养不良,故需要良好的营养支持,应在戒酒的基础上提供高蛋白,低脂饮食,并注意补充叶酸、维生素 B、维生素 C、维生素 K 及叶酸。

3.药物治疗 S－腺苷蛋氨酸、秋水仙碱、丙硫氧嘧啶、多烯磷脂酰胆碱、抗氧化剂、降脂药、抗内毒素剂和中医中药等有不同程度的抗氧化、抗炎、保护肝细胞膜及细胞器等作用,对于降低脂质过氧化,减轻肝细胞脂肪变性及其以伴随的炎症和纤维化有一定效果;美他多辛有助于改善乙醇中毒。糖皮质激素用于治疗酒精性肝病尚有争论,可能仅适用于少数不伴有肝硬化的重型病例。

4.肝移植 重度酒精性肝病患者,尤其是终末期肝硬化,若符合严格的筛选标准,可考虑肝移植,但要求患者肝移植前戒酒 3～6 个月,并且无严重的其他脏器的酒精性损害。与非酒精性肝病患者肝移植相比,酒精性肝病患者手术后有较高的生存率。

七、预后

酒精性脂肪肝一般预后良好,戒酒后可完全恢复。酒精性肝炎如能及时戒酒和治疗,大多可恢复,若长期大量酗酒,酒精性脂肪肝可直接或经酒精性肝炎阶段发展为酒精性肝硬化。除饮酒是影响酒精性肝病预后的重要因素外,性别对酒精性肝病的预后也有影响,女性较男性对乙醇敏感。

(任晓荣)

第七节　自身免疫性肝病

自身免疫性肝炎(autoimmune hepatitis,AIH)是一种以肝实质损伤为主要表现的自身免疫性疾病,Waldenstrom 于 1950 年首先描述此病。临床表现多样,以血清转氨酶持续升高、高 γ－球蛋白血症、多种自身抗体阳性、肝组织学特征性改变(界板性肝炎、汇管区淋巴浆细胞浸润和玫瑰花结样变)及对免疫抑制治疗应答为特点。若不采取治疗常进展至肝硬化、肝衰竭甚至死亡。本病多发于女性,男女之比为 1:4,可见于各年龄段,发病高峰为 14～60 岁。在世界范围内,AIH 占慢性肝炎的 10%～20%。在我国其确切发病率和患病率尚不清楚,但国内文献报道的病例数呈明显上升趋势。

一、病因及发病机制

AIH 的发病原因尚未完全阐明,可能是诱发因素、自身抗原、遗传易感性和免疫调节等复杂因素相互作用的结果。遗传易感性被认为是主要因素,而其他因素可能是在遗传易感性基础上引起机体免疫耐受机制破坏,产生针对肝自身抗原的免疫反应,从而破坏肝细胞导致肝炎症坏死,并可进展为肝纤维化、肝硬化。

AIH 是一种多基因紊乱性疾病,其中主要组织相容性复合体(MHC)较重要。由于 T 细胞依赖的免疫反应受 MHC 限制,提示 T 细胞介导的机制参与了 AIH 发病。HLA－B8,HLA－DR3 和 DR52a,以及 HLA－DR4 是 AIH 的危险因子。采用 DNA 分型技术的研究结果表明,AIH 与 HLA－DR 区域的特殊位点有关。据国外报告,有 HLA－DRB10301,DRB10401,DRB30101 和 CW0701 等位基因者更具有对 AIH 的易感性。在免疫发病机制方面,T 细胞起着至关重要的作用,且 $CD4^+$ 和 $CD8^+$ T 细胞均参与了由 NK 细胞及 T 细胞介导的免疫反应。人们提出了分子模拟学说,该学说认为病毒或外源性物质的抗原表位与特异性肝细胞表面抗原存在交叉反应。感染了腺病毒的小鼠可表达 P4502D6,后者是 2 型 AIH 的一种自身抗原,该小鼠可发展为永久性 AIH,并进展为与 P4502D6 自身抗体相关的肝纤维化。Th17 细胞是新近发现的辅助性 T 细胞的一个亚群,以可分泌 IL－17、IL－22、TNF－α 及重组入巨噬细胞炎性蛋白(CCL20)为特征,Th17 免疫反应也参与人类多种自身免疫性疾病。调节性 T(Treg)细胞以表达转录因子 FoxP3 为特征,其对 Treg 细胞的功能至关重要,Treg 细胞可表达多种共刺激分子,包括细胞毒性 T 淋巴细胞抗原(CTLA),是免疫反应的一种负调节分子。FoxP3 基因的多态性与 1 型 AIH 有关,在 AIH 患者中,Treg 细胞的数目下降、功能减弱表明了 Treg 细胞的缺乏是 AIH 发病基础。

二、病理

AIH 具有慢性活动性肝炎的一般改变,首先是汇管区大量浆细胞浸润,并向周围肝实质侵入形成界板炎症,常伴门静脉周围肝细胞气球样变和玫瑰花结形成,随着肝细胞的持续坏死,刺激胶原结缔组织的增生及肝细胞再生结节形成,肝发生纤维化(出现桥状纤维化),最终发展为结节性再生,即肝硬化期。急性重型 AIH 肝小叶炎症坏死较明显,急性暴发性 AIH 可见典型大面积全小叶坏死。

三、临床表现

AIH70% 以上为女性,各年龄段、各种族均可发病,多呈慢性迁延性病程,长期疲劳、乏力、低热、厌食、厌油腻等类似病毒性肝炎的症状较为普遍;部分患者无任何症状,仅因体检发现肝功异常而就诊;急性 AIH 的临床表现为黄疸、关节疼痛、食欲缺乏和乏力,其血清转氨酶和胆红素水平较高,肝组织活检可能是急性肝炎的表现,也可为纤维化或肝硬化等慢性肝病的表现。AIH 也可能隐匿起病,仅进展到失代偿期肝硬化后才有临床表现,因呕血和(或)黑便等表现而就诊,常见于老年人。体格检查黄疸,肝掌、蜘蛛痣、肝脾肿大等体征较普遍,后期进展为肝硬化时出现巨脾、腹腔积液、腹壁浅表静脉曲张等。

AIH 患者常伴有肝外的临床表现,这是与慢性病毒性肝炎的不同之处,如关节疼痛、皮损、贫血、白细胞和血小板减少等,30％～50％的患者还合并其他自身免疫性疾病,常见的有类风湿关节炎、甲状腺炎、溃疡性结肠炎、1 型糖尿病、干燥综合征、自身免疫性溶血性贫血等。

四、实验室检查

AIH 患者血清转氨酶丙氨酸氨基转移酶(ALT)、谷氨酸氨基转移酶(AST)水平明显升高,而血清 γ－谷氨酸转肽酶(γ－GT)与碱性磷酸酶(ALP)正常或仅轻度升高,血清 γ 球蛋白也明显增高,病毒性肝炎标志物阴性。自身抗体检测对 AIH 的诊断具有重要价值,自身抗体的滴度反应自身免疫的强度,监测某些抗体的动态水平变化有助于病情评价和指导治疗。

1. 抗核抗体(ANA)和(或)抗平滑肌抗体(SMA) ANA 是慢性肝病中第一个被测出的自身抗体,SMA 的主要靶抗原为 F－肌动蛋白,与肝细胞质膜有密切的关系,ANA 和(或)SMA 阳性是 1 型 AIH 的特征性表现。ANA 对 AIH 的特异性不高,它也常可以出现于其他自身免疫性肝病(原发性胆汁性肝硬化)和其他结缔组织病(如系统性红斑狼疮),ANA 的滴度的高低往往与血中的 γ 球蛋白水平成正比。大约 70％的原发性胆汁性肝硬化、少数传染性单核细胞增多症及部分风湿性疾病患者亦可以出现低滴度的 SMA。

2. 抗肝肾微粒体抗体(anti－LKM) anti－LKM 是 2 型 AIH 的标志性抗体,一般不与 ANA 及 SMA 同时出现,在诊断及其鉴别诊断中起着非常重要的作用。LKM 抗体有三型,anti－LKM1:靶抗原是细胞色素 P4502D6,是一种药物代谢酶,可代谢 25 种常用的药物,包括阻断剂、抗心律失常药、抗忧郁药、抗高血压药物等等,约 5％的丙型肝炎患者血清中也可出现 anti－LKM1。anti－LKM2:靶抗原是细胞色素 P4502C9,也是药物代谢酶,可见于替尼酸诱发的药物性肝病患者。Anti－LKM3:靶抗原可能是 UDP－葡萄糖醛酸基转移酶,6％～10％的慢性丁型肝炎患者血清中 anti－LKM3 阳性。

3. 抗中性粒细胞胞质抗体(pANCA) ANCM 组对中性粒细胞和单核细胞胞质成分所产生的自身抗体,pANCA 主要见于 ANA 及 SMA 阳性的 1 型 AIH 型患者,PANCA 对 AIH 并不特异,除 AIH 外,在韦格纳肉芽肿、原发性硬化胆管炎、溃疡性结肠炎等患者的血清中也可以检出 pANCA。

4. 抗可溶性肝抗原抗体(anti－SLA)/抗肝胰抗体(anti－LP) 在肝胰组织匀浆上清液中,可以检测出 anti－LP 的靶抗原,这种抗原是一种可溶性蛋白,其分子量为 52kD 或 48kD。有些 AIH 患者血清中,可含有 anti－SLA。随后有研究发现 anti－LP 与 anti－SLA 相同的靶抗原起反应,两者可能是同一种抗体,因此现在常合并称之为 anti－SLA/anti－LP。anti－SLA/anti－LP 是 AIH 中高度特异性的自身抗体,仅见于 3 型 AIH。

5. 抗 1 型肝细胞溶质蛋白抗体(anti－LC1) 肝溶质蛋白存在于肝细胞胞质内,其分子量为 240～290kD。在间接免疫荧光法检测时,anti－LC1 只显示于门脉周围的肝细胞胞质中,表明不是所有肝细胞均含有这种靶抗原。近年来,已知这种靶抗原分子是亚胺甲基转移酶环脱氨酶,anti－LC1 被认为是 2 型 AIH 的另一种标记性自身抗体,此抗体的滴度与病情的活动性有一定的关系,经糖皮质激素和免疫抑制剂治疗使病情缓解后,此抗体滴度可以明显下降,甚至消失。丙型肝炎病毒感染与 anti－LKM1 有一定关系,但与 anti－LC1 无关。

6. 其他 除上述抗体外,AIH 患者血清中还可出现其他自身抗体,如抗肝细胞膜脂蛋白特异性抗体、抗去唾液酸糖蛋白抗体、抗肌动蛋白抗体、抗细胞骨架蛋白抗体等。前两种抗体也是 AIH 的特异性抗体，并且与 AIH 发病密切相关，但是检测技术较复杂，目前临床实验室尚未广泛开展。

五、诊断

AIH 缺乏特异性的临床表现。除了自身抗体外，肝功能试验和其他实验室检查项目也并不特异，即使肝活检病理检查亦与病毒性慢性活动性肝炎非常相似。所以，AIH 的诊断基于其相应临床症状与体征、实验室生化、免疫指标异常（血清 AST 或 ALT，免疫球蛋白 IgG 或 γ－球蛋白升高）、血清自身抗体阳性（ANA、SMA、anti－LKM1 或 anti－LC1）及肝组织学（界面性肝炎）等依据，在多方面综合分析的基础上才能作出确切的诊断，此外诊断 AIH 前需排除其他可导致慢性肝炎的病因，如病毒性、遗传性、代谢性、胆汁淤积性及药物损伤性等。

根据临床表现、生化及免疫学检查和肝组织活检可诊断 AIH。为了制定统一的诊断标准，国际 AIH 小组设计了 AIH 诊断标准，制定了一个包括临床表现、血清学和组织学的评分系统。该评分系统于 1993 年制定，1999 年修订。根据修订的评分系统，总评分在治疗前>15分、治疗后>17 分者确诊为 AIH；治疗前 10～15 分、治疗后 12～17 分者疑诊 AIH（表 4－1）。

表 4－1 IAIHG1999 年修正的 AIH 诊断积分系统

项目	因素	评分	项目	因素	评分
性别	女性	+2	HLA	DH3 或 DR4	+1
ALP/AST（或 ALT）的值	>3	－2	其他自身免疫病	任何其他非肝免疫病	+2
	<1.5	+2	其他自身抗体	anit－SLA/LP、anil－LC1	+2
	>2.0	+3		pANCA	
γ－球蛋白或 IgG（大于正常值的倍数）	1.5～2.0	+2		界面性炎症	+3
				浆细胞浸润	+1
	1.0～1.5	+1	肝组织学检查	玫瑰花结样改变	+1
	<1.0	0		无以上情况	－5
ANA、SMA 或 anit－LKM1 滴度	>1:80	+3		胆管改变	－3
	1:80	+2		非典型特征	－3
	1:40	+1	对治疗的反应	完全缓解	+2
	<1:40	0		缓解后复发	+3
AMA	阳性	－4			
肝炎病毒标志物	阳性	－3	治疗前		
	阴性	+3		确定 AIH	>15
肝损药物史	有	－4		可疑 AIH	10～15
	无	+1	治疗后		
平均酒精摄入量	<25g/d	+2		确定 AIH	>17
	>60g/d	－2		可疑 AIH	12～17

六、鉴别诊断

首先，应与慢性病毒性肝炎，尤其是乙型和丙型肝炎区别开来，检测各种肝炎病毒指标是重要的鉴别依据。其次，AIH 常与其他自身免疫性疾病合并存在，有些自身免疫性疾病如系统性红斑狼疮、干燥综合征、原发性胆汁性肝硬化、原发性硬化性胆管炎也可以出现 ANA、SMA 等自身抗体，所以应该注意鉴别。

七、临床分型

1. AIH1 型　特点是血清中的自身抗体主要为：ANA 和（或）SMA，同时可能伴有 pAN-CA 和抗肌动蛋白抗体（anti－actin antibody）。此型在 AIH 中最为多见，约占全部 AIH 的 80% 左右。此型患者中，女性占 70%，常伴有其他与自身免疫有一定关系的疾病，如自身免疫性甲状腺炎、滑膜炎、溃疡性结肠炎等，对免疫抑制剂治疗反应较好。

2. AIH2 型　anti－LKM1 阳性是 2 型 AIH 的特异标志，此型比较少见，起病年龄较小，多见于 10 岁左右的儿童。病情发展较快，暴发性肝炎比较多见，容易发展为肝硬化，免疫抑制剂治疗缓解率较低，且易复发。

3. AIH3 型　该型的特征是血清中 anti－SLA/anti－LP 阳性，患者的临床表现及对糖皮质激素治疗的反应状况均与 1 型 AIH 有类似之处，也主要见于女性患者。

八、治疗

AIH 治疗的主要目的是缓解症状，改善肝功能及病理组织异常，减慢向肝纤维化的进展。单独应用糖皮质激素或联合硫唑嘌呤治疗是目前 AIH 的标准治疗方案。

1. 一般治疗　适当限制体力活动和休息。忌酒，吃低脂、高蛋白和含维生素丰富的膳食，避免使用对肝有损害的药物。

2. 免疫抑制剂　主要是肾上腺糖皮质激素和免疫抑制剂。AIH 对免疫抑制治疗反应好，是唯一的可通过药物治疗明显提高生存率的慢性肝病。大部分 AIH 患者需长期应用糖皮质激素和（或）硫唑嘌呤治疗，不论糖皮质激素或其他免疫抑制剂只能缓解病情，停药后或在治疗过程中，病情可能复发。

（1）AIH 免疫抑制治疗指征包括：①血清 AST 或 ALT 水平＞10 倍正常上限（ULN）；②AST 或 ALT 至少＞5ULN 且 γ－球蛋白至少＞2ULN；③肝组织学存在桥接样坏死或多小叶坏死表现。对于无症状、实验室和组织学轻度异常的成人 AIH 患者，研究显示部分患者仍可有病情进展，可考虑行免疫抑制治疗，但治疗方案应个体化并权衡潜在的治疗风险。

（2）治疗方案：①泼尼松单用。初始剂量为 40～60mg/d，此后每周减量 10mg，于 4 周内逐渐减量至 20mg/d 维持至病情缓解。单药治疗适用于合并血细胞减少、妊娠、恶性肿瘤的 AIH 患者。②泼尼松联合硫唑嘌呤治疗。泼尼松初始剂量为 30mg/d，并于 4 周内逐渐减量至 10mg/d；硫唑嘌呤为 50mg/d。联合治疗方案特别适用于同时存在下述情况的 AIH 患者：绝经后妇女、骨质疏松、脆性糖尿病、肥胖、痤疮、情绪不稳及高血压患者。

（3）缓解和复发：病情缓解是指临床症状消失、血清转氨酶和 γ－球蛋白恢复正常和组织学无明显活动性炎症。80% 的患者经泼尼松龙和硫唑嘌呤治疗后可缓解。90% 患者开始治疗 2 周内血清转氨酶、胆红素和 γ－球蛋白水平即有改善，但组织学改善滞后 3～6 个月，所以通常需要治疗 12 个月以上才可能达到完全缓解。复发一般在停药后的 2 年内发生，对首次复发者可重新选用初治方案，但复发至少 2 次者则需调整治疗方案，原则是采用更低剂量以及更长时间的维持治疗，以缓解症状并使转氨酶控制在正常值 5 倍以下。

（4）治疗失败后处理：常规方案治疗失败的成人 AIH 患者可考虑应用其他药物作为替代方案。如环孢素 A、他克莫司、布地奈德等可能对糖皮质激素抵抗的成人患者有效，对不能耐受硫唑嘌呤者可试用 6－巯基嘌呤或吗替麦考酚酯。

九、预后

AIH 的预后差异较大，血清转氨酶、γ－球蛋白持续升高者、急性病程者、迅速进展为肝硬化者预后较差，免疫抑制剂和肝移植可明显改善 AIH 患者的预后。

（任晓荣）

第八节　药物性肝病

药物性肝病（drug induced liver disease，DILI）是指由于药物和（或）其代谢产物引起的不同程度的肝损害，可以发生在以往没有肝病史的健康者或原来就有严重疾病的患者，在使用某种药物后发生程度不同的肝损害。目前至少有数百种药物可引起药物性肝病，其表现与人类各种肝病的表现类似，可以表现为肝细胞坏死、胆汁淤积、细胞内微脂滴沉积或慢性肝炎、肝硬化等。随着新药的不断增多和中草药疗法的广泛应用，药物性肝病的发生日趋增多。根据 2004 年报道我国药物性肝炎所占的比例约占急性肝炎住院患者的 10％。

一、病因及发病机制

大多数药物性肝损害系不可预测，其危险性受到许多获得和遗传性因素影响，在诊断时应予以考虑。获得性因素包括年龄、性别、营养状态（肥胖促进氟烷引起的肝毒性）、怀孕（大多数四环素诱导的严重肝炎出现在静脉使用四环素的孕妇）、慢性酒精滥用、药物相互作用、肝外疾病。遗传性因素包括细胞色素 P450 酶的缺陷乙酰化作用和磺化氧化作用异常、谷胱甘肽合成酶缺陷、谷胱甘肽 S－转移酶缺陷、免疫系统遗传变异等。

1. 药物代谢异常相关的肝损害机制　药物在肝内进行代谢，通过肝细胞光面内质网上的微粒体内一系列的药物代谢酶，最重要的是细胞色素 P450（CYP450）及胞质中的辅酶Ⅱ（还原型 NADPH），经过氧化或还原或水解形成相应的中间代谢产物（第Ⅰ相反应），再与葡萄糖醛酸或其他氨基酸结合（第Ⅱ相反应，即药物的生物转化），形成水溶性的最终产物，排出体外。由于种种原因导致 CYP450 酶活性降低或消失，导致原药在体内过量蓄积形成中毒，药物本身对药物代谢酶的抑制是产生这类中毒的最常见因素；CYP450 酶激活产生的亲电子和自由基代谢物，对细胞膜和其他细胞组分有化学毒性。当还原型谷胱甘肽、普通糖醛酸等绝对或相对不足时都会影响药物毒性代谢产物的生物转化，产生肝毒性。

2. 药物性肝损害的免疫机制　药物或者药物的活性代谢产物，与内源性蛋白质共价结合形成免疫复合物，从而引起机体的细胞免疫或体液免疫，导致肝的免疫病理损害。肝的 NK 细胞、巨噬细胞、$CD4^+$ 和 $CD8^+$ T 细胞均与此过程有关。近来研究表明，免疫细胞在活化过程中释放的细胞因子如 IFN、IL－6、IL－10、TNF－α 等也与肝的变态反应和肝细胞的损害有关。与药物的直接毒性肝损害相比，免疫机制介导的肝损害有以下特点：①不可预测性；②仅发生在某些人或人群（特异体质），或有家族集聚现象；③与用药剂量和疗程无关；④在实验动物模型上常无法复制；⑤具有免疫异常的指征；⑥可有肝外组织器官损害的表现。

3.人体对药物反应的个体差异 由于遗传因素导致个体对药物的特异敏感性在药物性肝病中起着重要的作用,其中以CYP450酶的基因遗传变异最为重要,CYP450酶系是由众多P450酶组成的代谢酶系统,该系统中的不同酶由不同的基因编码。药物代谢CYP450酶基因的遗传多态性具有明显的种族和地域差异,不同个体某一个酶的变异可产生酶活性的明显差异或缺失。

二、病理

药物对肝组织损害的病理表现复杂多样,可呈现如下病理改变。

1.肝细胞变性、坏死 肝细胞损害是药物性肝病的主要表现,急性肝炎样损伤病变广泛,以肝细胞坏死伴某种程度的小叶内或汇管区炎症为特征。轻者存在散的嗜酸性小体和肝细胞坏死灶,伴轻度炎细胞浸润;重者可见肝细胞气球样变和灶性坏死。慢性肝炎样损伤的组织学表现多与慢性活动性肝炎相似,以汇管区或汇管区周围单核细胞浸润伴与汇管区周围肝细胞不规则破坏性炎症(碎屑样坏死)为特征。

2.肝细胞脂肪变性 可以表现为大泡性脂肪变性和(或)小泡性脂肪变性。小泡性脂肪变性意义更大,具有相对特异性。小泡性脂肪变性的肝细胞膜下见无数细小张力型空泡,整个肝细胞形如泡沫状,故称之泡沫细胞。婴幼儿因水杨酸制剂引起的Reye综合征和四环素引起的药物性肝病可导致肝细胞呈泡沫状。

3.胆汁淤积 胆汁淤积改变是药物性肝损伤中最具代表的类型,包括如下几种。①淤胆性肝炎:有胆汁淤积、汇管区炎症明显、肝小叶病变轻,可有不同程度的肝细胞坏死,炎症以单核细胞浸润为主。②单纯性胆汁淤胆:以毛细胆管胆汁淤积为主要形态学表现。毛细胆管内胆栓常见于小叶中央区,可伴轻度肝细胞损伤,小叶或汇管区炎症缺如或轻微。③慢性淤胆:主要病变是胆管受侵阻塞而致淤胆。按受侵胆管大小分为两型:一型为胆小管和(或)肝小叶间的胆管受损而出现类似于原发性胆汁性肝硬化的临床表现;另一型为肝内或肝外大胆管受侵,类似于硬化性胆管炎的临床表现。

4.肉芽肿 药物引起的肉芽肿常为非干酪性肉芽肿,因巨噬细胞聚集而使肉芽肿边界明显,类似结节病样。肉芽肿多出现在汇管区,也可见于小叶内,往往伴嗜酸粒细胞浸润。淋巴细胞和浆细胞也可见于一些较典型的病例。肉芽肿可能为唯一组织学变化,也可伴有脂肪变性的非特异性反应。肉芽肿可以由别嘌呤醇、奎尼丁、磺胺类药物引起,肝组织呈肉芽肿病变可伴有肝坏死和瘀胆。

5.肝纤维化及肝硬化 肝纤维化是药物性肝损伤可能的共同病变,如汇管区周围纤维化在慢性药物性肝炎和慢性药物性胆汁淤积中均可发生,并可进展为纤维化和肝硬化。

此外,某些药物引起的小叶中央型纤维化可导致肝静脉闭塞性疾病,可继发于严重的融合性坏死。中央静脉周围性、肝细胞周围性及汇管区周围性分布的各种程度纤维化也可见于乙醇和药物性的脂肪性肝炎。

三、分型

按病程特征药物性肝损伤分为急性药物性肝病(肝炎症在6月内消退)及慢性药物性肝病(>6月或再次肝损伤)。

急性药物性肝病按照临床表现特征,根据国际医学科学理事会的标准,又分为肝细胞性药物性肝病(ALT/ALP＞5)、胆汁淤积性药物性肝病(ALT/ALP＜2)及混合性药物性肝病(5＞ALT/ALP＞2)。

慢性药物性肝病分为慢性肝实质损伤(包括慢性肝炎及肝脂肪变性、肝磷脂沉积症等)及慢性胆汁淤积、胆管硬化、血管病变(包括肝静脉血栓、肝小静脉闭塞症、紫癜性肝病、非肝硬化性门脉高压)。

临床上还可见亚临床性肝损伤,仅表现为血清转氨酶和(或)ALP水平轻微升高,一般不超过正常范围上限的3倍,常常自行恢复,但如为特异质或过敏体质,继续用药有可能发生严重致命的不良反应,需引起注意。

四、临床表现

药物诱发的多种肝病理损伤可引起不同的临床表现,与损肝药物的种类及引起肝病的机制不同有关,其中大多数患者以急性肝损伤为主。

1.急性药物性肝病　以肝细胞坏死为主时,与病毒性肝炎的临床表现相似,可由多种药物所致,如四氯化碳、氯唑西林、氟烷、异烟肼等。患者常有发热、乏力、纳差、黄疸和血清转氨酶升高,ALP和白蛋白受影响较小,高胆红素血症和凝血酶原时间延长与肝损严重度相关。病情较轻者,停药后短期能恢复(数周至数月),重者发生肝衰竭,出现进行性黄疸、出血倾向和肝性脑病,常发生死亡。以变态反应为主的急性药物性肝病,常有发热、皮疹、黄疸、淋巴结肿大,伴血清转氨酶、胆红素和ALP中度升高,药物接触史常较短(4周以内)。

2.急性胆汁淤积样表现　临床可分为单纯性胆汁淤积和胆汁瘀积性肝炎。

单纯胆汁瘀积的主要表现是黄疸和瘙痒,血清结合胆红素、ALP、γ-GT增高,ALT正常或轻度升高。能引起该型损伤的药物不多,以雌激素类药物为主,中止用药后病情可完全恢复。

药物相关的急性胆汁淤积性肝炎可表现为发热、黄疸、上腹痛、瘙痒、右上腹压痛及肝大伴血清转氨酶轻度升高、ALP明显升高,ALT/ALP值在2～5之间,结合胆红素明显升高(34～500μmol/L),胆盐、脂蛋白X、γ-GT及胆固醇升高,而抗线粒体抗体阴性。一般于停药后3个月～3年恢复,少数出现胆管消失伴慢性进展性过程。偶尔胆管损害为不可逆,进展为肝硬化。

3.脂肪肝样表现　药物性脂肪肝主要是大泡性脂肪肝,组织学所见为肝细胞内含单个、大的脂滴,将胞核挤向周边,肝细胞的外观如同脂肪细胞样,如糖皮质激素、甲氨蝶呤等药物引起的脂肪肝则具有上述特征。其病理改变与乙醇、糖尿病、肥胖等因素所致脂肪肝相似,发病机制主要是与肝释放脂质的功能障碍有关,临床表现类似慢性肝炎,少数继续用药者可进展为肝硬化,但病情演变过程缓慢。此外,尚有一种组织学类型是小泡性脂肪变者,脂肪以小滴状分散在整个细胞中,胞核仍位于细胞中央,细胞本身仍保持肝细胞的形态。此型常见于四环素、阿米庚酸、丙戊酸和苯基丙酸等所致的肝炎。

4.慢性药物性肝病　可以有慢性活动性肝炎或脂肪性肝病、胆汁淤积性肝病等表现,药物引起的慢性肝炎与自身免疫慢性肝炎的临床表现相似,可以轻到无症状,而重到发生伴肝性脑病的肝衰竭。生化表现与慢性病毒性肝炎相同,有血清转氨酶、γ-GT的升高,进展型导致肝硬化伴低蛋白血症及凝血功能障碍。如为血管病变(包括肝静脉血栓、肝小静脉闭塞症、非肝硬化性门脉高压等),临床上主要为门脉高压的表现。如出现腹腔积液、肝大、腹部膨隆及黄疸等,肝小静脉闭塞症患者可出现肝衰竭,表现为血清胆红素迅速升高、体重明显增加,其病情严重,病死率近 100%。

五、诊断与鉴别诊断

药物性肝病的诊断可根据服药史、临床症状、肝功能试验、肝活检及停药的效应作出综合诊断。诊断药物性肝病前应了解如下内容。①用药史:任何一例肝病患者均必须询问发病前 3 个月内服过的药物,包括剂量、用药途径、持续时间及同时使用的其他药物;②原来有无肝病,有无病毒性肝炎和其他原因肝病的证据;③原发病是否有可能累及肝;④以往有无药物过敏史或过敏性疾病史,除用药史外,发现任何有关的变态反应如皮疹和嗜酸粒细胞增多对诊断药肝是十分重要的。

药物性肝病诊断是排除性诊断。由于缺乏公认的金标准,现有诊断量表仅用于评估因果关系,药物性肝病诊断的结论用非常可能、很可能、可能、不大可能、无关等表述,而没有确诊的诊断。1993 年,由 Danan 等提出了急性药物性肝病因果关系评价标准表(RUCAM 评分表),在此基础上 2004 年 DDW 日本会议提出新的诊断标准(表 4-2)。

表 4-2　RUCAM 评分系统

	肝细胞型		胆汁淤积或混合型		评价
1.服药至发病时间					
不相关	反应前已开始服药或停药超过 15 日		反应前已开始服药或停药超过 30 日		无相关性
未知	无法计算服药至发病时间				无法评价
	初次治疗	随后的治疗	初次治疗	随后的治疗	评分
从服药开始					
提示	5~90	1~15	5~90	1~90	+2
可疑	<5 或>90	>15	<5 或>90	>90	+1
从停药开始					
可疑	≤15	≤15	≤30	≤30	+1
2.病程					
停药后	ALT 峰值与 ALT 正常上限间差值		ALP(或 TB)峰值与 ALT 正常上限间差值		
高度提示	8 日内下降≥50%		不适用		+3
提示	30 日内下降≥50%		<180 日内下降≥50%		+2
可疑	在 30 日不适用		<180 日内下降<50%		+1
无结论	没有相关资料或在 30 日后下降≥50%		不变、上升或没有资料		0
与药物作用相反	30 日后下降<50%或再升高		不适用		-2
如果药物仍在使用					
无结论	所有情况		所有情况		0
3.危险因子	乙醇		乙醇或怀孕		
有					+1
无					0
年龄≥55 岁					+1

			0
年龄＜55岁			0
4.伴随用药			
无或伴随用药至发病时间不合适			0
伴随用药至发病时间合适或提示			−1
伴随用药已知有肝毒性且发病时间合适或提示			−2

（续表）

	肝细胞型	胆汁淤积或混合型	评价
有证据提示伴随用药致肝损(再用药反应或有价值检测)			−3
5.除外其他原因			
①期有 HAV 感染(抗 HAV−IgM)、HBV 感染(抗 HBc−IgM)或 HCV 感染(抗 HCV),有非甲非乙肝炎感染背景的依据;胆道梗阻(B超)、酗酒(AST/ALT≥2),近期有急性低血压或休克(特别是严重的心脏病)	所有原因,包括①和②完全排除		+2
	①中 5 个原因排除		+1
	①中 4～5 个原因排除		0
	①中少于 4 个原因排除		−2
②严重疾病并发症;临床和(或)实验室提示 CMV、EBV 或疱疹病毒感染	非药物原因高度可能性		−3
6.药物既往肝损的报告			
药物反应在产品介绍中已标明			+2
曾有报道但未标明			+1
未报道过有反应			0
7.再用药反应			
阳性	单用该药 ALT 升高≥2ULN	单用该药 ALP(或 TB 升高)≥2ULN	+3
可疑	再用同样药 ALT 升高≥2ULN	再用同样药 ALP(或 TB)升高≥2ULN	+1
阴性	再用同样药 ALT 升高仍在正常范围	再用同样药 ALP(或 TB)升高仍在正常范围	−2
未做或不可判断	其他情况	其他情况	0

注:最后判断:＞8,高度可能;6～8,可能性大;3～5,可能;1～2,不大可能;≤0,可除外

该标准从发病与服药时间关系、发病后 ALT 变化情况、药物反应时相评价、危险因素、伴随用药、其他因素排除、可疑药物既往肝损害情况、再用药反应等方面进行综合判断。该量表提供了一个全球性诊断的依据,不受患者年龄、性别和种族的影响,在特异性的药物性肝病病例评估中结果一致性较好,因此不仅可用于研究,而且可指导常规临床实践。

诊断药物性肝病时应与以下疾病作鉴别诊断:病毒性肝炎、AIH、全身性细菌感染、NAFLD、胆管梗阻、充血性心力衰竭、慢性肝病肝功能恶化。

六、治疗

最重要的是停用和防止重新给予导致药物性肝病或有可能引起药物性肝病的药物、属于同一生化家族的药物,避免同时使用多种药物,特别是应谨慎使用那些因对药物代谢酶有诱导或抑制作用而具有相互作用的药物,如 CYP450 抑制剂西咪替丁、酮康唑和诱导剂利福平、巴比妥酸盐、苯妥英、地塞米松、奥美拉唑等。对营养不良和对药物解毒能力下降的患者和嗜酒的患者应控制给药。适当休息,加强营养,支持疗法,给予高蛋白、高糖低脂饮食,补充维生

素B、C和E,应用还原型谷胱甘肽以补充肝内巯基,有利于药物的生物转化,尽快促进药物的排泄。

1.S-腺苷蛋氨酸　在肝中由腺苷蛋氨酸合成酶催化蛋氨酸和ATP合成,在肝细胞代谢中具关键性作用,参与重要的代谢通路转甲基化作用和转硫基作用。通过转甲基化作用,增加膜磷脂的生物合成,由于磷脂/胆固醇比例增加,使膜流动性增加并增加K^+-Na^+ATP酶活性,加快胆酸的转动;同时通过转硫基作用,增加生成细胞内主要解毒剂谷胱谷胱甘肽和半胱氨酸,增加肝细胞细胞的解毒作用和对自由基的保护作用。

2.还原性谷胱甘肽　是含活性巯基的三肽,由谷氨酸、半胱氨酸和甘氨酸残基组成,具有转巯基作用,在药物代谢的Ⅱ相反应中起重要作用,可抑制肝细胞线粒体脂质体过氧化物的形成,消除体内氧自由基和超氧阴离子,有助于恢复肝细胞膜的流动性,保护肝细胞膜,减少对肝细胞的第2次打击,能有效维护肝的合成和解毒作用,防止肝细胞变性、坏死及肝纤维化的发生。

3.甘草酸　最主要的活性成分是甘草酸在体内经β-葡萄糖醛酸酶作用而生成的甘草次酸,通过阻断花生四烯酸在起始阶段的代谢水平,选择性抑制花生四烯酸反应代谢酶(磷脂酶A)的活性,保护肝细胞膜;通过抑制磷脂酶A、脂加氧酶的活性,使前列腺素、白三烯等炎性介质无法产生以及抑制补体经典激活而具有抗炎及免疫调节作用。长期或大量用药需注意低血钾、高血压、水钠潴留、水肿、体重增加等假性醛固酮样作用。

4.熊去氧胆酸(UDCA)　UDCA是一种二羟基胆酸,能显著减轻疏水胆酸诱发的肝细胞溶解,减少肝细胞由毒性胆酸诱发的细胞凋亡;防止胆酸诱发的线粒体膜渗透性改变,通过膜稳定作用来防止毒性胆酸诱发的线粒体膜、基膜和胆管膜损害;抑制毒性胆酸引起的库普弗细胞激活,增加肝细胞谷胱甘肽和含硫醇蛋白的水平,防止肝细胞的氧化损伤;通过降低疏水胆酸的刺激作用间接抑制,并通过激活糖皮质激素受体直接抑制组织相容性复合体(MHC)Ⅰ类和Ⅱ类基因的表达。

5.糖皮质激素　具有很强的抗炎、免疫抑制及抗过敏作用,对有明显肝细胞损伤及胆汁淤积表现者可短期小剂量使用,尤其是对有发热、皮疹、黄疸、关节疼痛等症状的药物过敏者适用。但也有部分学者认为,单就血清转氨酶等指标下降方面,糖皮质激素有较好的疗效,但也可能因加重感染、影响水电解质平衡等不良反应不利于患者的预后。

6.肝衰竭的治疗　包括内科支持治疗,还可以采用血液透析、血液滤过、血浆置换、血液灌流、分子吸附再循环系统等人工肝支持疗法。对病情严重,进展较快者,肝移植可能是唯一有效的治疗措施。

七、预防

药物性肝病重在预防,临床医师应熟悉所用药物的性能和毒副作用,尽量少用或不用对肝有毒性作用的药物,既往有药物过敏史或过敏体质的患者,用药时更应谨慎。肝、肾功能不良及婴幼儿、老年人因机体对药物代谢能力降低会使药物毒性增加。

八、预后

绝大多数患者停药后可恢复,发生临床和组织学的改善,快的仅需几周,慢的需几年。少数发生严重和广泛的肝损伤,引起暴发性肝衰竭或进展为肝硬化,如不进行肝移植,将发生死亡。

（任晓荣）

第九节 肝性脑病

肝性脑病(hepatic encephalopathy,HE)过去称为肝性昏迷(hepatic coma)，是由严重肝病引起的、以代谢紊乱为基础、中枢神经系统功能失调的综合征，其主要临床表现是意识障碍、行为失常和昏迷。对于有严重肝病尚无明显 HE 的临床表现，而用精细的智力测验或电生理检测可发现异常情况者，称之为轻微 HE，是 HE 发病过程中的一个阶段。

一、病因

大部分 HE 是由各型肝硬化(病毒性肝炎肝硬化最多见)和门体分流手术引起，包括如经颈静脉肝内门体分流术(TIPS)，小部分 HE 见于重症病毒性肝炎、中毒性肝炎和药物性肝病的急性或暴发性肝功能衰竭阶段，其余见于原发性肝癌、妊娠期急性脂肪肝、严重胆道感染等。

二、诱因

引起 HE 的诱因可归纳为三方面：①增加氨等含氮物质及其他毒物的来源，如进过量的蛋白质、消化道大出血、氮质血症、口服铵盐、尿素、蛋氨酸等；便秘也是不利的因素，使有毒物质排出减慢；②低钾碱中毒时，NH_4^+ 容易变成 NH_3，导致氨中毒，常由于大量利尿或放腹腔积液引起；③加重对肝细胞的损害，使肝功能进一步减退，例如手术、麻醉、镇静剂、某些药物、感染和缺氧等。

三、发病机制

关于 HE 的发病机制的研究经历了相当漫长的探索。其中以氨中毒理论的研究最多。近 30 年来，人们对 HE 认识逐渐深入，1971 年 Fischer 等提出了假性神经递质学说，1975 年 Murno 等提出了血浆胰岛素氨基酸失衡学说，1982 年 Schafer 又提出了氨基丁酸学说。迄今为止 HE 的发病机制仍不甚明了，多数学者认为可能是多种因素综合作用的结果，并提出了多种学说。

1. 氨中毒学说 高血氨与 HE 的关系早已为人们所熟知，所形成的氨学说理论认为肠道产生的氨是 HE 发生机制的关键。血氨主要来自肠道、肾和骨髓肌生成的氨，但胃肠道是氨进入身体的主要门户。正常人胃肠道每日可产氨 4g，大部分是由尿素经肠道细菌的尿素酶分解产生，小部分是食物中的蛋白质被肠道细菌的氨基酸氧化酶分解产生。氨在肠道的吸收主要以非离子型氨(NH_3)弥散进入肠膜，其吸收率比离子型铵(NH_4^+)高得多。游离的 NH_3 有毒性，且能透过血脑屏障；NH_4^+ 呈盐类形式存在，相对无毒，不能透过血脑屏障。NH_3 与 NH_4^+ 的互相转化受 pH 梯度改变的影响。当结肠内 pH＞6 时，NH_3 大量弥散入血；PH＜6 时，则 NH_3 从血液转至肠腔，随粪排泄。肾产氨是通过谷氨酰胺酶分解谷氨酰胺为氨，亦受肾小管液 pH 的影响。此外，骨髓肌和心肌在运动时也能产氨。机体清除血氨的主要途径为：①尿素合成，绝大部分来自肠道的氨在肝中经鸟氨酸循环代谢为尿素；②脑、肝、肾等组织在三磷酸腺苷(ATP)的供能条件下,利用和消耗氨以合成谷氨酸和谷氨酰胺;③肾是排泄氨的主要场所,除排出大量尿素外,在排酸的同时,也以 NH_4^+ 的形式排除大量的氨;④血氨过高时可从肺部少量呼出。血氨增高后易进入脑内,先和 α—酮戊二酸结合成谷氨酸,进而谷氨酸与氨生成谷氨酰胺,这不仅消耗 ATP,且影响柠檬酸循环,减少 ATP 的形成,导致脑内能量代谢的障碍。但单纯的氨中毒并不直接引起昏迷,它产生中枢神经兴奋反应,表现为过度的运动和抽搐前状态,最后才导致昏迷。临床上,动脉血氨浓度和肝性脑病的严重程度并不都平行,血氨过高本身并不出现 HE 时的脑电图表现。

2.氨基酸代谢异常和假性神经递质形成　肝为芳香族氨基酸代谢的主要部位,肝衰竭时,血内芳香族氨基酸(包括苯丙氨酸、酪氨酸、色氨酸)升高;而支链氨基酸(包括亮氨酸、异亮氨酸和缬氨酸)主要在肌肉组织和脂库内代谢,肝衰竭时,其代谢增快,同时血胰岛素肝内灭活降低也促进了支链氨基酸的降解,故血内支链氨基酸浓度下降。支链氨基酸与芳香族氨基酸由正常的(3~3.5):1 降到 1:1。酪氨酸、苯丙氨酸等通过血脑屏障,在脑内经 β 羟化酶的作用分别形成鳝胺(β—羟酪胺)和苯乙醇胺,两者的化学结构式与正常兴奋性神经递质去甲肾上腺素相似,通过竞争结合于受体部位,称为假神经递质,但假性神经递质所起的作用仅为真性的 1‰。苯丙氨酸和酪氨酸作为酪氨酸羟化酶的底物互相竞争,过多的苯丙氨酸抑制了酪氨酸转变成多巴胺和去甲肾上腺素。脑内过量的色氨酸也增加 5—羟色胺的合成,产生神经抑制作用。

3.γ—氨基丁酸/苯二氮䓬(GABA/BZ)复合体学说　GABA 是哺乳动物大脑的主要抑制性神经递质,由肠道细菌产生,在门体分流和肝衰竭时,可绕过肝进入体循环。近年在暴发性肝衰竭和 HE 的动物模型中发现 GABA 血浓度增高,血脑屏障的通透性也增高,大脑突触后神经元的 GABA 受体显著增多。这种受体不仅能与 GABA 结合,在受体表面的不同部位也能与巴比妥类和苯二氮䓬(benzodimepines,BZ)类药物结合,故称为 GABA/BZ 复合体。GABA 或上述的其他两种的任何一种与受体结合后,都能促进氯离子进入突触后神经元,并引起神经传导抑制,此时用仪器记录的视觉诱发电位与半乳糖胺造成的脑病动物模型的视觉诱发电位相同。临床上肝衰竭患者对苯二氮䓬类镇静药及巴比妥类安眠药极为敏感,而苯二氮䓬拮抗剂如氟马西尼对部分肝性脑病患者具有苏醒作用,支持这一假说。

4.其他　血中硫醇增多,抑制尿素合成而干扰氨的解毒,抑制线粒体的呼吸过程,抑制脑内钠泵活性;色氨酸在大脑中代谢生成 5—羟色胺及 5—羟吲哚乙酸;锰在大脑中积聚产生毒性等。

四、病理生理

急性肝衰竭所致的 HE 患者的脑部常无明显的解剖异常,主要是继发性脑水肿。慢性肝性脑病患者可能出现 Alzheimer Ⅱ 型星形细胞,病程较长者则大脑皮质变薄,神经元及神经纤维消失,皮质深部有片状坏死,甚至累及小脑和基底部,但这些变化与临床神经—精神表现的关系尚不清楚。

五、临床表现

肝性脑病发生在严重肝病和(或)广泛门体分流的基础上,临床上主要表现为高级神经中枢的功能紊乱(如性格改变、智力下降、行为失常、意识障碍等),以及运动和反射异常(如扑翼样震颤、肌阵挛、反射亢进和病理反射等）。肝性脑病的基础疾病不同，其临床表现也比较复杂、多变，早期症状的变异性是本病的特点。根据意识障碍程度、神经系统体征和脑电图改变，可将肝性脑病的临床过程分为四期，分期有助于早期诊断、预后估计及疗效判断。

Ⅰ期，又称前驱期：有细微的性格和行为异常。例如，有的患者不言不语，有的则多言多语；平时表现非常稳重，突然出现幼稚轻率的动作，或衣帽不整，或随地吐痰，随处大小便，脱衣服等；反应和回答问题尚正确，但有时吐字不清，动作缓慢等。此期一般无神经体征，或仅有轻微的表现。令患者两臂平伸，手指分开，可出现手向外侧偏斜，掌指关节、腕关节、甚至肘、肩关节出现急促的不规则扑击样颤抖，称为扑翼样震颤。此期脑电图检查多数正常。

Ⅱ期，又称昏迷前期：以精神错乱、意识模糊、睡眠障碍、行为失常为主要表现，比前一期症状加重。定向力和理解能力均减低，常有语言不清、书写障碍，举动反常如寻衣摸床、手舞足蹈；时有幻视、幻觉、恐惧狂躁，近似一般精神病的表现。此期患者神经系统体征已出现，如肌张力增高、腱反射亢进、锥体束征阳性、脑电图常出现不正常波形，具有一定的特征性。

Ⅲ期，又称昏睡期：以整日昏睡和严重精神错乱为主，各种神经病理体征陆续出现，并逐渐加重。患者24h中大部分时间处在昏睡之中，但呼之能醒，叫醒后数秒钟后又入睡，答话极不准，幻觉，神志不清。扑翼样震颤仍可引出，肌张力增高，四肢被动运动有抵抗，锥体束征常呈阳性，脑电图不正常。

Ⅳ期，又称昏迷期：患者完全丧失神志，进入昏迷状态，呼之不应，不能叫醒。但对疼痛刺激尚有反应，有时出现张目凝视，浅昏迷时膝腱反射亢进、肌张力增高。因查体不能配合，扑翼样震颤不能引出或引出不准确。病情继续发展，则进入深昏迷。此时各种反射消失，肌张力降低，瞳孔散大，呼吸过度换气，阵发性惊厥，各种刺激无反应。

六、实验室及辅助检查

1. 血氨　血氨升高是肝性脑病患者常见的实验室异常。正常人空腹静脉血氨为40~70μg/dl，慢性肝性脑病尤其是门体分流性脑病患者多半有血氨升高，急性肝性脑病血氨可以正常。

2. 脑电图　是大脑细胞活动时所发出的电活动，正常人的脑电图呈α波，每秒8~13次。肝性脑病患者的脑电图表现为节律变慢，Ⅱ~Ⅲ期患者表现为δ波或三相波，每秒4~7次；昏迷时表现为高波幅的δ波，每秒少于4次，脑电图对轻微肝性脑病和Ⅰ期肝性脑病的诊断价值较小。

3. 诱发电位　是大脑皮质或皮质下层接受到由各种感觉器官受刺激的信息后所产生的电位，其有别于脑电图所记录的大脑自发性电活动。根据受刺激感觉的不同部位可将诱发电位分为视觉诱发电位（VEP）、脑干听觉诱发电位（BAEP）和躯体感觉诱发电位（SEP），可用于轻微肝性脑病的诊断和研究。

4. 心理智能测验　一般将木块图试验、数字连接试验及数字符号试验联合应用，适合于肝性脑病的诊断和轻微肝性脑病的筛选。这些方法简便，无需特殊器材，但受年龄、教育程度的影响。老年人和教育层次比较低者在进行测试时较为迟钝，影响结果。对Ⅱ期以上的肝性脑病不适用。

5. 影像学检查　急性肝性脑病患者进行头部CT或MRI检查时可发现脑水肿，慢性肝性脑病患者则表现为不同程度的脑萎缩。近年来磁共振波谱分析检测慢性肝病患者大脑枕部灰质和顶部皮质可发现某些有机渗透物质如胆碱、谷氨酰胺、肌酸等的含量发生变化。肝性脑病、轻微肝性脑病均有某种程度的改变。此外，MRI检查还可发现基底神经节有T_1加权信号增强，与锰在该处沉积有关。

6.临界视觉闪烁频率　轻度星形细胞肿胀是早期肝性脑病的病理改变，星形胶质细胞轻度肿胀可改变胶质神经元的信号传导。同时，视网膜胶质细胞也有类似变化，故视网膜胶质细胞病变可作为肝性脑病时大脑胶质星形细胞病变的标志，通过测定临界视觉闪烁频率可辅助诊断肝性脑病，用于检测轻微肝性脑病。

七、诊断

诊断肝性脑病的临床表现主要诊断依据为：①严重肝病（或）广泛门体侧支循环；②精神紊乱、昏睡或昏迷；③肝性脑病的诱因；④明显肝功能损害或血氨增高。扑翼样震颤和典型的脑电图改变有重要参考价值。对肝硬化患者进行数字连接试验和心理智能测验可发现轻微肝性脑病。

八、鉴别诊断

有少部分肝性脑病患者肝病病史不明确，以精神症状为突出表现，易被误诊。对于有肝硬化病史的患者肝性脑病首先应与其他因素引起的患者精神状态改变鉴别，尤其是一些常易出现的代谢因素，如低血糖、电解质紊乱等。此外本病应与呼吸衰竭、尿毒症、糖尿病酮症酸中毒引起的代谢性脑病相鉴别，可根据病史、生化检查等明确诊断。对颅内出血、肿瘤、脑炎、脑膜炎、颅内脓肿等可行CT、MRI检查、腰穿检查进行鉴别。酒精中毒、药物中毒、重金属中毒等脑病根据病史不难鉴别。此外，肝性脑病还应与多种精神疾病相鉴别。

九、治疗

肝性脑病的治疗是综合性、多环节的。去除肝性脑病发作的诱因、保护肝功能免受进一步损伤、治疗氨中毒及调节神经递质是治疗肝性脑病的主要措施。

1.及早识别及去除肝性脑病发作的诱因　许多肝性脑病有明确的诱因，这些诱因可增加血氨、其他含氮物质及毒物的水平，促使肝性脑病的发生。因此，控制这些诱因常可有效地制止肝性脑病的发展。例如，上消化道大出血后可诱发肝性脑病，积极止血、纠正贫血、避免输库存血、清除肠道积血等可以预防肝性脑病的发生；低钾性碱中毒是肝硬化患者在进食量减少、利尿过度及大量排放腹腔积液后的内环境紊乱，是诱发或加重肝性脑病的常见原因之一，需及时纠正电解质和酸碱平衡紊乱；合并感染时，肝功能恶化，可促发肝性脑病，一旦发现感染应积极控制感染，选用对肝损害小的广谱抗生素静脉给药；镇静、催眠、镇痛药及麻醉剂可诱发肝性脑病，在肝硬化特别是有严重肝功能减退时应尽量避免使用。当患者发生肝性脑病出现烦躁、抽搐时禁用阿片类、巴比妥类、苯二氮䓬类镇静剂，可试用异丙嗪、氯苯那敏等抗组胺药。

2.减少肠内氮源性毒物的生成与吸收

（1）降低饮食中蛋白质负荷：高蛋白饮食可诱发肝性脑病，但过于严格的饮食控制可使已存在的蛋白质－热量营养不良情况加剧，目前饮食蛋白控制仅适用于肝性脑病急性发作时。Ⅲ～Ⅳ期患者应禁止从胃肠道补充蛋白质，可鼻饲或静脉注射25％的葡萄糖溶液。Ⅰ～Ⅱ期患者应限制蛋白质在 20g/d 之内,如病情好转,每 3～5 日可增加 10g 蛋白质,以逐渐增加患者对蛋白质的耐受性。待患者完全恢复后每日每千克体重可摄入 0.8～1.0g 蛋白质,以维持基本氮平衡。植物蛋白较好,因其含支链氨基酸较多,且所含非吸收性纤维被肠菌酵解产酸有利氨的排出。限制蛋白质饮食的同时应尽量保证热能供应和各种维生素补充。

(2)乳果糖:是一种合成的双糖,口服后在小肠不会被分解,到达结肠后可被乳酸杆菌、粪肠球菌等细菌分解为乳酸、乙酸而降低肠道的 pH,肠道酸化后对产尿酸酶的细菌生长不利,但有利于不产尿酸酶的乳酸杆菌的生长,使肠道细菌所产的氨减少;此外,酸性的肠道环境可减少氨的吸收,并促进血液中的氨渗入肠道排出。乳果糖疗效确切,可用于各期肝性脑病及轻微肝性脑病的治疗,其剂量为每日 30～60g,分 3 次口服,调整至患者每日排出 2～3 次软便。当患者出现腹泻、腹部痉挛或腹胀气时可将乳果糖减量。对住院的严重肝性脑病患者予大剂量乳果糖口服或鼻胃管灌饲。昏迷的肝性脑病患者可予乳果糖保留灌肠,通常 300ml 乳果糖加 700ml 水保留灌肠,必要时 4h 一次。不良反应主要有腹胀、腹痛、恶心、呕吐等,其口感甜腻,使少数患者不能接受。

(3)清洁肠道:特别适用于上消化道出血或便秘患者,清除肠道内积食或积血,减少氨、含氮物质及其他有害物质的来源,是重要的辅助治疗。如无上消化道出血,可口服 50%硫酸镁 40ml 导泻。肝硬化患者上消化道大出血后合并肝性脑病时,可以用弱酸液或乳果糖灌肠。

(4)抗生素:口服肠道不吸收的抗生素能抑制结肠中分解尿素和蛋白质的细菌的生长,降低结肠中产氨细菌的浓度,目前已较多用于肝性脑病的治疗,由于肠道不吸收或很少吸收,这类药物没有严重的全身反应,常用的有新霉素、甲硝唑等。新霉素的剂量为 2～8g/d,分 4 次口服,口服新霉素很少吸收,长期使用有可能致耳毒性和肾毒性,不宜超过 1 个月。肠道中厌氧的革兰阴性杆菌如拟杆菌是肠道内主要的产氨菌,甲硝唑具有抗厌氧菌作用,能有效用于肝性脑病的治疗。

(5)生态制剂:肝硬化患者多存在肠道菌群的紊乱,口服某些不产尿素酶的有益菌可抑制有害菌的生长,对减少氨的生成可能有一定作用。目前常用的生态制剂包括嗜酸乳杆菌、双歧杆菌、酪酸菌等。

3.促进体内氨的代谢

(1)L-鸟氨酸-L-门冬氨酸(ornithine-aspartate,OA):是一种鸟氨酸和门冬氨酸的混合制剂,能刺激肝内尿素合成及谷氨酰胺合成而降低血氨水平。OA 在实验性动物和人的慢性肝衰竭中具有降低血氨的作用。临床随机、双盲、对照研究发现 OA 能有效治疗肝性脑病,降低患者血氨水平,改善精神状态。每日静脉注射 20g 的 OA 可降低血氨,改善症状,不良反应为恶心、呕吐。

(2)其他:谷氨酸钠、谷氨酸钾及精氨酸等药物理论上具降血氨作用,以往曾在临床上广泛应用,但至今尚无证据肯定其疗效,且这类药物对水电解质、酸碱平衡有较大影响,故近年临床已很少使用。

4.调节神经递质

(1)GABA/BZ 复合受体拮抗剂:氟马西尼(flumazenil)是一种苯二氮䓬类受体拮抗剂,可以拮抗内源性苯二氮䓬所致的神经抑制。对部分Ⅳ期患者具有促醒作用。静脉注射氟马西尼起效快,往往在数分钟之内,但维持时间很短,通常在 4h 之内。其用量为 0.5～1mg 静脉注射,或 1mg/h 持续静脉滴注,但目前该药价格较昂贵,使其应用受到限制。

（2）支链氨基酸：支链氨基酸（BCAA）是一种以亮氨酸、异亮氨酸、缬氨酸等为主的复合氨基酸，可竞争性抑制芳香族氨基酸进入大脑，减少假性神经递质的形成，其疗效尚有争议，但补充支链氨基酸可减少体内蛋白分解，有可能使负氮平衡变为正氮平衡，改善疾病预后。

（3）纳洛酮：国外有学者发现内源性阿片类物质的积聚与肝性脑病的发病有关。纳洛酮为阿片受体拮抗剂，动物实验发现在急性肝衰竭大鼠模型中应用纳洛酮能改善脑病症状。纳洛酮用于肝性脑病患者治疗，清醒率及清醒时间与对照组差异有显著性。

5.人工肝　分子吸附剂再循环系统（molecular absorbent recycling system，MARS）可清除肝性脑病患者血液中部分有毒物质、降低血胆红素浓度及改善凝血酶原时间，对肝性脑病有暂时的、一定程度的疗效，有可能赢取时间为肝移植作准备，尤适用于急性肝功能衰竭患者。

十、预后

该病预后取决于病因。诱因明确并且容易消除者，肝功能较好、分流手术后由于进食高蛋白而引起门体分流性脑病者因诱因明确且容易消除，通常预后较好。有腹腔积液、黄疸、出血倾向的患者多数肝功能很差，其预后也差。暴发性肝衰竭所致的肝性脑病预后最差。肝移植的开展已大大改善难治性肝性脑病的预后。

（任晓荣）

第五章　传染性疾病

第一节　急性细菌性脑膜炎

一、概述

机体抵抗力低时,病菌侵入人体形成菌血症,细菌经血液循环进入颅内引起脑膜炎。急性细菌性脑膜炎最常见的致病菌为脑膜炎双球菌、肺炎球菌和流感嗜血杆菌。这三种病原菌占细菌性脑膜炎的80%以上,其次为金黄色葡萄球菌、链球菌、大肠埃希菌、变形杆菌、厌氧杆菌、沙门菌、铜绿假单胞菌等。

二、临床表现

1.多成暴发性或急性起病。

2.感染症状　发热、畏寒及上呼吸道感染症状。

3.颅内压增高表现　剧烈头痛、恶心、呕吐、抽搐。

4.脑膜刺激症状　颈项强直、克氏征、布氏征阳性等。

5.脑实质受累出现意识障碍、精神症状等。

三、实验室检查

1.血常规检查　常见白细胞增高和核左移,红细胞沉降率增高。

2.血培养　应作为常规检查,常见病原菌感染阳性率可达75%。若在使用抗生素2小时内腰椎穿刺,脑脊液培养不受影响。

3.脑脊液检查　是细菌性脑膜炎诊断的金标准,可判断其严重程度、疗效及预后。腰椎穿刺对细菌性脑膜炎几乎无禁忌证,相对禁忌证包括严重颅内压增高、意识障碍等。典型急性细菌性脑膜炎的脑脊液(Cerebro—Spinal fluid,CSF)为脓性或浑浊外观,白细胞数(1000~10000)×10^6/L,早期中性粒细胞占85%~95%,后期以淋巴细胞及浆细胞为主;蛋白增高,可达1~5g/L;糖含量降低,氯化物亦常降低,致病菌培养阳性,革兰染色阳性率达60%~90%,有些病例早期脑脊液离心沉淀物可发现大量细菌,特别是流感嗜血杆菌和肺炎球菌。

4.头颅CT或MRI等影像学检查　早期可与其他疾病鉴别,后期可发现脑积水(多为交通性)、静脉窦血栓形成、硬膜下积液或积脓、脑脓肿等。

四、诊断与鉴别诊断

1.诊断　根据患者呈急性或暴发性发病,表现为高热、寒战、头痛、呕吐、皮肤瘀点或瘀斑等全身性感染中毒症状,颈强直及克氏征等,可伴动眼神经、展神经和面神经麻痹,严重病例出现嗜睡、昏迷等不同程度的意识障碍。脑脊液培养发现致病菌方能确诊。

2.鉴别诊断　需要与结核性脑膜炎、病毒性脑膜炎鉴别诊断,主要通过脑脊液检查鉴别,见表5—1。

表 5-1　细菌性脑膜炎的鉴别诊断

	压力 mmH$_2$O	外观	蛋白定性	蛋白定量 g/L	葡萄糖 mmol/L	氯化物 mmol/L	白细胞计数及分类 ×10^6/L	细菌
细菌性脑膜炎	显著增高	混浊,脓性	++以上	显著增加	明显减少或消失	稍低	显著增加,数千,以中性粒细胞为主	可发现病原菌
结核性脑膜炎	增高	微混,呈毛玻璃状	+~+++	增加	减少	明显减少	数十或数百,早期以中性粒细胞为主,后期以淋巴细胞为主	可找到抗酸杆菌
病毒性脑膜炎	稍增高	清晰或微混	+~++	轻度增加	正常	正常	数十或数百,以淋巴细胞为主	无

五、治疗原则

细菌性脑膜炎的治疗首先是针对病原菌选取足量敏感的抗生素,并防止感染性休克,维持血压,防止脑疝。

1.抗菌治疗　应选择在脑脊液中浓度高的杀菌剂。在未确定病原菌的情况下,可选择第三代头孢菌素如头孢噻肟或头孢曲松等抗生素。若明确病原菌时则选择对病原菌敏感的抗生素。

2.糖皮质激素的应用　激素可以抑制炎性细胞因子的释放,稳定血—脑脊液屏障,降低颅内压,对病情较重且无激素应用禁忌证的患者可考虑应用。

3.一般对症处理　高热时需采取物理降温或使用退热剂控制抽风;维持水及电解质平衡,减低颅内压,减轻脑水肿;如出现休克,要进行抗休克治疗,出现弥散性血管内凝血(disseminated intravascular coagulation,DIC)应及时给予肝素化治疗。

(李春柱)

第二节　病毒性脑炎

一、概述

病毒性脑炎是一种由病毒侵入神经系统,引起脑实质损害为主的严重感染性疾病。大多同时累及脑膜,为脑炎或脑膜炎;少数仅累及脑膜,为脑膜炎,通常统称为病毒性脑炎。

病毒性脑炎是全身病毒感染经血行播散至中枢神经系统的结果,多数病例发生于儿童和年轻人。全年均可发病,夏秋季较多,年发病率为 3.5~7.4/10 万。50%~80% 的病例由肠道病毒如柯萨奇病毒、埃可病毒和非麻痹性脊髓灰质炎病毒引起,此外还有腮腺炎病毒、单纯疱疹病毒及虫媒病毒等。

二、临床表现

急性起病,一般为数小时,出现发热(38~40℃)、畏光和眼球运动疼痛、肌痛、食欲减退、腹泻和全身无力等病毒感染的全身中毒症状,以及剧烈头痛、呕吐和轻度颈强直等脑膜刺激征,还会有不同程度意识障碍、抽搐及局灶性脑神经损害等临床表现。若出现更严重的神志障碍或神经系统局限性体征或癫痫发作,则意味着脑实质受侵犯,应诊断为脑膜脑炎。随宿主的年龄和免疫状态不同其临床表现也不一样,见表5—2。

表5—2 不同人群病毒性脑膜炎的临床表现

人群	临床表现
婴幼儿	发热、易激惹和表情淡漠
儿童	突发起病,有发热,并伴有恶心、呕吐、咳嗽、肌痛等非特异性前驱症状,其后迅速出现头痛、畏光、颈项强直、神志改变等脑组织受累的表现,重者出现定向力障碍、昏迷、瘫痪、惊厥持续状态等
成人	突然起病,头痛较剧烈,多在额后或眶后,此外常有发热、周身不适、畏光和肌痛,有颈项强直,但不如细菌性脑膜炎强烈

病毒性脑炎一般症状轻微,发病几天后开始恢复,多数2周内痊愈。少数患者的不适和肌痛可持续数周。

三、实验室检查

1.脑脊液检查 压力正常或轻度增高,外观无色清亮,白细胞数增多达$(10\sim500)\times10^6/$L,也可高达$1000\times10^6/$L,早期以多形核细胞为主,8～48小时后以淋巴细胞为主,蛋白可轻度增高,糖含量正常。

2.免疫学检查 依据临床某些特异性的症状做某种病毒学的检查。通过双份血清及脑脊液经免疫荧光技术或放射免疫技术检测IgM或病毒抗原。

四、诊断与鉴别诊断

1.诊断 根据急性起病的全身性感染中毒症状、脑膜刺激征、CSF淋巴细胞轻中度增高、血白细胞数不增高等表现,并排除其他病因可初步诊断为脑膜炎,确诊需CSF病原学检查。本病为良性自限性病程,一般情况下无须进行病原学诊断。

2.鉴别诊断 主要与化脓性脑膜炎、结核性脑膜炎鉴别。

五、治疗原则

病毒性脑炎的治疗原则是抗病毒,抑制炎症,降低颅内压及对症支持治疗。

1.对症支持治疗 本病是自限性疾病,主要是对症治疗、支持疗法和防治合并症。如卧床休息、降低体温和营养支持,严重头痛者可用镇痛药,癫痫发作可首选卡马西平或苯妥英钠。可能发生的严重合并症是抗利尿激素分泌不良综合征,表现为水潴留及稀释性低血钠,应限制液体入量,每日入量限制在800～1000ml,外加发热损失的液体。

2.抗病毒治疗 抗病毒治疗可缩短病程和减轻症状,目前常用药物有鸟嘌呤衍生物阿昔洛韦,是一种选择性强、毒性小、效力高的抗病毒药,适用于单纯疱疹病毒和带状疱疹病毒性脑炎的治疗,更昔洛韦对巨细胞病毒性脑炎的疗效优于阿昔洛韦。大剂量免疫球蛋白静脉滴注可暂时缓解慢性肠道病毒脑膜炎的病情。疑为肠道病毒感染应关注粪便处理。

(李春柱)

第三节 结核性脑膜炎

一、概述

结核性脑膜炎是结核杆菌引起脑膜和脊髓膜的非化脓性炎症,绝大多数由人结核分枝杆菌感染所致,少数是由牛型结核分枝杆菌所致,常继发于全身其他器官的结核病变,约占肺外结核的 5%～15%。常在患者抵抗力下降或发生变态反应时感染结核杆菌而发病。

本病原发性的感染通常为结核菌经淋巴系统和血行播散,进入脑膜,并在脑膜和软脑膜形成结核结节,之后结节破溃,大量结核菌进入蛛网膜下腔,导致结核性脑膜炎。结核性脑膜炎也可继发于免疫力降低后体内潜伏结核菌的重新激活,经血行播散,在脑实质中形成结核灶,晚期破溃入蛛网膜下腔或脑室。结核结节可发展为大的结核瘤,出现占位效应。炎性渗出物阻塞基底池可导致脑积水和颅神经瘫痪。

二、临床表现

多数结核性脑膜炎患者呈亚急性或慢性起病,少数可急性发病。其自然病程分为三期,各期临床表现见表 5—3。

表 5—3 结核性脑膜炎各期临床表现

分期	临床表现
前驱期	成人表现为低热、盗汗、食欲减退、全身倦态无力、神经萎靡和人格改变;儿童常见无食欲、易激惹、夜眠不安、头痛、呕吐和间断低热,通常持续 1～2 周;5 岁以下儿童首发症状可为癫痫发作
脑膜炎期	出现发热、头痛、呕吐、视乳头水肿和脑膜刺激如克氏征、布氏征,婴幼儿可表现不明显可伴颅神经麻痹,展神经、动眼神经、面神经和视神经受损为主,表现为复视、视力减退和面神经麻痹等可有癫痫发作,成年人多为部分性发作,儿童常见全身性发作,部分患儿可以癫痫发作为首发症状。随病程进展颅内压增高日趋严重,脑脊液循环和吸收障碍可见脑积水。炎性病变波及脊髓膜可引起神经根脊髓炎、蛛网膜粘连和椎管梗阻,出现慢性进行性截瘫
晚期	出现昏睡、木僵、昏迷和持续发热,可发展为深昏迷、去大脑强直,深昏迷脑膜刺激征可消失。瞳孔扩大并固定,脉搏增快,呼吸不规律,呈潮式呼吸。脑干功能障碍常因小脑幕疝引起。老年人结膜性脑膜炎症状不典型,如头痛、呕吐较轻,颅内压增高症状不明显,约半数患者 CSF 改变不典型

三、实验室检查

1.脑脊液检查　脑脊液压力增高,可达 400mmHg 或以上,外观无色透明或微黄,静置后可有薄膜形成,典型改变为淋巴细胞数增高(50～500)×10^6/L,早期多形核细胞增多,蛋白含量增高,重者可达 1.0～2.0g/L。脊髓蛛网膜下腔阻塞时可更高。糖及氯化物明显降低。

2.结核杆菌检测　脑脊液抗酸涂片仅少数病例阳性,CSF 结核分枝杆菌培养可确诊,但需大量脑脊液和数周时间。ELISA 法可快速检出脑脊液中分枝杆菌可溶性抗原或抗体。PCR 可检测结核分枝杆菌 DNA。腺苷酸脱氢酶(ADA)增高有助于结核性脑膜炎诊断。

3.影像学检查　由于结核性脑膜炎为全身性结核的一部分,部分患者甚至有肺部粟粒性结核,因此,临床怀疑结核性脑膜炎时应行胸部 X 线或 CT 检查。肺部 X 线平片可见活动性或陈旧性结核灶。头颅CT和MRI早期无特殊,后期可见脑室扩大,呈阻塞性脑积水样改变,颅底粘连,脑膜增厚。

四、诊断与鉴别诊断

1.诊断 根据患者亚急性起病,出现头痛、呕吐、颈项强直和克氏征等脑膜刺激征,颅内压增高,CSF淋巴细胞数和蛋白增高,糖及氯化物明显降低等可临床拟诊。CSF、抗酸涂片、结核分枝杆菌培养阳性时,可以确诊。行PCR检查时标本极易污染,尚不能作为诊断依据。

2.鉴别诊断 须注意与新型隐球菌脑膜炎、化脓性脑膜炎和癌肿性脑膜炎的鉴别诊断。头痛逐渐加重,伴癫痫发作和急性局灶性脑损伤体征如偏瘫、视野缺损等,检查可见视乳头水肿、展神经麻痹,CT增强显示大脑半球单发病灶,CSF、检查通常正常等表现时,也应考虑结核病的可能。

五、治疗原则

本病的治疗原则是早期、联合、适量、规律和全程用药,只要患者临床症状、体征及实验室检查高度提示本病,即使CSF、抗酸涂片阴性亦应立即开始抗结核治疗,其治疗包括以下几个方面:

1.抗结核治疗 异烟肼(H)、利福平(R)、吡嗪酰胺(P)、乙胺丁醇(E)、链霉素(S)等为主要的一线抗结核药物,WHO建议应至少选择三种药联合治疗,因三种及以上药物联合治疗可增强疗效并防止和延缓细菌产生耐药性,常用异烟肼、利福平、吡嗪酰胺,轻症患者治疗3个月后停用吡嗪酰胺,继续用异烟肼和利福平7个月。因乙胺丁醇对儿童神经系统易产生毒性作用,故本品不宜用于13岁以下小儿;由于本品可透过胎盘,胎儿血药浓度约为母体血药浓度的30%,动物实验显示本品可致畸形,孕妇应禁用本品;本品可分泌至乳汁,浓度与母体血药浓度相近,故哺乳期妇女禁用本品,如确有服用指征需暂停授乳。因链霉素易对胎儿的前庭神经产生不良影响,故孕妇不选用链霉素。

2.皮质类固醇的应用 适用于病情严重、颅内压增高、潜在性脑疝形成、椎管阻塞、抗结核治疗后病情加重及合并结核瘤的患者,在充足抗结核药物治疗基础上可加用糖皮质激素。常选用泼尼松,成人60mg/d或儿童1～3mg/(kg·d)口服,3～4周后逐渐减量,2～3周后停药。须特别注意,若不能排除真菌性脑膜炎,则激素应与抗真菌药物合用。

3.对症支持治疗 颅内压增高可用渗透性利尿剂如20%甘露醇、甘油果糖或甘油盐水等,同时须注意及时补充水、电解质和保护肾脏。有癫痫发作者可给予抗癫痫药物。对于抗结核和激素治疗无效的严重脑积水可考虑行脑室引流。

(李春柱)

第四节 社区获得性肺炎

一、概述

社区获得性肺炎(community-acquired pneumonia,CAP)是指在医院外罹患的感染性肺实质(含肺泡壁,即广义上的肺间质)炎症,包括具有明确潜伏期的病原体感染而在入院后潜伏期内发病的肺炎。CAP 是威胁人类健康的常见感染性疾病之一,其致病原的组成和耐药特性在不同国家、不同地区之间存在着明显差异,而且随着时间的推移而不断变迁。近年来,由于社会人口的老龄化、免疫损害宿主增加、病原体变迁和抗生素耐药率上升等原因,CAP 的诊治面临许多新问题。肺炎链球菌、流感嗜血杆菌是主要的病原菌,近年来非典型病原菌如肺炎支原体、肺炎衣原体、军团菌等所占的比例在不断增加。

二、临床表现

CAP 通常起病急,发热、咳嗽、咳痰、胸痛为最常见症状。常见 CAP 致病菌的典型临床表现见表 5—4。重症 CAP 有呼吸困难、缺氧、休克、少尿甚至肾衰竭等。CAP 可出现肺外的症状,如头痛、乏力、腹胀、恶心、呕吐、食欲不振等,发生率约 10%~30% 不等,非典型病原体所致 CAP 肺外表现更多见。老年、免疫抑制患者发热等临床症状发生率较青壮年和无基础疾病者低。

表 5—4 不同致病菌 CAP 临床特征

致病菌	典型症状	典型放射学表现
肺炎链球菌	咳铁锈色痰,寒战,胸膜炎性胸痛	肺叶渗出,支气管含气显影
流感嗜血杆菌	起病较缓,见于患有慢性阻塞性肺病的吸烟者	叶状或片状渗出
金黄色葡萄球菌	流感性肺炎后发病,是一种进展迅速的急性病	支气管肺炎,肺脓肿,气胸和脓胸
吸入性肺炎	发生于意识丧失、咽反射减弱、异常吞咽后;恶臭痰	多发于右下肺,高密度实变影,随后发生肺脓肿和脓胸
嗜肺军团菌	干咳,胃肠道症状,意识模糊	大叶性肺炎,免疫低下者表现为空洞
非典型性肺炎	轻至中度症状,干咳,肺部检查一般正常	片状、肺下叶支气管肺炎

患者常有急性病容,体温升高、呼吸加快,患侧呼吸运动度减弱,肺部炎症实变时触诊语颤增强,叩诊呈浊音或实音,听诊可有管状呼吸音或湿啰音。少数患者可出现胸膜摩擦音或呼吸音减弱。

三、实验室检查

1.血常规检查 CAP 患者外周血白细胞总数和中性粒细胞的比例通常升高,但在老年人、重症患者、免疫抑制等患者可以不高,甚至降低,急性期 C 反应蛋白、血沉可升高。

2.C 反应蛋白 急性期 C 反应蛋白(CRP)一般升高。

3.血沉 急性期血沉(ESR)一般增快,但多为轻度至中度增快。

4.X 线影像学 表现呈多样性,与肺炎的病期有关。在肺炎早期急性阶段病变呈渗出性改变,X 线影像学表现为边缘模糊的片状或斑片状浸润影。在慢性期,影像学检查可发现增殖性改变,或与浸润、渗出性病灶合并存在。病变可分布于肺叶或肺段,或仅累及肺间质。病变累及 1 个肺叶以上、出现空洞、病情迅速扩散或出现胸腔积液提示病情严重。

5.病原学检查 对怀疑有通常抗菌治疗方案不能覆盖的病原体感染或初始经验性治疗无反应者需进一步行病原菌检查,如痰涂片或痰培养等。

四、诊断与鉴别诊断

1. 诊断

(1)新近出现的咳嗽、咳痰或原有呼吸道疾病症状加重,并出现脓性痰,伴或不伴胸痛。

(2)发热。

(3)肺实变体征和(或)闻及湿性啰音。

(4)WBC$>10\times10^6$/L 或$<4\times10^9$/L,伴或不伴细胞核左移。

(5)胸部 X 线检查显示片状、斑片状浸润性阴影或间质性改变,伴或不伴胸腔积液。

以上 1～4 项中任何 1 项加第 5 项,并除外肺结核、肺部肿瘤、非感染性肺间质性疾病、肺水肿、肺不张、肺栓塞、肺嗜酸性粒细胞浸润症及肺血管炎等后,可建立临床诊断。

重症肺炎诊断标准:出现下列征象中 1 项或以上者可诊断为重症肺炎,需密切观察、积极救治,有条件时,建议收住 ICU 治疗:①意识障碍;②呼吸频率>30 次/min;③$PaO_2<$60mmHg,$PaO_2/FiO_2<300$,需行机械通气治疗;④动脉收缩压<90mmHg;⑤并发脓毒性休克;⑥X 线胸片显示双侧或多肺叶受累,或入院 48h 内病变扩大$\geqslant50\%$;⑦少尿:即尿量$<$20ml/h,或<80ml/4h,或并发急性肾衰竭需要透析治疗。

2. 鉴别诊断 CAP 主要需与肺结核及肿瘤性疾病相鉴别。因为三者均为常见病且无论在临床表现或胸部 X 线表现方面有时可很相似,不易区别,但处理则完全不同。

(1)肺结核:起病较慢,病程较长,病变好发于肺上叶尖后段及下叶背段,病灶不均匀,新旧不一,可有钙化点,或播散病灶,结核菌素的纯蛋白衍生物(PPD)试验常呈阳性或强阳性,痰结核菌检查及纤维支气管镜检查有助于鉴别诊断,经验性抗感染治疗常无效。但有时肺结核有结构性破坏时可合并细菌性感染,此时抗感染有一定疗效,应予鉴别。

(2)肺癌:肺癌并发阻塞性肺炎时,其 X 线表现常与肺炎相混淆,同时球形(块状)肺炎也需与肺癌相鉴别。肺癌患者一般年龄偏大,常无毒血症的症状,而有刺激性咳嗽,痰中带血,明显胸痛等。胸部 X 线片显示块影,边缘清楚、有切迹,或分叶、毛刺,胸部 CT 检查有助于了解肺门、纵隔、膈肌等隐蔽部位的肿瘤及较小的块影。痰脱落细胞检查和纤维支气管镜检查以及病理活检有助于明确诊断。

五、治疗原则

1. 尽早开始抗菌药物经验治疗(见表 5-5)。应选用能覆盖肺炎链球菌、流感嗜血杆菌的药物,必要时加用对肺炎支原体、肺炎衣原体、军团菌属等细胞内病原体有效的药物;有肺部基础疾病患者的病原菌亦可为需氧革兰阴性杆菌、金黄色葡萄球菌等。

表 5-5　不同人群 CAP 患者初始经验性抗感染治疗的建议

不同人群	常见病原体	初始经验性治疗的抗菌药物选择
青壮年、无基础疾病患者	肺炎链球菌,肺炎支原体、流感嗜血杆菌、肺炎衣原体等	①青霉素类(青霉素、阿莫西林等);②多西环素(强力霉素);③大环内酯类;④第一代或第二代头孢菌素;⑤呼吸喹诺酮类(如左旋氧氟沙星、莫西沙星等)
老年人或有基础疾病患者	肺炎链球菌、流感嗜血杆菌、需氧革兰阴性杆菌、金黄色葡萄球菌、卡他莫拉菌等	①第二代头孢菌素(头孢呋辛、头孢丙烯、头孢克洛等)单用或联用大环内酯类;②β-内酰胺类/β-内酰胺酶抑制剂(如阿莫西林/克拉维酸,氨苄西林/舒巴坦)单用或联用大环内酯类;③呼吸喹诺酮类
需入院治疗、但不必收住 ICU 的患者	肺炎链球菌、流感嗜血杆菌、混合感染(包括厌氧菌)、需氧革兰阴性杆菌、金黄色葡萄球菌、肺炎支原体、肺炎衣原体、呼吸道病毒等	①静脉注射第二代头孢菌素单用或联用静脉注射大环内酯类;②静脉注射呼吸喹诺酮类;③静脉注射 β-内酰胺类/β-内酰胺酶抑制剂(如阿莫西林/克拉维酸,氨苄西林/舒巴坦)单用或联用注射大环内酯类;④头孢噻肟、头孢曲松单用或联用注射大环内酯类
需入住 ICU 的重症患者		
A 组:无铜绿假单胞菌感染危险因素	肺炎链球菌、需氧革兰阴性杆菌、嗜肺军团菌、肺炎支原体、流感嗜血杆菌、金黄色葡萄球菌等	①头孢曲松或头孢噻肟联合静脉注射大环内酯类;②静脉注射呼吸喹诺酮类联合氨基糖苷类;③静脉注射 β-内酰胺类/β-内酰胺酶抑制剂(如阿莫西林/克拉维酸,氨苄西林/舒巴坦联合静脉注射大环内酯类;④厄他培南联合静脉注射大环内酯类
B 组:有铜绿假单胞菌感染危险因素	A 组常见病原体＋铜绿假单胞菌	①具有抗假单胞菌活性的 β-内酰胺类抗生素(如头孢他啶、头孢吡肟、哌拉西林/他唑巴坦、头孢哌酮/舒巴坦、亚胺培南、美罗培南等)联合静脉注射大环内酯类,必要时还可同时联用氨基糖苷类;②具有抗假单胞菌活性的 β-内酰胺类抗生素联合静脉注射喹诺酮类;③静脉注射环丙沙星或左旋氧氟沙星联合氨基糖苷类

2.住院治疗患者入院后应立即采取痰标本,做涂片革兰染色检查及培养。体温高、全身症状严重者应同时送血培养。

3.轻症患者可口服用药;重症患者选用静脉给药,待临床表现显著改善并能口服时改用口服药。总疗程根据病程而定,一般 7～14 天。

病原学治疗:明确病原体后,对经验治疗效果不满意者,可按药敏试验结果调整用药。

(李春柱)

第五节　医院获得性肺炎

一、概述

医院获得性肺炎(hospital acquired pneumonia,HAP)亦称医院内肺炎(nosocomical pneumonia,NP),是指患者入院时不存在、也不处于感染潜伏期,而于入院 48h 后在医院(包括老年护理院、康复院)内发生的肺炎。国际上多数报道 HAP 发病率 0.5%～1.0%,在西方国家居医院感染的第 2～4 位;ICU 内发病率 15%～20%,其中接受机械通气患者高达 18%～60%,病死率超过 50%。我国 HAP 发病率 1.3%～3.4%,是第一位的医院内感染(占29.5%)。HAP 在病原学、流行病学和临床诊治上与 CAP 有显著不同。

细菌是 HAP 最常见的病原菌,约占 90%,三分之一为混合感染,常见致病菌为革兰阴性杆菌如铜绿假单胞菌、肠杆菌科、金黄色葡萄球菌、厌氧菌、流感嗜血杆菌、肺炎链球菌等。其发病机制包括:误吸,带菌气溶胶吸入和经人工气道吸痰过程中交叉污染。

二、临床表现

HAP 多为急性起病,但不少可被基础疾病掩盖,或因免疫功能差、机体反应削弱致使起病隐匿。咳嗽、咳痰常见,部分患者因咳嗽反射抑制致咳嗽轻微或无咳嗽;有的仅表现为精神萎靡或呼吸频率增加。在机械通气患者常表现为需要加大吸氧浓度或气道阻力上升。发热最常见,有时会被基础疾病掩盖,少数患者体温正常。重症 HAP 可并发疾病肺损伤和ARDS、左心衰竭、肺栓塞等。查体可有肺部湿啰音甚至实变体征,视病变范围和类型而定。

三、实验室检查

1.血常规检查 常见血白细胞计数增高。中性粒细胞数增高,或伴核左移。血小板计数降低应警惕弥漫性血管内凝血可能,应作进一步检查。贫血提示合并慢性疾病或支原体感染可能。

2.血气分析 帮助判断病情严重程度。患者在呼吸空气条件下,动脉血氧分压(PaO_2)<60mmHg,伴或不伴 $PaCO_2$>50mmHg,或 PaO_2/FiO_2<300。

3.血生化检查 全面评估病情,及时发现机体内环境紊乱和多脏器功能障碍的出现,及时采取相应抢救措施具有十分重要意义。

4.病原学检查 病原学检查对医院获得性肺炎的诊断提供重要依据,对合理选用抗菌药物进行治疗起关键指导作用。通常采用痰液标本做检查,但痰液标本受上呼吸道分泌物污染,故诊断的敏感性和特异性均不高,近年开展许多减少标本受污染机会的检查方法,如气管穿刺吸引、支气管肺泡灌洗、保护性支气管肺泡灌洗、保护性标本刷、经胸壁针刺抽吸、经支气管镜活检、经胸腔镜活检和开胸肺活检等。

四、诊断与鉴别诊断

1.诊断 HAP 的诊断原则同 CAP。但临床表现、实验室和影像学所见对 HAP 的诊断特异性甚低,尤其应注意排除肺不张、心力衰竭和肺水肿、基础疾病肺侵犯、药物性肺损伤、肺栓塞和 ARDS 等。粒细胞缺乏、严重脱水患者并发 HAP 时 X 线检查可以阴性,卡氏肺孢子虫肺炎有 10%~20%患者 X 线检查完全正常。据其病情严重程度可分为以下两种:

(1)轻、中症:一般状态较好。早发性疾病(入院≤5 天,机械通气≤4 天);无高危因素(高危因素如高龄,>65 岁,慢性阻塞性肺病,糖尿病,慢性心、肾功能不全,吸入或致吸入因素,近一年来曾有肺炎住院史,精神状态改变,慢性酗酒或营养不良,脾切除后等),生命体征稳定,器官功能无明显异常。

(2)重症:意识障碍,呼吸频率>30 次/分,呼吸衰竭 PaO_2<60mmHg,PaO_2/FiO_2<300,需行机械通气治疗;血压<90/60mmHg,少尿,尿量<20ml/h,或<80ml/4h,败血症或肺外并发症,或急性肾衰竭需透析治疗;胸片示双侧多肺叶受累,或入院 48h 内病变扩大≥50%。而晚发性疾病(入院>5 天,机械通气>4 天)和存在高危因素者,即使不完全符合重症肺炎规定标准,亦视为重症。

2.鉴别诊断 应与其他肺部浸润性疾病如肺不张、肺水肿、肺血栓栓塞症、急性呼吸窘迫综合征(ARDS)等相鉴别。其鉴别点见表 5－6。

表 5－6　HAP 的鉴别诊断

疾病	病因或基础疾病	临床表现	影像学检查	其他
肺不张	多为肿瘤或痰栓阻塞或者肿瘤、肺大淋巴结压迫管腔	肺不张缓慢发生或面积小时症状不明显,痰栓阻塞通常发病急,突发胸闷、气急、呼吸困难。合并感染也可出现咳嗽、脓痰、发热、咯血,与肺炎相似	X 线表现密度增高,体积缩小,出现尖端指向肺门扇形、三角形,患肺体积缩小,纵隔向患侧移位的典型表现,同时可见原发肿瘤的占位	纤维支气管镜检查对肺不张有较大的诊断价值
肺水肿	多有高血压、冠心病、风湿性心脏病的病史	突发严重呼吸困难、端坐位、发绀、大汗、咳粉红色泡沫痰,两肺闻及广泛的湿啰音和哮鸣音,左心界扩大、心率增快、心尖部闻及奔马律	X 线检查心界增大,肺门呈蝴蝶状,两肺大片融合的阴影	强心、利尿、扩血管等积极治疗能快速缓解
肺血栓栓塞症	常有血栓性静脉炎、心肺疾病、外伤、腹部或骨科手术、长期卧床和肿瘤病史,具有深静脉血栓形成的高危因素	如果患者突发剧烈胸痛、咯血、呼吸困难、神志不清时应高度怀疑肺血栓栓塞	X 线胸片示区域性肺纹理减少,典型改变出现尖端指向肺门的楔形阴影	动脉血气分析见低氧血症和低碳酸血症。D－二聚体、CT 肺动脉造影、放射性核素肺通气/灌注扫描和 MRI 等检查有助于诊断
急性呼吸窘迫综合征	有 ARDS 的高危因素,包括直接肺损伤因素(严重感染、胃内容物吸入、肺挫伤、吸入毒气、淹溺、氧中毒等)和间接肺损伤因素(感染中毒症、严重的非胸部创伤、重症胰腺炎、大量输血、体外循环、弥散性血管内凝血等)	表现为急性起病、呼吸频数和呼吸窘迫	X 线检查显示两肺浸润阴影	低氧血症(ALI 时氧合指数 $PaO_2/FiO_2 \leqslant 300$,ARDS 时 $PaO_2/FiO_2 \leqslant 200$)。$PAWP \leqslant 18mmHg$ 或临床上能除外心源性肺水肿

五、治疗原则

1. 重视病原学检查　先取痰标本行涂片染色及痰培养加药敏后再给予经验性抗炎治疗,高热患者可行血培养。

2. 尽早开始经验性抗菌治疗(见表 5--7)　首先采用针对常见病原菌的抗菌药物,待痰培养结果返回后,根据药敏结果选择敏感药物。

3. 根据不同的病原菌、病情严重程度、基础疾病等因素决定疗程初始治疗一般采用针剂,病情明显好转或稳定后可改用口服药物治疗。

4. 有效控制院内交叉感染是减少 HAP 的重要措施。

表 5－7　HAP 的经验性抗感染治疗

一般情况	可能病原菌	首选药物	可选药物
住院≤4 天,无多重耐药菌感染危险因素	肠杆菌科细菌(大肠埃希菌、肺炎克雷伯菌、肠杆菌属、变形杆菌等)、肺炎链球菌、流感嗜血杆菌、甲氧西林敏感金黄色葡萄球菌	头孢曲松或喹诺酮类(左氧氟沙星、莫西沙星、环丙沙星)或氨苄西林/舒巴坦或厄他培南	
住院≥5 天,有多重耐药菌感染危险因素	除上述外,铜绿假单胞菌、肺炎克雷伯菌(产 ESBL)、不动杆菌属及 MRSA 等	抗铜绿假单胞菌 β－内酰胺类(头孢他啶、头孢吡肟、亚胺培南、美罗培南、哌拉西林/他唑巴坦)联合喹诺酮类(环丙沙星或左氧氟沙星)或氨基糖苷类(阿米卡星、庆大霉素)	高度怀疑 MRSA 者,加用万古霉素或利奈唑胺

(李春柱)

第六节　真菌感染

真菌感染可分为浅部真菌感染和深部真菌感染,其中深部真菌病侵犯皮肤深层和内脏,如肺、脑、消化道等器官,危害性较大,故本节主要介绍深部真菌感染。真菌一般不产生外毒素,其致病作用可能与真菌在体内繁殖引起的机械性损伤以及所产生的酶类、酸性代谢产物有关。根据致病菌的不同,真菌感染又可分为念珠菌感染、隐球菌感染、曲霉菌感染和毛霉菌感染等。

一、念珠菌感染

(一)概述

严重念珠菌感染的主要危险人群是中性粒细胞减少、接受移植或接受皮质激素或细胞毒性药物治疗的患者。目前,严重念珠菌感染常见于 ICU 患者。其中接受中心静脉置管、肠外营养、外科手术、广谱抗生素治疗、需要血透和 APACHE 评分高的患者是感染念珠菌的最高危人群。

念珠菌感染是导致医源性血流感染的第四位最常见的原因。在 ICU 患者中,念珠菌感染是导致医源性血流感染的第三位最常见的原因。念珠菌血症的归因死亡率保持在大约 40%。白念珠菌是人类最常见的病原体。光滑念珠菌是第二位最常见的感染源,继之以热带念珠菌和近平滑念珠菌;其他菌种感染很少见。

(二)临床表现

口腔念珠菌病常表现为鹅口疮,乳白色白膜覆盖口腔黏膜;也可表现为红斑萎缩性舌炎、义齿口炎、念珠菌性白斑、口角炎等。健康成人多为继发性口咽念珠菌病,一旦出现要寻找诱因(广谱抗生素、激素、化疗)甚至应作 HIV 抗体的检出。

肺念珠菌病临床可表现为支气管炎型和肺炎型,前者身体情况良好,症状轻微,一般不发热,主要表现剧咳,咳少量白色黏液痰或脓痰;检查发现口腔、咽部及支气管黏膜上被覆散点状白膜,胸部偶尔听到干性啰音。肺炎型大多见于免疫抑制或全身情况极度衰弱的患者,呈急性肺炎或败血症表现,出现畏寒、发热、咳嗽、咳白色黏液胶冻样痰或脓痰,常带有血丝或坏死组织,呈酵母臭味,甚至有咯血、呼吸困难等;肺部可闻及干、湿性啰音。

念珠菌心内膜炎常见于心脏瓣膜病、静脉药瘾、接受心脏手术或心导管检查者,临床表现与细菌性 IE 相似,但易产生大动脉栓塞。

食道念珠菌病可表现为进食不适、吞咽困难、胸骨后疼痛、烧灼感,临床诊断有赖于内镜检查(食道内壁白斑或表浅溃疡)。

泌尿道念珠菌病多累及膀胱,也可发生肾盂肾炎。

念珠菌菌血症多见于长时间静脉高营养者,血培养阳性,需拔管,24h 后再查。

中枢神经系统念珠菌病少见,很少在生前诊断。

生殖道念珠菌病多发生于阴道,表现为阴道瘙痒、灼烧、分泌物白色、混浊、量多无恶臭。

(三)实验室检查

1.血常规　继发性念珠菌感染可见白细胞降低,粒细胞缺乏。

2.病原学检查　经环甲膜穿刺吸引或经纤支镜通过防污染毛刷采取的下呼吸道分泌物、肺组织、胸水、血、尿或脑脊液直接涂片或培养出念珠菌,即可确诊。需注意痰液直接涂片或培养出念珠菌并不能诊断为真菌病,因约有 10％～20％的正常人痰中可找到白色念珠菌,但若用 3％双氧水含漱 3 次,从深部咳出的痰连续 3 次培养出同一菌种的念珠菌,则有诊断参考价值。

(四)诊断与鉴别诊断

1.诊断　经环甲膜穿刺吸引或经纤支镜通过防污染毛刷采取的下呼吸道分泌物、肺组织、胸水、血、尿或脑脊液直接涂片或培养出念珠菌,即可确诊。肺念珠菌感染的诊断标准见表 5—8。

表 5—8　肺念珠菌感染的诊断标准

确诊	血培养证明的念珠菌血症患者肺部浸润,同时呼吸道分泌物≥2 次或 BALF≥1 次分离到与血液标本所分离菌株相同的念珠菌,可确诊继发性肺念珠菌病
临床诊断	具有念珠菌血症典型的宿主危险因素如中性粒细胞缺乏或严重减少、长期接受免疫抑制剂或激素治疗、前期抗生素治疗、静脉高营养、糖尿病、血管内装置留置等,临床具有念珠菌血症或严重脓毒血症表现,同时肺内浸润性病变抗生素治疗无效,血清 G 试验阳性或呼吸道分泌物标本 1 次检测到念珠菌且涂片见到大量菌丝
拟诊	具有上述宿主因素和相应的临床表现,但无真菌学任何证据

2.鉴别诊断　一般需与细菌感染性疾病、病毒性疾病相鉴别,组织或分泌物直接涂片或培养出念珠菌是确诊的依据。

(五)治疗

白色念珠菌病首选大扶康 400mg/d,严重病例用 800mg/d,疗效不佳可能由于剂量依赖性敏感(可继续加量)、耐药或未覆盖(应该换药)。

大扶康对光滑念珠菌、克柔念珠菌效果不好,此时首选伏立康唑。

其他建议用药还有两性霉素 B+5FU、棘白菌素类。

体外药敏感治疗 90％有效,耐药的治疗有效 60％。

药物用到症状和体征消失、末次血培养阳性后 2 周,用法为第一周静脉注射,以后口服。

二、隐球菌病

(一)概述

由新型隐球菌引起的感染,可感染人体的任何组织和脏器,最多见的是中枢神经系统感染,其次是肺部和皮肤。目前,在免疫抑制患者中,隐球菌感染的发病率约为 $5\%\sim10\%$;在 AIDS 患者中,隐球菌感染的发病率可高达 30% ;在免疫功能正常的人群中,隐球菌的感染率约为十万分之一;经呼吸道吸入是隐球菌病的主要感染途径。由于隐球菌中枢神经系统感染最常见,本节主要介绍中枢神经系统隐球菌感染。

(二)临床表现

中枢神经系统感染主要表现为脑膜炎或脑膜脑炎,极少数表现为单个或多个局灶性肿块损害。其主要临床表现是发热、头痛(额部、眶后、颞部间歇性疼痛),头痛的频率和强度逐渐增强;精神和神经症状如精神错乱、定向力障碍、行为改变、意识障碍、嗜睡、昏迷;多有脑膜刺激征,甚至出现运动、感觉障碍,小脑功能障碍,癫痫发作和痴呆等临床表现。

颅内压高明显,常有视乳头水肿和视神经受损。中枢神经系统感染常伴发肺部或其他播散性感染,但大多数不伴有其他感染的临床表现。

(三)实验室检查

1.腰椎穿刺 脑脊液改变有时类似结脑,压力升高、外观清亮、细胞 $<500/\mu l$ 、淋巴细胞为主、蛋白质轻中度升高、氯化物降低、糖低于 50% 血糖水平、墨汁染色可见厚壁荚膜。

2.隐球菌荚膜抗原测定 血清/脑脊液乳胶凝集法测定血清和脑脊液隐球菌荚膜抗原。

3.隐球菌培养 沙煲培养基生长,72h 内可见菌落。

(四)诊断与鉴别诊断

1.诊断 患者的临床症状、体征和脑脊液常规、生化及影像学检查对诊断有重要意义。脑脊液真菌涂片、培养和隐球菌乳胶凝集试验结果中的任一个阳性都可确诊隐球菌中枢神经系统感染。

2.鉴别诊断 隐球菌中枢神经系统感染最多见于隐球菌性脑膜炎,需与以下疾病鉴别,见表 5-9。

表 5-9 隐球菌脑膜炎与结核性脑膜炎的鉴别诊断

疾病	隐球菌性脑膜炎	结核性脑膜炎	脑肿瘤
起病方式	缓慢,可亚急性	多亚急性	慢性
发热	早不明显后不规则	较早出现发热	多无发热
颅神经	视 N、乳头水肿	外展 N,结节	外展神经
脑脊液细胞	轻中↑、<200 多见	中度↑200~500	正常,↑轻
糖	明显↓	20~40	正常
蛋白	轻中度↑	明显↑	稍高 P—C 分离
氯化物	减低	减低	正常
涂片	新型隐球菌	结核杆菌	无
乳胶抗原	阳性	阴性	—

(五)治疗原则

治疗主要为了消除或减轻临床症状,治愈感染,清除脑脊液中隐球菌,预防中枢神经系统后遗症。治疗方案主要根据隐球菌感染患者是否和 HIV 相关(见表 5-10)。

表 5—10　中枢神经系统隐球菌感染的抗真菌治疗方案

治疗分期	HIV 感染患者	非 HIV 感染患者
诱导治疗	两性霉素 B0.7～1mg/(kg·d)联合氟胞嘧啶 100mg/(kg·d)×2 周;两性霉素 B 脂质体 3～4mg/(kg·d)或两性霉素 B 脂质复合物 5mg/(kg·d)联合氟胞嘧啶 100mg/(kg·d)×2 周;两性霉素 B0.7～1mg/(kg·d)或两性霉素 B 脂质体 3～4mg/(kg·d)或两性霉素 B 脂质复合物 5mg/(kg·d)×4～6 周	两性霉素 B0.7～1mg/(kg·d)联合氟胞嘧啶 100mg/(kg·d)≥4 周;两性霉素 B0.7～1mg/(kg·d)≥6 周;两性霉素 B 脂质体 3～4mg/(kg·d)或两性霉素 B 脂质复合物 5mg/(kg·d)联合氟胞嘧啶≥2 周
巩固治疗	氟康唑 400mg/d×8 周	氟康唑 200～400mg/d,至少 12 周或伊曲康唑 200～400mg/d,至少 12 周
维持治疗	氟康唑 200mg/d,疗程大于 1 年	氟康唑 200～400mg/d,0.5～1 年

三、曲霉菌病

(一)概述

曲霉菌病是由各种曲霉所致,可侵犯皮肤、黏膜、肺、鼻、脑、眼等全身各部位,但以肺和鼻窦最常见。根据宿主免疫状态的不同,曲霉菌病可分为非侵袭性曲霉病和侵袭性曲霉病。前者多见于免疫功能正常者,免疫功能低下者以侵袭性曲霉菌感染为主,可表现为急性或慢性侵袭性改变,尤其是骨髓或器官移植、化疗的患者,常可发生严重的侵袭性曲霉病,病死率可高达 63%～92%。本节主要介绍肺和鼻窦的曲霉菌感染。

肺曲霉病(pulmonary aspergillosis)主要由烟曲霉引起。该真菌常寄生在上呼吸道,慢性病患者免疫力极度低下时才能致病。曲霉属广泛存在于自然界,空气中到处有其孢子,在秋冬及阴雨季节储藏的谷草发热霉变时更多,吸入曲霉孢子不一定致病,如大量吸入可能引起急性气管一支气管炎或肺炎。曲霉的内毒素使组织坏死,病灶可为浸润性、实变、空洞、支气管周围炎或粟粒状弥漫性病变。鼻窦曲霉感染主要由烟曲霉和黄曲霉所致。

(二)临床表现

1.肺曲霉病临床上主要有三种类型:

(1)侵袭性肺曲霉病:为最常见的类型,肺组织破坏严重,治疗困难。肺曲霉病多为局限性肉芽肿或广泛化脓性肺炎,伴脓肿形成。病灶呈急性凝固性坏死,伴坏死性血管炎、血栓及菌栓,甚至累及胸膜。症状以干咳、胸痛常见,部分患者有咯血,病变广泛时出现气急和呼吸困难,甚至呼吸衰竭。影像学特征性表现为 X 线胸片以胸膜为基底的多发的楔形阴影或空洞;胸部 CT 早期为晕轮征,即肺结节影(水肿或出血)周围环绕低密度影(缺血),后期为新月体征。部分患者可有中枢神经系统感染,出现中枢神经系统的症状和体征。

(2)曲霉球:本病常继发于支气管囊肿、支气管扩张、肺脓肿和肺结核空洞。系曲霉在慢性肺部疾病原有的空腔内繁殖、蓄积,与纤维蛋白、黏液及细胞碎屑凝聚成曲霉肿。曲霉肿不侵犯组织,但可发展成侵袭性肺曲霉病。可有刺激性咳嗽,常反复咯血,甚至发生威胁生命的大咯血。因曲霉肿与支气管多不相通,故痰量不多,痰中亦难以发现曲霉。X 线胸片显示在原有的慢性空洞内有一团球影,随体位改变而在空腔内移动。

(3)变应性支气管肺曲霉病(allergic bronchopulmonary aspergillosis,ABPA):是由烟曲霉引起的气道高反应性疾病。对曲霉过敏者吸入大量孢子后,阻塞小支气管,引起短暂的肺不张和喘息的发作,亦可引起肺部反复游走性浸润。患者喘息、畏寒、发热、乏力、刺激性咳嗽、咳棕黄色脓痰,偶带血,痰中有大量嗜酸性粒细胞及曲霉丝,烟曲霉培养阳性。哮喘样发作为其突出的临床表现,一般解痉平喘药难以奏效,外周血嗜酸性粒细胞增多。典型 X 线胸片为上叶短暂性实变或不张,可发生于双侧。中央支气管扩张征象如"戒指征"和"轨道征"。

2.鼻曲霉菌病 鼻曲霉菌病常单侧受累,好发于上颌窦。由于上颌窦口阻塞致引流不畅,长期迁延不愈,临床表现为鼻塞和流脓涕、鼻分泌物恶臭等,后期由于分泌物及坏死物蓄积窦腔,逐渐增大后压迫骨质,出现头痛、鼻出血等症状。鼻涕中或在穿刺冲洗时有暗红或灰绿色团块为其特征,部分患者可诱发过敏性鼻炎或哮喘病。

(三)实验室检查

1.分泌物直接涂片 取痰、脓液、支气管肺泡灌洗液或活组织标本直接镜检。显微镜下见 45°分枝的无色有隔菌丝。取自空气流通、供氧充足的痰液和脓性分泌物有时可见曲霉分生孢子头。

2.曲霉菌培养 菌落在室温沙氏培养基上生长快,毛状,镜下可见分生孢子头和足细胞等曲霉的特征性结构。由于曲霉广泛存在,故临床上不能仅根据痰培养阳性就诊断曲霉菌感染。其敏感性仅 8%～34%。

3.组织学检查 曲霉菌病的组织病理反应一般为化脓性或混合性炎症反应,其组织相为无色分隔的菌丝,宽 $3\sim7\mu m$,一般粗细均匀,典型呈 45°分枝。HE 染色可见曲霉菌丝。

4.特异性抗体检测 血清曲霉特异性抗原(半乳甘露聚糖)检测,简称 GM 试验,主要用于早期诊断血液系统恶性肿瘤患者侵袭性曲霉病,有较好的特异性和敏感性。此外,血清真菌特异性抗原(1,3-β-D 葡聚糖)检测,也能对包括曲霉和念珠菌在内的临床常见侵袭性真菌感染作出早期诊断。

(四)诊断与鉴别诊断

1.诊断

(1)变应性曲霉病:根据病史、皮试及血清学证实的 I 型变态反应,经病理证实鼻腔、鼻窦中存在变应性黏蛋白,组织学或真菌培养发现黏蛋白中有真菌菌丝,并排除其他病原菌及侵袭性真菌感染。

(2)变应性支气管肺曲霉病:①既往有哮喘病史;②影像学检查发现肺部浸润影;③中心性支气管扩张;④在出现肺部浸润影时外周血嗜酸细胞计数升高;⑤血清总 IgE 水平升高;⑥Af 抗原皮内试验即刻反应阳性;⑦Af 沉淀抗体阳性;⑧IgE-Af,IgG-Af 水平升高。满足其中 7 项诊断标准(必须包括第 8 项)则可确诊 ABPA。

(3)侵袭性曲霉病:诊断需在对患者的临床表现、实验室检查、影像学所见和基础疾病等多种因素综合考虑的基础上,从临床标本中发现和分离曲霉并能证实其确在组织中。自无菌标本中分离出曲霉及在病理组织中发现曲霉菌丝具有诊断意义。与外界相通部位的标本如痰中分离出的曲霉多无病理意义,但标本直接镜检阳性,或反复培养为同一种曲霉,或多处标本培养为同一种菌有诊断价值。血清学特异性抗原检测有助于诊断。

2.鉴别诊断 曲霉菌病的临床表现酷似细菌、其他真菌和肿瘤性疾病,需与这些疾病鉴别。

(五)治疗原则

对于临床诊断或拟诊的病例,应针对病原学进行抗曲霉菌治疗,但不同的感染类型其治疗方案不同,见表 5-11。

表 5—11　曲霉菌病的治疗

感染类型	首选治疗	备选治疗
侵袭性肺曲霉病	伏立康唑(第一日 6mg/kg 静脉注射,每 12 小时 1 次,随后 4mg/kg 静脉注射,每 12 小时 1 次;口服剂量为 200mg 每 12 小时 1 次)	L—AMB[3～5mg/(kg·d),静脉注射],ABLC[5mg/(kg·d),静脉注射],卡泊芬净(第一日 70mg 静脉注射,随后 50mg/d 静脉注射),米卡芬净(100～150mg/d 静脉注射,尚未确定标准剂量),泊沙康唑(初始剂量 200mg 一日四次,病情稳定后改为 400mg 一日两次,口服),伊曲康唑(剂量根据不同的剂型来确定)
曲霉球	不治疗或外科切除	伊曲康唑或伏立康唑
支气管曲霉病	同侵袭性肺曲霉菌病相似	同侵袭性肺曲霉菌病相似
侵袭性鼻窦曲霉病	同上	同上

注:伊曲康唑治疗侵袭性肺曲霉病的剂量取决于其剂型,片剂剂量为 600mg/d×3 天,随后 400mg/d。虽然有一些病例报道中应用了伊曲康唑口服液,但其实口服液尚未被批准用于侵袭性曲霉病

四、毛霉菌病

(一)概述

毛霉菌病又称接合菌病(zygomycosis),是一种由接合菌亚门、毛霉目、毛霉科中的多种真菌所致的疾病,也是一种发病急、进展快、病死率高的条件致病性真菌感染。可累及鼻脑、肺、胃、肠道、皮肤甚至播散性感染,其不同的临床类型常和特殊的基础疾病有关。

毛霉菌可存在于正常人口腔和鼻咽部,一般情况下不致病。机体免疫功能降低时可侵入支气管和肺,产生急性炎症,并经血行累及脑和全身各脏器,也可通过吸入孢子而致病。原发性感染罕见。

感染途径多为吸入空气中的孢子,故最常见和最早感染的部位为肺和鼻窦。随外伤接种植入也是常见的感染途径。免疫功能低下是致病的诱发因素,毛霉菌病典型病理特征是血管梗塞和组织坏死。

(二)临床表现

1.鼻脑毛霉菌　多见于糖尿病酸中毒患者,感染常始于上鼻甲和鼻旁窦,毛霉菌进入黏膜后引起严重的蜂窝织炎和组织坏死。鼻甲和鼻中隔形成暗红色痂。鼻腔分泌物黏稠、黑色带血。鼻两侧有时可触及硬肿块。真菌可沿血管迅速进入眼和中枢神经系统,表现为眼球突出、眼眶疼痛、眼睑下垂、眼球运动受限和失明、第Ⅴ和第Ⅶ对脑神经麻痹等。随病情进展,病原菌可侵入较大的脑血管,引起脑栓塞和脑梗死。

2.肺毛霉菌病　本病开始为急性支气管炎症状,累及肺时引起肺实变及肺脓肿,并伴有血栓形成和梗塞的征象。突然发病时,严重者出现发热、咳嗽、痰中带血、胸闷、气急、呼吸困难、胸痛等,当累及肺动脉时,可引起致命性大咯血。两肺有广泛湿性啰音及胸膜摩擦音。本病一般呈进展性,大多在 3～30 天内死亡。

3.胃肠道毛霉菌　多由食入毛霉菌感染的食物或液体所致,主要累及胃、结肠和回肠,由于血管栓塞引起黏膜局部溃疡。病情发展迅速,表现为非特异性的腹痛、腹胀、呕吐、呕血和便血等,严重者发生胃肠穿孔,导致腹膜炎、脓毒血症或出血性休克,患者多在 70 天内死亡。

4.皮肤毛霉菌病　原发性毛霉菌病少见,可见于外伤、手术或使用毛霉菌污染的外科敷料或夹板等,皮肤可出现丘疹、斑块、脓肿溃疡、深部脓肿等,以坏死性损害多见。继发性感染

常来自于肺或其他部位毛霉菌感染的播散。患者多有免疫力低下,皮损形态多样,可有脓疱、脓肿、蜂窝织炎样、结节、水疱、紫癜、斑疹,特别是坏疽样深脓疱疮,可有疼痛。

(三)实验室检查

1.真菌涂片检查 痰、脓液、鼻分泌物、病灶坏死组织、支气管肺泡灌洗液等加 5%~10% 氢氧化钾,涂片检查可见宽大菌丝,几乎无分隔。

2.真菌培养 菌落生长快,多呈长毛状,有特征性孢子囊,因毛霉菌广泛存在于自然界,故真菌培养意义有限。

3.组织病理 组织病理多表现为化脓性炎症反应伴脓肿形成和化脓性坏死,坏死组织中有菌丝。血管侵入表现为血管壁坏死和真菌性栓塞,常累及较大血管。

(四)诊断与鉴别诊断

糖尿病患者出现急性并迅速发展的鼻窦炎、眼眶蜂窝织炎、鼻腔黑色分泌物、肺部感染症状时应考虑鼻脑毛霉菌感染的可能。直接镜检和组织病理见宽大不分隔的菌丝可确立诊断,培养可确定致病菌种。

鼻脑毛霉菌病应与细菌性眼眶蜂窝织炎、筛窦血栓形成和无色丝孢霉病相鉴别。肺毛霉菌病应与革兰阴性细菌性肺炎、肺曲霉病等相鉴别。

(五)治疗原则

毛霉菌病常继发于致机体免疫力低下的基础疾病,长期血糖控制不佳的糖尿病患者是其主要发患者群。该病的预后与基础疾病及毛霉菌病类型有关,积极控制原发病和早期抗真菌治疗可以降低病死率。治疗选择的药物首选两性霉素 B,剂量 0.5~0.7mg/(kg·d),疗程 8~10 周,肾功能不全者可改用两性霉素 B 脂质体,新一代三唑类药物泊沙康唑比伏立康唑、氟康唑效果更好。应强调早期诊断,病灶切除加两性霉素 B 治疗。鼻毛霉菌病患者常首诊或就诊于眼科,应引起眼科医生的高度重视。

五、卡氏肺孢子菌肺炎

(一)

卡氏肺孢子虫肺炎(Pneumocystis carinii pneumonia,PCP),又称卡肺囊虫肺炎,是由卡氏肺孢子虫引起的间质性浆细胞性肺炎,是条件性肺部感染性疾病。本病 20 世纪 50 年代前仅见于早产儿、营养不良婴儿。自 1981 年发现艾滋病及其在世界范围内的流行,PCP 成为 AIDS 患者最常见的机会感染和最主要的致死原因。由于免疫抑制剂的广泛、长期、大剂量应用,恶性肿瘤放化疗以及器官移植患者的不断增加,本病发病率有所升高,该病病情进展迅速,致死率极高。

PCP 的致病菌为卡氏肺孢子虫,其为单细胞生物,主要有包囊和滋养体两种形态。包囊是重要的诊断形态。卡氏肺孢子虫寄生部位限于肺泡腔,成熟包囊进入肺泡后破裂,发育为滋养体,寄生于肺泡上皮,包囊则多位于肺泡中央。卡氏肺孢子虫属低致病力寄生性原虫,在健康宿主主要形成隐性感染。细胞免疫受损是宿主最主要的易患因素,如婴幼儿营养不良、先天性免疫缺陷儿童、恶性肿瘤、器官移植或接受免疫抑制治疗及 AIDS 患者。

当 T 细胞免疫功能抑制时,寄生于肺泡的肺孢子虫可大量繁殖,对上皮细胞造成直接的毒素性损害,引起 I 型上皮脱屑性肺泡炎。肺泡间隔有浆细胞、单核细胞浸润,肺泡上皮增生、增厚,泡腔内充满嗜酸性泡沫样物质和蛋白样渗出物。严重病例有广泛间质和肺泡性水肿。肺泡腔内充满炎性细胞、蛋白样渗出物和虫体，进而阻碍气体交换，产生临床症状。

（二）临床表现

1. 流行性婴儿型（经典型）　流行于育婴机构。起病缓慢，先有畏食、腹泻、低热，以后逐渐出现咳嗽，呼吸困难，症状呈进行性加重，未经治疗病死率为20%～50%。

2. 儿童－成人型（现代型）　起病较急，开始时干咳，迅速出现高热、气促、发绀，肺部体征甚少，可有肝脾肿大。从起病到诊断，典型的为1～2周，接受大剂量激素治疗者，病程短促，可于4～8天死亡。

未经治疗100%死于呼吸衰竭。本病症状严重，但肺部体征较少，多数患者肺部听诊无异常，部分患者可闻及散在湿啰音。几乎所有患者均有发热。此外，常见症状为呼吸加速、咳嗽、发绀、三凹征、鼻扇及腹泻。病程发展很快。

在AIDS患者PCP为隐袭性发病，最常见的临床表现是伴有干咳的进行性呼吸困难，发热（常为低热）和体重减轻。肺部听诊多是正常的，或仅在肺底闻及捻发音。

（三）实验室检查

1. 血常规检查　白细胞增高或正常，与基础疾病有关。嗜酸性粒细胞轻度增高。

2. 血气和肺功能检查　动脉血气常有低氧血症和呼吸性碱中毒。肺功能检查肺活量减低。肺弥散功能（DLCO）低于70%估计值。

3. 病原学检查　痰、支气管肺泡灌洗液，经纤支镜肺活检做特异性染色（如吉姆萨染色、亚甲胺蓝染色、Gomori大亚甲基四胺银染色），找到含8个囊内小体的包虫为确诊依据。

4. 胸部X线检查　可见双侧弥漫性颗粒状阴影，自肺门向周围伸展，呈毛玻璃样，伴支气管充气象，以后变成致密索条状，间杂有不规则片块状影。后期有持久的肺气肿，在肺周围部分更为明显。可伴纵隔气肿及气胸。

5. 胸部CT检查　典型病例可表现为双侧毛玻璃样浸润，或致密均匀的斑片样改变，还可呈全肺小的薄壁样囊肿。肺尖部的肺大泡及广泛的肺气肿样改变是肺实质破坏的CT表现。

（四）诊断与鉴别诊断

本病诊断较困难，对高危人群结合临床表现和X线检查可考虑诊断，再借助病原体检查以确诊，痰找病原体阳性率极低，支气管肺泡灌洗（BAL）和经纤支镜肺活检阳性率可达80%～100%。BAL可用于早期诊断。开胸活检虽阳性率高，但不易为患者接受，近年主张以胸腔镜活检取代剖胸活检。

本病需与细菌性肺炎、病毒性肺炎、真菌性肺炎，ARDS及淋巴细胞性间质性肺炎（LIP）等疾病相鉴别。

（五）治疗原则

1. 一般治疗　包括应卧床休息，增加营养，纠正水电解质紊乱，纠正缺氧，尽量减少免疫抑制剂的应用。但对严重弥漫性变者，尤其是AIDS患者则应短期使用糖皮质激素，如泼尼松龙40mg，每6小时1次，连用7天。

2. 病因治疗　主要是针对卡氏肺孢子虫的治疗，其常用药物见表5－12。

表 5－12 PCP 病因治疗的常用药物

药物	剂量及疗程	副作用	备注
复方磺胺甲噁唑	甲氧苄啶（TMP）每天 20mg/kg，磺胺甲噁唑（SMZ）每天 100mg/kg，静脉注射或分 4 次口服。病情严重者用静脉注射，7～10 天病情好转可改用口服，疗程至少 21 天	皮疹、转氨酶升高、中性粒细胞减少、血肌酐升高等	首选方案
喷他脒	4mg/kg，肌注，1 次/d，疗程 21 天	毒副反应大，主要为肾毒性、低血糖、直立性低血压、白细胞和血小板减少、恶心呕吐及肌注部位疼痛和脓肿等	替代方案
克林霉素联用伯氨喹	克林霉素 600mg，每 6 小时一次，口服/静脉，伯氨喹 15～30mg，一日 1 次，21 天	可发生疲乏、头晕、恶心、呕吐、腹痛，后者易引起溶血性贫血	替代方案
卡泊芬净	首次剂量 70mg 一日 1 次，维持量 50mg 一日 1 次，一周后根据 PCP 镜检和 PCR 结果，开始减量 50mg 隔日 1 次，疗程一般 21～42 天	常见寒战、发热、静脉炎、恶心、呕吐等胃肠道症状及肝功能异常、血细胞减低等	高龄多器官功能衰竭患者尤其合并真菌感染者首选

3.支持疗法　包括肌注丙种球蛋白可以增强免疫力。

（李春柱）

第七节　流行性乙型脑炎

一、概述

流行性乙型脑炎（简称乙脑）是我国夏秋季节常见的、由乙型脑炎病毒引起的急性中枢神经系统传染病。它通过蚊虫传播，临床上以高热、意识障碍、抽搐、脑膜刺激征为特征，常造成患者死亡或留下神经系统后遗症。早期在日本发现，国际上亦称为"日本脑炎"。

乙脑病毒属被膜病毒科黄病毒属，呈球型，直径 40～50nm，核心含单股 RNA，有衣壳。在脂蛋白囊膜表面有血凝素刺突，能凝集鸡、鹅、羊等动物红细胞。抗原性稳定，但近年有报告以具有中和作用的单克隆抗体（McAb）检测 15 株国内的乙脑病毒时，可将其分为 4 个抗原组。人和动物感染本病毒后，均产生补体结合抗体，中和抗体和血凝抑制抗体。

本病毒在外界环境中抵抗力不强，56℃30 分钟或 100℃2 分钟即可灭活。但对低温和干燥的抵抗力很强，用冰冻干燥法在 4℃冰箱中可保存数年。

二、临床表现

潜伏期 4～21 天，一般为 10～14 天。

病毒初期在单核巨噬细胞内繁殖，再释放入血，多数人在感染后并不出现症状，但血液中抗体可升高，称之隐性感染。部分人出现轻度的呼吸道症状；极少数患者，病毒通过血脑屏障造成中枢神经系统病变，出现脑炎症状。

典型患者的病程可分四个阶段，见表 5－13。

表 5-13　典型乙脑的发展阶段

临床阶段	临床表现
初期	第 1～3 天,体温在 1～2 日内升高到伴头痛、神情倦怠和嗜睡、恶心、呕吐、颈抵抗。小儿可有呼吸道症状或腹泻。幼儿在高热时常伴有惊厥与抽搐
极期	高热,体温高达 39～40℃以上。轻者持续 3～5 天,一般 7～10 天,重者可达数周。热度越高,热程越长则病情越重意识障碍,大多数人在起病后天出现不同程度的意识障碍,如嗜睡、昏迷。一般在 7～10 天左右恢复正常,重者持续 1 月以上。热程越长则病情越重惊厥或抽搐,表现为轻度的手、足、面部抽搐或惊厥,也可为全身性阵发性抽搐或全身强直性痉挛,持续数分钟至数十分钟不等呼吸衰竭,表现为呼吸表浅,节律不整、双吸气、叹息样呼吸、呼吸暂停、潮式呼吸以至呼吸停止。是乙脑最为严重的症状,也是重要的死亡原因
	神经系统症状和体征,脑膜刺激征较大儿童及成人均有不同程度的脑膜刺激征。婴儿多无此表现,但常有前囟隆起。若锥体束受损,常出现肢体痉挛性瘫痪、肌张力增强,巴宾斯基征阳性。少数人可呈软瘫,小脑及动眼神经受累时,可发生眼球震颤、瞳孔扩大或可缩小、不等大、对光反应迟钝等。自主神经受损常有尿潴留、大小便失禁。浅反射减弱或消失,深反射亢进或消失
	部分乙脑患者可发生循环衰竭,表现为血压下降,脉搏细速。偶有消化道出血
恢复期	极期过后体温在 2～5 天降至正常,昏迷转为清醒,多在 2 周左右痊愈,有的患者有一短期精神"呆滞阶段",以后言语、表情、运动及神经反射逐渐恢复正常。部分患者恢复较慢,需 1～3 个月以上。个别重症患者表现为低热、多汗、失语、瘫痪等。但经积极治疗,常可在 6 个月内恢复
后遗症期	发生率约 5%～20%。以失语、瘫痪及精神失常最为多见如继续积极治疗,仍可望有一定程度的恢复

根据病情轻重,乙脑可分为 4 型:

1.轻型　患者神志始终清晰,有不同程度嗜睡,一般无抽搐,脑膜刺激征不明显。体温通常在 38～39℃,多在一周内恢复,无恢复期症状。

2.中型(普通型)　有意识障碍如昏睡或浅昏迷。腹壁反射和提睾反射消失。偶有抽搐。体温常在 40℃左右,病程约为 10 天,多无恢复期症状。

3.重型　神志昏迷,体温在 40℃以上,有反射或持续性抽搐。深反射先消失后亢进,浅反射消失,病理反射强阳性,常有定位病变。可出现呼吸衰竭。病程多在 2 周以上,恢复期常有不同程度的精神异常及瘫痪表现,部分患者可有后遗症。

4.暴发型　少见。起病急骤,有高热或超高热,1～2 天后迅速出现深昏迷并有反复强烈抽搐。如不积极抢救,可在短期内因中枢性呼吸衰竭而死亡。幸存者也常有严重后遗症。

乙脑临床症状以轻型和普通型居多,约占总病例数的三分之二。流行初期重型多见,流行后期轻型多见。

三、实验室检查

1.血常规　白细胞计数一般在(10～20)×10⁹/L,中粒细胞增至 80%以上,核左移,嗜酸性粒细胞可减少。之后,可以淋巴细胞为主。

2.脑脊液检查　外观澄清或微混,白细胞计数增加,多数在(0.05～05)×10⁹/L 之间,个别可达 1×10⁹/L 以上。在病初以中性粒细胞占多数,以后逐渐以淋巴细胞为多。蛋白稍增加,糖定量正常或偏高,氯化物正常。

3.颅脑 CT 检查　在丘脑、基底节、中脑、脑桥和延髓可见低密度影,一些恢复期儿童出现皮层萎缩。

4. 血清学检查　常用酶联免疫法测定血清中特异性 IgM 抗体,在感染后 4～7 天出现,2～3 周达高峰。

5. 病毒分离　病初可取血清或脑脊液接种乳鼠以分离病毒,但阳性率较低。通常仅于死后尸检或以延髓穿刺取脑组织制成悬液,离心后取上清液接种乳鼠脑内,传代后作鉴定,可作回顾性诊断。

四、诊断与鉴别诊断

1. 诊断　主要根据以下三个方面做出诊断:

(1)流行病学资料:乙脑有明显的季节性,主要在 7～9 三个月内。起病前 1～3 周内,在流行地区有蚊虫叮咬史。患者多为儿童及青少年,10 岁以下儿童多见。大多近期内无乙脑疫苗接种史。

(2)临床特点:突然发热、头痛、呕吐、意识障碍,且在 2～3 天内逐渐加重;早期常无明显体征,2～3 天后常见脑膜刺激征,幼儿出现前囟膨隆;查体腹壁反射、提睾反射消失,病理反射巴宾斯基征阳性,四肢肌张力增高等。重症患者可迅速出现昏迷、抽搐、吞咽困难及呼吸衰竭等表现,小儿常见凝视与惊厥。

(3)实验室检查:血象及 CSF 的特点。

2. 鉴别诊断

(1)中毒型菌痢:本病亦多见于夏秋季,儿童多发,病初胃肠症状出现前即可有高热及神经症状(昏迷、惊厥),故易与乙脑混淆。但本病早期即有休克,一般无脑膜刺激征,脑脊液无改变,大便或灌肠液可查见红细胞、脓细胞及吞噬细胞,培养有痢疾杆菌生长,可与乙脑相区别。

(2)化脓性脑膜炎:症状类似乙脑,但冬春季节多见,病情发展较速,重者病后 1～2 天内即可进入昏迷。流脑早期即可见瘀点。肺炎双球菌脑膜炎、链球菌脑膜炎以及其他化脓性脑膜炎多见于幼儿,常先有或同时伴有肺炎、中耳炎、乳突炎、鼻窦炎或皮肤化脓病灶,而乙脑则无原发病灶。必要时可查脑脊液鉴别。

(3)结核性脑膜炎:少数结核性脑膜炎患者发病急,早期脑脊液含量可不低,在乙脑流行季节易误诊,但结脑病程长,有结核病灶或结核病接触史,结核菌素试验大多阳性。结脑脑脊液外观呈毛玻璃样,白细胞分类以淋巴细胞为主,糖及氯化物含量减低,蛋白可增加,放置后脑脊液出现薄膜,涂片可找到结核杆菌。

五、治疗原则

1. 一般治疗　病室应安静,对患者要尽量避免不必要的刺激。注意口腔及皮肤的清洁,防止发生褥疮。注意精神、意识、体温、呼吸、脉搏、血压以及瞳孔的变化。给足够的营养及维生素。

2. 对症治疗

(1)高热:采用药物及物理降温,使体温保持在 38℃,使室温控制在 30℃ 以下。

(2)惊厥或抽搐:应根据惊厥、抽搐原因采取针对性的措施:①多数抽搐者,降温后即可止惊;②呼吸道分泌物阻塞所致缺氧者,应及时吸痰,保持呼吸道通畅;③脑水肿或脑疝者,应立即采用脱水剂治疗,一般可用 20% 甘露醇 1～1.5g/kg 静脉注射或快速静滴,必要时作气管切开。

（3）呼吸衰竭的治疗

1）保持呼吸道畅通：定时翻身拍背、吸痰、给予雾化吸入以稀释分泌物。

2）吸氧：一般用鼻导管低流量给氧。

3）气管切开：凡有昏迷、反复抽搐、呼吸道分泌物堵塞而致发绀，肺部呼吸音减弱或消失，反复吸痰无效者，应及早气管切开。

4）应用呼吸兴奋剂：在自主呼吸未完全停止时使用效果较佳。可用洛贝林、尼可刹米、哌甲酯。

5）应用血管扩张剂：近年报道认为用东莨菪碱、山莨菪碱有一定效果。前者成人 $0.3\sim0.5mg/$ 次，小儿 $0.02\sim0.03mg/(kg\cdot次)$，稀释后静注，$20\sim30$ 分钟 1 次；后者成人 $20mg/$ 次，小儿 $0.5\sim1mg/(kg\cdot次)$，稀释后静注，$15\sim30$ 分钟 1 次。

6）应用脱水剂：脑水肿所致颅内高压是乙脑常见的征象，亦为昏迷、抽搐及中枢性呼吸衰竭的原因，并可形成脑疝，故应及时处理。其具体方法：20% 甘露醇或 25% 山梨醇，$1\sim2g/(kg\cdot次)$，$15\sim30$ 分钟推完，每 $4\sim6$ 小时一次。有脑疝者可用 $2\sim3g/kg$。应用脱水疗法注意水与电解质平衡。

7）必要时应用人工呼吸机。

（4）糖皮质激素：多用于中、重型患者，有抗炎、减轻脑水肿、解毒、退热等作用。氢化可的松 $5\sim10mg/(kg\cdot日)$ 或地塞米松 $10\sim20mg/日$，儿童酌减。

（5）应用免疫增强剂：乙脑患者细胞免疫功能低下，近年虽有使用转移因子、免疫核糖核酸、乙脑疫苗、胸腺素等治疗者，但疗效尚不能肯定。干扰素亦可试用。

（6）恢复期及后遗症的处理：主要进行康复治疗，重点是功能锻炼，可用理疗、体疗、中药、针灸、按摩、推拿等。

（李春柱）

第八节　甲型病毒性肝炎

甲型病毒性肝炎是由甲型肝炎病毒（hepatitis A virus，HAV）引起的一种以肝脏损害为主的急性传染病。早在 8 世纪，我国就有流行性黄疸及传染性肝炎的记载。本病呈世界性分布，发病率高，传染性强，其发病率过去一度占各型病毒性肝炎首位，近年发病率下降。但各国流行情况不同，其流行情况与社会经济、卫生水平和文化素质等密切相关。以甲肝感染率高低分为高发区、中发区和低发区。甲肝的高发区包括东南亚、印度次大陆、非洲、南美洲和我国等地。

一、病原学

HAV 是小核糖核酸病毒（picornavirus）科的一员，归入嗜肝 RNA 病毒（heparnavirus）科。HAV 直径 $27\sim32nm$，无包膜，球形，由 32 个壳粒组成 20 面体对称核衣壳，内含单股 RNA，由 7500 个核苷酸组成。该病毒抵抗力较强，能耐受 $60℃$ 1 小时，$10\sim12$ 小时部分灭活；$100℃1min$ 全部灭活；紫外线（1.1 瓦，0.9cm 深）1min，余氯 $10\sim15ppm$ 30min，3% 福尔马林 5min 均可灭活。

二、流行病学

(一)传染源

甲肝传染源是急性期患者和亚临床感染者。猩猩和狒猴虽可自然感染,但作为传染源的意义是有限的。潜伏期后期及黄疸出现前数日传染性最强,黄疸出现后 2 周粪便仍可能排毒,但传染性已经明显减弱。本病尚未发现持续带病毒者。

(二)传播途径

甲肝通过粪-口途径传播。带有病毒的粪便污染水源、蔬菜、食品、用具等均可引起流行。上海市对 1988 年甲肝流行时被毛蚶感染的狒猴进行研究的结果表明,毛蚶可将 HAV 浓缩 29 倍,HAV 可在毛蚶体内存活 3 个月之久。

(三)易感人群

成人多因早年隐性感染而获得免疫力,初接触 HAV 的儿童易感性强。我国甲型肝炎以学龄前儿童发病率高,青年次之,20 岁以后血清甲型肝炎病毒抗体(抗 HAV)阳性高达 90％以上,近年来发达国家成人甲型肝炎发病率相对增高,我国京、津、沪等大城市由于卫生条件改善,发病年龄已经后移,30 岁以上成人病例占 31.2％。1988 年上海甲型肝炎爆发流行时 31 万余人发病,20～39 岁年龄组高达 89.5％。甲型肝炎病后免疫力持久。秋冬季发病率较高。

三、发病机制

甲型肝炎发病机制至今尚未充分阐明。首先,HAV 侵入肝细胞之前,是否先在消化道及肠上皮细胞内增殖;其次,HAV 侵入肝细胞之后,通过什么机制引起肝细胞病变,这些重要问题均无肯定的答案。既往认为甲型肝炎的发病机制是 HAV 对肝细胞有直接杀伤作用。近年研究表明,实验感染 HAV 的动物肝细胞及 HAV 体外培养时均不发生细胞病变;致敏淋巴细胞对 HAV 感染的靶细胞显示细胞毒性;患者外周血 CD8$^+$ 细胞亚群升高;患者肝组织内炎症反应明显,浸润较多的 CD8$^+$ 细胞、CD4$^+$ 细胞及 B 细胞;针对 I 类 MHC 抗原的特异性抗体能阻抑 CD8$^+$ 细胞对 HAV 感染靶细胞的杀伤作用;患者外周血淋巴细胞产生并释放 γ 干扰素(INF-γ)。根据这些研究结果,目前认为甲型肝炎的发病机制倾向于宿主免疫反应为主。发病早期,可能是由于 HAV 在肝细胞内大量增殖及 CD8$^+$ 细胞毒性 T 细胞杀伤作用共同导致肝细胞损害,内源性 INF-γ 诱导受感染肝细胞膜 I 类 MHC 抗原表达则促进 Tc 细胞的细胞毒性作用。病程后期,可能主要是免疫病理损害,即内源性 INF-γ 诱导 I 类 MHC 抗原表达,促使 Tc 细胞特异性杀伤受 HAV 感染的肝细胞,导致肝细胞坏死,同时 HAV 清除。

四、临床表现

甲型肝炎潜伏期为 2～7 周,平均 4 周,临床分为急性黄疸型、急性无黄疸型、亚临床型、急性淤胆型、急性重型。

(一)急性黄疸型

1.黄疸前期　急性起病,多有畏寒发热,体温 38℃左右,全身乏力,食欲不振,厌油,恶心,呕吐,上腹部饱胀不适或轻泻,少数病例以上呼吸道症状为主要表现,继之尿色加深,本期一般持续 5～7 日。

2. 黄疸期　热退黄疸显现，可见皮肤巩膜不同程度黄染，肝区隐痛，肝脏肿大，触之有充实感，有叩痛和压痛，尿色进一步加深。本期约持续2～6周。

3. 恢复期　黄疸逐渐消退，症状逐渐消失，肝脏逐渐回缩至正常，肝功能逐渐恢复。本期约持续2～4周。

（二）急性无黄疸型

起病较缓，除无黄疸外，其他临床表现与黄疸型相似，症状一般较轻。多在3个月内恢复。

（三）亚临床型

部分患者无明显临床症状，但肝功能有轻度异常。

（四）急性淤胆型

旧称毛细胆管性肝炎。现证明其病损在肝细胞泌胆机制而不在毛细胆管，故"毛细胆管性肝炎"一词已经废弃。本型实为急性黄疸型肝炎的一种特殊形式，特点是肝内胆汁淤积性黄疸持续较久，消化道症状、肝实质损害表现不明显，而黄疸很深，多有皮肤瘙痒及粪色变浅，预后良好。

（五）急性重型

此型病例少见，但病死率较高。其指急性黄疸型肝炎起病≤2周出现极度乏力，消化道症状明显，迅速出现Ⅱ度以上（按Ⅳ度划分）肝性脑病，凝血酶原活动度低于40%并排除其他原因，肝浊音界进行性缩小，黄疸急剧加深者应考虑重型肝炎的发生。

五、检查

（一）常规实验室检查

外周血白细胞总数正常或偏低，淋巴细胞相对增多，偶见异型淋巴细胞，一般不超过10%，这可能是淋巴细胞受病毒抗原刺激后发生的母细胞转化现象。黄疸前期末尿胆原及尿胆红素开始呈阳性反应是早期诊断的重要依据，血清丙氨酸转氨酶（ALT）于黄疸前期早期开始升高，血清胆红素在黄疸前期末开始升高。血清ALT高峰在血清胆红素高峰之前，一般在黄疸消退后1周至数周恢复正常。急性黄疸型血清絮状反应和浊度试验多呈异常，血浆球蛋白也见轻度升高，但随病情恢复而逐渐正常。急性无黄疸型肝炎和亚临床型病例肝功能改变以单项ALT轻中度升高为特点。急性淤胆型病例血清胆红素显著升高而ALT仅轻度升高，二者形成明显反差，同时伴有血清碱性磷酸酶（ALP）及丙谷氨酰转肽酶（rGT）明显升高。

（二）特异性血清学检查

1. 特异性血清学检查是确诊甲型肝炎的主要指标。血清IgM型甲型肝炎病毒抗体（抗－HAV－IgM）于发病数日即可检出，黄疸期达到高峰，一般持续2～4月，以后逐渐下降乃至消失。目前临床上主要用酶联免疫吸附法（ELISA）检查血清抗－HAV－IgM，以作为早期诊断甲型肝炎的特异性指标。

2. 血清抗－HAV－IgG出现于病程恢复期，较持久，甚至终身阳性，是获得免疫力的标志，一般用于流行病学调查。

3. 利用克隆的HAV－cDNA片段制成探针，采用cDNA－RNA分子杂交技术可以检测出患者急性期粪便中和血清中的HAV－RNA。聚合酶链反应（PCR）问世以来，为HAV－RNA的检测提供了更为灵敏的手段。需采用逆转录PCR（RT－PCR）法，先用逆转录酶将

HAV—RNA 转为 cDNA，然后进行 PCR 检测。

4.免疫电镜检查　HAV 颗粒。甲肝患者在潜伏期和急性期早期为粪便排病毒高峰期，故在前驱期和发病 1 周内采集粪便标本制成粪便提取液，即可检测甲肝病毒抗原，又可检测 HAV 颗粒。由于检查 HAV 颗粒可直接观察到甲肝病毒，故在研究工作中应用广泛。常用方法为将粪便提取液与甲肝抗体(免疫血清或患者恢复期血清)混合，经 37℃ 孵育 1 小时后置于 4℃ 的冰箱中过夜，超速离心后将沉淀溶解滴铜网，磷钨酸负染，置电镜下观察，可见到凝集成片的 27nm 病毒颗粒。

六、诊断

本病主要依据流行病学资料、临床特点、常规实验室检查和特异性血清学诊断。流行病学资料应参考当地甲肝流行疫情，病前有无甲型肝炎患者密切接触史及个人、集体饮食卫生状况。急性黄疸型病例黄疸期诊断不难。在黄疸前期获得诊断称为早期诊断，此期表现似"感冒"或"急性胃肠炎"，如尿色变为深黄是疑及本病的重要线索。急性无黄疸型及亚临床型病例不易早期发现，诊断主要依赖肝功能检查。需凭特异性血清学检查方能做出病因学诊断。慢性肝炎一般不考虑甲型肝炎之诊断。

七、治疗

本病尚无特效治疗，治疗原则以适当休息、合理营养为主，药物治疗为辅。应避免饮酒及使用对肝脏有害的药物。

(一)一般治疗

急性期应强调卧床休息，至症状明显减退后逐步增加活动。饮食宜清淡，热量要足够。进食过少者，应每日补充葡萄糖及维生素 C。可酌情使用适当的护肝药物。

(二)淤胆型肝炎的治疗

1.利胆、退黄药物　熊脱氧胆酸(ursode oxychonic acid，UDCA)是一种亲水的双羟胆汁酸，可改变循环胆汁酸的组成，具有细胞膜保护作用。用法：750mg/d。

2.对症治疗　皮肤瘙痒时可使用消胆胺，该药为一种树脂，在小肠内能与胆盐结合随粪便排出，使患者止痒。用法：早餐前、后、中、晚餐各一次，每次 4g，用药 8 周无效者停用。

3.激素　上述治疗无效时，可酌情使用糖皮质激素。常用泼尼松每日 30～60mg，早上一次顿服，见效后缓慢减量停药。用药 10 天仍无明显疗效者应逐渐停用。

八、预后

本病预后良好，无慢性化倾向，发生肝衰竭者罕见，无演化成肝癌的危险。

九、预防

(一)管理传染源

早期发现传染源并予以隔离。隔离期自发病起共 3 周。患者隔离后对其居住、活动频繁地区尽早进行终末消毒。

(二)切断传播途径

提高个人和集体卫生水平，养成餐前便后洗手习惯，共用餐具应消毒，提倡分餐制；加强水源、饮食、粪便管理。

（三）保护易感人群

对有甲型肝炎密切接触史的易感者，可用免疫球蛋白（人血丙种球蛋白或人胎盘丙种球蛋白）进行预防注射，用量为 0.02～0.05mL/kg，注射时间越早越好，不宜迟于 2 周。因我国成人血中大都含有抗－HAV－IgG，故用我国正常成人血清中的免疫球蛋白对预防 HAV 感染有一定的效果。控制甲型肝炎流行的根本措施是广泛开展疫苗接种，目前减毒活疫苗已经研制成功并已经广泛使用。

（张伟）

第九节　乙型病毒性肝炎

乙型肝炎是由乙型肝炎病毒（HBV）引起的肝脏炎症性改变。在我国已成为危害人们身体健康的最重要的疾病之一。估计全国 HBV 感染人口约为 1.2 亿，其中活动性乙型肝炎患者约为 2800 万。据估计，全球慢性乙型肝炎病毒（HBV）感染者多达 3.6 亿。慢性感染者中 50%～75%有活跃的病毒复制和肝脏炎症改变，部分慢性肝炎可进展为肝硬化、肝衰竭或原发性肝癌。慢性乙型肝炎病毒感染的自然病程漫长，可持续 30～50 年并且多在青壮年时期发病，对国计民生影响重大。

一、病原学

乙型肝炎病毒（HBV）属于嗜肝 DNA 病毒科的一员。完整的 HBV 颗粒也称为 Dane 颗粒，其基因组为环状部分双链 DNA，由约 3200 个碱基对组成。HBV 具有较强的抵抗力，对热、低温、干燥、紫外线和一般浓度的化学消毒剂耐受；对 0.5%过氧乙酸、3%漂白粉敏感，100℃加热 10 分钟或高压蒸气消毒可灭活。

二、流行病学

乙型肝炎病毒感染呈世界性分布，估计全球约有 3.5 亿人口现行慢性感染，每年新增感染人数为 5 千万人左右，死亡约 1 百万人。HBV 感染高流行区的流行特征是感染多发生在婴幼儿，其 HBsAg 携带率接近人群的平均携带率，HBeAg 阳性率很高。亚洲为 HBV 高流行区。乙型肝炎病毒主要通过体液－血液传播，途径主要有母婴传播、密切生活接触、血液和性接触传播。

（一）传染源

乙型肝炎患者和携带者都可以成为传染源。急性乙型肝炎患者从起病前数周开始，持续于整个急性期。慢性无症状携带者数量大，无明显症状难于发现，是我国 HBV 传播最重要的传染源。

（二）传播途径

1. 母婴传播　由带有 HBV 的母亲传给胎儿和婴幼儿，是我国乙型肝炎病毒传播的最重要途径。可通过宫内、围生期垂直传播和出生后的水平传播。HBsAg 和 HBeAg 双阳性或仅有 HBsAg 阳性的母亲所生婴儿，如不接种乙肝疫苗，将分别有 90%～95%及 25%～40%成为 HBsAg 携带者。婴儿期感染 HBV 将长期或终生带毒。

2.血液传播 输入被 HBV 污染的血液和血制品后,可引起输血后乙型肝炎。近年来,由于对献血员进行严格筛选,输血后乙型肝炎的发生率已明显降低。

3.医源性传播 使用被 HBV 污染的医疗器械引起的传播,如手术和牙科器械、注射器等所致的 HBV 传播。

4.日常生活接触传播 HBV 可以通过日常生活密切接触传播给家庭成员,主要通过隐蔽的胃肠道外传播途径而患者不自知。如在日常生活中共用剃须刀、牙刷等引起 HBV 的传播;或易感者有渗液的皮肤病灶,接触带有 HBV 的体液等,是家庭内水平传播的重要途径。

5.性接触传播 HBV 可以经性接触传播。因此,婚前应作 HBsAg 检查,对一方为 HBsAg 阳性,另一方为乙型肝炎易感者,在婚前应做乙肝疫苗的预防接种。

(三)人群易感性

人群对 HBV 普遍易感。重点预防对象包括新生儿、未行预防接种的 HBsAg 阳性者家庭成员、接触乙型肝炎患者的医护人员、化验员等。

三、发病机制

乙型肝炎发病机制尚未充分阐明。目前研究认为,疾病的发生是病毒与宿主免疫系统相互作用的结果。乙肝病毒感染是肝炎发生的始动因子,而病变主要是免疫应答的结果。受感染的肝细胞膜上由于存在病毒核心抗原表达,为宿主细胞毒性 T 细胞识别引起免疫应答,在清除病毒的同时导致感染 HBV 的肝细胞损伤。而机体对病毒的免疫耐受可能是乙型肝炎慢性化的关键因素之一。

四、临床表现

感染 HBV 后的表现是多样的。其包括无症状携带、急性肝炎、慢性肝炎、肝衰竭等。乙型肝炎的潜伏期为 45~160d,平均为 90d。

(一)急性乙型肝炎

起病急,总病程约 2~4 个月。典型病例可分为黄疸前期、黄疸期、恢复期。具体表现与分型见甲型肝炎一节。

(二)慢性乙型肝炎

慢性乙型肝炎指肝脏病变无改善或反复发作,病程超过 6 个月的乙型肝炎。急性肝炎病程超过 6 个月而仍在好转中者,难以诊断为慢性肝炎。临床常表现为反复疲乏、食欲减退、肝区钝痛等,体检发现肝脾肿大、肝掌、蜘蛛痣等。化验检查多数患者已有 HBsAg 阳性史多年,血清丙氨酸转氨酶(ALT)反复异常,血清球蛋白、胆红素增高等。慢性肝炎根据组织病变可分为轻、中、重度。

(三)重型肝炎

重型肝炎指由于大范围的肝细胞死亡或急剧的肝功能严重破坏而引起的临床综合征。根据发病的基础和缓急又分为急性重型肝炎、亚急性重型肝炎、慢性重型肝炎。急性重型肝炎是指以急性黄疸型肝炎起病,≤2 周出现极度乏力;消化道症状明显;迅速出现Ⅱ度以上(按Ⅳ度划分)肝性脑病;凝血酶原活动度低于 40% 并排除其他原因者;肝浊音界进行性缩小;黄疸急剧加深,或黄疸很浅,甚至尚未出现黄疸,但有上述表现者均应考虑本病。亚急性重型肝炎以急性黄疸型肝炎起病,15d 至 24 周出现极度乏力,消化道症状明显;同时凝血酶原时间明显延长,凝血酶原活动度低于40%并排除其他原因者。慢性重型肝炎在慢性肝炎或肝硬化病史的基础上出现亚急性重型肝炎的表现。

五、实验室检查

（一）肝功能检查

1.血清酶的检测　以血清丙氨酸转氨酶（ALT）为主,升高2倍以上时,结合病原学检测及临床表现有诊断价值。重型肝炎时肝细胞大量坏死,黄疸加深而ALT反而下降,提示预后不良。草酰乙酸转氨酶（AST）意义与ALT相同,但特异性稍差。血清碱性磷酸酶（AKP）的显著升高有利于肝外梗阻性黄疸的鉴别。

2.血清蛋白　肝损害时血清清蛋白水平下降,慢性肝损害时抗原性物质绕过肝滤过功能进入体循环,导致大量免疫球蛋白产生。白/球蛋白比值下降或倒置反映肝功能的显著下降。

3.血清和尿胆色素检测　黄疸型肝炎时血清直接和间接胆红素均升高,急性肝炎早期尿中尿胆原增加。

4.凝血酶原时间检测　肝损害时凝血酶原时间延长、凝血酶原活动度下降,与肝损害程度呈正比。

（二）病原学检测

1.血清免疫学检测　常用ELISA法检测乙型肝炎病毒标志物。

2.分子生物学检测　使用分子杂交技术或实时定量仪可定性或定量检测HBV-DNA水平。

六、诊断

根据流行病学史、临床表现、肝功能检查及病原学检测,乙型肝炎的诊断并不困难。必要时行肝脏组织病理活检,以明确诊断及了解病情程度。有以下任何一项阳性,可诊断为现症HBV感染:①血清HBsAg阳性;②血清HBV-DNA阳性;③血清抗-HBc-IgM阳性;④肝内HBcAg和（或）HBsAg阳性,或HBV-DNA阳性。

（一）急性乙型肝炎的诊断

急性乙型肝炎的诊断必须与慢性乙型肝炎急性发作鉴别。诊断急性乙型肝炎可参考下列动态指标:①HBsAg滴度由高到低,HBsAg消失后抗-HBs阳转。②急性期抗-HBc-IgM滴度高,抗-HBc-IgG阴性或低水平。

（二）慢性乙型肝炎的诊断

临床符合慢性肝炎,并有一种以上现症HBV感染标志阳性。

（三）慢性HBsAg携带者的诊断

无任何临床症状和体征,肝功能正常,HBsAg持续阳性6个月以上者。

七、治疗

乙型肝炎的治疗包括一般治疗、辅助治疗、对症治疗以及抗病毒治疗在内的综合治疗。对不同的病情选择不同的策略:

急性乙型肝炎具有自限性,以辅助治疗和对症治疗为主。轻度的病情较稳定的慢性乙型肝炎,给予相应的对症和辅助治疗并随访观察病情;对肝功能持续或反复异常、肝组织活检炎症活动较重的病例,应争取规范的抗病毒治疗,必要时加以辅助治疗。对于重型肝炎的病例,应以支持、对症治疗为主,积极防治并发症,度过危险期,病情稳定后视病情再作进一步治疗。

(一)一般治疗

急性肝炎早期和慢性肝炎急性发作期应强调卧床休息至症状明显减轻。慢性肝炎时患者多有程度不同的心理负担,应予以耐心解释,有条件者配合心理治疗。

(二)辅助治疗

辅助治疗主要包括护肝及降酶治疗。

1.护肝药物

(1)缓解肝脏炎症的药物:目前应用最广泛的是甘草酸制剂,临床效果较为确切。其包括两种形式:口服的为甘草甜素片,静脉应用的为甘利欣注射剂。

(2)其他一些非特异护肝药物:主要是一些参与肝脏生理活动的化合物。其包括维生素类(B族、C、E、K等),促进解毒功能的药物(肝泰乐等),能量制剂(辅酶A、ATP、肌苷等)等。

护肝药物应根据情况选取1~2种,不易繁多,以免加重肝脏负担。

2.降酶药物 降酶药物大多从我国中草药物中发展而来。

(1)联苯双酯是合成的五味子丙素的中间体,具有明显的降酶作用。剂量15mg,每日三次,用药一个月无效者可加大剂量至30mg/次。半数患者停药后在半年内ALT反跳,可再次给药。为防止反跳发生,应在ALT正常后继续服用2~3个月并逐渐减量,可每半个月检查一次肝功能,如无波动则减药5mg,2~3个月停药。

(2)中药:中药五味子、垂盆草等均有显著的降酶作用,可酌情选用。

3.退黄药物

(1)苯巴比妥酶诱导剂,可用于肝内胆汁淤积,也是长效的镇静剂,在肝脏功能损害较重的患者慎用,以免诱发肝性昏迷。剂量30~60mg,每日3次。

(2)熊脱氧胆酸双羟基胆汁酸,具有利胆、细胞膜保护作用。剂量750mg/d,分两次口服,不可与消胆胺或氢氧化铝制剂同用。

(三)重型肝炎的治疗

重型肝炎的治疗主要以综合疗法为主,主要措施是加强护理,进行监护,密切观察病情。加强支持疗法,维持水和电解质平衡,补给新鲜血液或血制品、富含支链氨基酸的多种氨基酸,应用抑制炎症坏死及促肝细胞再生的药物。改善肝微循环,降低内毒素血症,预防和治疗各种并发症。

1.支持治疗 患者应绝对卧床休息,最好能在监护病房密切观察病情。严格隔离消毒,防止医院内感染,加强口腔和皮肤的护理。

营养物质及热量的供应:饮食中蛋白量根据病情调整,有低蛋白血症、水肿明显而无肝性脑病患者,可给予高蛋白饮食,成人每日约100g;当并发肝性脑病时,则严格限制蛋白质供应。应提供充足的糖类及维生素,脂肪不作限制,可静脉滴注葡萄糖液及支链氨基酸。

维持电解质及酸碱平衡:低钠血症补钠勿过度,低钾时视尿量予以口服和静脉补钾,注意纠正酸碱失衡。

2.并发症的处理

(1)肝性脑病的防治:①除去诱因:尽可能防止肝毒性药物的使用,勿过量进食蛋白,预防感染与胃肠道出血,保持大便通畅。②减少毒素的吸收:口服乳果糖、食醋保留灌肠以酸化肠道环境;口服头孢唑啉,抑制肠道菌群繁殖。③维持氨基酸平衡:支链氨基酸对脑病的治疗可能有效。④防治脑水肿:应防止和处理一些加重脑水肿的因素,如减少刺激、防治低血糖、缺氧等。保持液体的平衡,防止低血钠及过多液体输入。及早使用脱水剂或(和)利尿剂。

(2)出血的防治:使用足量的止血药,维生素 K_1 10mg,每日 3 次,连用 3 日;输入新鲜血浆、血小板或凝血酶原复合物。使用胃黏膜保护剂或制酸剂,如雷尼替丁、洛赛克等,防治消化道出血。积极防治 DIC。

(3)继发感染的防治:输入新鲜的血浆及丙种球蛋白,对防治感染非常重要。发生感染时应选用针对性强的药物,并且避免使用肝毒性药物。长时间使用抗生素应注意避免发生二重感染。

(4)急性肾功能不全的防治:积极防止诱发因素,避免引起血容量降低。如避免强烈利尿,及时纠正水和电解质平衡紊乱,积极预防出血和感染。少尿时积极纠正低血容量,可使用低分子右旋糖酐、血浆等。

3.人工肝支持与肝脏移植　人工肝支持治疗已逐渐证明并不能降低重型肝炎的病死率,正在发展的生物人工肝可能会带来一些希望。肝脏移植是终末期肝病患者的最终选择。

(四)抗病毒治疗

抗病毒治疗是治疗慢性乙型肝炎、阻止病变活动的有效方法。目前抗乙肝病毒的药物主要有免疫调节剂和核苷类似物两大类。其中,核苷类似物中已广泛用于临床治疗的是拉米夫定。

1.干扰素(interferon,IFN)　干扰素是一种具有广泛生物学活性的细胞因子,它在自然控制病毒的感染中起着重要作用。目前临床上抗乙肝、丙肝病毒治疗多用 IFN-α,特别是 80 年代初生产重组 IFN 以来,已用于大量患者的治疗,经验已渐趋成熟。适应证包括有 HBV 复制的活动性慢性乙型肝炎、丙型病毒性肝炎。

(1)剂量和疗程:经长期临床实践,慢性乙型肝炎应用 IFN-α 的治疗方案已渐趋规范化。IFN-α5 百万单位(MU)每周 3 次,共用 24～38 周,是国内外目前通行的方案。前几年的疗程大多不足,延长疗程是近年的趋势。用大剂量虽疗效稍有提高,但有些患者不能耐受不良反应;用较小剂量如 3MU,3 次/周×16 周,HBeAg 和血清 HBV-DNA 阴转者降至 30%;更小的剂量如 1Mu,3 次/周×16 周,与未治疗组相比,HBeAg 和 HBV-DNA 阴转率分别为 17% 和 7%,无显著差异。

国内外用 IFN-α 治疗慢性乙型肝炎已有较多经验,对治疗方案及其疗效已有大体近似的认识,可遵循通行方案,在疗程中按个例的效应情况予以适当调整。密切观察治疗前 8 周的 HBeAg 和血清 HBV-DNA 定量,如稳定在 ±30% 范围内,完成疗程亦难奏效;如 HBeAg 和血清 HBV-DNA 下降,尤其是同时 ALT 上升,有较大可能获得疗效,应继续疗程;如 6 个月时 HBeAg 和血清 HBV-DNA 明显降低而尚未阴转,宜继续治疗至两者阴转。

(2)治疗评价:治疗结束时和随访 6 个月对治疗效果进行评价,治疗效应可分为完全应答(持续性应答)、部分应答和无应答。

疗效评价指标及检测方法:细分为以下几部分。①生化学指标:ALT,如伴有总胆红素等生化学指标异常者可进行相应指标的评价。②病毒核酸测定:HBV-DNA。可根据各医院实际情况选择经国家食品药品监督管理局(SFDA)批准的试剂和检测方法,要求治疗前后在同一实验室采用同一检测方法,以达到较好的可比性。③病毒血清标志物指标(经 SFDA 批准的试剂检测）：HBsAg、抗－HBs、HBeAg 和抗－HBe、抗 HBc。④组织学指标：提倡有条件的医院按中华医学会传染病与寄生虫病学会和肝病学会修订的《2000 年病毒性肝炎防治方案》制订的标准并参照 Knodell 的 HAI 指数，对治疗前后的肝脏炎症活动度分级和纤维化分期进行评价。

疗效评价标准：①生化学应答：完全应答：2 次监测 ALT 均恢复正常（间隔 1 个月）；无应答：ALT 未恢复正常。值得注意的是评价生化学应答时应排除其他药物或疾病对 ALT 升高或下降的影响。②病毒学应答：完全应答按所采用的 HBV－DNA 检测方法说明书上提供的实验敏感性和检测范围确定，临床上一般认为采用国际公认的检测方法或敏感性相当的检测方法检测 HBV－DNA 定量＜10^5 拷贝/毫升或斑点杂交法阴性为完全应答；部分应答为未达完全应答标准但 HBV－DNA 载量下降大于 2 个数量级；无应答为未达上述标准。③血清免疫学应答：完全应答为 HBeAg/抗 HBe 血清转换；部分应答为 HBeAg 阴转但未出现抗 HBe；无应答为未达上述标准。评价血清免疫学应答时应考虑是否为不能产生 HBeAg 的 HBV 变异株，有条件的医院可进行 HBeAg 定量检测，观察治疗前后的动态变化。HBeAg 阴性的患者不进行血清免疫学应答评价。

综合疗效评价：①完全应答为疗程结束时，生化学、病毒学和血清免疫学所有指标均达到完全应答；②部分应答为疗程结束时，生化学、病毒学和血清免疫学指标介于完全应答和无应答之间；③无应答为疗程结束时，生化学、病毒学和血清免疫学指标均为无应答。HBeAg 阴性伴 HBV－DNA 活跃复制的慢性乙型肝炎患者不进行血清免疫学应答评价，但应进行生化学和病毒学指标的疗效评价。

清除 HBeAg 是 IFN－α 治疗的目标。近 10％的患者，治疗结束后虽血清 HBV－DNA 持续消失，ALT 正常，而 HBeAg 仍可阳性。这些患者大多在第二年内 HBeAg 阴转。此类 HBeAg 延迟清除的患者与完全效应者同样有临床、生化和组织学的好转。大部分 HBeAg 早期或延迟消失的患者，都随之抗 HBe 血清转换。HBeAg 消失至抗 HBe 出现，常有 0.5～2 年的转换期，一般发生在治疗中，小部分在治疗结束后。约 10％的患者观察 4 年以上 HBeAg、抗 HBe 和 HBV－DNA 仍继续阴性。这一 HBeAg 阴性状态较不稳定，有再活动的可能。

IFN－α 治疗后仅小于 10％的患者 HBsAg 清除，一般发生在治疗中或治疗结束后的 3 个月内，亦可在 HBeAg 消失后数年出现 HBsAg 延迟清除。HBsAg 清除多发生在感染史较短的患者。HBsAg 消失后，75％～90％的患者可有抗 HBs 血清转换，但一般水平较低，罕有超过 1000IU/L 者。

作为对 IFN 的完全效应标准，血清 HBV－DNA 消失是以斑点杂交判定。HBeAg 消失后 6～12 个月，仍有约 85％的患者可用 PCR 检出血清 HBV－DNA；HBsAg 消失后 1 年则仅 15％；5 年后随访多数还可在其肝组织中检出少量残存的病毒，个别甚至还可检出 HBV mR-NA。

因而，无论 HBsAg 或 HBV－DNA 转阴，甚至两者都已转阴，须经数年观察才能肯定病毒清除。如此微量病毒的致病意义不明，如反映极低水平的病毒转录活性，可能有再活动的高危性。

另一方面，约有 15％HBsAg（＋）的 IFN－α 效应者血清 HBV－DNA（－），HBsAg 将在病毒血症（PCR）消失后的 12～24 个月内阴转。

治疗过程中，ALT 升高常提示有较大可能获得疗效。在完全效应者中，90％降至正常，其余亦接近正常。

完全效应者在治疗结束后一年肝组织检查,显示界面性炎症和小叶内浸润较治疗前明显好转,2～7 年中随访较前有更大进步。部分效应者也可有相当程度的改善。肝组织学恢复常是不完全,而且缓慢,即使 HBsAg 消失已多年,肝组织检查仍可残留汇管区炎症和纤维化。

(3)复发率:完全效应者随访 5～7 年大多数疗效持续稳定,但完全效应并不是病毒完全清除,约 10%～20% 在一年内感染再活动。复发多数由于治疗不充分,如重复治疗,一般仍有良好效应;少数由于产生 IFN 抗体,换药后可能有效。一年后还可能有约 10% 延迟复发。完全效应者病情再活动须除外重叠其他病毒感染。

HBV 引起再活动(ALT 升高,HBV－DNA 再现)有两种情况:①抗 HBe 逆转为 HBeAg,占再活动的 80% 以上,可因 HBV 以低复制水平保留在肝内或外周血单个核细胞中,以后自发,或因免疫抑制剂或细胞毒性药物,或因其他病毒感染(如人免疫缺陷病毒 HIV、流感病毒)而激发野生型 HBV 再活动;②近 20% 因 HBV 变异,主要是前 C/A83 变异株,其特点是同时抗 HBe 和斑点杂交 HBV－DNA 转为阳性。

(4)无效应者的再治疗:由于干扰素治疗应答者的复发率高,因此可采用多疗程重复治疗。有学者先用 2 个疗程 IFN－α 治疗,然后对其中无应答或有应答后复发的患者进行第 3 个疗程的治疗,结果提示对 IFN 无应答或有应答后复发者进行重复治疗均不能产生长期的治疗反应,多数患者在各疗程中的反应情况相似,因此认为多疗程治疗仅限于对以往疗程有反应者。但也有学者认为,按通行方案治疗失败的患者,再按通行方案治疗也有相当数量的患者获得效应,提示对 IFN－α 无应答者再刺激有可能激发免疫应答。因而,再用 IFN－α 仍是无效应者的一种治疗选择。当然,亦可换用其他抗病毒药,如核苷类药物。

(5)疗效预测:因不可能在治疗前或治疗结束前测定 IFN－α 形成的抗 HBV 状态的确切疗效,IFN－α 治疗慢性乙型肝炎的最后结果只能是推测性的。

治疗前 ALT 高值、肝脏病变活动、血清 HBV－DNA 低水平的患者中,较多获得满意结果,可能上述特点反映了宿主对 HBV 较强的免疫应答。另一方面,婴幼儿期尤其是由母亲围生期传播者、感染长久症状又不明显者,治疗效果相对较差,可能由于这些患者存在一定的免疫耐受性。另外,女性患者的疗效明显优于男性,这可能与女性自然清除 HBV 能力较强有关,也可能是女性的性激素水平有助于发挥干扰素的抗病毒作用。

目前认为,治疗前病程小于 2 年者,用药疗效最好,病毒转阴率高,而无效者的平均病程则长达 10 年。从理论上讲,患者越早得到治疗其应答率越高。干扰素仅能清除外周的 HBV 而对整合的 HBV 无效,而这些整合的 DNA 仍可转录为 RNA,再由后者翻译为病毒蛋白。随着病程延长,肝细胞整合 HBV 的几率越大,越易产生免疫耐受,对药物的敏感性越低。

ALT 须在 100IU/L 以上,且以持续增高者为好。近年的研究表明,ALT 主要反映病变的活动性,并不能确切反映肝组织炎症(免疫)的程度,故用作预期指标并不经常准确。有研究表明,在治疗期间的早期出现 ALT 下降至正常者,可能正在出现应答反应。

HBV－DNA 的血清水平越低,可能越易被 IFN－α 治疗所清除,超过 200pg/mL 者效应较低。

IFN－α 治疗慢性乙型肝炎的应答性虽有多个相关因素,各个因素都直接或间接反映患者的抗病毒免疫活性或其反面的免疫耐性,将上述多个因素归纳起来,实际只是一个可预期干扰素应答的指标——肝组织的炎症(免疫)活性。

(6)副反应:应用 IFN－α 后副作用较大,大多数副作用为剂量依赖性,停止治疗后可逆转。在第一次注射 IFN－α 后约 6~8 小时多数患者出现类流感症状,如寒战、发热、头痛、肌痛、关节痛等。通常这些类流感症状随着继续治疗而减轻、消退。在治疗过程中,常持续乏力、食欲欠佳,脱发也较常见。IFN 治疗常引起中性粒细胞或血小板数下降,在 IFN－α 治疗期间应定期检查肝功能、血常规,如出现严重副作用应调整剂量或停药。

2.胸腺肽　胸腺肽(thymosin)在我国临床应用已 20 余年,但各种制剂制备方法和质量控制不统一,临床观察不规范,疗效难以肯定。目前化学合成的胸腺肽 α_1($T\alpha_1$)的主要活性成分是由 28 个氨基酸组成的多肽。$T\alpha_1$ 能明显抑制嗜肝 DNA 病毒的复制,在土拨鼠肝炎病毒(WHV)和鸭肝炎病毒(DHBV)模型中,$T\alpha_1$ 显示有抗病毒活性。$T\alpha_1$ 主要是通过诱导 T 细胞分化成熟、增强细胞因子的生成和增强 B 细胞的抗体应答而发挥抗病毒作用。早期研究报道,$T\alpha_1$ 用于治疗少数临床病例,能使患者病情改善,HBeAg 转阴率较对照组高。但最近的临床试验并未能获得类似早期试验的效应率。一组用 $T\alpha_1$ 治疗 HBeAg 阳性病例的多中心、双盲对照试验中,49 例治疗组 6 个月、12 个月的持久完全效应率分别为 14%(7/49 例)、10%(5/49 例);而 48 例对照组 6 个月、12 个月的持久完全效应率分别为 4%(2/48 例)、8%(4/48 例),两组相比差异无显著性($P>0.05$)。

目前,$T\alpha_1$ 的推荐剂量为 1.6mg 或 $900\mu g/m^2$,2 次/周,皮下注射,持续 6 个月。治疗结束时 $T\alpha_1$ 的效应率很低,超出对照组不多。但在随访观察中完全效应的病例逐渐增加,提示 $T\alpha_1$ 无直接抑制病毒的作用,血清病毒水平下降是由于其免疫调节的结果。乙型肝炎单一使用 $T\alpha_1$ 治疗的效应率可能不高,大体比对照组高 15%。而与抗病毒药物(如干扰素、拉米夫定)联合治疗的临床试验目前正在进行中。临床试验表明患者对 $T\alpha_1$ 的耐受性良好,未发现严重的不良反应。

3.拉米夫定(lamivudine)　治疗结束时和随访 6 个月对治疗效果进行评价,效应可分为完全应答(持续性应答)、部分应答和无应答。

(1)剂量:推荐 100mg/d 作为成人较合适的治疗剂量。儿童的剂量:小于 12 岁者为 3mg/(kg·d);大于或等于 12 岁者与成人剂量相同。

(2)疗程:目前认为,拉米夫定的理想疗程是治疗前 HBeAg 阳性的 HBV 感染,需至少用药 1 年以上后,经 2~3 次复查(间隔 3~6 个月)均为出现 HBeAg 血清转换、HBV－DNA 阴性(PCR)方可停药;否则无限期继续治疗;出现病情发作时亦需无限期继续治疗。对于治疗前为 HBeAg 阴性的 HBV 感染,治疗效果差,停药后复发率高,目前暂无确定疗程,多主张继续治疗。

(3)治疗前影响 HBeAg 血清转换及治疗效果的因素:治疗前影响 HBeAg 血清转换的因素有两个,即血清 ALT 水平,血清 HBV－DNA 水平。血清 ALT 水平越高,血清 HBV－DNA 水平越低,可能其治疗效果会越好,HBeAg 血清转换率越高。应用拉米夫定一年,治疗前 ALT 小于正常上限 2 倍者,HBeAg 血清转换率为 5%;ALT 在 2~5 倍正常上限者,HBeAg 血清转换率为 34%;ALT 大于正常上限 5 倍者,HBeAg 血清转换率为 64%。LAM 治疗者的 HBeAg 血清转换率与患者年龄、性别、种族、是否用过干扰素、纤维化的严重程度及是否肝硬化等因素无关。这些特点与干扰素不尽相同。另外,HBeAg 阳性的慢性乙型肝炎治疗效果比 HBeAg 阴性的慢性乙型肝炎好。因此,预测拉米夫定治疗效果较好的因素有 ALT 高水平,HBV－DNA 低水平,HBeAg 阳性。

(4)适应证:拉米夫定治疗慢性乙型肝炎适应证与 IFN－α 相同,因其毒副作用小,故能用于不能耐受 IFN－α 的患者以及伴有自身免疫疾病而不能使用干扰素的患者。治疗前 HBeAg 阳性的患者,治疗 1 年时综合疗效达到完全应答者建议至少继续用药 6 个月,期间每 3 个月复查 1 次 ALT、HBV－DNA、HBeAg/抗 HBe,仍持续完全应答者可停药观察。治疗前 HBeAg 阳性的患者,治疗 1 年时综合疗效达到部分应答者,建议继续用药直至达到完全应答后再继续用药至少 6 个月,期间每 3 个月复查 1 次 ALT、HBV－DNA、HBeAg/抗 HBe,仍持续完全应答者可停药观察。治疗前 HBeAg 阳性患者治疗 1 年时综合疗效仍无应答可停药观察,或改用其他有效的抗病毒药治疗。对于有肝脏组织学检查等其他临床指征显示病情进展合并肝功能失代偿或肝硬化的患者,不宜轻易停药,并应加强对症保肝治疗。

HBeAg 阴性伴 HBV－DNA 活跃复制的慢性乙型肝炎患者,综合疗效完全应答者疗程至少 2 年;对于完成 1 年治疗仍无应答者可改用或加用其他有效治疗方案。

1)HBeAg 阳性的慢性乙型肝炎:ALT 高、病毒水平低也是预期 LAM 疗效较好的标志。

2)慢性乙型肝炎合并有糖尿病或甲状腺功能亢进症:慢性乙型肝炎、糖尿病或甲状腺功能亢进症等慢性疾病均较常见,因此慢性乙型肝炎合并糖尿病或合并甲状腺功能亢进症的病例在临床上并不罕见。近年来,对糖尿病和甲状腺功能亢进症疾病的研究表明,此两病均与自身免疫性因素相关,因此,干扰素治疗应属禁忌。这类患者的抗病毒治疗可用拉米夫定。

3)HIV 和 HBV 混合感染:HIV 感染及免疫功能低下者其 HBV 处于高水平复制状态,且对 IFN 治疗极少产生免疫应答。免疫抑制患者对 IFN 应答少,可能由于免疫抑制药物的使用阻碍了 IFN 的抗病毒作用。因此,对这一群体可选用拉米夫定治疗。以日剂量 600mg 治疗 HBV 和 HIV 混合感染,即使治疗前 HBV－DNA 血清水平高达 3000pg/mL 以上,治疗 2 个月时分子杂交检测病毒 DNA 也多阴转。一组有进展性 AIDS 的 HBV 混合感染患者 40 例,不能耐受 IFN－α 治疗,以 600mg 或 600mg 继以 300mg 的日剂量治疗 12 个月后 26/27 例(96.3%)血清 HBV 水平由 5pg/mL 以上降至其下,70% 患者 PCR 检测病毒 DNA 阴转。

4)预防肝移植的 HBV 再感染:HBV 感染相关的晚期肝硬化或终末期肝病的患者接受肝移植,HBV 再感染可高达 90% 以上。因此,肝移植的 HBV 再感染的预防已成为移植后的重要问题之一。IFN－α 治疗移植肝的 HBV 感染,效应很低而移植排斥率很高,应属禁忌。近年来,拉米夫定预防和治疗 HBV 再感染的研究较多。实践证明,拉米夫定预防和治疗肝移植后 HBV 再感染是安全有效的,即使使用强力免疫抑制剂也不影响拉米夫定的疗效。在移植前 4 周或在移植后开始拉米夫定治疗,HBV－DNA 可转阴,移植后可持续保持病毒阴性、肝组织学正常。在长期随访中有些患者病毒转阳,少数肝组织学显示肝炎复发,基因分析证实系 HBV－DNA 的 YMDD 变异所致,移植患者用拉米夫定后发生病毒变异似较一般慢性肝炎患者为多。过去用乙型肝炎免疫球蛋白(HBIG)预防肝移植的 HBV 再感染,但价格高昂,不能有效清除病毒,且仅少数有效,无效多因 S 基因变异。现用拉米夫定预防肝移植的 HBV 再感染,无效则因 P 基因变异引起。

近年研究主张,拉米夫定与高效价乙肝免疫球蛋白(HBIG)合用可抑制 HBV－DNA 复制,可较有效地预防肝移植后因肝炎复发所致的移植失败。临床试验比较单用 HBIG 与合用 HBIG 和拉米夫定于肝移植者的疗效。一组为单用 HBIG 10000IU,在肝移植后的患者,每日 1 次,共 7 次,随后每月 1 次至患者的 HBsAg 转阴为止。另一组为合并用药,肝移植前给予拉米夫定 150mg,每日 1 次(0.2~9 个月,平均 1.7 个月),至肝移植后再加用 HBIG,用法同上，6个月后停用HBIG，只给予拉米夫定治疗。1年和2年随访，单用HBIG者复发率分别为9%和22%，合用者均为0%；单用者2年生存率为81%，合用者为90%。

5)活动性肝硬化：晚期肝硬化而炎症活动的患者，肝功能多迅速恶化而失代偿，LAM能较快抑制病毒复制从而控制病变进展，已有的治疗报道未见有明显不良反应。

(5)联合用药的问题：试用拉米夫定与干扰素(IFN-α)联合应用，能否提高疗效，减少耐药性。比较单用拉米夫定100mg每日1次(52周)与拉米夫定100mg/d(共24周)合并IFN-α-2b 10MU每日3次(共16周)，ALT复常率分别为44%和18%(P=0.05)。HBeAg阴转率分别为33%和21%，抗HBe阳转率分别为18%和12%，均无显著差异。但拉米夫定的副反应轻微，而合用者出现较多的副反应，丧失工作能力天数明显增加，生产力显著下降。因此，目前大多数学者并不主张拉米夫定与IFN-α联合应用。拉米夫定和另一种核苷类药物泛昔洛韦(FCV)联合应用可有协同作用，其抑制HBV反转录酶可能不在同一个作用点，部分地区的报道认为，拉米夫定加FCV联合应用组的抗病毒效果优于单用IAM组，但尚缺乏随机双盲的多中心临床实验结果。拉米夫定和胸腺肽(商品名：日达仙)联合应用与单用拉米夫定比较的多中心临床实验正在进行中。

(6)停药后反跳：患者在停药后血清HBV-DNA往往又回复至治疗前水平，ALT亦可增高。拉米夫定不能清除复制源cccDNA，对已与宿主细胞基因整合的DNA亦无作用；且经原位杂交研究，治疗前、治疗后肝组织HBV-DNA含量并无改变，免疫组化染色肝细胞内HBV-DNA水平治疗组与安慰组相同，提示拉米夫定只能清除血循环中的HBV-DNA，而对肝细胞内HBV-DNA无影响。故停药容易复发。6个月疗程停药后有16%的患者病毒复制反跳，伴有肝病变活动，甚至出现黄疸，个别患者发生急性肝衰竭。用拉米夫定对抗HBe未转换的患者须谨慎停药，在肝硬化的患者尤应警惕停药后急性加重。根据289例的资料，在停药后63例(21.1%)ALT增高超过正常值上限2倍以上，22例(7.6%)ALT≥500IU/L，8例(2.8%)胆红素增高。在安慰剂23例中，仅2例(9%)ALT大于正常值上限2倍以上。这个现象应引起重视。

目前对停药的时机仍在探索之中。有学者提出，应用拉米夫定至少一年后，在分别2~3次(相隔1个月以上，一般相隔需3~6个月)复诊时，均为HBeAg阴性、抗-HBe阳性及HBV-DNA转阴(PCR法)后方可考虑停药。对未获得HBeAg血清转换的患者以及HBeAg阴性的病例应延长疗程。

(7)病毒变异与耐药性：目前，体内外实验均证明耐药性的产生与P基因变异有关，但为何P基因变异会导致HBV耐药仍不十分清楚。长期应用拉米夫定治疗，HBV可产生病毒的变异和耐药性。耐药性定义为患者在持续治疗中血清HBV-DNA再现。病毒变异发生在长期治疗过程中，36周前不会发生变异。世界各地用拉米夫定治疗52周，HBV变异的平均发生率为23%，我国慢性乙型肝炎患者中的发生率为15%。在肝硬化晚期进行肝移植的患者，变异发生率可高达26%~32%，可能与因肝移植接受免疫抑制剂的治疗有关。其中半数ALT增高，肝组织学显示肝炎病变活动。移植前后开始预防性服药，耐药发生率稍低。拉米夫定耐药的病例中，可发生纤维淤胆性肝炎及合并急性肝衰竭而致死。

(8)预测拉米夫定耐药株产生的可能因素：一是治疗前血清中病毒水平。治疗基线时血清HBV-DNA滴度的中位数较高者发生耐药株变异的可能性增高。二是治疗前HBV基因组的情况。有报道认为，前C区变异株感染的患者发生耐药株变异的频率较野株感染者高。

三是机体免疫状态的影响。经过回顾性调查研究的结果表明,免疫抑制的患者(如接受器官移植者,合并 HIV 感染者等)易于发生拉米夫定的耐药。

(9)防止耐药性产生的途径:避免单一用药,采用联合同时用药。发展新的核苷类似物,选用需多位点变异才能导致耐药的药物。近年来,已发现一些新的核苷类似物,对拉米夫定和泛昔洛韦双重耐药株仍然有效。

综上所述,拉米夫定治疗慢性乙型肝炎,对迅速抑制 HBV-DNA 复制、降低病毒负荷、促进 HBeAg 血清转换、改善肝组织炎症坏死病变、延缓肝纤维化进程、提高肝移植成活率均具有良好疗效,且安全性和耐受性良好。但该药也存在两大问题,即停药后的复发和长期用药后变异耐药株的产生。

4. 阿德福韦(adefovir dipivoxil)

(1)剂量:推荐 10mg/d 作为成人较合适的治疗剂量。儿童的剂量目前无数据。

(2)适应证和疗程:阿德福韦主要的适应证是对拉米夫定耐药的慢性乙型肝炎病毒感染的病例。确切的疗程正在探索中。目前初步认为对于治疗前是 HBeAg 阳性的 HBV 感染,需至少用药 1 年以上。

(3)药理作用:阿德福韦双特戊酰氧甲酯是阿德福韦的一种口服前药,是腺苷单磷酸的磷酸盐核苷类似物,在体外有抗嗜肝病毒、逆转录病毒的活性能力。阿德福韦在细胞内的活性成分是阿德福韦单磷酸盐,它可选择性抑制病毒多聚酶,其所需要的药物浓度比抑制人类 DNA 多聚酶 α、β、γ 所需要的药物浓度低得多。核苷类似物如拉米夫定或泛昔洛韦,在转化成有活性形式的三磷酸盐之前,需依赖于细胞型或细胞特异的核酸激酶,在细胞内先转化成单磷酸盐的形式。阿德福韦含有单磷酸盐基团,在广泛存在的宿主细胞酶的作用下,添加两个磷酸盐基团,很容易地转化成三磷酸盐形式。因此,阿德福韦可能较其他核苷类治疗药物抗 HBV 活性方面具有更广泛的细胞类型。另外,每天给药一次,阿德福韦二磷酸盐在细胞内的活性代谢的半衰期约为 36 小时。

阿德福韦在体外 HepG2 和 HB611 肝癌细胞株中有抗人乙肝病毒活性,在原代鸭肝细胞系中有抗鸭乙肝病毒活性,在细胞培养中,以 0.2~1.2 的药物浓度足以使病毒复制减少 50%。

在动物和人的体内和体外试验中均已证明,阿德福韦双特戊酰氧甲酯是一种乙型肝炎潜在治疗药物。在全球性的阿德福韦双特戊酰氧甲酯临床发展规划中,有关慢性乙型肝炎的几项研究均已证明,阿德福韦双特戊酰氧甲酯具有抑制 HBV 复制,使得 HBeAg 发生血清学转换和 ALT 正常。

根据阿德福韦双特戊酰氧甲酯全球性的临床研究数据,每天 10mg 剂量用于治疗慢性乙型肝炎患者 12 周后,可以使血清 HBV-DNA 水平下降 1.4~4.0 log10。在治疗 48 周有 53%患者在组织学上有改善,12%患者发生血清学转换,HBV-DNA 水平平均下降 3.56 log10 拷贝/mL,48%患者 ALT 恢复正常。阿德福韦双特戊酰氧甲酯在慢性乙型肝炎的临床对照研究中,报告的最常见的副作用是乏力、头痛、胃肠道反应(恶心、腹泻),实验室检测值发生异常的较轻微,与其他治疗组发生的相近似。

5. 恩替卡韦(entecavir,ECV)

鸟嘌呤核苷类似物,由 ECV 的三磷酸盐抑制病毒聚合物,在 GepG2.2.15 细胞中能抑制 HBV 的复制;在土拨鼠模型中能抑制土拨鼠肝炎病毒(WHV)。ECV 阻断嗜肝 DNA 病毒复制的 3 个时期:引导、逆转录和 DNA 依赖的 DNA 合成。ECV 通过对底物 dGTP 的竞争而抑制 P 基因,并能以很高的亲和力与 P 基因结合,故而有较强的抗病毒活性(EC$_{50}$=3.71nmol/L)。慢性感染 WHV 的土拨鼠口服 ECV 0.1mg/(kg·d),4 周内病毒聚合酶水平与治疗前比较降低了 1000 倍,3 个月治疗后病毒阴性(PCR 法)。但停药后 WHV 病毒水平又回到治疗前水平。小样本的临床试验认为 ECV 小剂量 0.1mg/d 即可,疗程需 24 周。治疗期间血清病毒水平可降到检测线以下,部分病例 HBeAg 转阴。未见重要不良反应,但有 10% 以上的病例 ALT 增高超过治疗前 3 倍。

(五)治疗性疫苗

目前对慢性乙型肝炎的抗病毒治疗效果尚不满意,现有的抗病毒药物(IFN-α 和 LAM)的持久效应还不高,还有不良反应和耐药性发生,而且费用也非大多数患者所能负担,因此治疗性疫苗的研制为慢性乙型肝炎治疗可能提供了一个新的研究方向。治疗性疫苗已在某些感染性疾病中得到应用,但用于慢性乙型肝炎治疗还处于探索性阶段。近年来,国内外学者研究的治疗性疫苗包括蛋白疫苗和 DNA 疫苗,这两种疫苗能在部分人或实验动物体内激发特异性体液免疫和细胞免疫反应,从而取得抗乙肝病毒效果。

蛋白疫苗主要包括 HBsAg 疫苗、HBsAg/前 S2 疫苗、HBsAg 免疫复合物及 CTL 多肽疫苗等。DNA 疫苗包括编码 HBsAg 的 DNA 疫苗、编码 HBsAg/前 S2(S1)的 DNA 疫苗;编码 HBeAg 或 HBeAg 的逆转录病毒载体等。

1. HBsAg/前 S2 疫苗 该疫苗每 0.5mL 剂量中含 20μg HBsAg/前 S2 蛋白,以氢氧化铝为佐剂。在 HBsAg/前 S2 蛋白颗粒中至少存在 3 种特异性抗原决定簇,前 S2 的加入使它比 HBsAg 疫苗有了更多的应答者。有学者用该疫苗接种 32 例慢性乙型肝炎患者,每月 1 次,共 3 次,接种后约 44% 的患者血清 HBV-DNA 转阴或其滴度下降 50%,表明该疫苗抑制 HBV 复制的效率与其他抗病毒治疗药物相仿。另有学者的研究表明,在接种 HBsAg/前 S2 疫苗的慢性乙型肝炎中,抗原特异性外周血单个核细胞(PBMC)增殖反应明显高于对照组(P<0.05),有 41.2%(7/17)的患者发生强而持久的细胞免疫反应,29.4%(5/17)的患者血清 HBV-DNA 转阴或下降 50% 以上。该研究表明,慢性乙型肝炎患者接种后出现的细胞免疫反应与疫苗的抗病毒效应相关。该疫苗在用于慢性乙型肝炎的治疗中尚未发现免疫综合征相关疾病的症状,因而较为安全。

2. HBsAg 疫苗 给转基因小鼠注射 HBsAg 疫苗,有些是效应者,有些则是无应答者。应答者清除病毒的机制可能是通过非细胞免疫途径来实现,因转基因小鼠的血清 HBV-DNA 水平在接种疫苗后下降,而 ALT 水平却未见升高。另有实验表明,对 HBsAg 疫苗有应答的转基因小鼠其树突状细胞(DC)刺激 T 细胞增殖和抗-HBs 产生的能力明显高于无应答者。一项初期临床研究对 46 例慢性乙型肝炎患者给予 HBsAg 疫苗,每月注射一次即 10Mg,共 3 次后,继续用 IFN-α 治疗,最终的效应率与作为对照的 43 例单用 IFN-α 的患者并无显著差异。我国各地都试用过 HBsAg 疫苗(单用或联合猪苓多糖等),并无肯定的结果。因此,试图用普通预防用 HBsAg 疫苗治疗慢性乙型肝炎患者,表明无效也无害。

3. HBsAg 免疫复合物疫苗 该疫苗联合应用乙型肝炎疫苗和乙型肝炎免疫球蛋白(HBIG),每单位剂量中含 60μg HBsAg 和 38μg HBIG,以氢氧化铝为佐剂。早期的动物实验表明,以鸭乙肝病毒(DHBV)实验感染的一日龄雏鸭,发现对病毒抗原 DHBsAg 和 DHBcAg 免疫耐受,以含 Freund 完全免疫佐剂的病毒抗原注射不引起免疫应答。而用灭活金葡萄球菌作为固相基质,通过兔抗-HBs 血清偶联特异性抗原(纯化 DHBsAg),构建一种抗原-抗体复合物作为免疫原,给免疫耐受鸭注射3次,17 只中有12 只血清 DHBV-DNA 消失、DHBsAg 清除;16 只中有8只可检出低滴度的抗-DHBS。国内闻玉梅教授等用 HBsAg 免疫复合物疫苗对 14 例慢性乙型肝炎患者进行肌内注射,每3周1次,共3次。治疗6个月后,有9例(64.3%)血清 HBV-DNA 转阴,6例(42.9%)HBeAg 转阴。所有接受治疗者均未出现免疫综合征相关疾病的症状。该疫苗对慢性乙型肝炎的治疗作用机制尚未完全阐明,可能是通过抗体将抗原凝聚成较大分子,改变抗原提呈的方式,加强对 HBsAg 的摄取和加工处理而实现的。

八、预防

(一)管理传染源

正确指导患者及其家属进行消毒、隔离和预防。对 HBsAg 携带者和乙型肝炎患者,不能献血及从事饮食业、托幼机构的工作。对所有献血员,应常规做 HBsAg 检查。

(二)切断传播途径

严格掌握输血及血制品的适应证。防止医源性传播,提倡使用一次性注射器、检查和治疗用具。对血液透析病房、传染病房应加强消毒隔离工作,防止交叉感染。

(三)保护易感人群

乙肝疫苗的免疫接种是控制 HBV 感染及流行的最有效的预防措施。目前多使用重组 HBsAg 疫苗。乙肝疫苗接种对象为和 HBV 感染的高危人群。

1. 新生儿预防接种 在出生时、出生后1个月和6个月各肌内注射 $10\mu g$ 重组乙肝疫苗。

2. HBsAg,HBeAg 阳性的母亲所生新生儿的预防 使用乙肝疫苗和乙肝免疫球蛋白(HBIG)联合免疫,具有较好的预防效果。在新生儿出生时即刻注射 HBIG 1mL(200IU/mL),一个月后再注射等量 HBIG。出生后2个月、3个月及6个月各肌内注射重组乙肝疫苗 $10\mu g$,保护率可达95%以上。

3. 成人高危人群的预防接种 肌内注射 10 重组乙肝疫苗,按 0、1、6个月接种3次。

4. 意外暴露者被动免疫 未行预防接种意外接触含有 HBV 的血液和体液,并有皮肤黏膜损伤者,可肌内注射 HBIG 2mL。在接种 HBIG 后,应同时接种乙肝疫苗,并按上述程序全程接种。

(张伟)

第十节　丙型病毒性肝炎

丙型病毒性肝炎由丙型肝炎病毒(hepatitis C virus,HCV)引起。人们早在 1974 年就开始认识此病,当时称为非甲非乙型肝炎(NonA,Non B hepatitis,NANBH)。1989 年将此病毒命名为丙型肝炎病毒。目前,全世界已有 1.7 亿 HCV 感染者,我国有 3.2%的人群感染。该病 80%可转变为慢性持续性感染,部分患者可发展为肝硬化或进展为肝细胞性肝癌,其所导致的终末期肝病是重要死亡原因之一。

一、病原学

丙型肝炎病毒(HCV)在电镜下为直径约 36～62nm 大小的球形颗粒,其序列结构与黄病毒相似,归于黄病毒科丙型肝炎病毒属。HCV 的基因组是一单股正链 RNA,全长大约由 9500 个核苷酸组成。根据基因结构的差异,将 HCV 分为 6 型,50 多个亚型。我国存在多种 HCV 基因型,包括 1a、1b、2a、2b、3a 等,其中以 1b 和 2a 为主,占 70%～80% 以上。HCV 的 RNA 在复制过程中有很高的变异率。其在感染的个体中发生基因序列变异,以形成相互关联而各不相同的品种为主,而 HCV 病毒在长期进化过程中日积月累的变异可使病毒基因序列形成明显的差别,即基因型。研究表明,HCV 基因型与疾病严重性相关,1b 型 HCV－RNA 载量高,肝病理变化较重,易导致肝硬化和肝癌;此外,HCV 基因型与 IFN－α 疗效相关。丙型肝炎病毒的高变异性使其逃逸宿主机体的免疫监视而导致感染持续存在。

二、流行病学

目前的研究表明,HCV 感染呈世界范围分布,在不同性别、不同年龄、不同种族的人群中均可发病,以血液传播为主,还可通过生活密切接触、性途径、母婴途径、经移植物途径等肠道外传播方式传播。

(一)传染源

丙型肝炎的主要传染源是慢性丙肝病毒感染者,亚临床感染者也具有重要的流行病学意义。急性患者在起病前 12d 即具传染性,并可长期持续或终生携带病毒。

(二)传播途径

丙型肝炎病毒的传播途径与乙型肝炎传播方式相似,以体液传播为主。

1.经血传播 HCV 感染经血或血制品传播,输血后肝炎中丙肝占 60%～80%。

2.医源性传播 医疗器械、针头、针灸用品、拔牙等均可传播丙型肝炎病毒,这些均与污染血液相关。

3.性接触传播 有研究报道无输血史的丙肝患者中,有性接触或家庭内接触肝炎史者颇为多见,还发现丙型肝炎发病与接触新的性伙伴明显相关,说明 HCV 存在性传播。

4.母婴传播 HCV 也可经母婴垂直传播。

5.日常生活接触传播 尽管经血传播是主要的传播途径,但仍有部分散发性丙型肝炎无输血或肠道外暴露史。日常生活密切接触也可能是散发性丙肝的传播途径之一。

三、发病机制

丙型肝炎的发病机制是一个复杂的问题,至今尚未完全阐明。目前的研究认为,丙型肝炎病毒感染后导致肝细胞损伤可能通过以下途径:一是 HCV 可能具有直接致肝细胞病变的作用;二是 HCV 通过免疫(体液和细胞免疫应答)介导肝细胞损伤。此外,HCV 的变异能力很强,甚至在同一患者不同时期所分离的毒株也有差异,这一点可能与 HCV 感染后易慢性化和感染持续有关。

四、临床表现

丙型肝炎的临床表现与乙型肝炎相似但较轻,黄疸的发生率亦较乙型肝炎为低,但易慢性化,发生率约为 50%～70%。丙型肝炎的潜伏期为 2～26 周,平均为 50 天;输血后丙肝潜伏期缩短至 7～33 天,平均 19 天。

(一)急性丙型肝炎

急性丙型肝炎约占 HCV 感染的 20%。急性丙肝多数为无黄疸型肝炎,常因症状轻或无症状而未能诊断。大约 25% 的急性丙型肝炎出现黄疸及与其他型病毒性肝炎相同的非特异性症状。潜伏期平均为 7 周,检测血清中 HCV RNA 可作为早期感染的指标。大多数患者在随后的几周中血清转氨酶水平增高,部分患者伴有乏力、纳差、恶心等症状,甚至出现进展性黄疸,暴发性肝衰竭少见。

(二)慢性丙型肝炎

HCV 感染持续超过 6 个月而进展成为慢性丙型肝炎。大多数慢性丙型肝炎患者表现为 ALT 增高、反复波动。约三分之一患者 ALT 持续正常,但有其他肝功能损害和肝纤维化的表现。多数患者无明显症状或症状较轻,许多患者在感染 HCV 多年后才发现,部分患者在出现肝病相关并发症时才就诊发现。国外根据临床演变类型和 ALT 的变化,把慢性 HCV 感染分成三种临床类型:①反复异常型,表现为 ALT 反复明显波动,波动幅度较大后有一段平稳期,是慢性肝炎最常见的过程。肝活检可见肝细胞变性、炎性细胞浸润与坏死,伴不同程度的肝纤维化。此类型慢性肝炎的转归易进入终末期肝病(相当于肝硬化失代偿期)。②慢性持续型:ALT 呈轻度升高,并表现为持续性,肝活检呈不同程度的慢性肝炎病理改变,少数患者也可进展为终末期肝病。③健康携带者:在急性丙肝 ALT 恢复正常后,肝功能一直正常,但抗 HCV 和 HCV－RNA 持续阳性。在慢性丙型肝炎中,约 60% 以上的患者 20 年以内进展缓慢,无慢性肝病特异症状及体征。约 20%～30% 的慢性丙型肝炎患者在 20～30 年中进展成肝硬化。10%～15% 的 HCV 感染患者仅为轻、中度慢性肝炎,不发展至肝硬化。

在慢性 HCV 感染后 20 年,肝细胞癌发生率约 1%～5%,形成肝硬化后,则发生率为 4%～10%。成人 HCV 感染过程可受一些因素影响。长期饮酒可使肝硬化、失代偿性肝硬化和肝细胞癌的可能性增加,另外 HCV1 型可能较其他型肝病进展快且治疗困难。

(三)儿童 HCV 感染

儿童 HCV 感染一般认为主要由输血、血制品或母婴传播所致。在儿童期感染 HCV 且发展为持续感染的患者,因症状不明显较少进行治疗,肝脏损伤进展也较成人缓慢。

五、诊断

在 HCV 感染的实验室检查中,常规检测 HCV 抗体、HCV RNA 和 ALT、胆红素等指标,此外,还可进行血清免疫球蛋白检测、外周血淋巴细胞分群、HCV 分型、腹部影像学检查等,在进行治疗前和治疗期间,为了解肝脏病变情况,应常规行肝组织学检查。

(一)HCV 抗体检测

HCV 抗体检测是初步筛选 HCV 感染的常用方法。主要检测抗－HCV 和抗－HCV IgM,方法主要有酶联免疫吸附(ELISA)、酶免疫分析(EIA)和重组免疫斑点分析(RIBA)几种。

(二)HCV RNA 检测

血清中 HCV RNA 阳性是诊断 HCV 感染的"金标准"。HCV 抗体阳性而 HCV RNA 阴性者代表既往感染。此外,监测血清中 HCV RNA 可以评价治疗反应。

（三）HCV 基因分型

研究认为 HCV 基因型与 IFN 治疗反应有关,故有条件者可进行基因分型。

（四）其他生化检查

多数 HCV 感染患者有 ALT 水平升高,但单独 ALT 升高不能作为 HCV 感染的诊断指标,另有约三分之一的慢性丙型肝炎患者 ALT 持续正常,ALT 水平在 HCV 感染中与肝脏组织学活动和病情严重程度均无密切相关。

（五）肝组织活检

在证实 HCV 感染和判断疾病活动时,肝组织学检查是必要的,特别是开始抗病毒治疗前。肝组织学检查结合 ALT 水平可以明确肝脏疾病的活动性和严重程度,对治疗具有指导意义。

六、治疗

治疗原则:常规治疗与乙型肝炎相似,但丙型肝炎强调早期抗病毒治疗,无论急性或是慢性 HCV 感染,只要有病毒复制的证据存在,均应尽早行抗病毒治疗。

（一）一般治疗

急性期及慢性丙型肝炎急性发作时的处理与其他病毒性肝炎相同。此外,对于丙型肝炎应尽早进行抗肝纤维化治疗,抑制纤维组织增生而促进肝细胞再生,以利于肝组织的修复,防止纤维化的发生及发展。国外有报道秋水仙碱具有抗肝纤维化作用。其他常用的制剂有丹参滴丸、丹参片和丹参注射液、复方鳖甲软肝片等。

（二）抗病毒治疗

目前丙型肝炎的治疗主要是干扰素,联合病毒唑可提高疗效。急性丙型肝炎应尽早采用 IFN-α 治疗,以防止慢性化。慢性丙型肝炎的治疗以干扰素为主,联合病毒唑可提高治疗效果。其中,长效干扰素的研制和应用为慢性丙型肝炎的治疗带来了新的希望。

1. 治疗目标

（1）主要目标:治愈,即清除病毒、阻止疾病(坏死/纤维化)进展、消除临床症状。

（2）次要目标:延缓病情,预防或减少并发症发生,即减轻肝脏纤维化的进展、延缓肝硬化的发生、防止失代偿的发生、防止肝细胞癌的发生。

2. 疗效判定　临床上大多数根据生化反应(ALT 复常)、病毒反应(用 RT-PCR 法检测 HCV RNA)、组织学反应(肝穿显示是否有组织学改善)来判断慢性丙型肝炎的疗效。其中病毒学应答为最主要的评价指标。

治疗结束时应答:指在治疗结束时 ALT 复常及 HCV RNA 阴转。

持续应答:指治疗结束后随访 6 个月或 12 个月时 ALT 持续复常和 HCV-RNA 阴转。

无应答:指治疗结束时 ALT 仍异常、HCV-RNA 仍阳性者。

突发和复发:突发是指在治疗期间 ALT 复常后又上升,HCV-RNA 阴转后又阳性者;复发是指治疗结束时已获得应答的患者,在停药后再次出现 ALT 异常和 HCV-RNA 阳性者。

3. α 干扰素(IFN-aα)　经多年应用经验,IFN-α 仍然是治疗丙型肝炎公认首选的药物。IFN-α 治疗丙型肝炎的机制与以下作用有关:直接抑制病毒复制,促进细胞增生,加快细胞毒性 T 细胞成熟,提高自然杀伤细胞活性。

(1)急性丙型肝炎:常规 IFN－α 3MU/次,每周 3 次,疗程 6～12 个月;或使用长效干扰素(Peg IFN)180μg/次,每周一次。虽然 IFN－α 在急性 HCV 感染中可有效清除 HCV,但急性 HCV 感染者仅 30%出现非特异性症状或体征而就诊,因此能够明确诊断并进行治疗的患者较少。

(2)慢性丙型肝炎:常规 IFN－α 3MU/次,皮下注射,3 次/周,疗程至少 12～18 个月。

为提高疗效,治疗开始时 4 周,3MU/次,1 次/d。

疗效评价:单独使用常规干扰素治疗慢性丙型肝炎的效果很差,生化或病毒学持续反应率不高。在标准方案结束时,病毒学反应率约有 30%～40%,在停止治疗后有较高复发率(50%～75%),病毒学持续反应率仅为 10%～20%。

复发者和无反应者再治疗:对复发者或无反应者一般再给予较大剂量和更长时间(12 个月)的治疗,复发者再治疗的持续反应率一般为 40%～60%。

影响干扰素疗效的因素:许多宿主和病毒方面的因素可影响对干扰素的治疗反应,近来国内外已发现一些可能产生较好疗效的因素是:①肝活检肝组织炎症较轻,无肝硬化改变;②血清中 HCV RNA 水平较低者;③HCV 基因非 1 型。

4.干扰素和病毒唑联合治疗 病毒唑系鸟嘌呤核苷酸类似物,可抑制肌苷 5'单磷酸(IMP)脱氢酶活性,引起细胞内 GTP 减少。病毒唑用于治疗慢丙肝,单独应用无确切的抗 HCV 作用,联合 TFN－α 治疗比单用 IFN－α 或病毒唑 6 个月标准疗程有更好的持久疗效和较低的复发率。

推荐病毒唑仅与 IFN－α 2b 合用,病毒唑的剂量与患者体重有关,<75kg 的患者用病毒唑 1000mg/d,>75kg 的患者病毒唑剂量为 1200mg/d。

病毒唑的主要副作用为溶血性贫血,血红蛋白水平降低常常发生于治疗后 1～2 周内,接受病毒唑治疗的患者约有 10%血红蛋白浓度低于 100g/L,加入 IFN－α 治疗不会使此副作用加重。由于贫血可使心脏病加重,有严重或不稳定心脏病史患者不用病毒唑和 IFN－α 联合治疗。

在联合治疗期间,除检测 IFN－α 单独治疗所进行的实验室检查之外,每 2 月进行一次血红蛋白水平检测,如血红蛋白水平低于 85g/L,应减少病毒唑剂量或停用。本品对缺血性心脏病、肾病及有脑血管病史者禁忌,此外本品可致畸,故妊娠者亦应禁忌。女性患者治疗开始时应证实妊娠实验阴性,告知患者在治疗期间及治疗后 6 个月内采取有效避孕措施并每月做妊娠试验一次。

5.长效干扰素 派罗欣(Peg IFN,商品名)和佩乐能是长效干扰素(第二代干扰素),系 IFN－α 与聚乙烯二醇(polyethylene glycol)的结合物,现有 PegIFN－α 和 PegIFN－α$_2$b 两种制剂。Peg IFN 半衰期较长,可在体内较长时间维持有效的血药浓度,每周只需注射 1 次,目前主要用于丙型肝炎的治疗。长效干扰素具有持续的抗病毒效果,它的出现是丙型肝炎治疗的重要进展。Peg IFN(180μg/周)联合病毒唑治疗慢性丙型肝炎已经成为慢性丙型肝炎的标准治疗方案。

(1)剂量与疗程:根据病毒的基因型决定疗程和病毒唑剂量:基因 1 型:派罗欣 180μg/周＋病毒唑 1000～1200mg/d,疗程 48 周;基因非 1 型:派罗欣 180μg/周＋病毒唑 800mg/d,疗程 24 周。

根据早期病毒学反应(治疗 12 周病毒载量下降 2 倍 log 值以上或阴性)决定是否继续治疗,以取得最佳药物经济学效益。

(2)疗效:Peg IFN 联合病毒唑 1000/1200mg/d 治疗 48 周,总的持久性病毒学应答率为 61%;Peg IFN 联合病毒唑 1000/1200mg/d 治疗 48 周,HCV 基因型 1 型持久性病毒学应答率为 51%;Peg IFN 联合病毒唑 800mg/d 治疗 24 周,HCV 基因型非 1 型持久性病毒学应答率为 78%。

(3)药物副反应:Peg IFN 副反应与常规 IFN 相似,在治疗中应严密观察。

七、预防

(一)筛查献血员

筛查献血员是当前预防 HCV 感染的主要措施。通过在献血员中筛查抗 HCV 阳性者使输血后丙肝有了明显的下降。此外血制品制备中采用灭活措施,对减少输血后丙肝也有重要意义。

(二)防止医源性感染

推广使用一次性注射器,对外科、妇产科、口腔科和内科所用器械以及内镜应采用高压灭菌或戊二醛等消毒,加强血透室管理,严格消毒制度。

(三)HCV 疫苗的研制

丙型肝炎最终控制将取决于疫苗的应用,但由于 HCV 的高变异性和亚型的繁多,目前疫苗的研制还在进行艰苦的探索中。

(张伟)

第十一节 丁型病毒性肝炎

丁型肝炎病毒(HDV)是一种缺陷的 RNA 病毒,必须在有 HBV 感染时才能感染宿主。HDV 可以与 HBV 同时感染(coinfection),也可在 HBV 先前感染的基础上发生重叠感染(super-infection)。乙型肝炎合并丁型肝炎病毒感染常导致病情加重、慢性化,甚至发展为暴发性肝炎。

一、诊断

HDV 与 HBV 同时感染所致急性丁型肝炎,仅凭临床资料不能确定病因,凡无症状慢性 HBsAg 携带者突然出现急性肝炎样症状、重型肝炎样表现或迅速向慢性肝炎发展者,以及慢性乙型肝炎病情突然恶化而陷入肝衰竭者,均应想到 HDV 重叠感染。

HDV 与 HBV 同时感染和重叠感染临床表现的区别,参见表 5-14。

表 5—14　HDV 与 HBV 同时感染和重叠感染的区别

项目	同时感染	重叠感染
意义	HDV 与 HBV 同时或相隔较短时间感染宿主细胞	已经感染 HBV 者再感染 HDV
潜伏期	6～12 周	3～4 周
临床特点	急性肝炎,可在病程中先后两次发生黄疸及肝功能损害(两个分离的血清转氨酶高峰期)	"急性"肝炎和易发生重型肝炎
慢性化	很少形成慢性 HDV 携带者及慢性肝炎	颇易慢性化,形成慢性活动性肝炎和肝硬化者较多
血清学标志		
抗—HDV—IgM	阳性,持续时间短	阳性,慢性感染时持续存在
抗—HDV—IgG	反应较弱,亦可持久	阳性,水平高,持续时间长,尤其慢性化时

检测到 HDAg 或 HDV—RNA;或从血清中检测抗—HDV,均为确诊依据。

HDV 感染诊断通常比较困难,常用 RIA 法检测抗—HDV。检测抗—HBc—IgM(急性乙型肝炎的血清学标志)可区分 HBV 和 HDV 的共同感染与 HDV 的急性感染。

二、治疗

治疗以护肝对症治疗为主。INF—α 是唯一被 FDA 批准用于治疗慢性丁型肝炎的药物,其可抑制 HDV—RNA 复制。用其治疗后,可使部分病例血清 HDV—RNA 转阴,所用剂量宜大,疗程宜长。但其疗效有限,研究显示 40%～70% 的患者 INF—α 900 万 U,每周 3 次,或者每日 500 万 U,疗程 1 年,才能使血清中的 HDV—RNA 消失,但是抑制 HDV 复制的作用很短暂,停止治疗后 60%～97% 的患者复发。

(张伟)

第十二节　戊型病毒性肝炎

戊型病毒性肝炎(viral hepatitis E,HEV)是由戊型肝炎病毒引起的急性传染病,是经粪—口途径传播的非甲非乙型肝炎。其临床表现与甲型病毒性肝炎相似,但黄疸型多见。

一、诊断

(一)临床表现

潜伏期一般为 2～9 周,平均 6 周。多见于青壮年,男性发病率高于女性,为 1.3～3.0:1。

本病起病急,可出现以下临床表现:①临床上大多表现为急性黄疸型肝炎;②严重肝炎导致暴发性肝功能衰竭;③无黄疸型肝炎;④无症状感染。

常见症状、体征:与甲型肝炎类似。发热、咳嗽、乏力、纳差、恶心、呕吐、腹胀以及腹泻、皮肤瘙痒等。体征可有肝大、脾大。

儿童表现较轻。孕妇易感性高(尤其是处于孕期中 3 个月和末 3 个月),重症者多见,易早产,死胎率高。

本病常为自限性,与慢性肝炎、肝硬化、肝细胞癌无相关性。

(二)实验室检查

如出现急性肝炎症状,患者血清 HEV－RNA 阳性或发病 1 周后血清抗－HEV－IgM 和(或)抗－HEV－IgG 阳性,或急性期血清戊型肝炎抗体(抗－HEV)阴性但恢复期阳性者,均可确诊。

(三)诊断标准

流行病学资料、临床表现结合特异血清病原学检查可以确诊。

如无特异性血清学检测方法,可用血清排除法诊断:多次血清学检查不符合甲型、乙型、丙型肝炎,无输血传播病毒(TTV)、巨细胞病毒、EB 病毒及其他已知原因的肝炎病毒感染,凡经流行病学资料证实为经粪－口感染者,亦可确诊。

二、治疗

治疗与甲型肝炎治疗相似。对孕妇患者强调早期诊断、早期治疗。对晚期妊娠患者应注意预防产后出血。

(张伟)

第六章　风湿免疫性疾病

第一节　系统性红斑狼疮

系统性红斑狼疮(systemic lupus erythematosus, SLE)是一种自身免疫介导的慢性炎症性疾病,其病因尚不清楚,它的主要特点包括:多系统器官损害及多种自身抗体的产生。正如其他的自身免疫性疾病,免疫系统会攻击机体自身的细胞和组织,导致持续的炎症反应和组织损伤。SLE 累及几乎所有的系统器官,包括皮肤、关节、肾、肺、神经系统、浆膜、消化、血液和(或)其他组织器官,临床表现复杂多变。

一、流行病学

既往文献报道西方 SLE 的患病率为(14.6～122)/10 万,中国人群中 SLE 的患病率大约是 70/10 万,女性则高达 113/10 万。SLE 通常好发于育龄妇女,女性的患病率明显高于男性,起病的高峰年龄在 15～45 岁。幼儿及老年人亦可患病,但性别差异不明显。回顾性研究结果显示,在亚太地区,SLE 患者中的女性比例为 83%～97%,平均发病年龄为 25.7～34.5岁。SLE 的病程常常多变且难以预料,稳定期和复发期常常交替出现。SLE 的发病有一定的家族聚集倾向,10%～12%的 SLE 患者中有患 SLE 的一级亲属,SLE 患者的所有一级亲属中约 3%发病,单卵双生子同时患病的机会为 25%～70%,明显高于双卵双生子(1%～3%)。

二、病因

目前研究认为,SLE 的发病是多种遗传因素、性激素等内源性因素与外源性因素如感染、紫外线、化学、药物等复杂的多层次的相互作用的结果。通常认为具有遗传背景的个体在环境、性激素及感染等因素的共同作用或参与下引起机体免疫功能异常、诱导 T 细胞及 B 细胞异常分化、自身抗体产生、免疫复合物形成及其在各组织的沉积,导致系统性红斑狼疮的发生和进展。

1. 内源性因素

(1)遗传易患性:目前研究表明,多种基因与 SLE 的易患性有关,如 HLA－DR2 和 HLA－DR3 分子及其各亚型与 SLE 的发病显著相关;纯合补体 C4a 遗传缺陷与 SLE 发病的风险相关;此外,SLE 还与补体 C1q,C1r,C1s 和 C2 缺陷具有一定的相关性。

SLE 不是单一基因的遗传病,而是多基因相互作用的结果。隶属于 SLE 易患基因的范围很广,包括参与核抗原免疫耐受机制的基因;参与免疫调节、免疫应答的基因以及包括参与免疫效应造成组织损伤的基因等。除了经典的主要组织相容性复合体Ⅰ型和Ⅱ型基因外,补体基因和免疫应答其他方面的基因都参与了 SLE 的发病。最近,全基因组关联研究(GWAS)通过筛选数以百万的单个核苷酸多态性(SNP)发现并验证了数十个与 SLE 相关的易患基因,如 FcRγ,C4,C1q,IRF5,STAT4,TLR7,BANK,BLK,ITGAM,TNFAIP3 等。这些非 MHC 遗传位点大都位于 3 条主要的免疫通路中:凋亡细胞和免疫复合物清除的缺陷;以 Toll 样受体(TLR)和Ⅰ型干扰素(IFN)为代表的先天免疫的异常激活;T 淋巴细胞及 B 淋巴细胞的异常活化。一些遗传多态性还与靶器官损伤的易患性有关。此外,由于女性具有 2 条 X 染色体,且核型 XXY 的男性 SLE 的患病率显著提高,提示 SLE 的发病性别倾向可能与 X 染色体有关。目前的研究显示,X 染色体上存在 SLE 的易患基因。

(2)性激素:SLE 好发于育龄妇女,女性发病率显著高于男性,提示雌激素与 SLE 发病有关。同时育龄妇女发病高于儿童和老年妇女,妊娠期和哺乳期常出现病情加重。SLE 患者体内雌性激素水平升高,雄性激素降低。这些现象提示性激素参与 SLE 的发病。然而,在 SLE 患者中女性激素浓度与疾病活动度之间并未发现明确的相关性,提示这其中遗传和环境因素的作用非常复杂。

2.外源性因素 遗传因素提供了 SLE 易患背景,但是 SLE 的发生或病情活动可能与环境或其他外源性刺激有关。其中,感染是重要影响因素之一。感染可通过分子模拟和影响免疫调节功能而诱导特异性免疫应答。EBV 病毒感染可以诱发 SLE 活动。紫外线照射是另一个重要的环境因素,SLE 患者暴露于紫外线后可能出现疾病活动,可能的机制是 DNA 暴露于紫外线后胸腺嘧啶二聚体增多,使 DNA 具有更强的免疫原性,同时紫外线照射可以诱导凋亡。其他可能的环境因素如饮食因素、化学物质和药物都有可能促发了疾病的发生。

三、发病机制

SLE 的发病机制极为复杂,远未阐明,包括免疫耐受缺损、淋巴细胞凋亡障碍、T 细胞和 B 细胞以及 NK 细胞等功能调节障碍、补体缺陷、免疫复合物清除障碍、细胞因子分泌调节障碍等。几乎免疫系统的所有成分都参与了自身免疫和组织病理,因此,SLE 又被称为自身免疫病的原型。

由于遗传、性别和环境因素等影响抗原递呈和免疫应答,造成 SLE 易患性不同,具有足量易患因素的个体因其免疫系统的异常可以发展为持续存在的抗原表达,随后活化 T 淋巴细胞及 B 淋巴细胞,并分泌自身抗体,大量致病性自身抗体和免疫复合物的形成最终导致组织损伤,出现 SLE 的各种临床症状。致病性自身抗体针对包括核小体、双链 DNA,Ro,NR2,红细胞带 3 蛋白及磷脂等在内的不同抗原的抗体亚群,通常为 IgG 型且能结合补体,致病性自身抗体的产生可以在 SLE 临床症状出现前数年发生。

B 细胞的激活在其免疫发病机制中起重要作用。在 SLE 患者体内发现浆细胞、成熟 B 细胞及记忆性 B 细胞增多,初始 B 细胞减少,同时 B 细胞凋亡的诱导和调节存在缺陷。CR2 通路异常可能是 B 细胞过度活化的一个重要原因,CR2 是包括 CD21,CD19 和 CD81 在内的细胞表面多聚体,细胞表面分子交联造成信号应答增强以及抑制信号通路的活性降低,促进了 B 细胞活化。此外,B 细胞的异常还包括其细胞因子的产生增多,并对细胞因子反应增强。

T 细胞在 SLE 发病中作用也越来越受到重视,SLE 患者体内存在多种 T 细胞异常现象,如 T 辅助细胞增多,外周血中表达激活标志(如 IL-2R,DR,DP1,Fas)的 T 淋巴细胞增多,血清 IL-2,SIL-2R,及 IFN-α 水平增高,$CD4^+$,$CD25^+Foxp3^+$,调节性 T 细胞和 $CD8^+$ 抑制性 T 细胞数量及功能缺陷等。T 细胞功能异常的主要特征是辅助性细胞活性过强和调节性/抑制性 T 细胞活性减弱。SLE 患者体内还存在细胞因子网络的失衡,如 IFN-α,IFN-γ,IL-6 和 IL-10 水平增高,IL-2 和 TGF-β 降低等。

当具有产生致病性自身抗体和免疫复合物的能力并伴随调节机制的异常时,疾病持续进展。在健康个体,自身高反应性 B 淋巴细胞和 T 淋巴细胞可以经由免疫耐受被清除或抑制。

而 SLE 患者存在免疫耐受缺陷、免疫复合物清除缺陷、调节性 T 细胞功能降低、凋亡缺陷等。凋亡细胞和免疫复合物清除的缺陷可以活化免疫细胞表面和内部的 Fc 受体或 TLR 受体,激活以 I 型干扰素为代表的先天免疫系统,导致免疫调节的异常,参与 SLE 的发病。免疫耐受的打破、抗原负荷的增加、T 细胞的过度活化、B 细胞抑制的缺失、长效自身免疫性记忆细胞和浆细胞的持续存在则导致 B 细胞的过度活化及病理性自身抗体的持续产生。最终的结果是致病性自身抗体的合成与调控失衡,免疫复合物沉积并激活补体等途径造成组织损伤。多种机制参与了靶器官的损伤。自身抗体沉积触发补体活化或激活相关受体,导致局部组织的炎症。由于不同器官的细胞免疫反应不尽相同,不同个体的易患性也相差甚远,所以不同 SLE 患者的靶器官受累范围和严重程度差异很大。

四、临床表现

SLE 临床表现复杂多样,累及几乎所有的器官系统,自然病程多表现为病情的加重和缓解相互交替,病程迁延反复。多数患者早期表现为非特异的全身症状,开始仅累及 1～2 个系统,部分患者可以长期稳定在亚临床状态或轻型狼疮,少数患者可以突然出现病情短期内加重,甚至危及生命。更多数患者是逐渐出现多系统损害。也有少数患者起病即累及多个系统,表现为重症狼疮。感染、日晒、药物、精神创伤、手术等多种因素均可诱发或加重 SLE 病情,并造成诊断困难。

1. 全身症状　发热是 SLE 常见的全身表现,发热程度不一,可以从低热到高热,发热是 SLE 活动的表现,通常对糖皮质激素治疗反应良好,但应除外感染因素,尤其是在激素及免疫抑制治疗中出现的发热,更需警惕,由于激素治疗可以抑制免疫,加重感染,在感染不能完全排除情况下,激素治疗应当慎重。其他全身症状包括疲乏、消瘦等,疲乏是常见但容易被忽视的症状,常是狼疮活动的先兆。

2. 皮肤和黏膜病变　在鼻梁和双颧颊部呈蝶形分布的红斑是 SLE 特征性的改变,称为蝶形红斑,常急性起病,光照可使红斑加重或诱发红斑。治疗后可以完全消退而不留痕迹,也可出现色素沉着或不同程度的毛细血管扩张。SLE 特征性皮肤损害还包括深部狼疮,又称狼疮性脂膜炎,为伴或不伴表面皮肤损害的硬结样病变,结节由血管周围单核细胞浸润和脂膜炎引起,常伴疼痛,表现为伴单核细胞浸润的透明脂肪坏死及淋巴细胞性血管炎。

盘状红斑狼疮,是 SLE 的慢性皮肤损害,见于约 25% 的 SLE 患者,可以不伴其他 SLE 临床症状,病情通常较轻,有 5%～10% 的盘状红斑狼疮可发展为系统性红斑狼疮。盘状皮损特征为散在、红色、轻度浸润性斑块,表面覆有鳞屑,多见于面部、颈部、头皮,皮损愈合后可留有中央凹陷性瘢痕、萎缩、毛细血管扩张及色素沉着。

SLE 患者急性皮肤损害还包括全身红斑和大疱性病变。手足掌面大小鱼际、指端及甲周红斑、结节性红斑、脂膜炎、网状青斑、毛细血管扩张等皮肤损害也常见。此外部分 SLE 患者有雷诺现象。其他皮肤损害尚有光过敏、脱发等,狼疮性脱发的特征是毛发稀疏,容易断裂,与疾病活动性相关。光过敏指 SLE 患者受日光或紫外线照射后出现暴露部位皮疹,或出现原有的皮疹颜色变红,加重伴灼热、瘙痒或刺痛,皮损的严重程度与照射光的强度、距离及照射时间成正比。

黏膜受累也是 SLE 常见的临床表现,全身黏膜均可累及,口腔是最常见的受累部位,鼻部溃疡也有报道。SLE 的口腔溃疡通常为无痛性,可以是 SLE 的首发症状。

3.骨骼肌肉关节系统病变　肌肉和关节骨骼系统是 SLE 最常见累及的系统,53%～95%的患者有骨骼肌肉关节的症状,也往往是 SLE 就诊的首发症状,关节痛及关节肿胀是主要临床特征,常伴晨僵。几乎全身的关节均可累及,最易受累的是手近端指间关节,而膝、足、距小腿、腕关节均可累及。关节肿痛多呈对称性,有时与类风湿关节炎(rheumatoid arthritis,RA)难以鉴别。部分患者出现 Jaccoud 关节病,表现为可逆性关节半脱位。典型的 SLE 关节病变是非侵蚀性的。仅少数 SLE 患者可出现骨侵蚀,发展为类风湿关节炎样的侵蚀性关节炎。外周血清中类风湿因子可呈阳性,但一般滴度较低,X 线表现主要为软组织肿胀,皮质下囊性骨损等,但典型的类似于类风湿关节炎的侵蚀性改变罕见。SLE 的滑膜炎为轻到中等度炎症。SLE 患者滑膜病理检查发现,滑膜的病理变化是非特异性的,包括滑膜增生,滑膜表面纤维蛋白沉积,血管周围炎症细胞浸润等,病变特征难以与 RA 相鉴别,但一般无骨和软骨的明显破坏。自发性肌腱断裂是 SLE 少见的并发症,通常与男性、创伤、激素治疗和长病程有关。长期激素治疗的 SLE 患者出现单个关节症状时,应排除化脓性关节炎,关节腔穿刺及滑液培养有助于鉴别。

肌肉酸痛、无力是 SLE 的常见症状,少数患者可有肌酶谱的增高。临床表现可与多发性肌炎相似,多见于活动性 SLE。肌肉病变主要累及四肢近端肌肉,表现为肌痛及肌肉压痛。SLE 相关性肌炎其临床表现一般较原发性多肌炎为轻,对激素的反应也较好。但对于长期服用糖皮质激素的患者,肌无力加重伴或不伴肌酶升高时应除外激素所致的肌病。

缺血性骨坏死(avascular necrosis of bone)是 SLE 患者致残的主要原因,可发生于全身多个部位,通常多见于负重关节,尤其是股骨头,其他如肱骨头、距骨、肩关节等也可累及,但不易诊断。缺血性骨坏死在 SLE 的发生率5%～10%,对患者的生活质量影响严重。引起骨坏死的机制可能为供应骨髓的血供受阻。其发生可能与雷诺现象、血管炎、脂肪、激素的应用、抗磷脂综合征等有关,特别是长期应用较大剂量的激素与缺血性骨坏死的发生关系十分密切。X 线检查是诊断缺血性骨坏死最简单,最常用的方法,但不太敏感,不能发现早期的缺血性骨坏死。磁共振(MRI)是早期诊断缺血性骨坏死较理想的方法。SLE 患者在激素治疗过程中出现骨关节(尤其是髋关节)疼痛,而常规 X 线检查为正常时,应及时做 MRI 检查。

4.肾病变　SLE 肾损害又称狼疮性肾炎(lupus nephritis,LN),临床表现轻重不一,从单纯的尿液检查异常到典型的肾炎或肾病综合征,直到终末期肾衰竭。狼疮性肾炎主要临床表现为蛋白尿、血尿、管型尿、白细胞尿、低比重尿、水肿、血压增高、血尿素氮和肌酐增高等,最主要的表现是不同程度的蛋白尿。镜下血尿也常见,肉眼血尿则少见。肾小管也常受损,表现为小管功能异常或间质性肾炎。小管间质改变包括间质炎症细胞浸润,小管萎缩和间质纤维化。小管间质累及的严重程度与肾预后相关。个别患者小管间质病变可以是狼疮性肾炎的唯一表现。

有 50%～70%的 SLE 患者有典型的肾累及临床表现,LN 是 SLE 发病和住院的主要原因,LN 相关的肾衰竭是 SLE 的主要死亡原因之一。

LN 的主要致病机制是免疫复合物沉积和原位免疫复合物形成,免疫复合物主要由 DNA 和抗 DNA 抗体构成,可能还包括核小体、染色质、层粘连蛋白、C1q,Ro(SSA)及泛素和核糖体的聚合物等。此外,补体异常激活,自身抗体直接作用,T 细胞介导的异常免疫反应也参与了 LN 的发病。

(1)肾病变的病理分型:LN 的病理分型对于预后的估计和治疗方案的确立具有积极意

义。通常Ⅰ型和Ⅱ型的 LN 预后较好，Ⅳ型和Ⅵ型的预后较差。但 LN 患者的病理类型不是一成不变的，Ⅰ型和Ⅱ型有可能转变成较差的类型，而Ⅳ型 LN 在积极治疗后也可以预后良好。由于肾活检病理分型对治疗的指导意义重大，对有肾累及的狼疮患者应及时行肾穿刺以明确狼疮肾炎的病理类型。

目前广泛使用的是国际肾病学会/肾病理学会(ISN/RPS)在 2003 年提出的狼疮性肾炎病理分型标准(表 6-1)。

表 6-1 国际肾病学会/肾病理学会(ISN/RPS)2003 年狼疮性肾炎病理分型

WHO 分型		
Ⅰ型	微小系膜型 LN	光镜正常,但免疫荧光和电镜可见系膜区免疫复合物沉积
Ⅱ型	系膜增殖型 LN	光镜下单纯的系膜区细胞或基质增殖,伴系膜区免疫复合物沉积;免疫荧光或电镜可有少量上皮下或内皮下沉积,但光镜下上述区域无异常发现
Ⅲ型	局灶型 LN	活动性或非活动性局灶性,节段性或球性血管内皮或毛细血管外肾小球肾炎(<50%的小球受累),通常伴有局灶性内皮下免疫复合物沉积,伴或不伴系膜改变
	Ⅲ(A)	活动性病变:局灶增殖性 LN
	Ⅲ(A/C)	活动性+慢性病变:局灶增殖性+硬化性 LN
	Ⅲ(C)	慢性非活动性病变伴肾小球瘢痕:局灶硬化性 LN
Ⅳ型	弥漫型 LN	活动性或非活动性之弥漫性,节段性或球性血管内皮或毛细血管外肾小球肾炎(>50%的小球受累),通常伴有弥漫性内皮下免疫复合物沉积,伴或不伴系膜改变。其中弥漫节段性 LN(Ⅳ-S)是指有≥50%的小球存在节段性病变,节段性是指<1/2的小球区域存在病变;弥漫性球性 LN(Ⅳ-G)是指≥50%的小球存在球性病变,包括弥漫的"线圈"而无或少有肾小球增殖改变者
	Ⅳ-S(A)	活动性病变:弥漫性节段性增殖性 LN
	Ⅳ-G(A)	活动性病变:弥漫性球性增殖性 LN
	Ⅳ-S(A/C)	活动性+慢性病变:弥漫性节段性增殖性+硬化性 LN
	Ⅳ-G(A/C)	活动性+慢性病变:弥漫性球性增殖性+硬化性 LN
	Ⅳ-S(C)	慢性非活动性病变伴肾小球瘢痕:弥漫性节段性硬化性 LN
	Ⅳ-G(C)	慢性非活动性病变伴肾小球瘢痕:弥漫性球性硬化性 LN
Ⅴ型	膜型 LN	光镜、及免疫荧光或电镜下见球性或节段性上皮下免疫复合物沉积或与之相关的形态学变化,可伴或不伴系膜改变。Ⅴ型 LN 可合并于Ⅲ型或Ⅳ型 LN,应予分别诊断;Ⅴ型 LN 可有进展性硬化性病变
Ⅵ型	晚期的硬化型 LN	≥90%的小球表现为球性硬化,且不伴残余的活动性病变

应列出小管萎缩、间质炎症和纤维化的程度(轻、中、重),及动脉硬化或其他血管病变的程度

(2)活动性损害和慢性损害:对肾活检标本,除了进行病理分型外,同时应当评估活动性损害和慢性损害指数。目前多应用 Ausin 等人于 1984 年提出的计分方法(表 6-2)。活动性指数超过 12 分是进展为终末期肾衰竭的危险信号。

表6-2 肾活检活动性和慢性损害指数

活动性指数	
肾小球增殖性病变	节段性或全小球性毛细血管内细胞增多,毛细血管襻循环容量减少[1]
白细胞渗出	≥3个多形核白细胞/肾小球[1]
核碎裂/纤维素样坏死(计分时×2)	核碎裂指细胞核固缩或碎裂。纤维素样坏死指伴有固缩毛细血管的无定形、嗜酸性、无胞浆的残骸[2]
细胞性新月体(计分时×2)	毛细血管外上皮细胞增生及巨噬细胞浸润引起大于1/4的鲍曼囊超过2层细胞[2]
透明性沉积	线圈样损害:嗜酸性物质沿毛细血管襻在管腔内均匀沉积。透明栓子:更多的球状、PAS阳性的物质阻塞整个毛细血管管腔[1]
间质炎症	单个核细胞(淋巴细胞、浆细胞、巨噬细胞)在肾小管及间质浸润[1]
慢性损害	
肾小球硬化	肾小球毛细血管萎陷伴系膜基质固化膨胀[2]
纤维性新月体	鲍曼囊结构为纤维性组织替代[2]
肾小管萎缩	肾小管基底膜增厚,伴或不伴小管上皮细胞蜕变,可见分隔开的残余小管[1]
间质纤维化	肾小球及肾小管周围纤维组织沉积[1]

注:(1)计分0~3,分别为无、轻、中、重度病变;(2)计分0~3,分别为肾小球受累范围为无,<25%,25%~50%,>50%

(3)肾炎活动性监测:LN往往反复发作,但SLE患者的自觉症状通常不明显,因此,需要密切监测肾炎的活动性。虽然血清肌酐检测对肾炎活动性的敏感性不高,但仍可作为了解肾小球滤过率的监测指标。24h尿蛋白定量是临床上比较方便的指标,其严重程度可以代表肾小球毛细血管襻的受损程度。尿蛋白逐渐下降提示病情好转,迅速升高则提示疾病活动,但其受影响因素较多,通常连续监测其变化趋势更有意义。抗ds-DNA抗体和补体C3及C4水平对监测LN活动性具有一定意义。

5.血液系统病变 血液系统异常在SLE中很常见,包括贫血、白细胞减少、血小板减少以及凝血系统异常。白细胞减少可能由疾病本身造成,也可能是治疗药物的不良反应。部分患者有淋巴结肿大和(或)脾大,有时需要进行淋巴结活检排除其他疾病。

SLE患者在病程中多数可发生不同程度的贫血,有报道其贫血的发生率可高达73%~90%,一般为中等度贫血,少数表现为重度贫血。根据贫血发生的机制可分为两大类:即免疫性贫血和非免疫性贫血,前者包括自身免疫性溶血性贫血、再生障碍性贫血,后者包括慢性病性贫血、肾病变所致贫血以及缺铁性贫血。

自身免疫性溶血性贫血一般起病渐进,偶尔可出现溶血危象,Coombs试验阳性,网织红细胞增高。其症状取决于贫血的程度,可表现头晕、乏力、发热、黄疸、尿色深黄、脾大。当发生急性溶血时可有发热、恶心、呕吐、腰痛及血红蛋白尿。由冷抗体引起的冷凝集素综合征主要表现遇冷时耳郭、鼻尖、指(趾)发绀,加温后即迅速消失。此外冷抗体尚可引起阵发性冷性血红蛋白尿,但临床上罕见。

SLE并发再生障碍性贫血并不多见,多数需考虑药物因素导致,但也有少数报道认为系SLE本身疾病所致。慢性病性贫血发病机制不清,可能是慢性炎症刺激下单核巨噬细胞系统增生,活性增强,导致红细胞破坏增多,寿命缩短;单核巨噬细胞系统中铁释放异常,造成缺铁。

白细胞减少不仅常见,而且是病情活动的证据之一。粒细胞减少可能因血中抗粒细胞抗体和免疫复合物在粒细胞表面沉积有关。轻至中度粒细胞减少可无症状或表现为乏力、头晕,如发生粒细胞缺乏则常合并感染,以呼吸道最多见,重者可发展成败血症。淋巴细胞减少常见,往往提示与疾病的活动有关,可能与抗淋巴细胞抗体,淋巴细胞亚型比例的异常及淋巴细胞功能异常有关。SLE 患者有时出现白细胞升高,通常是合并感染或是应用糖皮质激素所致。

SLE 并发血小板减少最常见的原因是免疫介导的血小板破坏,可检测到抗血小板抗体阳性。重度血小板减少也不少见。血小板减少性紫癜可以是 SLE 的首发症状,甚至在其他症状出现前多年发生。高滴度抗核抗体阳性或抗 SSA/Ro 抗体阳性提示潜在 SLE 的可能。临床表现取决于血小板数量,如血小板计数低于 $50 \times 10^9/L$,可能出现皮肤散在淤点、牙龈出血、鼻出血,在女性可表现为月经量增多;如血小板计数低于 $20 \times 10^9/L$,可有较明显出血倾向,或胃肠道、泌尿道出血,一旦并发脑内出血,往往危及生命。血栓性血小板减少性紫癜并不常见,临床表现为发热、血小板减少性紫癜、微血管病性溶血性贫血、神经系统损害和肾损害,治疗主要应用糖皮质激素及血浆置换。

SLE 患者由于其体内存在抗磷脂抗体和循环免疫复合物及抗 DNA 抗体而易致凝血异常,主要表现为血栓形成。少数 SLE 患者体内存在循环抗凝物质,可引起明显的出血,但临床十分少见。此外 SLE 患者偶见凝血酶原的缺乏,临床上有明显的出血倾向。

6.心血管系统病变 SLE 心脏病变包括心包炎、心肌炎、心内膜及瓣膜病变等,可由于疾病本身,也可能由于长期服用糖皮质激素治疗所导致。临床表现有胸闷、胸痛、心悸、心脏扩大、充血性心力衰竭、心律失常、心脏杂音等。多数情况下 SLE 的心肌损害不太严重,但是在重症的 SLE,可伴有心功能不全,为预后不良指征。

急性渗出性心包炎是 SLE 多浆膜腔炎症的一种表现,可单独出现,亦可同时伴有胸膜炎,是 SLE 最常见的心血管表现。临床表现为呼吸困难,胸骨后疼痛,心包积液,多见于 SLE 病变活动期。心包积液量常呈少量至中等,通常为渗出性,蛋白含量高,糖含量正常,白细胞增多以多核细胞为多,亦有单核细胞。SLE 原发性心肌受累者不多见,患者可有心悸、呼吸困难,心脏呈弥漫性扩大,伴有心前区杂音、奔马律及各种心律失常,心力衰竭。SLE 伴急性心肌炎者须用激素治疗以缓解症状,多数患者对泼尼松的治疗反应较佳,临床表现为奔马律消失,心衰明显改善。

SLE 的瓣膜病变,最具有特征性的是"非典型性疣状心内膜炎"。表现为在心内膜上有多个直径 $1 \sim 4mm$ 的疣状赘生物,多见于瓣膜两侧表面及游离缘、瓣叶交界处及瓣环上,很少附着在腱索、乳头肌或心房心室壁的内膜上。疣状赘生物系由增殖和蜕变的细胞构成,含有纤维蛋白、纤维组织、血小板血栓及苏木素小体。受累瓣叶上有肉芽肿组织、纤维素及局灶性坏死,可见淋巴细胞及浆细胞,最常见于二尖瓣后叶的心室侧。通常疣状心内膜炎不引起临床症状,但可以脱落引起栓塞,或并发感染性心内膜炎。

SLE 可以出现冠状动脉受累,表现为心绞痛和心电图 ST-T 改变,甚至出现急性心肌梗死,其发病率近年来逐渐增高,曾有女性患者<35 岁患急性心肌梗死的报道。除 SLE 相关的冠状动脉炎外,长期使用糖皮质激素加速动脉粥样硬化和抗磷脂抗体导致动脉血栓形成,也可能是冠状动脉病变的重要原因。高血压在 SLE 患者中也常见,多数与 SLE 对肾的损害及激素治疗有关。少数情况下是同时有原发性高血压。长期高血压可导致心肌肥厚,造成充血性心力衰竭。

SLE 患者的传导系统异常并非少见,心电图可表现为房室传导阻滞、束支传导阻滞及房性期前收缩等。抗 Ro/SSA 及抗 La/SSB 抗体可能与新生儿狼疮综合征的先天性完全性传导阻滞有关。

7. 呼吸系统病变 肺和胸膜受累约占 50%,胸膜炎和胸腔积液是 SLE 常见的表现,是最常见的呼吸系统症状,有时可以是 SLE 首发症状。胸腔积液常为渗出液,临床表现为胸痛、呼吸困难和咳嗽,积液通常为双侧均匀分布,但有时也可出现在单侧。

急性狼疮性肺炎并不常见,临床表现为咳嗽、呼吸困难、低氧血症和发热。影像学表现为肺部浸润,可为单侧或双侧,组织学检查包括肺泡壁损伤和坏死、炎症细胞浸润、水肿、出血及透明膜形成,也可出现微血管炎。SLE 并发弥漫性出血性肺泡炎病死率极高,多见于高度活动的 SLE 患者,出血量从少量到大量、慢性到急性致命性不等,慢性少量出血者临床可以没有咯血,仅在 X 线上表现为弥漫性肺泡浸润,甚至纤维化,很难诊断,短期内血细胞比容和血红蛋白下降可以是重要指标。病理改变主要为弥漫性肺泡内出血伴大量红细胞、含铁血黄素的巨噬细胞,以及肺泡间隔增厚透明膜形成,II 型肺泡上皮细胞增生。

SLE 还可出现肺动脉高压、肺梗死、肺萎缩综合征。后者表现为肺容积的缩小,横膈上抬,盘状肺不张,呼吸肌功能障碍,而无肺实质、肺血管的受累,也无全身性肌无力、肌炎、血管炎的表现。

SLE 相关肺间质性病变急性和亚急性期主要表现为肺间质毛玻璃样改变,慢性期主要表现为慢性肺间质纤维化,临床症状为活动后气促、干咳、低氧血症,肺功能检查常显示弥散功能下降。组织学表现不具有特异性,可见不同程度的慢性炎症细胞浸润,支气管周围淋巴组织增生,间质纤维化和 II 型肺泡细胞增殖。少数病情危重者、伴有肺动脉高压者或血管炎累及支气管黏膜者可出现咯血。肺 HRCT 是检测肺间质改变的有效手段,可发现有肺小叶间隔增厚,毛玻璃样改变、蜂窝肺样改变等不同程度的病变。

8. 神经系统病变 SLE 可以累及中枢和外周神经系统,又称神经精神狼疮(neuropsychiatric SLE,NPSLE)。脑血管炎是病变的基础。NPSLE 临床表现多种多样,ACR 在 1999 年总结了 SLE 患者的各种神经精神症状,归为共计 19 种临床表现,包括中枢神经系统的无菌性脑膜炎、脑血管病、脱髓鞘综合征、头痛(包括偏头痛和良性颅内高压)、运动失调(舞蹈症)、脊髓病、癫痫发作、急性精神错乱状态、焦虑、认知障碍、情绪失调、精神病等 12 种表现和周围神经系统的急性炎性脱髓鞘性多神经根病(Guillain—barre 综合征)、自主神经系统功能紊乱、单神经病变(单发或多发)、重症肌无力、脑神经病变、神经丛病变、多发性神经病变等 7 种表现。已经发现多种自身抗体与 NPSLE 发病相关,包括抗神经元抗体、抗神经节苷脂抗体、抗核糖体 P 蛋白抗体等,多与弥漫性高级皮质功能障碍相关表现有关。另一类重要的自身抗体是抗磷脂抗体、抗 β_2 糖蛋白抗体等,可通过诱发凝血系统功能异常,导致微血管病变、脑血栓形成、出血等中枢神经系统表现,在治疗上应有所侧重。横贯性脊髓炎在 SLE 中并不多见,临床表现为出现感觉平面、截瘫、括约肌功能障碍、病理征阳性等。

约 40% 的 SLE 患者在发病初期或初次诊断 SLE 时即有神经精神症状。重症 NPSLE 是 SLE 患者死亡的重要原因之一,临床表现包括脑血管意外、昏迷、癫痫持续状态等。NPSLE 的临床表现并无特征性,除 SLE 外,其他因素如脑内感染、药物、高血压、代谢性因素均可有相似的表现,因此,在确诊前必须排除这些原因。脑脊液检查在 NPSLE 中并无特征性改变,但对排除颅内感染十分必要。此外,脑电图、影像学(尤其是 MRI 检查)也有助于诊断

NPSLE。

9. 消化系统病变 有 25%～40% 的 SLE 患者出现消化系统症状,临床表现包括厌食、恶心、呕吐、腹痛、腹泻或便秘,其中以腹泻较常见,慢性腹泻可以是 SLE 患者主诉,可伴有蛋白丢失性肠病,并引起低蛋白血症。但这些症状也常与药物有关,水杨酸盐、非甾体抗炎药、抗疟药、皮质激素和细胞毒药物均可诱发,应注意鉴别。

活动期 SLE 可出现肠系膜血管炎,其表现包括上消化道出血、便血、腹水、麻痹性肠梗阻,腹膜受累时有浆膜炎、粘连或自发性出血等。临床上以腹痛、腹水及急腹症为主要表现,有时甚至被误诊为胃穿孔、肠梗阻而手术探查。SLE 并发肠系膜血管炎患者不及时诊断、治疗,可致肠坏死、穿孔,造成严重后果,通常需增加糖皮质激素剂量以控制病情,其病理基础是血管炎,累及上消化道及结肠和小肠的黏膜下血管和(或)肠系膜大小血管,甚至小动脉,可类似结节性多动脉炎。肠系膜血管炎患者偶尔可出现肠系膜血栓和梗死的急性表现,多与抗磷脂抗体有关。SLE 引起的浆膜炎、胰腺炎或胃肠血管炎多数不一定要手术治疗,同时由于治疗肠系膜血管炎糖皮质激素需要量较大,贸然进行手术治疗往往造成术后恢复困难。腹部手术,尤其是急诊手术对病变活动期及使用激素中的患者来说,并发症和伤残率均高于对照。但对出血难止及梗死穿孔等情况需及时手术以挽救生命,如肠梗死或穿孔。有时这些症状往往会被疾病本身或激素作用所掩盖,以致错失手术时机导致死亡。当 SLE 有明显的全身病情活动,同时伴有胃肠道症状和腹部压痛和(或)反跳痛,在除外感染、电解质紊乱、药物、并发其他急腹症等因素后,应考虑本病。腹部 CT 可表现为小肠壁增厚伴水肿,肠襻扩张伴肠系膜血管强化等间接征象。

SLE 相关胰腺炎并不多见,由血管炎和血栓形成引起,但应注意有时淀粉酶升高可能与治疗药物如激素有关。SLE 相关胰腺炎多有其他系统累及,对增加激素用量通常有良好反应。SLE 患者还常见谷丙转氨酶增高,血清白蛋白水平降低、球蛋白水平及血脂水平升高等,严重肝功能损害少见。SLE 食管受累少见,临床表现包括蠕动减少和吞咽困难等,可能与雷诺现象和抗核糖体蛋白抗体有关。

10. 眼部 SLE 患者出现眼部受累比较普遍,常见于急性活动期,常同时伴有其他系统的活动性损害。眼部受累以视网膜为主,少数视力障碍。视网膜病变主要是棉絮状白斑及视网膜内层出血,常伴有视盘水肿及其周围附近的视网膜水肿,视网膜静脉充盈纡曲扩张。当患者存在高血压时,尚可伴有高血压视网膜病变。

视网膜血管阻塞性疾病是 SLE 视力下降的重要原因,甚至导致失明。视网膜中央动脉或其分支可发生阻塞,最常见的是多个动脉阻塞的多灶性病变,眼底荧光血管造影显示视网膜毛细血管广泛无灌注区,受累动脉管径变细,形成无灌注的白色区。视网膜中央静脉或其分支也可发生阻塞,但较少见。严重的视网膜血管阻塞,常与 NPSLE 密切相关,可能与狼疮抗凝物、抗磷脂抗体、抗神经元抗体等自身抗体有关,这可能是两者发病的共同基础。

其他眼部受累包括结膜炎、葡萄膜炎、眼底改变、视神经病变等。眼底改变包括出血、视盘水肿、视网膜渗出等,视神经病变可以导致突然失明。此外眼眶炎症可引起眼球突出、眼睑水肿、结膜充血及水肿,以及眼球运动受限。

五、实验室检查

1. 常规检查 活动期 SLE 可出现血细胞异常,包括血小板减少、白细胞减少及血红蛋白下降。尿蛋白阳性、红细胞尿、脓尿、管型尿等提示肾受累。血细胞沉降率(erythrocyte sedimentation rate,ESR)的增快多出现在狼疮活动期,稳定期狼疮患者的血沉大多正常或仅轻度升高。由于 ESR 监测方便,敏感性较高,通常将其作为临床上评估 SLE 活动性的指标之一。但应注意,ESR 受影响因素众多,特异性差,其他多种情况如感染、女性经期及妊娠、组织损伤、恶性肿瘤等均可有 ESR 升高。故 SLE 患者的 ESR 升高应考虑有无其他因素干扰。有时 SLE 活动时,ESR 也可正常。血清 C 反应蛋白(CRP)水平通常正常,并发关节炎患者可升高,当 CRP 水平明显升高时,应注意 SLE 并发感染的可能性。SLE 患者常有免疫球蛋白升高,通常为多克隆性,γ 球蛋白的升高较为显著。补体 C3 及 C4 水平与 SLE 活动性呈负相关,有助于 SLE 的诊断,同时可作为判断疾病活动性的监测指标之一。

2.自身抗体　系统性红斑狼疮的特征是 B 细胞高度活化并产生大量的自身抗体,最终导致组织损害。在临床诊断 SLE 多年前就可出现自身抗体的异常,因此,自身抗体的检测对 SLE 的诊断十分重要,也是评估 SLE 活动性的重要指标。

免疫荧光抗核抗体(IFANA)检查通常是诊断 SLE 和其他系统性自身免疫病的第一步,其检测方便,且灵敏度高,诊断敏感性约 95%。因此,ANA 检测是 SLE 的筛选指标,ANA 阴性的患者仅有不到 3% 的概率患有 SLE,ANA 阴性有助于排除 SLE 诊断。但当存在典型的 SLE 临床表现时,不能单因抗核抗体阴性排除 SLE 诊断。另一方面,ANA 特异性较差,仅为 10%~40%,在其他多种疾病,如系统性硬化症、类风湿关节炎、多发性肌炎、皮肌炎、自身免疫性肝炎和甲状腺炎、感染及肿瘤等均可出现 ANA 阳性,ANA 还与年龄相关,65 岁以上也可出现低滴度的 ANA 阳性。

抗 DNA 抗体分为抗单链 DNA 抗体和抗双链 DNA 抗体。除 SLE 外,抗单链 DNA 抗体还可在药物性狼疮、其他多种免疫性疾病及正常老年人中检出,无特异性,临床价值不大。抗双链 DNA 抗体的敏感性约 70%,同时对 SLE 特异性较高,可达 95%,是 SLE 的特异性抗体之一。抗双链 DNA 抗体滴度通常与 SLE 疾病活动性密切相关,是 SLE 活动性的监测指标之一。有研究认为,抗双链 DNA 抗体的一个亚群与狼疮性肾炎的发病相关,且与肾炎活动性呈正相关。

抗 nRNP 抗体是抗核内核糖蛋白的抗体。除 SLE 外,还可出现在其他多种自身免疫病,常与雷诺现象、肌炎、指端硬化有关。抗 Sm 抗体主要在 SLE 中出现,是 SLE 的标记性抗体,特异性高达 99%,但敏感性较差,见于 10%~30% 的 SLE 患者,对早期、不典型 SLE 诊断有很大帮助。分子生物学研究表明,Sm 和 nRNP 是同一分子复合物(RNA-蛋白颗粒)的不同抗原位点,因包含位点不同,抗 Sm 抗体与抗 RNP 抗体通常一起出现,几乎没有出现仅抗 Sm 抗体阳性而抗 RNP 抗体阴性的现象,而抗 nRNP 抗体阳性,抗 Sm 抗体可以阴性。

抗核糖体 P 蛋白抗体在 SLE 诊断中特异性较高,但敏感性低于抗双链 DNA 抗体和抗 Sm 抗体,回顾性研究提示,抗核糖体 P 蛋白抗体与 SLE 的神经精神系统异常有关。抗 SSA 和抗 SSB 在 SLE 及其他结缔组织病中都可增高,与新生儿狼疮和先天性传导阻滞有关。

其他 SLE 常见的自身抗体还包括:对 SLE 诊断较好敏感性和特异性的抗核小体抗体和抗膜 DNA(mDNA)抗体;与抗磷脂抗体综合征有关的抗磷脂抗体(包括抗心磷脂抗体、抗 $β_2$GP1 抗体和狼疮抗凝物);与溶血有关的抗红细胞抗体;与血小板减少有关的抗血小板抗体等。类风湿因子升高在 SLE 中也很常见。

六、诊断

SLE 的临床表现复杂多样,对存在多系统损害的临床表现伴有自身免疫异常的患者,应考虑 SLE 的可能。SLE 的诊断需要结合患者临床症状,体格检查异常及实验室检查结果进行综合判断。目前常用的是 1997 年美国风湿病学会(ACR)修订的的系统性红斑狼疮分类标准(表 6—3)。符合该分类标准 11 项中的 4 项或 4 项以上,可以诊断 SLE,其敏感性和特异性均>90%。2009 年美国 ACR 公布了关于 SLE 的新的分类修订标准(表 6—4),分别包括临床标准和免疫学标准。确诊条件为:①肾病理证实为狼疮肾炎并伴 ANA 或抗 dsDNA 阳性;②临床及免疫指标中有 4 条以上符合(至少包含 1 项临床指标和 1 项免疫学指标)。此标准与 1997 年 ACR 修订的标准比较,更加明确了一些临床表现的定义,并细化了免疫学指标,同时强调了肾病理的重要性。该标准敏感性 94%,特异性 92%。

表 6—3　美国风湿病学会 1997 年推荐的 SLE 分类标准

颊部红斑	遍及颊部的扁平或高出皮肤的固定性红斑,常不累及鼻唇沟附近皮肤
盘状红斑	隆起的红斑上覆有角质鳞屑和毛囊栓塞;旧病灶可有萎缩性瘢痕
光过敏	患者自述或医生观察到日光照射引起皮肤过敏
口腔溃疡	医生检查到的口腔或鼻咽部溃疡,一般为无痛性
关节炎	非侵蚀性关节炎,常累及 2 个或 2 个以上的周围关节,以关节肿痛和渗液为特点
浆膜炎	胸膜炎:胸痛、胸膜摩擦音或胸膜渗液或 心包炎:心电图异常、心包摩擦音或心包渗液
肾病变	持续性蛋白尿,>0.5g/d 或>+++,或 细胞管型:可为红细胞、血红蛋白、颗粒或混合管型
神经系统异常	抽搐:非药物或代谢紊乱(如尿毒症、酮症酸中毒、电解质紊乱)所致,或 精神病:非药物或代谢紊乱(如尿毒症、酮症酸中毒、电解质紊乱)所致
血液学异常	溶血性贫血伴网织红细胞增多,或 白细胞计数减少,<4×10^9/L,或 淋巴细胞减少,<1.5×10^9/L,或 血小板减少,<100×10^9/L(排除药物因素)
免疫学异常	抗 DNA 抗体阳性:抗天然 DNA 抗体滴度异常,或 抗 Sm 抗体阳性:存在抗 Sm 核抗原抗体,或 抗磷脂抗体阳性:①血清 IgG 或 IgM 型抗心磷脂抗体水平异常;②标准方法测定狼疮抗凝物阳性;③梅毒血清试验假阳性至少 6 个月,并经梅毒螺旋体制动试验或荧光梅毒螺旋体抗体吸附试验证实(三者中具备 1 项阳性)
抗核抗体	任何时间免疫荧光法或其他等效试验中抗核抗体滴度异常,排除药物诱发的狼疮综合征

表 6-4　美国风湿病学会 2009 年推荐的 SLE 分类标准

临床标准

(1)急性或亚急性皮肤狼疮表现

(2)慢性皮肤狼疮表现

(3)口腔或鼻咽部溃疡

(4)非瘢痕性秃发

(5)炎性滑膜炎,并可观察到 2 个或更多的外周关节有肿胀或压痛,伴晨僵

(6)浆膜炎

(7)肾病变:用尿蛋白/肌酐比值(或 24h 尿蛋白)算,至少 500mg 蛋白/24h,或有红细胞管型

(8)神经病变:癫痫发作、精神病、多发性单神经炎、脊髓炎、外周或脑神经病变、脑炎(急性精神混乱状态)

(9)溶血性贫血

(10)白细胞减少(至少 1 次白细胞计数<$4.0×10^9$/L 或淋巴细胞减少(至少 1 次淋巴细胞计数<$1.0×10^9$/L);血小板减少症(至少 1 次血小板计数<$100×10^9$/L)

免疫学标准

(1)ANA 滴度高于实验室参考标准

(2)抗 dsDNA 抗体滴度高于于实验室参考标准(ELISA 法测需 2 次升高)

(3)抗 Sm 抗体阳性

(4)抗磷脂抗体:狼疮抗凝物阳性/梅毒血清学试验假阳性/抗心磷脂抗体是正常水平 2 倍以上或抗 $β_2$GP1 中滴度以上升高

(5)补体减低:C3、C4、CH50

(6)无溶血性贫血,但直接 Coomb 试验阳性

　　对存在典型临床表现和自身抗体异常的患者,SLE 诊断不难作出。但 SLE 的早期诊断并不容易。一方面部分患者早期起病隐匿,首发症状不典型容易与其他疾病相混淆;另一方面,部分患者临床表现较轻或缺乏多系统损害,临床医生重视不足。SLE 的首发症状变化不一,约 50% 患者表现为关节炎,约 20% 表现为皮肤损害,此外,发热、乏力、消瘦、浆膜炎、雷诺现象、血液系统损害等均可作为 SLE 的首发症状。临床医生面对一些反复持续难以用其他疾病解释的病情或虽经积极治疗但疗效仍然不佳的情况以及多系统损害应当提高对 SLE 的警惕,尽早进行自身抗体的检测。

　　SLE 的诊断目前仍然主要是临床诊断,ACR 关于 SLE 的分类标准是一种人为的标准。轻度的 SLE 在疾病早期阶段,由于其临床表现不典型,诊断困难较大,严格遵守 ACR 分类标准容易漏诊许多患者。而早期诊断和早期治疗是改善 SLE 预后的重要因素。所以,对不足 ACR 分类 4 项标准的患者不应轻易排除 SLE 诊断。对有典型临床症状或实验室异常但不符合本病分类标准诊断的患者,应密切随访观察。另一方面,SLE 的很多临床表现及实验室检查异常常是并非 SLE 所特有,同时符合 4 项分类标准的患者并非一定是 SLE。因此,在诊断 SLE 前,应当排除其他可能的疾病如感染、代谢性疾病、恶性疾病、其他自身免疫性疾病等。

七、鉴别诊断

　　SLE 的临床表现多种多样,鉴别诊断主要取决于患者的具体表现。

　　1.类风湿关节炎　类风湿关节炎关节症状与 SLE 关节症状相似,均为对称性,好发于双手小关节。但 SLE 患者的关节症状如疼痛、肿胀、晨僵通常较类风湿关节炎患者为轻持续时间较短。类风湿关节炎患者关节改变为侵蚀性,存在骨侵蚀骨破坏,而 SLE 患者的关节改变通常为非侵蚀性的,症状缓解后关节畸形少见。影像学可以鉴别。此外,SLE 患者除关节症

状外,可有特征性皮疹,肾累及多见,ANA 及抗 ds-DNA 抗体阳性,类风湿关节炎患者这些表现较少。

2.多发性肌炎和皮肌炎　SLE 患者可出现肌无力、肌痛、肌酸激酶升高等表现,临床类似多发性肌炎和皮肌炎。但 SLE 肌痛症状通常较轻,肌酸激酶通常仅轻度升高,面部皮疹以蝶形皮疹为特征;而多发性肌炎和皮肌炎肌电图可有正锐波、纤颤电位等较特异性表现,通常缺乏肾系统、神经系统等其他多系统损害证据,皮肌炎可有 Gottron 皮疹、眶周皮疹等特征性皮疹,自身抗体阳性率也远较 SLE 为少。少数患者可同时具有 SLE 和多发性肌炎或皮肌炎的特征性表现,通常诊断为重叠综合征。

3.混合型结缔组织病(MCTD)　MCTD 临床表现有雷诺现象、关节痛、肌炎及肾、心、肺、神经系统等受累表现,ANA 高滴度阳性,有时与 SLE 较难鉴别。但 MCTD 双手肿胀、肌炎、食管受累更多见,抗 U1RNP 抗体高滴度阳性,而缺乏抗 Sm 抗体和抗 ds-DNA 抗体。严重的肾受累和神经系统受累少见。

4.血液系统恶性疾病　血液系统恶性疾病临床可表现为发热,肝脾大,淋巴结肿大,血液系统的异常改变,根据肿瘤细胞所在部位不同而有不同的系统受累表现,临床表现有时与 SLE 相似,也可出现 ANA 等自身抗体和免疫球蛋白升高,给鉴别诊断带来困难。但 SLE 患者淋巴结肿大通常很少超过 2cm,免疫球蛋白为多克隆性升高。鉴别最主要的证据是组织病理检测。对临床不能排除血液系统恶性疾病的患者应及早进行骨髓检测和淋巴结以及受累组织的活检,有时需反复进行。

5.药物相关性狼疮(drug-related lupus,DRL)　药物性狼疮指服用某些药物后临床上出现关节痛、皮疹、发热、浆膜炎,血中出现抗核抗体、抗组蛋白抗体的一种临床综合征。近50年来陆续发现多种可诱发狼疮样症状的药物,常见的有肼屈嗪、普鲁卡因、异烟肼、硫安布新(二苯硫脲)与细胞因子、氯丙嗪、卡马西平、保泰松、呋喃妥因、米诺环素、青霉胺、左旋多巴、谷氨酸、IFN-α 及碳酸锂、可乐定、维拉帕米等。诊断时需确认用药和出现临床症状的时间(如几周或几个月)。药物性狼疮的发病机制不明。它的出现与所用药物,遗传素质和免疫异常等多种因素有关。

常见症状有发热、不适、消瘦、多关节痛、肌肉痛、皮疹、胸膜炎、心包炎、肝脾大。但通常较系统性红斑狼疮患者的病情为轻,中枢神经与肾损害罕见,但可存在药物的神经毒性,伴发脑卒中、老年痴呆等。面部红斑、光过敏、口腔溃疡、脱发均少见。药物性狼疮可出现自身抗体,但抗核抗体谱相比 SLE 更局限,抗组蛋白抗体是药物性狼疮常见的特异性抗体,单链DNA 抗体也常出现,有时有抗磷脂抗体阳性,而抗 ds-DNA 抗体、Sm 抗体、抗 SSA 及抗SSB 和补体减少罕见。对于药物性红斑狼疮应及早诊断,及时停药。一般无需特殊治疗,停药数天或数周后狼疮症状即可消失,但血清学异常可持续较长时间甚至数年。对极少数停药后临床症状不消退者,可以采用阿司匹林、吲哚美辛、布洛芬等非甾体类抗炎药,对有胸膜炎及心包炎等病情严重者,可采用适量肾上腺皮质激素治疗。

八、疾病活动性评估

SLE 呈慢性病程,目前尚无根治方法,绝大多数 SLE 患者需要进行长期治疗和随访。在SLE 病程中,常出现不同程度的病情加重和复发,因此,评估 SLE 疾病活动性对判断患者的长期预后和临床治疗十分重要。及时进行病情评估以选择恰当的治疗方案可以避免延误治疗而造成组织损伤或是过度治疗而诱发的药物相关并发症。

SLE 临床和发病机制的复杂性造成了对 SLE 活动性的监测困难,尤其是在并发感染、治疗药物相关影响、电解质紊乱等情况时。一些指标的变化与 SLE 活动性相关如抗双链 DNA 抗体、补体水平、尿蛋白定量增加或下降等,但任何单一的指标均不能全面反映 SLE 的活动性。因此,需要结合多种指标构成一个评估系统,才能更准确全面的评估 SLE 活动性。评估某一特定患者疾病活动度时还需要考虑该患者既往活动时的表现和检查结果。目前国际上常用的几个 SLE 活动判定标准包括 SLEDAI、SLAM 及 BILAG 等。这些评估工具各有侧重,其中我国以 SLEDAI 最为常用(表 6—5),其总分为 105 分,其优点是临床操作简单易行,缺点是可能忽略轻中度的临床症状而影响敏感性。

表 6—5 SLEDAI—2000(系统性红斑狼疮疾病活动性指数)

临床表现	定义	积分
癫痫发作	近期发作的,除外代谢、感染、药物因素	8
精神症状	严重的认知障碍,因而正常活动能力改变,包括幻觉,思维无连贯性、不合理,思维内容缺乏,无衔接,行为紧张、怪异、缺乏条理。除外尿毒症和药物影响	8
器质性脑病综合征	大脑功能异常,定向力、记忆力及其他智能障碍临床表现突出并有波动性,包括意识模糊,对周围环境注意力不集中,加上以下至少两项:认知障碍、语言不连贯、嗜睡或睡眠倒错、精神运动增加或减少。需除外代谢性、感染性和药物因素	8
视力受损	SLE 视网膜病变,包括絮状渗出、视网膜出血、严重的脉络膜渗出或出血及视神经炎,需除外高血压、感染及药物因素	8
脑神经异常	新发的包括脑神经在内的感觉或运动神经病	8
狼疮性头痛	严重持续的头痛,可以为偏头痛,但必须对镇痛药无效	8
脑血管意外	新出现的脑血管意外,应除外动脉硬化	8
血管炎	溃疡、坏疽、痛性指端结节、甲周梗死。片状出血或经活检或血管造影证实存在血管炎	8
关节炎	2 个以上关节疼痛和炎性表现,如压痛、肿胀及积液	4
肌炎	近端肌肉疼痛或无力,并发肌酸激酶或醛缩酶升高,或肌电图或肌活检证实存在肌炎	4
管型尿	出现颗粒管型或红细胞管型	4
血尿	红细胞>5/HP,除外结石、感染和其他因素	4
蛋白尿	>0.5g/d	4
脓尿	白细胞>5/HP,除外感染	4
皮疹	炎症性皮疹	2
脱发	异常片状或弥散性脱发	2
黏膜溃疡	口腔或鼻黏膜溃疡	2
胸膜炎	胸膜炎性胸痛,有胸膜摩擦音或胸腔积液或胸膜肥厚	2
心包炎	心包疼痛,加上以下至少 1 项:心包摩擦音、心包积液或心电图或超声心动图证实	2
低补体	CH_{50},C_3,C_4 低于正常值底限	2
抗 ds—DNA 抗体增加	>25%(Farr 法)或高于检测范围	2
发热	>38℃,需除外感染因素	1
血小板减少	<100×10^9/L	1
白细胞减少	<3×10^9/L,需除外药物因素	1

九、治疗

1. 治疗原则　SLE目前没有根治的办法,但恰当的治疗可以使大多数患者达到病情的完全缓解。治疗原则强调早期治疗、个体化方案及联合用药。早期诊断和早期治疗十分重要,可以避免或延缓不可逆的组织脏器病理损害,并改善SLE的预后。对明确SLE诊断的患者应当进行疾病活动性的评估,准确判断疾病轻重程度。对中重度SLE治疗通常治疗分为两个阶段,诱导缓解和维持治疗。诱导缓解阶段目标是使用强化免疫治疗以控制急性发作,诱导疾病缓解;维持治疗阶段目标是将症状控制在可接受水平,预防复发,同时避免进一步的脏器损伤和治疗药物相关的并发症。必须对患者进行宣传教育,使其正确认识疾病,消除恐惧心理,明白规律用药的意义,懂得长期随访的必要性。避免过多的紫外光暴露。

2. 轻型SLE的药物治疗　部分SLE患者主要内脏器官(肾、血液、心脏、肺、消化、神经系统等)功能正常或稳定,仅表现为光过敏、皮疹、关节炎等症状。这些患者病情临床稳定或仅有轻微疾病活动,呈非致命性。通常其治疗药物选择包括非甾体抗炎药、抗疟药和小剂量糖皮质激素[$<0.2mg/(kg \cdot d)$]。非甾体抗炎药可用于控制关节炎症状,应注意其消化道溃疡、出血、肾、心、肝功能等方面的不良反应,通常应用于胃肠道、肾及心血管系统低风险的患者。抗疟药包括氯喹和羟氯喹,对皮疹和光敏感有效,且具有控制SLE病情活动的作用。不良反应主要为眼底病变,其中羟基氯喹对眼部影响更小。对应用抗疟药超过6个月的患者,应当定期检查眼底。通常应用小剂量糖皮质激素即可减轻症状。对病情控制不理想的患者在评估风险后可联合应用硫唑嘌呤和甲氨蝶呤等免疫抑制药。但应注意,部分轻度SLE如治疗不规范,随时间发展,有可能进展为中到重型SLE,故仍应定期随访,调整治疗方案。

3. 中重型SLE的治疗　中重型SLE指存在主要脏器受累并影响其功能,或广泛的非主要脏器(如皮肤)受累且常规治疗无效的SLE患者。糖皮质激素治疗疗效不佳或不能减到可以长期维持的合适剂量。这些患者通常需要较积极的治疗策略,糖皮质激素联合应用免疫抑制药以控制病情。治疗主要分为两个阶段,即诱导缓解和维持治疗。诱导缓解目的在于迅速控制病情,阻止或逆转内脏损害,力求疾病完全缓解(包括血清学指标、症状和受损器官的功能恢复),但应注意过度免疫抑制诱发的并发症,尤其是感染。因病情以及患者对激素敏感性的不同,糖皮质激素剂量差异很大,通常为$1mg/(kg \cdot d)$,有时需要达到$2\sim3mg/(kg \cdot d)$,部分SLE患者出现一些短期内即可威胁生命的狼疮表现,包括急进性肾炎、严重自身免疫性溶血性贫血、重度血小板减少、神经精神狼疮、狼疮并发肺泡出血、严重的狼疮心肌累及、严重的狼疮性肺炎、严重狼疮性肝炎、严重血管炎等,又称狼疮危象,需要大剂量激素冲击治疗。维持治疗阶段目标是用最少的药物防止疾病复发,在维持患者完全缓解的基础上尽量减少治疗药物相关并发症。多数患者需终身用药,因此长期随访是治疗成功的关键。

4. 狼疮性肾炎的标准化治疗　肾是SLE最常累及的脏器之一,肾损害是影响SLE预后的极为重要的因素,也是SLE患者死亡的主要原因之一。虽然近年来SLE的治疗有了很大进展,SLE患者的预后有所改善,但SLE相关的终末期肾病的发生率并无明显下降。在总结了多个临床试验(包括回顾性和前瞻性,部分为随机的)的结果后,结合文献及专家意见,ACR于2012年提出了新的狼疮性肾炎治疗推荐指南意见(图6-1)。其主要原则介绍如下:首先,除非有明确的禁忌证,具有活动性狼疮性肾炎临床证据的患者应当在治疗前进行肾活检,进行肾病理分型以指导治疗。肾活检不仅可以评估肾小球病变的情况,还可以评估肾活动性和慢性损害程度以及肾间质和血管损害情况。此外,肾活检有助于鉴别一些其他疾病引起的肾损害。

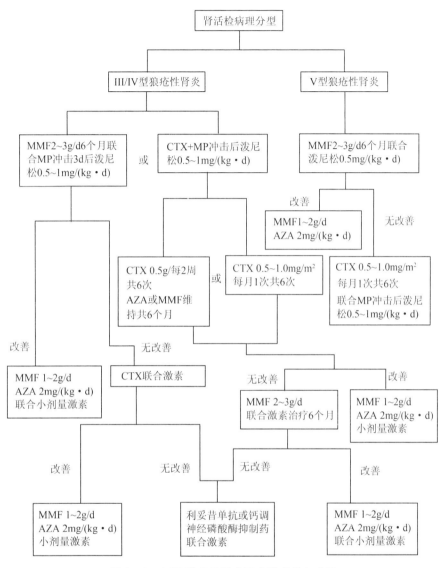

图6-1 ACR狼疮性肾炎治疗推荐指南意见

作为狼疮性肾炎的基础治疗,ACR推荐联合应用羟氯喹,在一项前瞻性的研究中,羟氯喹可使SLE的疾病复发率更低,且可减少器官损害包括肾损害。对所有蛋白尿>0.5g/d的患者,应当使用拮抗肾素-血管紧张素系统的药物,如血管紧张素转化酶抑制药和血管紧张素Ⅱ受体阻断药等药物。狼疮性肾炎患者的血压控制也十分重要,控制目标推荐为130/80mmHg,严格控制血压有助于延缓肾损害的病程。

在进行肾病理分型后,针对Ⅰ型和Ⅱ型狼疮性肾炎通常无需免疫抑药治疗。Ⅲ型和Ⅳ型狼疮肾炎的患者发展为终末期肾病的风险较高,因此需要积极治疗。诱导缓解期的治疗方案为激素联合免疫抑制药,免疫抑制药推荐首先选择霉酚酸酯(my-cophenolate mofetil,MMF)或环磷酰胺(cyclo-phosphamide,CTX)静脉应用。对有生育要求的患者,MMF更为适用。对Ⅴ型狼疮性肾炎的患者推荐激素联合 MMF 治疗。对Ⅴ型叠加Ⅲ型或Ⅴ型叠加Ⅳ型的患者,治疗方案参照Ⅲ型与Ⅳ型狼疮性肾炎治疗方案。除非在 3 个月有明显恶化的临床证据,如明显增加的蛋白尿和(或)显著升高的肌酐,通常诱导期治疗疗程为 6 个月,6 个月如疗效不佳,可更换治疗方案。

ACR 提供的是治疗指导意见,结合我国治疗的实际经验,对活动性明显的Ⅳ型狼疮性肾炎以及大量蛋白尿的Ⅴ型狼疮性肾炎,笔者仍推荐首先选择 CTX 治疗。此外,ACR 推荐在治疗开始阶段给予 500~1000mg/d 的激素冲击治疗,随后减到 0.5~1mg/(kg·d),但在国内,除非有急进性肾炎表现,考虑到激素冲击的风险,一般不建议应用,而建议给予 1mg/(kg·d)的激素剂量治疗。

5.治疗药物

(1)糖皮质激素:糖皮质激素可以同时下调固有免疫和获得性免疫应答,减少细胞因子产生,抑制细胞增殖和促进 T 细胞及 B 细胞的凋亡,对免疫细胞的许多功能及免疫反应的多个环节均有抑制作用,能够减少抗体的生成,超大剂量则可有直接的淋巴细胞溶解作用。糖皮质激素具有强大的抗炎作用和免疫抑制作用,是 SLE 短期治疗中最重要和最有效的药物,也是治疗 SLE 的基础药。

通常对有明显内脏功能损害的标准剂量为 0.5~1mg/(kg·d),但不同病情、不同个体对激素的敏感性有差异,临床用药剂量应个体化,并根据治疗效果调整激素用量,有时激素用量可达 2~3mg/(kg·d)。在病情稳定后逐渐缓慢减少激素用量,病情允许时,激素维持剂量尽量<10mg/d 以减少激素相关不良反应。激素减量过程中应当注意监测疾病活动情况,保证疾病得到稳定的控制,避免因激素减量过快引起的病情反复,同时根据病情及时加用免疫抑制药以更快的诱导病情缓解及巩固疗效,避免长期使用较大激素剂量导致的不良反应。对有重要脏器受累,病情进展迅速,乃至出现狼疮危象的患者,可以使用大剂量冲击治疗,甲泼尼龙 500~1000mg/d,连续 3d 为 1 个疗程,激素冲击治疗可以解决急性期症状,在随后的治疗中应有一定量的激素与免疫抑制药配合使用,否则病情容易反复。

由于激素的免疫抑制作用以及联合免疫抑制药治疗,SLE 患者容易发生感染。严重感染已成为 SLE 患者死亡的主要原因之一,临床医生在治疗期间应密切观察有无继发感染发生,如有感染应及时给予相应的抗感染治疗。多数 SLE 患者需长期应用激素治疗,应注意保护下丘脑－垂体－肾上腺轴,尽量避免使用对其影响较多的地塞米松等长效激素,长期使用避免突然停药。对长期使用激素治疗的 SLE 患者,其肾上腺皮质功能不足,对应激的反应性差,在遇到各种应激情况如手术时应适当增加激素剂量。

骨质疏松是长期应用激素常见的并发症,在使用激素时即应采取预防措施。其他不良反应包括高血糖、中心性肥胖、肾上腺功能不足、乏力、肌无力、满月脸,皮肤毛细血管扩张,月经失调,生长障碍,性腺发育延迟,蛋白质分解增多,负氮平衡,中枢神经系统兴奋作用(激素相关性精神病)、青光眼、白内障、水钠潴留、低钾、高血压等。

(2)抗疟药:羟氯喹和氯喹是 SLE 治疗中广泛应用的药物,并不属于免疫抑制药,可能通过影响粒细胞的吞噬功能和迁移,稳定溶酶体发挥作用。羟氯喹不良反应较氯喹小,因而更常用。有助于稳定 SLE 病情和减少激素的不良反应,目前认为,羟氯喹可使 SLE 的疾病复发率更低,且可减少器官损害,除非有明确的禁忌证,建议成为 SLE 治疗的常规用药。氯喹剂量为 0.25g/d,羟氯喹为 0.2~0.4g/d。不良反应包括头晕、皮疹和皮肤发痒、恶心、呕吐、腹泻以及腹痛等。对视网膜的损伤是应用抗疟药须注意的不良反应,表现为视力下降、视野缺损,需要定期眼科随访,发现症状及早停药后多可恢复。

(3)免疫抑制药物

①环磷酰胺(CTX):环磷酰胺是主要作用于 S 期的细胞周期非特异性烷化剂,通过影响 DNA 合成发挥细胞毒作用和强大的免疫抑制作用。环磷酰胺对体液免疫的抑制作用较强,可以抑制 B 细胞增生和抗体生成。环磷酰胺与激素联合治疗能有效地诱导疾病缓解,阻止和逆转病变的发展,改善远期预后。环磷酰胺是 SLE 诱导缓解治疗最常选择的药物,也是狼疮性肾炎标准化治疗的药物之一,对血管炎、神经系统病变、急性出血性肺泡炎等多种狼疮重症表现均有效。但环磷酰胺不良反应较多,很少用于 SLE 维持期的治疗。

目前普遍采用的标准环磷酰胺治疗方案是 $0.5\sim1.0g/m^2$(体表面积),静脉滴注,每月 1 次。欧洲推荐 0.5g 每 2 周 1 次。我国的研究证明,每次 0.4g,每 2 周 1 次,有较好的疗效及安全性。由于各人对环磷酰胺的敏感性存在个体差异,治疗时应根据患者的具体情况,掌握好剂量、冲击间隔期和疗程,既要达到疗效,又要避免不良反应。

由于环磷酰胺的药理作用,白细胞下降比较常见,谷丙转氨酶升高也常见,但通常是可逆性的。环磷酰胺降低机体免疫力,使患者易于发生感染,并增加机会性感染发生率。用药期间应密切监测白细胞和肝功能,白细胞下降和并发感染时应暂缓应用,待白细胞升至正常及感染控制后再应用。

环磷酰胺另一重要的不良反应是性腺抑制(尤其是女性的卵巢衰竭),与环磷酰胺的累积剂量及患者年龄相关,对有生育要求的女性应当慎重考虑。其他常见的不良反应为胃肠道症状,包括恶心、呕吐、胃痛、腹泻以及骨髓抑制、皮肤颜色变深、脱发等,出血性膀胱炎也较常见,少见远期致癌作用。出血性膀胱炎、膀胱纤维化和膀胱癌在长期口服 CTX 治疗较常见,而间歇 CTX 冲击治疗少见。

②霉酚酸酯(MMF):霉酚酸酯为次黄嘌呤单核苷酸脱氢酶抑制药,可抑制嘌呤从头合成途径,从而抑制淋巴细胞活化,抑制 T 细胞及 B 淋巴细胞增殖。多项大规模随机临床对照研究表明,MMF 在诱导治疗阶段与 CTX 疗效相当,而肝功能损害、骨髓抑制、性腺抑制等不良反应较少,已在狼疮性肾炎治疗中推荐为标准治疗药物之一,亚洲人群常用剂量 $1.5\sim2g/d$。MMF 即可作为诱导缓解期治疗药物,也可作为维持期治疗药物。MMF 耐受性良好,不良反应主要有胃肠道症状,包括恶心、腹泻、呕吐、胃灼热、便秘和胃痛,一些患者会发生白细胞减少。由于 MMF 也具免疫抑制作用,这使得患者易于发生感染,MMF 相关的机会性感染也应重视,有报道器官移植患者应用 MMF 可增加巨细胞病毒(CMV)感染机会。

③硫唑嘌呤:硫唑嘌呤为嘌呤类似物,可通过抑制 DNA 合成发挥淋巴细胞的细胞毒作用。用法为 $2\sim3mg/(kg\cdot d)$,通常用于 SLE 经诱导缓解治疗后的维持期治疗。目前研究认为,硫唑嘌呤具有妊娠安全性,可用于育龄期妇女。

硫唑嘌呤的主要不良反应在血液系统和胃肠道,偶可发生胰腺炎和胆汁淤滞性肝炎,继发感染和肿瘤的风险也应引起重视。少数对硫唑嘌呤极敏感者用药后短期就可出现严重脱发和造血危象,引起严重粒细胞和血小板缺乏症,可能与巯基嘌呤甲基转移酶活性有关。轻者停药后血象多在 $2\sim3$ 周内恢复正常,重者则需按粒细胞缺乏或急性再生障碍性贫血处理,这类患者以后不宜再用硫唑嘌呤。故 SLE 患者首次应用硫唑嘌呤时,应密切监测白细胞,通常每周 1 次,连续 $4\sim5$ 次,如发现白细胞下降则及时停药。

④他克莫司:他克莫司是 T 淋巴细胞特异性的钙调神经磷酸酶抑制药,免疫抑制作用比环孢素强 10～100 倍。他克莫司通过抑制钙调神经磷酸酶活性,降低 IL－2,IL－3,IL－4,IFN－γ 等细胞因子的转录水平,抑制活化 T 淋巴细胞核因子的活性,从而抑制 T 淋巴细胞的活化。原用于器官移植术后的移植物排斥反应,后扩展到肾小球疾病。尽管许多文献都显示,他克莫司在 SLE 诱导缓解和维持期均有良好的疗效,但其潜在肾毒性限制了它的使用。目前通常作为 SLE 治疗的二线选择药物,常用起始剂量 0.05mg/(kg・d),血药浓度控制在 5～10ng/ml。应用中应密切监测肾功能和血压。

⑤甲氨蝶呤(methotrexate,MTX):甲氨蝶呤是二氢叶酸还原酶拮抗药,通过抑制核酸的合成发挥细胞毒作用。MTX 疗效不及环磷酰胺冲击疗法,通常对有主要脏器累及的患者不考虑使用。MTX 长期用药耐受性较佳,主要用于关节炎、肌炎、浆膜炎和皮肤损害为主的 SLE 患者,常用剂量为 10～15mg,每周 1 次。MTX 的不良反应有胃肠道反应、口腔黏膜糜烂、肝功能损害、骨髓抑制,偶见甲氨蝶呤导致的肺炎和肺纤维化。MTX 相关的口腔黏膜糜烂有时可能与 SLE 病情活动时的口腔黏膜病变相混淆。

⑥环孢素(ciclosporin A,CsA):环孢素可特异性抑制 T 淋巴细胞白细胞介素 IL－2 的产生,发挥选择性的细胞免疫抑制作用,是一种非细胞毒免疫抑制药。对部分狼疮性肾炎,血液系统累及治疗有效,常用剂量 3～5mg/(kg・d)。环孢素主要不良反应是肾损害、高血压、头痛、胃肠道反应、牙龈增生和多毛。用药期间应当密切监测肝肾功能和血压、尿酸和血钾,有条件者可监测血药浓度。

(4)生物制剂:近年来,针对发病机制中某一环节或影响发病及疾病进展的关键分子的选择性靶向治疗已成为治疗的新方向,以生物技术为基础的多种生物制剂的研发及应用已经成为自身免疫性疾病治疗研究的热点。生物制剂为风湿性疾病的治疗开辟了一条新途径,为患者提供了更多的选择,尤其给那些对传统免疫抑制治疗效果不佳的患者带来了希望。生物制剂毕竟是一种新疗法,其确切疗效和长期的不良反应尚有待于通过大规模临床试验及长期随访进一步得到证实。

随着对 SLE 发病机制的研究进展,已开发了多种针对不同作用位点的药物。由于 SLE 是 B 细胞高度活化并产生大量致病性自身抗体的疾病,B 细胞异常在 SLE 发病机制起着十分重要的作用,因此,针对 B 细胞的选择性靶向治疗是近年来风湿病新型治疗药物研究的重点。虽然开发中的生物制剂品种繁多,但目前仅有 belimumab 在美国被批准用于治疗 SLE。

根据开发药物作用策略的不同,可分为以下几类:针对 B 细胞策略,包括 B 细胞清除,针对 B 细胞活化因子以干扰 B 细胞增殖和分化的信号以及抑制致病性自身抗体产生,诱导 B 细胞耐受;调节细胞因子策略;针对共刺激信号策略以阻断 T 细胞及 B 细胞之间相互作用;针对 T 细胞以及细胞信号传导策略等等。简述目前研究较多的几种药物如下。

①抗 CD20 单抗(rituximab):是一种直接针对 CD20 的单克隆抗体。CD20 是前体 B 细胞和成熟 B 细胞的表面标记,通过影响 B 淋巴细胞 Ca^{2+} 的跨膜传导而调节 B 淋巴细胞增殖和分化。抗 CD20 单抗可选择性结合 B 细胞表面 CD20 抗原,引发 B 细胞溶解,诱导外周循环 B 细胞的清除。值得注意的是,浆细胞不表达 CD20,因此,抗 CD20 单抗不能直接清除浆细胞。抗 CD20 单抗原本开发用于治疗非霍奇金淋巴瘤,2006 年在美国被批准用于治疗类风湿关节炎,2011 年批准用于治疗 ANCA 相关血管炎。一些研究提示,抗 CD20 单抗可使部分难治性重症 SLE 患者得到临床缓解,临床症状明显好转,抗 CD20 单抗联合环磷酰胺和激素可

以改善严重膜性狼疮肾炎的组织学表现。但最近抗 CD20 单抗治疗 SLE 的随机双盲对照临床试验结果令人失望，抗 CD20 单抗并未显示对传统治疗的优势，也没有达到预期疗效终点。尽管如此，对一些重症难治性 SLE 患者，抗 CD20 单抗联合 CTX 仍可能是有益的。抗 CD20 单抗总体耐受性良好，不良反应包括诱发感染、严重黏膜皮肤反应严重输注反应、进行性多灶性白质脑病等。

其他 B 细胞清除策略药物，包括抗 CD22 单抗、抗 CD19 单抗以及浆细胞清除治疗。CD22 在成熟 B 细胞表达，CD19 从前体 B 细胞到成熟 B 细胞均有表达。epratuzumab 是人源化的抗 CD22 单抗，初步研究结果显示，抗 CD22 单抗可降低 SLE 病情活动度，且耐受性好，目前正进行 SLE 治疗Ⅲ期研究。

②belimumab：BLyS(B 淋巴细胞刺激因子)属于 TNF 细胞因子家族成员，通过与细胞表面受体结合诱导 B 细胞增殖和活化，BLyS 对 B 细胞分化、Ig 类别转换和维持 B 细胞存活、抑制凋亡均具有极其重要的作用。BLyS 的受体包括 B 细胞成熟抗原(BCMA)、穿膜蛋白活化物(TACI)和 B 细胞活化因子受体(BAFFR)。已有研究显示，BLyS 及其受体在 SLE 中表达显著增高，并与抗 ds-DNA 抗体滴度和疾病活动性呈正相关。

belimumab 是人源化抗 BLyS 的单克隆抗体，可以抑制 BLyS 的活性。两个大型的随机对照试验证实，belimumab 治疗组临床反应优于安慰剂组，并有更低的疾病复发率，且耐受性良好。但应注意，试验中并未包括重度活动性狼疮性肾炎或中枢神经狼疮，同时所有患者都接受了积极地免疫抑制治疗。目前在美国，belimumab 已被批准用于 SLE 的治疗。

③其他药物：abetimus(LJP394)与 abatacept 曾被认为是较有希望的生物制剂。abetimus 是一种选择性 B 细胞免疫调节药，可与 B 淋巴细胞膜表面的抗 dsDNA 抗体结合，诱导 B 细胞免疫耐受，下调抗 dsDNA 抗体的合成。abatacept 是一种 T 细胞共刺激调节剂，是 CTLA4 的胞外区与 IgG1 的 Fc 段融合构建的可溶性蛋白，通过模拟 CTLA-4，抑制 CD28 与 CD80/CD86 结合，抑制 T 及 B 细胞的活化。abatacept 已被 FDA 批准用于治疗类风湿关节炎。但最近的临床试验研究结果显示，两者均未达到预期疗效终点。

atacicept 是一种可溶性的全人重组融合蛋白，由 TACI 受体的胞外部分和人 IgG Fc 部分组成。atacicept 可以同时阻断 BLyS 和 APRIL(一种增殖诱导配体)对 B 细胞的刺激。目前试验表明 atacicept 可以降低 SLE 患者的 B 细胞和免疫球蛋白水平，Ⅱ/Ⅲ期临床试验正在进行中。其他正在研究中的药物包括抗细胞因子抗体如抗 IL-6 单克隆抗体、抗干扰素抗体以及 TLR7 与 TLR9 抑制剂等，这些药物临床效果尚待确认。

(5)静脉用丙种球蛋白：静脉用丙种球蛋白作用机制包括封闭 Fcγ 受体、促进抗独特型抗体下调免疫反应、减少抑制性 T 细胞、促进免疫球蛋白分解以及中和 C3a 和 C5a 等。常用于 SLE 并发重度血小板减少的治疗。常用剂量为 400mg/(kg·d)。

6.干细胞移植　对一些重症 SLE 患者或其他自身免疫性疾病患者进行的干细胞移植被认为是有效的，其假设可以诱导重建免疫系统。有研究报道，干细胞移植可以使 T 细胞正常化，B 细胞亚群从记忆细胞向初始 B 细胞转化，但移植相关的死亡仍然是一个值得关注的问题。

7.T 细胞疫苗　已有研究显示，自体 T 细胞疫苗治疗 SLE 安全有效，可能在未来的 SLE 的治疗中有较好的临床前景。

十、SLE 与感染

虽然近年来 SLE 的预后已有显著的改善。然而 SLE 的病死率仍维持在较高的水平。各种并发症导致的死亡已经高于 SLE 的直接病死率,各种感染是其中最主要的原因。一方面 SLE 患者可存在多方面的免疫功能异常,包括免疫球蛋白缺陷、趋化功能、吞噬功能缺陷、补体消耗、细胞免疫功能异常等使 SLE 患者对感染的抵抗力下降,更容易患各类感染。另一方面糖皮质激素和其他免疫抑制药增加了 SLE 患者的感染发生率,并加重了感染的严重程度。

SLE 患者的常见感染部位包括泌尿道、呼吸道以及皮肤感染。一些特殊部位虽不常见,但临床危害较大,诊断也较困难,应受到重视,如心包感染、感染性心内膜炎、中枢神经系统感染等。病毒感染也很常见,通常为带状疱疹和巨细胞病毒感染。

SLE 并发结核感染的发病率显著高于普通人群,病死率亦明显高出普通人群。多器官受累以及进行甲泼尼龙冲击的患者感染结核杆菌的危险更高。由于 SLE 患者免疫功能低下以及治疗药物的因素,除肺结核感染外,其他部位的结核也不少见,如肠结核、结核性脑膜炎、皮肤和骨结核等等。SLE 患者结核杆菌感染的临床症状可以不典型,给诊断带来困难。

真菌感染近年来发病率逐渐升高,其对 SLE 患者的危害也逐渐受到重视。常见的如念珠菌感染包括鹅口疮,食管念珠菌感染。SLE 患者并发隐球菌性脑膜炎通常起病隐匿,表现为持续头痛并逐渐加重,大多有发热,如不能及时予以特异性抗真菌治疗则病死率极高。SLE 患者并发毛霉菌感染时常有中枢神经系统累及,预后极差。SLE 患者并发曲霉病时可出现发热与咳嗽,痰液中可发现菌丝,应通过组织学检查寻找菌丝以确诊。肺孢子虫病感染在 SLE 患者并不少见,严重感染者甚至直接危及生命。

由于感染的首要症状乃是发热,而 SLE 原发病本身就以发热为基本特征,因而感染的相关症状与 SLE 活动的相关临床表现常常难于区分。贸然增加激素剂量和给予免疫抑制治疗常常会加重感染,甚至危及生命。临床医生常常困扰于是考虑 SLE 疾病活动而强化免疫治疗还是考虑并发感染而给予抗感染治疗。对反复发热,常规激素剂量疗效不佳的患者应警惕感染的存在,不宜贸然增加激素剂量。

确立 SLE 患者并发感染的诊断关键是找到病原体。尽早的进行微生物的相关检测,如细菌涂片和培养以及其他检测如结核菌相关的 T-SPOT 检测、隐球菌相关的乳胶凝集试验等。有时微生物检测需要反复进行,必要时应当结合 X 线、CT 等影像学检查结果。

十一、预后

SLE 患者的预后与多种因素有关,包括重要脏器是否受累及其损伤程度、药物治疗的种类及时机,患者的依从性等等。应注意轻型 SLE 可因过敏、感染、妊娠生育、环境变化等因素而加重,甚至可进入狼疮危象。早期诊断和合理规范的治疗是改善预后的关键。肾活检病理检查对于判断预后非常重要。

SLE 需要终生治疗,不定期随诊、不遵循医嘱、不规范治疗是致死的重要原因。近年来,由于加强了对患者的教育,以及诊疗水平的提高,SLE 的预后与过去相比已有显著提高。经正规治疗,10 年存活率已超过 75%。回顾文献报道,在亚太地区,SLE 患者主要的死亡因素是感染和与疾病活动相关的脏器严重损害。肾损害和严重的神经精神狼疮是 SLE 主要的导致死亡的累及脏器。心血管系统相关的病死率可占到总病死率的 6%~40%,已成为 SLE 远期死亡的主要原因,应引起临床医生的重视。

(刘雪君)

第二节　干燥综合征

干燥综合征(Sjogren syndrome,SS)是一种以侵犯外分泌腺,尤其是唾液腺及泪腺为主的慢性自身免疫性疾病,以灶性淋巴细胞浸润为病理特点。临床上主要表现为干燥性角结膜炎、口腔干燥症,还可累及其他多个器官如皮肤、骨骼肌肉、肾、呼吸循环系统、消化系统、神经系统和血液系统等。多数患者有明显的高球蛋白血症,RF 阳性,抗核抗体阳性,其中以抗SSA 和抗 SSB 抗体为主。其他实验室检查还包括滤纸试验(Schirmer test)、角膜染色、唾液流率、腮腺造影和唇腺活检等。该病可分为原发性(primary Sjogren syndrome,PSS)和继发性两种。继发于结缔组织病(如类风湿关节炎、系统性红斑狼疮和硬皮病等)和特殊病毒感染等称为继发性干燥综合征,不并发其他疾病者称为原发性干燥综合征。目前尚无根治方法,主要是替代和对症治疗以缓解干燥症状,近年来部分生物制剂已开始用于 PSS 的治疗,确切疗效尚需大规模临床试验进一步证实。本章主要介绍 PSS。

早在 1888 年,Hadden 首先描述了 1 例同时存在唾液和泪液缺乏的患者。1892 年 Mikulicz 报道了 1 例双侧腮腺及泪腺肿大的患者,腮腺活检显示大量淋巴细胞浸润,称为 Mickulicz 综合征。1933 年瑞典眼科医生 Henrick Sjogren 首次详细描述了 19 例伴有口干燥症的干燥性角结膜炎患者的组织学检查结果,他提出该病是一个系统性疾病,后以 Sjogren 综合征命名。1953 年 Morgan 认为 Mikulicz 综合征与 Sjogren 综合征的组织病理学改变是一致的。1965 年 Block 等对 62 例患者进行分析,首先提出了 PSS 这一概念,对其临床、病理作了较全面概述,并提出它与淋巴瘤有一定联系。自 20 世纪 70 年代抗 SSA(Ro)抗体和抗 SSB(La)抗体被证明与本病密切相关后,奠定了本病是自身免疫病的基础。1980 年 Talal 提出自身免疫性外分泌腺病这一名词,从概念上表达 Sjogren 综合征的含意。1995 年,Moutsopouios 根据临床及免疫病理学研究进展,建议命名本病为自身免疫性上皮炎。随着历史的发展,这些命名逐渐被统一,目前国际上通用的命名为 Sjogren syndrome,国内译为干燥综合征。1997 年国际 SS 会议提出"干燥轮"的概念,意在强调 SS 变化的全身性:以外分泌腺为中心,可以影响到全身各个系统。

一、流行病学

PSS 属全球性疾病,国际上根据不同诊断分类标准所做的流行病学调查显示,人群的患病率为 0.5%～1.56%,男女患病率约为 1:9。本病好发年龄为 40～50 岁,发病年龄在 30～60 岁的患者约占全部病例的 90%,但任何年龄均可发病,包括儿童和青少年。按圣地亚哥标准,我国人群中 PSS 的患病率为 0.29%,按哥本哈根标准则为 0.77%,老年人患病率为 2%～4.8%,是仅次于类风湿关节炎的第二常见的结缔组织病。

二、病因与发病机制

PSS 的病因和发病机制尚未完全清楚。它是在遗传、病毒感染和性激素异常等多种因素共同作用下,导致机体细胞免疫和体液免疫的异常反应,在 T 辅助细胞的作用下,B 淋巴细胞功能异常,产生多种自身抗体、多克隆的免疫球蛋白以及免疫复合物,通过各种细胞因子和炎症介质造成组织损伤,致使唾液腺和泪腺等组织发生炎症和破坏性病变。外分泌腺淋巴细胞浸润是 PSS 免疫异常的重要表现,在疾病的初期,主要为唾液腺的 T 淋巴细胞浸润。大多数患者血中免疫球蛋白增加,出现多种自身抗体,包括器官特异性抗体,如抗唾液腺上皮细胞抗体,也包括非器官特异性抗体,如抗核抗体、类风湿因子、抗 SSA 及抗 SSB 抗体等。

1. 遗传因素 有研究显示,HLA Ⅱ类基因(HLA－A1,HLA－B8 及 HLA－DR3/DQ2 单倍型)在白种人中与 PSS 相关。HLA－DR3 与抗 SSA 和抗 SSB 抗体的产生有关。除了 HLA 等位基因外,其他涉及系统性炎症反应、细胞因子、细胞凋亡的调节基因也可能与疾病有关,但未获得肯定结果。

2. 自身免疫耐受异常

(1)细胞免疫:PSS 的细胞免疫异常多出现在受累的外分泌腺体的局部组织。以唇小涎腺为例,在活检的组织中,可见 T 细胞在导管上皮细胞周围浸润,CD4$^+$辅助 T 细胞约占 70%～80%,CD8$^+$T 细胞约占 10%,所以现临床上以下唇活检组织中所见到的淋巴细胞浸润程度来作为诊断 PSS 的指标之一。

研究表明,在趋化因子 CXCL10/IP－10 的趋化作用下,Th1 细胞在腮腺聚集,分泌 IFN－γ,TNF－α 及 IL－12 等细胞因子。除此之外,SS 患者及小鼠模型的唇腺组织中有 Th17 浸润,且促进 Th17 细胞分化的细胞因子(IL－6,IL－23 及 TGF－β)增高。而具有免疫调节作用的 Treg 细胞存在缺陷。有研究发现,SS 患者外周血及唾液腺中 Treg 细胞的数量明显减少,而其功能无明显异常,且浸润在唾液腺的 FoxP3$^+$T 细胞的数量与淋巴细胞浸润灶的数目正相关。由于 CD4$^+$T 细胞增多,导致 B 淋巴细胞功能亢进,产生大量自身抗体。大量淋巴细胞浸润可使组织结构破坏,导致腺体功能丧失。

同时,有人报道 CD8$^+$中有抑制功能的 T 细胞数目减少,因此造成 B 细胞大量增殖。

(2)体液免疫:PSS 患者突出的表现是高球蛋白血症和多种自身抗体存在,反映了其 B 淋巴细胞功能高度亢进和 T 淋巴细胞抑制功能的低下。

自身抗体产生、高球蛋白血症、异位生发中心形成表明 B 细胞激活在 PSS 发生发展中起重要作用。研究表明,患者外周血中 CD27$^+$ IgD$^+$ IgM$^+$ CD5$^+$ 记忆 B 细胞数量减少,而唇腺组织中 CD27$^+$ 记忆 B 细胞增多。这可能与细胞趋化有关,也能与外周血记忆 B 细胞表面 CD27 分子脱落有关。

B 细胞活化因子(B－cell activating factor,BAFF)是 B 细胞增殖活化的重要细胞因子,可以促进抗体的产生。SS 患者血清及受损的唾液腺中 BAFF 水平升高,且与血清 IgG 及抗 SSA 抗体、抗 SSB 抗体、循环 CD19$^+$ CD38$^+$ IgD$^+$ 细胞数量以及淋巴细胞浸润灶数量相关;且 BAFF 转基因鼠可以出现 SS 样表现,表现为严重的涎腺炎,唾液产生减少,下颌腺破坏。

3. 性激素 PSS 多累及女性,故女性激素水平可能在本病的发生过程中起一定作用。

雌激素可以使骨髓间质细胞产生 IL－7 减少,从而减少 B 淋巴细胞增生。雌激素和泌乳素均能促进抗体产生。除此之外,月经期时,低水平雌激素可促进 Th1 细胞介导的免疫反应;卵泡期时,高水平雌激素可促进 Th2 细胞介导的免疫反应。

三、病理

本病主要累及由柱状上皮细胞构成的外分泌腺体。以唾液腺、泪腺病变为代表,表现为腺体间质有大量淋巴细胞浸润、腺体导管管腔扩张和狭窄等,小唾液腺的上皮细胞则有破坏和萎缩,功能受到严重损害。类似病变涉及其他外分泌腺体,如皮肤、呼吸道黏膜、胃肠道黏膜以及内脏器官具外分泌腺体结构的组织包括肾小管、胆小管、胰腺管等。血管受损也是本病的一个基本病变,包括小血管壁或血管周炎症细胞浸润,有时管腔出现栓塞、局部组织供血不足,部分血管受累与高球蛋白血症有关。外分泌腺体炎症是造成本病特殊临床表现的基础。

四、临床表现

起病多隐匿,临床表现多样,与腺体功能减退有关。

(一)局部表现

1.口干燥症　因唾液腺病变而引起下述症状。

(1)有70%~80%患者诉有口干,严重者因口腔黏膜、牙齿和舌发黏以致在讲话时需频频饮水,进食固体食物时必需伴以流质送下等;

(2)猖獗性龋齿,即出现多个难以控制发展的龋齿,表现为牙齿逐渐变黑,继而小片脱落,最终只留残根。约见于50%的患者,是本病的特征之一;

(3)成年人腮腺炎,约50%患者表现有间歇性腮腺肿痛,累及单侧或双侧,10d左右可自行消退,少数持续性肿大。少数有颌下腺肿大,舌下腺肿大较少见。一侧腺体突发肿大多与感染有关,腺体持续性肿大或出现淋巴结病时,应警惕恶性淋巴瘤;

(4)舌可表现为舌痛,舌面干、裂,舌乳头萎缩而光滑;

(5)口腔干燥常造成口腔菌落的组成发生变化,容易出现慢性念珠菌感染或某些微生物感染所致的牙周炎;慢性念珠菌感染可导致黏膜扁平苔藓样病变。

2.干燥性角结膜炎　因泪腺分泌的黏蛋白减少而出现眼干涩、异物感、少泪等症状,甚至哭时无泪。部分患者可出现睑缘炎(睑板腺低度感染)、疱疹性角膜炎(眼部疱疹)、感染性结膜炎、眼睑痉挛、前葡萄膜炎(大多与高度光敏性有关),严重者可致角膜溃疡,甚至穿孔、失明。焦虑和抑郁可以加重眼干的症状。

3.其他浅表部位　如鼻、硬腭、气管及其分支、消化道黏膜、阴道黏膜的外分泌腺体均可受累,使其分泌减少而出现相应症状。

(二)系统表现

除口眼干燥表现外,患者还可出现全身症状,如乏力、低热等。少数病例表现为高热,甚至高达39℃以上。约有2/3患者出现腺外系统表现。

1.皮肤　皮肤病理基础为局部血管受损。约1/4患者有不同皮疹,特征性表现为紫癜样皮疹,多见于下肢,为米粒大小边界清楚的红丘疹,压之不褪色,分批出现,每批持续时间约为10d,可自行消退而遗有褐色色素沉着,为小血管受累的表现,主要与高球蛋白血症、冷球蛋白血症有关。部分患者可出现荨麻疹性血管炎、坏死性血管炎。白癜风、干皮病、皮肤淋巴瘤也可见。

2.骨骼肌肉　关节痛较为常见,70%~80%的患者有关节痛,其中10%~20%有关节肿,多关节受累,但多不严重,且多呈一过性,ESR及CRP通常无异常。44%的患者出现肌痛,主要原因为纤维肌痛,3%~14%患者可出现肌炎,可有肌无力、肌酶谱升高和肌电图改变。

3.肾　据国内报道,有30%~50%患者有肾损害,主要累及远端肾小管,表现为因肾小管性酸中毒而引起的周期性低血钾性肌肉麻痹,严重者出现肾钙化、肾结石、肾性尿崩症及肾性软骨病。通过氯化铵负荷试验可发现约 50% 的患者存在亚临床型肾小管性酸中毒,近端肾小管损害较少见。部分患者肾小球损害较明显,出现大量蛋白尿、低白蛋白血症甚至肾功能不全,可能与淀粉样变、免疫复合物沉积、药物不良反应有关。

4.呼吸系统　9%～75% 的患者可出现呼吸系统受累。表现为气道受累和间质性肺炎,偶见胸膜炎、胸腔积液。间质性肺炎最常见的病理类型为淋巴细胞间质性肺炎(LIP),也可见寻常型间质性肺炎(UIP)、机化性肺炎(OP)、非特异性间质性肺炎(NSIP)及淀粉样变。临床表现为干咳、气短,少数患者可因呼吸衰竭死亡。另外,部分患者会出现气道高反应,因免疫抑制药的使用或气道黏液栓形成发生感染。

5.消化系统　食管、肠道、肝及胰腺均可受累。30%～81% 的患者可出现吞咽困难,与唾液流率、食管运动异常无关。胃肠道可因其黏膜层外分泌腺病变而出现萎缩性胃炎、胃酸减少。肝损害约见于 20% 的患者,临床上可无相关症状,也可出现黄疸等表现。部分患者可并发免疫性肝病,以原发性胆汁性肝硬化多见,抗线粒体抗体阳性。肝病理呈多样,以肝内小胆管壁及其周围淋巴细胞浸润、界板破坏等慢性活动性肝炎的改变较为突出。胰腺受累见于 7% 的患者,慢性胰腺炎和自身免疫性胰腺炎均可见,表现为胰头肿大,外分泌功能减退,18%～37.5% 的患者内分泌功能也受累。有研究发现,部分患者可合并炎性肠病(IBD),包括克罗恩病(CD)、原发性硬化性胆管炎(PSC)、溃疡性结肠炎(UC)。假性肠梗阻和冷球蛋白引起的缺血性肠病罕见。

6.神经系统　约 20% 的患者可出现神经系统受累,中枢神经(包括脊髓)和周围神经(包括脑神经)均可受累,与血管炎、血栓形成等有关。感觉神经病变、周围神经病变常见。周围神经受累可出现感觉、运动、自主神经异常等表现。局灶性中枢神经系统受累可表现为癫痫发作、运动异常、小脑症状、视神经病变、假瘤性病变、感觉运动丧失;多灶性中枢神经系统受累可表现为认知受损、脑病、痴呆、精神异常、无菌性脑膜炎;脊髓病变包括慢性进行性脊髓病、下运动神经元病、神经源性膀胱、急性横断性脊髓炎。

7.血液系统　本病可出现白细胞减少和(或)血小板减少,严重者可有出血现象。贫血也不少见,包括自身免疫性溶血性溶血、缺铁性贫血、慢性病贫血。本病出现淋巴瘤显著高于正常人群,发生率约为正常人群 40 倍,持续腮腺肿大、淋巴结病、肝脾大、肺浸润性病变、血管炎、高球蛋白血症、紫癜、白细胞减少、冷球蛋白血症及低 C4 水平提示发展为淋巴瘤。

8.心血管系统　本病可出现心包炎、肺动脉高压,严重者可出现心力衰竭。

五、实验室与其他检查

(一)血、尿常规及其他常规检查

血常规变化不特异,但却是评价疾病活动性和药物不良反应的重要指标。20% 患者出现贫血,多为正色素性。16% 患者出现白细胞减低,13% 患者出现血小板减少。通过氯化铵负荷试验可见到约 50% 患者有亚临床型肾小管性酸中毒,尿 pH>6.0,24h 尿 Na^+,K^+,Ca^{2+} 排出增加等可以确诊。部分患者肾小球损害较明显,出现大量蛋白尿,尿 β_2 微球蛋白增高提示肾小管受累。60%～70% 的患者 ESR 增快,只有 6% 的患者 CRP 增高。

(二)自身抗体抗

SSA 及抗 SSB 抗体与本病密切相关,在本病的阳性率分别为 37% 和 24%,是 2012 年

ACR 分类标准的组成部分之一,RF 和 ANA(1∶3.20)是其替代指标。但两者与疾病活动性无关,不随疾病的缓解而消失。有系统性损害的患者两者阳性率更高。应用免疫印迹法可以看到与抗 SSA 抗体相作用的 SSA 抗原分为 60kDa 和 52kDa 两种。在 PSS 中多出现抗52kDa 抗体,而在 SLE 中多出现抗 60kDa 抗体。除抗 SSA 和抗 SSB 抗体外,PSS 中还存在其他自身抗体。如 α-fo-drin 抗体,可以协助诊断可疑患者,但少数继发于 SLE 的患者亦可出现;抗毒蕈碱受体 3(M_3)抗体可能参与了眼干的发生。抗 μ_1-RNP,抗 dsDNA 及抗组蛋白、抗心磷脂、抗胃壁细胞抗体、抗甲状腺球蛋白抗体、抗线粒体抗体均可在少数患者中出现,提示可能存在其他病变。

（三）高球蛋白血症

90％以上的患者有高球蛋白血症,以 IgG 增高为主,与疾病活动性相关。多克隆性且水平高,可引起皮肤紫癜、血沉快等症状。当出现巨球蛋白血症、单克隆性高球蛋白血症、高球蛋白血症转为正常或减低,需警惕淋巴瘤的可能。

（四）X 线及 CT 检查

胸部 X 线及 CT 检查可见肺间质纤维化、肺大疱等改变。出现淋巴瘤时可能会有相应部位浸润影。肾小管酸中毒时出现骨密度降低的表现,严重时可出现病理性骨折。

（五）泪腺功能检测

1. Schirmer 试验　用滤纸测定泪流量,以 5mm×35mm 滤纸在 5mm 处折成直角,消毒后放入结膜囊内,滤纸浸湿长度正常为 15mm/5min,≤5mm/5min 则为阳性。

2. 泪膜破碎时间（BUT 试验）　＜10s 为阳性。

3. 角膜染色试验　受试者在试验前不能使用滴眼液,且 5 年内未行角膜手术或眼睑整容手术。用 2％荧光素或 1％孟加拉红做染色,在裂隙灯下检查角膜染色斑点,一侧＞10 个着色点为不正常。

（六）涎腺功能检测

1. 唾液流量　用中空导管相连的小吸盘以负压吸附于单侧腮腺导管开口处,收集唾液分泌量。未经刺激唾液流量＞0.5ml/min 为正常,若≤1.5ml/15min 为阳性。

2. 腮腺造影　表现为腮腺管不规则、狭窄或扩张,碘液淤积于腺体末端如葡萄状或雪花状。

3. 涎腺放射性核素扫描　观察^{99m}锝化合物的摄取、浓缩和排泄能力。

（七）唇腺活检

PSS 在各器官的共同病理是淋巴细胞和浆细胞的浸润,从而影响受累器官的功能。唇腺、泪腺、唾液腺、胰腺、肾间质、肺间质、消化道黏膜、肝内胆管等均可出现淋巴细胞浸润,进而导致器官功能受损,其中泪腺、唾液腺受累最多见。≥1 个灶性淋巴细胞浸润/$4mm^2$ 组织,凡有≥50 个淋巴细胞聚集为 1 个灶,是 2012 年 ACR 分类标准的指标之一。淋巴细胞灶以外的病理改变如腺体的萎缩、导管的扩张、其他炎症细胞的浸润均属非特异性改变,不能作为诊断 PSS 的依据。

本病与淋巴瘤相关密切。PSS 的淋巴细胞由良性转为恶性最早可能出现在涎腺组织,在作涎腺病理时进行淋巴细胞良恶性鉴别有助于除外淋巴瘤。

六、诊断与鉴别诊断

PSS 诊断有赖于口干燥症及干燥性角结膜炎的检测、抗 SSA 和（或）抗 SSB 抗体、唇腺的灶性淋巴细胞浸润。后 2 项检查特异性较强。

目前国际上有多个分类标准用于诊断 PSS,由于制定年代不一,内容差异大。1965 年 Bloch 等总结 62 例 PSS 后提出了诊断标准,以后各国风湿病学家先后推出各自的诊断标准,如 1976 年哥本哈根标准,1977 年日本标准,1986 年希腊标准,1986 年 Fox 标准,1993 年欧洲标准,2002 年欧美合议标准以及 2012 年 ACR 新修订的分类标准。各个标准都包括口、眼干的客观检查,即测眼干燥的 Schirmer 试验、角膜染色试验、泪膜破碎时间,口干燥的唾液流率的测定、腮腺造影、唾液功能同位素检测、唇腺活检。20 世纪 80 年代以后由于抗核抗体谱在临床的广泛应用,在 1986 年 Fox 标准开始把抗 SSA 及抗 SSB 抗体、ANA 和类风湿因子 (RF)作为本病的一项诊断指标,至 1993 年欧洲标准中则从中选出其中特异性较强的抗 SSA 及抗 SSB 抗体作为诊断指标。唇腺的病理活检因其重要性和患者接受能力的提高于 1986 年以后列为主要诊断项目之一。我国自 20 世纪 80 年代初开始 PSS 的研究,起初阶段参用哥本哈根标准,以后也采用过圣地亚哥标准。国内也曾有作者提出自己几经修改的分类标准,如 1996 年董怡标准。下面是几个在国内外曾经被采用比较广泛的分类标准。

1. 干燥综合征的哥本哈根(Copenhagen)分类标准(表 6-6)。

表 6-6　干燥综合征哥本哈根分类标准(1976—1977 年)

(1)干燥性角结膜炎:下述 3 项中至少 2 项阳性。①Schirmer 试验;②泪膜干裂时间;③孟加拉红角膜染色:用 Van Bi-jsterveld 半定量计分法
(2)口干燥症:下述 3 项中至少 2 项阳性。①非刺激性唾液流量;②腮腺造影异常;③唇黏膜活检

注:按上述标准凡具备干燥性角结膜炎及口干燥症者可诊为 PSS

1976 年哥本哈根标准诊断 SS 主要依靠口眼干燥的症状和客观的检查,未涉及自身抗体。该标准判断有无客观的口干,要求在 3 项检查中必须至少 2 项不正常(3 项中包括唇黏膜活检,如另 2 项含唾液流量不正常即可不行活检);同样判断眼干也要求 3 项检查中至少 2 项不正常。由于正常人唾液流量差异很大,并且每个中心需定出其正常值,故其特异性差。

2. 干燥综合征圣地亚哥(San Diego)分类标准(表 6-7)。

表 6-7　干燥综合征圣地亚哥分类标准(1986 年)

(1)原发性干燥综合征
①眼干症状及客观体征
Schirmer 试验<8mm 滤纸湿/5min,加
孟加拉红角结膜染色示有干燥性角结膜炎
②口干症状及客观体征
腮腺唾液流量减低(用 Lashley 杯或其他方法),加
唇黏膜活检异常(4 个小叶平均计算),淋巴细胞浸润灶≥2。一个灶等于≥50 个淋巴细胞的聚集
③系统性自身免疫病证据
类风湿因子≥1:320,或
抗核抗体≥1:320,或
存在抗 SSA(Ro)或抗 SSB(La)抗体
(2)继发性干燥综合:具备如上述的干燥综合征特征,并有足够的证据诊断并有类风湿关节炎或系统性红斑狼疮或多发性肌炎或硬皮病或胆汁性肝硬化
(3)除外:结节病,已存在的淋巴瘤、获得性免疫缺陷病及其他已知原因引起角膜干燥或唾液腺肿大

1986 年 Fox 等提出圣地亚哥分类标准,着重强调了本病的自身免疫性质,要求诊断必须具备与自身免疫相关的血清学指标及组织病理学结果。除 2 项眼科检查异常及唾液流量减低外,必须包括唇黏膜活检异常(且定为 4 个腺小叶平均灶数为 2 个),且必须 RF≥1∶320 或 ANA≥1∶320 或抗 SSA 或抗 SSB 抗体阳性,可以看出人们已经注意到 PSS 的自身免疫特性。Fox 把有上述口干、眼干及自身抗体但未行唇黏膜活检者,定为 PSS 的临床诊断标准(即很可能是 SS)。将只有口眼干燥检查阳性而无自身抗体者(唇黏膜未活检或做后不支持)称之为"干燥症状复合体(sicca symptom complex)",而不诊为 SS。

3. 干燥综合征的欧洲联盟标准(表 6—8)。

表 6—8 干燥综合征的欧洲联盟标准(1993 年)

原发性干燥综合征:具备以下至少 4 项
①眼症状(至少 1 项存在)
每天持续性、不适地眼干,已超过 3 个月
反复地有沙进入眼中摩擦的感觉
需用眼泪代用品超过每日 3 次
②口腔症状(至少 1 项存在)
每天感觉口干、至少已 3 个月
反复唾液腺肿大
进干食物时需喝液体帮助送下
③眼干燥客观证据(至少 1 项存在)
Schirmer 试验
孟加拉红角膜染色
泪腺活检示淋巴细胞浸润灶分≥1
④唾液腺被累及的证据(至少 1 项存在)
唾液腺扫描
腮腺造影
非刺激性唾液流量≤1.5ml/15min
⑤实验室异常(至少 1 项异常)
抗 SSA 或抗 SSB 抗体
抗核抗体
IgM 类风湿因子(抗 IgG Fc)

PSS 的欧洲联盟标准于 1993 年最初报道,其后验证的报道于 1996 年发表,欧洲标准从圣地亚哥标准中选出其中特异性较强的抗 SSA 及抗 SSB 作为诊断指标。该分类标准的特点是首次将患者主诉症状纳入标准中,另一特点是它既不要求血清学条件,也不要求组织病理学条件。以欧洲标准对照圣地亚哥标准,后者特异性虽达 100%,但敏感性只 31.4%,符合欧洲分类标准的患者仅有 15%符合圣地亚哥诊断标准,相对于圣地亚哥标准而言,欧洲联盟标准较宽松。

4. 干燥综合征的董怡标准(表 6—9)。

表6－9　干燥综合征的董怡标准(1996年)

(1)原发性干燥综合征
主要指标:抗SSA或SSB抗体阳性
次要指标:
眼干和(或)口干(持续3个月以上)
腮腺肿大(反复或持续性)
猖獗齿
Schirmer试验≤5mm/5min或角膜荧光染色阳性
自然唾液流率≤0.03ml/min或腮腺造影异常
唇腺活检异常
肾小管酸中毒高球蛋白血症或高球蛋白血症性紫癜
类风湿因子阳性或抗核抗体阳性
(2)除外:其他结缔组织病、淋巴瘤、艾滋病、淀粉样变和移植物抗宿主反应

诊断PSS患者需符合标准中的1项主要指标及至少3项次要指标,或符合标准中的至少5项次要指标。

1996年董怡等结合我国患者的特点和基层医院的实际情况,制定了针对国人的分类标准。该标准把特异性较强的抗SSA和抗SSB抗体列为主要指标,由于唇腺活检在较基层医院条件下很难进行而且容易遭到患者的拒绝,因此,选为次要指标。另外,由于我国SS患者的系统性受损较西方文献报道的多且重,将特异性较强的肾小管酸中毒和高球蛋白血症性紫癜列为诊断指标。

5.2002年干燥综合征国际分类(诊断)标准(表6－10)。

表6－10　2002年干燥综合征国际分类(诊断)标准

(1)口腔症状:3项中有1项或1项以上
①每日感口干持续3个月以上
②成年后腮腺反复或持续肿大
③吞咽干性食物时需要水帮助
(2)眼部症状:3项中有1项或1项以上
①每日感到不能忍受的眼干持续3个月以上
②有反复的沙子进眼或沙磨感觉
③每日需用人工泪液3次或3次以上
(3)眼部体征:下述检查任1项或1项以上阳性
①Schirmer试验(+)≤5mm/5min
②角膜染色(+)≥4Van Bijsterveld计分法
(4)组织学检查:下唇腺病理活检示淋巴细胞灶≥1(指4mm^{2}组织内至少有50个淋巴细胞聚集于唇腺间质者为1个灶)
(5)涎腺受损:下述检查任1项或1项以上阳性
①唾液流率(+)(≥1.5ml/15min)
②腮腺造影(+)
③涎腺同位素检查(+)
(6)自身抗体:抗SSA或抗SSB(+)(双扩散法)

(1)原发性干燥综合征:无任何潜在疾病的情况下,符合下述任1条则可诊断。①符合上述4条或4条以上,但必须含有条目(4)组织学检查和(或)条目(6)自身抗体;②条目(3)(4)

(5)(6)4 条中任 3 条阳性。

　　(2)继发性干燥综合征：患者有潜在的疾病(如任一结缔组织病)，而符合(1)和(2)中任 1条，同时符合(3)(4)(5)中任 2 条。

　　(3)必须除外：颈头面部放疗史，丙型肝炎病毒感染，艾滋病(AIDS)，淋巴瘤，结节病，移植物抗宿主(GVH)病，抗乙酰胆碱药的应用(如阿托品、莨菪碱、溴丙胺太林、颠茄等)。

　　目前应用最广的是 2002 年修订的国际分类标准。该标准仍保留了患者主诉症状，相对于圣地亚哥标准，不再要求唇腺活检及血清学检查皆阳性，肯定的 PSS 诊断必须具备自身免疫表现即唇黏膜局灶性涎腺炎及抗 SSA 和(或)抗 SSB 抗体阳性两者至少必具其一。欧洲多中心的研究表明，该标准的敏感性为 89.5%，特异性为 95.2%；北京协和医院对该标准在中国 SS 患者中的验证表明，其诊断的敏感性为 88.3%，特异性为 97.8%，结果令人满意。2002标准在我国进行的 PSS 患者临床试验中，抗 SSA 抗体的敏感性 79.7%、特异性 91.4%，唇腺活检病理的敏感性 74.6%，特异性 82.7%；抗 SSA 抗体(＋)而唇腺病理(一)者仅出现在 0.5%的非 SS 的对照组；而抗 SSA 抗体(一)，唇腺病理(＋)者出现在 1.6%的非 SS 组。提示2002 标准中这两项关键项目中第(6)项较第(4)项敏感性和特异性均更高，且有简易可行的优点。因此，根据 2002 年 PSS 分类标准，在日常医疗工作中对有涎腺和泪腺功能低下者可以进行血清抗 SSA/SSB 抗体检测，阳性者可确诊为 PSS，阴性者必须在有条件的医疗机构进行唇腺活检并作病理检测。如果血清和唇腺病理均(一)，则不能诊断 PSS。

　　6.2012 年 ACR 干燥综合征分类(诊断)标准(表 6—11)。

表 6—11　2012 年 ACR 干燥综合征分类(诊断)标准

具有 SS 相关症状/体征的患者，以下 3 项客观检查满足 2 项或 2 项以上，可诊断为 SS

(1)血清抗 SSA 和(或)抗 SSB 抗体(＋)，或者类风湿因子 RF 阳性同时伴 ANA≥1∶320

(2)唇腺病理活检示淋巴细胞灶≥1 个/4mm^2(4mm^2 组织内至少有 50 个淋巴细胞聚集)

(3)干燥性角结膜炎伴 OSS 染色评分≥3 分(患者当前未因青光眼而日常使用滴眼液，且近 5 年内无角膜手术及眼睑整形手术史)

必须除外：颈头面部放疗史、丙型肝炎病毒感染、艾滋病(AIDS)、结节病、淀粉样变、移植物抗宿主(GVH)病、IgG4 相关性疾病

　　近年来随着生物制剂逐渐应用于临床，其诱发肿瘤、结核、乙型肝炎等的不良反应也越来越为人们所重视。考虑到生物制剂应用于干燥综合征患者的可能性，不管是在治疗上还是临床试验上，都需要有一个更为严格且特异的分类标准。在这种情况下，ACR 于 2012 年公布了新的干燥综合征分类标准，用可靠的客观检查，更加严格地限定了干燥综合征的分类，不论对实际临床工作抑或是临床试验，都有重要的指导意义。

七、治疗

　　PSS 的理想治疗不但是要缓解患者口、眼干燥的症状，更重要的是终止或抑制患者体内存在的异常免疫反应，保护患者脏器功能，并减少淋巴瘤的发生。由于医学研究的限制，目前对 PSS 的治疗主要是缓解症状，阻止疾病的发展，延长患者的生存期，尚无根治疾病的治疗方法。近年来生物制剂，如抗 CD20 抗体，已经开始用于 PSS 的治疗。随着对发病机制研究的深入和生物学技术的发展，将有更多的新治疗方法进入临床，有望在 PSS 的治疗效果上取得进步。

　　1.对症治疗　由于 PSS 外分泌腺功能受损，患者唾液和泪液分泌减少造成口、眼干燥的

症状,并出现狙獗龋、角膜损伤等并发症。应嘱咐患者注意口、眼卫生,保持环境的湿润。停止吸烟、饮酒及避免服用引起口干的药物如阿托品等,保持口腔清洁,勤漱口,减少龋齿和口腔继发感染的可能。另外,使用含氟的漱口液漱口可减少龋齿的发生。

使用唾液和泪液的替代物,可以缓解症状,也能减少口、眼并发症的发生。

人工泪液,有多种非处方制剂,黏度不同,有的含有透明质酸。应鼓励患者根据自己的情况使用,最大限度地缓解症状。另外在夜间患者还可以使用含甲基纤维素的润滑眼膏,以保护角、结膜。

人工唾液也有多种制剂,含羧甲基纤维素、黏液素(mucin)、聚丙烯酸(polyacrylic acid)、黄胶原(xanthan)或亚麻仁聚多糖(linseed polysacchride)等成分。人工唾液作用时间短,口感较差,没有人工泪液那样应用广泛。Oral balance 是胶状物,作用时间较长,一般在夜间使用。

2.改善外分泌腺体功能的治疗　当使用唾液或泪液替代治疗效果不满意时,可使用 M_3 激动药刺激外分泌腺分泌。M_3 受体激动药已经成为新一代改善口干、眼干的药物,它们包括 salagen(皮罗卡品,pilocarpine)及 evoxac(化学名 cevimeline),已被美国 FDA 批准上市。

皮罗卡品(毛果芸香碱,pilocarpine)是乙酸胆碱类似物,可刺激胆碱能受体,对 M_3 受体作用较强。口服皮罗卡品 5mg,3/d(每日剂量 10～20mg),可以增加唾液流率。不良反应包括出汗、频繁排尿、肠激惹。消化道溃疡、哮喘和闭角性青光眼的患者禁用。但在临床使用的剂量范围内,患者的不良反应并不多,耐受性良好。

evoxac 更特异地作用于外分泌腺体中的 M_3 受体,而对心血管系统的 M_2 受体亲和力较低,半衰期长于皮罗卡品。每次 20～30mg,3/d,可以良好地改善患者的口、眼干燥症状,不良反应与皮罗卡品相似。

3.对症治疗腺外表现　出现肾小管酸中毒的患者需要予以补钾和纠酸治疗;而对于并发原发性胆汁性肝硬化的患者应使用熊去氧胆酸治疗。

4.免疫抑制和免疫调节治疗

(1)羟氯喹:200～400mg/d[6～7mg/(kg·d)],可以降低 PSS 患者 IgG 水平,降低 ANA 和 RF 滴度,在一些研究中也可以改善唾液腺功能。有研究表明,羟氯喹可以抑制 PSS 唾液腺中的胆碱酯酶活性,相对地增强外分泌腺体中乙酰胆碱的活性,这可能是羟氯喹改善外分泌功能的机制之一。尚未发现肾毒性及其他严重不良反应。羟氯喹对 PSS 的长期疗效还需要更多的临床研究。根据目前的临床资料,当患者出现关节肌肉疼痛、乏力及低热等全身症状时,羟氯喹是一个合理的选择。

(2)局部用环孢素:0.05%～0.40%环孢素乳化剂滴眼可以改善患者眼干症状,并增加患者泪液分泌。浓度为 0.05%的环孢素滴眼液是该类药物中循证医学证据最为充分的治疗方案,推荐使用 0.05%的环孢素滴眼液滴眼,每天 2 次。这类药物在美国和日本使用较广泛,在欧洲和我国尚未得到应用。

(3)其他免疫抑制药和免疫调节药:没有严重并发症或重要脏器受累的患者,糖皮质激素及免疫抑制药(除羟氯喹)并不能明显改善干燥症状或增加唾液流率,反而有较多的不良反应事件发生。对于有重要脏器受累的患者,应使用糖皮质激素和免疫抑制药治疗。糖皮质激素剂量应根据病情轻重决定。常用的免疫抑制药包括甲氨蝶呤 2～3mg/kg,硫唑嘌呤 1～2mg/(kg·d),环孢素 2.5～5mg/(kg·d),环磷酰胺 50～150mg/d 或 0.5～1g/m²。对于出现神经系统受累或血小板减少的患者可用人静脉用免疫球蛋白(IVIG)0.4g/(kg·d),连用 3～5d,需要时可以重复使用。

(4)生物制剂:目前生物制剂治疗 PSS 的研究尚不多,样本量小,其有效性还需更大样本量的研究进一步证实。

①IFN-α:有文献报道小剂量 IFN-α(150U)口腔含服每日 3 次,治疗 24 周后与对照组相比,治疗组患者唾液流率明显增加,口干和眼干的症状均有缓解,而没有出现明显不良反应。另外有文献报道,PSS 并发神经病变的患者使用静脉 IFN-α 300 万 U 每周 3 次,不但患者的神经病变改善,而且口眼干的症状改善,自身抗体滴度下降,唇腺病理改变减轻。考虑到 IFN-α 的不良反应包括出现狼疮样症状,而且在 PSS 炎症反应局部也有 IFN-α 的异常表达,大剂量全身用药使用 IFN-α 治疗 SS 需要更多的安全性资料,而小剂量局部经口黏膜使用 IFN-α 值得进一步研究。

②肿瘤坏死因子拮抗药:在 PSS 唇腺中有肿瘤坏死因子 α(TNFα)的异常表达,且在动物模型中抑制 TNFα 可以减少唾液腺中淋巴细胞的浸润。有文献报道,infliximab 治疗可以缓解 SS 患者症状,提高唾液流率,但这结果没有被进一步的临床研究(RCT-TRIPSS)证实,且有患者出现严重不良反应。etanercept 对患者的症状也无明显改善,仅能降低患者的 ESR。

③B 细胞清除治疗

rituximab(抗 CD20 单克隆抗体):最早被用于 B 细胞淋巴瘤的治疗,后在自身免疫病治疗中也取得了一定的疗效,如自身免疫性血小板减少性紫癜、系统性红斑狼疮、类风湿关节炎、溶血性贫血和混合性冷球蛋白血症。使用 rituximab 375mg/m² 每周 1 次,12 周后患者主观症状显著缓解,唾液腺有残余功能的患者唾液流率也有明显增加,减少 B 细胞和 RF 的水平,改善泪腺功能。rituximab 还可以明显缓解患者的疲劳症状,对呼吸、关节、血液、神经等系统的腺外症状也有改善。但患者发生血清病样不良反应的概率较高。

epratuzumab:目前仅有一项 epratuzumab(人源化抗 CD22 单克隆抗体)用于 PSS 治疗的药物研究。epratuzumab 360mg/m²,每 2 周 1 次共 4 次,可以缓解活动性患者乏力的症状,患者主观感受也有所提高,提示抗 CD22 单抗有可能成为治疗 PSS 的有效药物。

(薛久巍)

第三节　风湿热

风湿热(rheumatic fever,RF)是一种咽喉部 A 组乙型溶血性链球菌(group A streptococcus,GAS)感染后反复发作的全身结缔组织炎症,主要累及关节、心脏、皮肤和皮下组织,偶可累及中枢神经系统、血管、浆膜及肺、肾等内脏。临床表现以关节炎和心脏炎为主,可伴有发热、皮疹、皮下结节、舞蹈症等。本病急性发作时通常以关节炎较为明显,反复发作后常遗留轻重不等的心脏损害,形成风湿性心脏病(rheumatic heart disease)。

发病可见于任何年龄,最常见为 5～15 岁的儿童和青少年,流行病学研究显示,GAS 与 RF 密切相关,并且感染途径也至关重要,GAS 咽部感染是本病发病的必要条件。随着流行病学变化,RF 的临床表现也发生变异,轻症、不典型和隐匿型病例发病增多。

一、临床表现

1.症状与体征

(1)前驱症状:在典型症状出现前1～6周,常有咽喉炎或扁桃体炎等上呼吸道 GAS 感染表现,如发热、咽痛、颌下淋巴结肿大、咳嗽等。半数患者因前驱症状轻微或短暂而无此主诉。

(2)典型表现:以下表现可单独或合并出现,并可产生许多临床亚型。皮肤和皮下组织表现不常见,通常只发生在已有关节炎、舞蹈症或心脏炎的患者中。

①关节炎:最常见。呈游走性、多发性关节炎。以膝、距小腿、肘、腕、肩等大关节受累为主,局部可有红、肿、灼热、疼痛和压痛。关节疼痛很少持续1个月以上,通常在2周内消退。发作后无变形遗留,但常反复发作,可继气候变冷或阴雨而出现或加重,水杨酸制剂对缓解关节症状疗效颇佳。轻症及不典型病例可呈单关节或寡关节、少关节受累,或累及一些不常见的关节如髋关节、指关节、下颌关节、胸锁关节、胸肋间关节,后者常被误认为心脏炎症状。

②心脏炎:患者常有运动后心悸、气短、心前区不适。二尖瓣炎时可有心尖区高调、收缩期吹风样杂音或短促低调舒张中期杂音。主动脉瓣炎时在心底部可听到舒张中期柔和吹风样杂音。窦性心动过速常是心脏炎的早期表现,心率与体温升高不成比例。心包炎多为轻度,超声心动图可测出心包积液。心脏炎严重时可出现充血性心力衰竭。轻症患者可仅有无任何其他病理或生理原因可解释的进行性心悸、气促等的亚临床型心脏炎表现。心脏炎可以单独出现,也可与其他症状同时出现。

③环形红斑:皮疹为淡红色环状红斑,中央苍白,时隐时现,骤起,数小时或1～2d 消退,分布在四肢近端和躯干。常在 GAS 感染之后较晚才出现。

④皮下结节:为稍硬、无痛性小结节,位于关节伸侧的皮下组织,尤其肘、膝、腕、枕或胸腰椎棘突处,与皮肤无粘连,表面皮肤无红肿炎症改变,常与心脏炎同时出现,是风湿活动的表现之一。发生率 2%～16%。

⑤舞蹈症:常发生于4～7岁儿童。为一种无目的、不自主的躯干或肢体动作,面部可表现为挤眉眨眼、摇头转颈、努嘴伸舌。肢体表现为伸直和屈曲、内收和外展、旋前和旋后等无节律的交替动作,激动兴奋时加重,睡眠时消失,情绪常不稳定,需与其他神经系统的舞蹈症相鉴别。

⑥其他:多汗、鼻出血、瘀斑、腹痛也不少见,有肾损害时,尿中可出现红细胞及蛋白。至于肺炎、胸膜炎、脑炎近年已少见。

2.实验室检查可测出链球菌感染指标、急性期反应物增高以及多项免疫指标异常。

(1)链球菌感染指标:咽拭子培养阳性率在 20%～25%;抗链球菌溶血素"O"(ASO)滴度超过1:400 为阳性,在感染后2周左右出现,以往急性 RF 患者 ASO 阳性率在 75% 以上,但由于近年来抗生素的广泛应用及因临床表现不典型而造成取样延误,ASO 的阳性率已低至50%。抗 DNA 酶-B 阳性率在 80% 以上,两者联合阳性率可提高到 90%。

(2)急性炎症反应指标与免疫学检查:急性期红细胞沉降率(ESR)和 C 反应蛋白(CRP)阳性率较高,可达80%。但来诊较晚或迁延型 RF,ESR 加速仅 60% 左右,CRP 阳性率可下降至 25% 或更低。

3.心电图及影像学检查 对风湿性心脏炎有较大意义。心电图检查有助于发现窦性心动过速、P-R 间期延长和各种心律失常。超声心动图可发现早期、轻症心脏炎以及亚临床型心脏炎,对轻度心包积液较敏感。心肌核素检查(ECT)可测出轻症及亚临床型心肌炎。

二、诊断要点

1. Jones(1992 年)AHA 修订标准(表6－12)　该标准在 20 世纪 90 年代沿用多年,仅作为诊断上的指南。

由于此标准主要是针对急性 RF,故又对下列情况作了特殊说明:即①舞蹈症者;②隐匿发病或缓慢出现的心脏炎;③有 RF 病史或现患 RHD,当再感染 GAS 时,有 RF 复发高度危险者,不必严格执行该标准。

表6－12　Jones(1992 年)修订标准

主要表现	次要表现	有前驱的链球菌感染证据
心脏炎 多关节炎 舞蹈症 环形红斑 皮下结节	关节痛 发热 急性反应物(ESR,CRP)增高 心电图 P－R 间期延长	咽喉拭子培养或快速链球菌抗原试验阳性 链球菌抗体效价升高

如有前驱的链球菌感染证据,并有 2 项主要表现或 1 项主要表现加 2 项次要表现者高度提示可能为急性风湿热

2. 2002—2003 年 WHO 修订标准针对近年发现的问题,2002—2003 年世界卫生组织(WHO)对诊断标准进行修订。新标准最大的特点是对风湿热进行分类地提出诊断标准,有关主要和次要临床表现,沿用过去标准的内容,但对链球菌感染的前驱期作了 45d 的明确规定,并增加了猩红热作为链球菌感染证据之一(表6－13)。

表6－13　2002—2003WHQ 对风湿热和风心病诊断标准(在 1965 年及 1984 年基础上修订)

诊断分类	标准
初发风湿热[1]	2 项主要表现或 1 项主要及 2 项次要表现加上前驱的 A 组链球菌感染证据
复发性风湿热不患有风湿性心脏病[2]	2 项主要表现或 1 项主要及 2 项次要表现加上前驱的 A 组链球菌感染证据
复发性风湿热患有风湿性心脏病	2 项次要表现加上前驱的 A 组链球菌感染证据[3]
风湿性舞蹈症	其他主要表现或 A 组链球菌感染证据可不需要
隐匿发病的风湿性心脏炎[2]	
慢性风湿性心瓣膜病[患者第一时间表现为单纯二尖瓣狭窄或复合性二尖瓣病和(或)主动脉瓣病][4]	不需要其他任何标准即可诊断风湿性心脏病
主要表现	心脏炎、多关节炎、舞蹈症、环形红斑、皮下结节
次要表现	临床上:发热,多关节痛实验室:急性期反应物升高(ESR 或白细胞计数)心电图:P－R 间期延长
近 45d 内有支持前驱的链球菌感染证据	抗链球菌溶血素 O 或其他链球菌抗体升高,咽拭子培养阳性或 A 组链球菌抗原快速试验阳性或新近患猩红热

(1)患者可能有多关节炎(或仅有多关节痛或单关节炎)以及有数项(3 个或 3 个以上)次要表现,联合有近期 A 组链球菌感染证据。其中有些病例后来发展为风湿热,一旦其他诊断被排除,应慎重地把这些病例视作"可能风湿热",建议进

行继发预防。这些患者需予以密切追踪和定期检查其心脏情况。这尤其适用于高发地区和易患年龄患者。(2)感染性心内膜炎必须被排除。(3)有些复发性病例可能不满足这些标准。(4)先天性心脏病应予排除

对比 1992 年修订的 Jones 标准,2002—2003 年 WHO 标准由于对 RF 作出了分类诊断,实现了如下的改变:①对伴有风心病的复发性 RF 的诊断明显放宽,只需具有 2 项次要表现及前驱链球菌感染证据即可确立诊断;②对隐匿发病的风湿性心脏炎和舞蹈症也放宽,不需要有其他主要表现,即使前驱链球菌感染证据缺如也可作出诊断;③对多关节炎,多关节痛或单关节炎可能发展为风湿热给予重视,以避免误诊及漏诊。

三、治疗方案与原则

治疗原则包括下列 4 个方面:去除病因、消灭链球菌感染灶;抗风湿治疗、迅速控制临床症状;治疗并发症、改善预后;实施个别化处理原则。

基本治疗措施如下。

1. 一般治疗　注意保暖防潮,可减少上呼吸道链球菌感染。有心脏受累,应卧床休息,待体温、ESR 正常,心动过速控制或心电图异常明显改善后,继续卧床 2～3 周(总卧床时间不少于 4 周),然后逐步恢复活动。急性关节炎患者,早期亦应卧床,至 ESR 及体温正常后开始活动。舞蹈症患者,应安置在较安静的环境,避免受刺激。

2. 抗生素的应用　目的是消除咽部链球菌感染,避免 RF 反复发作。迄今为止,青霉素仍被公认为杀灭链球菌最有效药物。目前公认预防以单一剂量苄星青霉素(benzathine penicillin G)肌内注射为首选药物。应用剂量:体重在 27kg 以下,可用 60 万 U,体重在 27kg 以上,可用 120 万 U;其次,可选用口服青霉素 V(phenoxymethyl penicillin),儿童 250mg,2～3/d,青年及成年人 250mg,3～4/d 或 500mg,2/d,疗程为 10d。或阿莫西林(amoxicillin),儿童 25～50mg/(kg·d),成年人 750～1500mg/d,分 3 次口服。青霉素过敏者,可选用第一代头孢如头孢氨苄(cefalexin),儿童 30～50mg/kg,分 4 次口服,日剂量<4g,成年人 0.5～:1.0g,4/d,疗程为 10d。亦可用红霉素,儿童 25～50mg/(kg·d),分 3～4 次口服,成年人 0.25～0.5g,3～4/d,疗程为 10d;或罗红霉素:儿童 5～8mg/(kg·d),成年人 0.3g/d,分 2 次,10d 为 1 个疗程,但近年有报道链球菌对红霉素族有耐药情况。还可用阿奇霉素(azithromycin)5d 为 1 个疗程,儿童 10mg/(kg·d),1/d,成年人第 1 天 250mg,2/d,第 2～5 天 250mg/d。还可用头孢呋辛酯(cefuroxine),儿童 20～30mg/(kg·d),分 2～3 次,成年人 250mg,2/d,疗程亦为 5d。

3. 抗风湿治疗　单纯关节受累,首选非甾体消炎药,常用阿司匹林,开始剂量成年人 3～4g/d,小儿 80～100mg/(kg·d),分 3～4 次口服。亦可用其他非甾体类,如萘普生、吲哚美辛等。发生心脏炎者,一般采用糖皮质激素治疗,常用泼尼松,开始剂量成年人 30～40mg/d,小儿 1.0～1.5mg/(kg·d),分 3～4 次口服,病情缓解后减量至 10～15mg/d 维持治疗。对病情严重,如有心包炎、心脏炎并急性心力衰竭者可静脉注射地塞米松 5～10mg/d 或滴注氢化可的松 200mg/d,至病情改善后,改口服激素治疗。抗风湿疗程,单纯关节炎为 6～8 周,心脏炎最少 12 周,如病情迁延,应根据临床表现及实验室检查,延长疗程至病情完全恢复。

舞蹈症患者,首选丙戊酸,该药无效或严重舞蹈症如瘫痪的患者,应用卡马西平治疗。其他多巴胺受体阻断药物如氟哌啶醇,也可能有用。现已有证据表明,部分舞蹈症可在 RF 急性期出现,故有必要对此患者进行抗风湿治疗。

4.并发症治疗 在 RF 治疗过程中或 RHD 反复风湿活动等,患者易患肺部感染,重症可致心功能不全,有时并发心内膜炎、高脂血症、高血糖、高尿酸血症,高龄 RHD 患者还会并发冠心病以至急性心肌梗死。这些情况可能与患者机体抵抗力下降或与糖皮质激素和阿司匹林长期治疗有关,亦可能与近年风湿热发病倾向于轻症,RHD 患者寿命较过去延长而并发各种老年疾病有关。故在治疗过程中,激素及非甾体类抗炎药的剂量和疗程要适当,以免促使各种并发症和的出现和加重。同时需警惕各种可能性的出现,及时加以处理。

四、预防

1.一般性预防 可采用以下措施。

(1)注意环境卫生,居室宜通风通气良好,防潮、保暖、尤其对人口比较集中的场所如幼儿园、学校、军营更需加强管理,以避免链球菌的传播。

(2)加强体育锻炼,提高抗病能力。对未患过 RF,或曾患风湿热但无心脏损害遗留者,其运动量不必作严格限制。如遗留心瓣膜损害,运动量应适当控制,以不出现明显的心脏症状(如心悸气短)为限。

(3)对流行期的咽部感染应积极控制。

2.风湿热发作的预防

(1)初发预防(一级预防):是指儿童、青年、成年人,一般包括 4 岁以上的儿童、青少年和中年人,有发热、咽喉痛拟诊上呼吸道链球菌感染者,为避免其诱发 RF,给予青霉素或其他有效抗生素治疗。亦可用红霉素,但近年有报道链球菌对红霉素族有耐药情况。还可用阿奇霉素(azithromycin),还可用头孢味辛酯(cefuroxine),儿童 20~30mg/(kg·d),分 2~3 次,成年人 250mg,2/d,疗程亦为 5d。

(2)再发预防(二级预防):是指对有 RF 史或已患 RHD 者持续应用特效抗生素,避免 GAS 侵入而诱发 RF 再发。复发多于前次发病后 5 年内发生。故再发预防不论有无瓣膜病遗留,应在初次 RF 发病后开始施行,目的是避免 RF 再发,防止心脏损害加重。

目前仍公认青霉素为再发预防的首选药物,对青霉素过敏者,可考虑用磺胺类如磺胺嘧啶或磺胺素嘧啶(sulfisoxazale)预防,妊娠期磺胺是禁忌的。如青霉素和磺胺药均过敏,可选用红霉素每次 250mg,2/d。目前普遍主张青霉素 V 仅适用于低发地区、低危人群、拒绝肌内注射青霉素的患者,剂量 500mg/d,分 2 次服。

五、预后

约 70% 的急性 RF 患者可在 2~3 个月内恢复。急性期心脏受累,如不及时合理治疗,可发生心脏瓣膜病。

(刘雪君)

第四节 痛风与痛风性关节炎

痛风(gout)是嘌呤代谢障碍所致的一组异质性代谢性疾病,其临床特征是:高尿酸血症及由此引起的反复发作的急性关节炎、慢性关节炎、关节畸形、出现痛风石、尿酸性尿路结石和间质性肾炎,严重者可引起急性肾衰竭。本病分为原发性与继发性两大类,原发性痛风更为常见,多由嘌呤代谢异常所致,常伴发肥胖、高脂血症、高血压、2型糖尿病、动脉硬化和冠心病等;继发性痛风与某些系统性疾病或药物有关。

一、流行病学

1.性别与年龄　痛风患病率男性高于女性,男女之比约为20:1。形成此差异的主要原因是雄性激素可促进尿酸重吸收、抑制尿酸排泄,而雌性激素可促进尿酸排泄。由于人体肾对尿酸的清除率随年龄的增加而下降,痛风患病率随年龄增加而升高。男性痛风患者30岁以上开始明显增加,45岁以上为高发年龄;女性痛风患者一般发生于绝经后,平均年龄较男性大8.5岁左右。

2.家族与遗传　痛风属多基因遗传病,家族性痛风患者比非家族性者起病更早,病情更重,且双亲有痛风和高尿酸血症者比单亲有痛风和高尿酸血症者病情更重,发病年龄更小。10%～25%原发性痛风患者有阳性家族史,遗传变异较大。痛风的家族遗传性一方面与遗传因素有关,另一方面可能为同一家族的生活习惯相近这一环境因素所致。

3.种族与地区　不同种族和地区痛风的患病率差异较大,种族差异是主要原因。如黑人患病率高于白人,亚洲地区患病率高于欧美地区。在我国,不同地区痛风的患病率相差较大,如山东青岛地区痛风患病率为4.3%;而上海地区的患病率为0.34%。近年来由于生活水平及饮食的改善,痛风患病率也明显增加。山东沿海地区1995—2004年痛风患病率增加了3倍。

二、病因与发病机制

痛风的病因与发病机制不明。高尿酸血症是痛风的重要生化基础与基本特征。

(一)高尿酸血症

尿酸是嘌呤代谢的终产物,人体内80%尿酸来源于内源性嘌呤代谢,即来源于细胞代谢分解的核酸和其他嘌呤类化合物,而来源于含有嘌呤或核酸蛋白的食物仅占20%。男性及绝经后女性血清尿酸在37℃的饱和浓度为$420\mu mol/L(7mg/dl)$,绝经前女性为$350\mu mol/L(6mg/dl)$,超过此值为高尿酸血症。

1.尿酸生成增多　人类尿酸生成的速度主要取决于细胞内磷酸核糖焦磷酸(PRPP)的浓度,与各种酶的活性及浓度有关。

(1)PRPP合成酶活性增高,导致PRPP的量增多;

(2)磷酸核糖焦磷酸酰基转移酶的浓度或活性增高,对PRPP亲和力提高,对嘌呤核苷酸负反馈作用减弱;

(3)次黄嘌呤-鸟嘌呤磷酸核糖转移酶缺乏,催化次黄嘌呤或鸟嘌呤转化成次黄嘌呤核苷酸或鸟嘌呤核苷酸的功能下降,对嘌呤代谢的负反馈作用减弱。以上3种酶缺陷为X伴性连锁遗传;

(4)黄嘌呤氧化酶活性增加,促进次黄嘌呤转化为黄嘌呤,黄嘌呤转变为尿酸。痛风常有家族遗传史。因尿酸生成增多导致痛风者约占患者总数的10%。

2.尿酸排泄减少　80%～90%高尿酸血症患者有尿酸排泄障碍。主要有肾小管分泌减少,肾小管重吸收增多,肾小球滤过减少,尿酸盐结晶沉积。以肾小管分泌减少最为重要。

(二)痛风的发生

高尿酸血症患者仅有一部分会出现痛风的临床表现,具体原因尚不清楚。血尿酸浓度过高和(或)在酸性条件下,尿酸析出结晶并沉积于关节、肾和皮下组织,导致痛风性关节炎、痛风性肾病和痛风石形成。急性痛风性关节炎是由于中性粒细胞吞噬尿酸单钠晶体后,释放白三烯、白介素－1等细胞因子形成局部的炎症反应。痛风石是尿酸单钠针形晶体的沉积,周围有慢性单核细胞和上皮细胞、巨噬细胞形成的多核心性肉芽肿。痛风性肾病特征性表现为肾髓质或乳头处有尿酸盐结晶,其周围有圆形细胞和巨噬细胞反应,并常伴有急性或慢性间质性炎症改变、纤维化、肾小管萎缩、肾小球硬化和肾小动脉硬化。

三、病理

痛风的特征性病理改变是痛风石。痛风石是单钠尿酸盐针状结晶沉积,使机体产生慢性异物排斥反应,巨噬细胞等包围结晶形成的结节。单钠尿酸盐结晶为水溶性,病理检查时需用非水溶性固定剂,在偏振光显微镜下可见到针形结晶,有双折光现象。痛风石常见于血液供应相对较少、温度较低的组织,如关节软骨、肌腱、韧带、滑膜、腱鞘、关节周围组织、皮下组织、骨骺及肾间质部位等,远端周围关节的关节软骨是尿酸盐最常见的沉积部位。

四、临床表现

临床上,一般仅在发生关节炎时才称为痛风。痛风患者较多伴有肥胖、糖尿病、高脂血症、高血压、动脉硬化和冠心病等。痛风患者的临床自然病程可分4期:无症状高尿酸血症期、急性关节炎期、间歇期、痛风石及慢性关节炎期。

1.无症状高尿酸血症期　此期仅有血尿酸持续性或波动性增高,并无尿酸盐沉积和组织炎症反应。从血尿酸增高到症状出现的时间长短不一,可长达数年至数十年,部分患者终身无临床症状。仅有血尿酸增高而无临床症状者,称为无症状性高尿酸血症。血清尿酸浓度随年龄增高而增高,男性患者一般从青春期后、女性多于绝经期后开始血尿酸升高,血清尿酸浓度越高,持续时间越长,发生痛风的机会越多。

2.急性关节炎期　急性痛风性关节炎是原发性痛风最常见的首发症状。初发时常为单一关节受累,以第1跖趾关节最为常见。典型发作者起病急骤,常于午夜或清晨被关节痛惊醒,疼痛进行性加剧,呈撕裂样、刀割样或咬噬样,症状在数小时内可达高峰,受累关节出现红、肿、热、痛和功能障碍,关节周围皮肤紧绷、灼热、触痛明显。发作前多无先兆,部分患者发病前有疲乏、周身不适,可伴有发热、寒战、头痛等全身症状。急性痛风性关节炎好发于下肢关节,50％以上首次发作在第1跖趾关节,病程中约90％患者累及该部位。其他关节受累依次为踝、膝、腕、指、趾、肘、足背、足跟等部位,肩、髋、脊柱等关节较少累及。急性痛风性关节炎四季均可发病,但以春秋季节多发。高蛋白高嘌呤饮食、酗酒、劳累、关节损伤、手术、感染、精神紧张等常诱发本病。

急性痛风性关节炎自然病程数天至数周,大多数自行缓解后进入无症状间歇期。复发可发生于同一关节,逐渐转为慢性关节炎并出现关节畸形;或从下肢向上肢、从远端小关节向大关节发展,症状和体征渐趋不典型。多数患者愈发愈频,病情亦愈来愈重。

3.间歇期　多数患者数月发作1次。偶有终生只发作1次者。随着病程的进展,发作次数逐渐增多,症状持续时间延长,无症状间歇期缩短甚至消失,受累关节逐渐增多。

4.痛风石及慢性关节炎期

(1)痛风石:痛风石是痛风的特征性临床表现,为尿酸盐结晶沉积在软骨、滑膜、肌腱、腱鞘及皮下组织形成的结节。常发生于耳郭和跖趾、指间、掌指、肘关节，关节远端多见。痛风石多呈黄白色，可小如米粒，大如鸡蛋。严重者痛风石逐渐增大，外表皮肤发亮、菲薄，可破溃排出白色豆渣样尿酸钠盐结晶，并形成瘘管，瘘管周围组织形成慢性肉芽肿。因尿酸盐有抑菌作用，瘘管很少感染，但不易愈合。痛风石多见于关节炎反复发作10年以上的患者。

(2)慢性痛风性关节炎：多见于未规范治疗的患者。其病理基础是痛风石在关节周围组织引起慢性炎症性病变。受累关节非对称性不规则肿胀，关节组织被破坏，骨质侵蚀缺损，呈穿凿样或虫蚀样改变，关节肿胀、僵硬、畸形、周围组织纤维化和活动受限。从痛风初次发作至慢性关节炎形成平均病程10年左右。慢性期症状相对缓和，但也可有急性发作。皮下痛风石常与慢性痛风性关节炎并存。

5.肾病变　病程较长的痛风患者约1/3有肾损害。早期常无症状，当有结石形成及肾功能损害较重时，才出现相应临床表现，有3种表现形式。

(1)痛风性肾病：为微小的尿酸盐结晶沉积于肾间质，特别是肾髓质乳头处，导致的慢性肾小管-间质性肾炎。痛风性肾病起病隐匿，早期表现为间歇性蛋白尿，逐渐发展为持续性，因肾浓缩功能受损出现夜尿增多、低比重尿等，可伴白细胞尿、血尿及管型。晚期肾小球滤过功能下降发展为肾功能不全，出现高血压、水肿、贫血等。少数患者以痛风性肾病为首发而无关节症状。痛风性肾病导致的肾衰竭与其他原因导致者无特征性区别。

(2)尿酸性肾石病：由于痛风患者尿中尿酸浓度增加呈过饱和状态，易于结晶析出并在泌尿系统沉积形成结石。10%～25%痛风患者有尿酸性肾结石，且可能出现于痛风关节炎发生之前。细小泥沙样结石可随尿排出，无明显症状；较大者可阻塞尿路，引发肾绞痛、血尿、排尿困难、肾盂扩张、积水等，并继发泌尿系感染。

(3)急性肾衰竭：由于血、尿中尿酸水平急骤升高，大量尿酸结晶阻塞肾小管、集合管、肾盂、肾盏及输尿管等处，造成急性尿路梗阻而发生急性肾衰竭。临床表现为少尿、无尿，急性肾衰竭；尿中可见大量尿酸晶体和红细胞。多继发于恶性肿瘤化疗或放疗时，细胞分裂增殖过快和急剧破坏，核酸分解突然增多产生大量尿酸所致。如不及时治疗，可因肾衰竭而死亡。急性肾衰竭在原发性痛风较少见。

五、辅助检查

1.血尿酸测定　多采用血清标本，以尿酸氧化酶法测定。一般男性和绝经期后女性血尿酸>420μmol/L，绝经期前女性>350μmol/L，可诊断高尿酸血症。血尿酸受多种因素影响而波动较大，应反复监测。

2.尿尿酸测定　多采用尿酸氧化酶法检测。低嘌呤饮食5d后，24h尿尿酸排出量应<600mg，常规饮食时24h尿尿酸应<1000mg，否则为尿酸生成过多。尿尿酸测定主要用于对降尿酸药物选择及判断尿路结石的性质，辅助判断高尿酸血症的原因。

3.HLA-B*5801检测　对诊断有一定价值。

4.关节液或痛风石内容物检　急性关节炎期行关节穿刺，抽取关节液进行偏振光显微镜检查，可发现有负性双折光的针状或杆状尿酸钠结晶。痛风石的抽吸物与发作间歇期关节的滑液中也可发现同样晶体。在关节炎急性期的阳性率可达95%。关节液中增多的白细胞，主要为分叶多核粒细胞。普通显微镜也可用来观察尿酸钠结晶，但效果较差。

5.影像学检查

(1)X线检查:急性关节炎仅见受累关节非对称性软组织肿胀;慢性反复发作性痛风性关节炎可见晶体沉积造成关节软骨下骨质破坏,出现偏心性圆形或卵圆形囊性变,甚至呈虫噬样、穿凿样缺损,边界较清。重者可使关节面破坏,造成关节半脱位或脱位,甚至病理性骨折;也可破坏软骨,出现关节间隙狭窄以及继发退行性改变、局部骨质疏松等。

(2)计算机断层扫描(CT)、双能 CT(DECT)与磁共振成像(MRI):计算机断层扫描(CT)特异性较高,可较清晰显示痛风石,表现为不均匀的斑点状高密度影像。可用于慢性痛风性关节炎的诊断,评价关节破坏程度和治疗效果,引导关节穿刺,定位较超声更准确。缺点是敏感性不高,有辐射,组织对比不如 MRI。

最有效的诊断痛风的方法是明确关节部位是否存在单钠尿酸盐结晶(尿酸)。但 CT 成像诊断痛风有一定的局限性,不能准确地确认尿酸沉淀物。而双能 CT(DECT)可以直接通过颜色显示尿酸盐晶体在关节内的沉积,而且快速、无创、灵敏度高。

慢性痛风性关节炎的典型 MRI 特征包括:关节周围的软组织肿胀,边缘清楚的骨破坏以及滑膜增厚。痛风石在 T_1 和 T_2 加权像呈斑点状的低信号,静脉注射钆后,痛风石周围强化,但对痛风石的显示不如 CT。

(3)超声检查:由于尿酸盐结石为阴性结石,腹部 X 线平片一般不显影,超声检查有一定帮助。超声下出现肾髓质特别是锥体乳头部散在强回声光点,提示尿酸盐肾病,也可发现 X 线下不显影的尿酸性尿路结石。

受累关节的超声检查可发现关节积液、滑膜增生、关节软骨及骨质破坏、关节内或周围软组织的痛风石、钙质沉积等,并且能引导关节抽吸和活检。痛风的关节积液表现为不均匀的高回声点,即"冰雪风暴"征。关节软骨表面有高回声不规则带,提示软骨表面的尿酸盐晶体沉积(双边征),是痛风性关节炎的特征性表现。痛风石常表现为高衰减的不均匀低回声肿块,并伴有阴影和高回声的边缘。超声检查还能显示痛风石邻近的骨皮质破坏。通过彩色多普勒超声成像,还可以看到痛风石周围的血管变化。

六、诊断与鉴别诊断

(一)诊断

1.高尿酸血症　男性和绝经期后女性血尿酸>$420\mu mol/L(7.0mg/dl)$,绝经期前女性>$350\mu mol/L(5.8mg/dl)$可诊断高尿酸血症。

2.特征性关节炎　急性痛风性关节炎是痛风的主要临床表现,常为首发症状。多见于中老年男性,发作前可有明显的诱因,包括高嘌呤饮食、酗酒、饥饿、疲劳、着凉、外伤、手术等。表现为急骤进展、自限的单关节炎,特别是第 1 跖趾关节,伴血尿酸增高,高度提示痛风。对秋水仙碱治疗的反应迅速,具有特征性的诊断意义。反复发作多年后,关节炎呈慢性化,并可出现皮下痛风石。关节液或痛风石抽取物见到典型针形双折光尿酸结晶,是确诊痛风的金标准。

急性痛风性关节炎的诊断目前多采用 1977 年美国风湿病学会(ACR)的分类标准(表 6-14)进行诊断,同时应与蜂窝织炎、丹毒、感染化脓性关节炎、创伤性关节炎、反应性关节炎、假性痛风等相鉴别。

表 6－14　1977 年 ACR 急性痛风性关节炎分类标准

①关节液中有特异性尿酸盐结晶,或
②用化学方法或偏振光显微镜证实痛风石中含尿酸盐结晶,或
③具备以下 12 项(临床、实验室、X 线表现)中 6 项
急性关节炎发作＞1 次
炎症反应在 1d 内达高峰
单关节炎发作
可见关节发红
第 1 跖趾关节疼痛或肿胀
单侧第 1 跖趾关节受累
单侧跗骨关节受累
可疑痛风石
高尿酸血症
不对称关节内肿胀(X 线证实)
无骨侵蚀的骨皮质下囊肿(X 线证实)
关节炎发作时关节液微生物培养阴性

3.间歇期痛风　此期为急性痛风性关节炎两次发作之间的缓解状态,通常无关节症状。间歇期的诊断依据是既往反复发作的急性痛风性关节炎和高尿酸血症病史。部分病史较长、发作频繁的受累关节可有轻微的影像学异常改变。在曾受累关节滑液中发现尿酸盐晶体可直接确诊。

4.痛风石及慢性痛风性关节炎　皮下痛风石是慢性期的标志。病史较长,一般距首次发作 10 年以上。反复急性发作多年,受累关节肿痛等症状持续不能缓解,结合骨关节 X 线检查的典型表现及在痛风石抽吸物中发现尿酸盐晶体有助诊断。

5.肾脏病变　慢性痛风性肾病可有夜尿增多,出现低比重尿和轻度红、白细胞尿及管型、轻度蛋白尿等,甚至肾功能不全。尿酸性尿路结石以肾绞痛和血尿为主要表现,X 线片不显影,B 超检查有助诊断。对于肿瘤广泛播散或接受放射治疗、化学治疗的患者突发急性肾衰竭,应考虑急性尿酸性肾病,其特点是血及尿中尿酸急骤显著升高。

(二)鉴别诊断

1.无症状高尿酸血症　对于无症状的高尿酸血症患者,须与继发性的高尿酸血症相鉴别。继发性的高尿酸血症有以下特点:

(1)儿童、青少年、女性和老年人更为多见;

(2)血尿酸水平较高;

(3)24h 尿尿酸排出增多;

(4)痛风性肾病、尿酸性结石、急性肾衰竭发生率高;

(5)关节症状一般较轻;

(6)应详细询问慢性病史及用药史。

2.急性痛风性关节炎　应与以下疾病鉴别。

(1)蜂窝织炎与丹毒:急性痛风性关节炎发作时受累关节周围软组织肿胀、皮肤发红、皮温升高、明显疼痛。蜂窝织炎与丹毒是感染性、化脓性疾病,受累部位出现红、肿、热、痛斑块,关节一般无压痛,发热、寒战等全身反应明显,外周血白细胞明显升高,血尿酸正常。受累部位附近一般有皮肤创口或局部感染史。

（2）急性风湿热：儿童与青少年多见。典型表现为游走性多关节炎，多累及膝、踝、肩、腕、肘等关节，受累关节周围软组织肿胀、疼痛、皮肤发红和皮温升高，常伴有发热、皮肤及心脏等表现。链球菌感染相关指标增高或阳性反应，C反应蛋白多增高，血尿酸不高。

（3）化脓性关节炎：为化脓性细菌引起的关节急性炎症。好发于儿童、老年体弱患者，受累关节多为单个大关节，局部红、肿、疼痛明显，寒战、高热等全身中毒症状严重。外周血白细胞明显升高，血尿酸正常，关节液可培养出致病菌。

（4）创伤性关节炎：有关节外伤史，血尿酸不高，关节液检查无尿酸钠结晶，较易与急性痛风性关节炎相鉴别。

（5）其他晶体性关节炎：这是由焦磷酸钙、磷灰石、胆固醇、类固醇等晶体所致的一组关节病变。大多见于老年人，以焦磷酸钙沉积于关节软骨所致的假性痛风最为多见。假性痛风急性发作时酷似痛风，以膝关节受累最多见，但血尿酸正常，关节液含焦磷酸钙结晶，晶体呈棱形或棒状，X线片示软骨钙化。

（6）反应性关节炎：有前驱肠道或泌尿生殖道感染史，关节受累为非对称性、以下肢关节为主，常伴有结膜炎、虹膜炎等关节外表现，血尿酸无升高，HLA－B27多为阳性。

3.慢性痛风性关节炎　需与以下疾病相鉴别。

（1）类风湿关节炎：多见于女性，对称性小关节炎，双手关节受累为主。症状持续并伴晨僵。血尿酸不高，类风湿因子阳性，抗CCP抗体阳性，X线片示关节端骨质疏松，关节间隙狭窄，关节骨质破坏，关节融合，这些改变与痛风性骨质缺损有明显区别。

（2）银屑病性关节炎：本病有典型的皮肤银屑瘭和指甲病变，常非对称性累及远端指间关节并伴严重关节破坏，关节间隙增宽，趾（指）端骨质吸收，典型的X线"笔帽征"易与痛风性关节炎相鉴别。

（3）结核感染过敏性关节炎（Poncet病）：由结核杆菌感染引起变态反应所致。有结核感染史，常有午后低热、盗汗、消瘦、乏力等结核中毒症状。表现为游走性多发性关节痛，可有急性关节炎病史，常由小关节开始，逐渐波及大关节，易受累的关节有指、腕、膝、踝、肩及腰椎等。关节周围及双小腿皮肤常有结节性红斑。结核菌素试验强阳性，可有血细胞沉降率增快，血尿酸正常，非甾体抗炎药治疗无效，抗结核治疗有效。

七、治疗

目前治疗的目的包括：①迅速有效地缓解和消除急性关节炎发作；②预防关节炎复发；③纠正高尿酸血症，促进组织中沉积的尿酸盐晶体逐渐溶解，预防各种并发症；④预防尿酸肾结石形成。

1.一般治疗　患者的教育、适当调整饮食结构和生活方式是痛风长期治疗的基础。

（1）低嘌呤饮食：高嘌呤饮食可诱发关节炎急性发作，因此控制饮食是十分必要的辅助治疗措施。高嘌呤食物如动物内脏（尤其是脑、肝、肾、心）、海产品（尤其是海鱼、贝壳等软体动物）、浓肉汤、肉类、豆类、酵母、菠菜等应尽可能避免食用。

（2）忌酒：严格戒饮各种酒类，特别是啤酒。

（3）多饮水：每日饮水量至少2000ml以上，以促进尿酸排泄并预防肾结石。

（4）控制体重：建议采用低热量、平衡膳食，增加运动量，以保持理想体重。

（5）食用碱性食物：黄、绿色蔬菜如白菜、油菜、胡萝卜等属于碱性食物，应多食用。各种谷类、水果等含嘌呤最少,可选择食用。

(6)其他:急性期应注意卧床休息。避免过度劳累、紧张、饮酒、湿冷等急性痛风关节炎的诱发因素。避免使用抑制尿酸排泄的药物如噻嗪类利尿药、阿司匹林等。积极治疗痛风相关性疾病如高脂血症、高血压、糖尿病和冠心病等。

2.药物治疗 遵循个体化原则,按照临床分期进行治疗。

(1)急性发作期治疗:患者需卧床休息,抬高患肢。应及早、足量选择使用非甾体类抗炎药、秋水仙碱或糖皮质激素,早期治疗可使症状迅速缓解,见效后逐渐减停药物。急性发作期不启动降尿酸治疗,已服用降尿酸药物者发作时不需停用,以免引起血尿酸波动、延长发作时间或引起转移性发作。

①非甾体抗炎药(NSAIDs):现为急性痛风性关节炎一线用药,通过抑制环氧化酶活性而影响花生四烯酸转化为前列腺素,起到消炎镇痛作用。各种NSAHDs均可有效缓解急性痛风性关节炎症状。非选择性环氧化酶(COX-2)抑制药常见的不良反应是胃肠道症状,也可能加重肾功能不全、影响血小板功能等。必要时可加用胃保护药,活动性消化性溃疡禁用,伴肾功能不全者慎用。选择性COX-2抑制剂胃肠道反应少见,但应注意其心血管系统的不良反应,肾功能不全者慎用。

②秋水仙碱:对本病有特效。关节炎急性发作对秋水仙碱治疗有迅速反应,对该病具有特征性的诊断意义。秋水仙碱的药理作用是抑制白细胞趋化。秋水仙碱用于急性痛风发作的基础治疗,但应在急性痛风发作36h内开始治疗,治疗负荷量为1.0~1.2mg,之后每小时0.5~0.6mg维持。12h后转成痛风发作预防剂量,每次0.6mg,1~2/d.或每次0.5mg,3/d(除非必须调整剂量),每日最大剂量不超过2mg,直到痛风发作消退。秋水仙碱不良反应较多,主要是严重的胃肠道反应,如恶心、呕吐、腹泻、腹痛等,也可引起骨髓抑制、肝损害、过敏、神经毒性等。不良反应与剂量有关,肾功能不全者应减量使用。本药可引起生育缺陷,妊娠妇女应避免使用。

③糖皮质激素:可有效缓解急性痛风性关节炎,通常不作为首选用药,主要用于不能耐受NSAIDs及秋水仙碱或肾功能不全者。单关节或少关节的急性发作,可行关节腔抽液和注射长效糖皮质激素,以减少药物的全身反应,但应除外合并感染。对于多关节或严重的急性发作可口服、肌内注射、静脉使用中小剂量的糖皮质激素,如口服泼尼松20~30mg/d,3~7d后迅速减量或停用,一般总疗程不超过2周。为避免停药后症状"反跳",停药时可加用小剂量秋水仙碱或NSAHDs。

(2)发作间歇期及慢性期治疗:治疗目标是使血尿酸水平低于$360\mu mol/L(6.0mg/dl)$,减少或清除体内沉积的尿酸盐晶体。通过长期有效地控制血尿酸水平,预防痛风急性发作,防止各种并发症的发生。使用降尿酸药物的指征是:①经饮食控制血尿酸浓度仍在$420\mu mol/L$(7mg/dl)以上;②急性痛风复发,每年2次以上;③多关节受累、关节症状持续不能控制;④痛风石出现、慢性痛风石性关节炎或受累关节出现影像学改变;⑤有肾损害者、并发尿酸性肾石病等。

目前临床应用的降尿酸药物主要有抑制尿酸生成药和促进尿酸排泄药,应在急性发作平息至少2周后,从小剂量开始,逐渐加量。根据降尿酸的目标水平在数月内调整至最小有效剂量并长期甚至终身维持。仅在单一药物疗效不好、血尿酸明显升高、痛风石大量形成时合用两类降尿酸药。在开始使用降尿酸药同时,服用低剂量秋水仙碱或NSAIDs1个月,起到预防急性关节炎复发的作用。

①抑制尿酸生成药物：别嘌醇（allopurinoi）通过抑制黄嘌呤氧化酶，阻断次黄嘌呤、黄嘌呤转化为尿酸，使尿酸生成减少。适用于尿酸生成过多或不适合使用排尿酸药者。初始剂量为每次 50mg，1～2/d，口服，以后每周递增 50～100mg，直至每次 100～200mg，2～3/d，口服，最大剂量 600mg/d。每 2 周测血尿酸水平，达正常后可逐渐减量至最小有效剂量维持治疗，主要不良反应包括胃肠道症状、皮疹、药物热、肝损害、骨髓抑制等，应予监测。肾功能不全者应根据肾小球滤过率减量使用。

对别嘌醇引发的严重药疹要给予充分重视。斯蒂文－约翰逊综合征（Stevens－Johnson syndrome，SJS），及其相关表现－中毒性表皮坏死松解症（toxic epidermal necrolysis，TEN）是目前发现的别嘌醇的极严重不良反应。SJS 的特征是高热、皮肤水疱、紫斑及典型的皮损，可伴随 2 年以上的黏膜损害。TEN 的临床表现与 SJS 相似，但会导致更大面积的皮肤脱落及更高的病死率（30%～40%）。虽然 SJS/TEN 的发生率不高，一旦发生却可导致重度损害或死亡。研究发现，HLA－B＊5801 基因表达与别嘌醇引发的 SJS 有明显相关性，在第一次给药前宜考虑先做基因检测，以确保用药安全。长期使用没有不良反应的患者不建议做基因检测，无论是否携带 HLA－B＊5801 基因，在开始治疗的头几个月发生 SJS 的危险性最大，应注意随访观察。

②排尿酸药物：通过抑制近曲小管对尿酸盐的重吸收，增加尿酸排泄，降低血尿酸水平。主要用于尿酸排泄减少者，对别嘌呤醇过敏或疗效不佳者。600mg/24h 尿尿酸排出量 >3.57mmol/24h（600mg/24h）、有尿路结石或慢性尿酸盐肾病的患者不宜应用，急性尿酸性肾病禁用。肾功能异常影响其疗效，内生肌酐清除率<30ml/min 时无效。用药期间，特别是开始用药数周内应口服碳酸氢钠碱化尿液，并多饮水保持尿量。常用药有：①苯溴马隆（benzbromarone）：初始剂量 25mg/d，渐增至 50～100mg/d，1/d。根据血尿酸水平调节剂量。本品可用于轻、中度肾功能不全，不良反应较少，包括胃肠道症状（如腹泻）、皮疹、肾绞痛、粒细胞减少等，罕见严重的肝毒性作用。②丙磺舒（probenecid，羧苯磺胺）：初始剂量每次 0.25g，2/d，渐增至每次 0.5g，3/d，每日最大剂量不超过 2g。主要不良反应有胃肠道症状、皮疹、药物热、一过性肝酶升高及粒细胞减少。对磺胺药过敏者禁用。③磺唑酮（sulfinpyrazone，磺吡酮）：初始剂量每次 50mg，2/d，渐增至每次 100mg，3/d，最大剂量 600mg/d。主要不良反应有胃肠道症状、皮疹、粒细胞减少，偶见肾毒性反应。本品是保泰松的衍生物，有胃黏膜刺激作用，消化性溃疡者慎用。本品有轻度水钠潴留作用，对慢性心功能不全者慎用。

③其他降尿酸药：国外已用于临床或正在进行后期的临床观察，部分药物在我国正在进行临床观察。非布司他（febuxostat）：特异性地抑制氧化型及还原型黄嘌呤氧化酶，疗效优于别嘌醇。适用于别嘌醇过敏的患者，本品同时在肝代谢和肾清除，可用于轻中度肾功能不全者。不良反应大多为一过性轻、中度反应，主要有肝功能异常，其他有腹泻、头痛、肌肉骨骼系统症状等；奥昔嘌醇（oxypurinol）：与别嘌醇相似，但不良反应相对较少；尿酸氧化酶（uricase）：目前主要有重组黄曲霉菌尿酸氧化酶和聚乙二醇化重组尿酸氧化酶，两者均有快速、强力的降血尿酸疗效，主要用于重度高尿酸血症、难治性痛风，特别是继发性痛风如肿瘤溶解综合征患者。

④碱性药物：尿酸在碱性环境中的溶解度更高，利于肾排泄，可减少尿酸盐沉积造成的肾损害。碱化尿液使尿 pH 值保持在 6.5 左右，并保持尿量，可预防和治疗痛风相关肾脏病变。

碳酸氢钠片：口服每次 0.5～2.0g,3/d。常见嗳气、腹胀等不良反应,可加重胃溃疡;长期大量服用可引起碱中毒及电解质紊乱。充血性心力衰竭、水肿,肾功能不全者慎用。枸橼酸钾钠合剂：(枸橼酸钾 140g,枸橼酸钠 98g,加蒸馏水至 1000ml),每次 10～30ml,3/d。应监测血钾,避免高钾血症。

(3)肾病变的治疗：痛风相关肾脏病变是降尿酸药物治疗的指征,应选用别嘌醇,同时碱化尿液并保持尿量。避免使用影响尿酸排泄的药物,其他处理同慢性肾炎。如果出现肾功能不全,可行透析治疗,必要时可做肾移植。对于尿酸性尿路结石,经过合理的降尿酸治疗,大部分可溶解或自行排出,体积大且固定者可行体外冲击碎石、内镜取石或开放手术取石。对于急性尿酸性肾病这一急危重症,迅速有效地降低急骤升高的血尿酸,除别嘌醇外,可选尿酸氧化酶,其他处理同肾衰竭。

(4)伴发疾病的治疗：痛风常伴发肥胖、高脂血症、高血压、2 型糖尿病、动脉硬化和冠心病等代谢综合征中的一种或数种,这些疾病与痛风相互增加风险,因此在痛风治疗的同时,应积极治疗相关的疾病。其中部分治疗药物可增加尿酸清除而具有降血尿酸作用,如①降脂药：非诺贝特、阿托伐他汀、降脂酰胺;②降压药：氯沙坦、氨氯地平;③降糖药：醋磺己脲等。

(5)无症状高尿酸血症：应以非药物治疗为主,一般不推荐使用降尿酸药物。对于特别严重的或急性血尿酸升高,经过饮食控制血尿酸仍超过 476～535μmol/L 者,以及有家族史或伴发相关疾病的患者,可进行降尿酸治疗。

八、并发症

痛风患者可合并高血压、高脂血症、动脉硬化、冠心病和 2 型糖尿病。限制饮食、降低体重,常可使高尿酸血症、糖尿病、高血压和高脂血症得到控制。

九、预后

高尿酸血症和痛风是一种终身性疾病,积极治疗预后相对较好。及早诊断并进行规范治疗,大多数痛风患者可正常工作生活。慢性期病变经过治疗有一定的可逆性,皮下痛风石可缩小或消失,关节症状和功能可获改善,相关的肾病变也可减轻、好转。患者起病年龄小、有阳性家族史、血尿酸显著升高、痛风频发,提示预后较差。伴发高血压、糖尿病或其他肾病者,肾功能不全的风险增加,甚至危及生命。

(刘雪君)

第五节　类风湿关节炎

类风湿关节炎(rheumatoid arthritis,RA)是一种以侵蚀性关节炎为主要表现的全身性自身免疫病。本病表现为以双手、腕、膝、距小腿和足关节等小关节受累为主的对称性、持续性多关节炎。此外,患者尚可有发热、贫血、皮下结节及淋巴结肿大等关节外表现。血清中可出现类风湿因子(rheumatoid factor,RF)及抗环瓜氨酸多肽(anticyclic citrullinated peptides,CCP)抗体等多种自身抗体。病理表现为关节滑膜的慢性炎症、血管翳形成。未经正确治疗的 RA 可迁延不愈,出现关节的软骨和骨破坏,最终可导致关节畸形和功能丧失。

一、临床表现

关节病变是 RA 最常见和最主要的临床症状表现。亦可表现为血管炎，侵犯周身各脏器组织，形成系统性疾病。

RA 的起病方式有不同的分类方法。按起病的急缓分为隐匿型（约占 50%）、亚急型（占 35%～40%）、突发型（占 10%～25%）三类。按发病部位分为：多关节型、少关节型、单关节型及关节外型。最常以缓慢而隐匿方式起病，在出现明显关节症状前有数周的低热、乏力、全身不适、体重下降等症状，以后逐渐出现典型关节症状。少数则有较急剧的起病，在数天内出现多个关节症状。

RA 的病程一般分为以下 3 种类型。①进展型（progressive disease）：占患者总数的 65%～70%，急性或慢性起病，没有明显的自发缓解期，适当治疗后病情可暂时好转，但停药后或遇有外界诱发因素时可导致复发。②间歇性病程（intermittent course）：占患者总数的 15%～20%。起病较缓和，通常少数关节受累，可自行缓解，整个病程中病情缓解期往往长于活动期。③长期临床缓解（long clinical remissions）：占患者总数 10% 左右，较少见，多呈急性起病，并伴有显著关节痛及炎症。

1.关节表现

（1）疼痛与压痛：关节疼痛（pain）和压痛（tenderness）往往是最早的关节症状。最常出现的部位为双手近端指间关节（PIP）、掌指关节（MCP）、腕关节，其次是足趾、膝、距小腿、肘、肩等关节，胸锁关节、颈椎、颞颌关节等也可受累。多呈对称性、持续性。

（2）关节肿胀（swelling）：多因关节腔积液、滑膜增生及关节周围组织水肿所致。以双手近端指间关节、掌指关节、腕关节最常受累，尤其手指近端指间关节多呈梭形肿胀膨大。膝关节肿胀，有浮髌现象。其他关节也可发生。

（3）晨僵（morning stiffness）：是指病变关节在静止不动后出现关节发紧、僵硬、活动不灵或受限，尤以清晨起来时最明显。其持续时间长短可作为衡量本病活动程度的指标之一。95% 以上的 RA 患者有晨僵。其他病因的关节炎也可出现晨僵，但不如本病明显。

（4）关节畸形（joint deformity）：多见于较晚期患者。因滑膜炎的血管翳破坏了软骨和软骨下的骨质，造成关节纤维强直或骨性强直。又因关节周围的肌腱、韧带受损使关节不能保持在正常位置，出现关节的半脱位，如手指可出现尺侧偏斜、天鹅颈样畸形等。关节周围肌肉的萎缩、痉挛则使畸形更为严重。

（5）关节功能障碍：关节肿痛和畸形造成了关节的活动障碍。美国风湿病学会将因本病而影响生活能力的程度分为 4 级，即关节功能分级。

Ⅰ级：能照常进行日常生活和各项工作。

Ⅱ级：可进行一般的日常生活和某些职业工作，但其他项目的活动受限。

Ⅲ级：可进行一般的日常生活，但对参与某种职业工作或其他项目活动受限。

Ⅳ级：日常生活的自理和参加工作的能力均受限。

2.关节外表现　　关节外表现是类风湿关节炎临床表现的重要组成部分，反应出 RA 是一个系统性疾病，而不仅局限于关节。

（1）类风湿结节：是本病较特异的皮肤表现。确诊 RA 的患者 15%～25% 有类风湿结节，这些患者的 RF 常为阳性。多位于关节伸面、关节隆突及受压部位的皮下，如前臂伸面、肘鹰嘴突附近、枕部、跟腱等处,可单发或多发,质地较硬,通常无压痛。类风湿皮下结节的出现多见于 RA 高度活动期,并常提示有全身表现。

(2)类风湿血管炎:发生率约为 25%,可累及大、中、小血管,导致多种临床表现。皮肤是小血管炎最常累及的部位,查体能观察到的有指甲下或指端出现的小血管炎,少数引起局部组织的缺血性坏死,严重者可见单发或多发的指端坏疽。在眼部造成巩膜炎,严重者因巩膜软化而影响视力。

(3)胸膜和肺:10%~30%的类风湿关节炎患者可出现这些损害,常见的胸膜和肺损害包括胸膜炎、间质性肺炎、肺间质纤维化、肺类风湿结节、肺血管炎和肺动脉高压。其中,肺间质纤维化和胸膜炎最为常见。

(4)心脏:心包炎是最常见心脏受累的表现。通过超声心动图检查约 30%出现少量心包积液,多见于关节炎活动和 RF 阳性的患者,一般不引起临床症状。其他可见心瓣膜受累、心肌损害等。20%的患者有不同程度的冠状动脉受累。

(5)胃肠道:患者可有上腹不适、胃痛、恶心、纳差、甚至黑粪,但均与服用抗风湿药物,尤其是非甾体抗炎药有关。很少由 RA 本身引起。

(6)肾:本病的血管炎很少累及肾。若出现尿的异常则要考虑因抗风湿药物引起的肾损害。也可因长期的类风湿关节炎而并发淀粉样变。

(7)神经系统:患者可伴发感觉型周围神经病、混合型周围神经病、多发性单神经炎、颈脊髓神经病、嵌压性周围神经病及硬膜外结引起的脊髓受压等。脊髓受压多由 RA 累及颈椎导致,表现为渐起的双手感觉异常和力量减弱,腱反射多亢进,病理反射阳性。周围神经多因滑膜炎受压导致,如正中神经在腕关节处受压而出现腕管综合征。多发性单神经炎则因小血管炎的缺血性病变造成。

(8)血液系统:本病可出现小细胞低色素性贫血,贫血因病变本身所致或因服用非甾体抗炎药而造成胃肠道长期少量出血所致。血小板增多常见,程度与关节炎和关节外表现相关。淋巴结肿大常见于活动性 RA,在腋窝、滑车上均可触及肿大淋巴结。Felty 综合征是指类风湿关节炎者伴有脾大、中性粒细胞减少,有的甚至有贫血和血小板减少。

(9)干燥综合征:30%~40%本病患者出现此综合征。口干、眼干的症状多不明显,必须通过各项检验方证实有干燥性角结膜炎和口干燥征。

二、辅助检查

1. 血象　有轻至中度贫血。活动期患者血小板增高。白细胞及分类多正常。

2. 细胞沉降率　是 RA 中最常用于监测炎症或病情活动的指标。本身无特异性,且受多种因素的影响,在临床上应综合分析。

3. C 反应蛋白　是炎症过程中在细胞因子刺激下由肝产生的急性期蛋白,它的增高说明本病的活动性,是目前评价 RA 活动性最有效的实验室指标之一。

4. 自身抗体

(1)类风湿因子(rheumatoid factor,RF):是抗人或动物 IgG Fc 片段上抗原决定簇的特异性抗体,可分为 IgM,IgG,IgA 等型。在常规临床工作中测得的为 IgM 型 RF,它见于约 70%的患者血清。通常,RF 阳性的患者病情较重,高滴度 RF 是预后不良指标之一。但 RF 也出现在系统性红斑狼疮、原发性干燥综合征、系统性硬化、亚急性细菌性心内膜炎、慢性肺结核、高球蛋白血症等其他疾病,甚至在5%的正常人也可以出现低滴度RF。因此,RF阳性者必须结合临床表现,才能诊断本病。

(2)抗环瓜氨酸多肽抗体(anti—CCP antibody):瓜氨酸是RA血清抗聚角蛋白微丝蛋白相关抗体识别的主要组成型抗原决定簇成分,抗CCP抗体为人工合成抗体。最初研究显示,RA中CCP抗体的特异性高达90%以上,至少60%～70%的RA患者存在该抗体。与RF联合检测可提高RA诊断的特异性。抗CCP抗体阳性患者放射学破坏的程度较抗体阴性者严重,是预后不良因素之一。其他ACPA抗体还包括:抗角蛋白抗体(AKA)、抗核周因子(APF),近几年的研究发现,抗突变型瓜氨酸在波形蛋白(MCV)、PAD4抗体等也与RA相关。

5.免疫复合物和补体 70%患者血清中出现各种类型的免疫复合物,尤其是活动期和RF阳性患者。在急性期和活动期,患者血清补体均有升高,只有在少数有血管炎患者出现低补体血症。

6.关节滑液 正常人的关节腔内的滑液不超过3.5ml。在关节有炎症时滑液就增多,滑液中的白细胞计数明显增多,达2000～75000/L,且中性粒细胞占优势。其黏度差,含糖量低于血糖。

7.影像学检查 目前常用的方法包括X线平片、CT、MRI、B型超声和核素扫描。

X线平片是最普及的方法,对本病的诊断、关节病变的分期、监测病变的演变均很重要,其中以手指及腕关节的X线片最有价值,但对早期病变不能明确显示。X线片中可以见到关节周围软组织的肿胀阴影,关节端的骨质疏松(Ⅰ期);关节间隙因软骨破坏而变得狭窄(Ⅱ期);关节面出现虫凿样破坏性改变(Ⅲ期);晚期则出现关节半脱位和关节破坏后的纤维性和骨性强直(Ⅳ期)。

CT检查目前也比较普及,优点是相对廉价、图像清晰,主要用于发现骨质病变,对软组织及滑膜效果不佳。MRI是目前最有效的影像学方法,对早期病变敏感,尤其是观察关节腔内的变化非常有效,但其费用较高、耗时较长、扫描关节数目有限等因素阻碍了其广泛应用。B超检查相对廉价,经适当培训后的风湿病医师进行操作,可用于常规临床工作,在确定和量化滑膜炎方面价值明确,但超声检测的滑膜炎程度对将来出现骨侵袭的预测价值有待进一步研究。

三、诊断

1.诊断标准 RA的诊断主要依靠病史及临床表现,结合实验室检查及影像学检查。

典型病例按1987年美国风湿病学会(ACR)的分类标准(表6—15)诊断并不困难,但对于不典型及早期RA易出现误诊或漏诊。对这些患者,除RF和抗CCP抗体等检查外,还可考虑MRI及超声检查,以利于早期诊断。对可疑RA的患者要定期复查和随访。

表 6-15　1987 年美国风湿病学会类风湿关节炎分类标准

定义	注释
晨僵	关节及其周围僵硬感至少持续 1h(病程≥6 周)
3 个或 3 个区域以上关节部位的关节炎	医生观察到下列 14 个区域(左侧或右侧的近端指间关节、掌指关节、腕、肘、膝、距小腿及跖趾关节)中累及 3 个,且同时软组织肿胀或积液(不是单纯骨隆起)(病程≥6 周)
手关节炎	腕、掌指或近端指间关节炎中,至少有一个关节肿胀(病程≥6 周)
对称性关节炎	两侧关节同时受累(双侧近端指间关节、掌指关节及跖趾关节受累时,不一定绝对对称)(病程≥6 周)
类风湿结节	医生观察到在骨突部位,伸肌表面或关节周围有皮下结节
类风湿因子阳性	任何检测方法证明血清类风湿因子含量异常,而该方法在正常人群中的阳性率<5%
放射学改变	在手和腕的后前位相上有典型的类风湿关节炎放射学改变:必须包括骨质侵蚀或受累关节及其邻近部位有明确的骨质脱钙

注:以上 7 条满足 4 条或 4 条以上并排除其他关节炎即可诊断类风湿关节炎

2009 年 ACR 和欧洲抗风湿病联盟(EULAR)提出了新的 RA 分类标准和评分系统,即:至少 1 个关节肿痛,并有滑膜炎的证据(临床或超声或 MRI);同时排除了其他疾病引起的关节炎,并有典型的常规放射学 RA 骨破坏的改变,可诊断为 RA。另外,该标准对关节受累情况、血清学指标、滑膜炎持续时间和急性时相反应物 4 个部分进行评分,总得分 6 分以上也可诊断 RA(表 6-16)。

表 6-16　ACR/EULAR 2009 年 RA 分类标准和评分系统

关节受累情况	得	分(0~5 分)
受累关节情况	受累关节数	
中大关节	1	0
	2~10	1
小关节	1~3	2
	4~10	3
至少 1 个为小关节	>10	5
血清学		得分(0~3 分)
RF 或抗 CCP 抗体均阴性		0
RF 或抗 CCP 抗体至少 1 项低滴度阳性		2
RF 或抗 CCP 抗体至少 1 项高滴度(>正常上限 3 倍)阳性		3
滑膜炎持续时间		得分(0~1 分)
<6 周		0
>6 周		1
急性时相反应物		得分(0~1 分)
CRP 或 ESR 均正常		0
CRP 或 ESR 增高		1

2.病情的判断　判断 RA 活动性的指标包括疲劳的程度、晨僵持续的时间、关节疼痛和肿胀的数目和程度以及炎性指标(如 ESR,CRP)等。临床上可采用 DAS28 等标准判断病情

活动程度。此外，RA 患者就诊时应对影响其预后的因素进行分析，这些因素包括病程、躯体功能障碍（如 HAQ 评分）、关节外表现、血清中自身抗体和 HLA－DR1/DR4 是否阳性，以及早期出现 X 线提示的骨破坏等。

3. 缓解标准　RA 临床缓解标准：

(1)晨僵时间低于 15min；

(2)无疲劳感；

(3)无关节痛；

(4)活动时无关节痛或关节无压痛；

(5)无关节或腱鞘肿胀；

(6)血细胞沉降率(魏氏法)：女性＜30mm/h，男性＜20mm/h。

符合 5 条或 5 条以上并至少连续 2 个月者考虑为临床缓解；有活动性血管炎、心包炎、胸膜炎、肌炎和近期无原因的体重下降或发热，则不能认为缓解。

四、鉴别诊断

在 RA 的诊断中，应注意与骨关节炎、痛风性关节炎、血清阴性脊柱关节病(uSPA)、系统性红斑狼疮(SLE)、干燥综合征(SS)及硬皮病等其他结缔组织病所致的关节炎鉴别。

1. 骨关节炎　该病在中老年人多发，主要累及膝、髋等负重关节。活动时关节痛加重，可有关节肿胀和积液。部分患者的远端指间关节出现特征性赫伯登(Heberden)结节，而在近端指关节可出现布夏得(Bouchard)结节。骨关节炎患者很少出现对称性近端指间关节、腕关节受累，无类风湿结节，晨僵时间短或无晨僵。此外，骨关节炎患者的 ESR 多为轻度增快，而 RF 阴性。X 线显示关节边缘增生或骨赘形成，晚期可由于软骨破坏出现关节间隙狭窄。

2. 痛风性关节炎　该病多见于中年男性，常表现为关节炎反复急性发作。好发部位为第一跖趾关节或跗关节，也可侵犯膝、距小腿、肘、腕及手关节。本病患者血清自身抗体阴性，而血尿酸水平大多增高。慢性重症者可在关节周围和耳郭等部位出现痛风石。

3. 银屑病关节炎　该病以手指或足趾远端关节受累更为常见，发病前或病程中出现银屑病的皮肤或指甲病变，可有关节畸形，但对称性指间关节炎较少，RF 阴性。

4. 强直性脊柱炎　本病以青年男性多发，主要侵犯骶髂关节及脊柱，部分患者可出现以膝、距小腿、髋关节为主的非对称性下肢大关节肿痛。该病常伴有肌腱端炎，HLA－B27 阳性而 RF 阴性。骶髂关节炎及脊柱的 X 线改变对诊断有重要意义。

5. 其他疾病所致的关节炎　SS 及 SLE 等其他风湿病均可有关节受累。但是这些疾病多有相应的临床表现和特征性自身抗体，一般无骨侵蚀。不典型的 RA 还需要与感染性关节炎、反应性关节炎和风湿热等鉴别。

五、治疗

1. 治疗原则　RA 的治疗目的包括：

(1)缓解疼痛；

(2)减轻炎症；

(3)保护关节结构；

(4)维持功能；

(5)控制系统受累。

2.一般治疗　强调患者教育及整体和规范治疗的理念。适当的休息、理疗、体疗、外用药、正确的关节活动和肌肉锻炼等对于缓解症状、改善关节功能具有重要的作用。

3.药物治疗　治疗 RA 的常用药物包括非甾类抗炎药(NSAIDs)、改善病情的抗风湿药(DMARDs)、生物制剂、糖皮质激素和植物药。

(1)非甾体抗炎药:非甾体抗炎药(non－steroidal anti－inflammatory drugs,NSAIDs)是在类风湿关节炎中最常使用并且可能最为有效的辅助治疗,可以起到止痛和抗炎的双重作用。这类药物主要通过抑制环氧化酶活性,减少前列腺素、前列环素、血栓素的产生而具有抗炎、止痛、退热及减轻关节肿胀的作用,是临床最常用的 RA 治疗药物。近年来的研究发现,环氧化酶有两种同功异构体,即环氧化酶－1(COX－1)和环氧化酶－2(COX－2)。选择性 COX－2 抑制药(如昔布类)与非选择性的传统 NSAIDs 相比,能明显减少严重胃肠道不良反应。

目前常用的非甾体类抗炎药很多,大致可分为以下几种。

①水杨酸类:最常用的是乙酰水杨酸,即阿司匹林,它的疗效肯定,但不良反应也十分明显。阿司匹林的制剂目前多为肠溶片,用于治疗时要密切注意其不良反应。

②芳基烷酸类:是一大类药物,通常分为芳基乙酸和芳基丙酸两类,已上市的常见品种有:布洛芬、芬必得、萘普生等。芬必得是布洛芬的缓释剂,该类药物不良反应较少,患者易于接受。

③吲哚乙酸类:有吲哚美辛、舒林酸等。此类药物抗炎效果突出,解热镇痛作用与阿司匹林相类似。本类药中,以吲哚美辛抗炎作用最强,舒林酸的肾毒性最小,老年人及肾功能不良者应列为首选。

④灭酸类:有甲灭酸、氯灭酸、双氯灭酸和氟灭酸等。临床上多用氟灭酸。

⑤苯乙酸类:主要是双氯芬酸钠,抗炎、镇痛和解热作用都很强。它不仅有口服制剂,还有可以在局部应用的乳胶剂以及缓释剂,可以减轻胃肠道不良反应。

⑥昔康类:有炎痛昔康等,因其不良反应很大,近来已很少使用。

⑦吡唑酮类:有保泰松、羟布宗等。本药因毒性大已不用。

⑧昔布类:有塞来昔布、帕瑞昔布等。此类药物为选择性 COX－2 抑制药,可以明显降低胃肠道的不良反应。

NSAIDs 对缓解患者的关节肿痛,改善全身症状有重要作用。2008 年 ACR 发表了关于NSAIDs 使用的白皮书,明确指出选择性和非选择性 NSAIDs 在风湿病领域仍然是最有用的药物,但是临床医生须重视其存在的胃肠道、心血管、肾等不良反应。实际上,英国国立临床规范研究所(NICE)、欧盟药品评审委员会(EMEA)以及《中国骨关节炎诊治指南》都强调NSAIDs 用药的风险评估的重要性。其主要不良反应包括胃肠道症状、肝肾功能损害以及可能增加的心血管不良事件。根据现有的循证医学证据和专家共识,NSAIDs 应用原则如下。

第一,药物选择个体化,即如果患者没有胃肠道和心血管风险,则临床医生可以处方任何种类的 NSAIDs 药物。研究显示,NSAIDs 之间镇痛疗效相当。对有消化性溃疡病史者,宜用选择性 COX－2 抑制药或其他 NSAIDs 加质子泵抑制药;老年人可选用半衰期短或较小剂量的 NSAIDs;心血管高危人群应谨慎选用 NSAIDs,如需使用建议选用对乙酰氨基酚或萘普生;肾功能不全者应慎用 NSAIDs;用药期间注意血常规和肝肾功能的定期监测。

第二,剂量应用个体化。当患者在接受小剂量 NSAIDs 治疗效果明显时,就尽可能用最低的有效量、短疗程;若治疗效果不明显时,其治疗策略不是换药,而是增加治疗剂量。如布洛芬(每次 300mg,2/d)第 1 周效果不佳,第 2 周应增加剂量(如 800mg/d),如果剂量加大到 1200～2400mg/d,疗效仍无改善,可换用其他药物。

第三,避免联合用药。如患者应用布洛芬疗效不佳,若临床医生再处方 NSAIDs 药物不但不会增强疗效,反而会加重肾和胃肠道反应的风险。

第四,强调 NSAIDs 风险评估。2004 年亚太地区抗风湿病联盟(APLAR)会议上公布的在中韩进行的关于疼痛及其治疗对亚洲人生活影响的独立调研报告提醒临床医生,疼痛治疗对提高患者生活质量非常重要,但患者对止痛药物的不良反应缺乏认识,且不愿与医生主动沟通。

NSAIDs 的外用制剂(如双氯酚酸二乙胺乳胶剂、辣椒碱膏、酮洛芬凝胶、吡罗昔康贴剂等)以及植物药膏剂等对缓解关节肿痛有一定作用,不良反应较少,应提倡在临床上使用。

(2)改善病情的抗风湿药物:改善病情的抗风湿药(disease modifying anti－rheumatic drugs,DMARDs)。该类药物较 NSAIDs 发挥作用慢,临床症状的明显改善大约需 1～6 个月,故又称慢作用抗风湿药(slow acting anti－rheumatic drugs,SAARDs)。这些药物不具备明显的止痛和抗炎作用,但可延缓或控制病情的进展。对于 RA 患者应强调早期应用 DMARDs。病情较重、有多关节受累、伴有关节外表现或早期出现关节破坏等预后不良因素者应考虑 DMARDs 的联合应用。

尽管针对 RA 的最佳治疗方案仍在探讨和争论中,但经典的治疗 RA 的方案很多,如下台阶治疗、上台阶治疗(图 6－2)。对于早期 RA 患者,临床医生更倾向于上台阶治疗方案,因为使用下台阶治疗容易产生过度医疗的现象。但也有研究显示,对于早期 RA 患者应用下台阶方案可以更快更好的控制病情。所以在临床应用中必须在仔细评估患者病情活动度以及坚持个体化用药方案的原则才能选择最适合的治疗方案。

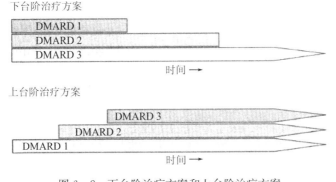

图 6－2　下台阶治疗方案和上台阶治疗方案

常用的 DMARDs 药物有以下几种。

①甲氨蝶呤(methotrexate,MTX):甲氨蝶呤是目前最常使用的 DMARD 药物,多数风湿科医生建议将其作为起始 DMARD 治疗,尤其是对有侵蚀性证据的 RA 患者。口服、肌内注射、关节腔内注射或静脉注射均有效,每周 1 次给药。必要时可与其他 DMARDs 联用。常用剂量为每周 7.5～20mg。常见的不良反应有恶心、口炎、腹泻、脱发、皮疹及肝损害,少数出现骨髓抑制,偶见肺间质病变。是否引起流产、畸胎和影响生育能力尚无定论。服药期间应适

当补充叶酸,定期查血常规和肝功能。

②柳氮磺吡啶(sulfasalazine,SSZ):可单用于病程较短及轻症 RA,或与其他 DMARDs 合用治疗病程较长和中度及重症患者。一般服用 4~8 周后起效。从小剂量逐渐加量有助于减少不良反应。可每次口服 250~500mg^2/d 开始,之后渐增至每次 750mg,2/d 及每次 1g,2/d。如疗效不明显可增至 3g/d。主要不良反应有恶心、呕吐、腹痛、腹泻、皮疹、转氨酶增高和精子减少,偶有白细胞、血小板减少,对磺胺过敏者慎用。服药期间应定期查血常规和肝肾功能。

③来氟米特(leflunomide,LEF):来氟米特在 RA 治疗中的地位日渐提高。它作为单药治疗或是 MTX 的替代药物治疗均非常有效,与 MTX 联合应用时也安全有效。该药通过抑制二氢乳清酸脱氢酶从而抑制了嘧啶核苷酸的从头合成。T 细胞和 B 细胞都有少量的二氢乳清酸脱氢酶,没有合成嘧啶核苷酸的补救途径。因此,LEF 对淋巴细胞的作用是有相对特异性的。其剂量为 10~20mg/d,口服。主要用于病程较长、病情重及有预后不良因素的患者。主要不良反应有腹泻、瘙痒、高血压、肝酶增高、皮疹、脱发和白细胞下降等。因有致畸作用,故孕妇禁服。服药期间应定期查血常规和肝功能。

④抗疟药(antimalarials):包括经氯喹和氯喹两种。可单用于病程较短、病情较轻的患者。对于重症或有预后不良因素者应与其他 DMARDs 合用。该类药起效缓慢,服用后 2~3 个月见效。用法为羟氯喹每次 200mg,2/d,氯喹每次 250mg,1/d。前者的不良反应较少,但用药前和治疗期间应每年检查一次眼底,以监测该药可能导致的视网膜损害。氯喹的价格便宜,但眼损害和心脏相关的不良反应(如传导阻滞)较前者常见,应予注意。

⑤青霉胺(D-penicillamine,D-pen):青霉胺用药剂量为 250~500mg/d,见效后可逐渐减至维持量 250mg/d。一般用于病情较轻的患者,或与其他 DMARDs 联合应用于重症 RA。不良反应有恶心、厌食、皮疹、口腔溃疡、嗅觉减退和肝肾损害等。治疗期间应定期查血、尿常规和肝肾功能。但由于本药长期应用的一些不良反应,目前临床使用较少。

⑥金制剂:金制剂包括肌内注射和口服金制剂。肌内注射的金制剂有硫代苹果酸金钠和硫代葡萄糖金钠,目前使用较少,因为它们有严重的毒性(如血细胞减少、蛋白尿),需要仔细监测,治疗和监测费用较高。口服的金制剂是一种三乙膦金化合物,叫金诺芬,于 20 世纪 80 年代中期开始使用。金诺芬比肌内注射制剂有着不同且较轻的毒性,但在很多病例中,会出现轻微的小肠结肠炎,产生腹泻而导致治疗失败。其疗效不如 MTX 及肌内注射金制剂、SSZ。初始剂量为 3mg/d,2 周后增至 6mg/d 维持治疗。可用于不同病情程度的 RA,对于重症患者应与其他 DMARDs 联合使用。常见的不良反应有腹泻、瘙痒、口炎、肝肾损伤、白细胞减少,偶见外周神经炎和脑病。应定期查血、尿常规及肝肾功能。

⑦硫唑嘌呤(azathioprine,AZA):可以单用或者与其他药物联用治疗 RA,常用剂量 1~2mg/(kg·d),一般 100~150mg/d。主要用于病情较重的 RA 患者。不良反应中因骨髓抑制导致中性粒细胞减少是其最常见的并发症,其他还有有恶心、呕吐、脱发、皮疹、肝损害,可能对生殖系统有一定损伤,偶有致畸。服药期间应定期查血常规和肝功能。

⑧环孢素(cyclosporin A,CysA):与其他免疫抑制药相比,CysA 的主要优点为很少有骨髓抑制,可用于病情较重或病程长及有预后不良因素的 RA 患者。常用剂量 1~3mg/(kg·d)。主要不良反应有高血压、肝肾毒性、胃肠道反应、齿龈增生及多毛等。不良反应的严重程度、持续时间均与剂量和血药浓度有关。服药期间应查血常规、血肌酐和血压等。

⑨环磷酰胺(cyclophosphamide,CYC)：较少用于 RA。对于重症患者,在多种药物治疗难以缓解时可酌情试用。主要的不良反应有胃肠道反应、脱发、骨髓抑制、肝损害、出血性膀胱炎、性腺抑制等。

⑩雷公藤(tripterygium)：对缓解关节肿痛有效,是否减缓关节破坏尚缺乏相关研究。一般予雷公藤总苷 30～60mg/d,分 3 次饭后服用。主要不良反应是性腺抑制,导致男性不育和女性闭经。其他不良反应包括皮疹、色素沉着、指甲变软、脱发、头痛、纳差、恶心、呕吐、腹痛、腹泻、骨髓抑制、肝酶升高和血肌酐升高等。

⑪白芍总苷(total glucosides of paeony,TGP)：常用剂量为每次 600mg,2～3/d。对减轻关节肿痛有效。其不良反应较少,主要有腹痛、腹泻、纳差等。

⑫青藤碱(sinomenine)：每次 20～60mg,饭前口服,3/d,可减轻关节肿痛。主要不良反应有皮肤瘙痒、皮疹和白细胞减少等。

(3)糖皮质激素：全身使用糖皮质激素(简称激素)的治疗可有效控制 RA 患者的症状,提倡小剂量(<7.5m/d)泼尼松作为控制症状的辅助治疗。而且,近期证据提示小剂量激素治疗可延缓骨质侵蚀的进展。某些患者可能需要每月予大剂量激素冲击治疗,当与一种 DMARD 联合应用时将增加其疗效。

激素可用于以下几种情况：伴有血管炎等关节外表现的重症 RA；不能耐受 NSAIDs 的 RA 患者作为"桥梁"治疗；其他治疗方法效果不佳的 RA 患者；伴局部激素治疗指征(如关节腔内注射)。

激素治疗 RA 的原则是小剂量、短疗程。使用激素必须同时应用 DMARDs。在激素治疗过程中,应补充钙剂和维生素 D 以防止骨质疏松。关节腔注射激素有利于减轻关节炎症状,但过频的关节腔穿刺可能增加感染风险,并可发生类固醇晶体性关节炎。

(4)生物制剂：可治疗 RA 的生物制剂主要包括肿瘤坏死因子(TNF)－α 拮抗药、白介素 1(IL－1)和白介素 6(IL－6)拮抗药、抗 CD20 单抗以及 T 细胞共刺激信号抑制药等。

①TNF－α 拮抗药：生物制剂可结合和中和 TNF,已成为 RA 治疗的重要部分。其中一种是融合了 IgG1 的 TNF Ⅱ 型受体依那西普(etanercept)；另一种是对 TNF 的人/鼠嵌合的单克隆抗体英夫利昔单抗(infliximab)；第 3 种是全人源化的 TNF 抗体阿达木单抗(adalimumab)。国产的还有益赛普和强克,属于可溶性的 TNF 受体融合蛋白。与传统 DMARDs 相比,TNF－α 拮抗药的主要特点是起效快、抑制骨破坏的作用明显、患者总体耐受性好。临床试验显示对于 DMARD 治疗失败的 RA 患者,给予任何一种 TNF 中和剂均可非常有效的控制症状和体征,对未经过 DMARD 治疗的患者也可取得相同的效果。无论是否同时合用甲氨蝶呤,重复给予这些药物治疗都是有效的。依那西普的推荐剂量和用法是：每次 25mg,皮下注射,每周 2 次；或每次 50mg,每周 1 次。英夫利昔单抗治疗 RA 的推荐剂量为每次 3mg/kg,第 0,2,6 周各 1 次,之后每 4～8 周 1 次。阿达木单抗治疗 RA 的剂量是每次 40mg,皮下注射,每 2 周 1 次。这类制剂可有注射部位反应或输液反应,可能增加感染和肿瘤的风险,偶有药物诱导的狼疮样综合征以及脱髓鞘病变等。用药前应进行结核筛查,除外活动性感染和肿瘤。

②IL－1 拮抗药：阿那白滞素(anakinra)是一种重组的 IL－1 受体拮抗药,目前唯一被批准用于治疗 RA 的 IL－1 拮抗药。阿那白滞素可改善 RA 的症状和体征,减少致残,减缓影像学相关的关节破坏,可单独用药,或与甲氨蝶呤联用。推荐剂量为 100mg/d,皮下注射。其

主要不良反应是与剂量相关的注射部位反应及可能增加感染概率等。

③IL－6拮抗药(tocilizumab)：主要用于中重度RA，对TNF－α拮抗药反应欠佳的患者可能有效。推荐的用法是4～10mg/kg，静脉输注，每4周给药1次。常见的不良反应是感染、胃肠道症状、皮疹和头痛等。

④抗CD20单抗：利妥昔单抗(rituxiamb)是一种与正常和恶性B淋巴细胞表面的CD20抗原相结合的单克隆抗体，其推荐剂量和用法是：第一疗程可先予静脉输注500～1000mg，2周后重复1次。根据病情可在6～12个月后接受第2个疗程。每次注射利妥昔单抗之前的30min内先静脉给予适量甲泼尼龙。利妥昔单抗主要用于TNF－α拮抗药疗效欠佳的活动性RA。最常见的不良反应是输液反应，静脉给予糖皮质激素可将输液反应的发生率和严重度降低。其他不良反应包括高血压、皮疹、瘙痒、发热、恶心、关节痛等，可能增加感染概率。

⑤CTLA4－Ig：阿巴西普(abatacept)与抗原递呈细胞的CD80和CD86结合，阻断了T细胞CD28与抗原递呈细胞的衔接，继而阻断了T细胞活性。主要用于治疗病情较重或TNF－α拮抗药反应欠佳的患者。根据患者体重不同，推荐剂量分别是：500mg(<60kg)，750mg(60kg～100kg)，1000mg(>100kg)，分别在第0，2，4周经静脉给药，之后每4周注射1次。主要的不良反应是头痛、恶心，可能增加感染和肿瘤的发生率。

4.血浆置换或免疫吸附及其他治疗　除前述的治疗方法外，对于少数经规范用药疗效欠佳、血清中有高滴度自身抗体、免疫球蛋白明显增高者可考虑血浆置换或免疫吸附治疗。但临床上应强调严格掌握适应证以及联用DMARDs等治疗原则。当RA患者病情严重，但又传统DMARDs和新型抗细胞因子药物治疗无效时，可以使用此方法。

此外，自体干细胞移植、T细胞疫苗以及间充质干细胞治疗对RA的缓解可能有效，但仅适用于少数难治性患者，须严格掌握适应证，仍需进一步的临床研究。

（刘雪君）

内科疾病临床诊疗与合理用药

（下）

霍倩倩等◎主编

吉林科学技术出版社

第七章　肾脏内科疾病

第一节　肾小管间质性肾炎

肾小管间质性肾炎(tubulointerstitial nephritis,TIN)是由多种病因引起、发病机制各异、以肾小管间质炎症损伤为主的一组疾病。TIN 是病理学诊断,按其肾脏病理变化的特点分为:①原发性 TIN 是指肾脏损伤主要位于肾小管和间质,而无明显的肾小球和肾血管系统病变;②继发性 TIN 是指肾小球和肾血管系统疾病引起的小管和间质损伤。此外,按其肾小管间质炎症的特点分为:以肾间质水肿、炎性细胞浸润为主的急性肾小管间质性肾炎(acute tubulointerstitial nephritis);以肾间质纤维化、肾小管萎缩为主的慢性肾小管间质性肾炎(chronic,tubulointerstitial nephritis)。TIN 是引起肾衰竭的主要疾病,急性 TIN 占急性肾衰竭的15%~20%;原发性慢性 TIN 占慢性肾衰竭的 20%~30%。而继发性 TIN 是慢性肾脏病患者肾功能进行性衰退的一个决定性因素,与导致继发性 TIN 改变的原发肾小球或肾血管病变相比,继发性 TIN 在肾功能减退和恶化上的作用更为重要,是所有进展性慢性肾衰竭的共同途径。

一、病因

原发性 TIN 常见的病因:

1.感染　肾盂肾炎、EB 病毒或螺旋体感染。

2.自身免疫性疾病　Sjogren 综合征、肾小管间质性肾炎葡萄膜炎综合征、抗肾小管基底膜病。

3.药物性　镇痛药、非甾体类抗炎药、抗生素 β—内酰胺类、磺胺类、万古霉素、红霉素、米诺环素、利福平、乙胺丁醇等)、锂剂、利尿剂(噻嗪类、速尿)、抗惊厥药(苯妥英、苯巴比妥、卡马西平等)、环孢素、中草药(马兜铃酸类中草药)及其他(卡托普利、H_2 受体阻断剂、别嘌呤醇等)。

4.代谢毒物　高尿酸血症、高钙血症、低钾血症、胱氨酸血症、高草酸尿。

5.遗传性疾病　巴尔干肾病。

6.血液性疾病　镰状细胞病、轻链病、淋巴瘤等。

7.其他　放射性肾病、铅中毒等。继发性 TIN 常见于各种肾小球疾病、血管性疾病、肾脏囊肿性疾病(多囊肾、肾髓质囊性疾病、髓质海绵肾)、尿路梗阻性疾病及反流性肾病等。

二、发病机制

TIN 的发病机制尚不十分清楚,肾小管上皮细胞的损伤在疾病发病过程中可能发挥着重要作用。肾小管上皮细胞损伤可以是细胞毒素(药物、代谢毒素)的直接作用,或继发于免疫炎症反应的间接损伤。免疫机制在 TIN 发生、发展上具有重要作用:首先受损伤的小管上皮细胞或受刺激的组织巨噬细胞表达Ⅱ型主要组织相容性复合物,作为抗原提呈细胞;其次抗原激活 T 淋巴细胞、并招募其他炎性细胞浸润;进而浸润细胞和损伤的上皮细胞释放的体液因子进一步引起炎性细胞聚集，并启动间质纤维化进程。在此过程中具有化学趋化、促炎症和细胞毒性的细胞因子发挥着重要作用，而免疫调节机制的严重失调或作为损伤原因的免疫反应持续存在则导致了肾间质损伤的进行性发展。

三、病理

原发性 TIN 按其肾脏病理变化的特点分为：急性 TIN 和慢性 TIN；而继发性 TIN 除肾间质的病理改变外，因其原发疾病的不同，具有不同的肾小球和肾血管病变。原发性 TIN 肾脏病理变化的特点如下：

（一）急性 TIN

肾脏体积增大；近端肾小管和髓襻降支粗段较远端肾小管损伤严重，常可见刷状缘脱落、上皮细胞扁平、脱落；肾小管的形状基本完整，但可以出现由于单核细胞浸润造成的小管基底膜局部丧失；肾小球和肾小血管正常。特征性改变是弥漫或片状分布的肾间质中大量的单个核细胞（主要为激活的淋巴细胞和巨噬细胞）浸润，也可出现多核白细胞、成纤维细胞、组织细胞，甚至肉芽肿样反应。药物性相关性 TIN 和肾小管间质性肾炎—葡萄膜炎综合征主要以嗜酸性粒细胞浸润为主。

（二）慢性 TIN

肾脏外观缩小，表面成疤痕状；肾间质纤维化；片状分布的肾小管萎缩和扩张是慢性 TIN 的主要特征，损伤萎缩的肾小管周围可以出现代偿性肥厚扩张的肾小管。早期肾小球和肾小血管正常，进展的慢性 TIN 肾小血管可以出现动脉硬化样改变；晚期出现严重的肾小球周围纤维化和肾小球硬化，可伴有不同程度的肾间质单核细胞浸润。但马兜铃酸肾病（aristolochic, acid nephropathy）时肾间质无明显的炎症细胞浸润，寡细胞性肾间质纤维化是马兜铃酸肾病的特征性改变。

一般情况下，原发性 TIN 免疫荧光检查阴性，在少数病例可以出现免疫荧光检查阳性。但除了由抗基底膜抗体引起的 TIN，肾小管基底膜可见到特征性线形荧光具有诊断意义外，其他无诊断价值。

四、临床表现

急性 TIN 主要表现为急性肾衰竭；慢性 TIN 以肾小管功能损伤为主要表现，晚期合并肾小球滤过功能障碍。

（一）急性 TIN

急性 TIN 因病因不同，临床表现各异，缺乏特异性。临床主要表现为少尿性或非少尿性急性肾功能不全，伴有恶心、呕吐、消瘦、腹痛、疲乏无力、发热、皮疹及关节痛。合并肾小管功能损伤可表现为 Fanconi 综合征，出现糖尿、氨基酸尿、磷酸盐尿及近端肾小管酸中毒；也可表现为肾小管性蛋白尿及水、电解质和酸碱平衡紊乱。

典型的药物相关性 TIN 常有较为特征性的病程，在用药后 10～20 天出现肾功能不全，停药后肾功能可缓慢恢复，而当再次使用致敏药物时，可 2～3 天内发生急性肾衰竭；合并发热症状者约 75%，短暂的红斑皮疹、瘙痒、斑丘疹等皮疹者 30%～50%，外周血嗜酸性粒细胞增多者 30%～60%，但三者同时出现（三联症）者仅仅约 30%；半数患者血清 IgE 水平升高，15%～20%患者出现非特异性关节痛。

（二）慢性 TIN

慢性 TIN 患者常常缺少自觉症状，多因不明原因的血清肌酸、尿素氮和尿酸升高或电解质（特别是钾）、酸碱平衡的紊乱而就诊。部分患者也可出现消瘦、乏力、发热、皮疹、关节痛等肾外症状，一般无水肿和高血压；而出现与慢性肾功能不全，程度不成比例的严重贫血，是慢性 TIN 的临床特点。肾小管功能损伤是慢性 TIN 的特征性改变，临床上表现为糖尿、氨基酸尿、小分子蛋白尿、磷酸盐尿、碱性尿以及低磷血症、高钙血症、低钠血症、高或低钾血症以及肾小管酸中毒，并可因肾髓质和肾乳头损伤导致浓缩功能障碍而出现夜尿、多尿和低比重尿。

20 世纪 90 年代初以来，因服用含马兜铃酸类成分中药导致的马兜铃酸肾病受到广泛关注。在我国传统中草药中，有数十种植物类药材含有马兜铃酸类（aristolochic acids，AAs）、及马兜铃内酰胺类（aristolo－lactam，AL）成分，其中被中国药典收录或由卫生部、国家食品与药品监督管理局等批准药用的药材包括马兜铃、关木通、广防己、青木香、天仙藤、寻骨风、朱砂莲等；此外个别非马兜铃科马兜铃属植物药材中也发现含有少量马兜铃酸类成分，如北细辛和华细辛。由这些药材配伍制成的中成药（龙胆泻肝丸、冠心苏合丸等）品种多样，临床上广泛应用于消化系统、泌尿系统、呼吸系统、心血管系统疾病的治疗，涉及范围广泛，目前已经成为我国慢性 TIN 的主要原发疾病。马兜铃酸肾病起病隐匿，常常因肾功能不全就诊；临床表现除肾小管损伤及肾功能不全，贫血常常较明显，而寡细胞性肾间质纤维化是其特征性改变。

五、实验室和辅助检查

1. 尿液检查　急性 TIN 时，90% 出现镜下血尿，也可以呈现肉眼血尿；蛋白尿通常为小分子、轻度（<22g/d）；除嗜酸性粒细胞占尿白细胞的 5% 以外，脓尿是非特异性的。嗜酸性粒细胞的存在支持诊断，但不能确定诊断，也不能排除诊断。

2. 肾功能检查　尿中 β_2 微球蛋白、α_1 球蛋白、N－乙酰－β－葡萄糖酐酶（NAG）及溶菌酶增多；尿中葡萄糖、氨基酸、碳酸氢盐和磷酸盐增多，尿钠排泄分数>2，尿氨<40μmol/min；尿比重和尿渗透压低下，尿 pH 升高（晨尿 pH>6）；血电解质紊乱及代谢性酸中毒（血浆 HCO_3^- 含量≤20mmol/L）。不同程度的肾小球滤过率低下和血清肌酐、尿素氮升高。

3. 血常规　急性 TIN 时白细胞增多，特别是嗜酸性粒细胞增多；慢性 TIN 常常合并正细胞、正色素性贫血，血红蛋白和红细胞压积降低。

4. 影像学检查　B 超检查：急性 TIN 时双肾大小正常或增大；慢性 TIN 时双肾缩小、表面不光滑及回声增强。静脉肾盂造影：慢性肾盂肾炎者可见肾盂、肾盏变形和扩张；镇痛药肾病时，放射造影剂沉积于肾盏区脱落的乳头周围而形成特征性改变"环形征"；梗阻性肾病时可见肾盂积水。

六、诊断和鉴别诊断

（一）急性 TIN

急性 TIN 因其临床表现缺乏特异性，确诊依赖于肾脏病理诊断，因此急性 TIN 早期诊断的关键在于尽早实施肾活检。所有急性肾衰竭患者均应考虑急性 TIN 的可能，并与急性肾小管坏死相鉴别；但临床上常常鉴别困难，而需要尽早实施肾活检检查。在肾组织病理改变上，急性 TIN 肾小管间质有明显的细胞浸润和肾间质水肿，少许的肾间质纤维化征象，肾小管上皮细胞表现为损伤、变性;而急性肾小管坏死主要表现为肾小管上皮细胞坏死、脱落,细胞浸润和肾间质水肿不明显,没有肾间质纤维化征象。

(二)慢性 TIN

慢性 TIN 因具有明显的肾小管功能损伤,临床上具有特征性改变,因此只要临床医生能给予足够的重视,90%的患者可以诊断。慢性 TIN 早期诊断的关键是临床医生对本病的认识和掌握程度不够。

1. 诊断

(1)下列情况下需要考虑慢性 TIN 的有无:①原因不明性肾功能不全;②存在尿路梗阻或反流,有长期接触肾毒性物质或服用肾毒性药物病史;③伴有肾功能不全而无明显水肿和高血压;④轻度小分子蛋白尿,尿中 β_2 微球蛋白、α_1 球蛋白及 NAG 等增加;⑤尚未确诊的低磷血症、高或低钾血症及代谢性酸中毒;⑥原因不明的骨软化患者。

(2)明确有无肾小管功能损伤:首先应完整、全面地分析尿常规检查结果,对于经常晨尿 pH 大于 6.0、尿比重小于 1.018,血糖正常而尿糖阳性的患者,均应考虑本病存在的可能;其次检查尿中 β_2 微球蛋白、α_1 球蛋白、N一乙酰一β 葡萄糖酐酶(NAG)及溶菌酶增多;尿中葡萄糖、氨基酸、碳酸氢盐和磷酸盐、尿钠、尿胺检查,明确肾小管损伤的存在部位。

(3)肾活检明确诊断:对于可疑 TIN 的患者均应实施肾活检以明确诊断。在肾组织病理上,存在明显的肾间质炎细胞浸润、水肿、纤维化和肾小管上皮细胞的损伤、萎缩,可诊断 TIN。

其中有明显肾小球和血管病变,并且肾间质病变与肾小球和血管病变存在结构上关联者,可诊断继发性 TIN;无明显肾小球和血管病变,可诊断原发性 TIN;但应注意虽有明显肾小球和血管病变,而肾间质病变与肾小球和血管病变无结构上关联者,应考虑为原发性肾小球或肾血管疾病与原发性 TIN 并存。肾脏增大、表面光滑,以肾间质水肿、细胞浸润为主要病变可诊断为急性 TIN;而肾脏缩小、疤痕形成,肾间质纤维化和肾小管上皮细胞萎缩、肾小管扩张/萎缩、肾小管基底膜增厚则是慢性 TIN 的特征。而且,慢性 TIN 晚期可常常合并肾小球周围纤维化和肾小球硬化以及肾血管硬化改变。

(4)详细追问病史,完善临床检查:尽可能明确引起慢性 TIN 的病因性疾病。

2. 鉴别诊断

(1)尿路感染:慢性 TIN 临床上经常表现为无菌性白细胞尿,需要与慢性肾盂肾炎,特别是非细菌性尿路感染相鉴别。对于长期反复尿细菌学检查阴性的白细胞尿患者,应注意是否存在本病。由于该类患者往往长期被诊断为慢性肾盂肾炎,而应用多种抗生素治疗,加重了本病的进展;并且因可疑肾盂肾炎和肾功能不全的存在,临床医生常常拒绝实施肾活检而进一步降低了本病的诊断率。因此,详细追问病史,完善肾小管功能检查,及时实施肾活检是提高本病诊断率的关键。

(2)慢性继发性 TIN:继发性 TIN 患者常常合并水肿、高血压,而原发性 TIN 患者水肿、高血压不明显;但与继发性 TIN 患者相比,原发性 TIN 患者常常合并与肾功能损伤程度不平行的中重度贫血。此外,继发性 TIN 存在本身原发疾病的临床表现。

七、治疗

治疗的根本是早期诊断,控制病因性疾病、消除诱因是治疗的关键。

1.治疗病因性疾病、消除诱发因素　停用引起 TIN 药物;加强对产生代谢毒物的原发性疾病治疗;合理应用抗生素治疗感染性 TIN;有效控制引起 TIN 的免疫性疾病。

2.支持、对症治疗　休息、充足的热量摄入,合理蛋白质摄入,纠正水、电解质及酸碱平衡紊乱,有效控制血压,纠正贫血等。这是目前治疗 TIN 的主要手段。

3.免疫抑制剂　对于肾脏组织病理检查可见肾间质明显的炎性细胞浸润、而纤维化不明显者,可应用糖皮质激素治疗[泼尼松,1mg/(kg·d)];急性肾功能受损的可先用甲泼尼龙,0.5～1g/d,静脉点滴 3 天]。要依据患者治疗后肾功能的改变指导激素治疗,治疗时间不宜长,总疗程通常建议 2～3 个月。也可适用新型免疫抑制剂(麦考酚吗乙酯等)治疗,但缺乏循证医学证据。

4.血液净化治疗　无论急性 TIN 引起的急性肾衰竭,还是慢性 TIN 导致的慢性肾功能不全,出现明显尿毒症症状、有血液净化治疗指证者,应实施血液净化治疗,可选择持续性肾脏替代、血液透析、腹膜透析等。

八、预防

预防药物性 TIN 的关键是避免使用肾毒性药物,因某种原因必须使用时,应保持充足的有效循环血容量和尿量,毒物引起的 TIN 治疗以脱离毒物接触为主。代谢性疾病和血液性疾病引起的 TIN,应在积极治疗原发病的基础上,给予充足水分以保持尿量,并碱化尿液。合并尿路梗阻、反流者,必要时应外科手术予以纠正。

(古丽鲜·吐尔洪)

第二节　尿路感染

尿路感染(urinary tract infection,UTI)是指各种病原微生物在泌尿系统生长繁殖所致的尿路急、慢性炎症反应。多见于育龄女性,老年人,免疫功能低下、肾移植和尿路畸形者。根据感染发生的部位,临床可分为肾盂肾炎、膀胱炎和尿道炎。

一、病因和发病机制

(一)病原微生物

尿路感染的病原微生物主要是细菌。极少数为病毒、真菌、衣原体、支原体及滴虫等。单纯性尿路感染与复杂性尿路感染的病原菌谱有所差异。单纯性尿路感染病原菌谱中,75％为大肠埃希杆菌,25％局限于表皮葡萄球菌、肺炎克雷伯杆菌、异常假单孢菌及粪肠球菌;并且病原菌谱基本上无年代差异和医疗设施间的差异。复杂性尿路感染的病原菌谱中,大肠埃希杆菌不足 50％,葡萄球菌属、克雷伯菌属、假单胞菌属、沙雷菌属和肠杆菌属的细菌明显增多;病原菌谱年代差异和医疗设施间的差异明显,有流行倾向。临床上尿路感染常常为单一细菌感染,但在长期使用抗生素或免疫抑制剂治疗、长期留置导尿管或输尿管插管以及机体抵抗力差、泌尿器械检查者中,可见多种细菌混合感染、厌氧菌及真菌感染。

1.感染途径

(1)上行感染:是指病原菌由尿道、膀胱、输尿管上行至肾盂引起感染性炎症,占尿路感染的 95％。其多发生于尿道插管、尿路器械检查及性生活后,全身抵抗力低下及尿流不畅者更易发生。

（2）血行感染：继发于全身败血症或菌血症，病原菌经血液循环到达肾脏，主要见于尿路感染的葡萄球菌、假单胞菌属、沙门菌属、白色念珠菌属及结核分枝杆菌等。

（3）直接感染：外伤或泌尿系统周围脏器的感染性炎症时，病原菌直接侵入引起的感染性炎症。

（4）淋巴道感染：下腹部和盆腔器官的淋巴管与肾脏毛细淋巴管有吻合支相连。相应器官感染的病原菌可经此通路感染肾脏。

2.细菌的致病力　只有能在尿路上皮固定、繁殖的细菌才能引起尿路感染，尿路感染发病的第一步是细菌黏附于尿路上皮，而细菌黏附是通过细菌的黏附素（adhesin）来完成的。

（1）细菌黏附的方式：细菌能特异性和非特异性地黏附于其生存环境中的各种物质。特异性黏附是指细菌体表面存在的特定物质（黏附素）与存在于宿主细胞表面或构成间质成分的糖蛋白/糖脂的特定部位（受体）之间的特异性结合。而黏附于导管等人工材料表面的细菌，其黏附方式是非特异性的，易受细菌体、人工材料表面及周围体液或组织内的电解质、蛋白成分的亲水性和电荷的影响。

细菌粘连体以引起红细胞凝集的方式可分为：在 D－甘露糖存在下，红细胞凝集可被抑制的甘露糖敏感性（MS）粘连体和红细胞凝集不被抑制的甘露糖抵抗性（MR）粘连体；从粘连体的形态区分：存在于细菌的菌毛和鞭毛等丝状物上而发挥作用的菌毛粘连体；可直接结合于细胞壁和外膜的构成成分或直接结合于外膜表面而发挥作用的无菌毛粘连体。大肠埃希杆菌等多数革兰阴性菌的粘连体为前者，球菌和少数革兰阴性菌的粘连体为后者。大肠埃希杆菌的粘连体结构目前已基本清晰，是由主要及次要亚基构成的分子量 15000～30000、直径 2～7mm、长 0.2～20μm，存在于菌毛末端的蛋白质。其生物合成有赖于菌毛结构基因、粘连体基因和辅助蛋白基因的表达，并受细菌生存环境的温度、发育条件以及细菌体的阶段性变异的调控。粘连体既是细菌侵入尿路上皮的手段，同时也是宿主感染防御机制的标靶。宿主体内的抗粘连体抗体、介导于甘露糖受体的白细胞、Tamm－Horsfall 蛋白和分泌型 IgA 均可与粘连体结合，杀伤侵入机体的细菌。另一方面，侵入尿路的细菌为逃逸宿主的感染防御机制，在转录水平上发生阶段性变异来调控粘连体的表达。

（2）细菌菌毛：细菌的菌毛有 7 种，而大肠埃希杆菌的菌毛主要有 I 型菌毛、P 菌毛和 S 菌毛。I 型菌毛为 MS 菌毛，与急性单纯性膀胱炎的发病相关；P 菌毛为 MR 菌毛，主要与肾盂肾炎的发病密切相关，尿路上皮细胞上具有 P 菌毛大肠埃希氏杆菌的受体越多，越易发生肾盂肾炎。

细菌的黏附与菌毛的种类有关，具有 I 型菌毛的大肠埃希杆菌黏附于远曲肾小管和集合管，而具有 P 菌毛的大肠埃希杆菌黏附于近曲肾小管。黏附于上皮的细菌侵入肾间质时，具有 MS 菌毛的细菌易引起瘢痕形成，而具有 MR 菌毛的细菌引起瘢痕形成的能力较弱。给予抑制白细胞游走和抑制白细胞活性氧产生的药物，可抑制 MS 菌毛引起的瘢痕的形成。说明大肠埃希杆菌的 I 型菌毛可诱导白细胞活性氧的产生，在肾盂肾炎瘢痕形成上具有重要作用。此外，菌毛还是细菌的运动器官，失去菌毛的细菌更易于在肾组织内增殖。

（3）细菌抗原：细菌的抗原成分也是细菌的重要致病因素。细菌荚膜（K）抗原具有抵抗多核白细胞的吞噬和血清的杀菌作用，可促进尿路感染的发生、发展。富含 K 抗原的大肠埃希杆菌易引起肾盂肾炎。细菌细胞壁（O）抗原主要成分为脂多糖。引起尿路感染的大肠埃希杆

菌有 O_1、O_2、O_4、O_6、O_{25}、O_{50} 及 O_{75} 等，这些 O 抗原具有细胞毒性和免疫原性，可引起机体的炎症反应，除与感染灶的形成、进展相关外，还与炎症的慢性化密切相关。

3. 尿路感染的基础疾病/易感因素　尿路感染按其是否伴有基础疾病/易患因素分为单纯性(非复杂性)和复杂性尿路感染。单纯性尿路感染不伴有基础疾病/易患因素；而复杂性尿路感染的常见易患因素有：

(1)尿路梗阻：各种原因(畸形、肿瘤、结石、异物等)引起的尿路梗阻是尿路感染的最易感因素，合并尿路梗阻者尿路感染发生率是正常人的 12 倍。此外，膀胱输尿管反流、妊娠时增大子宫压迫和分泌增多的黄体酮抑制输尿管蠕动引起的尿液排泄不畅等也是引起尿路梗阻的主要原因。

(2)医疗器械操作：导尿、留置导管、膀胱镜、输尿管插管以及逆行肾盂造影等均可以损伤泌尿道黏膜，并可将病原菌直接带入而引起尿路感染。尿路感染发生率，1 次导尿后为 1%～2%，留置导管 1 天为 50%，4 天以上可达 90%。即使严格地管理导尿管及预防性投予抗生素，也有约 90%留置导尿 1 个月以上者会并发尿路感染。其主要原因是：留置导管后细菌黏附其上，并分泌糖蛋白；进而细菌在糖蛋白中分裂、繁殖形成微小菌落，微小菌落增多、融合，形成细菌生物薄膜(biofilm)。由于细菌生物薄膜内的细菌营养和氧的摄取困难，导致细菌外膜构造发生变化，降低了对药物的敏感性，而宿主的特异性和非特异性感染防御机制中的吞噬细胞、抗体也同样难以作用于生物薄膜菌。临床上往往不去除导管，尿路感染难以控制。

(3)机体抵抗力低下：合并糖尿病等慢性疾病、免疫功能不全或长期服用免疫抑制剂容易发生尿路感染。而长期高血压、高尿酸血症、高钙血症等造成肾间质损伤，局部抵抗力低下者也易发生尿路感染。女性因尿道短、尿道括约肌作用弱以及尿道口与阴道口距离近而易于损伤、感染等，所以更易发生尿路感染。成年女性尿路感染发生率为男性的 8～10 倍。

二、病理

1. 急性膀胱炎　急性膀胱炎(acute cystitis)的膀胱黏膜充血、潮红、上皮细胞肿胀，黏膜下组织充血、水肿和炎细胞浸润。严重者可见点状或片状出血、黏膜糜烂。

2. 急性肾盂肾炎　急性肾盂肾炎(acute, pyelonephritis)病变可为单侧或双侧。局灶或弥漫性肾盂黏膜充血、水肿，黏膜下组织炎细胞浸润(早期为中性粒细胞，治疗后逐渐被单核细胞、淋巴细胞代替)，并可形成微小脓肿；肾小管上皮细胞肿胀、坏死、脱落，肾小管管腔中可见脓性分泌物、炎性细胞、脱落的肾小管上皮细胞以及由此形成的管型；严重者可见肾锥体和肾乳头坏死；肾间质水肿和炎细胞浸润。

3. 慢性肾盂肾炎　慢性肾盂肾炎(chronic pyelonephritis)的双侧肾脏病变不对称。肾体积缩小、表面凸凹不平；肾皮质和肾髓质变薄，肾盂扩大、畸形；肾皮质和肾乳头瘢痕形成引起肾盂变形；严重者肾实质广泛萎缩形成固缩肾；肾小管萎缩；肾间质淋巴细胞、单核细胞浸润伴不同程度纤维化，急性发作时可见中性粒细胞浸润；肾小球基本正常，但晚期肾小球硬化。

三、临床表现

1. 膀胱炎　膀胱炎患者通常有尿痛、尿频、尿急及下腹部疼痛。尿液常混浊、恶臭；30%可见血尿，尿后尿道滴血是较为特征性症状。体检可能只有耻骨上区域压痛。大部分患者的尿液中可检测到白细胞和细菌，然而有些膀胱炎女性患者尿中细菌只有 10^2～10^4/mL。此时应该考虑其他的致病原，如沙眼衣原体、淋球菌、毛滴虫、念珠菌和单纯疱疹病毒等。一般无38.5℃以上发热、恶心、呕吐及末梢血白细胞增多等全身感染表现。

2.尿道炎　人群中大约30%女性会出现发作性尿痛、脓尿，中段尿培养阴性或少量细菌生长。一般起病缓慢、无血尿、无耻骨上疼痛。但临床上与膀胱炎不易区分，并应与沙眼衣原体、淋球菌、单纯疱疹病毒等性传播疾病相区别。

3.急性肾盂肾炎　一般在发病数小时或1天后快速出现症状。全身感染症状明显，常常发热、寒战、体温升高38～40℃，伴有恶心、呕吐、腹泻、心率加快及肌肉酸痛等，大部分患者末梢血白细胞显著升高；严重者可出现革兰阴性杆菌败血症表现。而尿痛与尿频、尿急及下腹部疼痛等膀胱炎的症状可有可无。体检时肋脊角区和季肋点压痛阳性，或肾区叩痛阳性，常常输尿管压痛阳性。有些患者尿革兰染色可检测到细菌，尿中出现白细胞管型，急性期可出现血尿。除合并肾乳头坏死、脓肿形成、尿道梗阻或败血症等并发症的患者，一般抗生素治疗后48～72h内，急性肾盂肾炎症状将减轻或缓解。若急性感染症状减轻后仍有血尿，应注意排除结石、肿瘤或结核。

4.慢性肾盂肾炎　50%的患者可有急性肾盂肾炎病史。出现腰部酸痛不适、间歇性尿频、排尿不适，可伴有乏力、低热、食欲减退及体重减轻。急性发作时出现急性肾盂肾炎的全身感染和膀胱炎症状；反复发作、病情迁延可合并肾小管功能损伤，出现夜尿增多、低渗、低比重尿；病情持续发展可导致尿毒症，出现相应症状。少数患者可无任何临床症状，仅表现为尿检异常和尿细菌检查阳性。

5.无症状性菌尿　不同日的2次以上清洁中段尿培养菌落计数均大于10^5 cfu/mL，且为同一菌种；但没有任何临床症状称之为无症状性菌尿。常见于女性，老人，留置尿管、尿道器械操作后。伴随脓尿时，可考虑为"无症状性感染"。临床上某些膀胱炎、肾盂肾炎患者均可仅仅表现为无症状性感染，给诊断造成一定的困难。

四、并发症

尿路感染一般经积极、有效治疗很少出现并发症，但如果治疗不当、复杂性尿路感染以及机体抵抗力低下时，可出现多种并发症。

1.肾乳头坏死　肾乳头及其邻近肾髓质的缺血性坏死，常常发生于患有糖尿病、止痛剂性肾病及痛风性肾病等基础疾病的尿路感染患者。临床出现高热、剧烈腰痛和血尿；尿中有坏死组织排出、阻塞输尿管可引起肾绞痛；常常合并败血症和肾功能急剧恶化。静脉肾盂造影可见特征性肾乳头环形征。

2.肾周围脓肿　肾盂肾炎直接扩展至肾周组织引起的化脓性炎症，常并发于糖尿病、尿路梗阻的患者。临床出现持续性高热和明显的单侧腰痛以及腰肋角压痛和叩痛，伴活动受限。超声、腹部平片、CT及核磁共振检查有助于诊断。

3.革兰阴性杆菌败血症　常见于复杂性尿路感染患者，偶见于严重的单纯性肾盂肾炎患者。病情急剧、凶猛，患者出现寒战、高热及休克。预后不良，死亡率高。

4.肾结石和尿路梗阻　变形杆菌等可产生尿素酶分解尿素，使尿液碱性化，从而使尿中磷酸盐超饱和析出结晶，形成结石。反复尿路感染炎症形成的瘢痕和结石可引起尿路梗阻，导致肾盂积液、反流性肾病等，加重肾功能损伤。

五、实验室和辅助检查

（一）尿液检查

1.尿常规　尿液外观混浊伴腐败味；尿比重低下；尿蛋白阴性或轻度；肉眼和/或镜下血尿，尿中红细胞呈均一正常形态；尿白细胞增多，新鲜清洁中段尿沉渣每高倍视野白细胞5个以上；尿闪光细胞（尿中变形的白细胞染为淡蓝色，其胞质中小颗粒做布朗运动，在显微镜下呈现闪光现象）阳性；尿吞噬细胞增多，镜下多为含有较多内含物的"吞噬型"，而伪足较多的"游走型"少见；白细胞颗粒染色（氯乙酸酯染料）白细胞酯酶阳性；亚硝酸还原试验阳性。可见白细胞管型和/或上皮细胞管型，偶见颗粒管型。

2.尿白细胞排泄率　艾迪斯计数（Addis count）尿中白细胞小于20万个每小时为正常，大于30万个每小时为阳性，20万～30万个每小时为可疑。但该方法存在假阳性和假阴性，不能独立作为诊断依据。

（二）细菌学检查

1.细菌定性检查　采用新鲜中段非离心尿革兰染色后油镜观察，大于1个菌每视野，尿路感染诊断的阳性率90%；大于5个菌每视野，则可达99%。该方法简便易行，可初步确定细菌种类，对选择治疗方案具有一定指导意义。但未检测到细菌也不能排除尿路感染的诊断。

2.细菌定量检查　有症状的患者，新鲜清洁中段尿细菌培养计数大于10^5/mL；无症状的患者，两次连续的新鲜清洁中段尿液标本，细菌培养计数均大于等于10^5/mL；耻骨上膀胱穿刺的尿标本出现任何程度的菌尿或从导管获得的尿液标本细菌含量大于等于10^5/mL均提示存在尿路感染。

尿细菌培养假阳性主要见于：①集尿液标本时无菌操作不严格、细菌污染；②尿液标本超过1小时后才接种；③培养基或接种操作不严格、细菌污染。

假阴性主要见于：①留取尿液标本1周内患者使用过抗生素；②尿液在膀胱停留少于4～6小时；③无菌操作过程中消毒液混入尿液；④感染病灶与尿路不相通；⑤L型细菌、厌氧菌或结核杆菌感染而未做相应特殊培养；⑥尿液中排菌为间歇性。

3.细菌定位检查　下列检查阳性提示上尿路感染：

（1）尿抗体包裹细菌；

（2）尿液NAG酶升高；

（3）尿液视黄醇结合蛋白；

（4）Tam—Horsfall蛋白；

（5）输尿管插管获得的尿液培养细菌阳性可直接诊断肾盂肾炎。

（三）影像学检查

一般的尿路感染无需进行影像学检查，但在复杂性尿路感染，尿路感染反复发作，尿路感染治疗效果不佳时，为明确有无尿路感染的易患因素或并发症的存在，需要实施影像学检查。

1.超声检查　能较好地显示肾脏形态、轮廓、大小及内部结构，对肾结石、肾积水、输尿管扩张、肾结核、肾脓肿及周围脓肿，畸形及前列腺增生有较好诊断价值，但对尿路感染本身无诊断价值。

2.静脉肾盂造影和逆行肾盂造影　对肾盂、肾盏及输尿管解剖结构显示较好，有助于尿路梗阻和结石、结核、畸形、肿瘤的诊断和鉴别。静脉肾盂造影尚可反映肾脏功能,但对肾功能不全者,显像不清晰,且加重肾负担。而逆行肾盂造影有使下尿路感染向上尿路扩散的危险。

3.其他　电子计算机断层扫描(CT)和磁共振成像(MRI)比超声检查,图像更清晰,分辨率更高,用于超声检查难以确诊的患者。而放射性核素显像是反映肾盂肾炎早期皮质缺血及肾脏疤痕形成的最灵敏、可靠的检查手段。

六、诊断和鉴别诊断

(一)尿路感染的诊断流程

1.确诊尿路感染的存在　尿路感染确诊依赖于细菌学检查证实尿路中细菌存在。符合下列指标之一者,即可诊断尿路感染:

(1)新鲜中段非离心尿革兰染色后油镜观察,大于1个菌每视野;

(2)新鲜清洁中段尿细菌培养计数大于等于 $10^5/mL$;

(3)膀胱穿刺的尿培养阳性。

2.尿路感染的定位诊断　符合下列指标之一者均提示肾盂肾炎:

(1)明显的全身感染症状,如发热、寒战、体温升高、恶心、呕吐、肌肉酸痛及末梢血白细胞显著升高等;

(2)明显腰痛和腰肋角压痛、叩痛;

(3)尿中白细胞管型或颗粒管型;

(4)尿抗体包裹细菌阳性;

(5)尿液 NAG 酶升高;

(6)尿液视黄醇结合蛋白升高;

(7)尿 Tamm－Horsfall 蛋白升高或血 Tam－Horsfall 蛋白抗体阳性;

(8)肾小管功能损伤,如夜尿增多、低渗尿、低比重尿及肾性糖尿等;

(9)急性肾衰竭、肾周围脓肿、肾乳头坏死等并发症;

(10)影像学检查提示肾盂病变。

3.判断是急性还是慢性肾盂肾炎　肾盂肾炎患者存在反复尿路感染病史,合并肾小管功能损伤或肾脏形态异常之一者,可诊断为慢性肾盂肾炎。肾脏形态是指影像学检查提示:

(1)肾盂形态异常:肾盂畸形、瘢痕;

(2)肾脏表面不光滑、萎缩及双侧大小不一。

4.明确有无并发症　肾盂肾炎常见的并发症包括:

(1)肾结石和尿路梗阻、肾盂积液;

(2)肾乳头坏死;

(3)肾周围脓肿;

(4)革兰阴性杆菌败血症。

(二)尿路感染的鉴别诊断

1.尿道综合征　患者出现尿频、尿急及尿痛症状,多次尿细菌、真菌、厌氧菌培养阴性,并排除结核感染,临床上可诊断为尿道综合征。但应注意区别:

(1)感染性尿道综合征:由支原体、沙眼衣原体或单纯疱疹病毒等所致的尿路感染,常伴有白细胞尿；

(2)非感染性尿道综合征：常见于中年妇女，可能与神经焦虑、抑郁有关，尿沉渣正常。

2.泌尿系结核 由结核分枝杆菌引起的特殊类型尿路感染。其特点：

(1)肾外结核病灶存在；

(2)午后低热、盗汗、食欲减退及体重减轻等结核中毒症状；

(3)明显的膀胱刺激症状；

(4)反复多次尿培养或镜检可发现结核分枝杆菌；

(5)影像学检查可见肾盂、肾盏虫蚀样缺损或挛缩膀胱；

(6)一般抗生素治疗无效。

3.前列腺炎 前列腺炎常常出现尿急、尿痛及下腹痛症状，需与膀胱炎、尿道炎相鉴别。

(1)急性细菌性前列腺炎，临床上以发热、寒战、尿痛、前列腺疼痛为特征，常发生于年轻男性，也常常与保留导尿管相关。挤压或按摩前列腺获得的脓性分泌物培养到大量细菌，可得以确诊。

(2)慢性细菌性前列腺炎较少见，但有复发性菌尿病史的男性患者应考虑本疾病；常无症状，有时可出现梗阻症状或会阴部疼痛；确诊是从挤压或按摩前列腺后分泌物中培养出大量大肠杆菌、克雷白杆菌、变形杆菌或其他尿道致病病原菌，并显著高于第一次排尿或中段尿。

(3)非细菌性前列腺炎可能与支原体、沙眼衣原体有关，特点是挤压或按摩前列腺后尿液标本中含有白细胞 1000 个/mL，或至少是第一次排尿、中段尿标本中白细胞数量的 10 倍以上，尿细菌培养阴性。

4.无菌性脓尿(sterile pyuria) 尿白细胞增多，但反复多次尿培养阴性，称之为无菌性脓尿。常见于：

(1)非细菌性感染，如沙眼衣原体、解脲支原体、结核杆菌或真菌等；

(2)结石、解剖异常、肾钙化症、膀胱输尿管反流、间质性肾炎或多囊性肾病等非感染性疾病。

此外，除肾盂肾炎外，急性肾小球肾炎、狼疮性肾炎和间质性肾炎也常常可见到白细胞增多，特别是当这些疾病浮肿、蛋白尿不明显时更要加以鉴别。但这些疾病一般无膀胱刺激症状，尿细菌学检查阴性，常常合并高血压、贫血及肾小球滤过功能障碍，影像学检查为双侧肾脏对称性病变。需要指出的是这些疾病患者常常合并尿路感染，此时应注意与原发疾病的复发和加重相鉴别。

七、治疗

(一)治疗原则

尿路感染的治疗应遵循以下原则：

1.多饮水，增加尿量，促进细菌和炎性分泌物从尿中排出。

2.尽可能纠正梗阻、结石等易感因素。

3.除女性急性单纯性尿道炎、膀胱炎外，治疗前均应该进行尿细菌定量培养或尿沉渣革兰染色镜检以证实感染存在，并应根据药敏试验指导治疗。

4.一般而言，单纯性下尿道感染，短期治疗有效，而上尿道感染需要长期治疗。

5.临床症状缓解并不意味着细菌学治愈。

6.治疗方案完成后应进行评估和随访。

7.普通抗生素治疗无效应考虑厌氧菌、L型细菌、结核分枝杆菌或支原体、沙眼衣原体及单纯疱疹病毒等所致的尿路感染。

(二)急性膀胱炎

急性单纯性膀胱炎,90%～95%以上是由大肠杆菌或腐生葡萄球菌引起,可选用单剂量疗法或短疗程(3天)疗法。

1.单剂量疗法 可选用STS方案:磺胺甲噁唑(SMZ)2.0g、甲氧苄啶(TMP)0.4g、碳酸氢钠1.0g;或选用阿莫西林(Amoxicillin)3.0g或氧氟沙星(Ofloxacin)0.4g,一次顿服。单剂量疗法的优点是:副作用小;肠道、阴道或外阴菌群出现选择性耐药的可能性小;并能保障患者依从性。但是治疗后的复发率较高。

2.短疗程(3天)疗法 复方新诺明(每片含SMZ0.4g和TMP0.08g)2片,每日2次;或阿莫西林0.5g,每日4次;或氧氟沙星0.2g,每日2次,均连续口服3天。短疗程(3天)疗法比单剂量疗法,提高了疗效,减少复发,并有利于清除阴道大肠杆菌,且副作用也较少。是目前推荐治疗急性膀胱炎的方案。

3.合并妊娠或糖尿病的患者,应持续抗生素治疗7天。妊娠时首选阿莫西林,也可选用二、三代头孢菌素治疗,但禁用喹诺酮类药物,分娩前禁用磺胺类药物。

无论单剂量还是短疗程疗法结束后,即使症状消失,也需要在停药后7天再次行清洁中段尿培养。如无细菌生长,可作为临床治愈;但妊娠的妇女每月均应进行尿培养,直到分娩。如仍有细菌生长,需继续抗生素治疗2周。单剂量或短疗程疗法结束后,症状没有缓解,并伴有白细胞尿或菌尿,则按肾盂肾炎处理;如果伴有白细胞尿,但无菌尿,则应考虑有无厌氧菌、结核分枝杆菌或支原体、沙眼衣原体及单纯疱疹病毒感染的可能。

(三)急性肾盂肾炎

1.抗生素选择 无尿细菌培养和药物敏感试验结果前:

(1)初发、无明显全身症状的急性肾盂肾炎,可选用氧氟沙星0.2g,每天3次口服;或环丙沙星(Ciprofloxacin)0.25g;每天2次口服;或二、三代头孢菌素口服或静脉给药治疗,疗程7～14天;

(2)严重、全身感染症状明显的急性肾盂肾炎,应选择静脉给药。可选用环丙沙星200～400mg q12h;或氧氟沙星200～400mg q12h;或庆大霉素(Gentamicin)1mg/kg q8h;或头孢曲松(Ceftriaxone)1～2g/d;或氨苄西林(Ampicillin)1g q6h;或伊米培能(Imipenem)/西司他汀(Cilastatin)250/500mg q6～8h;或替卡西林(Ticarcillin)/克拉维酸(Clavulanate)3.0/0.2g q8h静脉注射或点滴。至全身感染症状消退、体温恢复正常后,口服喹诺酮类或复方新诺明14天。获得尿细菌培养结果后,可参考药物敏感实验结果调整抗生素。合并妊娠的患者首选氨苄西林治疗10～14天。

2.随访和疗效评估 疗程结束时如临床症状消失、尿白细胞和细菌检查阴性,应在停药后第2、6周再行尿细菌培养。如2次尿培养均为阴性,则可视为临床治愈。如果静脉抗生素治疗3～5天,临床症状仍无明显好转,应注意混合感染或和并发症的存在。而疗程结束时仍有膀胱刺激症状、尿白细胞增多,应考虑结核分枝杆菌感染的可能。妊娠妇女即使临床治愈,也应每月均进行细菌培养,直到分娩。

(四)慢性肾盂肾炎

常常为复杂性尿路感染,有基础疾病/易感因素存在。治疗原则是尽可能去除易感因素;

按慢性肾盂肾炎的不同阶段,选择不同的治疗方案。

1.慢性肾盂肾炎急性发作　原则按急性肾盂肾炎治疗,但抗生素常常需联合应用,且疗程延长,一般需治疗 2～4 周。

2.反复发作的慢性肾盂肾炎患者　急性期后可选用 2～4 组不同种类的抗生素交替使用,治疗 2～4 个月。无效或仍再发的患者可采取长期抑菌治疗:选用几种不同种类的抗生素(如磺胺、喹诺酮、头孢菌素、大环内酯等)排列组合,每种抗生素服用 2～3 周后服用下一种抗生素,几种抗生素组成一个疗程。每晚睡觉前排尿后,服用单剂量抗生素。一个疗程结束后可连续进行下一个疗程,服药时间可 6 个月、1～2 年,甚至更长。

3.无症状型菌尿　大多数情况下,尤其是老年患者的无症状型菌尿,一般没有必要抗感染治疗;否则会促使大部分患者出现耐药菌株。但妊娠妇女以及伴有中性粒细胞减少、肾移植、梗阻或其他易患因素的患者则需要治疗。可依据药物敏感试验,选择抗生素口服 7 天,必要时可能需要长疗程(4～6 周)治疗。

4.合并慢性肾功能不全的慢性肾盂肾炎患者　除抗炎治疗外,应按慢性肾脏病一体化治疗原则进行防治。

八、预后

1.单纯性膀胱炎或肾盂肾炎的患者　经过治疗可痊愈;成年急性单纯性肾盂肾炎进展为肾功能损伤、慢性肾脏疾病罕有发生。

2.复发和再燃(重新感染)　再次发生的尿路感染与前次尿路感染的细菌为同一菌株,称之为复发。而由与前次尿路感染的不同菌株细菌引起的尿路感染,称之为再燃。复发常常发生在 6 周以内,多见于肾盂肾炎;而感染 6 周后再次发生的膀胱炎等下尿路感染,常常是再燃。

3.不伴有泌尿系疾病和梗阻的儿童及成年人的无症状性菌尿,可使症状性尿路感染的事件增加,但一般不导致肾损害。

4.复杂性尿路感染　只要易患因素没有清除,常常反复发作;易于进展为慢性肾脏疾病,直至肾功能不全。

九、预防

多饮水,每 2～3h 排尿 1 次,是最有效的预防措施。保持会阴部清洁;尽可能避免使用尿路器械检查;性生活后排尿也是有效的预防方法。频发的尿路感染(≥3 次/年)可在全量治疗清除菌尿之后,长期给予小剂量抗生素预防复发。每天或每周三次给予 TMP－SMZ(80/400mg)、或诺氟沙星或其他氟喹诺酮类药物;也可以给予Ⅱ、Ⅲ代头孢菌素预防。对于留置导尿的患者,投予抗生素可以推迟尿路感染的发生,但留置导尿超过 3 天后,药物预防无效。

(古丽鲜·吐尔洪)

第三节　肾小管疾病

一、肾性糖尿

肾性糖尿(renal ghicosuria)是近端肾小管重吸收葡萄糖功能降低而引起的疾病。多为常染色体隐性遗传病。可分为两个类型：①A型：肾糖阈和肾小管葡萄糖最大重吸收率（TmG）均降低，临床较少见；②B型：仅有肾糖阈降低，而TmG正常。临床较常见，一般是肾小管单项糖转运障碍。肾性糖尿偶亦可继发于慢性间质性肾炎、肾病综合征、多发性骨髓瘤肾损害等。

（一）临床表现

一般无临床症状，多在尿常规检查尿糖阳性才被发现。血糖正常或偏低，口服糖耐量试验正常，糖贮存及利用正常。葡萄糖氧化酶试验阳性。可有阳性家族史。

（二）诊断和鉴别诊断

尿糖持续异常而血糖正常的患者，要注意本病的可能，特别是有阳性家族史者。遗传性肾性糖尿需与糖尿病鉴别，后者血糖升高，葡萄糖耐量试验异常。此外，尚需排除其他糖尿，如果糖尿（尿间苯二酚试验阳性）、戊糖尿（尿盐酸二羧基甲苯反应阳性）、乳糖尿、半乳糖尿及甘露庚糖尿（尿纸上层析法可确定）。

（三）治疗

一般不需特殊处理。如出现低糖血症则应对症处理。继发性肾性糖尿的患者主要治疗原发病。

二、肾性氨基酸尿

肾性氨基酸尿（renal aminoaciduria）是指近端肾小管重吸收氨基酸障碍以致尿中排出大量氨基酸。血中氨基酸水平常降低或正常。

（一）典型胱氨酸尿症

本病是一种常染色体隐性遗传病，由于近端肾小管及空肠黏膜对胱氨酸和其他二碱基氨基酸转运障碍，尿中排泄增加，易形成尿路结石。

1.临床表现　儿童期即发病，但多于20～30岁才出现较明显尿路结石症状，如反复肾绞痛、血尿或尿路感染等。患者体型矮小，智力发育迟缓。尿液检查显示尿中含有大量胱氨酸（常＞400mg/d）、赖氨酸、精氨酸及鸟氨酸。硝普钠试验阳性常有助于测出胱氨酸尿。尿路结石在X线腹部平片上呈淡薄阴影。

2.诊断和鉴别诊断　尿路结石，尤其是有家族史的患者，均应考虑胱氨酸尿症的可能。尿沉渣发现典型胱氨酸结晶，硝普钠试验阳性，有助于诊断。

本病应与胱氨酸贮积病、同型半胱氨酸尿症、其他原因的尿路结石进行鉴别。

3.治疗　主要是对症处理，预防胱氨酸结石的形成及相关并发症。鼓励患者多饮水，勤排尿，同时碱化尿液，可防止结石的形成。

（二）Hartnup病

本病是一种罕见的常染色体隐性遗传病。是近端小管及空肠黏膜对中性单氨基、单羧基氨基酸转运障碍所致。其中最重要的是色氨酸转运障碍。

1.临床表现　患者体型矮小，症状在幼年期间歇出现，成年可自发缓解。表现为光敏感性糙皮病样皮疹，日晒后出现或加重，对烟酸胺治疗反应良好。此外尚可有发作性小脑性共济失调，常于一周内自行缓解。

2.诊断　有糙皮病样皮疹及小脑症状者，应考虑本病可能。尿液层析检查可助确诊。

3.治疗　目前尚无特殊治疗方法。部分患者可随着年龄增长而自行缓解。一般给予高蛋白饮食,补充烟酰胺及防治感染即可保持患者健康。

三、肾小管性酸中毒

肾小管性酸中毒(renal tubular acidosis,RTA)是由于近端肾小管或(和)远端肾小管功能障碍引起的代谢性酸中毒。其临床特征为高氯性酸中毒,水、电解质紊乱,可有低钾血症或高钾血症、低钠血症、低钙血症,及多尿、多饮、肾性佝偻病或骨软化症,肾结石等。根据发病部位和功能障碍特点,肾小管性酸中毒可分为 4 型。

(一)远端肾小管性酸中毒(Ⅰ型)

1.病因和发病机制 远端肾小管性酸中毒(distal renal tubular acidosis,dRTA)是由于远端肾小管功能障碍,不能在管腔液与管周液之间形成高 H^+ 梯度,因而不能正常地酸化尿液,尿铵及可滴定酸排出减少,产生代谢性酸中毒。按病因可为原发性或继发性两大类①原发性:与遗传有关,为常染色体显性遗传,自幼发病;②继发性:常见于慢性肾小管—间质肾炎,其他先天性或遗传性肾脏病,如海绵肾、Fabry 病、特发性高钙尿症等均可引起。

2.临床表现 轻者可无症状,重者可出现高氯性酸中毒。

(1)高血氯性代谢性酸中毒:临床可表现为食欲缺乏、乏力和呼吸深长。由于 H^+ 排泄障碍,尿中铵(NH_4^+)及可滴定酸排出减少,尿 PH 常>6.0;血 pH 下降,血氯离子(Cl^-)升高,但阴离子隙(AG)常在正常范围。

(2)电解质紊乱:由于尿中 H^+ 排出减少,管腔内 H^+ 减少,$H^+ - Na^+$ 交换减少,$K^+ - Na^+$ 交换增多,尿中 K^+ 排出增多,形成低钾血症。轻者表现为肌无力,重者可出现低血钾性麻痹和心律失常。

(3)高钙尿症:由于肾小管钙重吸收减少,尿钙排出增多,出现高钙尿症和低钙血症。由于尿钙增多,枸橼酸减少,易于形成磷酸钙结石和肾钙化。长期钙磷代谢紊乱,可影响小儿生长发育,导致佝偻病,成人可发生骨软化病。

3.诊断 高血氯性代谢性酸中毒伴有低钾血症,尿中可滴定酸减少,尿 pH>6.0,即可诊断 dRTA。轻型者可作氯化铵(肝功能损害者可用氯化钙代替)负荷试验[停用碱性药物 2~3 天,口服氯化铵 0.1g/(kg・d),分 3~4 次服,连服 3 天],试验后血 PH 或 CO_2CP 降低(pH<27.34,或 $CO_2-CP ≤ 20mmol/L$),而尿 PH 不能降至 5.5 以下,有助诊断。

4.治疗 继发性 RTA 应积极治疗原发病,如慢性肾盂肾炎、系统性红斑狼疮和干燥综合征等,并进行对症处理。

(1)纠正代谢性酸中毒:可口服碳酸氢钠 1.0~4.0g/次,3~4 次/天或复方枸橼酸溶液(枸橼酸 140g、枸橼酸钠 98g,加水至 1000mL)10~30mL/次,3 次/天。严重者可静脉点滴碳酸氢钠溶液。

(2)纠正电解质紊乱:低钾血症时可补充钾盐,一般选用 10% 枸橼酸钾 10mL/次,3 次/天。补钾时注意不要选用氯化钾,以免加重高氯血症。严重低血钾的患者应静脉补充钾盐。

(3)肾结石的预防:可服用复方枸橼酸合剂,增加尿液中钙的溶解度,预防结石的形成。合并肾性肾病者,可补充维生素 D_3 钙剂和磷酸盐。

(二)近端肾小管性酸中毒(Ⅱ型)

1.病因和发病机制 近端肾小管性酸中毒(proximal renal tubular acidosis,PRTA)是由于近端肾小管重吸收 HCO_3^- 功能障碍所致。可为原发性或继发性。

原发性与遗传有关,继发性见于多种原因,如 Fanconi 综合征、肾小管－间质疾病、重金属(铅、镉、汞)或药物(庆大霉素、过期四环素)中毒等。

2.临床表现　本病多为男性儿童,常有高血氯性代谢性酸中毒,多伴有低钾血症,出现肌无力、多尿、烦渴、多饮等表现。长期慢性高血氯性代谢性酸中毒,可导致小儿营养不良和生长发育障碍。由于远端肾小管功能正常,尿液酸化功能良好,尿 pH 常在 5.5 以下。一般不发生肾结石或肾钙化。继发性者常有肾性糖尿、肾性氨基酸尿。形成 Fanconi 综合征。

3.诊断　根据患者的临床表现,高血氯性代谢性酸中毒、低钾血症、尿中 HCO_3^- 浓度增高可确立诊断。不完全性近端肾小管性酸中毒患者,无全身性酸中毒表现,肾小管酸化功能正常,氯化铵试验阴性,确诊有赖于碳酸氢盐重吸收试验。给患者口服或静脉滴注碳酸氢钠,纠正血浆 HCO_3^- 浓度至正常,测定尿 HCO_3^- 排量,及计算滤过的 HCO_3^- 排泄率,如尿 HCO_3^- 排泄率大于滤过量的 15%,则可确诊。

4.治疗　继发性 PRTA 患者首先应进行病因治疗。并进行相应的对症治疗,如①纠正代谢性酸中毒:补充碳酸氢钠或枸橼酸钠,用量要大;②纠正低钾血症:可口服或静脉补充钾盐;③低钠饮食,并适当使用氢氯噻嗪,可减少细胞外液的容量,促进碳酸氢钠的重吸收;④有骨病者可适当补充维生素 D_3 和磷酸盐。

(三)混合性肾小管性酸中毒

本型的特点是 Ⅰ 型和 Ⅱ 型 RTA 的临床表现均存在。高血氯性代谢性酸中毒明显,尿中大量丢失 HCO_3^-,尿可滴定酸和铵排出减少。症状较严重。治疗与 Ⅰ 型、Ⅱ 型 RTA 相同。

(四)全远端肾小管性酸中毒(Ⅳ型)

全远端肾小管性酸中毒(generalized distal renal tubular acidosis,GdRTA)又称高血钾型远端肾小管性酸中毒,是由于醛固酮不足或对醛固酮拮抗,远端肾小管排泌 H^+、K^+ 减少,故发生酸中毒和高钾血症。许多疾病均可引起 GdRTA,包括引起低肾素低醛固酮血症的疾病,如各种肾小管－间质肾脏病、糖尿病肾病、高血压肾硬化、肾移植等;肾对醛固酮反应性降低,如假性醛固酮缺乏症、失盐性肾病、梗阻性肾病、镇痛药性肾病等;醛固酮分泌不足,如 Addison 病、双侧肾上腺切除术后、先天性醛固酮合成缺陷等。

1.临床表现　高钾血症和高氯血症性代谢性酸中毒是其主要特征。尿 HCO_3^- 排出量增加,尿铵减少。多数患者有慢性肾小管－间质疾病、糖尿病肾病、高血压肾硬化等原发病的表现,并伴有肾功能不全,但酸中毒和高钾血症程度与肾功能不全的程度不相称。

2.诊断　高血氯性代谢性酸中毒伴有持续性高钾血症,不能用肾小球滤过功能受损等原因来解释者,应考虑Ⅳ型 RTA。结合上述原发病因,尿 HCO_3^- 排出量增加,尿铵减少,血肾素和醛固酮含量减低有助于诊断。

3.治疗　积极治疗原发病,并给予相应的对症治疗。

(1)高钾血症的治疗:①纠正代谢性酸中毒:可口服或静脉补充碳酸氢钠;②限制饮食中钾的摄入;③静脉注射高渗葡萄糖;④严重而又难于纠正的高钾血症应考虑透析治疗。

(2)利尿剂的使用:可应用速尿或噻嗪类利尿剂,通过继发性醛固酮增多,促进 H^+、K^+、Na^+ 和 H_2O 等排出。对于低醛固酮血症患者,应与激素合用为佳。

(3)对于低肾素、低醛固酮血症患者,可考虑使用盐皮质激素 9－α－氟氢可的松(9－α－Fludrocortisone),每日 0.1mg;肾小管对肾素和醛固酮反应性低者,常应使用较大的剂量,每日 0.3～0.5mg。伴有高血压、心功能不全的患者慎用。

四、Fanconi 综合征

Fanconi 综合征是遗传性或获得性近端肾小管多种功能异常的疾病,有近端肾小管多项转运缺陷,包括氨基酸、葡萄糖、钠、钾、钙、磷、碳酸氢钠、尿酸和蛋白质等。

（一）病因

可分为原发性和继发性。原发性者多为常染色体隐性遗传,可单独或与其他全身性遗传性疾病同时存在,如胱氨酸病、糖原贮积症、肝豆状核变性、Lowe 综合征等。继发性者可继发于肾髓质囊性病、异常蛋白血症、多发性骨髓瘤、重金属及其他毒物引起的中毒性肾脏病等。

（二）临床表现

本病多于成人出现症状,临床表现为肾性糖尿、高碳酸盐尿、全氨基酸尿、高钙尿症、肾小管性蛋白尿、近端肾小管性酸中毒,由于尿中丢失钠、钾、钙、磷、尿酸,可致低钠血症、低磷血症、低尿酸血症、低钾血症和低钙血症并出现相应症状。严重者可因低钙血症引起继发性甲状腺功能亢进,加之有慢性代谢性酸中毒,可致肾性骨病,表现为骨痛、骨骼畸形,小儿佝偻病和成人骨软化症。晚期可发展为肾衰竭。

（三）诊断

有上述典型临床表现者诊断不难,一般以氨基酸尿、肾性糖尿和磷酸盐尿为基本诊断指标,临床上三项均有者为完全型,三项不全者为不完全型。

临床上需与糖尿病、抗维生素 D 佝偻病及肾小管性酸中毒鉴别。

（四）治疗

1. 原发病的治疗　有继发病因的患者应首先治疗原发病如重金属中毒、Wilson 病等。

2. 对症治疗

（1）酸中毒:可口服碳酸氢钠或枸橼酸合剂纠正酸中毒,伴有低钾血症的患者应同时补钾。

（2）低磷血症:有低磷血症的患者可口服磷酸盐合剂。

（古丽鲜・吐尔洪）

第四节　肾衰竭

一、急性肾衰竭

急性肾衰竭(acute renal failure,ARF,简称急性肾衰)是一个综合征,是由各种原因使两肾排泄功能在短期内(数小时至数周)迅速减退,使肾小球滤过功能(以肌酐清除率表示)下降达正常值的 50% 以下,血尿素氮及血肌酐迅速升高并引起水、电解质及酸碱平衡失调及急性尿毒症症状。若急性肾衰发生在原有的慢性肾脏疾患肾衰竭基础上,肌酐清除率较原水平又下降 15%。ARF 可分为肾前性、肾后性和肾实质性。引起 ARF 常见的病因有严重创伤(战伤、意外创伤、挤压伤和严重的骨折)、外科手术、产科大出血、严重感染、严重的吐泻失水、各种原因引起休克等,均可引起肾血流灌注不足,肾血流量减少,从而产生 ARF;其次是由外源性或内源性肾毒性物质对肾小管细胞影响而产生 ARF。外源性肾毒性物质有肾毒性药物(氨基苷类、四环素族、两性霉素 B)、有机溶剂(四氯化碳等)、重金属(汞、铋、砷、金、银、锑、铜等)以及某些生物毒素(鱼胆中毒、蛇咬伤、蜂刺伤、杀虫剂、灭鼠药和有毒中草药)等;内源性肾毒性物质有肌红蛋白、血红蛋白、尿酸和钙等。

（一）诊断

急性肾衰诊断前首先应排除慢性肾衰以及在慢性肾衰竭基础上,某些诱因作用使肾功能急剧恶化,后一种情况称之为慢性肾脏病基础上的急性肾衰。急性肾小管坏死是常见的急性肾衰竭类型,占78%～80%,其中大多数为可逆。

1.有引起急性肾衰竭的病因,如挤压伤、烧伤、大出血、低血压、严重感染、急性尿路梗阻、肾毒性药物应用等。

2.有少尿、无尿及尿毒症的各种症状。

3.肌酐清除率较正常值下降50%以上,血尿素氮、血肌酐迅速升高;如急性肾衰发生在慢性肾衰竭基础上,肌酐清除率较原水平又下降15%,血肌酐升达 $400\mu mol/L(4.5mg/dl)$ 以上。

4.B型超声检查示双肾增大或正常大小。

5.无大量失血或溶血证据者,多无严重贫血,血红蛋白多不低于80g/L。

（二）治疗

1.原发病治疗　ARF治疗的主要原则是早期积极治疗原发病,妥善处理好血容量不足,水、电解质和酸碱平衡失调,休克,清除坏死组织以及抗感染治疗,对ARF的治疗预后有着重要的意义。

2.初发期治疗　在肾前性氮质血症与已确立的ARF之间的过渡期称为初发期。此期可使用20%甘露醇60～125ml在5～10分钟内静滴完,以增加溶质排泄,减轻细胞肿胀,防止肾小管阻塞和扩张血管。当使用甘露醇2小时后仍无尿时,可重复使用并加用呋塞米240mg,另外还可使用罂粟碱30mg肌注,每4小时一次或小剂量多巴胺。目前,钙离子拮抗剂对缺血性ARF防治颇受人们关注。钙离子拮抗剂有扩张肾血管和引起中度溶质性利尿作用,对缺血性ARF的保护作用较为肯定,而对肾毒性急性肾衰的作用仍有待于进一步研究确定。

3.少尿期治疗　ARF一旦确立应积极采取治疗措施,有条件者可立即血液透析治疗。

(1)严格控制水、钠的摄入:在纠正患者原先体液丢失后,坚持"量出为入"的原则。要准确记录出入水量,每日的入水量应为前一日液体排出量(尿、粪、呕吐物、渗出液、引流液等)加400～500ml;如有发热时,体温每增高1℃,应加入液量100ml。少尿型患者入量应<1000ml/d。由于分解代谢每日体重减轻约0.2kg。少尿期应严密监测体重、血钠和中心静脉压。如每日体重减轻0.3～0.5kg、血钠为140～145mmol/L,且中心静脉压正常时,可认为补液量适当;如体重无变化、血钠为140mmol/L且中心静脉压升高,可认为是补液量多,易发生急性肺水肿或脑水肿;如每日体重减轻1kg、血钠>145mmol/L,且中心静脉压低于正常,提示有脱水,补液、补钠不足。

(2)纠正电解质紊乱

1)高钾血症。电解质紊乱中高钾血症是少尿期的主要死因,应将血钾控制在<6.0mmol/L,血钾>8.0mmol/L可导致心律失常、心搏骤停而致死。应密切监测血钾、心率及心电图,降低及防止高钾血症的措施如下。

①严格限制食物及药物中钾的摄入量。食物中如瘦牛肉、橘子、香蕉、炒花生、海带、紫菜、土豆、豆类制品等含钾量高,药物中青霉素钾盐每100万U含钾1.7mmol,不宜大剂量

应用。

②积极控制感染,清除病灶及坏死组织、清创、引流。

③使钾排出体外。透析疗法是排除体内高钾最快最有效的措施。当血钾≥6.5mmol/L或心电图示高钾图形时应及时进行透析治疗。此外,口服阳离子交换树脂可使钾从消化道排出,钙型或钠型树脂中的钙或钠与钾交换,使钾排出体外,钠型树脂的钠进入体内可因钠潴留导致水潴留,对少尿型不利,近年来多采用钙型树脂。口服钠型或钙型树脂1g可交换钾0.8～1.0mmol,根据血钾水平服树脂20～60g/d可有效地降低血钾。

④纠正酸中毒是纠正高钾血症的有效措施之一,血 PH 每下降 0.1,血钾升高 0.6mmol/L,当 CO_2 结合力≤15mol/L 并高钾血症时,静脉注入或滴注 5%$NaHCO_3$,按 5.0ml/kg 可提高 CO_2 结合力 4.5mmol/L 计算患者所需补充的量,严重酸中毒者由静脉直接推入 60～100ml。纠正酸中毒同时静脉注入 10%葡萄糖酸钙 10～20ml 以防低钙性抽搐。THAM(三羟甲基氨基甲烷)0.3M 溶液静脉滴入,在体内与 H^+ 结合亦能纠正酸中毒。其优点是可进入细胞内,纠正细胞内酸中毒,又不含钠;但因有呼吸抑制作用,疗效不肯定,故未广泛应用于临床。

⑤10%葡萄糖 500ml 加胰岛素 10U 静脉滴注可促进糖原合成使钾进入细胞内,作用可持续 4～6 小时。

⑥10%葡萄糖酸钙 10～20ml 静脉注入,可拮抗钾对心肌的毒害作用。

2)低钠血症、低氯血症亦常见于急性肾衰,应予以纠正。补钠量(mmol/L)=(142－患者血钠)×体重×0.2。补充钠盐亦可使钾进入细胞内,钠亦有拮抗钾对心肌的毒性作用,其作用维持 1 小时之久。

3)急性肾小管坏死时常出现低钙血症、高磷及高镁血症,低钙又可加重高镁血症。紧急情况下可用磷吸附剂,如碳酸钙或肾骨胶囊 250～500mg,3～4 次/d,或氢氧化铝凝胶 10～20ml,2～3 次/d。钙对镁有拮抗作用,有低钙、高镁血症时亦可静注 10%葡萄糖酸钙。透析疗法是纠正电解质紊乱和代谢性酸中毒的最有效措施。

(3)心衰的治疗:心力衰竭是急性肾衰的主要死亡原因之一,常常是由于体内水、钠过多,细胞外容量扩大,心脏负荷加重。急性肾衰时心力衰竭最好的治疗方法是尽早血液透析治疗。

(4)感染的预防与治疗:感染是 ARF 的常见并发症,对其预后影响很大,亦是 ARF 主要死亡原因之一。临床上一旦发现感染,应尽早使用有效抗生素控制。在使用抗生素时应选择对肾无毒性或毒性低的药物,并按肌酐清除率调整剂量。但也有许多种抗菌药物可经透析排出,透析后应补充经透析丢失的剂量;许多种抗菌药物与血浆白蛋白结合率高,不能经透析膜排出,应根据血药浓度调整剂量以免发生毒性反应。

(5)贫血和出血的处理:因肾功能减退、毒素潴留或存在造血抑制因子使骨髓造血功能减退、红细胞寿命缩短,或由于急性失血或溶血等原因使急性肾衰患者都有不同程度的贫血,但较慢性肾衰贫血轻,除大失血及溶血外,多为轻度贫血,血红蛋白为 80～100g/L。输血可使贫血暂时得到改善,如无效时可应用基因重组人红细胞生成素纠正贫血。严重创伤、内毒素所致急性肾小管坏死常因应激性溃疡发生消化道大量出血不止而致死。此时应静脉滴注西咪替丁 200mg,2～4 次/d,用冰盐水洗胃(去甲肾上腺素 5～10mg 加冰生理盐水 100～200ml 胃内灌注保留 30 分钟后吸出),连续 4～6 次,通过收缩血管达到止血目的,或以 5%～10%孟氏液 50～100ml 胃内灌注,配合输血及止血药。重症出血不止,应考虑立即做胃切除术可挽救生命。

(6)饮食和营养:ARF 患者由于处于高分解代谢状态及限制入量会出现营养不良,应尽可能地供给足够的热量,以保证机体代谢需要。营养疗法可维持机体的营养状况和正常代谢,提高存活率,葡萄糖及氨基酸有助于损伤肾细胞的修复与再生。病情危重的急性肾小管坏死患者(如大手术、烧伤、多处外伤、感染者)氮丢失的累积量为 50～170g。维持体重的基础能量需要量可按下列公式计算:热卡需要量:基础代谢率×1.25×应变因素。热卡来源:①碳水化合物,每日至少需 100g。②脂肪,占总热卡的 30%～40%。③富含必需氨基酸的高生物效价蛋白质,可促进蛋白质合成。急性肾衰透析者还应补充由透析丢失的量,血液透析应补充蛋白质 0.58g/(kg·d),腹膜透析者应补充蛋白质 1.0/(kg·d)。足够的热卡摄入量应为体内组织分解代谢所需量加应变因素(stress factor)所需的量的总和。急性肾小管坏死体重减轻的患者为了恢复体重应增加热卡摄入量,每日增加热量 4184kJ(1000kcal)(1kcal＝4185.85J)可使每周体重增加 1kg。静脉高营养、胃肠外营养(TPN)可提供足够的热卡,减少体内蛋白质分解,使尿素氮升高速度减慢,增加抗感染能力,降低病死率。静脉营养液每单元750～1000ml,内含 8 种必需氨基酸、葡萄糖及各种微量元素及维生素。Dudrick 配方如下:α－异亮氨酸 0.70g,α－苯丙氨酸 1.10g,α－亮氨酸 1.10g,α－苏氨酸 0.50g,α－赖氨酸0.85g,α－色氨酸 0.25g,α－蛋氨酸 1.10g,α－缬氨酸 0.80g。加入葡萄糖使达 100～125g,总热量为 1500～2000kcal(6276～8368kJ),含氮量 1.0,渗透压高达 3000mOsm/L。由于其高渗性须由腔静脉插管输入,输注后由于尿素氮、血钾、血镁及血磷均下降,故可减少透析次数,甚至不需透析。

(7)透析疗法:透析疗法是抢救急性肾衰的最有效措施,可使患者度过少尿期、降低死亡率和缩短病程。对纠正氮质血症、高钾血症、水中毒所致的肺水肿、脑水肿及高血压,纠正酸中毒和改善症状均有效。凡保守治疗无效,出现下列情况者应进行透析:①急性肺水肿。②高钾血症(血清钾≥6.5mmol/L 或心电图提示高钾)。③高分解代谢型,即每日尿素氮上升≥14.3mmol/L(40mg/dl)、肌酐上升≥177μmol/L(2mg/dl)、钾上升≥1～2mmol/L、血清HCO_3^- 下降≥2mmol/L。④如为非高分解代谢型,但有少尿或无尿 2 日以上、血肌酐≥442μmol/L(约 5mg/dl)、肌酐清除率 7～10ml/(min·1.73m²)、血尿素氮≥21.4mmol/L(60mg/dl),CO_2 结合力≤13mmol/L。⑤有尿毒症症状,如恶心、呕吐、意识障碍等。⑥误型输血者,游离血红蛋白≥800mg/L。

急性肾衰可采用的透析技术包括:①血液透析。②腹膜透析。③单纯超滤和(或)序贯超滤。④连续性动静脉血液滤过(CAVH)及连续动静脉血液滤过和透析(CAVHD)。⑤血液灌流。⑥血浆置换。⑦吸附式血液透析。上述透析技术各有其利弊,各有适应证及禁忌证,应根据个体情况及医疗、经济条件选择。

一般以血液及腹膜透析为主。血液透析适应证:①病情危重者,高分解型。②心功能尚稳定者。③腹腔有炎症后的广泛粘连。④肺功能不全、呼吸困难者。⑤诊断未明的腹部脏器损伤者或近期术后。⑥腹部皮肤有感染、无法植管者。

腹膜透析适应证:①非高分解型。②心功能欠佳,有心律失常或血压偏低者。③血管通路制造有困难者。④有活动性出血、全身肝素化有禁忌者。⑤老年患者。

腹膜透析疗法简便、安全、经济,可在基层开展。单纯超滤可用以治疗急性肺水肿。序贯超滤用以治疗做常规血液透析易出现症状性低血压者。心功能不良、血压偏低、血流量偏低、以体液负荷为主、不适宜做血液透析或腹膜透析者,可选做持续性动、静脉血液滤过,脱水效果好,但它清除尿素氮、血钾效果差,故有高钾血症或尿素氮升高速度快者(高分解状态者),可选做持续性动、静脉血液滤过一透析疗法。血液灌流适用于急性中毒,但它不能吸附尿素氮、肌酐等毒素,且无脱水功效,故凡中毒者并有尿毒症、水潴留者,应做血液灌流联合血液透析的疗法。血浆置换疗法适用于危重中毒患者、重症肝炎以及急进性肾小球肾炎。吸附式血液透析可根据病情变化随时调整透析液配方,适用于有严重酸中毒、心功能不全或肝功能不良的急性肾衰及急性中毒患者。血透机可推至无血透设备的医院或患者家中进行紧急透析。

4. 多尿期治疗 本期治疗在继续透析治疗的基础上,重点是防止电解质紊乱,既要纠正高钾血症,又要预防低钾血症以及维持钠、钙等电解质平衡。此期由于患者身体虚弱,应激能力及抵抗力低下,容易发生继发感染,应提高警惕,积极防治。多尿期经1周左右可见血尿素氮、血肌酐逐渐降至接近于正常范围,此时饮食中蛋白质摄入量可逐渐增加,以利于损伤的肾细胞修复与再生,并逐渐减少透析次数至停止透析。

5. 恢复期治疗 此期应继续积极补充营养,给予高蛋白、高碳水化合物和多种维生素饮食。避免使用肾损害的药物,如需要时,应根据肌酐清除率或血肌酐调整用药剂量及给药间期以防肾中毒。每1～2个月复查肾功能一次,受损的肾细胞功能和结构完全恢复正常需半年至一年之久。少数重症、病情复杂、年迈的患者,以及原有肾脏病或已存在肾衰竭者,肾功能难以完全恢复,常遗留永久性肾功能损害,甚至需依赖维持性透析而生存。

二、慢性肾衰竭

慢性肾衰竭(chronic renal failure,CRF)是各种病因引起肾脏损害和进行性恶化的结果,在原发性肾脏病中,常见于慢性肾小球肾炎,其次为小管间质性肾炎。继发性肾脏病中,常见于糖尿病肾病等。由于人寿命延长以及各种因素的影响,CRF 的病因中,继发性的比例有增高趋势。如近年来,有的西方国家统计,在 CRF 血液透析治疗的疾病中,糖尿病肾病占第一位,为 27.7%;高血压占 22.7%;而肾小球肾炎已由以往的第一位降为第三,占 21.2%;多囊肾占 3.9%;其他多种病因共占 22.7%。不论何种病因,肾功能受损可以有三种情况:①肾单位减少。②肾单位数目未减少,但单个肾单位功能减退。③上述两种兼有。当肾功能失代偿以后,则呈进行性恶化,当肾功能降到相当于正常 20% 左右时,临床上出现一系列全身症状,即尿毒症。

临床上,根据肾功能损害的不同程度,可以分成几个阶段:①肾贮备能力下降期。约相当于美国国家肾脏病基金会的“肾脏病生存质量指导”(K/DOQI)的第 2 期,GFR 减少至正常的 $50\%\sim80\%$,血肌酐正常,患者无症状。②氮质血症期。约相当于 K/DOQI 的第 3 期,是肾衰早期,GFR 减少至正常的 $25\%\sim50\%$,出现氮质血症,血肌酐高于正常,但 $<45\mu mol/L$,通常无明显症状,可有轻度贫血、多尿、夜尿。③肾衰竭期。约相当于 K/DOQI 的第 4 期,GFR 减少至正常的 $10\%\sim25\%$,血肌酐显著升高,Scr 升至 $451\sim707\mu mol/L(5\sim8mg/dl)$,患者贫血明显,夜尿增多及水电解质失衡,并有轻度胃肠道、心血管和中枢神经系统症状。④尿毒症期。约相当于 K/DOQI 的第 5 期,是肾衰晚期,GFR 减少至正常的 10% 以下,Scr 达 $707\mu mol/L(8mg/dl)$ 以上,酸中毒症状明显,全身各系统症状严重。BUN 水平受多种因素影响,特别是与摄入幕之宾蛋白量有关,因此,不能单独作为衡量肾功能损害轻重的指标。血肌

酐水平比较稳定老年人,肌肉减少的患者,其水平偏低,应结合临床估计。

(一)诊断

1.病史 有原发或继发性慢性肾脏疾患等病史。

2.尿毒症症状

(1)消化系统:为最早和最常见的表现,如食欲减退、恶心、呕吐、腹泻、口中有氨味及上消化道出血等。

(2)精神、神经系统:表情淡漠、注意力不集中、乏力、失眠、定向力障碍、精神错乱、肌痉挛及局灶性或全身性癫痫样发作。

(3)血液系统:贫血与出血。

(4)心血管系统:心包炎或心包积液、高血压、心功能不全。

(5)呼吸系统:尿毒症性肺水肿、尿毒症性胸膜炎及肺炎。

(6)皮肤改变:晦暗、干燥、无光泽、脱屑、尿素霜及瘙痒。

(7)酸中毒:深大呼吸、疲乏无力、感觉迟钝甚至昏迷。

(8)水代谢紊乱:早期因多尿和夜尿增多易引起脱水;晚期出现少尿、无尿及水肿。

(9)电解质紊乱:①低钠血症:疲乏无力、表情淡漠、恶心呕吐、头晕、晕厥等。②低钙、高磷血症:可有手足抽搐或因继发性甲状旁腺功能亢进而产生相应的症状如瘙痒、阳痿、高脂血症、神经传导速度减慢、转移性钙化及尿毒症性骨营养不良等。③高钾血症:心动过缓、心悸、疲乏无力、肌麻痹、四肢酸痛及嗜睡等。

(10)代谢紊乱:低蛋白血症、糖耐量减低、高脂血症等。

(11)内分泌功能失调:血浆肾素、血管紧张素、甲状旁腺素增多;$1,25-(OH)_2-D_3$、EPO(促红细胞生成素)和前列腺素 A_2、前列腺素 E_2、前列腺环素减少。另外经肾脏降解和排泄的激素如胰岛素、胰高血糖素、生长激素、胃泌素、肾上腺皮质激素等含量升高,可产生相应的临床表现。

(12)感染:特别注意肺部、泌尿系统的感染。

3.体格检查 全面进行各系统的体格检查,尤应注意呼吸、血压、皮肤、心肺的体征及水肿程度等。

4.辅助检查

(1)实验室检查

1)血常规。血红蛋白一般在 80g/L 以下,多数仅有 40～60g/L。

2)尿的检查。①比重多在 1.010 以下,严重者固定在 1.010～1.012,尿渗透压降低,多数晨尿在 450mOsm/kg H_2O 以下,夜尿量大于白天尿量。②尿量多在 1000ml/d 以下,当 GFR下降至 5～10ml/min 时,可出现少尿,当 GFR＜1～2ml/min 时则无尿。③尿沉渣:可有红、白细胞和管型,如发现蜡样管型有诊断意义。

3)肾功能。根据肾功能损害程度不同,血 Cr 和 BUN 有不同程度的增高,Ccr 降低。

4)血生化检查。①血浆蛋白降低,总蛋白多低于 60g/L,其中白蛋白多低于 30g/L。②电解质:血钙常在 2mmol/L 以下,血磷多＞1.7mmol/L,其他电解质的改变随病情而定。③$CO_2^- CP$ 降低。

(2)X 线检查:腹部平片可见肾影缩小,尽量避免做静脉尿路造影术,以免对肾功能有损害。

（3）放射性核素肾图、肾扫描：可了解两侧肾脏大小、血流量以及分泌和排泄功能。

（4）ECT（肾动态显像）：可早期发现肾小球滤过率下降，并可测定每一侧肾脏的功能等。

（5）肾 B 超检查：可确定肾脏大小、位置，有无结石、肿物，肾皮质厚薄，肾盂有无积水等。

（二）治疗

1. 治疗基础疾病和使慢性肾衰竭恶化的因素

（1）尿路梗阻。如结石、肿瘤及前列腺肥大等。

（2）感染。如呼吸道、泌尿系统、消化系统及皮肤等部位感染。选用抗菌药物时应：①选择最有效的（可根据药敏）并且在治疗剂量时肾毒性最小的药物。②根据肾功能损害的程度及药物排泄途径不同，因人而异地决定药物的剂量（即个体化）。③多采用大环内酯类抗生素、青霉素族及第三代头孢菌素如头孢曲松（菌必治）、头孢哌酮（先锋必）、头孢噻肟（凯福隆）等。④忌用庆大霉素、新霉素、四环素族（多西环素除外）、万古霉素、头孢噻啶等。

（3）纠正水、电解质和酸碱平衡紊乱。特别是低钠血症、脱水和酸中毒。

（4）心血管疾患。心力衰竭、高血压、低血压等。

（5）肾毒性物质。对肾功能有损害的药物（如庆大霉素、四环素等），X 线造影剂，汞、铋、金制剂等。

（6）外伤、大手术。

（7）饮食不当。蛋白质摄入过多或长期忌用蛋白质。

（8）病因治疗。如结缔组织病（SLE 等）、尿酸性肾病、糖尿病肾病等。

2. 延缓慢性肾衰竭的发展

（1）饮食疗法（蛋白质和热量的平衡）。近年来对慢性肾衰竭患者采取饮食疗法，已引起人们的高度重视，也是肾脏病学中进展最快的领域之一。它可减轻肾衰竭时氮质潴留对机体的毒性作用；能促进蛋白质的合成，改善机体的营养状态，保护残存的肾功能，延缓肾衰竭的进程，从而推迟必须进入透析或肾移植的时间，延长患者的生命。饮食疗法的基本内容：优质、低量蛋白质，足够的热量。同时要注意低磷，并给予适当的水溶性维生素、电解质及微量元素。

最近研究表明，低蛋白饮食加复方 α 酮酸制剂治疗有如下益处：①减轻氮质血症，改善代谢性酸中毒。②补充机体所缺必需氨基酸，改善蛋白质代谢。③减轻胰岛素抵抗，改善糖代谢。④提高脂酶活性，改善脂代谢。⑤降低高血磷，改善低血钙，减轻继发性甲状旁腺功能亢进。⑥减少蛋白尿排泄，延缓 CKD 进展。由全国肾脏病和糖尿病界组成的专家小组在 2004 年 2 月制订了第一个《慢性肾脏病蛋白营养治疗共识》，时隔一年，在实践的基础上进行思考，于 2005 年 3 月对《共识》进行再修订，旨在指出有关 CKD 患者限蛋白饮食的治疗前景，提供合理的临床饮食治疗方案。具体方法见附录 2。

（2）水平衡。慢性肾衰竭早期（多尿、夜尿增多），应补充水分，以排出体内代谢废物和防止脱水，并使尿量保持在 2000ml/d 以上；在尿毒症期因少尿、无尿，故需限制水分的摄入，一般按前一日尿量及其他丢失量（如呕吐、腹泻）加 400ml 为当日入量。

（3）控制全身性和肾小球内高压。K/DOQI 指出，全身性高血压不仅会促使肾小球硬化，而且能增加心血管并发症，故必须控制，首选血管紧张素转化酶抑制剂，包括 ACEI 和血管紧张素 II 受体拮抗剂（ARB，如氯沙坦）。肾小球内高压力亦会促使肾小球硬化，故无全身性高血压，亦应使用 ACEI 或及 ARB，因其扩张出球小动脉作用强于入球小动脉，故直接降低肾小球内高压力。此外,还能降低蛋白尿和抑制肾组织炎症反应和硬化过程,故能延缓肾功能减退。如用依那普利,在无全身性高血压者,可每日服 10mg,逐渐增至 20mg 效果更好。如不能耐受 ACEI,可选 ARB,如氯沙坦 50mg,每日 1 次。对于血肌酐大于 $35\mu mol/L$ 者,应用有争议。如使用,则在治疗初期 2 个月内,每 2 周观察血肌酐水平,如较基础水平升高 30%,应停药。

(4)其他高脂血症的治疗与一般高脂者相同,应积极治疗。

(5)中医药疗法在西医治疗基础上,进行辨证论证地加用中药,有一定的疗效。

3.并发症的治疗

(1)电解质失衡

1)低钠血症。①血钠<130mmol/L,口服氯化钠,每 2g 氯化钠可提高血钠 1mmol/L。②血钠<120mmol/L,应静脉补充 3%～5% 氯化钠。体内缺钠[NaCl(g)]=[132－患者血钠(mmol/L)]×体重(kg)×0.6/17。先补缺钠值的 1/3,观察 6～8 小时后再酌情补充。

2)低钙、高磷血症。①饮食疗法。②限制含磷多的食物。③磷的结合剂－碳酸钙。④补充钙制剂。⑤口服 $1,25-(OH)_2-D_3$(罗钙全、骨化三醇)$0.25\mu g/d$。⑥继发性甲状旁腺功能亢进药物治疗无效时可考虑做甲状旁腺切除术。

3)代谢性酸中毒。不需将 CO_2^--CP 纠正至正常,一般主张纠正到 18mmol/L 即可,以防止低钙症状发作。在纠正酸中毒之前或补碱性药物的同时应给予钙剂。

(2)心血管和肺并发症

1)高血压。多为容量依赖型,清除钠水潴留后,血压可恢复正常或变得容易控制。患者应减少钠水摄入。如尿量仍多,可应用利尿剂,用较大剂量的呋塞米 40mg,每日 3 次,必要时静脉注射。透析者可用透析疗法超滤脱水。降压方法与一般高血压相同,首选 ACEI,但应注意高血钾。务必将血压降到 130/80mmHg 以下。如蛋白尿大于 1g/d,则要降至 125/75mmHg 下。

2)急性左心衰竭。①首选透析疗法,尽快超滤体内过多的水分以减轻肺水肿。②使用强心药物(洋地黄类制剂),给予负荷量后,维持剂量为正常维持量的 1/2～1/4,以免洋地黄过量。③利尿剂:呋塞米。④扩张血管药物:硝普钠等。⑤严重贫血者,血红蛋白<60g/dl,可输新鲜血 100～200ml。

3)尿毒症性心包炎。应积极透析,每天 1 次,透析 1 周后,可望改善。如出现心包压塞征象时,应急做心包穿刺或心包切开引流。

4)尿毒症肺炎做透析能迅速获得疗效。

(3)血液系统并发症:纠正肾性贫血:①充分透析以清除毒素。②应用重组人红细胞生成素(r－HuEPO),目前一般用量为 50U/kg,3 次/周,皮下注射。2 周后增加至 75U/kg,如此直至血红蛋白和红细胞压积达到或接近正常值,然后改用维持量 50～100U/kg,3 次/周,使血红蛋白在 100～120g/L。红细胞压积在 33%～38%。③铁剂的使用,使用 r－HuEPO 之前和治疗过程中均应测定血清铁蛋白以了解铁储情况,如果存在绝对或相对铁的缺乏(血清铁蛋白小于 50～100$\mu g/L$),应口服或静脉给铁,即使铁储正常也应给予口服铁剂,以防用药后引起铁的缺乏。④Hb<60g/dl 可少量输新鲜血。

(4)消化系统并发症:恶心呕吐者可用甲氧氯普胺、吗丁啉、普瑞博思等。上消化道出血可用洛赛克、甲氰咪狐、雷尼替丁、血管加压素、雌激素和雌－孕激素复合物等。

（5）感染：选用敏感抗生素，注意应用肾毒性小的药物。

（6）神经精神和肌肉系统症状：充分透析可改善神经精神和肌肉系统症状。肾移植后可改善周围神经病变。骨化三醇可以改善部分患者肌病的症状。使用 EPO 可能对肌病有效。

（三）其他非透析疗法

1.吸附疗法　口服包醛氧化淀粉、药用炭等。

2.甘露醇腹泻疗法　每 1000ml 温开水中加甘露醇 20～40g、氯化钠 40mmol、氯化钾 4mmol、碳酸氢钠 20mmol、氯化钙 2mmol。每 5 分钟饮用 200ml，共饮 4000ml，清晨服，每周 3 次。

3.大黄制剂　除导泻作用外，还有延缓慢性肾衰的作用。

4.利尿疗法　当肾脏排水功能尚好时可用呋塞米（口服或静脉注射），使尿量维持在 2000ml/d 以上，以利代谢产物排出。

（四）透析疗法

采用血液透析和腹膜透析。

1.慢性肾衰竭血液透析疗法的适应证及时机选择　血液透析疗法治疗 CRF 的目的是：①延长患者生命。②有可逆急性加重因素的 CRF，透析治疗可帮助其度过危险期。③配合肾移植，不仅可作为移植患者的准备与筛选措施，并可提供有利的时机进行肾移植术，也可作为移植后出现 ARF，急、慢性排斥或移植失败后的保证措施。

慢性血液透析的时机尚无统一标准，目前我国由于医疗及经济条件的限制，多透析较晚，故影响了透析的疗效。但过早透析会使患者过早地依赖机器生存，且费用昂贵。目前多主张当肌酐清除率为 10ml/min 左右时即可开始慢性血透治疗。其他参考指标为：①血尿素氮≥28.6mmol/L（80mg/dl）。②血肌酐≥707.2μmmol/L（8mg/dl）。③有高钾血症。④有代谢性酸中毒。⑤有尿毒症症状。⑥有水潴留（水肿、血压升高、高容量心力衰竭征兆）。⑦并发贫血（血细胞容积＜15％）、心包炎、高血压、消化道出血、骨病周围神经病变及中枢神经系统症状（嗜睡、昏迷、抽搐、癫痫等）。CRF 患者长期严格限制蛋白质入量，可致使血尿素氮维持在较低水平，故不应以尿素氮高低作为开始透析的指标；又由于 CRF 患者特别是老年患者肌肉体积减小且活动量减少，可致使血肌酐值亦降低，故亦不应单以血肌酐高低作为开始透析的指标，而应以肌酐清除率为准。肌酐清除率可按下列公式计算：

肌酐清除率＝（140－年龄）×体重（kg）/72×血肌酐（mg/dl）

女患者计算值应减少 15％。

2.腹膜透析　持续性不卧床腹膜透析疗法（CAPD）设备简单，操作易掌握，安全有效，可在家中自行操作。用一医用硅胶管永久地插植入腹腔内，透析液通过它输入腹腔，每次约2L，6 小时交换一次，一天换 4 次透析液，每次花费半小时，可在休息时做，不影响工作。CAPD 是持续性透析，对尿毒素持续地清除，不似血透那么波动，因此患者感觉比较舒服。同时在透析早期，对保护残存肾功能方面优于血透，对心血管疾病保护效果也较好。CAPD 特别适用于老人、有心血管并发症者、糖尿症患者、小儿患者或做静脉内瘘有困难者。等待肾移植的患者也可做 CAPD。

（五）肾移植

成功的肾移植会恢复正常的肾功能，包括内分泌和代谢功能。可使患者几乎完全康复。

附录1 慢性肾脏病(GKD)的定义及分期

定义:是指肾脏损伤或 GFR<60ml/min/1.73m²,持续 3 个月。①肾脏损伤(肾脏结构或功能异常)≥3 个月,可以有或无 GFR 下降,可表现为下列异常:病理学检查异常;肾损伤的指标阳性:包括血、尿成分异常或影像学检查异常。②GFR<60ml/(min·1.73m²)≥3 个月,有或无肾脏损伤证据。

慢性肾脏病的分期见表7-1。

表7-1 慢性肾脏病的分期

分期	描述	GFR[ml/(min·1.73m²)]
1	肾损伤,GFR 正常或增加	≥90
2	肾损伤,GFR 轻度下降	60~89
3	GFR 中度下降	30~59
4	GFR 严重下降	15~29
5	肾衰竭	15(或透析)

(定义和分期依据 K/DOQI 慢性肾脏病临床实践指南)

附录2 营养治疗的实施方案

(一)透析前慢性肾脏病(非糖尿病肾病)患者

1.蛋白入量 CKD 第1、第2期原则上宜减少饮食蛋白,推荐蛋白入量 0.8g/(kg·d)。

从 CKD 第3期起[GFR<60ml/(min·1.73m²)]即应开始低蛋白饮食治疗,推荐蛋白入量 0.6g/(kg·d),并可补充复方 α 酮酸制剂 0.12g/(kg·d)。

若 GFR 已重度下降[<25ml/(min·1.73m²)],且患者对更严格蛋白限制能够耐受,则蛋白入量还可减至 0.4g/(kg·d)左右,并补充复方 α 酮酸制剂 0.20g/(kg·d)。由于复方 α 酮酸制剂含钙(每片含钙 50mg),因此服药量较大,尤其与活性维生素 D 同时服用时要监测血钙,谨防高钙血症发生。在低蛋白饮食中,约 50%蛋白应为高生物价蛋白。

2.热量摄入 实施低蛋白饮食治疗时,热量摄入需维持于 30~35kcal/(kg·d)。

3.其他营养素 应充分补充各种维生素及叶酸。当出现高磷血症时,磷入量应限制在 800mg/d 以下(最佳入量为 500mg/d)。

(二)透析前糖尿病肾病患者

1.蛋白入量 从出现显性蛋白尿起即应减少饮食蛋白,推荐蛋白入量 0.8g/(kg·d)。

从 GRF 即应实施低蛋白饮食,推荐蛋白入量 0.6g/(kg·d),并可同时补充复方 α 酮酸制剂 0.12g/(kg·d)。

实施低蛋白饮食治疗时,患者的热量摄入应基本与前述非糖尿病肾病患者相似,但是,肥胖的 2 型糖尿病患者需适当限制热量(总热量摄入可比上述推荐量减少 250~500kcal/d),直至达到标准体重。由于患者蛋白入量(仅占总热量的 10%左右)及脂肪入量(仅能占总热量的 30%左右)均被限制,故所缺热量往往只能从碳水化合物补充,必要时应注射胰岛素保证碳水化合物利用。

2.其他营养素 与非糖尿病肾病 CKD 患者要求相同。

（三）血液透析和腹膜透析患者

维持性血液透析患者推荐蛋白入量为 1.2g/(kg·d)，当患者合并高分解状态的急性疾病时，蛋白入量应增加至 1.3g/(kg·d)；维持性腹膜透析患者推荐蛋白入量为 1.2～1.3g/(kg·d)。50%饮食蛋白应为高生物价蛋白。可同时补充复方 α 酮酸制剂 0.075～0.12g/(kg·d)。

热量摄入推荐 35kcal(kg·d)，60 岁以上、活动量较小、营养状态良好者，可减少至 30～35kcal(kg·d)。患者需同时供给各种维生素、叶酸及铁。

由全国肾脏病和糖尿病界组成的专家小组在 2005 年 3 月对《慢性肾脏病蛋白营养治疗共识》进行再修订，旨在指出有关 CKD 患者限蛋白饮食的治疗前景，提供合理的临床饮食治疗方案。

（高丽华）

第五节　多囊肾病

多囊肾病为肾脏皮质和髓质出现多个囊肿的一种单基因遗传性肾脏疾病，按遗传方式分为常染色体显性多囊肾病(autosomal dominant polycystic kidney disease，ADPKD)和常染色体隐性多囊肾病(autosomal recessive polycystic kidney disease，ARPKD)，其肾脏病变广泛，可导致终末期肾衰竭(ESRD)。

一、常染色体显性多囊肾病

ADPKD 发病率高，为 0.1%～0.2%，我国约有 150 万囊肾病患者。ADPKD 病理特征为肾脏形成多个大小不等的液性囊肿，囊肿不断长大，破坏肾脏的结构和功能。60 岁以上的患者 50%将发展至 ESRD，占 ESRD 病因的 3%～5%。因此，它是囊肿性肾病中常见而危害性大的一种疾病。

（一）发病机制

目前已知引起 ADPKD 的致病基因可能有 3 个，按发现先后分别称为 PKD1、PKD2 和 PKD3。PKD1 基因突变是导致 ADPKD 的最主要病因，约占 85%。1985 年 Reeder 等通过基因连锁分析把 PKD1 定位于 16P13.3 上。1994 年欧洲多囊肾病协作组最先克隆出 PKD1 基因，其编码的蛋白质产物称为多囊蛋白 1(potycystin－1，PC－1)。PC－1 是一种分布于细胞膜上的糖蛋白，由 4302 个氨基酸组成，分子量约 460kDa。PC－1 氨基酸序列虽已明确，但结构与功能的关系未明。PKD2 基因占 ADPKD 的 10%～15%，1995 年欧洲多囊肾病协作组将 PKD2 定位于 4q22－23。Somlo 等 1996 年克隆 PKD2 基因。PKD2 基因表达产物为多囊蛋白 2(polycystin－2，PC－2)，由 968 个氨基酸组成，分子量约 110kDa。PKD3 目前尚未定位克隆。

PKD1 和 PKD2 突变引起囊肿发生、长大的机制以及多囊蛋白的功能尚未明确。目前认为 PKD1 及 PKD2 基因突变后，在毒素、感染等环境因素的"二次打击"下，发生体细胞突变，引起多囊蛋白功能障碍，引起细胞周期调控和细胞内代谢异常，上皮细胞增殖，形成微息肉，阻塞肾小管腔；基底膜成分异常，易扩张形成囊肿；同时细胞极性改变，肾小管细胞腔膜面分泌液体,囊肿进行性增大。新生血管形成增加,为不断增殖的细胞提供养分。以上这些表型的异常使囊肿衬里上皮细胞不断增殖,产生了类似于良性肿瘤的生物学行为,使囊肿不断发展长大,最终导致疾病进展、肾功能丧失。

最新研究表明多囊肾病是一类纤毛相关性疾病。肾脏纤毛属于初级纤毛,由 9+0 轴丝结构组成,无运动功能,分布于所有节段(暗细胞之外的细胞均存在),其结构功能异常直接导致肾囊肿性疾病的发生。肾脏纤毛由肾小管上皮细胞伸入管腔,与尿液直接接触,主要功能是作为机械感受器感受尿流刺激,同时还具有化学感受器功能,参与调节细胞周期及分裂。PC-1 及 PC-2 共同表达在肾脏纤毛上并形成多囊蛋白复合体。Nauli 等研究发现,尿流弯曲纤毛后可通过纤毛上多囊蛋白复合体中 PC-2 钙离子通道引起细胞内钙增加,这种作用依赖于复合体结构功能的完整性,PC-1 基因突变或正常细胞中分别加入 PC-1、PC-2 抗体都能阻断此效应。这项研究为纤毛功能障碍导致多囊肾病提供了直接证据。

以上多囊肾病基因突变引发的调控网络异常及相关因子的调节机制十分复杂,目前尚不明确,因此缺乏有效的治疗方法。

(二)临床表现

ADPKD 是单基因遗传病,约 60% 患者有家族遗传史,男女发病率相等。可在任何年龄发病,多在 30~50 岁发病。

1.肾脏囊肿　ADPKD 临床上主要为肾脏病变,疾病演变包括肾囊肿形成、增大和肾功能损害。表现为双侧肾脏皮质、髓质有多个液性囊肿形成,直径从数毫米至数厘米不等,囊肿的体积和数目随病程进展而逐渐增大、增多。囊液通常为黄色澄清,创伤、自发出血或合并感染时可为巧克力色。随着囊肿增多、增大,肾脏体积也逐渐增大,肾脏长径最长可>40cm,重量达 8kg 以上。双侧肾脏大小可不对称,肾脏大小与肾功能成反比关系。

2.疼痛　当肾脏增大到一定程度,即可在腹部扪及。触诊肾脏质地较硬,表面可呈结节状,随呼吸而移动,合并感染时可有压痛。背部或胁腹部疼痛是 ADPKD 最常见的早期症状之一,见于 60% 患者,发生频率随年龄及囊肿增大而增加,女性更为常见。性质可为钝痛、胀痛、刀割样或针刺样痛,可向上腹部、耻骨上放射。急性疼痛或疼痛突然加剧常提示囊肿破裂出血、结石或血块引起的尿路梗阻或合并感染。慢性疼痛为增大的肾脏或囊肿牵拉肾包膜及肾蒂,压迫邻近器官或间质炎症所致。巨大肝囊肿也可引起右肋下疼痛。

3.并发症及多器官累及　ADPKD 患者常伴血尿、高血压、泌尿系感染、结石及肾衰竭等并发症,并可累及多个器官、系统,是一全身性疾病。其主要临床表现见表 7-2。

表7-2 ADPKD主要临床表现

表现	发生频率
肾脏表现	
解剖学	
肾囊肿	100%
肾腺瘤	21%
囊肿壁钙化	常见
功能	
肾浓缩功能下降	所有成人均可发生
尿中枸橼酸盐排泄减少	67%
尿酸化功能受损	不详
激素改变	
肾素合成增加	30%儿童和几乎所有的高血压成人
维持红细胞生成素生成	几乎所有 ESRD 成人
并发症	
高血压	80%ESRD 患者
血尿	50%
肾衰竭	60 岁以上患者为 50%
泌尿系感染	28%
泌尿系结石	20%
肾外表现	
胃肠道	
结肠憩室	80%ESRD 患者
肝囊肿	30%～80%
胰腺囊肿	10%
先天性肝脏纤维化	偶见
胆管癌	偶见
心血管	
心脏瓣膜异常	25%
颅内动脉瘤	5%～10%
腹主动脉瘤	罕见
生殖系统	
卵巢囊肿	偶见
睾丸囊肿	偶见
精囊囊肿	偶见
其他	
蛛网膜囊肿	5%
松果体囊肿	偶见
脑室脉络丛囊肿	1.2%
脾囊肿	偶见
遗传性感音性耳聋	偶见
疝	0.74%

(三)辅助检查

1.实验室检查

(1)尿液:可有程度不等的血尿,蛋白尿通常<1g/d,白细胞常见,但尿细菌培养多为阴

性,60%患者尿中可见脂质体,尿渗量下降及尿酸化功能受损较常见。

(2)血液:疾病晚期可出现肾功能异常和贫血,肝功能通常正常。

2.影像学表现 影像学方法因其敏感、简便和无创性,一直是多囊肾病的主要诊断方法。

(1)超声检查:肾体积明显增大、肾内多个大小不等的囊肿与肾实质回声增强是多囊肾的三个主要超声表现。彩色多普勒超声表现为肾脏各囊壁间有花色血流,分布杂乱。肾血流量减少,阻力指数升高。超声检查因其敏感性高,无放射性,无创伤性,经济、简便等优点,被作为首选的诊断方法。用高敏度超声可发现直径 0.2cm 的微小囊肿,因此超声也常作为产前诊断和 ADPKD 患者直系亲属的检查方法。定期采用超声检测 ADPKD 患者的肾脏体积大小、肾血管血流量及阻力指数,是临床监测疾病进展、确定治疗时机、评价治疗效果及预测疾病转归的一种敏感而简便的手段。

(2)X 线检查:包括腹部平片、排泄性尿路造影、逆行肾盂造影等,一般应用较少。

(3)CT 和 MRI 检查精确度高,可检出 0.3～0.5cm 的囊肿。用 MRI 检查肾脏体积,计算囊肿与正常肾组织截面积比值能敏感地反映 APKD 进展,可作为观察药物疗效的指标。

(4)血管造影:除肾血管造影外,颅内血管造影有助于颅内动脉瘤的发现。

3.基因诊断 目前多用于囊肿前和产前诊断以及无 ADPKD 家族遗传史因而与其他囊肿性疾病鉴别困难者。主要包括基因连锁分析、微卫星 DNA 检测和直接检测基因突变等技术。

(四)诊断

ADPKD 的诊断主要根据家族遗传史、影像学检查和基因诊断。

1.家族遗传史 ADPKD 具有常染色体显性遗传病特征,即代代发病,男女发病率相等,患者为杂合子,外显率几乎 100%。但仅约 60%患者有明确的家族史,对于无家族史的患者只能依靠影像学和突变基因检测来确立诊断。

2.影像学检查 Ravine 等于 1994 年提出了以下 B 超诊断标准:30 岁以下患者单侧或双侧肾脏有 2 个囊肿;30～59 岁患者双侧肾脏囊肿至少各 2 个;60 岁以上患者双侧肾脏囊肿至少各 4 个;如果同时具有其他 ADPKD 表现,如肝囊肿等,诊断标准可适当放宽。此标准诊断敏感性 97%,特异性 90%。

CT 和 MRI 诊断 ADPKD 很有价值,但由于检查费用较高,不作首选。当囊肿发生出血或感染时,CT 和 MRI 可提供有用信息。

3.基因诊断 是 ADPKD 的确诊手段,主要方法如前述。

(五)鉴别诊断

1.非遗传性疾病

(1)多囊性肾发育不良:为婴儿最常见的肾囊肿性疾病。双侧病变的婴儿出生后不久即夭亡。单侧病变患儿一侧肾脏布满囊肿,无泌尿功能,对侧肾脏无囊肿,常代偿性肥大或因输尿管梗阻而出现肾盂积水,易于鉴别。

(2)多房性囊肿:为一种罕见的单侧肾脏受累的疾病,在肾组织中存在孤立的、被分隔为多房的囊肿,有恶变可能,超声检查可鉴别。

(3)髓质海绵肾(MSK):肾脏小囊肿为髓质集合管扩张而成,排泄性尿路造影的典型表现为肾盏前有刷状条纹或小囊肿,可与 ADPKD 鉴别。

(4)单纯性肾囊肿该病的发病率随年龄增大而增高,与 ADPKD 的鉴别要点为无家族史,肾脏不肿大,囊肿周围通常无小囊肿分布,无肝囊肿等肾外表现。

(5)获得性肾囊肿(ACKD):多发生于肾衰竭长期血液透析患者,通常透析时间在 3～5 年以上,无家族史。

2.遗传性疾病

(1)ARPKD:通常发病较早,多在婴幼儿期发病。发生于成人时,临床上很难与 ADPKD 鉴别。常合并先天性肝纤维化、胆管发育不全等,可通过肝脏超声、肝脏活检鉴别。

(2)肾髓质囊性病(MCKD):包括家族性肾消耗病(FN)和髓质囊性病(MCD),较为少见,前者发生于儿童或青少年,后者多发生于成人。致病基因位于 2 号染色体。肾脏不增大,甚至缩小。超声、CT 有助于诊断。

(3)结节性硬化(TSC):是常染色体显性遗传性疾病,致病基因为 TSC1、TSC2。儿童 TSC 常被误诊为 ADPKD。患者除了肾小管硬化、肾囊肿外,肝脏也可出现囊肿,通常伴有皮肤及神经系统损害。

(4)Von Hippel－Lindau 病(VHL):为常染色体显性遗传性疾病,双肾多发囊肿。通常伴肾脏实体瘤。当不伴实体瘤时,VHL 与 ADPKD 相似,常伴视神经和中枢神经血管内皮细胞瘤,可据此鉴别。

(六)治疗

ADPKD 的治疗近年来没有大的突破,尚无特效的治疗方法,但研究者根据 ADPKD 发病机制,一直在探索新的干预措施,研究新的药物。

ADPKD 治疗原则为降低患病个体出生率,及早发现 ADPKD 患者,加强患者教育,定期检查,发病后积极控制并发症,对 ESRD 患者及时采取肾脏替代治疗。

1.一般治疗　注意休息,不吸烟,不饮浓茶、咖啡及含酒精饮料,不吃巧克力食物,有高血压时限盐,病程晚期推荐低蛋白质饮食。大多数患者早期无需改变生活方式或限制体力活动。当囊肿较大时,应避免剧烈的体力活动和腹部受创。应教育患者定期随访。

2.一体化治疗　应用 ADPKD 产前诊断技术降低患病个体出生率,利用囊肿前及症状前诊断技术及早发现 ADPKD 患者,加强患者宣教,定期检查,发病后积极控制并发症,终末期时给予适时透析及充分透析,择期肾移植,这些称为 ADPKD 一体化治疗。

(1)遗传咨询:近年来分子遗传学的发展使人们对该病的分子发病基础有了较为明确的了解,也为该病的产前诊断和囊肿前诊断提供了依据。

1)产前诊断。ADPKD 的预防是一项十分重要的措施,父母任何一方有 ADPKD 家族史,均有可能把致病基因遗传给下一代。应对父母进行确诊检查,确诊为 ADPKD 患者后,可以在妊娠 12～16 周在 B 超引导下采集胎儿脐静脉血 1～2ml,进行基因突变检测,结果显示胎儿未携带致病基因就可以继续妊娠。

2)囊肿前及症状前诊断。有多囊肾病家族史者,如果携带了致病基因,即使目前没有发现囊肿,成年后也会发病。有的患者已发生囊肿,但尚无临床症状,所以对有家族史的 30 岁以上的个人都应进行常规超声检查。检查范围除了肾脏,还应包括肝、脾、胰腺等。对于 30 岁以下,尤其是 18 岁以下的患者,超声检查检出率降低,可征求患者同意做基因检查。一旦发现囊肿或带有致病基因,就需要长期随访观察,早期采取措施预防并发症,保护肾功能,从而提高生活质量。让高危亲属了解囊肿前诊断的益处十分重要,早期诊断可以早期治疗高血压等可控制的并发症,早期采取延缓肾衰竭进展的措施,降低该病的危害性。

另外,有的患者对父代疾病缺乏了解,或由于自身基因突变发生多囊肾病,虽然没有明确家族史,但也可罹患本病。在慎重进行鉴别诊断排除获得性或药物诱发性囊肿性肾病后,也可考虑行基因检查确诊。

(2)定期随访:对于先证者及其亲属的随访指导应包括:①介绍 ADPKD 的遗传方式和临床表现。②与患者商讨是否对高危亲属进行咨询指导,在取得同意的情况下对高危亲属进行超声检查,对未成年人还应结合基因检查,就检查结果对被检者做详细解释。③建立资料库,对患者及其亲属进行长期随访,无症状者每年随访 1 次,有症状者 3 个月随访 1 次,出现严重并发症如肾衰竭者应至少每月随访 1 次。④随访内容包括监测血压,检查肾功能、尿液,做 B 超检查,必要时行脑血管造影等检查。⑤根据随访结果给予个体化指导,积极控制并发症,保护肾功能。

(3)控制并发症:是目前主要的治疗措施。

1)疼痛。部分患者的疼痛为一过性,可先观察。如果疼痛持续或较重可予止痛剂,但一般止痛剂效果较差。如果疼痛严重,止痛剂不能缓解且影响患者生活时,可考虑手术治疗,包括囊肿穿刺抽液并注入硬化剂(如无水乙醇等)、经腹或腹腔镜囊肿去顶减压术及多囊肾切除术。

2)出血。除积极地针对血尿产生的原因如囊肿增大、高血压、泌尿系感染及尿路结石等进行治疗外,卧床休息十分重要,而常用的止血药物作用不大,甚至会引起血块形成而梗阻尿路或诱发感染。一组比较不同治疗方法疗效资料显示,单纯卧床休息组有效率为 82.4%,卧床休息和止血药物组有效率为 81.0%,两组无显著差异。极少数出血量大的患者需要输血治疗。已行血液透析的患者如有反复发作的血尿,应选用小分子或无肝素透析。对于出血量大、内科治疗无效者,应选择手术治疗,如肾血管栓塞术(合并肾内感染时禁用)或单侧肾脏切除术。

3)高血压。高血压作为损害肾功能的重要因素之一,应予有效监控,治疗靶目标为 130/80mmHg。早期可以限盐(2~4g/d),保持适当体重,适量运动。当以上措施无效时应采取药物治疗,可使用的降压药物包括血管紧张素转换酶抑制剂(ACEI)、血管紧张素Ⅱ受体拮抗剂(ARB)、钙拮抗剂、β受体阻滞剂、中枢性降压药及利尿剂等,降压药物的配伍与一般高血压基本相同。ACEI 或 ARB 类药物可抑制过度活跃的。肾素—血管紧张素系统,并能降低肾小球毛细血管内压,在病程早期疗效尤为明显,故为首选。应用过程中应注意监测急性肾衰竭等不良反应。ADPKD 晚期的高血压通常较为顽固,多数患者需联合用药,38.5%患者使用 1 种降压药,42.5%患者需联合使用 2 种降压药,16.1%患者需联合使用 3 种降压药,2.9%患者需联合使用 4 种以上降压药,治疗后多数患者可将血压控制在目标值。对于药物不能控制的高血压,可考虑肾囊肿去顶减压术、肾血管栓塞术或肾脏切除术。

4)感染。泌尿系感染最常见,其他感染包括胆管炎、肠憩室炎等。一般水溶性抗生素(包括氨苄西林、氨基糖苷类及第二、三代头孢菌素)通过肾小球滤过、近曲小管分泌;脂溶性抗生素(包括磺胺类、喹诺酮类、氯霉素及甲硝唑等)通过囊壁弥散进入囊肿,因此应联合应用水溶性和脂溶性抗生素。尽早进行致病菌培养,选用敏感抗生素,可望获得较好疗效。疗程应达 1~2 周,对于肾囊肿感染还需更长疗程。

5)结石。鼓励患者多饮水。如有症状可采取震波碎石、内镜取石或手术取石。

(4)肾外症状的处理

1)多囊肝(polycystic liver disease,PLD)。大多数 PLD 患者无症状,部分患者因囊肿较大可有腹块、腹胀等症状。随透析和肾移植的开展,ADPKD 患者的生命得以延长,严重的 PLD 引起的症状越来越明显。巨大的囊肿可导致腹部不适、腹胀、膈肌运动受限所致的呼吸困难和端坐呼吸;其他症状有上腹饱胀、上腹部烧灼感、恶心、呕吐和腹部隐痛;如并发囊肿出血可有严重急性腹痛。无论囊肿多大,由于肝脏代偿能力强,故肝功能仍可维持正常。

治疗以减少肝囊肿体积为原则,可采用超声引导下囊肿穿刺抽液并注入硬化剂,还可采用手术治疗,如腹腔镜囊肿去顶减压术及肝叶切除术。囊肿感染以囊肿液穿刺引流加抗生素治疗为主,疗程需达 2～3 周。

2)颅内动脉瘤。对于 18～35 岁有动脉瘤家族史的 ADPKD 患者,应进行 MRI 或血管造影检查。如无阳性发现,则 5 年后复查。如有阳性结果,应通过血管造影确定动脉瘤大小。<6mm 则 2 年后复查,>6mm 的动脉瘤应采取栓塞治疗。动脉瘤破裂出血者,治疗原则为防止再出血及脑缺血。可应用可待因止痛,禁用阿司匹林。25%患者在动脉瘤破裂后 5～14 日会发生脑缺血,可酌情使用血管活性药物或钙拮抗剂。外科治疗提倡越早越好,最好在出血 72 小时内进行手术,因为 35%患者可能再出血,病死率高达 50%。

(5)手术治疗:临床观察表明,ADPKD 患者肾功能损害程度及腰背酸胀痛的严重程度与肾囊肿的增大增多相关,因此一旦保守治疗无效,可采用手术治疗去除增大的囊肿,包括超声引导下囊肿穿刺抽液术和囊肿去顶减压术。不同患者所选择的方案应依据症状的严重程度、病变的程度,囊肿的数量和部位,肾功能水平及其并发症情况来确定。

1)超声引导下囊肿穿刺抽液术。直径>5cm、位置较表浅的囊肿,无论肾功能正常与否,均可行超声引导下囊肿穿刺抽液术,抽出囊肿液后注入硬化剂如 95%乙醇等。治疗的主要并发症为出血、感染、注射硬化剂后出现一过性疼痛等。此种治疗方法简便、创伤小、并发症少、患者易耐受,治疗后疼痛、腹胀等症状可缓解,对改善高血压及肾衰竭也有一定益处。缺点是症状改善持续时间较短,多于 3～6 个月后复发。

2)囊肿去顶减压术。手术适应证为:①GFR>50ml/(min·1.73m²)。②腰背酸胀痛症状明显。③伴高血压、血尿、反复尿路感染等并发症。④超声或 CT 显示最大囊肿直径达 4～5cm 以上。⑤怀疑同时有肾肿瘤存在。⑥腹部扪及增大的肾脏表面有高低不平的囊肿。⑦伴有输尿管结石或肾盂、肾盏结石梗阻。一般先对囊肿较大、症状较重的一侧肾脏进行手术,6～12 个月后再做另一侧。

手术主要方法是将囊肿液吸除后切除囊肿圆形顶部,深层囊肿可行穿刺抽液注射硬化剂。主要优点为可去除囊肿生长的内源性因子,解除或缓解肾单位梗阻,改善肾缺血,改善肾功能,延缓肾衰竭进展。病例统计显示,手术可延长患者平均寿命近 9 年。主要并发症有出血、感染、上尿路集合系统和邻近组织器官损伤等。

3)腹腔镜下去顶减压术。为一种新的手术方法,适应证与开放手术基本相同,对于大而表浅的囊肿尤为合适,可缓解疼痛,减小肾脏体积和囊肿直径,改善肾功能,并且创伤小,恢复更快。一组术后随访资料表明,未见严重手术并发症及死亡,术后 2 周随访时接受手术的肾脏体积明显减小,肾功能指标、血压、腰腹疼痛程度均较术前明显下降,降压药用量及种类较术前减少。术后近 1 年随访时,高血压分级仍较术前改善,腰腹疼痛程度仍明显低于术前。

4)囊肿肾切除术。适应证:多囊肾伴肾肿瘤;持续严重血尿危及生命;多囊肾伴肾结核;肾移植前巨大囊肿肾占据盆腔;控制食管裂孔疝症状;药物不能控制的顽固性高血压。

5)高选择性肾血管内栓塞术。近年来随着介入治疗学的发展,数字减影血管造影(DSA)下超选择性肾动脉栓塞的应用为肾脏出血的治疗提供了一种既有效又安全的方法,它具有以下优点:可精确确定出血部位;栓塞止血效果确切,血尿可立即停止;能最大限度地保护肾功能;操作简便;损伤小;栓塞后恢复快;对肾衰竭者仍能应用。目前行超选择性肾动脉栓塞的材料分可吸收暂时性栓塞剂(如吸收性明胶海绵)和非吸收永久性栓塞剂(如钢丝圈)。吸收性明胶海绵止血迅速可靠,易送入分支血管,2～4周后可被吸收,动脉能够再通,在此期间受损部位可完全修复,栓塞效果安全可靠。钢丝圈等永久性不可吸收栓塞剂在对较大动脉分支受损进行栓塞时更方便可靠,但在最大限度恢复肾功能和保存肾实质上不如可吸收栓塞剂。超选择性肾动脉栓塞术后并发症发生率低,主要有栓塞后综合征、肾血管性高血压等。高选择性肾血管内栓塞术可用于多囊肾病并发顽固性血尿和减小肾脏体积的治疗,前者须使用可吸收栓塞剂,后者须使用非吸收栓塞剂。

(6)肾脏替代治疗:前已述及,60岁以上ADPKD患者50%将发展至ESRD,占ESRD病因3%～5%。ADPKD患者进入ESRD后的肾脏替代治疗包括腹膜透析、血液透析和肾移植。治疗方式的选择因患者而异,与非囊肿性肾病者无明显差异。三种治疗方式是互补的,并不互相排斥。

1)透析。关于ADPKD腹膜透析方面的文献较少,一般认为患者巨大的肾脏并不影响腹膜透析,腹膜感染可能与结肠憩室导致的肠穿孔及缺血性肠坏死有关,但发病情况与非ADPKD患者无明显差异。血液透析时应用肝素一般不增加ADPKD患者出血的危险。但在发生大出血时,应避免使用肝素或控制肝素剂量。统计表明ADPKD患者透析生存率与非糖尿病肾病者相近,由于透析后血压得以控制,其冠状动脉疾病和脑血管意外的发生率并不高于其他慢性肾脏疾病。

2)肾移植。目前肾移植患者中ADPKD者占0.53%～3.7%。ADPKD患者行肾移植术在手术操作、术后免疫抑制剂的使用及并发症的处理等方面与其他肾移植患者基本相似。对于术前是否常规做多囊肾切除意见不一致,较为统一的看法是若伴有反复尿路感染、难以控制的疼痛、肾及输尿管结石、肾肿瘤、持续血尿、脓尿及压迫下腔静脉等并发症时,应于术前切除多囊肾。移植后5年人、肾存活率分别约为80%和70%。上海长征医院资料表明,肾移植术后,ADPKD患者与非ADPKD非糖尿病患者总体人、肾存活率无明显差异,除尿路感染以外的感染发生率相似,两组患者心血管并发症无明显差异。

(七)预后

影响ADPKD预后的因素包括基因型、性别、年龄、发病时间、高血压、血尿、蛋白尿、尿路感染、肾脏及囊肿大小、妊娠、激素等。报道显示ADPKD患者合并ESRD的发生率为50岁约23%,58岁约43%,73岁约48%。目前终末期ADPKD患者最主要的死因为心血管并发症(36%),其次为感染(24%)。

二、常染色体隐性多囊肾病

常染色体隐性多囊肾病(ARPKD)为一种单基因遗传的畸形综合征,包括肾脏和胆管畸形,有2个显著的特点:①肾集合管梭形扩张。②与门静脉纤维化有关的胆管发育不良。

(一)发病机制

ARPKD发病和PKDH1基因突变有关,该基因定位于6p21.1—21.2。ARPKD遵循常染色体隐性遗传规律,父母均为杂合子,其纯合子子代发病,发病概率为25%。研究表明该病是由于肾和胆管上皮分化受阻所致。典型ARPKD在胎儿期开始发生,肾囊肿性病变是在肾脏发育过程中形成的。肾小管发育异常主要因集合管纺锤形扩张所致,胆管损害可能是胎儿期界板重建过早终止或紊乱的结果。

（二）临床表现

ARPKD是婴幼儿中最常见的遗传性肾脏疾病,发生率为1/（6000~50000）,平均发病率为1/20000,是造成儿童肾衰竭的重要疾病。就美国而言,每年进入ESRD的儿童中有5%为ARPKD。早期发病的ARPKD出生后第一年病死率非常高,75%患儿在产后数小时至数日内死亡,但存活者中有50%~80%有可能活到15岁,其中56%~67%不需要肾脏移植。在18岁以前,多数患儿出现高血压、不同程度的肾功能损害,部分出现门静脉高压症状,而在18岁之前不出现上述症状的患儿在18岁以后也没有明显加快其进展,甚至可能终身保持正常的肾功能。然而,多数ARPKD还是在婴儿期发病,其中大部分都需要长期肾脏替代治疗。ARPKD发病不限于婴儿,亦可见于儿童和成人。

新生儿及围生期出现症状以肾脏表现为主,婴儿期或儿童期出现症状以肝脏表现为主,儿童及成人患者少见。主要临床表现为腹部肿块、尿路感染、尿浓缩功能下降及酸化功能减退。90%患儿有高血压、发育不良。出现肾衰竭时,有贫血、肾性骨病等尿毒症表现。肝脏表现为肝大、脾功能亢进、食管静脉曲张、破裂出血等门静脉高压表现。母亲常有羊水过少以及难产史。严重患儿在出生时出现呼吸障碍而死亡。

（三）病理

病理上可见ARPKD双肾体积和重量明显增加,约为正常的10倍。外形光滑,切面可见梭状或柱状囊肿,呈放射状分布。上皮细胞呈柱形,与集合管上皮细胞一致。肾盂和肾盏被膨胀的肾实质压迫而变窄、变小。肝脏病变局限于门静脉区,呈弥漫性,胆管扩张伴结缔组织增生,引起门静脉周围纤维化,随时间进展出现门静脉高压及肝脾肿大。

（四）诊断

主要根据发病年龄、临床表现、影像学检查以及典型的家族遗传史而确立诊断。

排泄性尿路造影可见不同程度的肾功能不良,显影不清晰,造影剂在扩张的肾集合管内滞留,呈现散在不规则斑点及放线状影。超声显示患儿双肾明显扩大,随年龄增长有所缓解。一般说来,年龄越小,ARPKD患儿越有超声特点,主要表现为皮髓质高回声,可发现1~2mm的小囊肿,偶尔可发现>2cm的囊肿。

（五）鉴别诊断

在发病年龄较大的ARPKD患者超声表现与ADPKD难以鉴别,另外还需与肾发育不良、肾小球囊性肾病等鉴别。

（六）治疗和预后

ARPKD无特殊疗法,主要为对症治疗。新生儿期的最大问题是呼吸障碍导致呼吸衰竭,应采用包括人工呼吸在内的综合抢救措施。一旦能渡过这一危险阶段,患儿预后大多有所好转。其他治疗包括高血压、肾衰竭及肝衰竭的处理,尿路感染的积极控制等。肝脏并发症主要有门静脉高压症和胆管感染,宜行对症治疗。对于轻症患儿应注意其生长发育。本病由于无特殊治疗方法,预后极为不良,常以透析维持生存。

（高丽华）

第六节　药物性肾损伤

一、概述

肾脏的供血量达心脏血液排出量的 $20\%\sim25\%$，是体内药物、毒物代谢和排泄的主要器官，在其代谢和排泄过程中，可以通过多种方式对肾脏产生毒性作用，造成肾脏损害而发生中毒性肾病(toxic nephropathy)。近年来，由于临床上广泛应用或滥用各种药物，使药物所致的急、慢性肾衰竭发生率日益增多，特别是老年人及原有肾脏病患者尤为突出。本章对临床上常用药物和工农业理化因素等所致肾损害的发病机制、病理、临床表现及治疗进行讨论，以提高临床医生对毒理因素所致肾损害的认识。

（一）诱发疾病的因素

1.肾脏血流量　肾脏的血液供应占全身的 25%，而肾脏的重量仅为人体体重的 $0.4\%\sim0.5\%$，故肾脏是体内各器官中血流量最丰富的器官，大量药物及其代谢产物随血流到肾脏，易对肾脏产生直接毒性作用。

2.药物与肾小球、肾小管的广泛接触　药物通过对肾小球毛细血管内皮细胞及肾小管上皮细胞表面的广泛接触，产生毒性机会增加。

3.肾脏需氧量　肾组织代谢活性高，需有充分的血流和氧供应，耗氧量亦大。在缺血、缺氧的状态下，肾脏对药物的敏感性增加，易产生毒性作用。

4.肾小管的逆流倍增机制（对流浓缩作用）　由于肾小管对水的重吸收，使药物在肾小管腔内被浓缩，肾小管腔内的药物浓度升高，高浓度的药物易产生中毒性肾病，尤其是肾小管病变。

5.低蛋白血症及肾衰竭　原有肾病或肝病者，因低蛋白血症，使药物与血浆蛋白的结合率降低，药物的游离部分增加，因此药物从肾脏的排泄增加，肾损害机会增加。肾衰竭时，某些药物不能经肾脏正常排出，半衰期延长，药物在体内蓄积引起肾毒性增加。

6.年龄因素　老年患者肾储备能力减退，且常存在潜在的肾病变（如高血压动脉硬化、糖尿病微血管病变等）及机体免疫力降低易发生感染，如用药不慎，极易发生肾中毒。

（二）发病机制

1.直接肾毒性作用　由于肾脏的血流丰富，到达肾脏的药物量相对较多，加上肾小管的浓缩作用，使药物在肾小管内的浓度突然增高达中毒浓度，可直接损伤肾小管上皮细胞。如氨基糖苷类抗生素主要影响肾近曲小管，非那西丁主要致近曲小管上皮细胞退变或坏死。

2.免疫损伤作用　药物可作为半抗原或抗原，诱发机体产生抗体，形成免疫复合物，沉积于肾小球基底膜，导致肾损害。此外，变性坏死的肾小管上皮细胞可以成为自身抗原，刺激机体产生自身抗体而损伤肾小管及间质。如甲氧苯青霉素引起抗肾小球基底膜和抗肾小管基底膜的急进性肾小球肾炎，利福平造成的免疫复合物所致的肾衰竭。这种免疫介导的肾损伤与药物剂量无、明显关系，但可伴有全身过敏反应。

3.缺血性肾损害　毒理因素可通过影响肾血管，减少肾血流量，造成缺血性肾损害。如高渗性造影剂引起肾血管收缩致肾缺血使肾小球滤过率降低，血管紧张素转换酶抑制剂（ACEI）类、非类固醇抗炎药（NSAID）可通过抑制前列腺素的合成，而抑制其对肾血管的扩张作用,引起肾乳头及髓质区血管收缩,发生缺血性坏死。

4.梗阻性因素　远端肾小管酸化,使有些药物如磺胺药溶解度降低,易在肾小管内形成结晶,堵塞肾小管、肾盂或输尿管,导致尿路梗阻而引起急性梗阻性肾衰竭;环磷酰胺、氮芥等化疗药可引起继发性高尿酸血症,导致尿酸性肾病。

(三)病理

1.急性肾小管坏死　病理表现为近端肾小管上皮细胞变性、坏死,基底膜断裂及间质水肿,严重时远端肾小管亦受累,甚至累及肾小球。主要有氨基糖苷类抗菌药、头孢类抗菌药、过期四环素及两性霉素 B 等。

2.急性间质性肾炎　光镜显示,肾间质高度水肿、间质有大量嗜酸粒细胞、淋巴细胞及单核细胞浸润,同时可见肾小管上皮细胞变性及坏死。免疫荧光见 IgG 沿肾小管基底膜呈线形沉积,伴 C3 沉积,常由于青霉素族及头孢菌素类的过敏反应所致。

3.肾小球病变　病理变化表现为肾小球肾炎,不同药物致小球病变病理类型不同,如利福平可引起新月体肾炎,吲哚美辛可引起肾小球轻微病变或局灶增生性肾炎,青霉胺可引起膜性肾病。

(四)临床表现

1.急性肾衰竭　毒理因素所致的急性肾衰竭多表现为非少尿型,一般每日尿量在 600ml 以上的等张尿,Scr、BUN 突然迅速升高,但比一般的少尿型轻些,尿钠含量也低,内生肌酐清除率下降,尿渗透压及尿比重降低。停药后肾功能逐渐恢复正常,但肾小管上皮细胞功能及结构的恢复需半年至 1 年。少数重症、病情复杂及老年患者,可逐渐发展为慢性肾衰竭,需靠长期透析以维持生命。

2.急性间质性肾炎　此型由于药物过敏所致,表现为少量蛋白尿、镜下血尿、无菌性白细胞尿,尿沉渣(Wright 染色)见嗜酸粒细胞占 1/3 以上,可有肾功能受累,表现为 BUN,Scr 升高,肌酐清除率下降。此外,全身过敏症状明显,可有发热、皮疹、关节酸痛及淋巴结肿大。血中 IgE 及嗜酸粒细胞计数升高。

3.肾炎综合征或肾病综合征　临床上多半以蛋白尿、血尿、水肿及高血压等肾炎综合征表现,少数患者因大量蛋白尿、低蛋白血症、高脂血症而呈肾病综合征表现,严重者可伴有肾功能减退。

4.急性梗阻性肾病　此型由于药物结晶导致上尿路梗阻,表现为突然发生少尿、无尿、血尿,BUN,Scr 升高,肾功能减退,放射性核素肾图示梗阻图形,B 超可见肾盂积水,一旦梗阻解除,尿量增多,肾功能可恢复正常。

二、常见的药物性肾损伤

(一)造影剂中毒性肾病

放射性造影剂肾病(contrast media nephropathy)是由于应用各种造影剂后,导致肾脏功能损害或原有的肾脏病加重,导致急性或慢性肾衰竭。随着静脉尿路造影、增强 CT 造影及各种血管造影的不断开展,本病的发生率日益增多,据统计发生率波动于 0~13％,但在高危因素人群中发生率更高。

1.诱发疾病的因素　糖尿病、多发性骨髓瘤以及老年患者,因原存有肾脏疾病或肾衰竭,若短期内(小于 3 个月)重复使用大剂量造影剂,会导致造影剂中毒性肾病发生率增高,尤其是糖尿病合并有肾衰竭患者,其急性肾衰竭发生率高达 75%。

2.发病机制

(1)高渗性所致肾缺血、缺氧:一般造影剂均为高渗性,浓度在 1400～1800mmol/L,其含碘量高达 37%。当高渗性的造影剂到达肾脏后,一方面可引起肾血管收缩,肾血流量减少,导致肾缺血;另一方面可使肾血流中红细胞皱缩、变形,血黏度增高,使肾血流减慢、淤滞,发生肾缺氧性损伤。由于肾缺血缺氧,肾灌注不足,使肾小球滤过率降低,发生少尿。

(2)对肾小管的直接毒性作用:造影剂使肾小管上皮细胞(尤其是近端小管)钙离子内流增加,细胞内钙浓度增高,细胞的骨架结构破坏,导致小管上皮细胞变性、坏死直至死亡。

(3)过敏反应致肾损害:造影剂为一过敏原,当它被注入机体后,机体产生相应抗体,引起全身性的过敏反应及肾脏的免疫反应。

3.病理　在造影剂所致急性肾衰竭,肾活检时显示肾小球细胞增生及透明变性,肾小管上皮细胞空泡样变性,肾间质细胞充血及水肿。髓质坏死较少见,严重者可引起肾小球毛细血管闭塞。

4.临床表现

(1)肾脏表现

1)尿检异常。尿检异常往往在注射造影剂后 48 小时出现,表现为蛋白尿、血尿、脓尿和上皮细胞管型。

2)急性肾衰竭。在注射造影剂 24～48 小时后出现少尿或无尿,肾功能进行性减退,一般持续 2～10 日,14～21 日逐渐恢复。约有 80%患者为非少尿型肾衰竭,容易漏诊。

3)肾小管损伤。可出现低比重尿、尿渗透压下降及尿酶升高等。

(2)肾外表现:肾外表现往往与造影剂过敏有关,可出现发热、皮疹、心悸、胸闷、出冷汗,重者出现过敏性休克。

5.辅助检查

(1)尿液检查:一过性蛋白尿,有时可见红细胞、白细胞及上皮细胞管型。

(2)肾小管功能检查:①浓缩稀释试验提示远曲小管损害。尿渗透压降低在 300～400mmol/L,少尿期低尿钠或钠滤过分数降低。②尿中 N－乙酰－β－D－氨基葡萄糖苷酶(N－acetyl－β－D－glucosaminidase,NAG)活性增高,说明造影剂造成肾损害。③尿 α_1－MG、β_2－MG 升高,尿视黄醇结合蛋白(RBP)升高。

(3)肾功能检查:BUN、Scr、血尿酸均可升高,内生肌酐清除率降低。

(4)放射性核素肾图及 B 超检查:肾图呈抛物线形;B 超肾影增大或正常。

6.诊断与鉴别诊断　临床上有应用造影剂史,在 24～48 小时内出现少尿、无尿、皮疹、心悸、出冷汗、血压下降,严重者出现过敏性休克,尿检异常,肾功能急骤变化尤其小管功能明显异常者,即可诊断。

在诊断本病时,应注意与止痛药肾病和氨基糖苷类抗生素引起的肾损害相鉴别诊断。

(1)止痛药肾病,由于长期滥用止痛药所致,主要表现为慢性间质性肾炎,有无菌性脓尿,伴肉眼血尿及肾绞痛发作。

(2)氨基糖苷类抗生素引起的肾损害,主要表现为在用药 5～7 日后出现轻度蛋白尿,可伴血尿及管型尿,可产生急性肾小管坏死,出现急性肾衰竭,以少尿型多见。

7.治疗　对于有高危因素的患者,应尽量避免做造影检查,如原有肾衰竭者、老年人、脱水、糖尿病、多发性骨髓瘤及高尿酸血症等患者。在用B超等检查后尚不能明确诊断而必须做造影检查时,要严格掌握指征,并应在造影前补充盐水,纠正脱水、低血压、电解质紊乱后再做造影检查。

避免在短期内重复造影,在第1次造影后3个月内不宜再次造影,避免造影剂引起的肾损害。

在应用大剂量造影剂时,为避免或减轻其肾毒性,可用20%甘露醇250～500ml及呋塞米40～100mg静脉点滴,于造影后1小时内即应用,可增加肾组织的灌注,降低血黏度,增加肾血流量,加强利尿,促进造影剂的排泄。造影结束后鼓励患者多饮水,用5%碳酸氢钠250ml静滴以碱化尿液,增加尿酸盐排泄。

对于有高危因素或碘过敏的患者应选用不含碘的造影剂(如优维显),或选用非离子性、低渗性造影剂,可降低其肾毒性。

一旦发生少尿型急性肾衰竭,则应积极治疗急性肾衰竭,经扩容、利尿等仍无效者,应紧急透析治疗并按急性肾衰竭处理。

(二)氨基糖苷类抗生素的肾损害

常用的氨基糖苷类抗生素有新霉素、卡那霉素、庆大霉素、阿米卡星、妥布霉素、链霉素等。

1.发病机制 此类药物主要通过肾小球滤过排泄,于肾皮质内蓄积,浓度较血清高,有不同程度的直接肾毒性作用。它可与肾组织结合,被肾小管上皮细胞摄取,在溶酶体内蓄积,溶酶体膜被破坏后蛋白分解使近端肾小管上皮细胞发生变性、坏死。此外,它还影响线粒体膜及其钾、钙、镁阳离子的转运及刺激释放氧自由基,使细胞RNA合成、转运和转录均发生异常,促使肾小管上皮细胞凋亡。

2.病理及临床表现

(1)肾脏病理:①光镜:肾小管上皮细胞变性及明显空泡形成,肾间质及小管周围有单核细胞浸润,可见肾小管坏死。②电镜:近曲小管上皮细胞内次级溶酶体数量增加,体积增大,出现许多髓样小体,肾小球内皮窗孔变小,上皮细胞足突融合、变形。

(2)临床表现:肾毒性的发生一般在用药5～7日,以7～10日毒性最强,平均高达10%的患者发生不同程度的肾损害。肾毒性最大为新霉素,最小为链霉素。临床最早表现为轻度蛋白尿,可伴有血尿或管型尿,出现尿浓缩功能减退,以后可表现为肾小球滤过率降低及肾功能损害。在严重感染、老年人及原有肾脏病的患者,若发生急性肾小管坏死,临床表现为急性肾衰竭。

3.辅助检查

(1)尿液检查:可发现蛋白尿、血尿、管型尿;尿浓缩功能减退,低比重尿、尿渗透压降低,尿NAG、γ－谷氨酰转肽酶(γ－GT)等升高。

(2)生化检查:可有BUN、肌酐、尿酸升高,内生肌酐清除率降低,常见电解质紊乱,如低血钠、低血钾、低血钙等。

4.诊断 临床上有应用氨基糖苷类抗生素史,在用药5～7日后出现轻度蛋白尿、血尿、管型尿,尿酶升高或肾功能损害者,均应疑及本病。若肾活检见肾小管上皮细胞变性及明显空泡形成,间质及小管周围有炎性细胞浸润或肾小管坏死,即可确诊。

5.防治

(1)严格掌握用药指征、药物剂量及疗程:一般按常用剂量用药,用药量为8万～16万U/

d,疗程以 5～6 日为宜,一般不能超过 10 日,且要避免短期内重复用药。

(2)用本类药前患者生理状态:在用药前应注意纠正水、电解质的紊乱,以免增加肾毒性。

(3)老年患者:对于老年人及原有肾脏病者,应慎用或禁用氨基糖苷类抗生素。

(4)联合用药问题:禁止与其他肾毒性药物合用,如第一代或第二代头孢菌素类。

(5)监测:用药期间要注意严密监测尿常规、尿酶、肾功能,以便早期发现肾毒性作用,及时停药。

(6)并发症的处理:对于发生急性肾衰竭的患者,应按急性肾衰竭处理。如透析治疗,及时纠正水、电解质紊乱及补充能量等。

(三)青霉素族抗生素的肾损害

常用的青霉素族抗生素有甲氧苯青霉素、苯甲异噁唑青霉素、羧苄西林、氨苄西林、阿莫西林等。

1.发病机制　此类药物无直接肾毒性,它主要通过近端肾小管分泌,经肾脏迅速排出。在肾功能减退时亦不在体内蓄积,不引起中毒,但青霉素族易发生过敏反应,而引起间质性肾炎。青霉素族为半抗原,它可与血浆蛋白结合成完全抗原,经 5～21 日后产生相应抗体,后者与小管基膜相结合而产生免疫反应。

2.肾脏病理　病理改变主要为急性间质性肾炎表现,可见肾间质水肿、大量淋巴细胞、单核细胞及嗜酸粒细胞浸润,肾小管上皮细胞肿胀甚至坏死;也可表现为急性过敏性血管炎及局灶性小球损害。免疫荧光:沿小管基底膜有线条状沉积,也可有纤维蛋白原沉积。

3.临床表现

(1)肾脏表现:一般于用药 7～14 日后突然起病,出现少尿、轻度蛋白尿、镜下血尿或肉眼血尿及不同程度的肾功能减退。

(2)肾外表现:全身过敏症状明显,伴有发热、皮疹、关节痛、嗜酸粒细胞增多。可有低血钾表现,如腹胀、肌无力、心律失常等。

4.辅助检查

(1)尿液检查:可有轻度蛋白尿、血尿、管型尿,尿沉渣涂片染色可见大量嗜酸粒细胞。

(2)血液检查:可发现血清 IgE 升高,血嗜酸粒细胞增高,肾功能减退,BUN、Scr 升高,血内生肌酐清除率降低,血钾降低。

5.诊断　临床上有应用青霉素族抗菌药史;出现全身过敏反应表现(发热、皮疹、关节痛)及尿检异常、肾功能损害;血 IgE 增高;嗜酸粒细胞增多即可诊断。

6.治疗　除给予足够能量,给予足够液体令患者保证一定尿量,以加快药物排泄外,尚可采取下列措施。

(1)停药:一旦确诊本病应立即停药,以减轻肾损害。

(2)积极抗过敏治疗:可用各类抗过敏药如阿司咪唑 10mg,每日口服 1 次,阿伐斯汀 8mg,每日 3 次口服或酮替芬(ketotifen)1mg,每日 3 次口服等,严重者应立即应用琥珀酰氢化可的松 100～200mg 静滴,以加速抗炎抗过敏作用。

(3)血液净化:对于严重少尿或无尿导致急性肾衰竭者则需积极透析治疗。

(四)头孢菌素类抗生素的肾损害

头孢菌素类抗生素在肝脏内乙酰化后主要由肾脏排泄,主要引起近端小管坏死。各种头孢菌素均有不同程度的肾毒性,以头孢噻啶(cephaloridin)的肾毒性最强,因其在肾皮质的浓度可以异常增多,有直接毒性作用。头孢来星(cefaloglycin)、头孢氨苄(cefalexin)、头孢唑林(cefazolin)和头孢拉定(cefaradine)毒性相似,其肾毒性与剂量大小有关。在肾功能减退时,其半衰期延长,可使肾毒性增加。

头孢菌素类引起肾毒性表现为血尿、蛋白尿、管型尿和肾功能减退。一般在停药后往往可以逆转,但若血清中浓度过高,可引起不可逆性肾损害。头孢菌素的化学结构与青霉素相似,故可以产生交叉过敏反应,因此对青霉素族药物过敏者应慎用。此外,对已有肾功能损害、脱水、休克、年龄大于60岁的患者或与呋塞米、氨基糖苷类等同时并用时,应减量、慎用,以免加重其肾毒性。

(五)四环素类抗生素的肾损害

四环素族抗生素有四环素、地美环素、土霉素及多西环素。四环素在肾脏由小球滤过而排出,其本身对肾脏无毒性,但能促使蛋白分解,引起血中 BUN 升高,但 Scr 不增高而 GFR 降低。在肾功能减退时,四环素在体内蓄积,可加重肾毒性。四环素对妊娠妇女有较大毒性,可引起急性肾衰竭、肝转氨酶升高、黄疸、消化道出血和休克,故禁用。过期四环素可引起范可尼综合征(Faconisyndrome),表现为肾性糖尿、氨基酸尿、磷酸盐尿及代谢性酸中毒,一般在停药后可逐渐恢复。

四环素族抗生素中,地美环素对肾集合管有毒性作用,可引起肾性尿崩症及急性肾衰竭,而多西环素对蛋白分解作用极微,一般不会引起氮质血症。

(六)磺胺类抗菌药的肾损害

磺胺类药物为广谱抗菌药,对革兰阳性菌及阴性菌均有作用,主要有磺胺嘧啶、磺胺甲基异噁唑等。此类药物的肾脏毒性作用主要包括过敏、梗阻性肾病、溶血。

1.过敏因素　磺胺药物可与血浆蛋白结合起半抗原作用而引起过敏反应。临床上表现为急性间质性肾炎或肾病综合征。肾病综合征病理表现为膜增生性肾炎,在系膜区有电子致密物沉积。间质性肾炎时,可见肾间质弥漫性单核细胞、嗜酸粒细胞浸润,局灶性坏死或灶性肉芽肿病变。

2.磺胺结晶所致梗阻性肾病　由于磺胺类药物在尿中的溶解度小,可在肾小管、尿路或膀胱内形成结晶或沉淀,造成尿路梗阻,临床上表现为肾绞痛、尿频、尿急、尿痛、肉眼或镜下血尿、少尿或无尿,严重者导致急性肾衰竭。因磺胺药在碱性尿中易溶解,故鼓励患者多饮水及应用碱性药物,以使尿内溶解度增高,减少结晶的发生,而降低其肾毒性。

3.溶血　磺胺药物可引起溶血,产生血红蛋白尿及溶血性贫血,严重时可出现溶血尿毒症综合征。

(七)两性霉素 B 的肾损害

两性霉素 B 为抗真菌药,其肾毒性作用明显。毒性与用药总剂量相关:总量超过 2g 的患者大多数发生一种或多种肾脏异常;总量达 4g 时,40％左右有肾功能损害;总量超过 5g 时,90％患者肾功能受累。其产生肾毒性的机制有以下几个方面。

1.减少肾血流量　两性霉素 B 可使肾血管收缩,肾血流量明显减少,使肾小球滤过率下降及肾功能受损。

2.直接损害肾小管　两性霉素 B 可直接作用于远端肾小管和集合管,引起肾小管上皮细胞膜裂碎,细胞坏死,故可引起 I 型肾小管性酸中毒和对抗利尿激素不敏感的肾性尿崩症

3.过敏性血管炎　两性霉素 B 可产生过敏性血管炎改变,表现为血尿、蛋白尿、管型

尿等。

临床上在应用本药过程中，需从小剂量开始，并严密监测肾功能、尿常规、尿比重、尿 pH 及随访电解质、CO_2 结合力，以便及时发现其肾毒性并停药。补钠可预防两性霉素 B 的肾毒性，对代谢性酸中毒和低钾血症可给予补碱及钾盐治疗。

（八）利福平的肾损害

利福平为广谱抗生素，对结核杆菌、麻风杆菌、革兰阳性及阴性菌均有较强的作用，临床上主要用于抗结核治疗。利福平的肾毒性主要由于变态反应而致急性间质性肾炎，一般发生于停药后 1 至数月再次使用或在间歇治疗时。往往于服药后数小时至数天出现过敏反应，表现为发热、腰痛、关节痛、肌痛、皮疹、呕吐、腹泻等全身症状及蛋白尿、管型尿、少尿、无尿或急性肾衰竭等肾脏表现。在出现溶血或血小板减少时，溶血的有关试验和巨噬细胞抑制试验均为阳性，血中可找到抗利福平抗体。肾活检为急性间质性肾炎或急性肾小管坏死相似的病变。免疫荧光可见肾小管基膜有 C3、C4、C1q 灶性沉积。

（九）免疫抑制药的肾损害

免疫抑制药（immunosuppressive drugs）种类繁多，主要有环磷酰胺、异环磷酰胺、硫唑嘌呤、苯丁酸氮芥（CB1348）、噻替哌、甲氨蝶呤、氮芥及新型免疫抑制剂、环孢素等。本节主要讨论肾脏病中常用的环孢素、环磷酰胺及异环磷酰胺。

1.环孢素（cyclosporin；CsA）　CsA 是新一代的免疫抑制剂，广泛用于肾移植抗排异治疗，它对 T 细胞有强大的免疫抑制作用，在自身免疫性疾病（重症系统性红斑狼疮、类风湿性关节炎）及难治性肾病综合征中也有成功的应用。但其对肾脏的损害是最常见、最重要的不良反应，发生率为 $60\%\sim75\%$。CsA 的肾毒性是剂量依赖性的，与个体敏感性和其他危险因素的同时作用有关。CsA 可引起可逆性功能损害，使肾小球滤过率降低，肾血流量减少。这种改变与肾血管阻力增加有关，而肾血管阻力增加可能与交感神经活性增强、肾素—血管紧张素系统激活、肾脏血栓烷素 A_2 合成增加、血管扩张性前列腺素生成受损或环孢霉素对肾血管的直接作用有关。最近提出的假说推测，环孢霉素能抑制内皮素生成调节因子、肾小球或平滑肌细胞源性前列腺素类物质的转录。

（1）发病机制：可能有以下几个方面：①直接作用于肾血管，使肾血流减少。②阻止或抑制前列环素刺激因子的产生与释放，有利于血小板聚集与沉积，引起血管内皮损伤。③直接损伤肾小管，与其他药物性中毒性肾小管病变相似。④激活钙通道，导致钙离子依赖的肾毒性增加。

（2）临床表现及病理改变：肾外表现有多毛、牙龈增生、血压升高、肝脏损害等。

肾脏病变表现为轻至中度蛋白尿、管型尿、少尿、肾小管性酸中毒、氮质血症、电解质紊乱、高血钾、高血压及急或慢性肾衰竭。

1）急性小管坏死（acute tubular necrosis）。CsA 引起的急性小管坏死发生在移植后初期。有些研究者报道，CsA 治疗患者移植后无尿的发生率高。其他作者虽在缺血病例未能证实这些报道，但结论亦认为 CsA 治疗患者少尿—无尿时间常延长。接受 CsA 治疗的同种肾移植患者发生的急性小管坏死，形态学改变缺乏特殊性。在少尿—无尿时间延长的病例可见轻度弥漫性间质纤维化。在肾功能恢复后，部分病例间质纤维化可完全消失，少数病例可持续存在局灶性或弥漫性间质纤维化，伴随长时间肾功能受损。对于无尿时间延长的患者是否停用 CsA 仍有争议，考虑到停药后发生排斥的危险性（在无尿期患者难于诊断排斥反应），部分临床医师继续使用 CsA,而其他医师改用其他免疫抑制剂。

2)小管毒性病变(tubular toxicity)。CsA 的小管毒性病变是指短期 CsA 治疗引起的小管损害,与长期应用 CsA 引起的慢性肾病属于不同的概念。在 CsA 治疗的同种肾移植患者,常规或细针活检均可见到小管细胞的几种形态学改变,包括巨大线粒体、小管细胞空泡形成和微钙化等特征性变化,但这些病变并非环孢霉素毒性所特有。CsA 小管毒性的临床表现与功能性肾毒性相似,但小球滤过率下降更显著,奇怪的是无近端小管功能损害的表现,尿中溶酶体、NAG 排泄在正常范围,无范可尼综合征报道。小管毒性的出现是 CsA 总体毒性的一种表现,因此可引导临床医师调整 CsA 剂量或停用与 CsA 同时应用的其他肾毒性药物。

在临床实践中,十分重要的是早期鉴别诊断急性 CsA 毒性和急性排斥反应,但有时比较困难。临床上,急性排斥反应常有尿量减少、发热,超声检查显示移植肾水肿,发生急性排斥反应的患者 Scr 增加比 CsA 毒性反应迅速。尿钠排泄减少和尿蛋白排泄增加在急性排斥反应虽少见,但高度提示排斥反应 Q 肾活检显示急性排斥时有弥漫性细胞浸润,而 CsA 毒性反应有时伴有小动脉病变。但是在无排斥反应的、接受 CsA 治疗的患者,炎症浸润并不少见。另一方面,巨大线粒体、小管细胞空泡形成和微钙化也可见于发生排斥反应的患者。

3)环孢素慢性肾病(CsA—associated chronic nephropathy)。长期 CsA 治疗最棘手的并发症是肾功能慢性进行性衰退,CSA 的这种肾损害被称为环孢霉素慢性肾病,其病因是 CsA 的慢性小管间质毒性,其病理和临床表现与慢性排斥反应难于区别。代表 CsA 慢性肾病最主要的特征性病理改变是小动脉(arteriole)病变和间质纤维化,而慢性排斥反应的 3 项主要病理改变为肾内较大动脉(artery)的内膜增厚、间质浸润和纤维化、肾小球硬化。CsA 慢性肾病的血管病变主要发生在小动脉,包括小叶间动脉和弓形动脉。最近有报道 CsA 慢性肾病可累及大动脉。CsA 引起的小动脉病以两种形式发生,其一为循环蛋白在小动脉壁沉积,导致血管腔狭窄或阻塞,其二是内膜增厚,引起血管腔狭窄。这些病变进一步引起瘢痕化,继发血管收缩和缺血导致小管塌陷和间质纤维化。在肾皮质可见不规则的灶状或带状间质纤维化和小管萎缩病变。

CsA 慢性肾病的临床特点是进行性肾功能减退和动脉高血压,蛋白尿可为轻度或无蛋白尿。尽管 CsA 慢性肾病和慢性排斥反应的临床和病理改变非常相似,但是慢性排斥反应血管病变以较大的动脉为主,小动脉病变常与较大动脉病变部位相对应,而 CsA 慢性肾病血管病变以小动脉为主,以此可对 CsA 慢性肾病和慢性排斥反应进行鉴别。

CsA 慢性肾病的自然病程尚不清楚。在最近两年内肾小球滤过率保持稳定的接受 CsA 治疗的心脏移植受体,Myers 等发现有严重的肾组织病变,并提示患者将发生进行性不可逆的肾功能损害。在接受环孢霉素治疗的、原来肾功能正常的自身免疫性葡萄膜炎患者,也可见相似的组织学改变。这些报道提示,长期 CsA 治疗能引起不可逆的肾衰竭。临床上多数 CsA 慢性肾病患者在 CsA 减量后,肾功能能够保持稳定;但在少数病例,在减少 CsA 剂量后肾功能并不能改善。对于在发生 CsA 慢性肾病的患者是否将 CsA 改为硫唑嘌呤这一问题,尚无一致意见。有报道经过 5 年随访观察,在继用 CsA 的患者和改用硫唑嘌呤的病例,均见到 Scr 水平轻度增高。另一方面,改用硫唑嘌呤的患者面临发生急性排斥反应的危险。但是,由于 CsA 不能降低慢性排斥反应的发病率,无论在继用 CsA 的患者和改用硫唑嘌呤的病例,均面临发生慢性排斥反应而导致移植器官衰竭的危险。

(3)防治:严格掌握用药指征、剂量及疗程。一般剂量为 4～6mg/(kg·d)。用药时注意监测 CsA 的血浓度,血浓度>250ng/ml 可能产生肾毒性,>400ng/ml 时肾毒性很明显,与钙离子拮抗剂合用可减轻其肾毒性。

2.环磷酰胺(CTX)和异环磷酰胺(IFO) CTX 和 IFO 为目前广泛应用的烷化剂。除了用于淋巴瘤、白血病、多发性骨髓瘤等肿瘤的治疗外,还用于自身免疫性疾病及肾病综合征的治疗。CTX 和 IFO 都经肾脏代谢为活性细胞毒形式,其产生的丙烯醛和氯乙酸可引起膀胱炎,表现为急性膀胱出血和慢性纤维化。急性出血性膀胱炎在儿童多见,表现为膀胱黏膜充血和溃疡。临床上有轻重不等的血尿,40%病例出血严重,偶见出血不止而致死。病变呈可逆性,大多在停药后 2~3 周内恢复。常见加重膀胱出血的因素有剂量偏大、同时行盆腔放疗、伴其他膀胱病变或少尿、与苯丙酸氮芥合用等。慢性病变为膀胱纤维化,部分患者出现膀胱挛缩,严重时可致尿路梗阻及缓慢进展性肾盂积水,多见于化疗后期或化疗停止后。IFO 的膀胱毒性较 CTX 大。CTX 可诱发膀胱癌和肾盂癌,IFO 可致轻度肾小管病变,出现一过性的蛋白尿及尿酶升高,偶可发生范可尼综合征、严重的低血钾及肾衰竭,停药后肾小管功能大多可恢复。肾外表现有骨髓抑制、脱发、肝脏损害、性腺抑制、胃肠道反应、继发感染及致第二肿瘤。

肾毒性的防治:用药时注意补液,尿量维持在 2~3L/24h,并碱化尿液,一般不加用利尿剂;药物加入生理盐水中注射。近年来有报道用钙通道阻滞剂及血管紧张素转换酶抑制剂,可减少其肾毒性。对出血性膀胱炎者行膀胱镜检查,发现毛细血管扩张时应及时停药,以防病变发展为膀胱纤维化和挛缩。

(十)抗癌药的肾损害

1.顺铂(CDDP) CDDP 广泛用于常见的实体肿瘤,如肺、膀胱、卵巢等肿瘤的治疗。其蛋白结合率高,主要由肾小球滤过,在肾小管被重吸收及排泄,其在肾小管细胞的浓度约为血浆浓度的 5 倍,积蓄药物从肾完全消除需很长时间。CDDP 的肾毒性除与上述因素有关外,亦与其分子内所含的重金属铂及所带净电荷有关。CDDP 的肾毒性与总剂量及疗程有关,单次剂量<50mg/m² 时少见,而>100mg/m² 时大多数患者出现急性肾小管坏死。肾损伤以小管间质为甚,病理显示为肾间质水肿、小管扩张和坏死。临床表现为多尿、小管性蛋白尿,尿酶及尿 β_2-微球蛋白升高,尿酸化功能降低,尿中钾、钙等离子排泄增多,尤以镁离子为甚。严重的肾小管损伤可出现急性肾小管坏死、急性肾衰竭,停药后大多可恢复。肾外表现有低钠、低镁、低钙血症和手足搐搦,癫痫样发作及精神症状等。

防治措施:①掌握好药物剂量,有条件时改用肾毒性较低的新抗癌药卡铂。②用药期间注意充分补液,保证尿量在每小时 100~200ml 以上。③需加入生理盐水中注射,并及时补充钾、钠、钙、镁等离子。④用丙磺舒抑制肾小管分泌 CDDP。⑤注意监测尿 β_2-微球蛋白及尿酶变化以早期发现肾毒性。⑥与钙通道阻滞剂或转换酶抑制剂合用,减少其肾毒性。⑦避免与其他肾毒性药物如氨基糖苷同时应用。

2.甲氨蝶呤(NITX) MTX 用于治疗乳腺癌、绒毛膜上皮癌、骨肉瘤、淋巴瘤等。主要通过肾脏排泄,其肾毒性有明显的剂量依赖性,常规剂量时(5~60mg/m²)肾毒性少见,大剂量时肾毒性增加。主要由于 MTX 及其代谢产物结晶沉积于远端肾单位引起肾内梗阻性肾病,肾小管的直接毒性作用亦起重要作用,致近端肾小管坏死,急性肾衰竭。

防治措施:用大剂量 MTX 治疗者应注意补液及碱化尿液达 pH>7.0,使肾毒性减小,可用叶酸拮抗剂-甲酰四氢叶酸解毒,忌与水杨酸类、磺胺及头孢类抗菌药合用,以免减少本药的排除增加其毒性。

3. 丝裂霉素(MMC)　MMC 是一种高毒性烷化剂。主要用以治疗各脏器的腺瘤及泌尿生殖系统恶性肿瘤。对血管上皮有直接毒性作用,可引起血栓性微血管瘤,5%～40%病例出现肾毒性。肾毒性呈剂量相关性,通常在多疗程应用和(或)累计剂量>60mg/m^2 后出现。临床表现为典型溶血性尿毒症综合征,出现血小板减少、微血管病性溶血性贫血、血尿、红细胞管型、蛋白尿及氮质血症,Scr 缓慢进行性上升。肾外表现为发热、中枢神经系统症状等。一旦发生上述情况即为不可逆,且至今除了支持治疗外仍无有效治疗,故对接受此药物治疗的患者应密切监测肾功能,如果出现无法解释的氮质血症,应停止此疗法。患者多死于充血性心力衰竭或尿毒症。

4. 司莫司汀(MeCCNU)　MeCCNU 是亚硝基脲类抗肿瘤药中肾毒性最大的一种,主要用于治疗恶性神经胶质瘤、恶性黑色素瘤、胃肠道腺瘤等。其肾毒性与剂量有关,累积量达到 1400mg/m^2 以上可产生肾毒性,病理改变为小管和间质损害,间质纤维化,小球硬化也较常见。临床表现为间质性肾炎或肾衰竭。一般在治疗后 4～5 周才显现出来,2 年左右可出现肾损害,BUN 及 Scr 升高。一旦出现肾衰竭,往往不可逆,有的患者停药后肾功能继续恶化,甚至需透析治疗。蛋白尿通常为肾毒性的首发表现,若出现蛋白尿则应停止治疗,待蛋白尿消失后谨慎地重新应用。

(张万君)

第八章　中西结合内分泌疾病

第一节　高脂血症和高脂蛋白血症

血浆或血清中所含的脂类,包括胆固醇、三酰甘油、磷脂和游离脂肪酸等超过正常高限时称高脂血症。血浆脂蛋白超过正常高限时称高脂蛋白血症。由于脂质不溶或微溶于水,必须与血浆蛋白结合以脂蛋白形式存在,才能在血液循环中运转,故高脂血症常为高脂蛋白血症的反映。高脂血症可表现为高胆固醇血症、高三酰甘油血症或两者兼有。临床上分原发性和继发性两大类。

高脂血症属中医学的"痰证"、"湿阻"、"肥胖"等范畴,与脾胃失调、肾气虚衰、痰浊湿阻、气滞血瘀等有关。

一、病因病理

(一)西医病因病理

高脂蛋白血症的病因可分为原发性和继发性两大类。原发性与先天性和遗传有关,是由于单基因缺陷或多基因缺陷,致使参与脂蛋白转运和代谢的受体、酶或载脂蛋白异常所致,或由于环境因素(饮食、营养、药物)和通过未知的机制而致。继发性多继发于代谢性紊乱疾病(糖尿病、高血压、黏液性水肿、甲状腺功能低下、肥胖、肝肾疾病、肾上腺皮质功能亢进),或与其他因素(年龄、性别、季节、饮酒、吸烟、饮食、体力活动、精神紧张、情绪活动)有关。

1.原发性高脂蛋白血症　血脂过高可由于血浆脂蛋白移除障碍或内源性产生过多,或两者同时存在而引起。各种脂蛋白水平过高均可引起高胆固醇血症,高三酰甘油血症可由乳糜微粒或极低密度脂蛋白(VLDL)升高,或由两者共同引起。根据各种血浆脂蛋白电泳的特殊表现,高脂蛋白血症可分为5型。

Ⅰ型为乳糜微粒(CM)升高;Ⅱa型为低密度脂蛋白(LDL)升高;Ⅱb型为LDL和极低密度脂蛋白(VLDL)升高;Ⅲ型为VLDL和中间密度脂蛋白(IDL)升高;Ⅳ型为VLDL升高;Ⅴ型为乳糜微粒和VLDL升高。这些表现并非特异性,可随不同个体和时间而异。但这一分类法未能反映紊乱的病理生理学或遗传学机制。一个单一机制可引起数种脂蛋白改变;相反,多种疾病或机制可引起一种脂蛋白改变。

(1)Ⅰ型高脂蛋白血症:又称家族性高乳糜微粒血症、家族性高三酰甘油血症。以空腹高乳糜微粒血症为特征,与Ⅴ型表现相似,但血浆VLDL正常。Ⅰ型高脂蛋白血症有两种分子缺陷,一种认为是脂蛋白脂酶(LPL)先天性缺乏或缺陷,因为产生LJPL时必须有胰岛素参加,所以LPL缺乏也可能继发于糖尿病胰岛素不足。另一种认为是Apoc-Ⅱ缺陷的Ⅰ型,呈显性遗传,其特点是血浆中的非脂蛋白部分有抑制LPL活力的物质存在。

(2)Ⅱ型高脂蛋白血症:又称家族性高胆固醇血症、家族性高血脂蛋白血症、家族性高胆固醇黄瘤病。本病呈常染色体显性遗传。发病原因与机体细胞缺乏LDL受体有关,血浆LDL移除障碍,故本症以血浆LDL(β脂蛋白)升高为特征。由于LDL是胆固醇和胆固醇酯进入血浆的主要运载工具,故本症患者血浆胆固醇呈中度至重度升高。可分为两个亚型,Ⅱa

型血浆三酰甘油正常，Ⅱb型血浆三酰甘油升高。

(3)Ⅲ型高脂蛋白血症：又称宽β型或漂浮β型高脂蛋白血症、家族性异常β脂蛋白血症。本症相对少见，表现为VLDL、IDL异常，VLDL胆固醇/血浆三酰甘油比率异常，VLDL的ApoE含量较正常人为多，在电泳时出现异常的宽β带。Ⅲ型高脂蛋白血症最常见于ApoE缺乏或缺陷，且常有甲状腺功能过低和系统性红斑狼疮。

(4)Ⅳ型高脂蛋白血症：又称高前β—脂蛋白血症。Ⅳ型高脂血症可能发生在受到家族性高三酰甘油血症或家族性联合性高脂蛋白血症影响的成员。许多患者有原发性高三酰甘油血症，他们有VLDL—TG的过度生成，这些患者可能有遗传因素的存在；另一些患者其VLDL清除率低于正常人；尚有一些患者两种情况兼有。其分子缺陷还未证明，也许是ApoC—Ⅱ或肝三酰甘油酶(HTGL)缺陷。继发Ⅳ型高脂血症且有慢性肾衰竭者，其VLDL、TG清除降低；肥胖和成年型糖尿病患者，其VLDL—TG过度产生；肾病综合征VLDL—TG分泌过多，过量摄入高热量食物如糖类和酒精，肝脏疾病(如肝炎HTGL不足、ApoAⅠ及ApoAⅡ合成紊乱)，VLDL分解代谢紊乱，可能出现VLDL和LDL增高。

(5)Ⅴ型高脂蛋白血症：又称混合型高脂血症。其缺陷未明；乳糜微粒清除障碍与溶脂的活性无关。

2.继发性高脂蛋白血症(按病因分类)

(1)高胆固醇血症：糖尿病、肾病综合征、甲状腺功能减退症、皮质醇增多症。

(2)高三酰甘油血症：糖尿病(未控制)、肾病综合征、尿毒症(透析时)、肥胖症、雌激素治疗、糖原累积病(Ⅰ型)、饮酒、系统性红斑狼疮、异常β—球蛋白血症、痛风。

(3)高异常脂蛋白血症：各种原因引起的肝内外胆道梗阻、胆汁淤积性肝胆病(包括肝内胆小管性肝炎、原因不明性胆汁性肝硬化)。

3.危险病因

(1)常见的危险病因

1)饮食：引起的高脂血症与过高热量、高胆固醇、高饱和脂肪酸摄入有关，常同时伴有纤维素、植物蛋白不足。

2)糖尿病：该病患者伴有高脂血症，可有空腹乳糜微粒血症，或VLDL、LDL、游离脂肪酸升高，见于下列情况：①糖尿病酮症酸中毒；②糖尿病控制不良，多见于超体重患者；③饮食中过分限制糖类；④与原发性遗传性高脂血症共存，例如Ⅱ型和Ⅳ型高脂蛋白血症。

3)甲状腺功能减退症：可引起各种高脂蛋白血症。常表现为高胆固醇血症，血浆胆固醇约6.5～15.6mmol/L(250～600mg/dl)，伴有或不伴有三酰甘油升高，即Ⅱa、Ⅱb型，而Ⅲ、Ⅳ、Ⅴ型高脂蛋白血症则少见。如甲减与家族性高脂血症共存者，血脂水平极度升高。甲减的高脂血症其程度与病情有关，应用甲状腺激素制剂治疗后，可在短期内恢复正常。

4)肾病：该病患者伴高脂蛋白血症可见于下列情况：①正在透析治疗的尿毒症，其血三酰甘油升高，VLDL升高，并可呈Ⅴ型高脂蛋白血症；②肾移植正在用免疫抑制剂治疗(糖皮质激素、硫嘌呤)，表现为LDL升高，胆固醇升高，呈Ⅱa、Ⅱb、Ⅳ型，少数呈Ⅴ型；③肾病综合征，呈混合性高脂血症，血胆固醇、三酰甘油升高，多数患者表现为Ⅱb型。

5)胆道阻塞：胆汁性肝硬化、胆道闭锁常有高脂血症，血浆胆固醇常在39mmol/L(1500mg/dl)以上。由结石或肿瘤引起的胆总管阻塞也可引起高脂血症。胆道阻塞引起的脂蛋白异常称为脂蛋白X。这种脂蛋白在电泳时移动于β位置，但其成分异常，大部分胆固醇为自由胆固醇,而胆固醇酯很少。血磷脂明显降低,三酰甘油中度升高。这种高脂血症与胆酸、胆固醇排入胆道障碍有关。

6)饮酒:10%的嗜酒者有高脂血症,通常为Ⅳ型,也可为Ⅱb型和Ⅴ型。机制复杂,部分与高热量有关。

7)雌激素:雌激素使肝 VLDL、三酰甘油生成率增加,这一作用大于同时发生的三酰甘油移除加速。脂肪组织 LPL 活性无改变。许多应用含雌激素口服避孕药的妇女其血浆三酰甘油和 VLDL 均升高,并与药物中雌激素含量和服药前三酰甘油水平有关,停药后可恢复。

(2)其他高危因素

1)LDL－C 以外的冠心病的主要危险因素:吸烟、高血压(BP≥140/90mmHg 或正在接受抗高血压治疗),低 LDL－C(<1.04mmol/L),有早发冠心病家族史,男性直系亲属<55 岁患冠心病,女性直系亲属<65 岁患冠心病,年龄(男性>45 岁,女性>55 岁)。

2)生活方式危险因素:肥胖[体重指数≥30/(kg·m²),国内定为,>28/kg·m²],缺乏体力活动,及诱使动脉粥样硬化性饮食。

(3)新兴的危险因素:脂蛋白(a)、同型半胱氨酸、促凝因子、促炎因子、空腹血糖或糖耐量异常。

(二)中医病因病机

1.饮食因素 恣食肥甘厚味,嗜酒无度,损伤脾胃,脾失健运,水谷不化,化生痰湿,痰湿中阻,精微物质输布失司,酿为本病。

2.情志因素 长期情志不遂,肝失条达,疏泄失常,气血运行不畅,膏脂布化失度,或思虑过度,伤及脾胃,内生痰湿,可导致本病。

3.体质因素 素体肥胖或素体阴虚,也是造成本病原因之一。"肥人多痰",痰浊中阻可致本病。阴虚者多肝肾不足,肝肾阴虚,肝阳偏亢,木旺克土,脾虚生痰,或劳欲过度,更伤肾脏而致代谢失调,发为本病。

4.久病体虚 久病失治,或年老体虚,肝肾亏虚,精血不足;痰湿久郁化热伤阴,耗伤肝肾之阴;痰病日久,痰浊湿热内盛,浸淫脉道,阻塞经脉,气机痹阻,血行瘀滞,均可导致本病。

二、临床表现

多数无明显的症状和体征,常于血生化检验时被发现。

(一)年龄与性别

纯合子型家族性高胆固醇(TC)血症发病较早,可在 10 岁前出现冠心病。如得不到及时有效的治疗,常于 20 岁左右死于心肌梗死。脂蛋白脂酶缺陷症表现为自幼发生的乳糜微粒血症综合征。

家族型混合型血脂异常症患者多在成年后出现血脂异常。除显性遗传的载脂蛋白 E 突变外,Ⅲ型高脂蛋白血症很少见于儿童和青少年。家族性高三酰甘油(TG)血症一般于成年期发病。

(二)早发和迅速进展的心血管疾病

早发性冠心病在家族性高 TC 血症较常见,平均发病年龄 45～55 岁(年龄可小至 1.5 岁),伴或不伴其他部位动脉硬化。家族性载脂蛋白 B100 缺陷症患者有 1/3 于 60 岁前发生冠心病,常并发有高血压病。Ⅲ型高脂蛋白血症除早发性冠心病外,常伴有下肢动脉病变。

（三）胰腺炎

家族性脂蛋白脂酶缺陷症和家族性载脂蛋白 cⅡ 缺陷症患者可因 CM 栓子阻塞胰腺毛细血管，导致复发性胰腺炎。

（四）黄色瘤

可有多种表现形式，其临床意义不完全相同：①扁平黄色瘤（眼睑黄色瘤）主要见于家族性高 TC 血症、家族性载脂蛋白 B100 缺陷症和Ⅲ型高脂蛋白血症，但亦可见于正常人。表现为上睑内眦处的扁平丘疹，呈橘黄色，米粒至黄豆大小，椭圆型，边界清楚，质地柔软。发展较慢，少数可累及面、颈、躯干和肢体。②掌皱纹黄色瘤主要见于Ⅲ型高脂蛋白血症。分布于手掌及手指的皱纹处，呈橘黄色、线条样或扁平状。③结节性黄色瘤亦主要见于Ⅲ型高脂蛋白血症。好发于肘、膝、指节伸侧及踝、髋、臀等部位，早期为圆形结节，呈黄色、橘黄或棕红色，边界清楚，质地柔软。后期结节增多，并融合成大小不等的分叶状斑块，纤维化后质地变硬，不易消退。④结节疹性黄色瘤为高 TG 血症的重要诊断线索。多见于四肢伸侧（肘、臀部），呈橘黄色结节状，可在短期内成批出现，有融合趋势，周围有疹状黄色瘤包绕。⑤疹性黄色瘤主要见于家族性脂蛋白脂酶缺陷症和家族性载脂蛋白 cⅡ 缺陷症所致的严重高 TG 血症。表现为橘黄或棕黄色的小丘疹，其中心发白，类似于痤疮，好发于腹壁、背部、臀部及其他受压部位，有时口腔黏膜也可受累。⑥肌腱黄色瘤常见于家族性高 TC 血症患者。多位于跟腱、手或足背伸肌腱、膝部股直肌和肩三角肌腱等处，为质地较硬的圆形或卵圆形皮下结节。以上的各种黄色瘤经有效调脂治疗后，可部分消退。

早发性角膜环多见于家族性高 TC 血症、家族性载脂蛋白 B100 缺陷症和家族性高 TG 血症。家族性磷脂酰胆碱-胆固醇转酰基酶缺陷症可出现角膜混浊。严重的高 TG 血症使富含 TG 的大颗粒脂蛋白沉积于眼底小动脉而产生视网膜脂质症；TG 沉积于网状内皮细胞可引起肝脾肿大；高乳糜微粒血症可导致呼吸困难和神经系统症状。纯合子家族性高 Tc 血症可出现游走性多关节炎（具有一定的自限性）。家族性混合型血脂异常症和家族性高 TG 血症多有肥胖。Ⅲ型高脂蛋白血症常伴有肥胖、糖尿病或甲减。

继发性血脂异常症有原发病的临床表现。

三、实验室检查

（一）血脂

常规检查血浆总胆固醇（TC）和三酰甘油（TG）。血脂浓度受多种因素影响，胆固醇和三酰甘油可随年龄而增长，男性至 60 岁、女性至 70 岁达最高峰。女性胆固醇略高于男性，尤其在月经前期、妊娠期和绝经期后较平时为高。很难对血脂规定一个正常水平。通常认为，血浆总胆固醇<5.2mmol/L(200mg/dl) 是理想水平；5.2~6.2mmol/L(200~239mg/dl) 为临界；≥6.2mmoL/L(240mg/dl) 可肯定过高。血浆三酰甘油<1.7mmol/L(150mg/dl) 最为理想；1.7~2.3mmol/L(150~200mg/dl) 为临界；2.3mmol/L(200mg/dl) 肯定过高。我国正常人血脂浓度比相应年龄、性别的欧美人低。

禁食 12~14 小时抽血，血浆放置 4℃过夜，然后观察其分层现象及浑浊度，可初步估计血浆中各种脂蛋白变化情况。如标本表面有乳白奶油状层，示高乳糜微粒血症；如有前 β 脂蛋白增高，则无上浮的奶油层，但血浆呈普遍混浊；单纯高 β 脂蛋白血症血浆澄清。流行病学研究表明，测定 LDL 胆固醇和 HDL 胆固醇比总胆固醇更有意义。血浆总胆固醇的 50％与

LDL 结合,25％与 HDL 结合。LDL 胆固醇＝总胆固醇－HDL 胆固醇－1/5 三酰甘油。日常临床工作中不需要常规做脂蛋白电泳。若血浆胆固醇和三酰甘油明显升高或异常降低,应用电泳法结合血脂分析可以确定大部分高脂蛋白血症类型。例如,当 β－脂蛋白带深染,胆固醇单独升高,三酰甘油正常,属Ⅱ型/大部分为Ⅱa 型。如胆固醇增高、三酰甘油 1.65～4.4mmol/L(150～400mg/dl)为Ⅱa 型。胆固醇正常,单纯三酰甘油升高伴前 β 带深染属Ⅳ型,偶为Ⅲ型。胆固醇增高,三酰甘油 4.4～11mmol/L(400～1000mg/dl),属Ⅳ或Ⅴ型,可用乳糜微粒试验鉴别,极少数也可为Ⅲ型,但胆固醇/三酰甘油比率约为 1。胆固醇增高,三酰甘油＞11mmol/L(1000mg/dl),大多属Ⅴ型。若患者为青少年,胆固醇/三酰甘油＜0.1,伴前述特征,肝素试验脂蛋白脂酶降低,可确诊为Ⅰ型。一般不需要使用超速离心法,除非用于Ⅲ型的确诊。

(三)超速离心

Ⅰ型乳糜微粒增加与 VLDL 常分离不清。也型 LDL 含量增加,VLDL 和 HDL 含量正常。Ⅱb 型 LDL 和 VLDL 均增加。Ⅲ型 VLDL 增加。Ⅳ型 VLDL 增高,LDL 正常。Ⅴ型乳糜微粒存在,VLDL 增加。

四、诊断与鉴别诊断

(一)诊断要点

详询病史和体格检查,包括有无引起继发性高脂血症的相关疾病,个人生活、饮食习惯,引起高脂血症的药物应用史和家族史。有早年发生冠心病家族史者,应注意遗传性疾病。体格检查应注意有无特征性的黄斑瘤、结节性黄瘤、发疹性黄瘤、幼年角膜环。另外,其他类型高脂血症伴有动脉硬化、高血压病、冠心病或糖尿病等疾病时,也会出现相应症状和体征。

诊断标准:在正常饮食情况下,2 周内如 2 次测血清总胆固醇(TC)≥6.0mmol/L(230mg/dl)或三酰甘油(TG)≥1.54mmol/L(140mg/dl)或高密度脂蛋白(HDL－C)男性≤1.04mmol/L(40mg/dl)、女性≤1.17mmol/L(45mg/dl)者,即可确诊。

1.Ⅰ型诊断要点

(1)临床表现

1)病史:常在儿童或青年时期出现,多数在 10 岁以内。

2)最常见的症状为腹痛,轻重不一,重者可酷似急腹症。腹痛呈弥漫性或局限于上腹,常放射至背部,腹痛的机制未明。可发生急性胰腺炎。体格检查可发现肝脾肿大,机制是脂蛋白不能通过受体途径代谢而滞留在血浆中,肝脾巨噬细胞大量吞噬脂蛋白而产生肝脾肿大。血脂下降时,腹痛可减轻。

3)黄色瘤:当血中乳糜微粒和三酰甘油升高达 33.0mmol/L 时,即可出现皮肤病损,常位于臀部或肢体远端、健侧面,如肘部、足后跟和受压部位,面部较少见,口腔黏膜也可有疹样黄色瘤,直径 1～5mm,红色丘疹,中央为黄色大结节,出现数日或数周后消失,此伏彼起,常融合成串状。当饮食中限制脂肪时,则皮疹消失。亦可破溃并渗出乳白色液状体,增大时变软,消退的早期有痒感。

4)视网膜病变:当血中三酰甘油＞11.0mmol/L 时,可见视网膜颜色的改变,呈"番茄酱"样,大量白色乳糜微粒反光而呈波浪状扩张。三酰甘油＞33.0mmol/L 时,视网膜动静脉及整个视网膜变成苍白色,此种眼底称为"脂血症性视网膜"。

(2)实验室检查

1)血浆三酰甘油及乳糜微粒含量升高显著,血清呈乳状,垂直放入冰箱过夜,冷冻试验阳性。

2)血浆三酰甘油浓度在 11.0～33.0mmol/L,可超过 55.0mmol,VLDL 正常或轻微升高,LDL 及高密度脂蛋白(HDL)常降低。

3)血中磷脂和胆固醇增高,胆固醇酯比例常在 50％以下。

2. Ⅱ型诊断要点

(1)临床表现

1)结节性黄瘤(黄色瘤和腱黄瘤),为 LDL 浸润皮肤和肌腱所致。黄色瘤呈块状、扁平状,多位于上、下眼睑手掌、肘、臀部。腱黄瘤多在肢体伸侧肌腱,如鹰嘴、髌、足跟部,触诊时可感到厚度增加和结节。伴有肌腱炎时有痛感和压痛。严重高胆固醇血症者,黄瘤的发生与高胆固醇血症的病程和病情有关。纯合子患者在年幼时甚至出生时已有黄瘤,杂合子患者则可在 20～40 岁才出现。经治疗后,随着乳糜微粒的减少,黄瘤在 4～12 周内减少或消失。

2)早年发生动脉粥样硬化症、冠状动脉硬化性心脏病。纯合子患者可在 20 岁前发生,杂合子患者在 40 岁前发生。其他动脉粥样硬化性疾病如脑卒中、周围血管病也常见。纯合子或严重杂合子病例可因主动脉瓣或二尖瓣发生黄瘤引起主动脉瓣狭窄或二尖瓣关闭不全。

3)特征性改变是青年角膜环胆固醇沉积于角膜内,使角膜内缘呈现乳白色、环状、约1mm 宽的混浊环,称青年角膜环,类似老年角膜环。

(2)实验室检查:血胆固醇浓度测定杂合子型 7.20～14.3mmol/L,平均为 9.1mmol/L;纯合子型>26mmol/L,一般为 15.6～31.2mmol/L,很少<15.6mmol/L。

3. Ⅲ型诊断要点

(1)临床表现:Ⅲ型高脂蛋白血症,发病率约 0.01％,为常染色体隐性遗传,患本症的患者其冠心病和周围血管病患病率高,约占患者总数的 19％～32％。易并发跛行和坏疽。最具特征性的临床表现是手掌纹理处、眼睑和肌腱处多发结节性黄瘤。手掌黄色瘤,呈橙色或黄色,高出皮面,使掌指区消失。病程久者似根瘤状,多发生于肘、膝等部位。

(2)实验室检查

1)凡出生于Ⅲ型家族,特别是无症状的肥胖小儿,应作血浆超速离心沉淀法检查血脂,应于 20 岁后复查。

2)血浆混浊,血清胆固醇和三酰甘油浓度均增高,分别在 9.1～11.7mmol/L 及 3.3～7.7mmol/L。

3)黄色瘤成分分析,胆固醇 42％～70％,非脂类胆固醇 10％～12％,磷脂 11％～30％,三酰甘油 1％～12％,游离脂肪酸 1％～7％。电镜检查,黄色瘤中的细胞外脂肪滴大小为 800～1000A,并见空泡细胞、吞噬细胞。

4. Ⅳ型诊断要点

(1)临床表现:Ⅳ型高脂蛋白血症临床表现多样化,可为原发性或继发性。许多患者无症状而仅于常规检查时才发现。45 岁以上者易患冠心病,但周围血管病、黄瘤、黄斑瘤不常见。

(2)实验室检查

1)血浆三酰甘油水平增高,可高达 16.5mmol/L 以上。

2)超速离心分析法见血中极低密度脂蛋白(VLDL)增加。

3)纸电泳和琼脂糖电泳可见前β脂蛋白增加。

(3)糖类饮食诱导试验:可协助诊断。按6～79/kg进糖类饮食6～7天,血三酰甘油水平升高,达3.3～4.4mmol/L以上为阳性。

(4)除外内分泌及胃肠道。肾脏疾病引起的继发性高三酰甘油血症:也应除外因应用雌激素或病毒感染所致高三酰甘油血症。

5. V型诊断要点

(1)临床表现:V型高脂蛋白血症症状和体征与I型相同,可发生致命的急性胰腺炎。常伴有肥胖、葡萄糖耐量异常(或糖尿病)、高胰岛素血症、高尿酸血症、冠状动脉粥样硬化性心脏病。凡父母家族中有早期血管病变或高三酰甘油血症、高脂血症者应警惕,应做血脂检查。

(2)实验室检查

1)空腹血清呈牛奶色,放置4℃冰箱24小时后见血清上层为奶油样,下层呈牛奶样。

2)血胆固醇正常或略高,三酰甘油显著增高,常在5.5～27.5mmol/L。

脂蛋白电泳,乳糜微粒＋～＋＋＋＋,前β—脂蛋白增宽、深染。肝素化后脂溶性活性正常或仅轻微降低,VLDL增高。

3)糖耐量降低。

(3)排除:排除糖尿病、甲状腺功能减退症、肾病、低丙种球蛋白血症、糖原代谢病、酒精中毒及维尔纳(Wemer)综合征等疾病引起的继发性高脂血症。

6.家族性联合高脂蛋白血症诊断要点 患者家族成员中有多种类型脂蛋白异常,冠心病最为显著。一般在20岁左右出现症状,无黄色瘤,少数有肥胖、高尿酸血症,糖耐量异常。有糖尿病发生倾向。儿童期血三酰甘油升高;成人血胆固醇升高,胆固醇和三酰甘油升高,比例为1∶1,LDL及VLDL也升高。皮肤成纤维细胞培养中LDL受体数正常。

五、治疗

(一)中西医结合治疗思路

对于高脂血症的治疗,应坚持长期综合治疗。强调以控制饮食及体育锻炼为主,效果不理想才佐以药物治疗。继发性者(如糖尿病、甲减),应积极治疗原发病。目前降脂的西药虽然较多,但或多或少都有一定的副作用,不宜长期服用。在用西药治疗高脂血症的同时,根据中医辨证,加用中药或运用其他非药物疗法,可减少西药用量,甚至可停用西药。中药治疗应结合现代药理研究,在辨证用药的基础上,多选用或加用实验研究证实有较好降脂作用的药物,提高疗效。

(二)饮食调理和运动治疗

无论哪一型高脂蛋白血症,饮食治疗是首要的基本治疗措施,应长期坚持。饮食治疗的目的是降低血浆胆固醇,保持均衡营养,对超重患者,应减除过多的总热量;脂肪入量＜30%总热量,饱和脂肪占8%～10%,每日胆固醇摄入量＜300mg。如果效果不佳,应进一步将饱和脂肪摄入量限至7%以下,胆固醇摄入量＜200mg,I型患者可按需要加用中链脂肪酸(MCT,即脂肪酸链中的碳在12个以下),因可直接经门静脉吸收而不形成乳糜微粒,但不宜用于糖尿病或肝硬化患者。对内源性高三酰甘油血症(Ⅲ、Ⅳ、Ⅴ型),应限制总热量和糖类入量。

对超重的患者,积极的体育活动非常重要,体重减轻后可加强降低LDL—C的作用。运动和降低体重除有利于降低胆固醇外,还可使三酰甘油和高血压降低,增加 HDL—C。

(三)西医治疗

经饮食治疗及体育锻炼治疗后,如仍存在下列情况之一者,应考虑用药物治疗:①如无其他危险因子,LDL—C≥4.9mmoL/L(190mg/dl);②有 2 个其他危险因子(例如吸烟、高血压、HDL—C 低、早年发生冠心病家族史等),LDL—C≥4.1mmol/L(160mg/dl);③三酰甘油≥5.5mmol/L(500mg/dl)。药物治疗的目的大致与饮食治疗相同。LDL—C 应降至<4.1mmol/L(160mg/dl),如有 2 个其他危险因子存在,应<3.4mmol/L(130mg/dl)。35 岁以下男性或绝经期前妇女,如无其他危险因子,可暂缓药物治疗。

降脂药物有多种,主要有以下几类:

1.纤维酸或氯贝丁酯衍生物 氯贝丁酯是使用较早的降脂药,从长期治疗试验和冠心病一级预防试验结果看出,并无预防冠心病和降低心肌梗死死亡率的作用,且副作用大,故目前已从临床治疗中淘汰,代之以一系列的氯贝丁酯衍生物,如非诺贝特、吉非贝齐、苯扎贝特等,这些药物有比氯贝丁酯更为有效的降脂作用和更小的副作用,已为临床广泛使用。

(1)非诺贝特:是 20 世纪 70 年代以来广泛应用和有效的降脂药之一。其降血脂特点是降低血清 TG 有强效,且对部分高 TC 血症患者作用也很明显。服药后平均降低血清 TG40%。56%,TC 降低 22%~23%,降低Ⅱa 型患者 LDL—C38%,Ⅱb、Ⅳ型患者的 VLDL—C65%,平均升高 HDL—C15%。非诺贝特的作用是多方面的,一般认为由于抑制 VLDL 合成和促进 VIDL 的降解,增加 LDL 分解代谢。副作用常见的有中上腹不适,少数病例出现暂时性的丙氨酸氨基转移酶(ALT)轻、中度增高和尿素氮增高,停药后即能恢复。停药后血脂有回升现象。常用量每日 300mg,分 3 次饭后服。

(2)吉非贝齐:在分子结构上与氯贝丁酯类似,但在药效和治疗专一性上有差异。对各型高脂血症有效。一般能降低血清 VLDL 和 LDL 分别为 30%~50% 和 10%~20%,升高 HDL.C15%~25%,亦能升高 Apoa—Ⅰ和 Apoa—Ⅱ水平。该药有调整机体脂代谢和预防冠心病的作用。其作用机制主要是降低 VLDL 的合成,增加脂蛋白脂酶活力,促进 VLDL 的分解代谢而降低三酰甘油,它促进 Apoa—Ⅰ和 Apoa—Ⅱ的合成,使 HDL 含量增加。对肝脏的三酰甘油酯酶有抑制作用。该药起效快,作用强,服药 4 周后即见效且效果稳定,但停药后有回升现象。副作用有引起胃肠道不适、肝功能 ALT 升高,少数人出现皮疹等,停药后症状即能消失。常用量 900mg,分 3 次服。

(3)苯扎贝特:作用主要是降低血清 VLDL 和增高 HDL 浓度。每日 600mg,分 3 次服用。2 个月后平均降低 TG46%,VLDL—TG43%,LDL—TG27%,TC13%(主要是降低 VLDL—C)。该药降低 VLDL 的作用与血脂类型无关,而对 Tc 和 LDL.C 的效应则取决于最初高脂血症的类型。如Ⅱa 型 Tc 可降低 18%~23%,TG 降低 20%~35%,而对Ⅱb 型的TG 下降幅度高达 36%~64%,TC 下降 18%;Ⅲ型患者 VLDL—TG 可降低 58%,Ⅳ型 TG降低 68%,而对 TC 仅轻度降低;Ⅴ型 TG 降低 80%,TC 降低 50%。HDL—C 的升高平均为30%,特别是 HDL 低水平者,HDL—C 可增加达 70%。用药后 LDL—C/HDL—C 降低 24%。

2.3 羟基 3 甲基戊二酰辅酶 A(HMG—CoA)还原酶抑制剂 HMG—CoA 还原酶抑制剂是 20 世纪 70 年代以来发展起来的一系列降胆固醇新药,是胆固醇合成的强有力抑制剂。目前临床使用的有洛伐他汀、辛伐他汀、普伐他汀、阿托伐他汀等。

(1)洛伐他丁:是从一种霉菌中分离得到的。能有效降低胆固醇含量,疗效与剂量有关,20mg 每日 2 次可降低 35%～40%。常用量一般从 20mg 每晚 1 次开始,视疗效情况可作增减,最大剂量不超过每日 90mg。主要副作用有胃肠道反应,服药初期可见轻、中度无症状的 ALT 增高,少数患者有轻度磷酸肌酸激酶(CPK)增高、皮疹等,停药后即可恢复。

(2)辛伐他汀:是从洛伐他丁衍生出来的一种半合成化合物。降脂效果 2 倍于洛伐他丁和普伐他丁。常用量一般为 5～10mg,每晚一次作为起始剂量。有与洛伐他丁类似的不良反应。

(3)普伐他汀:直接以开放酸的活性形式存在,具有独特的亲水性,对肝脏有很强的亲和力。从肝、肾两条途径排泄,减少了不良反应的发生。口服吸收迅速,首过效应在肝脏。一般剂量每天 10～40mg。不良反应与洛伐他丁相似。

他汀类药物潜在的肝脏毒性可影响其长高,停药后多可恢复,短期应用是安全的,长期应用本类药物,应定期监测血转氨酶和肌酸激酶,如前者升高至正常值 3 倍,后者升高到正常值 10 倍以上,必须及时停药。本类药物不宜与烟酸类及吉非贝齐等合用,以免引起严重的肌肉和肝、肾功能损害,儿童、孕妇及哺乳妇女忌用。

3. 树脂类 这类降脂药有考来烯胺和考来替泊。它们同是不为胃肠道吸收的高分子阴离子交换树脂。在胃肠道内以其氯离子与胆汁酸交换形成多价螯合物排出体外,干扰胆汁酸的肝肠循环。胆汁酸是胆固醇的最终代谢产物,胆汁酸排泄的增加,促进胆固醇更快地变成胆汁酸,致使细胞内胆固醇含量降低,促进 LDL 受体合成增加,加速 LDL 代谢而降低血中胆固醇浓度。树脂类降脂药主要适用于 LDL 增高类型的高脂蛋白血症即Ⅱa 和Ⅱb 型,用药后平均胆固醇降低 20%～30%,治疗期间可能引起原有 VLDL 含量增高,患者的血清三酰甘油水平更高,必要时需加用主要降低 VLDL 的药物。这类药疗效与剂量有关,常以 20g 开始增加到每日 30～40g。副作用常引起胃肠道不适,如恶心、腹胀、便秘。可与普罗布考(丙丁酚)联合应用以增加疗效,减少剂量和副作用。

4. 烟酸 属于 B 族维生素,大剂量时有降血脂作用。主要降低血清三酰甘油、胆固醇、VLDL 和 LDL。能治疗除Ⅰ型外的各型高脂蛋白血症。特别对Ⅲ、Ⅳ、Ⅴ型有效。每日剂量达 3～6g。因用量大,所以副作用也较大。主要副作用是皮肤潮红、瘙痒、恶心、呕吐、消化不良,损伤肝脏,引发溃疡病等。一般从小剂量开始逐渐增加,以避免皮肤反应。开始时用 100mg,每日 3 次,饭后服用,每 3～7 日逐渐增加剂量。第 1 个月内每日不超过 2.5g,第 2 个月不超过 5g,第 3 个月不超过 7.5g。阿昔莫司为烟酸衍生物,有明显的降三酰甘油作用,升高 HDL－C 约 14%～20%,但对降低总胆固醇则无明显作用。副作用较烟酸为少。适用于Ⅱb、Ⅲ、Ⅳ型高脂血症及糖尿病引起的高脂血症。常用剂量为每晚睡前服 250～500mg,如病情需要可在早餐时加服 250mg。

5. 抗氧化剂类药物 氧化低密度脂蛋白(OX－LDL)在动脉粥样硬化病变发生中的中心地位得到越来越多的实验研究结果支持。OX－LDL 贯穿动脉粥样硬化斑块形成、发展与破裂的全程,因此,抗氧化治疗已逐渐成为抗动脉粥样硬化的临床新靶点。目前用于临床的抗氧化药主要有天然抗氧化药和合成抗氧化药。维生素 C 为水溶性抗氧化药,不容易与脂质结合,从而发挥抗脂质氧化作用;维生素 E 和 β 胡萝卜素为脂溶性抗氧化药,其与氧自由基为可逆性结合,抗氧化能力较弱。普罗布考能够对抗脂质氧化,降低血浆 OX－LDL,从而降低多种炎性因子以及基质金属蛋白(MMPs)的分泌与表达,抑制泡沫细胞的形成,延缓动脉粥样硬化斑块的形成发展,稳定已形成的动脉粥样硬化斑块。

(四)中医治疗

1. 中医证治枢要　本病应依据病史、症状、舌象脉象等,辨明证候之虚实、病情之轻重,分清标本缓急、虚实兼夹等,对治疗原则、方法的确定具有重要意义。本病病机中心环节为脾虚痰湿阻滞,故治疗当以健脾化痰除湿为基本大法。并根据证候病机不同而分别采用相应治法:郁而化热者,宜解郁泻热;肝肾阴虚者,宜滋养肝肾;胃热滞脾者,宜清胃消导;气滞血瘀者,宜行气活血。以"虚者补之,实者泻之"为治则。

2. 辨证论治

(1)痰浊中阻

症见:形体肥胖,心悸眩晕,胸脘痞满,腹胀纳呆,乏力倦怠,恶心吐涎,口渴不欲饮水。舌淡体胖,边有齿痕,苔腻,脉濡。

治则:燥湿化痰,健脾和胃。

代表方:导痰汤加减。

加减若头晕重者加白术、天麻;若心悸胸闷明显加远志、菖蒲;若脘闷、纳呆、腹胀明显加砂仁、白蔻仁;若肢体沉重、苔腻者加藿香、佩兰;若心烦、纳少、便秘、舌红者加竹茹、瓜蒌。

(2)胃热滞脾

症见:多食,消谷善饥,形体肥胖,脘腹胀满,面色红润,口干口苦,心烦头昏,胃脘嘈杂,得食则缓。舌红,苔黄腻,脉弦滑。

治则:清胃泻热,佐以消导。

代表方:保和丸合小承气汤加减。

加减:若脘腹胀满、大便秘结、小便短赤者加黄芩、黄连、知母;若泛酸嘈杂者加吴茱萸、黄连;若腹胀重加郁金、木香。

(3)肝肾亏虚

症见:头晕目眩,耳鸣健忘,失眠多梦,咽干口燥,腰膝酸软,胁痛,五心烦热。舌红少苔,脉细数。

治则:滋肾养肝,内清虚热。

代表方:杞菊地黄丸加减。

加减:若眩晕重者加寄生、生赭石;乏力、倦怠、脘腹痞闷者加黄芪、茯苓、炒莱菔子;若视物昏花者加茺蔚子、青葙子;若肢体麻木、疼痛者加丹参、桑枝、桃仁。

(4)肝郁脾虚

症见:精神抑郁或急躁易怒,健忘失眠,口干,不思饮食或纳谷不香,四肢无力,腹胀便溏。舌淡苔白,脉弦细。

治则:疏肝解郁,健脾和胃。

代表方:逍遥散加减。

加减若腹胀便溏甚者加陈皮、莱菔子;若气短、乏力者加黄芪、太子参;若大便干燥、口干口苦者加大黄、黄芩;眩晕者加菊花、代赭石。

(5)气滞血瘀

症见:胸胁胀闷,走窜疼痛或憋闷不适,性情急躁,胁下痞块刺痛拒按。舌紫暗或见瘀斑,脉沉涩。

治则：活血祛瘀，行气止痛。

代表方：血府逐瘀汤加减。

加减：胸痛甚者加瓜蒌、薤白；性情急躁者加郁金、黄芩；胁下痞块者加鳖甲、水蛭；大便干燥者加生大黄。

3.常用验方效方和特效疗法

(1)中成药：①降脂灵片，滋肾平肝，降低总胆固醇、三酰甘油。一次4～6片，一日3次，主治高血压病、高脂血症、冠心病。②降醇灵片，泻肝火、明目。药理研究有降低血清胆固醇作用。一次4粒，一日3次。③月见草油胶丸，降血脂，抗心律不齐，一次1.5～2g，一日2次。

(2)针灸：取太冲、内关、足三里、三阴交，均双侧取穴。施平补平泻手法，每日针刺一次。或取足三里按子午流注纳子法按时开穴，用1.5寸毫针。针刺得气后，平补平泻手法，留针15分钟。

(3)耳针：取肝、脾、肾、脑点、内分泌、神门，用橡皮膏将王不留行籽黏上，每次按揉穴位3～5分钟，每日按压3次，每隔3日按压对侧穴位。

（孙世萍）

第二节　慢性淋巴细胞性甲状腺炎

慢性淋巴细胞性甲状腺炎(CLT)亦即淋巴性甲状腺肿。由日本桥本策于1912年首先报道，因此又称桥本氏病或桥本氏甲状腺炎(HT)。因其发病与自身免疫机制密切相关，也称自身免疫性甲状腺炎，为自身免疫性甲状腺疾病中的一种。

据日本厚生省桥本氏病研究室统计，HT约占甲状腺疾病的20.5%，仅次于甲亢，总人口发病率达到40.7%万人，95%为30～50岁的中年妇女，且呈不断上升的趋势。

早在1911年Papazolu便报道甲状腺功能亢进患者的血清可与毒性甲状腺的浸出液发生阳性补体结合反应。1912年桥本策根据组织学特征，在德意志文献上发表了4例甲状腺淋巴肉芽肿报道。1942年Lerman用人体甲状腺球蛋白在家兔免疫血清中检出了抗甲状腺抗体，即甲状腺球蛋白抗体(TGA)和甲状腺微粒体抗体(TMA)。也是1956年Witebsky和Rose采用甲状腺匀浆制作了在组织学上类似于桥本氏病的实物性甲状腺炎。Witebsky和Roitt分别在1957和1958年用实物证明甲状腺自身抗体有器官特异性。1959年Wodner提出本病有4个基本组织学特征：淋巴细胞浸润；淋巴滤泡形成；甲状腺上皮细胞变性、破坏；间质有纤维组织增生。1963年Mackay将桥本氏病列为6种特发性甲状腺炎中的第1种。Doniach依组织学表现将其分为青少年型、嗜酸细胞型和纤维化型。Wooler则将甲状腺的病变呈弥散性的称为弥散性甲状腺炎，呈局灶性的称为散在性甲状腺炎，以滤泡上皮增殖特别显著的称为伴有上皮增殖的甲状腺炎。1975年Fishei提出本病的诊断标准。

中医学中既没有甲状腺的名称也没有慢性淋巴细胞性甲状腺炎的病名记载。根据其甲状腺弥漫性、无痛性肿、质地韧硬的特点，应属中医学"瘿病"的范畴。瘿病包括了以颈前结块肿大为特征的病证。明代薛己将其分为气瘿、血瘿、肉瘿、石瘿与筋瘿5类，就包括了现代医学的地方性甲状腺肿、单纯性甲状腺肿、甲状腺肿瘤、甲状腺炎、甲状腺功能异常、甲状腺发育异常等疾病。因此HT与瘿病是不同的，根据其表现，可分别类似于气瘿、肉瘿或石瘿。《三因极一病证方论·瘿瘤证治》载曰："坚硬不可移者，名石瘿；皮色不变，即名肉瘿；随忧愁消长者,名气瘿"。HT常兼夹其他疾病,心悸突出者兼有心悸病;出现畏寒肢冷,脸面黄胖,肢体浮肿者,多兼有虚劳病或以虚劳病为主;以眼突甚为主者,是兼有目珠突出症。

一、病因病机

隋代巢元方在《诸病源候论·瘿候》中指出瘿病的病因主要是忧思气结及水土因素。谓"瘿者由忧患气结所生,亦曰饮沙水,沙随气入于脉,搏颈下而成之"。明代陈实功在《外科正宗·瘿瘤论》指出瘿之发病是气、痰、瘀壅结的观点,"夫人生瘿瘤之症,非阴阳正气结肿乃五脏瘀血、浊气、痰滞而成。"清代沈金鳌《杂病源流犀烛·瘿瘤》说:"瘿瘤者,气血凝滞,年数深远,渐长渐大之症。"明确提出瘿病的发生与气血凝滞有关,其症皆隶五脏,其源皆由肝火。因此,慢性淋巴细胞性甲状腺炎的病因有以下几方面:

（一）素体因素

有先天禀赋不足(如胸腺功能不全)者,复因精神抑郁或猝然恼怒过度,以致肝气疏泄不及,气机阻滞,停津为痰,聚于颈部而成本病。因此正气不足是本病发生的内在依据。通常女性的经、孕、产、乳过程与肝经气血密切相关。在致病因素作用下,易引起气郁痰结、气滞血瘀等病理变化,故女性较易患瘿病。

（二）情志因素

长期忧思抑郁或恼怒气结,既影响肝之疏泄而气机不畅,又损伤脾之运化,使气机郁滞,气不行津,凝聚成痰,壅结于颈前,则成瘿病。久之血行受滞,瘿肿加甚,且可随情志消长,病久甚则损气伤气,出现肝郁气虚、脾肾亏虚之象。

（三）感受外邪

人生天地间,有无名疫毒由表入里,郁于肝脾,气血运行不畅,郁结颈前则发病,久则脾气虚弱,肾气亦亏损,致成虚劳之疾。

由上可知,本病主要由于素体因素及内伤七情,致使肝气郁结,条达不畅,气滞、痰凝、血瘀,交阻于颈前部。若肝木疏泄太过,则致肝火,肝阳过亢,甚至有的心火亦亢,表现机体代谢功能亢进,产生心悸、手颤、心烦易怒、消谷善饥、消瘦等一系列征候。若肝木疏泄不及,可致脾肾功能减弱,甚则脾肾亏虚,产生机体代谢功能减低,表现有肢体肿胀、面色萎黄、肢体寒冷、恶食等一系列症状。肝郁气滞,血行不畅,可致血瘀,脾肾不足,水湿运化失常,可形成痰浊。所以三者又常互为因果,由实致虚,以至成为虚实夹杂之证。

本病的表现与肝脏的功能一致,且肝脉的循行为"起于足大趾,上行绕阴器,过少腹,挟胃,属肝络胆,贯膈布胁肋,循喉咙之后,上吭嗓,系目系,上出额,与督脉交于颠。"本病之病位在肝经循行部位。肝主疏泄,疏泄情志与气机,甲状腺为肝经所络属,因此本病病位即为肝经循行之部位,影响可及心脾肾。

二、诊断与鉴别诊断

（一）临床表现

1. 主要临床表现　本病常见于中年女性,约 $15\sim20$ 倍多于男性。起病隐匿,发展过程缓慢其突出的临床表现是甲状腺肿大,呈对称性弥漫性,往往峡部变形明显,状如马蹄。轮廓清楚,不与周围组织粘连,可随吞咽动活动。表面光滑,质地坚韧如橡皮。亦有两侧不对称,少数病例为单侧叶肿大,偶可扪及结节。锥体叶也常肿大。腺体如有多量纤维化则可坚硬如石,呈结节状。偶可出现压迫症状,如呼吸或吞咽困难等。甲状腺局部一般无疼痛,少数可发生局部疼痛并向下颌部放射。部分患者甲状腺肿大较快。

早期患者的甲状腺功能尚在正常范围,但也可出现一过性代谢亢进的症状,随着病情的发展,甲状腺储备功能逐渐降低,甲状腺破坏到一定程度,渐出现甲状腺功能减退的表现,如容易疲劳、记忆力减退、感觉迟钝、浮肿等。约15%的患者会有黏液性水肿。也有部分患者甲状腺不肿大反而缩小,主要表现为甲状腺功能减退,少数患者可伴有突眼,但一般程度较轻。

2.合并症表现

(1)合并甲亢:亦称桥本氏甲亢,可出现高代谢综合征,如体重减轻、神经过敏、大便增多、月经减少或闭经,或轻度突眼或胫前黏液性水肿等,可一过性出现,也可反复出现。

(2)合并甲状腺肿瘤:如甲状腺腺瘤或甲状腺癌等,即表现为孤立的甲状腺结节,其余部分腺体较韧,甲状腺抗体滴度较高。病理检查见结节部位为甲状腺瘤或甲状腺癌的病理改变,其余部分为慢性淋巴细胞性甲状腺炎表现。

(3)合并地方性甲状腺肿:这种情况的发生率较高,尤以合并结节性甲状腺肿者为多,但炎性病变往往分布不均匀,多分布在结节部分周围的甲状腺组织中。

(4)合并亚急性甲状腺炎:亚甲炎发病早期多见发热疼痛,甲状腺肿块不固定,查甲状腺功能可有一过性升高,血沉增快。需要糖皮质激素类药物治疗。

(5)合并甲状腺恶性淋巴瘤:研究表明,CLT患者的甲状腺淋巴瘤发病危险增加了67倍。鉴于CLT流行性的日益增加,对经过适当治疗甲状腺仍持续肿大的病例应警惕淋巴瘤的可能。其诊断是通过甲状腺针刺抽吸细胞学检查而确定,必要时更需切开取活组织检查,并应用免疫组织化学检查。Coombs'试验阳性则表明患淋巴瘤时存在红细胞抗体,可发生自身免疫性溶血性贫血。治疗采用放疗和化疗。

(6)合并干燥综合征(SS):在CLT中,SS的发病率远高于正常人群,尽管它们是两种不同靶器官的特异性自身免疫性疾病,但两者在组织学、血清学与遗传学上有共同的特征,由于遗传的缺陷和免疫的不稳定性,以致机体免疫功能紊乱,而发生免疫之间的重叠现象。因此甲状腺抗体阳性的SS患者,应追踪观察甲状腺的功能状态,以便预防与早期治疗。治疗多用皮质激素类药物,可通过抑制抗体形成与减轻甲状腺淋巴浸润两方面起作用。

CLT患者血清中常可检出RF、ANA、SMA、抗DNA、抗RNP及抗SS-A等多种自身抗体,而表现为器官非特异性的免疫异常。甚或本病还可与其他一些自身免疫性疾病合并出现:如恶性贫血、慢性活动性肝炎、系统性红斑狼疮、原发性肾上腺皮质功能减退、类风湿性关节炎等。患者此时除出现以上各种合并症的临床表现外,血清中不但有较高滴度的甲状腺抗体,还常检测出针对其他相应组织的自身抗体。

3.特殊临床类型

(1)儿童CLT:患儿年龄以9~12岁为多见,女性为主,临床以无症状甲状腺肿大与TGA、TMA阳性为最主要特征,可存在不同甲状腺功能障碍。诊断不明确才可做有关甲状腺功能试验或显像以助之。大部分儿童CLT预后良好,甲状腺炎所致甲状腺功能受损并非均为永久性,部分患儿甲状腺功能可恢复正常。除甲状腺肿大明显者外,甲状腺功能正常患儿一般无需治疗。CLT伴甲状腺功能减退是甲状腺激素补充治疗的应用指征,在甲状腺功能恢复正常后可停药。伴甲状腺功能亢进的CLT称"桥本氏毒症",与炎症导致贮存于甲状腺滤泡内激素释放入血循环有关,故呈一过性出现,无需用抗甲状腺药物治疗。

(2)孕产期 CLT:CLT 是女性青春期甲状腺肿的常见原因之一,且在孕期和产后的变化有一定的规律。孕前无甲状腺肿大或甲低者,孕时也无任何症状。孕前有甲状腺肿大或伴甲低者,孕期未经治疗肿大的甲状腺逐渐缩小至未扪及,甲低也自行缓解。妊娠后期抗甲状腺抗体滴度降至正常水平。无论孕前有无甲状腺肿大,产后 1~5 月甲状腺均呈弥漫性非对称性肿大,且较孕前明显,质地中等或硬,表面不平,个别有压痛。后甲状腺逐渐缩小,以孕前无甲状腺肿大,产后又无甲低者缩小较满意,但都未恢复到正常大小和正常质地。

CLT 患者有体液免疫与细胞免疫的异常,孕期外周血淋巴细胞总数和 K 细胞绝对计数降低,从而减轻对甲状腺细胞的破坏。也可能是孕妇血清中有来源于胎儿胎盘单位的免疫抑制因子,以及胎儿供给的抑制 T 淋巴细胞,可抑制母体淋巴细胞表面受体,降低母体淋巴细胞的增殖和活性,尤其是 T 和 B 淋巴细胞的功能,致使细胞免疫降低,母体淋巴细胞产生抗体减少,孕期抗体滴度降至正常,病情缓解。

产后免疫抑制消失,免疫反应一过性增强,类似停止免疫抑制剂糖皮质激素治疗后的反跳现象,外周血 B 和 K 淋巴细胞增加。由于甲状腺组织破坏,甲状腺激素释放而表现出一过性甲亢。继之为低甲状腺激素水平、高血清 TSH 值的产后甲低。

孕前无甲状腺肿或甲低者,产后才出现者不必急于治疗。孕前无甲状腺肿大时间长或伴甲低者,产后甲低多需治疗。采用短期或是终身替代治疗,须视甲低纠正情况而定。总之,CLT 患者的孕期应选择纠正甲低后为宜,并且在早孕期和产后仍需以适当维持量治疗一段时间,以防胎儿畸形或产后严重甲低。

(二)鉴别诊断

1.与西医疾病的鉴别诊断

(1)Gaves 病:本病患者多有不同程度的甲状腺肿,常伴有甲状腺功能亢进的表现,如神经过敏、体重减轻、明显乏力、肌肉萎缩等。突眼征是本病的典型体征。胫前黏液性水肿也是本病的特征之一,但较少见。实验室检查总 T_4 增高;甲状腺摄[131]I 功能不能被抑制。而甲状腺微粒体抗体、甲状腺球蛋白抗体检测很少为阳性,即使检测到了,滴度也是相当低的。

(2)地方性甲状腺肿:患者除甲状腺呈弥漫性肿大外,往往无自觉症状。病程越长,甲状腺肿大越明显,并可出现多个结节,其诊断主要依靠流行病学资料。患者甲状腺功能多在正常范围,甲状腺摄[131]I 率增加,但可被 T_3 抑制,尿碘减少。HT 患者的甲状腺也呈弥漫性肿大,但血清 TGA、TMA 效价增高,红细胞沉降率加速,血丙种球蛋白增高,都可资鉴别。必要时还可做甲状腺活体组织检查帮助确诊。

(3)甲状腺癌:慢性甲状腺炎患者的甲状腺可出现多个结节,质地较硬,应与甲状腺癌鉴别。后者结节较硬,在短期内明显增大,可转移至附近淋巴结,常与周围组织固定,并可压迫喉返神经引起声音嘶哑,甲状腺扫描常显示"冷结节",但血清甲状腺抗体多为阴性。必要时做甲状腺针刺活组织检查即可鉴别。

(4)甲状腺腺瘤:甲状腺腺瘤也是一种常见病,多见于青年及老年女性,单发结节居多,边缘清楚,生长缓慢,有时突然增大,疼痛见于囊内出血。

(5)亚急性甲状腺炎:慢性淋巴细胞性甲状腺炎有时起病较急,偶可见甲状腺局部疼痛与压痛,与亚甲炎不同之处在于甲状腺常呈弥漫性肿大,甲状腺摄碘率无明显降低,一般无发热等全身症状。但亚甲炎常出现一侧甲状腺结节性肿大,后又转移至另一侧,呈交替发作。甲状腺摄碘率常明显降低,但多可自行缓解,而甲状腺功能一般不受影响,也无自身抗体出现。

2.与常见中医疾病的鉴别诊断　瘿病是由于素体不足,复因情志内伤,导致气滞、痰凝、血瘀壅结颈前所引起的,以颈前喉结两旁结块肿大为主要临床特征的一类疾病。

本病多发于女性,主要表现为喉结两旁结块肿大,可随吞咽动作上下移动,触之坚韧、光滑,偶可扪及结节。与情志变化相关,其他症状不明显。若以心悸为主要表现而就诊者,间夹有心悸病;见眼突甚者兼有目珠突出症;发展至后期,常有畏寒肢冷、脸面虚肿、肢体浮肿、面色萎黄等一系列脾肾阳虚症状,多兼有虚劳病,或以虚劳病为主。

诊断时应注意与瘰病鉴别。后者多发生颈项、颌下及锁骨下部位。本病肿块恰在颈间正前方,瘰病肿块一般较小,每个约葫豆大,个数多少不等,活动度小。瘿病肿块较大,为囊状,且随吞咽而上下移动。两者是可以区分的。

本病之阴虚火旺型还应与消渴鉴别。消渴以多饮、多食、多尿、形体消瘦或尿浊、尿有甜味为特征。本病亦可见多饮、多食或身体消瘦,但少见尿浊与尿甜,临床还可借助实验室检查,区别两者是不困难的。

三、辨证论治

(一)辨证要点

在瘿病发展过程中,肝气不舒,影响血行,痰瘀互结则肿甚;气郁久可化火,心肝火旺;火盛伤阴,壮火食气,则脾肾不足,肝肾同亏是必见之症。所以辨证过程中,根据本病的临床特点及发病经过;当以虚实为纲,若瘿肿质地较软及有结节者多为实证,当辨气郁、痰阻、血瘀之象;若病久甚,虚象尽显,也亦分清在气在血,或是肝肾阴虚与脾肾阳虚之症,治疗方能不误其法。

(二)治疗原则

本病早期以疏肝解郁、活血消瘿为基本治则,后期如损伤脾肾阳气则以温肾助阳为法。

(三)基本治法

按虚实两端,辨证分型治疗如下。

1.实证

(1)气郁痰阻型

主症:颈部肿大,局部胀感不适,触之质软,无明显肿块,伴胸胁胀满不适,乳房胀痛,舌质淡红,苔薄白,脉弦。

治法:理气舒郁,化痰消瘿。

方药:柴胡疏肝散合四海舒郁丸加减。方中以柴胡、陈皮、香附理气解郁;昆布、海带、海藻、海螵蛸、海蛤壳化痰消瘿。咽部不适可加桔梗、牛蒡子、射干利咽消肿。

(2)肝郁脾壅型

主症:颈部正中肿块,质地不坚,胸闷嗳气,伴体倦乏力,大便溏薄,舌苔白腻,脉弦滑。

治法:疏肝理脾,行气化痰。

方药:逍遥散加减。药用柴胡、白芍、当归疏肝理气;白术、茯苓、干姜调理脾胃。热象较甚可用丹皮、山栀;肿块较硬为瘀象显露,可加赤芍、丹参等。

(3)痰结血瘀型

主症:颈部肿大,可扪及肿块,肿块可偏于一侧,或两侧均有;质地较韧或较硬,可伴有局部压痛或胀痛不适,胸脘痞闷,苔白或薄腻,脉弦或滑。

治法：化痰祛瘀，消瘿散结。

方药：海藻玉壶汤加减。方以海藻、昆布、海带化痰消瘿；青皮、陈皮、半夏理气化痰；当归、川芎活血理气。胸闷不舒加郁金、香附；肿甚加黄药子、丹参等；烦热甚加丹皮、夏枯草等。

（4）心肝火旺型

主症：颈部肿大，质韧光滑，心烦易怒，失眠烦躁，口苦，或目睛外突，面部烘热，舌尖红，苔薄黄，脉弦数。

治法：清热泻火，化痰消瘿。

方药：龙胆泻肝汤合藻药散加减。以柴胡、龙胆草、栀子疏肝清热；丹皮可凉血；海藻、黄药子消瘿散结，黄药子还有凉血降火之效；若口渴多饮，可加泽泻、车前子等。

2.虚证

（1）气阴两虚型

主症：颈部呈弥漫性肿大，质地较软，伴有自汗或多汗，乏力，手抖，心悸，腰膝酸软，易疲劳，舌质红，脉细或细数。

治法：益气养阴为主。

方药：生脉散合二至丸加减。药用太子参、麦冬、五味子养阴益气；女贞子、旱莲草培补肝肾之阴；夹痰者可加浙贝、瓜蒌皮等，气虚甚还可加生黄芪、生白术；虚风内动加钩藤、白芍等。

（2）肝肾阴虚型

主症：瘿肿或大或小，质稍韧，伴腰膝酸软，两目干涩，或烦热盗汗，头昏眩晕，舌质偏红，苔少，脉弦细。

治法：滋养肝肾为主。

方药：杞菊地黄丸加减。药用枸杞子、生地、山药培补肝肾；菊花清肝养肝；泽泻、丹皮清热滋肾；耳鸣甚加桑寄生、菟丝子；有痰瘀者加瓜蒌皮、炙僵蚕等。

（3）脾肾阳虚型

主症：颈部肿大或有肿块，伴有畏寒肢冷，面色萎黄，肢体虚肿，食少纳呆，舌苔白，脉沉细。

治法：益气健脾，温阳补肾。

方药：右归饮或右归丸加减。药用附子、桂枝、鹿角片温补肾阳；山药、黄芪、白术健脾益气；熟地、车前子滋肾利水；水肿甚加生姜皮；颈前肿块坚硬属瘀血内停，可加益母草、丹参活血化瘀。

以上证型并非孤立的，常互相关联且兼夹出现。如气阴两虚型可兼有气瘀痰凝或痰结血瘀之证；心肝火旺常与肝肾阴虚并见。同时证型之间可以相互转化，如气瘀痰阻型可以转化为痰结血瘀等。临床上应从患者的局部病变合全身症状着手，一面分型治疗，一面分析具体情况，灵活加减用药。

四、西医治疗

CLT临床确诊后，根据甲状腺功能状态、甲状腺大小及有无临床症状决定是否治疗。

（一）随访

如果甲状腺功能正常，甲状腺肿大不明显，没有明显临床症状，随访是HT与AT处理的主要措施。一般每半年到一年随访一次，主要检查甲状腺功能和甲状腺自身抗体，必要时可行甲状腺超声检查。提倡低碘饮食,但尚无证据说明可以阻止本病病情的进展。

（二）甲状腺功能异常的处理

HT 伴有临床甲减者应长期服用甲状腺激素替代治疗,一般从小剂量开始,逐渐增加剂量,直到甲状腺开始缩小,血 TSH 降至正常。伴有亚临床甲减患者治疗同上,但剂量宜小,有研究观察亚临床甲减患者 L-T$_4$ 治疗 1 年后,约 24% 患者甲状腺功能恢复正常,L-T$_4$ 可以减量或停用。

伴有甲亢的患者应选择抗甲状腺药物治疗,方法同 Graves 病治疗,但应注意治疗过程中容易发生甲减。一过性甲亢可以给予 β 受体阻滞剂对症治疗。一般不用^{131}I 治疗或手术治疗。

（三）甲状腺肿的处理

对于没有甲减者,L-T$_4$ 可能具有减小甲状腺肿的作用,对年轻患者效果明显。在 CLT 基础上伴有甲状腺结节的患者需要定期追踪甲状腺结节的形态变化。甲状腺肿大显著、局部疼痛、有气管压迫症状或结节呈进行性增大的患者,经内科治疗无效,可以考虑手术切除。术后往往发生甲减,需要甲状腺激素长期替代治疗。

（四）TPOAb 阳性孕妇的处理

对于妊娠前已知 TPOAb 阳性的妇女,必须在孕前检查甲状腺功能,确认甲状腺功能正常后才可以怀孕。对于妊娠前 TPOAb 阳性伴临床或亚临床甲减的妇女,必须纠正甲状腺功能至正常才能怀孕。妊娠期间需定期复查甲状腺功能,一旦发生甲减或低 T$_4$ 血症,应当立即给予 L-T$_4$ 治疗或增加 L-T$_4$ 剂量,否则会导致对胎儿甲状腺激素供应不足,影响其神经发育。妊娠期患者 L-T$_4$ 剂量需要增加 25%～50%。应当强调的是由于妊娠期的生理变化,甲状腺功能指标的参考值范围发生变化,需要采用妊娠期特异性的参考值范围,一般认为妊娠的血清 TSH 参考值范围是:妊娠 1～3 个月 0.3～2.5ImU/L;妊娠 4～10 个月 0.3～3.0ImU/L。

（孙世萍）

第三节　肥胖症

肥胖症是指体内贮积的脂肪总含量或局部脂肪含量过多,其程度已达到危害健康或寿命的情况。可表现为实际体重超过标准体重,但应注意排除健美和举重运动员等特殊人群的非脂肪堆积性体重超重。肥胖有继发性肥胖和单纯性肥胖之分。本章则重点讨论单纯性肥胖。

单纯性肥胖按其程度的轻重,过去一般分为轻、中、重三度。实际体重超过标准体重 20%～30% 者,为轻度肥胖;超过标准体重 50% 以上者,为重度肥胖;超过标准体重 30% 以上而未达到重度标准者,为中度肥胖。根据其脂肪的分布,则又可分为全身性（均匀性）肥胖、向心性肥胖、上身或下身肥胖、腹型或臀型肥胖。另外,单纯性肥胖还有增殖性肥胖和肥大性肥胖之分。增殖性肥胖多在儿童期即见肥胖,青春期加重,终身肥胖,脂肪堆积在身体周围,又称周围性肥胖;肥大性肥胖多从中年开始出现肥胖,脂肪堆积在躯干部位,又称中心性肥胖。

单纯性肥胖的发病率在世界各国有所不同。近年来,随着经济和社会的发展、饮食结构的变化,我国肥胖症发病率也在不断提高。北京市青少年肥胖发病率已达到男性 3.92%、女性 2.67%。成年人肥胖者,则更是随年龄增长而增多。可以说已成为糖尿病、高血压病、冠心病等多种疾病发病增多和提前的基础原因。

在中医古代文献中，有"肥人"的概念，早在《内经》就指出与过嗜膏粱厚味有关。后世又有"肥人多痰"之说等。对其病因病机和辨证治疗以及消渴病、胸痹心痛、脑卒中等相关疾病的预防，均有所论及。可以说在许多方面，中西医具有相同或相似的认识。

一、病因病机

肥胖发生与体质因素、过嗜醇酒厚味、煎炸烧烤、情志抑郁、久卧少动等有关。阳明胃热体质胃气盛的人，平素食欲好，进食量大，易发生肥胖；少阳肝郁体质的人，平素易抑郁，活动量小，易发生肥胖；少阴肾虚、太阴脾虚体质的人，脾肾不足，不能化湿，也易发生肥胖。而饮食失节，过嗜醇酒厚味和煎炸烧烤等，可内生痰湿、湿热、痰火，可进而发生肥胖。情志抑郁，气滞痰阻或郁热挟痰，也可发生肥胖。久卧少动，日久伤气，脾肾气虚，可生湿生痰，甚至可出现气虚血瘀、痰阻血瘀等，也可发生肥胖及其他相关病证。

二、诊断与鉴别诊断

（一）诊断标准

中国肥胖问题工作组建议体质指数（体重质量指数）：

BMI24 及 28 作为超重及肥胖的诊断分割点。

BMI<18.5（kg/m²）为体重过低。

BMI18.5～23.9（kg/m²）为体重正常。

BMI24.0～27.9（kg/m²）为体重超重；

BMI>28.0（kg/m²）为肥胖。

附：体质指数（体重质量指数）BMI 计算公式：BMI＝体重（kg）÷身高²（m²）

其中，对中心性肥胖，中国肥胖问题工作组建议腰围男性 85cm 和女性 80cm 为诊断分割点。主要以腰围来诊断腹部肥胖。

附：腰臀围比（WHR）＝腰围 W（cm）/臀围 H（cm）

BMI 及腰围不正常与 BMI 及腰围正常者相比，患 2 型糖尿病、高血压和心血管疾病的危险度明显升高。

（二）鉴别诊断

BMI 及腰围不正常肥胖症诊断的确立，首先应注意排除健美和举重运动员等特殊人群的非脂肪堆积性体重超重，同时应注意继发于皮质醇增多症、多囊卵巢综合征、甲状腺功能减退症等内分泌疾病的肥胖症状。当然，水肿患者实际体重也增加，所以肥胖应与水肿相鉴别。总的来说，肥胖症与水肿实际体重均可超过标准体重的 20％以上。但肥胖症可表现为全身均匀性肥胖、腹型肥胖或臀型肥胖等，切诊肌肤以手按之无陷下不起之状；有的自幼肥胖，有的随年龄增长而逐渐形成，肥胖常持续存在；发病与体质因素、过嗜醇酒厚味、煎炸烧烤、情志抑郁、久卧少动等有关。水肿可仅见于眼睑，或为颜面浮肿，下肢浮肿，也可表现为全身浮肿，或兼有胸腔积液、腹水，切诊肌肤以手按之陷下不起之状，甚至按之如泥，或伴有咳喘、心悸，或见腹部叩之如鼓，有振水之声；后天发病，症状可时轻时重，甚至完全消退；有肾风水肿和心衰水肿之分，肾风水肿可由外感诱发，或隐匿起病，与肾虚外感、邪毒内陷、血瘀水停有关，心衰水肿则可继发于肺胀、心痹等疾病。

三、辨证论治

（一）辨证要点

1. 实证

（1）胃肠积滞：素体壮实，体形肥胖，面色红赤，多食易饥，渴喜凉饮，或有脘腹胀满，大便偏干，甚至大便秘结，数日一行，或大便不爽，舌偏红，舌苔厚腻，或黄腻，脉象滑数有力。

（2）气郁痰阻：体质较弱，体形肥胖，性喜抑郁，善太息，或有胸胁脘腹胀满，少腹胀痛，或伴有嗳气，妇女月经不调，大便不调，舌淡红或略暗，舌苔有沫，脉象弦，或弦细，或弦滑。

2. 虚证

（1）脾虚湿阻：素体较虚，体形肥胖，四肢困重，神疲乏力，不耐劳作，颜面色黄，或气短懒言，或自汗易感，饭量不大，或口渴不欲多饮，或脘腹胀满，大便不干，甚或大便溏稀，进食油腻、生冷后尤甚，舌体胖大，舌苔白腻，脉象缓弱，或细滑无力。

（2）肾虚湿停：素体虚弱，体形肥胖，腰膝酸软，或有腰膝冷痛，神疲乏力，不耐劳作，颜面色白，甚或黧黑，或有畏寒自汗，或少腹胀满冷凉，或有肢体浮肿，男子阳痿。妇女月经不调，甚至闭经，或有夜间尿频，或有便秘，大便不干，舌体胖大有齿痕，舌苔白腻或水滑，脉象沉细，或沉细而滑。

（二）基本治法

1. 实证

（1）胃肠积滞

治法：清泄胃热，宽肠导滞。

方药：小承气汤合保和丸加减。

典型处方：熟大黄 12g，厚朴 9g，枳实 9g，赤、白芍各 9g，陈皮 9g，清半夏 9g，茯苓 9g，焦神曲 9g，焦麦芽 9g，焦山楂 9g，甘草 6g。每日 1 剂，水煎服。

临床应用：胃肠积滞证，多见于阳明胃热体质之人，胃气盛者，平素食量大，过嗜煎炸烧烤和辛辣刺激性食物，久积胃肠，可内生胃肠结热；过嗜醇酒厚味，积滞于胃肠，可内生湿热。所以可选用小承气汤和保和丸，清泄胃热，理气宽肠，化积导滞，是为治疗肥胖症减法之一。中成药可选用新清宁等。胃肠结热、多食易饥、大便干结、数日不下、舌红、舌苔黄厚者，可加用元明粉 3～6g（冲服），炒菜菔子 15～2%，焦槟榔 9～12g，或用番泻叶 6g 泡水当茶频饮，可泄热通腑。湿热内积、脘腹胀满、肢体困重、大便黏滞不爽、舌偏红、舌苔黄腻者，可加用苍术 9g，生薏苡仁 15～25g，虎杖 12g，茵陈 12g，金钱草 15g 等燥湿、化湿、利湿、清热之品。胃热伤阴或素体少阴心肾阴虚者，可加入何首乌、生地、玄参、百合、知母各 15～25g 以滋阴增液。

（2）气郁痰阻

治法：疏肝解郁，行气化痰。

方药：逍遥散合导痰汤加减。

典型处方：柴胡 9g，枳实 9g，赤、白芍各 9g，陈皮 9g，清半夏 9g，茯苓 12g，泽泻 12g，白术 9g，当归 9g，川芎 9g，郁金 12g，焦山楂 9g，甘草 6g。每日 1 剂，水煎服。

临床应用：气郁痰阻证，多见于少阳肝郁体质之人，情志抑郁、肝气郁结者，或过嗜醇酒厚味，气滞湿阻为痰，而成肥胖。所以可选用逍遥散合导痰汤，疏肝解郁，理气化痰，疏肝兼可理脾，行气兼可活血，总的来说也属于减法范围。肝郁日久、气滞血瘀、胸痹心痛、妇女月经不调、胸胁少腹胀痛、颜面瘀斑、舌质暗或有紫斑者,可加用瓜蒌 12g,甘松 12g,丹参 15g,桃仁 12g,红花 9g,益母草 12g,山楂 12g,姜黄 12g 等宽胸开痹和化瘀调经药物。肝郁日久,气郁化热,见口苦、咽干、目眩、心烦、舌红苔黄者,可加用丹皮 9g,炒栀子 9g,黄芩 9g,薄荷 6g(后下),茵陈 12g,连翘 12g,夏枯草 12g,草决明 15~25g 等清解郁热之品,或气郁痰热内扰、心胸烦闷、失眠多梦、舌红、苔黄腻、脉弦而滑数者,可加用黄连 9g,黄芩 9g,瓜蒌 12g,胆南星 12g,酸枣仁 15g,炙远志 12g 等清心化痰宁神。郁热较甚,或有肝胆湿热,或挟胃肠结热、胸胁脘腹胀痛、大便不畅者,可加用大黄 9~12g,虎杖 12g,茵陈 12g,金钱草 15g 等清泄结热或清利湿热之品。

2.虚证

(1)脾虚湿阻

治法:健脾益气,化湿行滞。

方药:参苓白术散合平胃散加减。

典型处方:太子参 12g,苍、白术各 12g,厚朴 9g,陈皮 9g,清半夏 9g,茯苓 12g,泽泻 12g,山药 9g,莲子 12g,生薏苡仁 15g,焦山楂 9g,桔梗 6g,炙甘草 6g。每日 1 剂,水煎服。

临床应用:脾虚湿阻证,多见于太阴脾虚体质之人,脾气不足,不能运化水湿,或加以过嗜醇酒厚味和各种饮料,水湿不归正化,可成肥胖。所以可选用参苓白术散合平胃散,健脾益气,化湿行滞,是为治疗肥胖症加法之一。脾阳不足,或挟寒湿之邪、脘腹痞满冷痛、大便溏稀、舌苔白腻者,可加用砂仁 6g(后下),白豆蔻 6~9g,苏叶 6g,香附 9g,佛手 6g,香橼 6g,散寒化湿,理气和胃。湿邪化热、湿热中阻、脘腹痞闷胀满、肢体困重、大便黏滞不爽、舌苔黄白相间腻者,可加用黄连 9g,黄芩 9g,木香 6g,生薏苡仁 15~25g,葛根 15g,枳实 9g 等,辛开苦降、消痞除满。

(2)肾虚湿停

治法:补肾益气,通阳化湿。

方药:济生肾气丸合五苓散加减。

典型处方:炮附子 3g,桂枝 6g,生地 24g,山萸黄 12g,山药 12g,白术 12g,茯苓 12g,泽泻 12g,猪苓 12g,焦山楂 9g,车前子 12g,川、怀牛膝各 15g,薏苡仁 15g,杜仲 12g,桑寄生 15g,枸杞子 15g,菟丝子 15g。每日 1 剂,水煎服。

临床应用:肾虚湿停证,多见于少阴肾虚体质之人,肾气不足者,不能蒸腾气化,或加以过嗜醇酒厚味和各种饮品,水液不归正化,湿邪积滞,可成肥胖。所以可选用济生肾气丸合五苓散以补肾培本,通阳气,化水湿。是为治疗肥胖症加法之一。兼有脾虚、脘腹胀满、食少、大便溏者,可加用苍、白术各 12g,砂仁 6g(后下),陈皮 9g,可健脾止泻。肾阴虚症状突出,见心烦、咽干耳鸣、男子梦遗、舌偏红者,可去熟附子,加黄连、知母、黄柏、何首乌、荷叶、金樱子、芡实等,滋阴清热固肾。肾阳不足,男子阳痿、女子月经不调、尿有余沥者,可配合龟鹿二仙胶、二仙汤、五子衍宗丸等,加用龟板 12g,鹿角片 6~12g,仙茅 12g,仙灵脾 12g,桑螵蛸 15g 等温阳补肾、填精固肾。

四、西医治疗

(一)营养与运动治疗

对于肥胖症者,应首选营养与运动治疗,应在专科医师指导下进行规范的治疗。控制饮食将摄入的能量总量限制在一日 1000～1500kcal,减少脂肪摄入,脂肪摄入量应为总能量的25％～35％,饮食中应富含水果、蔬菜、膳食纤维,并以瘦肉和植物蛋白作为蛋白源。减肥膳食中应有充足的优质蛋白质,除补充必要的营养物质,尚需补充必要的维生素、矿物质及充足的水分。还要改变饮食习惯,在吃东西时需要细嚼慢咽,这样可以减慢营养物质吸收,控制能量摄入。饮食控制目标是每月体重下降控制在 0.5～1kg,6 个月体重下降 7％～8％。肥胖者最好在专门的营养师指导下制定严格的饮食计划。降低体重和增加体力活动作为一线治疗方法。

运动治疗本身可以减少大约 3％的体重,联合控制饮食,减肥效果更好。运动时,肌肉组织对脂肪酸和葡萄糖的利用大大增加,使得多余的糖只能用来供能,而无法转变为脂肪而贮存。同时随着能量消耗的增多,贮存的脂肪组织被"动员"起来燃烧供能,体内的脂肪细胞缩小,因此减少脂肪的形成和蓄积。由此可达到减肥的目的。减肥运动须强调科学性、合理性和个体化,要根据自身特点掌握适当的运动量与度。

（二）药物治疗

在采取充分的饮食、运动、行为治疗的前提下,对食欲旺盛、餐前饥饿难忍,每餐进食量多,合并高血压、糖尿病、血脂异常、脂肪肝、负重关节疼痛、肥胖引起呼吸困难或阻塞性睡眠暂停综合征等患者,经过 3～6 个月单纯控制饮食和增加活动量处理仍不能减重的 5％患者,可考虑药物治疗。药物减重的目标是使原体重减轻 5％～10％;减重后维持体重不反弹,使降压、降糖、调节血脂药更好地发挥作用(中华内分泌代谢杂志,2011,27)。目前常用的治疗肥胖症的药物仅有外周脂肪酶抑制剂,通过阻断饮食中部分脂肪的吸收达到减肥目的,如奥利司他,在胃肠道抑制胃脂肪酶、羧酸脂酶和胰脂肪酶活性,从而减少脂肪的吸收 30％～33％。需要药物治疗的患者 BMI 大于 $30kg/m^2$ 且无并发症,或者大于 $28kg/m^2$ 有其他并发症者。

(孙世萍)

第四节　甲状腺结节、甲状腺肿和甲状腺肿瘤

一、甲状腺结节

甲状腺结节是一种常见的甲状腺病症,临床上有很多种甲状腺疾病都可以表现为结节,可由甲状腺退行性变、炎症、自身免疫等多种病变所致。甲状腺结节可以单发,也可以多发,多发的结节比单发的发病率高,而单发结节甲状腺癌的发生率较高。甲状腺结节在各个年龄段的男女人群中均可见到,但在中年女性中较多见。早期认识甲状腺结节的性质,尤其是区分其良性或是恶性病变是非常重要的。

中医认为,根据病情的临床表现,如颈部肿块、颈部胀闷、咽部阻塞感或伴有声音嘶哑等,本病归属于中医学"瘿病"的范畴。

（一）病因病机

1. 中医病因病机　中医认为本病的主要病因是情志内伤和饮食、体质等因素有密切关系。长期的愤郁恼怒或忧思郁虑,使气机郁滞,肝气失于调达,津液凝聚成痰。气滞痰凝,壅结颈前,则形成瘿病。痰气凝之日久,使血液的运行受碍而产生瘀滞,则可致硬肿较硬或结节、瘿瘤。这也与体质有密切的关系;如妇女在经、孕、产、乳等生理特点与肝经气血有密切的

关系。

2.西医病因及发病机制　甲状腺结节是一种常见的甲状腺病症,多见于中年女性。由于机体内甲状腺激素相对不足,致使垂体 TSH 分泌增多,在这种增多的 TSH 长时期的刺激下,甲状腺反复增生,伴有各种退行性变,最终形成结节。

(1)检测技术进步:甲状腺结节高发的原因,可能与现在检测技术的发展有密切关系。以前体检做甲状腺检查时,大多是采取外科触诊的方式。甲状腺位置比较隐蔽,往往很难发现小的甲状腺结节,检出率非常低。

(2)碘摄入过量:地处沿海地区的市民,长期进食大量含碘量高的海鲜,本身碘就不缺乏,加上平时饮食里添加的都是碘盐,可能会引起碘过量。这种情况下出现的甲状腺结节可能与摄入碘过多有关。

(二)临床表现

1.结节性甲状腺肿　以中年女性多见。在机体内甲状腺激素相对不足的情况下,垂体分泌的 TSH 增多,甲状腺长期在增多的 TSH 刺激下,经过反复或持续增生导致甲状腺不均匀性增大和结节样变。结节内可出现出血、囊变和钙化。结节的大小可由数毫米至数厘米不等。临床主要表现为甲状腺肿大,触诊时可触及大小不等的多个结节,结节的质地多为中等硬度;少数患者仅能触及单个结节,但在做甲状腺显像或手术时,常发现有多个结节。患者的临床症状一般不多,仅有颈前不适感觉,甲状腺功能检查大多正常。

2.结节性毒性甲状腺肿　起病缓慢,多发生于已有多年结节性甲状腺肿的患者,年龄多在 40~50 岁,女性多见,可伴有甲亢症状及体征,但甲亢的症状一般较轻,且一般不发生浸润性突眼。甲状腺触诊时可触及一光滑的圆形或椭圆形结节,边界清楚,质地较硬,随吞咽上下活动,甲状腺部位无血管杂音。甲状腺功能检查示血中甲状腺激素升高。

3.炎性结节　分感染性和非感染性两类。感染性结节主要是由病毒感染引起的亚急性甲状腺炎,其他感染少见。亚甲炎临床上除有甲状腺结节外,常伴有发热和甲状腺局部疼痛,结节大小视病变范围而定,质地较坚韧。非感染性结节主要是由自身免疫性甲状腺炎引起的,常见于中、青年妇女,患者一般少有自觉症状,检查时可触及多个或单个结节,质地硬韧,少有压痛;甲状腺功能检查常显示甲状腺球蛋白抗体和甲状腺微粒体抗体呈强阳性。

(三)实验室及其他检查

1.甲状腺功能　敏感性 TSH 最重要,FT_3 和 FT_4 也很重要。不正常的 TSH 水平,会减少甲状腺结节属恶性的可能性(但并不能完全排除)。甲状腺过氧化酶(TPO)抗体和甲状腺球蛋白(Tg)抗体水平升高,有助于桥本病诊断,若伴 TSH 水平同时升高,则诊断更可靠。

2.甲状腺影像

(1)甲状腺^{131}I 及^{123}I 或^{99m}TC 扫描:该项检查应成为甲状腺的常规诊断手段,大多数甲状腺癌不能有效捕获碘并将碘有机化,在扫描图上呈核素摄取减低区,即所谓"凉"或"冷"结节。若甲状腺结节区核素浓度高于周围组织,即所谓"热"或"温"结节,多见于腺瘤、结节性甲状腺肿、桥本病、亚急性甲状腺炎的恢复期。

(2)超声检查:敏感性较高,在高分辨扫描中易发现结节。

3.细针穿刺细胞学检查　对结节处理有很大帮助,该方法的应用大大减少了不必要的甲状腺手术,提高了恶性肿瘤的发现率,减少了甲状腺结节的处理费用。细针穿刺细胞学检查的准确率达 70%~90%,但与穿刺及细胞学诊断的经验有关。

（四）诊断与鉴别诊断

1.诊断　诊断的准确性取决于详细的病史采集、体格检查，特别是对甲状腺局部的检查和实验室检查。一般在甲状腺单个结节中，癌的发生率比多发结节要高。当存在某些临床现象，如家族性多发性内分泌腺瘤、肿瘤长大迅速、结节质地较硬、与邻近组织固定、声带麻痹、局部淋巴结肿大、肺及骨的远处转移时，须警惕有癌的可能性。

2.鉴别诊断　区分甲状腺结节良恶性的方法如下。

（1）年龄与性别：甲状腺癌可发生于任何年龄，但更多见于老年人，女性较多见。

（2）结节的性质：结节软而光滑、可活动者，大多为良性；结节质地坚硬、固定、不规则、不痛，以恶性为多。

（3）生长快的结节多提示为恶性。

（4）甲状腺肿，同时伴有邻近颈部淋巴结肿大者，多考虑为癌。

（5）经足量甲状腺抑制剂治疗，结节无缩小，反而增大者，考虑为癌。

（6）甲状腺结节引起显著压迫症状和声音嘶哑者，应警惕癌变，并应手术治疗。

（7）甲状腺扫描"热"或"温"结节大多为良性；"冷"结节，特别是单个"冷"结节，癌的发生率较高，须警惕。

（8）甲状腺细针活组织检查，有助于甲状腺结节良、恶的鉴别。

（五）治疗

1.中医辨证论治　中医认为此病适于中药活血化瘀、软坚散结、疏肝理气等方法。

（1）气郁痰阻

主症：颈前瘿肿，可触及结节，质软不痛，颈部胀感，胸闷不舒，精神抑郁，或伴乳房亦有结节肿块，舌质淡，苔薄白，脉弦。

治法：理气解郁，化痰消瘿。

方药：四海舒郁丸加减。

常用药：昆布、海带、海藻、海螵蛸、海蛤壳、浙贝母、郁金、黄药子、青木香、青皮、陈皮等。

方解：方中青木香、陈皮理气化痰；海蛤粉、海带、海藻、昆布清热化痰，软坚散结；海螵蛸破血消瘿，行气化痰，软坚消瘿；黄药子凉血降火，消瘿解毒，能治瘿瘤结气。肝气不舒而见胸闷、胁痛者，加柴胡、枳壳、香附、延胡索、川楝子；咽部不适，声音嘶哑者，加桔梗、牛蒡子、木蝴蝶、射干利咽消肿。

（2）痰瘀互结

主症：结节质硬经久不消，伴胸闷、纳差；女子或有月经不调，或经色紫暗，或伴有血块；舌淡或淡紫或有瘀块，苔薄白或白腻，脉弦细或涩。

治法：理气活血，化痰消瘿。

方药：海藻玉壶汤加减。

常用药：海藻、昆布、海带、当归、赤芍、川芎、青皮、陈皮、丹参、半夏、胆南星等。

方解：海藻、昆布清热化痰，软坚散结；青皮、陈皮、半夏理气化痰散结；赤芍、当归、川芎、丹参养血活血。胸闷不舒加郁金、香附、枳壳理气开郁；郁久化火而见烦热、舌红苔黄脉数者，加夏枯草、丹皮、玄参；结块较硬者，可酌加黄药子、莪术、穿山甲等以增强活血软坚的作用。

（3）肝火旺盛

主症：颈前喉结两旁轻度或中度肿大突出，烦热，口苦，容易出汗，性情急躁易怒，舌质红，苔薄黄,脉弦数。

治法:清肝泻火,消瘿散结。

方药:栀子清肝汤合消瘰丸加减。

常用药:柴胡、栀子、丹皮、当归、白芍、牛蒡子、浙贝母、生牡蛎等。

方解:柴胡疏肝解郁;栀子、丹皮清肝泻火,适用于肝郁化火之瘿病。肝火旺盛烦躁易怒脉弦者,可加龙胆草、黄芩、青黛;手指颤抖者可加石决明、钩藤、天麻等平肝息风。

(4)无症状型

主症:颈前瘿肿,往往是无意中发现或他人发觉,无任何自觉症状,舌脉无异常。

治法:理气化痰,软坚散结。

方药:消瘿解毒汤加减。

常用药:海藻、昆布、蒲公英、金银花、柴胡、赤芍、青皮、陈皮、半夏、生牡蛎等。

方解:海藻、昆布清热化痰,软坚散结;青皮、陈皮、半夏理气化痰散结;赤芍养血活血;金银花、蒲公英清热散结;柴胡疏肝解郁。

2.西医治疗　甲状腺结节的治疗,要依据结节的性质,可采取药物、随诊观察及手术。药物主要是甲状腺激素的抑制疗法,一般常用的甲状腺制剂有甲状腺干片及L-型甲状腺素钠片。这些制剂均可抑制垂体 TSH 的分泌,从而减少对依赖于 TSH 的结节的调控,使结节缩小,甚至消退。一般开始治疗的剂量为甲状腺干片 $60\sim90\mu g/d$,以后每月增加 $15\sim30\mu g/d$,或 L-型甲状腺素钠开始剂量为 $100\sim150\mu g/d$,以后每月增加 $25\sim50\mu g/d$,直至有效剂量。在治疗期间,使血清 T_4 及 FT_4 保持在正常范围的上限;血清 TSH 的基础值用通常的放射免疫方法测不出来,而且对 TRH 的反应减退,或无反应。采用抑制治疗时,注意不要使患者产生临床或实验检查所见的甲状腺功能亢进,此种治疗不宜对年老及有心血管病者选用。这种疗法通常用于结节性甲状腺肿和部分良性肿瘤,也用于一些甲状腺结节的性质尚不清楚的诊断性治疗。对治疗后结节缩小者,可长期治疗;或停止治疗密切随诊,若结节再度长大,可再进行治疗。药物治疗无效者,可用结节针吸或活体组织检查,进一步明确诊断。若治疗中结节继续长大者,应采取手术治疗。

甲状腺结节的外科手术治疗的指征有:

(1)所触及的结节高度怀疑为癌者。

(2)有癌肿转移表现的。

(3)结节近期增长快,而无结节出血的。

(4)针吸或病理组织检查证实为恶性病变的。

(5)局部组织有受压、堵塞或浸润表现的。

(6)在甲状腺激素抑制治疗中,结节仍在增大的。

(7)颈部 X 线检查显示为砂粒样钙化的。

(8)有头颈部放射治疗史。

(9)血清降钙素水平显著升高。

(10)儿童、老年或男性患者的单个实性或囊性结节者,及明显影响容貌者。

二、甲状腺肿

指单纯性或无毒性甲状腺肿,甲状腺呈弥漫性或结节性增大,甲状腺功能正常,不伴有甲状腺功能亢进或低减,也不是由感染或肿瘤引起的。本节所指的为散发类型甲状腺肿,由先天性激素合成障碍或致甲状腺肿物质所致,不包括在碘缺乏地区所见到的地方性甲状腺肿。

中医认为,本病属于中医学"瘿病"范畴。中医学对甲状腺部位发生的肿块统称"瘿",把瘿分为气瘿、血瘿、肉瘿、筋瘿和石瘿5种。本病的病因病机主要是情志内伤,但也与体质因素有密切关系,多见于女性,多发生于青春期、妊娠期、哺乳期和绝经期。

(一)病因病机

1.中医病因病机 本病的主要病因是情志内伤,病位在颈部,而与气、血、津、液的运行失常密切相关。气滞痰凝,壅结颈前,是本病的基本病理,日久引起血脉瘀阻,以气、痰、瘀三者合而为患。一般主要表现为局部的征候,部分病例由于痰气郁结化火,火热耗伤阴精,而导致阴虚火旺的病理变化,其中尤以肝、心两脏阴虚火旺的病变为突出。

2.西医病因

(1)致甲状腺肿物质:某些物质可阻碍甲状腺激素合成,从而引起甲状腺肿,称为致甲状腺肿物质。常见者有硫氰酸盐、保泰松、碳酸锂等。硫脲类药物用于治疗甲亢,如剂量过大,常可过分抑制甲状腺激素的合成而引起甲状腺肿大。长期服用含碘药物可阻碍甲状腺内碘的有机化,可引起甲状腺肿。木薯中含有氰基,在肠道内分解形成硫氰酸盐,抑制甲状腺摄碘。致甲状腺肿物质所引起的甲状腺肿常呈散发性,但也可呈地方性或加重地方性甲状腺肿。

(2)先天性甲状腺激素合成障碍:由于某些酶的缺陷影响甲状腺激素合成,包括转运至甲状腺、甲状腺内碘的有机化、碘化酪氨酸的偶联、甲状腺球蛋白的水解、碘化酪氨酸的脱碘等,使甲状腺激素的形成发生障碍,从而引起甲状腺肿。可以是先天性的,也可后天获得。

3.西医发病机制 散发性甲状腺肿的发病机制目前尚无定论,可能有多种因素、多种机制参与作用。

(1)TSH的刺激:部分散发性甲状腺肿患者存在碘摄入不足或摄入致甲状腺肿药物,甲状腺激素合成下降反馈性刺激垂体分泌TSH增加,TSH刺激甲状腺细胞增生肥大。这部分患者补充碘剂或甲状腺素可抑制TSH。

(2)甲状腺对TSH的敏感性增加:多数散发性甲状腺肿患者血清T_3、T_4水平正常,血清TSH水平正常。合理的解释是部分亚群的甲状腺滤泡细胞对TSH刺激的敏感性增加。对于这部分患者补充碘剂或甲状腺素不能抑制TSH。

(3)TSH类似物质:有相当一部分散发性甲状腺肿患者体内可检测到甲状腺生长刺激抗体、甲状腺刺激多肽,这些物质有类似TSH的作用但不依赖TSH受体。

(二)临床表现

无毒性甲状腺肿的临床表现是由于甲状腺增大引起的。最常见到的有颈部变粗,患者常诉说衣领发紧;当甲状腺肿明显时,气管或食管受压或者有移位,可有咽下困难、憋气,吸气时可有喘鸣;由于压迫,使得胸腔入口变窄,头部的静脉回流受阻,可致颈及上肢的静脉充血、肿胀,当患者上臂高举时阻塞表现加剧。有些患者甲状腺肿较大时可有眩晕。少数患者由于结节的出血产生急剧疼痛、局部肿大,依据出血病变部位,可使原有压迫症状加重,或引起阻塞表现。在成人可出现多结节性自主功能性甲亢。

1.生理性代偿的甲状腺肿 生理性代偿的甲状腺肿较常见。指青春期或青春期以后发生的甲状腺肿,大多见于女性,也包括妊娠期的甲状腺肿。这是由于机体内甲状腺激素的合成不能满足不断增加的生理需要,因此甲状腺呈代偿性肿大。此种类型中,甲状腺多是轻度或中度肿大,质地较软,或为中等硬度,甲状腺功能正常,多无局部压迫表现。

2.多结节性甲状腺肿　多结节性甲状腺肿多发生在成人,可能由于甲状腺激素的轻度合成障碍引起。在血清 T_4 浓度下降时,由于垂体反应性的分泌,使得 TSH 水平轻度增高,引起甲状腺肿。正因为甲状腺肿是代偿性的,所以大多数患者的甲状腺功能是正常的。常见的临床情况是患者无症状,仅在常规体格检查时发现甲状腺肿大、有结节。本病患者可以因呼吸道阻塞或吞咽困难来就诊;对症状不明显者,也应仔细询问有无呼吸道阻塞情况,患者的甲状腺可能向胸骨后肿大,有时患者在向上伸展双臂时可以看出。患者有明显的胸骨后甲状腺肿时,可见到颈静脉扩张及面部充血。在年龄较大的多结节性甲状腺肿患者,也可出现甲状腺功能亢进,即 Plummer 病。

3.先天性甲状腺肿　先天性甲状腺肿为先天的甲状腺激素合成障碍,严重时即是散发性呆小病;后者是婴儿时的一种黏液水肿综合征,特点是生长发育障碍,智力迟钝,全身弥漫性黏液水肿,同时有明显的甲状腺功能减退的症状和体征。在甲状腺激素合成过程中,任何步骤的缺陷都可使患者产生甲状腺功能减退,但这些缺陷均很少见;其中最常见的是碘的有机化障碍产生甲状腺功能减退。

(三)实验室及其他检查

1.实验室检查　其目的是判断甲状腺的功能状态,因为甲状腺肿可伴有临床或亚临床甲减,也可伴临床或亚临床甲亢。

(1)血清 TSH、T_3、T_4 检测:甲状腺肿患者一般血清 TSH、T_3、T_4 水平正常。晚期自主功能形成时,血清 TSH 水平下降,FT_4 水平升高,或 FT_4 水平正常而 FT_3 水平升高。

(2)^{131}I 摄取率:^{131}I 摄取率正常或升高,但高峰不前移。

(3)血清 TPOAb、TgAb:一般为阴性,少数可为阳性,提示其发病可能与自身免疫反应有关,另外,提示其将来发生甲减的可能性较大。

(4)细针穿刺细胞学检查:甲状腺肿患者不需要常规行细针穿刺细胞学检查,但对于 B 超显示为低回声的实质性结节、钙化结节直径≥3cm、质地较硬结节或生长迅速的结节,应行细针穿刺细胞学检查。细针穿刺细胞学检查是术前评价甲状腺结节的最有效的方法,敏感性为 $65\% \sim 98\%$,特异性为 $72\% \sim 100\%$。

2.其他辅助检查

(1)颈部 X 线检查:对病程较长,甲状腺肿大明显或有呼吸道梗阻症状或胸骨后甲状腺肿的患者应摄气管片;并在闭住声门,分别在用力呼气和吸气动作时摄片,以了解有无气管移位、气管软化,并可判断胸骨后甲状腺肿的位置及大小。

(2)颈部超声检查:颈部 B 超是诊断甲状腺肿最可靠的方法。彩色多普勒超声检查,可发现较正常甲状腺血流信号无明显增加,呈散在的少许血流信号。

(四)诊断与鉴别诊断

1.诊断　T_4、T_3 血清正常,T_4/T_3 的比值增高。血清甲状腺球蛋白 Tg 水平增高,增高的程度与甲状腺肿的体积呈正相关。血清 TSH 水平一般正常,对这种现象的两种解释:一是甲状腺细胞对 TSH 的敏感性增强,碘缺乏时属于这种情况;二是因 TSH 增高引起的甲状腺肿的阶段已经过去,遗留的仅是甲状腺肿。

2.鉴别诊断　可从解剖及功能两方面考虑。

(1)单纯性甲状腺肿:在其弥散期酷似 Graves 病或慢性淋巴细胞性甲状腺炎。当 Graves 病处于非活动的甲状腺毒性期,又缺少眼部表现时,临床上无法区分这两类疾病;只是慢性淋巴细胞性甲状腺炎血中 TRAb 多增高。本病的其他期与慢性淋巴细胞性甲状腺炎也难鉴别,两种病的甲状腺功能相似;只是后者的甲状腺质地常更硬,更不规则,其血中存在高滴度的抗甲状腺抗体。

(2)由多种原因引起的、伴有甲状腺肿的甲状腺功能减退:当功能减退还不很明显时,其表现很像无毒性甲状腺肿。有些多结节甲状腺肿,可表现为局部的功能自主性。

(五)治疗

1. 中医辨证论治　本病的治疗以调理气血、消瘿散结为原则。肝气郁结者,理气消瘿;痰滞于颈者,化痰消瘿;血瘀者,活血消瘿。

(1)肝气郁结

主症:平素情志不畅,郁闷不舒,颈部呈弥漫性肿大,皮色如常,边缘不清,柔软不痛,可随喜怒消长,舌质淡红,舌苔薄白或薄黄,脉弦。

治法:疏肝解郁,消肿散结。

方药:四海舒郁丸加减。

常用药:青木香、陈皮、海蛤粉、海藻、昆布、海螵蛸。

方解:海藻、昆布软坚散结,青木香、陈皮理气化痰。肝气不舒而见胸闷、胁痛者,加柴胡、枳壳、香附、延胡索、川楝子;咽部不适,声音嘶哑者,加桔梗、牛蒡子、木蝴蝶、射干利咽消肿。

(2)痰瘀互结

主症:居住高原山区,久饮沙水,湿痰凝集,颈部逐渐肿大,边界清楚,软而不痛;肿胀明显者,有些可伴有呼吸困难;舌苔薄白,脉弦。

治法:理气活血,化痰消瘿。

方药:逍遥散加减。

常用药:柴胡、炙甘草、薄荷、煨姜、白术、白芍、当归、茯苓。

方解:柴胡疏肝解郁;当归、白芍养血柔肝;白术、茯苓健脾去湿;炙甘草益气补中,缓肝之急;生姜烧过,温胃和中之力益专;薄荷,疏肝郁而生之热。胸闷不舒,加郁金、香附、枳壳理气开郁;郁久化火而见烦热、舌红苔黄脉数者,加夏枯草、丹皮、玄参;结块较硬者,可酌加黄药子、莪术、穿山甲等,以增强活血软坚的作用。

(3)肾气亏虚

主症:乏力疲倦,颈部弥漫肿大,舌淡,苔少,脉濡细。

治法:补益肾气,软坚散结。

方药:四海舒郁丸加味。

常用药:青木香、陈皮、海蛤粉、海带、海藻、昆布、海螵蛸、菟丝子、肉苁蓉、何首乌。

方解:方中青木香、陈皮理气化痰;海蛤粉、海带、海藻、昆布清热化痰,软坚散结;海螵蛸破血消瘿;菟丝子、肉苁蓉、何首乌补肾益气;合用共奏行气化痰,软坚消瘿之效。黄药子凉血降火,消瘿解毒,煮酒内服,能治瘿瘤结气,在愈后继服,可以根除气瘿。

(4)阴虚阳亢

主症:颈部肿大或有结节,心情不畅,情绪不定,消瘦无力,日晡潮热,盗汗,自汗,脉细数,舌红苔黄。

治法:滋阴潜阳,平肝消瘿。

方药:玉女煎加减。

常用药:石膏、生牡蛎、熟地、玄参、麦冬、知母、牛膝、夏枯草、土贝母、钩藤。

方解:方中石膏辛甘大寒,清阳明有余之火而不损阴;熟地甘而微温,以滋肾水之不足;知母苦寒质润,滋清兼备,一助石膏清胃热而止烦渴,二助熟地滋养肾阴;麦冬微苦甘寒,助熟地滋肾,又能润胃燥,且可清心除烦;牛膝导热引血下行,且补肝肾,以降上炎之火。

2.西医治疗　甲状腺肿可以分为3度:外观没有肿大,但是触诊能及者称为Ⅰ度;既能看到又能触及,但是肿大没有超过胸锁乳突肌外缘者为Ⅱ度;肿大超过胸锁乳突肌外缘者为Ⅲ度。甲状腺肿,Ⅰ度大小的患者,不需要治疗,常食用海带即可。甲状腺肿大明显者,常用甲状腺片治疗,可以试用左甲状腺素。

三、甲状腺肿瘤

甲状腺肿瘤是临床上的常见病、多发病,其中绝大多数为良性病变,少数为癌、肉瘤、恶性淋巴瘤等。该病可发生于任何年龄,女性的发病率明显高于男性,男女发病比例为1:(2~3)。

根据本病的主要临床表现,如颈部肿块、表面平滑或伴有结节、皮色不变、质坚韧,或颈部肿块坚硬、疼痛、表面凹凸不平等症状,属中医学"瘿病"之范畴。其中质坚韧、表面光滑者多属肉瘿,后者多属石瘿。在我国古代,瘿瘤病是一种常见病,特别是在一些缺碘的地区,瘿瘤包括现在的单纯性甲状腺肿、甲状腺结节、甲状腺囊肿、甲状腺腺瘤等甲状腺肿瘤。据记载,医圣张仲景、华佗等历代中医名家均采用中药保守治疗瘿瘤,治愈无数患者。

(一)病因病机

1.中医病因病机　中医认为长期精神抑郁和纵情贪欲与本病有关。情志不畅致肝气郁结,气滞血瘀,郁久化火,灼津成痰,痰气郁热互结于颈部则颈部肿胀;气郁化火伤阴,则见阴虚火旺诸症;肝木克土致脾虚失运,则痰湿内生,随肝火上逆搏于颈部则肿;气病及血,痰浊阻络则最终导致气滞和痰瘀互阻,热毒内盛;病程迁延日久,气血钙伤,阴损及阳,则见诸多虚损病症。

2.西医病因及发病机制　病因尚不明确。甲状腺肿瘤的发生和发展与诸多因素有关系,诸如年龄、性别、外界环境等均与之有密切的关系。由于病因不明,发病机制目前亦不明确。

(二)临床表现

甲状腺肿瘤分为良性和恶性两大类。

1.甲状腺良性肿瘤　主要为甲状腺腺瘤,约占甲状腺疾病的60%。以女性居多,女性与男性之比为3:1。发病年龄多在甲状腺功能活跃时期,即20~40岁,40岁以后的发病率逐渐下降。

2.甲状腺恶性肿瘤

(1)甲状腺癌:其中乳头状腺癌约占75%;滤泡状癌占10%~15%;髓样癌占3%~10%;未分化癌占5%~10%。

(2)甲状腺恶性淋巴瘤:单独原发于甲状腺者极少见,通常为全身性恶性淋巴瘤的一部分。

(3)转移癌:极少见。

（4）甲状腺肉瘤等其他原发恶性肿瘤：极少见。

（三）实验室及其他检查

1.实验室检查　查明甲状腺功能是否存在异常,明确甲状腺肿物性质。常用的检查项目有 T_3、T_4、TSH、FT_3、FT_4、TGA、MCA、血浆降钙素等。

2.超声波检查　了解甲状腺肿块的形态、大小、数目以及与颈动脉鞘的位置关系;确定肿块是囊性或是实性;明确颈部淋巴结的情况;也作为穿刺检查的定位手段。

3.X线及CT、MRI检查　颈部正侧位片确定肿瘤的范围、不同的钙化影像,及与气管、食管的位置关系。CT及MRI检查可清楚的显示甲状腺肿瘤的大小、形态,及与气管、食管、血管神经的位置关系,明确癌肿的范围,为手术提供科学依据。

4.细针穿刺细胞学检查　无出血及癌细胞种植转移的危险;阳性率高,假阳性极少。

（四）诊断与鉴别诊断

1.诊断

（1）询问病史及体格检查:甲状腺肿瘤的临床诊断,必须注意详尽采集病史,了解患者的年龄和性别,甲状腺结节或肿块的大小、质地、多少、界限、活动度,以及肿块的生长速度、有无局部淋巴结肿大、有无远处转移等,这些均是作为诊断甲状腺良性或恶性肿瘤的重要线索。临床现象如有甲状腺结节或肿瘤迅速长大、结节的质地坚硬、与邻近组织固定、声带麻痹、局部淋巴结增大、肺及骨的远处转移等时,应高度怀疑有恶性的可能。

以下情况应视为危险因素,要警惕有恶性的可能:

1）孤立的实性"冷结节"。

2）儿童、老年及男性患者有单个实性"冷结节"或有功能的结节。

3）儿童期有过头颈部放射治疗病史。

（2）辅助诊断:X线检查如见气管受压、移位或甲状腺肿块内有细小点状钙化,多为恶性肿瘤;而片状或环状钙化,常提示为良性肿瘤。超声检查如见实性或囊实性混合性结节者,两者发生癌的可能性是相同的。血中降钙素水平如增高,应考虑甲状腺髓样癌。甲状腺的细针吸取细胞学检查可为肿瘤良恶性诊断提供有用的参考资料,而确诊甲状腺癌有赖于活体组织或手术病理证实。

2.鉴别诊断　主要是对肿瘤的良恶性进行鉴别诊断。鉴别良恶性肿瘤需要进行综合判断,首先要看病史,如有家族甲状腺瘤,那么恶性的可能性就比较大。其次要看临床表现,肿瘤是多发性的还是单发性的,一般多发性的肿瘤良性的可能性比较大,而单发性的肿瘤是恶性的可能性较大。然后还要看肿瘤生长的大小和生长速度,如短期内生长速度快而且有压迫症状,就可能有恶性病变。也可以通过触摸来判断,触诊坚硬或者周围淋巴结肿大或者粘连在一起,高度怀疑为恶性肿瘤。以上是经验判断良恶性肿瘤的一般方法,实验室检查是确定良恶性肿瘤更为准确有效的方法。

（五）治疗

1.中医辨证论治　中医治疗甲状腺肿瘤主要靠辨证论治,从整体观念出发,既考虑了局部的治疗,又对患者的全身状况进行系统调理,扶正祛邪,标本兼治,效果显著。瘤体较小的良性甲状腺瘤可以保守治疗,即采用中药治疗。瘤体较大或有恶变趋势的应尽早采用手术治疗,并作病理检查以确诊良、恶性。术后再采用中药巩固治疗,以防复发。

医学研究显示,中药中有一些药物有软坚散结、活血化瘀、疏肝解郁、理气化痰、消瘿等作用,如生牡蛎、穿山甲、鳖甲、浙贝、天南星等,可快速软化消除瘤体,并能调节内分泌提高免疫力,能从根本上整体调理治疗,标本兼治,对治疗甲状腺肿瘤有较好的效果,达到治本的目的。

(1)气滞痰凝

主症:颈部肿大,质地坚硬,胸胁胀痛或胸闷不舒,咽部发闷,纳差,口中痰多黏腻,舌淡红,苔白腻,脉弦滑。

治法:理气化痰,软坚散结。

方药:四海舒郁丸加减。

常用药:陈皮、半夏、浙贝母、海藻、昆布、海螵蛸等。

方解:海藻、昆布等软坚散结,青木香、陈皮等理气化痰。肝气不舒而见胸闷、胁痛者,加柴胡、枳壳、香附、延胡索、川楝子;咽部不适,声音嘶哑者,加桔梗、牛蒡子、木蝴蝶、射干利咽消肿。

(2)痰结血瘀

主症:颈部肿块,随吞咽动作移动,肿物表面光滑、中等硬度,咽中梗梗不舒,痰液黏稠而多,口苦咽干,胸闷,胁肋部及乳房胀满疼痛,舌红边有瘀斑,苔黄腻,脉弦滑。

治法:理气活血,化痰消瘿。

方药:海藻玉壶汤加减。

常用药:海藻、昆布、陈皮、青皮、连翘、丹参、当归、川芎、浙贝母、法半夏等。

方解:海藻、昆布清热化痰,软坚散结;青皮、陈皮、半夏理气化痰散结;赤芍、当归、川芎、丹参养血活血。胸闷不舒加郁金、香附、枳壳理气开郁;郁久化火而见烦热、舌红苔黄脉数者,加夏枯草、丹皮、玄参;结块较硬者,可酌加黄药子、莪术、穿山甲等,以增强活血软坚的作用。本型多由气郁痰阻证发展而来,一般需较长时间服药,方可取效。

(3)热毒蕴结

主症:瘿肿如石,情绪易于波动,心悸易惊,烦躁多汗,舌质红,有瘀斑,少苔,脉弦细数。

治法:清热解毒,凉血散结。

方药:丹栀逍遥散加减。

常用药:海藻、昆布、丹皮、柴胡、当归、白术、白芍、栀子、连翘、浙贝母等。

方解:柴胡疏肝解郁;栀子、丹皮清肝泻火,适用于肝郁化火之瘿病。肝火旺盛烦躁易怒脉弦者,可加龙胆草、黄芩、青黛;手指颤抖者可加石决明、钩藤、天麻等平肝息风。

(4)气血两虚

主症:病情发展至后期,正气渐虚,邪深病重,或进行手术切除后,以全身虚弱症状为主,见全身乏力,形体消瘦,精神不振,声音嘶哑,口干渴饮,胸闷,纳差,吞咽及呼吸困难,或有咯血、浮肿,局部疼痛剧烈并可波及耳枕部及肩部,舌淡嫩,苔薄白,脉沉细弱。

治法:益气补血。

方药:八珍汤加减。

常用药:人参、白术、茯苓、当归、川芎、熟地、生黄芪、蒲公英、金银花、补骨脂等。

方解:方中人参与熟地相配,益气养血共为君药。白术、茯苓健脾渗湿,助人参益气补脾;当归、白芍养血和营,助熟地滋养心肝,均为臣药。川芎为佐,活血行气。炙甘草益气和中,调和诸药。

2.西医治疗

(1)良性肿瘤:对于诊断明确又无恶性病变证据者,可以治疗,也可密切随诊,或试用甲状腺制剂；观察肿瘤大小的变化，若有一步增大或对周围组织有压迫表现者，应手术治疗。如是功能腺瘤，可用抗甲状腺药物治疗甲状腺功能亢进，待甲状腺功能亢进病情控制之后，再进行甲状腺的手术处理。也可进行放射性碘治疗，通常用于 Graves 病甲状腺功能亢进者，由于用 ^{131}I 的量较大，多用于年龄较大、对手术治疗有顾虑的患者，年轻患者宜首选手术。

（2）恶性肿瘤

1）手术：明确诊断或高度怀疑甲状腺癌的患者，采取手术治疗。一般主张不论癌肿大小及有否转移，均将甲状腺全部切除；对于局部转移的淋巴结，应予以清扫。对于冰冻病理显示分化较好、瘤体小而局限的、包膜完整的乳头状癌，一般作甲状腺的病灶侧的全叶切除。

2）放射性碘治疗：适应证为手术未能完全切除的残余癌肿，且具有一定的摄碘功能的患者；转移病灶具有摄 ^{131}I 功能者；少数不能耐受手术的滤泡状腺癌患者，可选用 ^{131}I 治疗。放射性碘治疗剂量，应考虑患者癌肿病灶及转移灶的范围大小及摄碘能力、手术后甲状腺癌肿的残留情况以及患者的年龄大小等因素。

甲状腺激素抑制治疗：凡经手术或 ^{131}I 治疗的甲状腺癌患者，均应长期服用甲状腺激素制剂。一方面可以补充术后甲状腺激素的不足，治疗和防止甲状腺功能减退；另一方面可以抑制垂体 TSH 的分泌，减少其对甲状腺的刺激，预防及延缓甲状腺癌的复发，对远处转移灶也有抑制作用。一般为 L－型甲状腺素钠 $200\sim250\mu g/d$ 或甲状腺干片 $120\sim150mg/d$。对甲状腺癌手术以后采用甲状腺激素治疗时，不一定使患者血清中的 TSH 完全测不出来，TSH水平处于正常值以下即可。

（六）预后

多数医家认为，本病多因忧思郁怒等情志内伤，肝郁不达，脾失健运，以致气结痰凝血瘀搏结于颈前或两侧而成。认为除采用中药巩固治疗，还应调节情志舒畅，以防复发。

西医认为，甲状腺腺瘤多数生长缓慢，有些甚可多年变化不大。伴有甲状腺功能亢进者，经放射性碘或行手术治疗后，预后良好；有局部压迫症状者，经过手术后，效果较好。甲状腺癌和许多其他恶性肿瘤相比，恶性程度也好一些。乳头状癌的预后最好，不少患者经手术治疗后，获得很好效果；滤泡状癌或乳头状与滤泡状混合性癌易有转移，预后稍差；甲状腺髓样癌及未分化癌的转移较常见，预后最差。

（七）展望

对甲状腺肿瘤的诊治，近年来虽有很大的研究进展，但目前还在继续关注探索中。对甲状腺肿瘤的发病机制的临床和实验研究，可能会对其诊治有重要的参考价值。

（孙世萍）

第五节　高钙血症和低钙血症

一、高钙血症

高钙血症指血清离子钙浓度的异常升高，血清钙浓度高于 2.75mmol/L 即为高钙血症。本症是内分泌系统临床较常见的代谢紊乱之一，轻者无症状，仅常规筛查中发现血钙升高，重者可危及生命。根据血钙水平，高钙血症可分为三个程度：轻度，血总钙值低于 3mmol/L；中度，为 3～3.5mmol/L；重度，大于 3.5mmol/L。同时可导致一系列严重的临床征象，即称高钙危象,如严重脱水、高热、心律失常、意识不清等,患者易死于心脏骤停、坏死性胰腺炎和肾衰竭等。

在中医学中没有关于本病的相关记载,根据本病发病的典型症状,大致属于"虚劳"范畴。历代医籍对虚劳的论述甚多。《金匮要略·血痹虚劳病脉证并治》首先提出了虚劳的病名。《诸病源候论·虚劳病诸候》较详细论述了虚劳的原因及各类症状,对五劳、六极、七伤的具体内容作了说明。李东垣重视脾胃,长于甘温补中。朱丹溪重视肝肾,善用滋阴降火。明代张景岳对阴阳互根的理论作了深刻的阐发,在治疗肾阴虚、肾阳虚的理论及方药方面有新的发展。李中梓《医宗必读》强调了肾在虚劳中的重要作用。绮石《理虚元鉴》是虚劳专著,对虚劳病因、病机、治疗、预防、护理均有较好的论述。

(一)病因病机

1.中医病因病机　虚劳的基本病机为脏腑功能衰退,气血阴阳亏损,日久不复。禀赋薄弱,烦劳过度,饮食不节,情志刺激,大病久病,误治失治均可引起虚劳。

(1)禀赋薄弱,素质不强:父母体虚,胎气不足;孕期或临产受损;产后喂养不当,水谷精气不充,皆可致脏腑不健,形气薄弱,禀赋不足,后天易罹患疾病,使脏腑气血阴阳亏虚日甚,病后易久病不复,而成虚劳。

(2)烦劳过度,损伤五脏:烦劳过度,因劳致虚,日久成损。劳力过度,耗伤正气,积劳成疾;忧郁思虑,劳神过度,心失所养,脾失健运,气血受损,久则成疾;早婚多育,房室不节,肾精耗伤,精不化血,日久成劳。

(3)饮食不节,损伤脾胃:暴饮暴食,饥饱失调,偏食嗜饮,过用伤胃药物,损伤脾胃,气血来源不充,脏腑经络失养,遂成虚劳。

(4)大病久病,失于调理:大病邪气太盛,脏气过伤,短期难复;久病不愈,精气未复;或复感外邪,久羁成劳;临产失血过多,气随血钙,损伤脏腑;产后调护不当,正虚难复,过劳成损。

(5)失治误治,损耗精气:寒凉伤阳,燥热伤阴,攻伐伤气,泻下伤脾,通利无度伤肾;延误治疗,阴精阳气受损难复,导致虚劳发生。

2.西医病因及发病机制　最常见的病因为原发性甲状旁腺功能亢进症和恶性肿瘤,占总致病因素的90%以上。筛查出的无症状患者高血钙原因多为甲旁亢,而住院患者的高血钙往往由肿瘤所致。生理情况下血钙水平的维持主要靠骨骼、胃肠道、肾脏和血浆蛋白尤其是白蛋白4个方面。发生高钙血症时,主要是以下多种因素共同作用引起的。

(1)原发性甲状旁腺功能亢进症:甲状旁腺病变引起自主性持续过量的甲状旁腺激素(PTH)分泌可导致:破骨细胞数量和活性增加,促进骨吸收,使骨钙释放入血;促使肾小管对钙重吸收增加;刺激肾脏合成$1,25(OH)_2D$,从而增加肠道钙的吸收。

(2)恶性肿瘤:约20%的恶性肿瘤(如乳腺、肺、肾、甲状腺、前列腺癌)患者在晚期可发生高钙血症。这些恶性肿瘤可转移至骨骼,刺激破骨细胞骨吸收及肾小管钙的重吸收,导致高钙血症。其特征是:很少或无恶性肿瘤骨侵犯或骨转移;肿瘤切除或治愈后高钙血症及其他生化异常可以逆转。此外,有些肿瘤(如上皮细胞样肺癌、肾癌)可以产生PTH样物质、前列腺素E、维生素D样固醇及破骨细胞活化因子,使骨组织发生吸收而释放钙。

(3)内分泌疾病

1)肾上腺皮质功能减退症:有报道在原发和继发性肾上腺皮质功能低减患者,尤其在阿狄森危象时出现轻度高钙血症,机制可能为血容量减少,血液浓缩,血浆白蛋白升高致血总钙增多,有些患者游离钙水平也升高。PTH、PTHrP、1,25(OH)$_2$D均受抑制。扩容和糖皮质激素治疗很快就可使血钙恢复正常。

2)嗜铬细胞瘤:嗜铬细胞瘤患者可出现轻度到严重的高钙血症。机制可能包括:与合并原发性甲旁亢的MENna型有关(最常见);偶有切除嗜铬细胞瘤后高钙血症即缓解的报道,近期研究证实嗜铬细胞瘤可产生PTHrP;儿茶酚胺介导的甲状旁腺分泌PTH致甲旁亢;儿茶酚胺介导的骨吸收。

(4)结节和肉芽肿疾病:约10%结节病患者经过常规生化检测发现有轻到重度高钙血症。以往认为高血钙和高尿钙的发生可能是结节病患者对维生素D敏感过度所致,夏季接受日照过多或维生素D缺乏均可引发结节病患者的高钙血症。然近期发现有高血钙的肉芽肿病患者血中的1,25(OH)$_2$D水平增高,可能是结节病和其他肉芽肿组织中的巨噬细胞或与肉芽肿组织有关的其他细胞产生过量1,25(OH)$_2$D的结果。

(5)维生素中毒

1)维生素D中毒:维生素D的生理需要量为400～600U/d,正常人发生高钙血症所需摄入维生素D量通常为生理需要量的100倍以上。在治疗骨质疏松、甲旁减、骨软化和肾性骨病时,由于维生素D使用不当或个体敏感性不同可导致高钙血症。此外维生素D中毒可出现在维生素D衍生物的治疗中,如1,25(OH)$_2$D。维生素D中毒使肠黏膜吸收钙增加,骨组织破骨活跃,骨钙外流,进而诱导肾小球滤过率减少,肾钙清除减少,从而加重高钙血症。

2)维生素A中毒:维生素A的允许推荐剂量为50000IU/d。大剂量维生素A摄入(50000IU/d,数周至数月)可导致高血钙,临床罕见。但目前维生素A类似物的广泛使用,如用维甲酸治疗痤疮及其他皮肤病,用全反式维甲酸治疗血液系统恶性肿瘤,均可导致维生素A中毒性高钙血症的频发。其机制可能为过量维生素A刺激破骨细胞骨吸收,引发高钙血症。

(6)其他

1)制动:失重(宇航员)、长期卧床,尤其是Paget's病等具有高骨转换率的患者长期卧床可出现高钙血症。制动数日到数周后可能增加破骨细胞骨吸收,减少成骨细胞骨形成。制动诱导快速骨丢失的机制尚待研究。开始正常负重活动后,骨吸收、高血钙及高尿钙均可迅速逆转,但被动的运动锻炼不起作用。

2)乳碱综合征:乳碱综合征指由于摄入过多的钙剂(每天摄入元素钙2～8g)和可吸收的抗酸剂导致的高钙血症、高磷血症、代谢性碱中毒和肾功能不全。最早描述于1923年,用西皮饮食(sippydiet)即牛奶、铋、钙、碳酸氢钠混合物治疗消化性溃疡,20天后患者出现头痛、恶心、呕吐、皮肤瘙痒、带状角膜病,检查发现碱中毒、肾功能不全和血钙值升高。

(二)临床表现

患者在消化、运动、神经、泌尿等系统均可有症状。表现为厌食、恶心、呕吐、便秘、乏力、肌张力减低、烦渴、多尿、嗜睡、神志不清甚至昏迷。病程长时,可以发生组织内钙沉积,如结膜、关节周围沉积及肾结石。测定血钙可以明确诊断。

1.神经精神症状 轻者只有乏力、倦怠、淡漠的表现;严重患者有头痛、肌无力、腱反射减弱、抑郁、易激动、步态不稳、语言障碍,听力、视力和定向力障碍或丧失,木僵、行为异常等精神神经症状。高钙危象时可出现谵妄、惊厥、昏迷。神经精神症状的机制考虑为高钙对脑细胞的毒性,干扰了脑细胞的电生理活动。

2.心血管和呼吸系统症状 可引起血压升高和各种心律失常。心电图可见 Q－T 间期缩短、ST－T 改变、房室传导阻滞和低血钾性 u 波,如失于治疗,可引起致命性心律不齐。心动过缓和Ⅰ度房室传导阻滞也有报道。因高钙血症可引起肾排水增多和电解质紊乱,使支气管分泌物黏稠,黏膜细胞纤毛活动减弱,支气管分泌物引流不畅,易招致肺部感染、呼吸困难,甚至呼吸衰竭。

3.消化系统症状 表现为恶心、呕吐、厌食、腹痛、便秘,甚至麻痹性肠梗阻。由于钙可刺激胃泌素和胃酸分泌,故高钙血症患者易发生消化性溃疡。钙异位沉积于胰腺管,刺激胰酶大量分泌,可引发胰腺炎。

4.泌尿系统症状 高血钙可致肾小管损害,使肾小管浓缩功能下降,大量钙从尿中排出,从而引起多尿、烦渴、多饮,甚至失水、电解质紊乱和酸碱失衡。钙在肾实质中沉积可引起间质性肾炎、失盐性肾病。肾钙质沉积症,最终发展为肾衰竭,也易发生泌尿系感染和结石。

5.钙的异位沉着表现 高钙血症易发生异位钙沉着,可沉着于血管壁、角膜、结合膜、鼓膜、关节周围和软骨,可引起肌肉萎缩、角膜病、红眼综合征、听力减退和关节功能障碍等。

6.血液系统症状 因钙离子可激活凝血因子,故可导致广泛性血栓形成。

7.其他 高血钙危象:血钙增高至 4mmol/L 以上时,表现为多饮、多尿、严重脱水、循环衰竭、氮质血症。如不及时抢救,患者可死于肾衰竭和循环衰竭。

(三)实验室及其他检查

1.多次测定血浆中钙浓度 因为血清总钙受血清白蛋白的干扰,因此,有人认为测定血浆离子钙比测定血浆总钙为优。但是血浆钙离子受血 pH 值的影响,故也可发生误差。

2.测定血清总钙时应同时测定血清白蛋白 测定离子钙时应同时测血 pH 值,以便纠正所测结果。另外在测离子钙时注意压脉带不宜压迫时间过长,防止血 pH 值发生改变而使血离子钙有假性升高。

3.其他辅助检查 依据病史、症状,选做 B 超、X 线检查、核素扫描和 CT 检查。

(四)诊断与鉴别诊断

1.诊断

(1)高钙血症:是指血清离子钙浓度升高,通常临床上测定血钙为血浆总钙＞2.7mmol/L 即可认为是高钙血症。血浆总钙包括蛋白结合钙、复合钙和离子钙。血清白蛋白含量和血液酸碱平衡直接影响着离子钙的浓度,在分析血清总钙浓度的诊断价值时,应考虑其影响因素。

(2)甲旁亢:高钙血症最常见原因为甲旁亢。本病进展缓慢,早期 50％患者仅仅表现为高血钙、低血磷和甲状旁腺增高,临床上勿轻易放过高钙血症这一早期诊断线索。

(3)指示性征候:出现下列临床线索,应警惕高钙血症:反复胃、十二指肠溃疡;反复急性胰腺炎发作;反复出现泌尿道结石或肾绞痛;反复发生病理性骨折;不明原因的肌无力及肌萎缩。

2.鉴别诊断 进行高钙血症鉴别诊断前,首先确定高血钙是否真正存在。需多次重复血钙测定以除外实验室误差及止血带绑扎时间过长等人为因素造成的高血钙;还需注意患者有无脱水及血浆蛋白浓度升高。高钙血症一经确立,便可进行以下鉴别:

(1)甲旁亢和恶性肿瘤:从临床表现观察,由于 90％以上的原因为原发性甲旁亢和恶性肿瘤,因此临床表现为无症状或慢性过程的很可能为甲旁亢;而高血钙通常是癌症病情恶化的表现,一般高钙血症出现后,患者仅能存活数周至数月,因此如果临床表现重症、急性的,很可能是恶性肿瘤。

（2）结合血 PTH 测定来考虑：如果 PTH 测定值高，则诊断为原发性甲旁亢，当然要注意排除恶性肿瘤异位分泌 PTH，但非常罕见；如果 PTH 测定值低，则需根据病史、体征、各种实验室及影像学检查仔细筛查恶性肿瘤，确定是否由结节病或其他少见原因导致的高钙血症。在诊治恶性肿瘤相关的高钙血症时，须注意肿瘤患者合并其他引起高钙血症的疾病。

（五）治疗

1.中医辨证论治

（1）气阴两虚

主症：面色㿠白，神倦乏力，气短难续，五心烦热，两颧潮红，形体羸虚，自汗盗汗，或咳嗽咯血、血色淡红，舌苔薄白或少苔，舌质红少津，脉沉细或细数。

治法：益气养阴，补虚扶正。

方药：黄芪鳖甲散加减。

常用药：黄芪、天冬、鳖甲、地骨皮、秦艽、人参、茯苓、柴胡、紫菀、半夏、知母、桑白皮、生地、炙甘草。

方解：方中黄芪、人参、茯苓、炙甘草补中益气；天冬、生地滋阴增液；地骨皮、秦艽、桑白皮、知母清虚热，清热除烦；紫菀、半夏止咳化痰。盗汗自汗较重，可加五味子、煅牡蛎、煅龙骨、浮小麦固表敛汗；心悸怔忡，可酌加酸枣仁、龙眼肉、柏子仁、生龙骨、生牡蛎养心安神；咯血可加白及、仙鹤草、鲜茅根等凉血止血；纳少腹胀，大便溏薄者，可加山药、扁豆、薏苡仁、砂仁理气健脾。

（2）肺肾气虚

主症：呼吸浅短难续，呼多吸少，动则尤甚，腰膝酸软，小便不利或小便自遗，面白神疲，声低气怯，畏风自汗，易于感冒；或呼吸困难，甚则张口抬肩，倚息不能平卧，冷汗淋漓，肢冷唇青；舌质淡胖，苔白，脉沉弱或浮大无根。

治法：补肺益肾，培元纳气。

方药：补肺汤合人参蛤蚧散加减。

常用药：人参、黄芪、茯苓、紫菀、桑白皮、熟地、五味子、蛤蚧、杏仁。

方解：方中人参、黄芪益气固表；熟地、五味子敛肺益肾；紫菀、桑白皮清肃肺气；蛤蚧补益肺肾，定喘止嗽；人参、茯苓大补元气而益脾肺；杏仁理气祛痰。易于感冒者可用玉屏风散围护卫表；热象不显者可去桑白皮；自汗多者可加煅牡蛎固表止汗。

（3）心脾气血亏虚

主症：心悸怔忡，彻夜难寐，食少腹胀，大便溏薄，肌肤紫斑、齿衄、鼻出血，头晕健忘，倦怠乏力，面色萎黄，女子经少色淡或淋漓不断，舌质淡嫩，脉细弱。

治法：健脾养心，益气补血。

方药：归脾汤。

常用药：黄芪、人参、白术、当归、茯苓、远志、酸枣仁、木香、甘草。

方解：方中黄芪、人参、白术补气健脾；当归补血养血；茯苓、远志、酸枣仁宁心安神；木香理气醒脾；甘草补虚和中。

（4）肝肾阴虚

主症：爪甲失荣，肢体颤动，胁痛隐隐，眼花目涩，腰膝酸软，头晕目眩，颧红烦热。咽干口燥,耳鸣健忘,盗汗失眠,男子遗精,女子经少,下肢痿软无力,甚至步履全废,腿胫大肉尽脱,舌质红,少苔或无苔,脉沉细而数。

治法:滋补肝肾,养阴清热。

方药:六味地黄丸合补肝汤加减。

常用药:熟地、山药、山茱萸、泽泻、茯苓、丹皮、当归、白芍、川芎、木瓜、麦冬、酸枣仁、甘草。

方解:六味地黄丸滋阴补肾;补肝汤中当归、白芍、川芎、熟地养血柔肝,木瓜、甘草酸甘化阴,麦冬、酸枣仁滋养肝阴。口干咽燥,舌质红,少苔,可加玄参、石斛以养阴清热;鼻齿出血加仙鹤草、鲜茅根之类以凉血止血。

(5)脾肾阳虚

主症:畏寒肢厥,腰膝厥冷或脘腹冷痛,五更泄泻,下利清谷,面浮肢肿,面色㿠白,形神衰惫,饮食少进,小便不利,舌质淡胖有齿痕,或舌质紫暗,苔白滑,脉细弱无力。

治法:温补脾肾,化饮利水。

方药:附子理中汤合金匮肾气丸。

常用药:附子、人参、白术、干姜、山药、山茱萸、熟地、桂枝、甘草。

方解:前方中人参、白术、甘草益气健脾,燥湿和中;附子、干姜温肾祛寒;后方中重用山药、山茱萸、熟地滋养肝脾肾而益精血;附子、桂枝温阳化气。五更泄泻者合用四神丸温脾暖肾、固肠止泻;脾虚湿盛以致下利清谷不止者,加党参、薏苡仁、扁豆、砂仁,以及罂粟壳、草豆蔻、乌梅、诃子以健脾渗湿,固肠止泻。

(6)心肾阳虚

主症:心悸怔忡,小便不利,面浮肢肿。畏寒肢冷,甚至唇甲青紫,神倦无力,小便不利。舌质暗淡或青紫,苔白滑,脉象沉微细或结代。

治法:温补心肾,益气温阳。

方药:拯阳理劳汤合右归饮。

常用药:人参、黄芪、白术、陈皮、当归、附子、肉桂、枸杞子、山药、山茱萸、熟地、杜仲、生姜、大枣、甘草。

方解:人参、黄芪补益心气;白术、大枣、陈皮、当归健脾养血;附子、肉桂、生姜温通心肾;枸杞子、山药、山茱萸、熟地滋阴益肾,养肝补脾,填精益髓;杜仲补肝肾,强筋骨;甘草补气,调和诸药。畏寒肢冷者,酌加巴戟天、仙灵脾、鹿茸等温补阳气;气滞血瘀明显者加川芎、郁金、丹参、檀香、桂枝等理气温经活血;肾不纳气,酌加补骨脂、蛤蚧补肾纳气。

(7)肾阴阳两虚

主症:腰膝酸软或冷痛,耳鸣发枯,颧红盗汗或形寒肢冷,头晕目眩,午后潮热,小便频数、混浊如膏,或饮一溲一,男子梦遗或滑精、阳痿,女子经少经闭,舌红少津,或舌质淡体胖而边有齿痕,脉微细而数或虚大。

治法:滋阴补阳,培元固本。

方药:偏阳虚者以右归丸为主方,偏阴虚者以左归丸为主方。

常用药:附子、肉桂、杜仲、菟丝子、鹿角胶、熟地、山药、枸杞子、山茱萸、当归、龟甲、牛膝。

方解:右归丸中附子、肉桂温补肾阳;杜仲、菟丝子、鹿角胶温补肾气;熟地、山药、枸杞子、山茱萸、当归补益精血,滋阴助阳。左归丸中熟地、山茱萸、山药、枸杞子、龟甲、牛膝滋补肾阴;菟丝子、鹿角胶温补肾气,助阳生阴。潮热盗汗较重者,可加知母、黄柏、地骨皮以滋阴降火;面浮肢肿,可加茯苓、泽泻、车前子,或合五苓散利水消肿。

(8)肾精亏耗

主症:形体羸瘦,精神呆钝,发落齿摇,壮年男子精少不育,育龄女子经闭不孕,头晕目眩,健忘恍惚,耳鸣耳聋,足痿无力,面色㿠白,舌萎无华,脉细弱。

治法:补肾填精,滋阴充髓。

方药:河车大造丸加减。

常用药:紫河车、党参、茯苓、熟地、龟甲、杜仲、牛膝、天冬、麦冬。

方解:紫河车大补精髓,以壮真元;党参、茯苓、熟地、龟甲、杜仲、牛膝滋阴益肾,充精填髓;天冬、麦冬滋肺阴以生肾水。精气亏虚,诸症严重者,可酌加鹿茸、蛤蚧、海狗肾、冬虫夏草、菟丝子、补骨脂、巴戟天等大补肾精;滋腻太过,痞满食少,可加砂仁、厚朴等行气消满。

(9)正虚瘀结

主症:面色萎黄或黧黑,肌肤甲错,体瘦形脱,腹部胀满或内有肿块,饮食大减,甚则不能进食,常伴鼻出血、齿衄、咯血等,唇甲黯淡,舌质紫黯或有瘀斑瘀点,脉细数或细涩。

治法:补益气血,活血祛瘀。

方药:大黄䗪虫丸加减。

常用药:大黄、䗪虫、虻虫、水蛭、芍药、地黄、杏仁、黄芩、白蜜、甘草。

方解:方中大黄、䗪虫、虻虫、水蛭祛瘀生新;芍药、地黄养血补虚;杏仁理气;黄芩养阴清热;白蜜、甘草益气和中。正虚明显者,可酌加黄芪、人参补益正气;腹内肿块明显者,可加三棱、莪术、丹参、半枝莲等消肿散结;出血明显者,可加三七、白茅根、侧柏炭、白及收敛止血。

2.西医治疗　积极治疗原发病,低钙饮食,防止缺水,可预防发生高钙血症。由于高钙血症造成的各系统功能紊乱会影响病因治疗,严重时高钙危象可危及生命,因此,降低血钙缓解症状、延长生命往往成为当务之急。短期治疗通常能有效地缓解急性症状、避免高钙危象造成的死亡,争取时间确定和去除病因。

(1)扩容、促尿钙排泄

1)补液:发生高钙血症时,由于恶心、呕吐、多尿引起的脱水很常见,因此,不论何种原因的高血钙,均需首先使用生理盐水补充细胞外液容量。开始 24～48h 持续静点 3000～4000mL/d,可使血钙降低 1～3mg%。

2)利尿:细胞外液容量补足后可使用速尿。速尿和利尿酸钠可作用于肾小管髓袢升支粗段,抑制钠、钙的重吸收,促进尿钙排泄,同时防止细胞外液容量补充过多。速尿应用剂量为20～40mg 静脉注射;当给予大剂量加强治疗(每 2～3h 给药 80～120mg)时,需要补充水和电解质。配合抗骨吸收药物一同使用,疗效更加确切,一般仅用 1～3d,在抗骨吸收药物起效后即可停用。值得注意的是,由于噻嗪类利尿药可减少肾脏钙的排泄,加重高血钙,因此绝对禁止。

(2)抑制骨吸收药物:由于破骨细胞骨吸收的增加是绝大多数高钙血症患者最常见和重要的发病机制,因此,目前经常使用阻断破骨细胞骨吸收的药物降低血钙。此类药物的早期使用还可避免长期大量使用生理盐水和速尿造成的水及电解质紊乱。

1)二膦酸盐:高钙血症一经明确,须尽早使用,因为二膦酸盐起效需 2～4d,达到最大效果需 4～7d;60%～70%患者血钙能降至正常水平,效果可持续 1～3 周。二膦酸盐胃肠道吸收率很低,因此治疗高钙血症时常采用静脉滴注给药。

2)降钙素:可作用于破骨细胞上的降钙素受体,抑制破骨细胞骨吸收,同时能减少肾小管钙的重吸收,增加尿钙排泄。起效快,但效果不如二膦酸盐显著。使用降钙素 2~6h 内血钙可平均下降 0.5mmol/L,但不能使大多数患者的血钙水平降至正常。常用鲑鱼降钙素剂量为 2~8U/kg,鳗鱼降钙素剂量为 0.4~1.6U/kg;每 6h 肌注或皮下注射 1 次,6h 内可使血钙降低 0.25~0.5mmol/L。但作用时间短,且在几小时或几天内出现"逸脱"现象而失效,重复注射同一剂量的降钙素不能达到首次注射的效果,即多次注射效果减弱,不适用于长期用药;这可能与破骨细胞上降钙素受体的快速降调节作用有关。糖皮质激素或光辉霉素合用有协同作用,且糖皮质激素可消除降钙素的"逸脱"现象。

3)光辉霉素(普卡霉素):具有抑制 DNA 合成、减少骨重吸收和拮抗 PTH 作用。静脉注射 25~50mg/kg 光辉霉素 36~48h 后血钙可降至正常。因其对肝、肾和造血系统有毒,故一般只注射 1 次,必要时可在第 1 次用药后 5~7d 重复 1 次。

4)西咪替丁:300~600mg 加入生理盐水中每半小时 1 次静脉滴注。

5)钙螯合剂:依地酸二钠可与钙形成可溶解的复合物从尿中排出,2~4g/d 加于生理盐水中静脉滴注,于 4h 滴完。此药对肾有毒,故有肾功能不全者应慎用或不用。

(3)糖皮质激素:通过抑制肠钙吸收、增加尿钙排泄来降低血钙。有研究报道,能使产生 1,25(OH)$_2$D 的肉芽肿病患者血中的 1,25(OH)$_2$D 水平降至正常。可用于治疗由于血液系统恶性肿瘤如淋巴瘤和多发性骨髓瘤导致的高血钙,也用于治疗维生素 D 和维生素 A 中毒或肉芽肿病导致的血钙升高。但对实性肿瘤或原发性甲旁亢引发的高血钙疗效不明显。常用剂量为口服泼尼松 40~80mg/d 或静滴 200~300mg 氢化可的松,共用 3~5d;但因起效作用慢,维持时间短,故常与其他降钙药物联合应用。

(4)其他

1)透析:使用无钙或低钙透析液进行腹透或血透,治疗顽固性或肾功能不全的高钙血症,能迅速降低血钙水平。

2)活动:卧床的患者应根据自身情况尽早活动,以避免或缓解由长期卧床引起的高钙血症。

二、低钙血症

低钙血症是指各种原因所致的甲状旁腺激素(PTH)分泌减少或其作用抵抗,维生素 D 缺乏或代谢异常,使骨钙释放减少,肾小管重吸收或肠道钙的吸收障碍,从而引起血游离钙浓度降低的一组临床综合征。主要表现为神经肌肉的兴奋性增高,严重者可致呼吸困难、心律失常、惊厥,甚至猝死。血清蛋白浓度正常时,血钙低于 2.0mmol/L 称为低钙血症。低钙血症一般指游离钙低于正常值。酸中毒或低蛋白血症时仅有蛋白结合钙降低;反之,碱中毒或高蛋白血症时,游离钙虽降低,但蛋白结合钙增高,故血清钙仍可正常。

在中医学中没有关于低钙血症的记载,根据本病的临床表现,可归于"痉证"范畴,甲状旁腺功能减退症章节已有介绍,本节不再赘述。

(一)病因病机

1.病因　正常的血游离钙浓度由 PTH 对肾和骨的直接作用,及对肠的间接作用[通过 1,25(OH)$_2$D]来维持。如同高钙血症一样,其病因也多种多样,分类方法也有很大差异,根据其

发病机制,可将低钙血症大致分为两大类:

(1)甲状旁腺功能减退

1)甲状旁腺激素释放障碍:特发性(自身免疫性)甲状旁腺激素释放障碍;甲状旁腺基因突变;外科切除或损伤;肝豆状核变性;功能性甲状旁腺激素释放障碍;低镁血症;术后暂时性甲状旁腺激素释放障碍。

2)甲状旁腺激素功能障碍(激素抵抗)。

3)假性甲状旁腺功能减退。

(2)甲状旁腺激素功能正常或增高

1)肾衰竭。

2)肠吸收障碍。

3)急性或慢性胰腺炎。

4)成骨细胞性转移瘤。

5)维生素D缺乏或抵抗。

2.发病机制　低钙血症的主因是食入钙、维生素D(VitD)或甲状旁腺激素(PTH)缺乏或生理效应不能发挥。

(1)钙和维生素D摄入缺乏:机体摄入的钙15%～70%由肠吸收入血,在体内发挥生理作用、新旧交换和储存后,大部分由肾小球滤过,滤过钙的3%左右由肾脏排出,少部分再随肠液排入肠腔经粪排出。成人每日钙摄入与尿和粪排出钙大致相等,血清总钙(sCa)保持正常水平。WHO推荐每日食入钙量为600～800mg元素钙,少于3mg/kg是负钙平衡,会发生低钙血症。国内研究,每日摄入450mg元素钙可维持我国居民的钙平衡。生长期青少年、孕妇和哺乳期妇女日需钙1000～1500mg才能满足骨骼生长和乳汁输出所需钙。

肠吸收钙需要VitD,成人每日基本需要量400单位。VitD主要来自肉、蛋、肝、脂肪等动物性食物。日光或紫外线照射皮下的7脱氢胆固醇转化成$VitD_3$以补充需要。

(2)肠吸收障碍:小肠上段和十二指肠是吸收钙的主要部位,Ca^{2+}的渗透性吸收(被动吸收)需要肠液pH<6,才适于食物中钙析出及保持钙离子状态。因此,胃切除、胃酸分泌缺乏、肠蠕动快、腹泻、小肠广泛病变、短肠分流通路术后等都有钙吸收减少。Ca^{2+}的主动吸收需活性$VitD-1,25(OH)_2D_3$(钙三醇)。VitD属脂溶性,在胆汁协助下被肠吸收入血。胆汁淤滞、胆瘘、脂肪泻等造成VitD吸收障碍,导致Ca^{2+}的主动吸收减少。

(3)VitD作用障碍:VitD没有生物活性,需经肝内25羟化酶羟化,再经肾脏的1α-羟化酶羟化,才成为有完全活性的钙三醇与肠系膜细胞受体结合,调节肠的主动吸收钙。PTH缺少或PTH受体敏感性下降会使1α-羟化酶不能活化。肝硬化、大面积肝损伤或癌瘤患者25羟化酶产生少,苯巴比妥、苯妥因钠类抗癫痫药加强肝细胞的混合功能氧化酶活性,使VitD及其代谢物加快清除,血中$25(OH)_2$和钙三醇都减少。肾小球或肾小管的实质病变造成近端肾曲管生成1α羟化酶缺少。维生素D依赖性佝偻病是遗传性疾病,Ⅰ型因1α羟化酶合成缺陷,Ⅱ型是钙三醇的受体不反应;Ⅰ型血中钙三醇测值低,Ⅱ型测值高。各型VitD缺陷都有低血钙,血磷低或正常,尿钙排出少。

(4)甲状旁腺-PTH系统疾病:PTH是体内最主要的调钙激素,认为各种原因的低钙血症都与PTH调节作用不良有关。甲状旁腺瘤或增生伴骨质疏松患者,手术后"钙饥饿"的骨基质可能摄入大量钙盐而发生持续较长期的低钙血症。

（5）其他

1）石骨症或氟骨症患者，骨中矿物盐不能溶解释出维持血钙水平正常。

2）呼吸性碱中毒因过度换气呼出过量 CO_2，使血 pH 升高，钙离子降低，见于癔症的发作、颅脑严重损伤或药物（如水杨酸中毒的呼吸中枢受刺激）。输入大量枸橼酸抗凝的全血、碳酸盐或磷酸盐可结合血中钙，引起急性可恢复的低血钙。急性危重病及慢性病终末期由于低蛋白血症，酸中毒的尿钙排出或组织溶解释出细胞内磷的高血磷都会引起低血钙。低钾碱中毒也是低钙血症的原因。氨基糖苷类抗生素亦会引起血钙降低，机制复杂。

3）低镁血症使 PTH 对靶器官的作用不能发挥，从而骨钙释出和肠钙吸收都减少。

3.发病机制

（1）神经肌肉兴奋性增加：常是最突出的临床表现。轻型或缓解期患者常感手足末端麻木、蚁爬感或不定位的刺痛、肌肉酸痛紧缩感、膝腱反射亢进。较重型有时心悸，有时口角或不定位的肌肉抽动，睡眠中或受寒凉时腓肠肌痉挛。典型的低钙血症体征是手足搐搦（发作期间患者神志清楚），因寒冷、劳累或深呼吸等微弱刺激可诱发，发作时肌肉痉挛呈对称性。指间关节伸直、掌指关节屈曲、拇指内收，所谓助产士手式；病情加剧者由肢体远端向近心端发展，呈腕、肘关节屈曲，上臂内收，左右对称。下肢发作较少，呈足内翻、膝关节伸直。喉及支气管痉挛引起喉鸣、哮喘甚至呼吸暂停；在消化道，表现为腹痛、腹泻、胆绞痛；膀胱表现为尿意感；血管痉挛可表现为头痛、心绞痛、雷诺现象。发作持续几分钟自行缓解或持续发作需注射钙剂才获症状缓解。严重者可持续数小时，死于喉痉挛窒息或心脑供血缺乏。低血钙可诱发癫痫，呈局灶型、小发作或大发作型，纠正低血钙后，也可能再发作。单纯用抗癫痫药不能纠正低血钙，相反会使低血钙加重。

（2）神经精神症状：急性低血钙患者可以呈躁狂、幻觉、幻听等急性精神病表现。长期轻度低血钙症会引起烦躁、易怒、焦虑、失眠，导致智力减弱、记忆力下降，甚至抑郁型精神病。低血钙时血管渗透性增加，会发生脑水肿颅压高和视神经乳头水肿，低血钙矫正后几周或更长时期会有视神经乳头水肿消失，是假性脑瘤的一种病因。甲旁减或靶器官不反应患者的高血磷低血钙，易发生脑基底节、小脑、大脑皮质的异位钙化，临床表现言语不利、震颤麻痹、舞蹈病、小脑性共济失调等不可逆改变。小儿可不表现手足搐搦，而是躁动、抽搐、神志不清。

（3）对心脏的影响：心肌收缩力减弱、心输出量少、心动过速、心律不齐、胃酸缺乏、食欲差、腹泻。心电图可见 $Q-T$ 间期及 ST 段延长、T 波低平或倒置。

（4）骨骼改变：慢性低钙血症患者的骨样组织（类骨）钙化不良，发生佝偻病或成人骨软化症。幼儿可出现牙釉质发育不全和恒牙不出、牙齿钙化不全、乳牙脱落，成人易早脱牙。

（5）外胚层组织变形：末梢血管痉挛供血不足使皮肤、毛发、爪甲营养障碍；皮肤粗糙脱皮屑、色素沉着、湿疹或牛皮癣样病变；毛发干燥脱落、指甲薄脆断裂。

（6）低血钙危象：严重低血钙可发生严重的精神异常、严重的骨骼肌和平滑肌痉挛，从而发生惊厥、癫痫样发作、严重喘息，甚至呼吸暂停、心搏骤停而致死。

4.实验室及其他检查

（1）实验数据是确立低血钙和原发病因的必需指标。血清钙（sCa）测值低于 2mmol/L（8mg/dl）或 sCa^{2+} 低于 1mmol/L（4mg/dl）可确定低血清钙。血清钙的参考值评定基于患者血清白蛋白水平在 3.5g/dl 的基础上，低于此值应进行纠正后评价。

诊断低钙血症的原发病需测验血清钙、磷、碱性磷酸酶、镁、血清白蛋白、球蛋白、肝、肾功能。可疑肾病变者加测内主肌酐清除率、血 pH 或血气分析、肾的尿酸化试验,血清 Na^+、K^+、Cl^-,尿钙磷每日排出量。可疑甲状旁腺激素作用障碍应加测血浆 PTH,尿 cAMP,必要时 PTH 静脉注射试验。可疑 VitD 缺乏需测血浆 VitD、$25(OH)_2D$ 及钙三醇。

(2)X 线骨片摄影、骨组织学检查和骨计量学,可鉴别肾性骨病、骨软化症、氟骨症。

(3)心电图呈现 Q－T 间期延长、T 波小,可有传导阻滞。

5.诊断与鉴别诊断

(1)诊断

1)病史:从病史可调查食物含钙情况、肠吸收、药物、肾病有无,可粗略了解到低血钙的可能原因。

2)体格检查:在手足搐搦发作间期,潜在的低血钙患者表现缺钙弹指征(Chvostek 征)阳性,即叩击患者耳垂前下方 2cm,为面神经出处,引起口轮匝肌、鼻翼肌、眼轮匝肌 3 处有 2 处以上抽动;缺钙束臂征(Trousseau 征)阳性,即血压表带束臂,加压到收缩压与舒张压之间,3 分钟内受试侧手抽搐。

3)实验室检查:Ca 或 sCa^{2+} 低于正常范围,血浆蛋白正常。

4)骨骼摄片:可以了解骨病的性质和程度,同时确定是否转移性肿瘤引起。

(2)鉴别诊断:低钙血症可由甲旁减、甲状腺手术后、库欣综合征等引起。本症可引起腹痛,是由于神经肌肉的应激性增高,胃肠道平滑肌的高度痉挛所致。临床上出现不同程度的无固定部位的痉挛性腹痛,常以感染、情绪紧张为诱因,女性经期前后更易诱发。其发作时 Chvostek 征和 Trousseau 征阳性,血清钙常在 1.5mmol/L 以下,注射钙剂后腹痛可缓解。

6.治疗 有症状和体征的低钙血症患者应予治疗,血钙下降的程度和速度决定纠正低钙血症的快慢。若总钙浓度小于 7.5mg/dl(1.875mmol/L),无论有无症状均应进行治疗。

低钙血症若症状明显,如伴手足搐搦、抽搐、低血压、Chvostek 征或 Trousseau 征阳性、心电图示 Q－T 间期 ST 段延长伴或不伴心律失常等,应予立即处理。用 10%氯化钙或葡萄糖酸钙 10~20mL,5~10min 推入静脉。必要时每 2h 可重复,至手足搐搦停止;或一次注射后持续静脉滴注钙剂,用 5%葡萄糖稀释,输入钙元素速度不超过 4mg/(kg·h),同时给予心电图监护,密切监测心率,尤其是使用洋地黄的患者,以防止严重心律失常的发生。若症状性低钙血症反复发作,可在 6~8h 内输注 10~15mg/kg 的 Ca^{2+};氯化钙亦可使用,但对胃刺激大。

慢性低钙血症首先要去除病因,如低镁血症、维生素 D 缺乏等;另外可以给予口服钙和维生素 D 制剂。药物钙选择原则是含钙元素多、对肠胃刺激小、使用方便和价格适中。口服钙制剂包括葡萄糖酸钙、枸橼酸钙和碳酸钙,根据基本病情选择应用,一般可服 1~2g/d。鱼肝油内富含维生素 D,可促进钙从肠道吸收,价廉,但作用较慢;一旦作用发生,可持续较久,应经常监测血钙调整用量。活性维生素 D3 包括 $25－(OH)D_3$ 及 $1,25－(OH)_2D_3$,作用较快,尤其是后者,用后 1~3d 开始生效,且作用时间短,使用较安全,每天使用 0.25~1μg。

低镁血症常与低钙血症并存,低血镁时 PTH 分泌和生理效应都减低,使低钙血症不易矫正。口服氯化镁 3g/d 或静脉滴注 10~14mmol/d,肾排泄镁功能正常的患者尿镁可作为体内镁补充适量的指标。血清 Mg0.8~1.2mmol/L 为正常。

非肾衰竭的慢性低钙血症也可在低盐饮食的基础上使用噻嗪类利尿剂以减少尿钙的排出。

(孙世萍)

第六节　高尿酸血症和痛风

高尿酸血症,是指血浆尿酸盐浓度超过饱和限度,临床上以男性超过 420nmol/L (7.2mg/dl),绝经前女性大于 350nmol/L(5.8mg/dl)上限为判定标准。可分为相对增高和绝对增高两大类。相对增高系指血尿酸浓度超过正常人群的上限;而绝对增高则是指血尿酸浓度超过尿酸的可溶性。

痛风是由于嘌呤代谢中有关酶活性的先天性或后天性缺陷,引起嘌呤代谢紊乱,从而导致尿酸生成过多,或排出过少,又或二者兼备,最终使血浆尿酸盐浓度超过饱和限度。临床常发生间歇性发作的急性关节炎,或慢性痛风石性关节炎,可表现为痛风石、关节强直或畸形,或出现痛风性肾病,肾实质损害,尿路结石等多种慢性症状。

一般只有在高尿酸血症患者出现上述临床表现时,才被称为痛风。痛风并非单一疾病,而是一种综合征。

中医对痛风的认识始于东汉末年,至元代由朱丹溪最先提出“痛风”的病名。历代中医学者对本病皆有研究,大多认为本病似属中医学“痛风”“热痹”“历节”“白虎历节”等疾病范畴。并将其中发作突然、痛位不定者,归为“痛风”;局部赤肿灼痛者,纳为“热痹”;病在骨节、痛剧而部位移走者,称为“历节”或“白虎历节”。

一、病因病机

(一)中医病因病机

关于本病的病因,中医认为首先责问于先天禀赋不足,脾肾失权,外邪痹阻于肢体、经络,以致气滞血瘀,并且其与饮食、外感、劳倦、年高等因素均有关系。

1.饮食不节,湿浊内生　平素过食甘醇厚味、膏粱辛辣之物,碍胃积滞,食物不归正化,酿生湿浊。湿浊随气血行于周身,浸淫百脉,每每乘袭致病。

2.素禀失调,脏腑不和　机体之污浊,蓄积过量可成浊毒,损伤机体。正常时,可通过脏腑的协调与疏解作用,及时清除代谢产物,使机体处于相对无毒的平衡状态。若因素体禀赋不足,阴阳失衡,致使脏腑功能失常,湿浊之邪不能及时排泄,则蕴结为害。

3.外邪侵袭　外邪留滞肌肉关节致气血不畅,经络不通,不通则痛,久致气血亏损,血热致瘀,络道阻塞,引起关节肿大、畸形及僵硬。

4.年高体衰,脾肾不足　此型多见中年以后,故与脏气衰退密切相关,其中尤以脾肾为主。肾精亏耗,肾虚难以气化泄浊;脾气不足,脾虚生湿,湿蕴生热,每致湿浊热毒趋下为患。

5.中医认为痛风的病机变化“湿浊”是罪魁祸首,可铸成邪毒,导致瘀阻。

(1)湿浊留恋是致病之本:其发生与上述饮食不节、素禀失调、年高体衰等有关。

(2)湿浊留恋,酿成邪毒:湿浊之邪难以排泄,滞脉中越久,其致病性越强,终酿成湿毒、浊毒,并直接为害。故本病后期临床表现多具有毒邪致病的特点,如凶险、怪戾与繁杂等。

(3)湿浊之毒,留结骨节:湿浊邪毒,滞于脉中,随气血鼓动,散于周身。逢骨节筋络盘结不畅处最易留着为患。湿浊邪毒趋下,而夜间血行迟涩,故病多发于下肢骨节,且多发作于夜间。由于湿浊之毒稽留不行,蕴结化热,蒸灼气血,阻滞经络,久而化为瘀热浊毒,故关节红肿热痛而不可忍。临床上以下肢骨节不对称红肿热痛为常见,半数以第一跖趾关节为首发,其他依次为足背、踝、足跟、膝、腕、掌指骨节,局部疼痛剧烈难忍,并伴随活动受限。劳行过多、局部骨节损伤、饮酒嗜咸、穿着紧鞋、感受寒湿等,均可成为本病急性发作诱因。

(4)浊毒蕴结,凝成痰核,酿成砂石:湿浊邪毒随气血鼓动而播散全身,湿热浊毒蒸酿气血津液,凝炼成痰瘀,瘀久结成痰核,甚或结出砂石。故痰核结石在全身多处可见,最常发于骨节软骨、滑囊、耳轮、腱鞘、骨节周边、肤下与肾间等处,引起相应症状。临床以骨节局部痰核痛风石为多见,阻碍气血,则引起关节持续疼痛,甚至畸形。

(5)浊毒久滞下焦,损伤肾体:湿热浊毒本应经肾蒸化,由膀胱排出,若毒猖正损,浊毒瘀滞,留恋于肾,煎熬肾之津液,日久结出砂石,阻滞气机,成为有形之害。故痛风反复发作,可致肾体严重损害,甚或出现癃闭与关格。

总之痛风病因病机属本虚标实,其病位在肌表经络,继而深及筋骨,日久伤及肝肾。

(二)西医病因病机

尿酸为嘌呤代谢的最终产物,次黄嘌呤和黄嘌呤是尿酸的直接前体,在黄嘌呤氧化酶的作用下,次黄嘌呤氧化为黄嘌呤,黄嘌呤再氧化为尿酸。人体内的尿酸主要有两个来源,一是从细胞代谢分解的核酸、其他嘌呤类化合物,以及食物中的嘌呤,经过酶的作用分解而来,这类来源属外源性,大约占总尿酸的20%;二是从体内氨基酸、磷酸核糖及其他小分子化合物合成,以及核酸分解代谢而来,这类属内源性,大约占总尿酸80%。因此,对高尿酸血症的发生,内源性代谢紊乱较外源性因素更为重要。

通过同位素稀释法测定,正常人体内尿酸池为7.14mmol(1200mg),特发性高尿酸血症者尿酸库甚至增至1600~4000mg,痛风患者的尿酸库则可增至2~7.5倍。正常成人每天产生约750mg,排出500~1000mg;尿酸池的尿酸65%,即700mg在不断更新;痛风者的更新则可达到5~10g。其中约2/3从肾脏排出,另1/3由肠道排出,或在肠道内被细菌分解。肾脏主要是通过肾小球滤过,近端肾小管再吸收、分泌和分泌后再吸收,以排泄尿酸,因此尿酸从肾脏排泄为肾小球滤过量的6%~12%。尿酸在细胞外液的浓度,取决于尿酸生成速度和经肾排泄之间的平衡关系。正常人每天产生的尿酸与排泄的尿酸量维持在平衡状态,任何原因诱发尿酸生成增多,或排泄减少,或排泄虽未减少

而生成超过排泄,或生成增多与排泄减少同时存在,均可导致高尿酸血症。

(三)发病机制

1.尿酸排泄减少 在原发性高尿酸血症和痛风患者中占大多数,约占90%。患者尿酸生成通常正常,但排泄减少,或者即使尿酸生成增多,但与增多的尿酸相比,其尿酸排泄相对减低。患者的肾功能正常,而尿酸排泄减少主要是由于肾小管分泌尿酸减少所致,肾小球滤过减少,肾小管重吸收增加亦可能参与。此组疾病多属基因遗传缺陷,但确切的发病机制未明。

2.尿酸生成增多 限制嘌呤饮食5天后,如每日尿酸排泄超过3.57mmol(600mg)可认为尿酸生成增多。在原发性高尿酸血症和痛风患者中,由尿酸生成增多

所致者仅占少数,一般不超过10%。酶的缺陷是导致尿酸生成增多的重要原因,其缺陷可能包括:①磷酸核糖焦磷酸盐(PRPP)合成酶活性增高;②磷酸核糖焦磷酸酰胺移换酶(APRT)的浓度或活性增高,对PRPP的亲和力增强,降低对嘌呤核苷酸负反馈作用的敏感性;③次黄嘌呤—鸟嘌呤磷酸核糖转移酶(HGPRT)部分缺乏,使鸟嘌呤转变为鸟嘌呤核苷

酸、次黄嘌呤转变为次黄嘌呤核苷酸减少,以致对嘌呤代谢的负反馈作用减弱;④黄嘌呤氧化酶(XO)活性增高,加速次黄嘌呤转为黄嘌呤、黄嘌呤转为尿酸。其中 HGPRT、PRPP、XO 是最重要的三个酶。上述酶缺陷中的前三项,已证实可引起临床痛风,经家系调查表明为性连锁遗传。但原发性痛风由酶缺陷所致者不到 1%,而在大多数患者中其分子缺陷部位未能确定。

(四)病因分类

1. 原发性高尿酸血症和痛风 原发性痛风常与肥胖、非胰岛素依赖型糖尿病、高脂血症、动脉粥样硬化性心脏病、原发性高血压等并存,近期研究认为他们可能具有共同的发病基础,称为代谢综合征(X 综合征)。

2. 继发性高尿酸血症和痛风 可见于某些先天性代谢性疾病,如 Lesch-Nyhan 综合征、糖原累积病;在系统性疾病中,常见的如白血病、多发性骨髓瘤、淋巴瘤、白细胞增多症、溶血性贫血、肿瘤广泛转移、肿瘤放疗或化疗后、慢性肾脏病变、铅中毒、酮症酸中毒和乳酸性酸中毒、慢性酒精中毒、肝肾移植后;摄入过量的嘌呤含量高的食物,或者长期禁食与饥饿均可导致尿酸增多或排泄减少,属于生理性升高;药物也可引起高尿酸血症,通常见于应用噻嗪类利尿药、呋塞米、乙胺丁醇、吡嗪酰胺、阿司匹林、烟酸、乙醇、免疫抑制剂等。另外,我国入藏内地居民痛风发病率相对平原地区增加,可能与高原缺氧致红细胞增多,红细胞内腺苷酸磷酸核苷酸转移酶功能紊乱和(或)饮食构成改变,摄入富含嘌呤食物等有关。

二、临床表现

(一)无症状期

部分高尿酸血症往往仅表现为血尿酸持续或波动性增高,终生未见临床症状,因此称为无症状高尿酸血症;只有在发生关节炎时才称为痛风。因此,高尿酸血症和临床痛风二者之间的界限往往不易划分。

(二)急性关节炎期

是原发性痛风最司空见惯的首发症状,最常波及下肢关节,典型症状是患者在首次发病时,出现跟部或足拇趾刺痛,却误认为是"足部扭伤",有时因程度较轻而忽略。发病一般较突然,多在午夜发作,患者往往被疼痛惊醒,数小时内症状发展至高峰,关节及周围软组织出现明显的红肿热痛,痛甚剧烈,甚至盖被也难以忍受。大关节受累时可有关节渗液,并可伴有头痛、发热、白细胞增高等全身症状。多数患者在发病前无前驱症状,但部分患者于发病前有疲乏、周身不适及关节局部刺痛等先兆。初起为单个关节炎,偶有单侧或双侧多关节同时或先后发作。受累关节以足拇趾及第一跖趾关节为多见,其余部位的发生频率依次为足弓、踝关节、跟关节、指关节、腕关节、膝关节和肘关节等。病情反复,可发展为多个关节发病,肩关节、髋关节、骶髂关节、胸锁关节、下颌关节,甚至脊椎关节亦可受累。关节暗红、发热,局部肿胀,疼痛剧烈,活动受限,可有淋巴管炎。检查化验常提示患者体温升高,血白细胞增多,红细胞沉降增快,四季均可发病,但以春秋季节多发。半夜起病者居多。关节局部的损伤如脚扭伤、穿紧鞋、步行多等,及外科手术、饱餐饮酒、过度疲劳、受冷受湿和感染等都可能是诱发因素。

(三)痛风石及慢性关节炎期

痛风石为痛风的特征性病变。发生机制是血尿酸增高超过饱和浓度水平,细针状尿酸盐结晶在组织沉积,炎症反复发作进入慢性阶段而不能完全消失,引起关节骨质侵蚀缺损及周围组织纤维化,使关节发生僵硬畸形、活动受限。关节骨、软骨、滑膜和关节周围组织,腱鞘,皮下结缔组织,以及肾间质等处,均为尿酸盐最常发生沉积的部位。尿酸盐在皮下结缔组织沉积所形成的痛风石,外形如黄白色赘生物,一般以外耳的耳轮、对耳轮、跖趾、指间、掌指等关节最易见。鼻软骨、舌、会厌、声带、杓状软骨、主动脉瓣、二尖瓣和心肌出现痛风石相对少见。个别患者急性期症状轻微不典型,待出现关节畸形后始被发现。少数慢性关节炎可影响全身关节包括肩、髋等大关节及脊柱。此外,尿酸盐结晶可在关节附近肌腱、腱鞘及皮肤结缔组织中沉积,形成黄白色,大小不一的隆起赘生物即所谓痛风结节(或痛风石);可小如芝麻,大如鸡蛋或更大,常发生于耳轮、前臂伸面、第一跖趾、手指、肘部等处,但不累及肝、脾、肺及中枢神经系统。如累及心脏传导系统,可引起心律失常。结节起初质软,随着纤维组织增生,质地越来越硬。在关节附近易磨损处的结节,其表皮菲薄,容易馈破形成瘘管,可有白色粉末状尿酸盐结晶排出。但由于尿酸盐有抑菌作用,继发性感染较少见;瘘管周围组织呈慢性炎症性肉芽肿,不易愈合。痛风结节的发生和进展与血尿酸盐增高的程度有关,文献报告血尿酸盐在 8mg/dl 以下者,90%患者无痛风结节;而在血尿酸盐浓度超过 9mg/dl 者,50%有痛风结节。痛风石的形成与高尿酸血症的持续时间有关,第一次痛风发作至出现痛风石的时间平均约 10 年。病程愈长,发生痛风结节的机会愈多。初发的质软结节在限制嘌呤饮食,应用降尿酸药物后,可以逐渐缩小甚至消失。

(四)肾脏病变

临床约有 1/3 的痛风患者由于尿酸盐在肾脏沉积可引起肾脏病变,主要有以下 3 种表现形式。如能早期诊断,恰当治疗,可避免发展为肾衰竭,减少死亡。

1.痛风性肾病 亦称为尿酸性肾病变。尿酸盐结晶沉积于肾髓质和(或)乳头处引起间质性肾炎,其周围有圆形细胞浸润和巨大细胞反应,这是痛风性肾病组织学的特征性改变。患者可表现为单侧或双侧轻度肾区酸痛,早期可仅有蛋白尿和镜下血尿,且呈间歇出现,随着病程进展,蛋白尿转为持续性,由于肾小管浓缩稀释功能下降,出现夜尿增多,尿比重偏低等现象。30%～50%痛风性肾病患者有高血压,大多呈良性。经过病情进一步发展,终于由慢性氮质血症发展到尿毒症,晚期发展为肾衰竭。由于痛风患者常伴有高血压、动脉硬化、肾结石、尿路感染等疾患,所以痛风性肾病可能是综合因素的结果。

2.急性尿酸性肾病 由于血尿酸急剧增高,大量尿酸随尿液排出,从而使大量尿酸结晶在肾小管腔引起广泛阻塞,导致尿流梗阻而产生急性肾衰竭症状。多见于骨髓增生性疾病、淋巴增生性疾病、癌瘤化学治疗或放射治疗阶段的患者。患者往往起病突然,出现少尿以至无尿,迅速发展为氮质血症。尿常规检查常可见红细胞和尿酸结晶。如延误病情,可因肾衰竭而致死,继发性的临床特征除原发性疾病的临床表现外,主要表现为高尿酸血症,发展为痛风者少见。继发于糖原累积病Ⅰ型和 Lesch—Nyhan 综合征的患者,久病后可发展为痛风。应予积极治疗,如多饮水,服用碱性药物,降低血尿酸等。

3.尿路结石 原发性痛风患者 20%～25%并发尿酸性尿路结石,部分患者肾结石的症状早于关节炎的发作。继发性高尿酸血症者尿路结石的发生率更高。细小泥沙样结石可随尿液排出则不会引起临床症状,较大者常引起肾绞痛、血尿及尿路感染症状。

三、实验室及其他检查

（一）血尿酸测定

采用血清标本，通常用尿酸氧化酶法检测，正常值男性 $150\sim380\mu mol/L$，女性 $100\sim300\mu mol/L$。男性 $>420\mu mol/L(7mg/dl)$，女性 $>350\mu mol/L(6mg/dl)$ 则视为增高。影响血尿酸水平的因素较多，波动较大，应多次检测。

（二）尿尿酸测定

限制嘌呤饮食 5 日后，24h 尿酸排出 $<3.6mmol/d(600mg/d)$。超过此水平可认为尿酸产生增多。因有半数以上痛风患者尿液尿酸排出正常，故尿尿酸测定对诊断急性关节炎帮助不大。但通过尿液检查了解尿酸排泄情况，对选择药物及鉴别尿路结石是否由于尿酸增高引起，有所帮助。

（三）滑囊液或痛风石内容物检查

急性期如踝、膝等较大关节肿胀时可行关节穿刺抽取滑囊液进行旋光显微镜检查。于白细胞内见双折光的针形尿酸钠结晶，有诊断意义。

（四）X 线检查

痛风患者 X 线下异常表现不够敏感和特异。早期急性关节炎除软组织肿胀外，关节显影正常，患者往往反复发作后才有骨质改变。首先为关节软骨缘破坏，关节面不规则，关节间隙狭窄，病变发展则在软骨下骨质及骨髓内均可见痛风石沉积，典型的改变是穿凿样缺损，急性发作仅见软组织肿胀；慢性期有关节间隙变窄，软骨缘破坏，关节面不规则，骨质边缘可见增生反应。

四、诊断与鉴别诊断

（一）诊断

中年以上的男性，突热，发生跖趾、跗跖、踝、膝等处单关节红肿热痛，伴或不伴血尿酸盐增高，即应考虑痛风可能。痛风的诊断可通过以下几项检查明确：①血尿酸增高；②关节液中有特征性尿酸盐结晶；③用化学方法显微镜证实痛风结节中含尿酸盐结晶；④X 线摄片检查显示不对称关节内肿胀或显示不伴侵蚀的骨皮质下囊肿；⑤如秋水仙碱治疗有特效亦可诊为痛风。一般来说，在受累关节的关节液、痛风结节或溃破的关节流出液中查到尿酸盐结晶，对于确诊痛风性关节炎最有意义。

（二）鉴别诊断

1. 类风湿关节炎　多见于青、中年女性，主要累及手指小关节、腕、膝、踝等关节的对称性多关节炎。伴明显晨僵，关节疼痛呈持续性，时轻时重，反复发作可引起关节畸形，功能障碍。患者血尿酸不高，类风湿因子多呈阳性。炎症时关节液增多，白细胞明显增多，以中性粒细胞占优势，但关节液中没有尿酸盐结晶。X 线示关节面粗糙，关节间隙狭窄，甚至关节面融合，与痛风性关节面出现虫蚀样或穿凿样破坏明显不同。

2. 风湿性关节炎　是风湿热的临床表现之一，好发于青少年。其关节炎的特点为四肢大关节游走性肿痛，很少出现关节畸形。关节外症状包括发热、咽痛、心肌炎、皮下结节、环形红斑等。血清抗链球菌溶血素 O 滴度升高，血尿酸正常。

3.化脓性关节炎与创伤性关节炎　急性痛风发作常易与化脓性关节炎混淆,但后两者血尿酸盐不高,滑囊液检查无尿酸盐结晶,创伤性关节炎常有较重受伤史,化脓性关节炎滑囊液内含大量白细胞,培养可得致病菌,可作鉴别。

4.银屑病(牛皮癣)关节炎　本病多发生于皮肤银屑病变若干年后,常不对称性累及远端指间关节,伴关节破损残废,关节间隙增宽,趾(指)端骨质吸收,骶髂关节也常累及,其中30％～50％的患者表现为对称性多关节炎。约20％伴有高尿酸血症。与痛风不易区别,但该病伴皮损,且 HLA－B27 阳性可作为特异性的鉴别。此外,X 线有关节间隙增宽,骨质增生和破坏同时存在,末节指(趾)远端呈笔帽状。

5.蜂窝织炎　痛风急性发作时,关节周围软组织常呈明显红肿,如忽视关节本身的症状,极易误诊为蜂窝织炎,后者血尿酸盐不高,畏寒发热及白细胞增高等全身症状更为突出,而关节疼痛往往不甚明显,不难鉴别。

6.假性痛风　为关节软骨钙化所致,老年人多见,最常累及膝关节,急性发作时症状酷似痛风,但不伴随血尿酸升高,检查关节滑囊时发现含焦磷酸钙盐结晶或磷灰石,X 线片示软骨钙化。

7.其他关节炎　痛风急性发作期须与红斑狼疮、复发性关节炎及 Reiter 综合征鉴别,慢性期则须与骨关节炎、创伤性及化脓性关节炎的后遗症鉴别,血尿酸检查有助诊断。

五、治疗

(一)中医辨证论治

痛风的治疗以发作期治标,缓解期治本为原则。

1.急性期

(1)风湿热痹

主症:关节红、肿、热、痛,发病急骤,以夜间发作较多,痛不可触,得冷则舒;或有发热,大便秘结,小便黄赤;舌红,苔黄腻,脉弦数或滑数。

治法:清热化湿,宣痹通络。

方药:白虎汤加减。

常用药:生石膏、知母、桂枝、粳米等。

方解:方中生石膏、知母用以清热坚阴;桂枝疏风解肌通络;另加粳米等护胃气。如口渴喜饮、身热心烦者,可加水牛角、金银花、连翘等清热通络;湿盛者加佩兰叶、车前草;若局部肿胀不退者,可加赤小豆、薏苡仁、苍术、车前子等;关节痛甚者加羌独活、地龙、全蝎等。

(2)风寒湿痹

主症:关节肿痛,屈伸不利,可见皮下结节或痛风石;恶风发热,或关节呈游走性疼痛;或肢体关节重着疼痛,肌肤麻木不仁;或关节冷痛剧烈,痛有定处;舌苔薄或白腻,脉弦紧或濡缓。

治法:祛风散寒,除湿通络。

方药:薏苡仁汤加减。

常用药:羌活、防风、独活、苍术、当归、川芎、薏苡仁、制川乌等。

方解:方中羌活、防风、独活等可祛风除湿;薏苡仁、苍术益气健脾除湿;当归、川芎、制川乌等养血活血行气通脉。风偏胜者加白芷、海风藤、秦艽;寒偏胜者加附子、干姜、细辛;湿偏胜者加防己、木瓜等;皮下结节或痛风石者,可选用浙贝母、穿山甲、地龙等。

2.慢性期

(1)肝肾阴虚,湿热留恋

主症:关节疼痛日久反复,时轻时重,屈伸不利甚至关节变形,腰膝酸痛,两目干涩,手足心热,时口苦,口干喜饮,大便干结,尿赤或者砂石尿,舌红,苔薄黄,脉弦细。

治法:滋养肝肾,佐以清热化湿。

方药:归芍地黄丸加减。

常用药:全当归、生地、赤芍、茯苓、怀山药、地骨皮、制大黄、虎杖根等。

方解:方中全当归、生地、赤芍养肝阴,通肝络;茯苓、怀山药健脾益肾祛湿;地骨皮、制大黄、虎杖根等养阴润燥。关节红肿热痛加姜黄、蚕砂、薏苡仁等;肢节酸痛以上肢为主者加羌活、白芷等;以踝膝关节为主者,加独活、牛膝以引药下行。

(2)脾肾阳虚,寒湿入络

主症:关节疼痛反复发作,腰膝酸软,肢节冷痛,夜尿多且清长,气短乏力,四肢不温'纳少腹胀,大便稀溏,舌体胖大,舌质淡边有齿痕,脉象沉细。

治法:健脾温肾,散寒化湿。

方药:保元汤加减。

常用药:炒党参、炙黄芪、云茯苓、肉桂(后下)、晚蚕砂(包)、狗脊、杜仲等。

方解:炒党参、炙黄芪、云茯苓益气健脾;肉桂温补脾肾;晚蚕砂温脾阳,健脾运;狗脊、杜仲等温补肾阳,强健筋骨。腰膝酸软加龟甲胶、鹿角胶、仙茅等;肢节痛甚加制川草乌、乌梢蛇等。

(3)气阴两虚,痰浊壅结

主症:关节疼痛,日久不愈,肿大变形,神疲乏力,自汗气短,咽干口燥,时有口中黏腻,饮水不多,或者口渴喜饮,舌质淡红,边有齿痕,苔薄腻,脉沉细滑。

治法:益气养阴,化痰利湿。

方药:参麦地黄汤合指迷茯苓丸加减。

常用药:太子参、炙黄芪、麦冬、女贞子、旱莲草、枳壳、陈皮、川象贝等。

方解:太子参、炙黄芪益气健脾;麦冬、女贞子、旱莲草养阴生津;枳壳、陈皮行气化湿助运;川象贝养阴润燥,兼散痰结。肢节疼痛甚者,加干地龙、乌梢蛇通络止痛。

(4)阴阳俱虚,瘀血阻滞

主症:关节反复疼痛,呈刺痛、固定不移,伴见皮下结节或痛风石,面色少华,全身怕冷,四肢厥逆,时见麻木,腰膝酸痛,关节不利,口干,唇暗,或有水肿,便干或稀,舌质暗淡,舌体胖有瘀斑点,苔薄白,脉沉弱或细弱。

治法:阴阳双补,活血化瘀。

方药:桂附地黄汤合桃红饮加减。

常用药:熟附片、肉桂(后下)、仙灵脾、熟地、山茱萸、桃仁、川红花、紫丹参、全蝎等。

方解:熟附片、肉桂、仙灵脾等温补脾肾之阳;熟地、山茱萸等滋养肾阴;桃仁、川红花、紫丹参、全蝎等活血化瘀通络。肢节痛甚加制川乌、乌梢蛇通络止痛。

（二）中医药治疗

痛风方法较为丰富，除上述药物以外，还可以采用综合治疗方法：

1.针灸疗法　急性期宜针不宜灸，风湿热痹者，可酌情取大椎、曲池点刺出血，以泻热疏风、利气消肿。慢性期以痰瘀为主者可针灸合用，后期久痹正虚者则以灸为主。痹证风邪偏盛者为行痹，取膈俞、血海以活血，遵"治风先治血，血行风自灭"之义；寒邪偏盛者为痛痹，取肾俞、关元，益火之源，振奋阳气以祛寒邪；湿邪偏盛者为着痹，取阴陵泉、足三里健脾除湿。此外可根据疼痛部位，选取阿是穴进行针刺或艾灸。

2.推拿疗法　需根据临床病变部位选取相应的主穴，可视情况采用滚、推、拿、按、揉、捻、搓、摇等手法，由轻到重，循序渐进。每天 2 次，每次 20min。

3.穴位注射　可采用当归、丹皮酚、威灵仙等注射液在局部疼痛部位进行穴位注射，每穴注入 0.5～1mL，此法具有明显的扩张局部血管、改善神经局部营养环境、降低炎性介质和致痛物质水平的作用。

另外可局部应用外敷法进行治疗。

（三）西医治疗

对于原发性痛风，目前尚无根治方法，及时控制高尿酸血症，可使病情逆转或延缓；对于继发性痛风和高尿酸血症，主要是治疗原发病，去除病因。临床治疗要求达到以下四个目的：①迅速终止急性关节炎发作，防止复发；②纠正高尿酸血症，使血尿酸浓度经常保持在正常范围；③预防尿酸盐沉积于肾脏、关节等引起的并发症发生；④防止尿酸肾结石形成。因此，治疗原则为一方面控制急性痛风性关节炎，另一方面促使尿酸排泄增加，控制高尿酸血症。

1.一般治疗　急性痛风性关节炎发作期忌食高嘌呤食物，如动物的肝、肾、胰、脑、浓肉汁、沙丁鱼、凤尾鱼、青鱼、鱼卵、牡蛎、淡菜、小虾、牛羊肉、啤酒、酵母等。严格戒酒，即使是啤酒、淡色啤酒或果酒均可诱致急性发作。急性期后除可食用牛奶、奶酪、鸡鸭蛋、卷心菜、胡萝卜、芹菜、西红柿、西葫芦、黄瓜、刀豆、花生、杏仁、核桃、糖果等低嘌呤食物外，也可食用弃汤汁的瘦肉类食品，有限制地选用一些含中等量嘌呤（每 1000g 食物中含 90～100g 嘌呤）食物，如鱼类、干豆类、笋、菠菜、蘑菇等。蔬菜、水果富含维生素，嘌呤含量低，宜多食用，包括土豆、茄子、黄瓜、胡萝卜、萝卜、西葫芦、南瓜、西红柿、莴苣、小白菜、油菜、芹菜、卷心菜、月豆等。各种蛋类、奶制品、干果等嘌呤含量也较少。

高尿酸血症者常伴肥胖，高脂饮食会减少尿酸排出，因此患者应合理控制热量的摄入，尽可能维持理想体重，防止超重或肥胖，同时也要避免体重突然下降。每日摄入脂肪占总热量 30%，糖类占总热量 50%～60%，果糖宜少摄取，以免腺嘌呤核苷酸产生过多，代谢加速致尿酸生成增加。蛋白质每日在 0.8～1g/kg 体重（标准体重），忌食油炸食品。

多饮水，每日饮水量应在 2000～3000mL，排尿量维持 2500mL 左右；肾功能不全时水饮应适量。

乙醇（酒精）和痛风的关系已经被前瞻性的队列研究所证实，是诱发急性痛风性关节炎发作的重要因素，因此对于含乙醇的饮料应严格限制饮用。

注意避免诱发急性痛风发作的因素，包括着凉、过度劳累、精神紧张、关节受伤。服用碱性药物如碳酸氢钠，保持尿液呈碱性，能防止尿酸盐结晶的形成。

此外,一些药物如环孢素、噻嗪类利尿剂、乙胺丁醇、小剂量阿司匹林、左旋多巴和烟酸等应避免或慎用。

2.无症状性高尿酸血症的治疗　经常进行医学监护,如血尿酸经常超出正常范围,经调节饮食未能恢复正常,特别是有明显家族史和(或)每日尿排出尿酸超过 6.54mmol,即使未出现关节炎、肾结石或肾功能不全等表现,亦需用降尿酸药物,使血尿酸维持在正常水平。同时积极调整生活方式,避免饮酒,切忌肥胖,保持低热量、低嘌呤饮食,多饮水。如血尿酸明显增高,还应考虑药物治疗。

3.急性痛风性关节炎期的治疗　处于此期患者应绝对卧床休息,抬高患肢,一般休息至关节痛缓解 72 小时后始可恢复活动。药物治疗越早越好,早期治疗可使症状迅速缓解,而延迟治疗则炎症不易控制。

(1)秋水仙碱:为治疗痛风急性发作的特效药物,能迅速缓解症状。现代研究认为,秋水仙碱迅速缓解急性发作的机制主要是通过抑制 C5a 和白三烯 B4,从而抑制多形核白细胞的趋化运动来发挥作用。开始剂量为 0.5mg/h 或 1mg/2h,直至症状缓解或出现恶心、呕吐、腹泻等胃肠道副反应时停用,或用至最大剂量 6mg 而病情无改善时停用。服药后 6～12h 内可减轻症状,24～48h 达到控制,以后可给 0.5mg,每日 2～3 次,维持数天后停药。

静脉注射秋水仙碱能迅速缓解症状,减少胃肠道副作用。一次静脉注射秋水仙碱后,经 10 天仍能检出,因此在口服秋水仙碱不能耐受时,可静脉缓慢注射给药。剂量为 1～2mg,以生理盐水 10～20mL 稀释,注射时间不少于 5min。如病情需要,每隔 6h 后可再给予 1mg,总剂量不超过 4mg。大多数患者使用单一剂量后,均能使症状缓解。静脉注射时不要漏出渗透皮下,以免引起组织坏死。由于临床疗效显著,对诊断困难病例可作试验性治疗,有助于鉴别诊断。在秋水仙碱治疗过程中,应注意白细胞降低及秃发等反应。

(2)非甾体类抗炎药:此类药物对痛风急性发作的治疗效果与秋水仙碱相同,但较秋水仙碱温和。一般在开始治疗给予接近最大的剂量,而在症状缓解时逐渐减少剂量。这种在短时间给予大剂量的脉冲式治疗方案,疗效较好,已为大多数临床学者所接纳。临床常见的药物有以下几种。

(3)吲哚美辛:对关节的肿痛疗效较好。起始治疗剂量为 25～50mg,每 6 小时 1 次,症状缓解后,按此剂量继续 24～72h,以后减量至 25mg,每日 2～3 次。胃肠道反应较多。属同类结构的药物还有舒林酸、阿西美辛,前者较适用老年患者及肾功能有损害者。

双氯芬酸:每日总量为 75～150mg,分 3 次服用。

布洛芬:0.3～0.6g,每天 3 次,连服 2～3d。芬必得可使用其缓释剂,服法为 0.3g,每日 2 次。除胃肠道不良反应外,偶可出现一过性的转氨酶增高及皮疹。

美洛昔康:7.5～15mg/d,分 1～2 次服用。

(4)糖皮质激素或促肾上腺皮质激素(ACTH):能迅速缓解痛风急性发作,但停药后应注意"反跳"现象,因此只在秋水仙碱、非甾体抗炎药治疗无效或有禁忌证时采用。可采用 ACTH 静脉点滴,剂量为 40mg/d,ACTH 凝胶肌肉注射的剂量为 40～80mg/d。药效迅速,但停药后易于"反跳"。可加用秋水仙碱 0.5mg,每日 2～3 次,以防止"反跳"。痛风发作局限于单一关节或关节囊的患者,可用曲安奈德 5～20mg 注入关节炎区治疗。口服泼尼松也有速效,但停药容易复发,且长期服用激素易致糖尿病、高血压等并发症,因此尽量不用。

4.发作间歇期和慢性期的处理 主要是使用排尿酸或抑制尿酸合成的药物,以控制高尿酸血症,使血尿酸维持在 360nmol/L(6mg/dl)或以下。

(1)排尿酸药:适用于血尿酸增高,肾功能尚好的患者。如肌酐清除率低于 80mL/min 时疗效开始降低,达 30mL/min 时无效。已有尿酸性肾结石形成和(或)每日尿排出尿酸 3.75mmol(600mg)以上时,不宜使用。其作用机制是抑制肾小管对尿酸重吸收,增加尿酸排泄,从而降低血尿酸水平。一般从小剂量开始,逐渐增量,直至血尿酸降至理想水平,以避免尿酸盐突然从肾大量排出。

排尿酸药目前常用的有三种。

1)羧苯磺胺(丙磺舒):主要通过抑制肾小管对尿酸的再吸收的机制而致排尿酸作用。为防止尿酸自肾脏大量排出时引起肾脏损害及肾结石的副作用,应自小剂量开始。起始量为 0.25g,每天 2 次,2 周内增至 0.5g,每天 3 次,最大剂量每日不超过 2g,约 5%患者发生皮疹、发热、胃肠刺激、肾绞痛等副作用。

2)磺吡酮(苯磺唑酮):为保泰松的衍生物,排尿酸作用较丙磺舒强,副作用则较丙磺舒少,患者较易耐受。抑制肾小管对尿酸的再吸收,排尿酸作用较丙磺舒强。自小剂量开始,50mg 每日 2 次,渐增至 100mg 每天 3 次,每日最大剂量为 600mg。和丙磺舒合用有协同的疗效。此药对胃黏膜有刺激作用,溃疡病患者慎用。

3)苯溴马龙(痛风利仙):为强有力的利尿酸药,25mg/d。逐渐增至 100mg/d。毒性作用轻微,不影响肝肾功能,很少发生皮疹、发热,但可有胃肠道反应、肾绞痛及激发急性关节炎发作。

在排尿酸药物治疗过程中,须口服碳酸氢钠 3~6g/d,以碱化尿液,并多饮水,保持每日尿量在 2000mL 以上,以利尿酸排出。

(2)抑制尿酸合成药:目前仅有别嘌醇,其作用机制是通过抑制黄嘌呤氧化酶,使次黄嘌呤及黄嘌呤不能转化为尿酸;其本身则在人体内渐渐氧化,生成易溶于水的异黄嘌呤经尿液排出,并能在 PRPP 存在下转变成相应核苷酸;消耗 PRPP 的同时,还可以抑制 PRPPAT,使 IMP 合成减少,从而迅速降低血尿酸浓度,使痛风石溶解。适用于尿酸合成过多,对排尿酸药过敏或无效,以及不适宜使用排尿酸药的患者,剂量为每次 100mg,每日 2~4 次,最大剂量每日可用至 600mg。与排尿酸药物合用可加强疗效,但一般不需联用。个别患者可有发热、过敏性皮疹、腹痛、腹泻、白细胞及血小板减少,甚至肝功能损害等副作用,停药及给予相应治疗一般均能恢复,偶有发生坏死性皮炎则需及时抢救治疗。

5.其他 对有高血压、冠心病、肥胖症、尿路感染、肾衰竭等伴发或并发症者,需进行对症治疗。关节活动障碍可进行理疗。痛风石较大或经皮损破,可用手术将痛风石剔除。

6.急性肾衰竭的处理 急性尿酸性肾病所致者,立即给予乙酰唑胺 500mg,其后 250mg,每日 3 次;静脉补充水分,适量滴注 1.25%碳酸氢钠,静脉注射呋塞米 40~100mg,使体内水分迅速从肾排出,增加尿流量。立即使用别嘌醇,剂量于开始时为 8mg/(kg·d),3~4d 后减至 100~300mg/d。血尿素氮、肌酐增高显著,可予血液透析。及时进行原发病治疗。

(孙世萍)

第九章　中医儿科疾病

第一节　感冒

　　小儿感冒是感受外邪引起的肺系疾病,以发热、恶寒、鼻塞流涕、咳嗽为特征。一年四季均可发生,尤以冬春季节和气候多变时发病率高。任何年龄皆可患病,但年幼和体质虚弱的小儿容易发病。本病有轻重不同,轻者称伤风,重者称感冒。有流行性的称为时行感冒。感冒病情较轻,一般预后良好。西医称四时感冒为急性上呼吸道感染,简称"上感";称时行感冒为流行性感冒,简称"流感"。近年又提出两种特殊类型的上呼吸道感染,即疱疹性咽峡炎(为柯萨奇 A 组病毒所致)和咽结合膜热(为腺病毒所致)。

　　中医古代文献中对感冒临床表现的描述较多。如《幼科全书·发热》云:"凡伤风发热,其证汗出身热,呵欠面赤,目涩多肿,恶风喘气,此因解脱受风所致,宜疏风解肌退热,先服柴葛解肌汤,发去风邪。"

一、病因病机

　　(一)病因

　　1.外因　以感受风邪为主,常兼杂寒、热、暑、湿、燥等,亦有感受时邪疫毒所致者。以气候骤变,外感六淫;寒温失常,疫邪流行为其主要的外因。

　　2.内因　体质虚弱,调护失宜。

　　(二)病机

　　感冒的病变部位主要在肺卫,可累及肝、脾。邪气的性质不同,侵入的途径也不相同。风寒之邪主要从皮毛而入;风热之邪主要从口鼻而入。侵犯肺卫,而发感冒。小儿体禀少阳,感邪之后,易于从阳化热。无论感受寒邪,还是感受热邪,皆可化热,出现发热,甚至出现高热。小儿感邪之后,易于传变。或表证未解,里证已现,可形成表里、寒热错杂之证。

　　1.基本病机　邪侵肺卫。

　　2.常证病机

　　(1)风寒感冒:小儿形气未充,腠理疏薄,表卫不固,冷暖不能自调,易感外邪。风寒之邪经皮毛而入,束于肌表,郁于腠理,致使卫阳不得宣发,而发热、恶寒、无汗;肺气失宣,则致鼻塞、流涕、咳嗽;寒邪郁于太阳经脉,气血凝滞不通,则致头痛、身痛、关节酸痛。

　　(2)风热感冒:风热之邪,从口鼻而入,侵犯鼻咽肺卫,而见鼻塞不通,流浊涕,打喷嚏,咽干而痒,或咽红肿痛,发热。邪在卫表,则致发热重、恶风、微有汗出;风热上扰,则头痛;肺气不宣,则咳嗽。

　　(3)暑湿感冒:暑为阳邪,暑多夹湿,暑湿之邪束表困脾。卫表失宣,则发热、无汗;暑邪郁遏,清阳不升,则致头晕或头痛;湿邪遏于肌表,则身重困倦;湿邪困于中焦,阻碍气机,脾胃升降失司,可见食欲不振。

　　(4)时邪感冒:时疫之邪属温邪,由口鼻而入,先侵肺卫,继犯于气,卫气界限,难于分清,故初即发高热,恶寒,头身皆痛,甚则化热入里,胃气上逆,则见恶心、呕吐等症。

（5）体虚感冒：小儿脏腑娇嫩，肺常不足，腠理不密，肌肤疏薄，卫外功能低下，加之小儿寒暖不能自调，若再有先天禀赋不足，后天失养，体质下降，抗病能力下降，则更易于感受外邪。甚至感冒尚未痊愈，又发第二次感冒，反复不已。

3.兼证病机

（1）感冒夹惊：小儿具有心常有余、肝常有余、神气怯弱的生理特点。若素有客忤之证，复感外邪；或感邪之后，偶受惊吓；或由于感冒之后发热，热扰心、肝二经，导致心神不宁，魂魄不安，出现睡卧不安，一惊一乍，啼哭叫扰，此为感冒夹惊。

（2）感冒夹滞：由于小儿具有脾常不足，乳食不知自节的生理特点，若调护失宜，易致乳食积滞，体质下降。此时不但易感外邪，而且感邪之后，积滞内阻，形成感冒夹滞证；同时，感邪之后，可影响小儿脾胃的运化功能，若再失于调摄，饮食不节，易于产生乳食停积，食滞中焦，出现感冒夹滞之证。

（3）感冒夹痰：小儿肺常不足，邪侵肺卫，肺失清肃，津液凝聚为痰，或影响脾的运化而化湿生痰，以致痰停气道，咳嗽加剧，喉间痰鸣，成为感冒夹痰之证。

二、临床表现

本病临床表现轻重不一，病程长短不同。轻者仅有流涕鼻塞，喷嚏，咳嗽；重者发热不退，咳嗽加重或脘腹胀满，不思饮食，甚至发生抽搐惊厥。

三、诊断与鉴别诊断

（一）诊断要点

1.气候突变，或有感受外邪或与感冒患者密切接触史。

2.本病起病急，以发热，恶寒，鼻塞，流涕，喷嚏，微咳为主症。

3.感冒伴有兼夹证者，可有咳嗽加剧，喉间痰鸣，脘腹胀满，呕吐酸腐，纳呆不食，惊搐不安，大便不调等。

4.病毒感染者血白细胞计数正常或偏低；病毒分离和血清反应可明确病原菌，近年免疫荧光、酶联免疫等方法的开展，有利于病毒的早期诊断。细菌感染者血白细胞可增高，中性粒细胞增高，咽拭子培养可有病原菌生长；链球菌引起者血中 ASO 滴度可增高。

（二）鉴别诊断

1.流行性感冒　系流感病毒、副流感病毒所致，有明显流行病史。全身症状重，如发热，头痛，咽痛，肌肉酸痛等。上呼吸道卡他症状可不明显。

2.急性传染病早期　许多传染病早期均表现为感冒症状，应根据流行病史，并抓住每种传染病的特点及实验室资料等综合分析，观察病情演变加以鉴别。

四、辨证论治

（一）论证要点

1.辨风寒、风热

（1）风寒：若见恶寒，鼻塞，流浊涕，为寒包热郁或寒热夹杂的证候；若咽不红，流清涕，舌淡红，苔薄白为风寒证候。

（2）风热：一般咽痒、咽红肿痛，鼻流浊涕，舌红，苔白而干或薄黄，多为风热证候。

2.辨暑热、暑湿

(1)暑热偏盛:发热较高,无汗或少汗,口渴烦躁引饮。

(2)暑湿较盛:胸闷泛恶,体倦神萎,身热不甚,小便混浊,食少,舌苔腻。

3.辨虚实

(1)实证:风寒证、风热证感冒均为实证。

(2)虚证:若反复感冒,每月至少2次以上,平时体质较差,容易出汗,畏寒,则为虚证。

(二)治疗原则

1.基本治则 疏风解表。

2.具体治法 由于感受风寒、风热之邪不同,分别采用辛温解表、辛凉解表;感受暑邪,治以清暑解表;虚证感冒较为复杂,治以扶正解表;时行感冒,应以清热解毒为主;出现兼证,夹滞者,佐以消导;夹痰者,佐以化痰;夹惊者,佐以镇静。

(三)分证论治

1.常证

(1)风寒感冒

证候表现:发热,恶寒,无汗,头痛,鼻塞,流清涕,喷嚏,咳嗽,口不渴,咽不红,苔薄白,脉浮紧。指纹浮红。

证候分析:外感风寒,客于腠理,邪正交争,肌表被束,故发热,恶寒,无汗,头痛。肺气失宣,故鼻塞流涕,咳嗽,喷嚏。咽不红,苔薄白,脉浮紧,为外感风寒之象。

治法:辛温散寒,疏风解表。

方剂:荆防败毒散(《摄生众妙方》)加减。

方解:方中荆芥、防风、羌活、苏叶解表散寒;前胡宣肺化痰;桔梗宣肺利咽;甘草调和诸药。

加减:头痛明显者,加葛根、白芷散寒止痛;呕吐者,加半夏、紫苏降逆和胃。时行感冒发热较高,有流行趋势者,加大青叶、板蓝根、蒲公英解毒清热。

(2)风热感冒

证候表现:发热较重,恶风,有汗热不解,头痛,鼻塞,或流黄涕,咳嗽声重,痰黏白或稠黄,咽红或痛,口干引饮,舌红,苔薄白或薄黄而干,脉浮数。

证候分析:外感风热,邪在卫表,故发热较重,有汗热不退。风热外袭,肺气失宣,故流黄涕,咳嗽痰黄,咽红。舌红,苔薄白或薄黄,脉浮数,为风热之象。

治法:辛凉清热,疏风解表。

方剂:银翘散(《温病条辨》)加减。

方解:常用金银花、连翘、大青叶解表清热;薄荷、桔梗、牛蒡子疏风散热,宣肺利咽;荆芥、豆豉辛温透表;芦根、竹叶清热生津除烦。

加减:高热加栀子、黄等清热;咳嗽重,痰黄稠者,加桑叶、瓜蒌皮、杏仁宣肺止咳;咽红肿痛者,加蝉蜕、蒲公英、玄参清热利咽;大便秘结加枳实、生大黄通腑泄热。

(3)暑湿感冒

证候表现:高热无汗,头痛、头晕,身重困倦,胸闷泛恶,食欲不振,或有呕吐,腹泻,咳嗽,苔薄白或腻,脉数。

证候分析:外感暑邪,卫表不和,则高热无汗。暑多夹湿,故身重困倦。暑湿中阻则见恶心呕吐,食欲不振。苔腻为湿重之象。

治法:解暑清热,疏风解表。

方剂:新加香薷饮(《温病条辨》)加减。

方解:常用香薷发汗解表化湿;金银花、连翘清热解暑;厚朴行气和中,理气消痞;扁豆健脾和中,利湿消暑。

加减:热重者加黄连、栀子清热;湿偏重加茵陈、苍术;伴恶心,苔黄腻者,加佩兰、藿香清化湿热;腹胀腹泻者,加葛根、黄芩、黄连清肠化湿;呕吐加半夏、竹茹降逆止呕。

(4)体虚感冒

证候表现:发热不高,反复发作,自汗,面色皓白,恶风怕冷,鼻塞流清涕,肢软乏力,胃纳不香,或有咳嗽,舌淡嫩,苔薄白,脉细弱。

证候分析:本证病程较长,证情复杂。但是,其根本是体质虚弱所致。营虚卫弱,腠理不固,故自汗、恶风。邪少虚多,故发热不高,舌淡嫩,感冒反复发作。

治法:调和营卫,疏风解表。

方剂:黄芪桂枝五物汤加减。

方解:方中黄芪益气固表,扶正祛邪;桂枝汤调和营卫。

加减:畏寒鼻塞者,加荆芥、防风辛温解表;咳嗽者,加杏仁、浙贝母、前胡宣肺止咳;若病情迁延,见不规则发热,夜间盗汗,咳嗽,口干,舌红,苔少者,去桂枝,加玉竹、丹皮、沙参、百部以益气养阴,润肺止咳。

2.兼证

(1)夹惊

证候表现:除感冒症状外,兼见惊惕哭闹,睡卧不宁,一惊一乍,舌质红,脉浮弦。

证候分析:本证兼见的惊惕哭闹,睡卧不宁,一惊一乍症状系由受惊所致。心肝热重者,舌质红,脉弦。

治法:疏风解表,清热镇惊。

方剂:银翘散合镇惊丸加减。

方解:银翘散疏风解表,清热解毒;镇惊丸镇惊安神。

加减:常加用钩藤、僵蚕、蝉蜕清热镇惊。可另服小儿回春丹或小儿金丹片。

(2)夹滞

证候表现:除感冒症状外,兼见脘腹胀满,不思饮食,呕吐酸腐,口气秽浊,大便酸臭,或腹痛泄泻,或大便秘结,小便短黄,舌苔厚腻,脉滑。

证候分析:本证兼见的脘腹胀满,不思饮食,大便不调,小便短黄,舌苔厚腻,脉滑症状系由食滞中焦所致;食积化腐,浊气上升则口气秽浊,大便酸臭。

治法:疏风解表,消食导滞。

方剂:在疏风解表的基础上,加用保和丸加减。

方解:常加用山楂、神曲、鸡内金消食化积;莱菔子、枳壳导滞消积。

加减:若大便秘结,小便短黄,壮热口渴,加大黄、枳实通腑泄热,表里双解。

(3)夹痰

证候表现:除感冒症状外,兼见咳嗽,喉间有痰。

证候分析:本证兼见的咳嗽,喉间有痰症状,属风寒夹痰者,痰白清稀,恶寒,无汗,或发热,头痛,舌淡红,苔薄白,脉浮紧或指纹浮红;属风热夹痰者,痰稠色白或黄,发热,恶风,微汗出,口渴,舌红,苔薄黄,脉浮数或指纹浮紫。

治法:疏风解表,清肺化痰。

方剂:在疏风解表的基础上,加用化痰的方药。一般风寒夹痰证可用三拗汤合二陈汤加减;风热夹痰者可用桑菊饮合清气化痰丸加减。

方解:常用麻黄、杏仁、半夏、陈皮等宣肺化痰;常用桑叶、菊花、瓜蒌皮、浙贝母等清肺化痰。

(四)其他疗法

1.中成药

(1)午时茶每次 1/2～1 包,每日 3 次。疏风解表,消食化滞,用于轻症小儿风寒感冒夹滞者。

(2)板蓝根冲剂每次 1/2～1 包,每日 3 次。清热解毒,用于病毒性感冒,咽喉红肿者。

(3)双黄连口服液每次 5～10mL,每日 3 次。辛凉解表,清热解毒,用于外感风热,引起的发热、咳嗽、咽痛。

(4)小儿回春丹每次 2～3 粒,每日 3 次。用于感冒夹惊者。

2.外治法　敷脐法:用退热散以蛋清调成糊状,外敷脐中。

3.针灸疗法

(1)针法取大椎、曲池、合谷、外关。头痛加太阳,咽痛加少商。用泻法,每日 1～2 次。用于风热感冒。

(2)灸法取大椎、风池、风门、肺俞。用艾炷 1～2 壮,依次灸治,每穴 5～10 分钟,以表皮温热为宜,每日 1～2 次,用于风寒感冒。

五、预防与调护

(一)预防

1.平时应加强锻炼,增加户外活动,以提高抗病能力。

2.讲究卫生,常洗澡更衣,保持清洁卫生。随气候变化增减衣被,防止受凉或过热,少到公共场所,避免接触感冒患者。

3.食醋含漱,或用之熏蒸室内等均有预防之效。

(二)调护

1.发热高者应卧床休息,居室环境要保持安静。

2.加强营养,多食富有营养且易消化的食物。

3.发热时应保证水分供应,宜饮白开水,或水果汁。

(任瑞英)

第二节　咳嗽

咳嗽是小儿常见的一种肺系病证。有声无痰为咳,有痰无声为嗽,有声有痰谓之咳嗽。本病一年四季均可发生,以冬春季发病率高。任何年龄儿童均可发病,尤以婴幼儿多见。预后一般较好。咳嗽一般指西医学的气管炎、支气管炎与上气道咳嗽综合征。

古代医籍中有关咳嗽的论述较多,《内经》有专篇"咳论"以论述其病机及症状。有关小儿咳嗽的记载,首见于《诸病源候论·嗽候》:"嗽者,由风寒伤于肺也。肺主气,候皮毛,而俞在于背。小儿解脱,风寒伤皮毛,故因从肺俞入伤肺,肺感微寒,即嗽也。"《活幼心书·咳嗽》云:"咳嗽者,因有数类,但分寒热虚实,随证疏解,初中时未有不因感冒而伤于肺。"强调了咳嗽的致病因素多由外感引起。儿童的许多外感、内伤疾病及时行疾病都可兼见咳嗽症状,若咳嗽不是其突出主症时,则不属于本病证。

一、病因病机

(一)病因

1.外因　主要为外感六淫之邪,其中又以感受风邪为主。

2.内因　五脏六腑皆可令人咳。其中脾气虚弱是小儿内伤咳嗽的主要内因,脾气虚损,痰浊内生,上贮于肺而发痰咳。或他病日久不愈,耗伤正气,损伤阴津皆可发生内伤咳嗽。

小儿咳嗽的致病原因主要为感受外邪。

(二)病机

1.基本病机宣肃失司。

2.常证病机

(1)感受外邪:外邪从口鼻或皮毛而入,侵犯肺卫,肺为邪束,壅阻肺络,气机不宣,清肃失司,肺气上逆,则咳嗽。风为百病之长,其他外邪又多随风邪而侵袭人体。若风夹寒邪,风寒束肺,宣肃失司,则见咳嗽频作,咽痒声重,痰白清稀;若风夹热邪,风热犯肺,宣肃失司,则致咳嗽不爽,痰黄黏稠。

(2)痰热蕴肺:小儿脾气虚弱,痰浊内生,郁而化热,形成痰热;或素有食积内热,炼液成痰,痰热相结,形成痰热。痰热阻于气道,宣肃失司,则咳嗽痰多,痰稠色黄。

(3)痰湿蕴肺:脾气虚损,脾失健运,精微不布,水湿内停,酿为痰浊,上贮于肺;或外邪束肺,上源不利,不能输布津液,凝津成痰,痰阻气道,宣肃失司,气机不畅,则致咳嗽痰多,痰色白而稀。

(4)肺气亏虚:小儿素体虚弱,或外感咳嗽经久不愈,耗伤正气后,致使肺气亏虚,津液不布,聚津生痰,痰阻肺络,咳嗽无力,痰白清稀。

(5)肺阴亏虚:病久不愈,耗损肺津,阴津受损,阴虚生热,热伤肺络,或阴虚生燥,宣肃失司而致咳嗽不已,干咳无痰。

小儿咳嗽病因虽多,但其发病机理则一,皆为肺脏受累,病位主要在肺。由肺气宣肃失司而成。或他脏先病,累及于肺。所谓"五脏六腑,皆能令人咳,非独肺也"。

二、临床表现

本病发病较急,初起见感冒症状,如身热、咳嗽、流涕等。症以咳嗽为主,并且逐渐加重,伴有痰涎,年长儿可将痰咯出,年幼儿多将痰咽下。咳嗽重者,尚可见恶心、呕吐、乳食不振、头痛、大便不调等症状。肺部听诊呼吸音粗糙,严重者可闻及干性啰音。

三、诊断与鉴别诊断

(一)诊断要点

1.好发于冬春二季,常因气候变化而发病。

2.病前多有感冒病史。

3.咳嗽为主要临床症状。

4.肺部听诊两肺呼吸音粗糙,或闻及干啰音。

5.血象检查　病毒感染者血白细胞总数正常或偏低;细菌感染者血白细胞总数及中性粒细胞增高。

6.X线检查　胸片显示正常,或肺纹理增粗,肺门阴影加深。

(二)鉴别诊断

1.上呼吸道感染　发热伴鼻咽部症状,干咳,双肺听诊无异常。

2.支气管肺炎　发热、咳嗽、呼吸困难,双肺听诊吸气末可闻及固定的中细湿啰音,胸部X线检查可见斑点、斑片状阴影。

3.支气管异物　有异物吸入史;呛咳,双肺体征不对称,局限性肺气肿及肺不张,胸部X线透视可见纵隔摆动。

4.婴幼儿哮喘　喘息发作>3次,肺部出现喘鸣音,有哮喘家族史或个人过敏史。

四、辨证论治

(一)辨证要点

1.辨外感、内伤

(1)外感咳嗽:发病较急,咳声高亢,病程短,伴有表证,多属实证。

(2)内伤咳嗽:发病较缓,咳声低沉,病程较长,虚证居多,多兼有不同程度的里证,且常呈由实转虚或虚中夹实的证候变化。

2.辨痰湿、痰热

(1)痰湿:咳嗽痰白清稀,咽不红,舌质淡红,苔薄白或白腻,多属寒证。

(2)痰热:咳嗽痰黄黏稠,咽红,苔黄腻或黄厚,多属热证。

(二)治疗原则

1.基本治则宣肃肺气。

2.具体治法　咳嗽治疗,应分清外感、内伤。外感咳嗽以疏散外邪,宣通肺气为基本法则,根据寒、热证候的不同治以散寒宣肺或解热宣肺;内伤咳嗽应辨别病位、病性,随证施治。

(三)分证论治

1.外感咳嗽

(1)风寒咳嗽

证候表现:初起咳嗽频作,呛咳为主,或有少量稀白痰液,咽痒声重,鼻塞流涕,恶寒,无汗,或有发热,头痛等,舌淡红,苔薄白,脉浮紧或指纹浮红。

证候分析:风寒犯肺,肺气失宣,腠理闭塞,故频咳不爽,鼻流清涕,畏寒发热,头痛咽痒。风寒阻于肺络,津液凝聚为痰,故痰涎清稀。苔白,脉浮,为寒邪束肺之象。

治法:宣肃肺气,散寒止咳。

方剂:金沸草散(《南阳活人书》)加减。

方解:方中金沸草祛风化痰止咳;前胡、荆芥解散风寒;细辛温经发散;生姜、半夏散寒燥湿化痰。

加减:表寒较重加炙麻黄辛温宣肺;咳重加杏仁、桔梗、枇杷叶宣肺止咳;痰多者加陈皮、茯苓化痰理气,苏子降气化痰;胸闷气逆者,加厚朴宽胸理气。若风寒化热或寒包热郁,既有鼻塞流清涕,苔薄白等风寒证候,又见咳声嘶哑,咽痛,口渴,身热的证候,以疏散风寒与清热宣肺同用,予杏苏散加大青叶、黄芩清肺泄热。

(2)风热咳嗽

证候表现:咳嗽不爽或咳声重浊,吐痰黏稠色黄,不易咯出,口渴,咽痛,鼻流浊涕,或伴发热,头痛,恶风,微汗出,舌红,苔薄黄,脉浮数。

证候分析:风热犯肺,肺失清肃,咳嗽不爽或咳声重浊,鼻流浊涕,咽喉疼痛,身热汗出。肺热炼液成痰,故痰黏或色黄难咯出,舌红,苔薄黄或薄白而干,脉数。

治法:宣肃肺气,清肺止咳。

方剂:桑菊饮(《温病条辨》)加减。

方解:方中桑叶、菊花疏散风热;薄荷、连翘、大青叶辛凉透表,清热解毒;杏仁、桔梗宣肺止咳;芦根清热生津;甘草调和诸药。

加减:肺热重加金银花、黄芩清宣肺热;咽红肿痛加土牛膝、玄参利咽消肿;咳嗽剧烈或咳声重浊,口渴咽痛者,加枇杷叶、前胡清肺止咳;咽喉红赤者,加玄参、射干、牛蒡子清热利咽;痰多加浙贝母、瓜蒌、葶苈子清化痰热。

2.内伤咳嗽

(1)痰热咳嗽

证候表现:咳嗽痰多色黄,黏稠难咯,甚则气息粗促,喉中痰鸣,或伴发热口渴,烦躁不宁,小便短赤,大便干结,舌红,苔黄,脉滑数。

证候分析:痰湿素盛,肺络有热,故咳痰黄稠。肺失清肃,肺气上逆,故咳嗽痰多,气息粗促或喉中痰鸣。肺与大肠相表里,肺热内盛,移热于大肠,故大便干结。热重则尿黄赤。舌红,苔黄,脉滑数,为痰热内盛之象。

治法:宣肃肺气,清热化痰。

方剂:清金化痰汤(《医学统旨》)加减。

方解:方中山栀、知母、黄芩清泄肺热;瓜蒌、浙贝母、桑白皮、橘红止咳化痰;茯苓健脾;桔梗、麦冬、甘草润肺止咳。

加减:痰多者,加葶苈子、黛蛤散、天竺黄、天南星、竹沥清肺化痰;咳甚痛引胸胁者,加枳壳、郁金、柴胡理气宽胸;大便秘结者,加全瓜蒌润肠通便;肺热较重,兼见鼻衄者,加白茅根、丹皮凉血止血;舌红少津者,加北沙参,重用麦冬滋养肺阴。

(2)痰湿咳嗽

证候表现:咳嗽痰多,色白而稀,喉间痰声辘辘,胸闷纳呆,神情困倦,舌淡红,苔白,脉滑。

证候分析:湿生于脾,脾湿盛者,酿液成痰,痰阻肺络,故咳嗽痰多。湿为阴邪,故痰白稀。痰阻气道,故喉间痰声辘辘。

治法:宣肃肺气,燥湿化痰。

方剂:二陈汤(《太平惠民和剂局方》)加减。

方解:方中炙麻黄、杏仁、白前宣肺止咳;陈皮、半夏、茯苓燥湿化痰;甘草和中。

加减:痰多者,加天南星、白附子蠲痰;胸闷气逆,苔白腻者,加厚朴、苏梗燥湿理气;有寒化倾向,吐泡沫痰兼咳喘者,用小青龙汤温肺化饮;兼有食积腹胀者,加神曲、麦芽、山楂、砂仁、莱菔子消积导滞。

（3）气虚咳嗽

证候表现：咳嗽反复不已，咳而无力，痰白清稀，面色苍白，气短懒言，语声低微，自汗畏寒，舌淡嫩，边有齿痕，脉细无力。

证候分析：本证常为久咳，尤多见于痰湿咳嗽转化而成，以咳嗽无力，痰白清稀为特征。偏肺气虚者气短懒言，语声低微，自汗畏寒；偏脾气虚者面色苍白，痰多清稀，食少纳呆，舌边齿痕。

治法：宣肃肺气，益气止咳。

方剂：人参五味子汤（《幼幼集成》）加减。

方解：常用四君子汤健脾益气；五味子、麦冬、生姜、大枣调和营卫。

加减：气虚重加黄芪、黄精益气补虚；咳重痰多加杏仁、川贝母、炙枇杷叶化痰止咳；食少纳呆加焦山楂、焦神曲和胃消食。

（4）阴虚咳嗽

证候表现：干咳无痰，或痰少而黏，或痰中带血，不易咯出，口渴咽干，喉痒，声音嘶哑，午后潮热或手足心热，舌红，少苔，脉细数。

证候分析：本证以干咳无痰，喉痒声嘶为特征，常由痰热咳嗽转化而来。阴虚重者午后潮热，手足心热，舌红，脉细数；热伤肺络者咯痰带血，阴津耗伤，无以上承者口渴咽干。

治法：宣肃肺气，滋阴止咳。

方剂：沙参麦冬汤（《温病条辨》）加减。

方解：常用南沙参清肺火，养肺阴；麦冬、生地、玉竹清热润燥；天花粉、甘草生津保肺；桑白皮、炙款冬花、炙枇杷叶宣肃肺气。

加减：阴虚重加地骨皮、石斛、阿胶养阴清热；咳嗽重加炙紫菀、川贝母、炙枇杷叶润肺止咳；咳重痰中带血加仙鹤草、白茅根、藕节炭清肺止血。

（四）其他疗法

1.中成药

（1）清宣止咳颗粒：用于咳嗽风寒外束，痰热郁肺证。＜1岁者每次1/3袋，1～3岁者每次2/3袋，4～7岁者每次1袋，8～14岁者每次1.5袋，每日3次。

（2）急支糖浆：清热化痰，宣肺止咳，用于风热咳嗽。每次5～10mL，每日1～3次。

（3）蛇胆陈皮口服液：疏肺止咳，消积止咳，用于咳嗽痰多证。每次5～10mL，每日3次。

2.经验方

（1）大青叶15g，桔梗7.5～10g，炒杏仁3～5g，板蓝根10g，连翘10g，甘草5g，芦根15g，蚤休6g，麻黄3～6g，苏子6g，车前子6g，水煎服。用于治疗风邪闭肺咳嗽。

（2）川贝母研粉，温开水冲服，治疗反复咳嗽。

3.外治疗法

（1）贴敷麻黄1g，猪牙皂6g，细辛10g，白豆蔻6g，白芥子16g。共研细末，过筛。取药面0.7g，置万应膏中间铺匀，稍加热后贴于患儿背部肺俞穴处。3天换一贴，连贴3～5张。

（2）热熨白芥子40g，苏子40g，莱菔子40g，生姜5片，食盐250g焙干共研细末，炒至50℃左右，装入纱布袋内，在两侧胸背及腋下来回熨烫，每次30～40分钟，每日2～3次。

4.针灸疗法　耳穴压法：取穴咽喉、气管、肺、大肠、神门、内分泌等主穴。

五、预防与调护

（一）预防

1.经常到户外活动,加强锻炼,增加小儿抗病能力。

2.避免感受风邪,积极预防感冒。

3.避免与煤气、烟尘等接触,减少不良刺激。

（二）调护

1.保持室内空气流通,室温以 18～20° 为宜,相对湿度约 60％。

2.注意休息,咳嗽重的患儿可影响睡眠,应保持室内安静,以保证充足的睡眠。

3.经常变换体位及拍打背部,以促进痰液的排出。

4.饮食应给予易消化、富含营养的食品。婴幼儿尽量不改变原有的喂养方法,咳嗽时应停止喂哺或进食,以防食物呛入气管。年长儿饮食宜清淡,不进食辛辣、油腻食物,少食生冷、过甜、过咸之品。

（任瑞英）

第三节　口疮

口疮以口颊、舌体、上腭、齿龈等处发生黄白色溃疡为特征,如发于口唇两侧者,称为燕口疮;满口糜烂、色红作痛者,称为口糜。本病可单独发生,也可伴发于其他疾病当中。发病无明显季节性,一年四季均可发生,婴幼儿时期多见。轻证仅有流涎、拒食、烦躁、哭啼等,个别有发热;重证可见精神萎靡,手足不温,吐舌弄舌,痰涎涌盛。经适当诊疗和调护,一般预后良好,部分患儿可反复发作,严重者可致邪热内陷,神昏抽搐。

有关本病的记载,最早见于《内经》。《素问·气交变大论》曰:"岁金不及,炎火乃行,民病口疮。"《诸病源候论·唇口病诸候》言:"手少阴,心之经也,心气通于舌,足少阴,脾之经也,脾气通于口。脏腑热盛,热乘心脾,气冲于口与舌,故令口舌生疮也。诊其脉,浮则为阳,阳数者,口生疮。"指出心脾热盛为口疮的病机。南宋《小儿卫生总微论方·唇口病论》曰:"风毒湿热,随其虚处所著,搏于血气,则生疮疡……若发于唇里,连两颊生疮者,名曰口疮……若发于口吻两角生疮者,名曰嗼口疮。"指出因其发病部位不同,有口疮与嗼口疮之别,但都可因感受风毒湿热之邪而致。本病属西医疱疹性口腔炎、溃疡性口腔炎、口角炎等范畴。

一、病因病机

（一）病因

1.外因　感受风热湿毒,六淫之邪侵入,搏于血气,发于口舌则口臭,红肿溃烂。或热病火盛,血气壅盛,火性向上,熏于上焦,故口舌疼痛生疮。

2.内因　嗜食厚味,遗热于胎,或调护失宜,将养过温,致心脾积热,热毒随经上通于口舌而生疮;疳证、久病致阴虚火盛,水不制火,虚火上炎,而到口舌生疮。

二、病机

本病病位在心、脾、胃、肾,因病位不同,病程长短不同,故病情轻重不一。风热夹毒上攻或邪热乘于心脾，临床表现重，病程短，属实证；若阴液耗损，久而肾阴内亏，临床表现轻，病程长，属虚证。重者阴津大伤，阴液耗损，致口疮反复出现，迁延难愈。

1. 基本病机　火蕴心脾。

2. 常证病机

(1)心脾积热：婴儿胎禀有热，或脾胃素蕴湿热，或风热湿毒乘虚侵入，热郁化火，邪热内积心脾，盖手少阴之经通于舌，足太阴之经通于口，故心脾二经有热，则邪毒熏灼口腔，而致口舌黏膜破溃、糜烂。亦有因口腔不洁和破损，秽毒内侵，导致口舌生疮者。

(2)虚火上炎：因小儿禀赋虚弱，气阴两虚；或久患热病，火盛阴伤；或久泻不止，脾肾虚损，阴液亏耗，以致水不制火，虚火上炎，熏灼口舌而成口疮。

三、临床表现

齿龈、舌体、两颊、上颚等处出现疱疹、黄白色溃疡点，大小不等，甚至满口糜烂，患处常见红肿热痛，轻则溃疡较少，周围淡红或淡白，疼痛较轻，兼见神疲、颧红、妨碍哺乳；重则发热、溃疡周围鲜红，疼痛较甚，口臭流涎，甚或发热、口渴、烦躁、啼哭不安、拒乳，或见呕吐、腹泻。严重者可致邪热内陷，神昏抽搐。

四、诊断与鉴别诊断

(一)诊断要点

1. 齿龈、舌体、两颊、上颚等处出现黄白色溃疡点，大小不等，甚至满口糜烂，疼痛流涎、拒乳拒食。

2. 外感引起者，初起有时可见口腔疱疹，继则破溃成溃疡，常伴发热，颌下淋巴结肿大。

(二)鉴别诊断

1. 鹅口疮　多发生于初生儿或体弱多病的婴幼儿，口腔黏膜、舌上有雪片状白屑，可蔓延至咽喉、软腭或鼻腔，周围有红晕，疼痛不明显。

2. 手足口病　是由多种肠道病毒(包括柯萨奇病毒、肠道病毒 EV71)引起的急性传染病，多见于 4 岁以内小儿，夏秋季节流行，以发热，口腔黏膜疱疹、溃疡，伴手、足、臀部皮肤出现斑丘疹、疱疹为特征。

五、辨证论治

(一)辩证要点

1. 辨颜色　心脾积热者，口疮周围颜色鲜红、肿胀，溃疡面数目较多。虚火上炎者，口疮周围颜色淡红，稀疏散发。

2. 辨发热　心脾积热为实证，患儿面红，唇红，流涎口臭，甚者可发热，口渴，小便短少，大便干结或几日不解。虚火上炎者，少见发热或有低热，可伴有颧红体倦，虚烦不寐。

3. 辨疼痛　实证者，疼痛灼热，年幼者表现为啼哭，拒食。阴虚口疮者，疼痛较轻。

(二)治疗原则

1. 基本治则　祛火清疮。

2. 具体治法　实证治宜清热解毒，泻火通便；虚证治宜滋阴降火潜阳，引火归原。另外可配合外治法。

（三）分证论治

1. 风热乘脾

证候表现：口腔溃疡较多，或满口糜烂、周围红赤，疼痛拒食，烦躁多啼，口臭涎多，小便短黄，大便干结，或发热面赤，舌红苔黄，指纹紫，脉滑数。

证候分析：婴儿外感热邪，或饮食积滞，热蕴脾胃，上熏口舌，发为口疮；火热熏灼，故疼痛拒食，烦躁多啼，口臭涎多；肠胃积热，津液受劫，故大便干结，小便短黄，舌红苔黄，脉滑数。如因外感热邪，热毒炽盛，则见发热面赤。

治法：疏风泻脾，祛火清疮。

方剂：凉膈散（《太平惠民和剂局方》）加减。

方解：凉膈散以黄芩、连翘、栀子清热解毒；大黄、芒硝通腑泻火；竹叶清心除烦；薄荷升散郁火；甘草、白蜜缓中解毒。此证必使大便畅通，里热下达，口疮始得缓解，是为"上病下取"之意。

加减：发热口渴加生石膏、麦冬；小便短赤加生地；若大便不实者，亦可选用清热泻脾散，以清泻心脾积热。

2. 心火上炎

证候表现：舌上糜烂或溃疡，色红疼痛，饮食困难，心烦不安，口干欲饮，小便短赤，舌红尖赤，苔薄黄，指纹紫，脉数。

证候分析：舌乃心之苗，手少阴之经通于舌。心火炽盛，邪热循经上炎，故发为口疮，色赤疼痛，饮食困难；心火内盛，津液受劫，故心烦不安，口干欲饮，小便短赤；脉细数，舌红尖赤，苔薄黄，亦为心火炽盛之候。

治法：清心泻热，祛火清疮。

方剂：泻心导赤汤（《小儿药证直诀》）加减。

方解：泻心导赤汤以黄连泻心火；生地凉心血；竹叶清心气；通草导热下行；甘草调和诸药。

加减：心烦不安加连翘、灯心草；口干欲饮加生石膏、芦根、天花粉；小便短黄加车前子、茯苓、滑石。

3. 虚火上浮

证候表现：口舌溃疡或糜烂，稀散色淡，不甚疼痛，口流清涎，神疲颧红，口干不渴，舌红苔少，指纹淡紫，脉细数。

证候分析：婴儿体禀虚弱，肝肾不足，水不制火，虚火上浮，故见口舌溃疡或糜烂，不甚疼痛；虚火内炽，故神疲颧红，口干不渴；舌红苔少，脉细数为阴虚火旺之象。

治法：滋阴降火，祛火清疮。

方剂：六味地黄丸（《小儿药证直诀》）加肉桂。

方解：熟地、山茱萸滋阴补肾；茯苓、山药健脾补肺；泽泻、丹皮泻肝肾之虚火；加少量肉桂引火归原。

加减：阴亏火旺者可加肉苁蓉、女贞子、菟丝子。脾肾大虚，无根之火上浮而见口舌生疮，神疲面白，大便溏薄，舌淡苔白者，可用理中汤加肉桂以温补脾肾，引火归原。

四、其他疗法

1. 中成药

（1）小儿化毒散：每次 0.6g，每日 2 次，3 岁以内小儿酌减。用于心火上炎证。

（2）牛黄解毒片：每次 1～2 片，每日 3 次。用于风热乘脾证。

（3）知柏地黄丸：每次 3g，每日 3 次。用于虚火上浮证。

2. 外治法

（1）冰硼散：少许，涂敷患处，每日 3 次。用于风热乘脾证、心火上炎证。

（2）锡类散：少许，涂敷患处，每日 3 次。用于心火上炎证、虚火上浮证。

（3）双料喉风散：少许，用吹药器喷入，或涂敷患处，每日 3 次。用于风热乘脾证、心火上炎证。

五、预防与调护

（一）预防

1. 保持口腔清洁，注意饮食卫生，餐具应经常消毒。

2. 食物宜新鲜、干净，多食新鲜蔬菜和水果，不宜过食肥甘厚腻之品。

3. 给初生儿、小婴儿清洁口腔时，动作宜轻，避免损伤口腔黏膜。

（二）调护

1. 饮食宜清淡，忌辛辣刺激、粗硬及过咸食品，忌饮食过烫。

2. 补充水分，保持大便通畅。

（任瑞英）

第四节　遗尿

遗尿又称"尿床"，是小儿睡中小便自遗，醒后方觉的一种疾病。正常小儿 3 周岁以后已能控制排尿，若超过 5 岁以上的幼童，不能自主控制排尿，熟睡时经常遗尿，轻者数夜一次，重者一夜数次，则多属病态。本病多见于 10 岁以下的儿童。

遗尿证，多自幼得病，但也有在学龄儿童时期发生者，可以为一时性，也有的持续数年到性成熟时才消失。极少数可伴随至成年。遗尿若长期不愈，可使儿童自尊心受到伤害而产生自卑感，严重影响患儿的身心健康与生长发育。

古代医籍对本病记载颇多，最早见于《灵枢·九针论》，曰："膀胱不约为遗溺。"《诸病源候论·小儿杂病诸候·遗尿候》指出："膀胱为津液之府，既冷气衰弱，不能越睡，故遗尿也。"大多医家认为本病是由肾与膀胱虚冷所致。证属虚寒，病位在肾与膀胱。西医通过放射诊断学检查，发现有些遗尿患儿与隐性脊柱裂有关，并有一定的家族遗传病史。

一、病因机制

遗尿多与膀胱和肾的功能失调有关，其中尤以肾气不足，膀胱虚寒最为多见。下元虚冷，不能温养膀胱，膀胱气化功能失调，闭藏失职，不能制约水道，而为遗尿。

（一）病因

小儿遗尿多属功能性，多为先天禀赋不足，素体虚弱，肾气不足，下元虚寒；或大病久病之后,失于调养,肺脾气虚;少数为肝经郁热,疏泄失司,热移膀胱所致。

（二）机制

1.基本病机　膀胱失约。

2.常证病机

（1）肾气不足,下元虚冷肾为先天之本,主水,与膀胱互为表里。小便排泄与贮存,全赖肾阳之温养和气化。若小儿先天肾气不足,下元虚冷,不能温养膀胱,膀胱气化功能失调,闭藏失职,不能制约水道则遗尿。

（2）肺脾气虚,膀胱失约多因素体虚弱,大病之后肺脾之气虚弱,不能固摄,升清失职,上虚不能制下,下虚不能上承,致使膀胱无权约束水道,则小便自遗,或睡中小便自出。

（3）肝经湿热,火热内迫肝主疏泄,调畅气机。若肝经湿热郁结,热郁化火,迫注膀胱,可致遗尿。

此外,某些儿童素有痰湿内蕴,入睡后沉迷不醒,呼叫不应,也常遗尿。亦有小儿自幼使用尿不湿,没有养成夜间主动起床排尿的习惯,任其小便于床,久而久之,形成习惯性遗尿。

二、临床表现

本病主要发生于5～12岁的儿童,常在睡眠中遗尿,数日一次,或每夜遗尿,甚则一夜数次。常睡眠较深,呼之不醒,或呼醒后神志朦胧,可伴神疲乏力,腰膝酸软,食欲不振。

三、诊断与鉴别诊断

（一）诊断要点

1.发病年龄在5周岁以上。

2.睡眠较深,不易唤醒,隔天或每夜尿床,甚者每夜遗尿数次。

3.尿常规及尿培养无异常发现。

4.部分患儿放射线检查可发现隐性脊柱裂,或尿道畸形。

（二）鉴别诊断

1.泌尿系感染　急性泌尿系感染也可以出现尿床,但主要表现为尿频、尿急和尿痛;尿常规检查有白细胞、红细胞,尿培养阳性。

2.蛲虫感染　由于蛲虫夜晚在肛门周围产卵,刺激尿道而使小便自遗。

3.尿失禁　尿失禁乃尿自遗不分寤寐,不论昼夜,难以控制,量少而次数较多,多见先天发育不全及脑瘫患儿。

四、辨证论治

（一）辨证要点

本病重在辨别寒热、虚实。

1.虚寒　遗尿日久,夜尿清长,量多次频,兼见形体虚弱,神疲气短,面白唇淡,畏寒肢冷,舌淡苔白,脉细无力。

2.实热　遗尿初起,尿少色黄,臊臭异常,兼见面红唇赤,性情急躁,睡眠不宁,舌红苔黄,脉数有力。

（二）治疗原则

1.基本治则　固脬止遗。

2.具体治法　虚证以扶正培本为主,采用温肾阳、益脾气、补肺气、醒心神等法;肝经湿热之实证以清热利湿为主。除内服药物治疗外,针灸、推拿、外治疗法及单方验方均可应用。

3.刘弼臣教授治疗小儿遗尿经验　刘弼臣教授认为遗尿患儿的发病与暴受惊恐有关。小儿神气怯弱,若暴受惊恐,致惊则气乱,恐则气下,水道失约则小便自遗。故在辨证论治的基础上多采用镇摄法治疗。同时,刘弼臣教授认为治疗本病宜积极消除患儿的心理负担,不能随意对患儿予以羞辱、斥责及惩罚,以免增加患儿的精神负担而影响身心健康。

（三）分证论治

1.下元虚寒

证候表现:睡中经常遗尿,多则一夜数次,醒后方觉,神疲乏力,面色苍白,肢凉怕冷,腰腿酸软,智力较差,小便清长无味,舌质淡,苔白,脉沉细或沉迟。

证候分析:肾气虚弱,膀胱虚冷,不能制约,故睡中经常遗尿;肾虚则真阳不足,命火衰微,故神疲乏力,面色苍白,肢凉怕冷;腰为肾府,骨为肾所主,肾虚故腰腿酸软;肾虚脑髓不足,故智力较差;下元虚寒,故小便清长;舌质淡,脉沉细或沉迟,属于虚寒之象。治法:温补肾阳,固脬止遗。

方剂:菟丝子散（《太平圣惠方》）加减。

方解:方中菟丝子、肉苁蓉、附子温补肾阳,以暖下元;五味子、牡蛎益肾固涩,以缩小便。本方主要用于虚寒较盛,面白肢冷者。

加减:若伴有痰湿内蕴,困寐不醒者,加胆南星、半夏、石菖蒲、远志,以化痰浊,开窍醒神;若纳差、便溏者,加党参、白术、茯苓、山楂,以健脾和中助运。

2.肺脾气虚

证候表现:睡中遗尿,量不多但次数频,少气懒言,神疲乏力,面色苍白或萎黄,食欲不振,大便溏薄,常自汗出,舌淡或胖嫩,苔薄白,脉弱。

证候分析:脾肺气虚,上虚不能制下,故遗尿;肺主气,肺气不足则少气懒言,神疲乏力;肺脾气虚,输化无权,气血不足,故面色苍白或萎黄;脾虚不健,运化失司,故食欲不振,大便溏薄;气虚不能固其表,故常自汗出;舌质淡或胖嫩,苔薄白,脉弱皆为气虚的表现。

治法:培元益气,固脬止遗。

方剂:补中益气汤（《脾胃论》）合缩泉丸（《校注妇人良方》）加减。

方解:本证因脾肺气虚,上虚不能制下所致。方中人参、黄芪、白术、山药、炙甘草、升麻、柴胡升阳益气;当归合黄芪,调补气血;益智仁、山药、乌药培元补肾,固涩小便;陈皮兼利气机。全方合而培元益气,固涩止溺。

加减:困寐不醒者,加石菖蒲、远志宁心安神;大便稀溏者,加炮姜温脾祛寒而止泻。

3.肝经湿热

证候表现:睡中遗尿,次数较少,尿量不多,色黄腥臊,面红唇赤,平时性情急躁,或夜间梦语龂齿,睡眠不宁,舌红苔黄,脉滑数有力。

证候分析:肝经郁热,蕴伏下焦,热迫膀胱,故睡中遗尿;湿热蕴结膀胱,热灼津液,故尿臊色黄,尿量短少;湿热内蕴,郁结化火,肝火偏亢,故性情急躁;肝火内扰心神,故梦语龂齿;苔薄黄,脉数有力,均为湿热内蕴所致。本证常见于白天过度嬉戏玩耍、脾气急躁的儿童。

治则:泻肝清热,固脬止遗。

方剂:龙胆泻肝汤(《医方集解》)加减。

方解:方中龙胆草、黄芩、栀子清泻肝胆实火;泽泻、木通(禁用关木通)、车前子清利膀胱湿热;配当归、生地养血润燥;柴胡调达肝气;甘草调和诸药。本方苦寒药较多,对于下元虚冷或脾胃虚弱者,均不宜使用。

加减:若久病不愈,身体消瘦,虽有湿火内蕴,但已耗伤肾阴,舌质红者,可用知柏地黄丸治之,以滋阴降火。

对习惯性遗尿,除尿床外,无其他任何症状,这类遗尿患儿的治疗,主要是教育其改变不良的习惯。此外,本病亦可配合针灸治疗。

(四)其他疗法

1.中成药

(1)五子衍宗丸:每次1丸,每日2次。用于肾气不固证。

(2)桑螵蛸散:每次3~6g,每日2次。用于肾关不固,心神失养之遗尿。

(3)龙胆泻肝丸:每次3~6g,每日2次。用于肝经湿热证。

(4)缩泉丸:每次6g,每日2次。用于脾肾不足证。

2.针灸疗法

(1)体针:常用穴:关元、中极、肾俞、膀胱俞、三焦俞、委中、三阴交、阳陵泉等。上述穴位交替使用。睡眠较深者,加神门、心俞;面色无华,自汗者,加肺俞、尺泽。每日1次,每次选1~2穴,7~10日为1个疗程。

(2)耳针:取肾、膀胱、皮质下、神门、内分泌、交感、肾上腺。每日1次,每次选2~3穴,中刺激,7日为1个疗程。

3.外治法贴敷疗法　五倍子研末,温开水调敷于脐部,外用纱布覆盖,胶布固定,每晚1次,连用3~5次。

4.激光疗法　取关元、气海、百会、足三里、三阴交。以1.5~2.0mW的氦氖激光照射。每穴1~2分钟,每日或隔日1次,6~10次为1个疗程。用于肾气不固与脾肺气虚证之遗尿。

四、预防与防护

(一)预防

1.耐心教育,不斥责惩罚,更不能当众羞辱,应鼓励患儿消除怕羞、紧张情绪,树立起战胜疾病的信心。

2.每日晚饭后注意控制饮水量。睡后按时唤醒排尿1~2次,从而逐渐养成能自行排尿的习惯。

(二)调护

1.夜间尿湿后要及时更换裤褥,保持干燥及外阴部清洁。

2.勿使患儿白天玩耍过度,晚餐不进稀饭、汤水,睡前尽量不喝水,中药汤剂也不宜晚间服。

(任瑞英)

第五节　麻疹

麻疹是由外感麻毒时邪侵犯人体所引起,以高热、身出皮疹为主要表现的急性传染性疾病。典型病例以高热3~4天,按顺序出疹,初起有发热、咳嗽、流涕、眼泪汪汪、畏明羞光,随后口腔两颊黏膜近臼齿处出现麻疹黏膜斑,周身发布红色斑丘疹,手足心见疹后,依序而退,并有糠麸样脱屑及棕褐色色素沉着斑为主要临床特征。顺证经适当治疗与护理,预后一般良好。若感邪过重或素体虚弱者罹患本病,则易并发肺炎、喉炎或脑炎等逆证,病情危重,需及时抢救。

麻疹为古代儿科四大要证之一,对小儿的健康威胁极大。最早对小儿麻疹症状进行详细描述的是宋代钱乙的《小儿药证直诀》,"面燥腮赤,目胞亦赤,呵欠顿闷,乍凉乍热,咳嗽喷嚏,手足梢冷,夜卧惊悸",是麻疹早期的典型症状。

本病多发于冬、春季节,6个月到5岁以下的小儿多见,近年来偶有成人患麻疹的病例报道。自我国对小儿广泛接种麻疹减毒活疫苗以来,发病率大大下降,20世纪80年代以来临床已很少见到典型病例,患病后一般可获得终身免疫。

一、病因病机

（一）病因

小儿麻疹发病的外因是感受麻毒时邪,温热邪毒,从口鼻而入,侵犯肺脾二经;内因为小儿脏腑娇嫩,形气未充,卫外不固,难抵麻毒邪气内侵。

（二）病机

1.基本病机　麻毒内侵。

2.顺证病机　麻毒时邪从口鼻而入,侵犯肺脾二经。肺主皮毛,脾主肌肉。邪正交争,邪毒从肌肤外泻,则见皮疹磊于肌肤。肺开窍于鼻,司呼吸,主一身之卫气。麻毒时邪侵犯人体,致肺卫失宣,而见发热、咳嗽、喷嚏、流涕。麻毒时邪侵入肺脾二经,正气抗邪,御毒外达,邪透肌表,则疹点外透,热随疹出,疹出邪泻,故疹出热透后,疹消热退;热去津伤,则见口干、纳少、脱屑、舌红少津等。

3.逆证病机　麻疹以透为顺,内传为逆证。麻毒炽盛,邪毒内陷,直入营血。或小儿素体本虚,正气不足,麻毒内侵,无力抵御,致邪毒内陷;或麻毒来犯,正气与之抗争之时因治疗、护理失当,徒伤正气,助长麻毒,致邪毒日盛,正气衰退,邪毒内陷。肺居上焦,邪毒入侵,先犯肺脏,若邪毒炽盛,火热灼肺,炼液生痰,痰热互结,形成痰热,阻塞肺络,使肺气闭郁,而见咳喘痰鸣之逆证;邪毒炽盛,毒热循经上攻咽喉,致毒壅咽喉,而见喉肿咽痛、音哑声嘶之逆证;邪毒盛而不能外达,内陷心肝,蒙蔽清窍而神昏,引动肝风而抽搐,致成逆证。

二、临床表现

（一）顺证

1.前驱期（疹前期）　主要临床表现为发热,可逐渐上升,也可骤然上升,热度可达39~40丈。在前驱期的3~4天内,多伴有上呼吸道感染症状,如流涕、喷嚏、咳嗽、头痛、畏寒以及其他系统的症状,如食欲不振,呕吐,腹痛,腹泻,全身不适感,肢体疼痛,目赤肿痛,泪水汪汪,畏明羞光,咽部充血等。在发热的第 2～3 天,患者口腔内两颊黏膜上,可见白色斑点,其直径为 0.5～1mm,周围绕以红晕,称为麻疹黏膜斑。

2.出疹期　一般在发热 3～4 日后开始出疹。其发布有序:皮疹先见于耳后发际,而后渐及颜面、颈部,再至胸、腹、背部、四肢,最后达手足心、鼻,为麻疹出齐。皮疹的颜色,初时红活,三五成撮,疹与疹之间为正常皮肤。其色亦逐渐加深,转为暗红色;疹的形态为斑丘疹,大小不一,高出皮肤,其直径多在 2～4mm,初起稀疏,随着疹出,疹点渐密集,部分可融合成片,少数可呈出血性皮疹。出疹期的热势达到顶点,体温常可高达 40℃,伴嗜睡;其咳嗽频繁、咽红、咽痛等症状亦较重。

3.疹退期(恢复期)　一般为 3～4 天,皮疹出齐后,依出疹顺序逐渐消退。在疹退同时,发热的热度亦随之而减,精神好转,伴随症状亦减轻。疹退净后,出疹部位可见糠麸状细微脱屑,遗留棕褐色的色素沉着。一般 2 周后,色素沉着便逐渐消失。

(二)逆证

主要临床表现为:低热,热度应高而不高;疹出不畅,该出不出,或不依次序而出,或暴出暴收;疹色紫暗;或疹点稀淡,称为"白面痧"。其伴随症状加重,可见呼吸困难,声音嘶哑,咳如犬吠状,呼吸急促,鼻翼扇动,喘憋神昏,口唇发绀,惊厥抽搐等。

三、诊断与鉴别诊断

(一)诊断要点

1.病史流　行病史及密切接触史,麻疹疫苗接种缺失史。

2.季节　以冬春为高发季节;年龄以 6 个月～5 岁小儿多见。

3.症状体征　高热,皮疹依序而出,依次而退,皮疹为斑丘疹,暗红色,疹间有正常皮肤,疹退有脱屑及色素沉着。伴见上呼吸道、胃肠道及眼部感染的症状。初期伴有麻疹黏膜斑。

4.实验室检查

(1)血常规:末梢血血常规中,白细胞变化不大,正常或略低;在分类中,前驱期淋巴细胞百分比大减,中性粒细胞百分比增加;出疹期后,淋巴细胞百分比增加,中性粒细胞比例下降。

(2)血清特异抗体,在发热后第 2 周开始出现麻疹病毒抗体,到第 4 周,抗体滴度达到最高,以后逐渐下降。

(3)病毒分离:将鼻咽部分泌液或血进行培养,可分离出麻疹病毒。

(4)涂片检查:在出疹或将出疹时,取鼻咽部分泌物涂片,可查到多核巨细胞,有助于早期诊断。

(二)鉴别诊断

1.奶疹(幼儿急疹)　幼儿急疹特点为发热 3～5 天,热退疹出,且伴见症状轻,多见于 6～12 个月的婴儿,没有麻疹黏膜斑;麻疹则为热盛疹出,有麻疹黏膜斑。

2.猩红热　两者均为高热、出疹,但猩红热在发热数小时内可出现皮疹,在 24 小时可遍及全身,皮疹为猩红色,有口周苍白圈、帕氏线、杨梅舌等特殊体征。

四、辨证论治

(一)辨证要点

1.辨轻重

(1)轻证:症状多不典型,发热一般不高,麻疹黏膜斑无或不明显,皮疹较稀疏,手心足心常无皮疹,病程较短,常在 1 周左右。

(2)重证:多见于体质较弱者,或治疗护理不当,或麻疹邪毒炽盛。发热持续不退,疹点密集、紫暗,或皮疹出没无常;兼见呼吸困难、声音嘶哑、鼻翼扇动、神昏、抽搐等症状。病程较长,病势危急。

(二)治疗原则

1.基本治则 清疹透疹。

2.具体治法 疹为阳毒,以透为顺,故多采用清凉之品,清解透疹。在病情的每个阶段,又有所偏重。在初期宜宣透,出疹期宜清解,疹回期宜养阴。治疗时视病情变化,治疗原则随证变化。

(三)分证论治

1.顺证

(1)邪伤肺卫(疹前期)

证候表现:发热,咳嗽,流涕,喷嚏,畏光羞明,眼泪汪汪,纳呆,或吐或泻,倦怠乏力。两颊口腔内隐约可见麻疹黏膜斑,并逐渐增多。后期在耳后、颈部隐约可见红色皮疹。舌红,苔薄黄,脉浮数,指纹浮露色紫。

证候分析:麻毒时邪自口鼻而入,先侵肺卫之表,致肺卫失宣,故见发热、咳嗽、流涕、喷嚏等肺卫表证;麻毒由肺入脾胃,影响脾胃受纳及升降功能,而见纳呆、吐泻等胃肠症状;麻疹黏膜斑的出现及耳后、颈部隐约可见红色皮疹,是麻疹之毒欲外透、外达之表象。舌红,苔薄黄,脉浮数,指纹紫滞浮露为肺卫表证之象。

治法:宣肺解毒,清疹透疹。

方剂:宣毒发表汤(《医宗金鉴》)加减。

方解:牛蒡子、薄荷、防风、荆芥解肌清热,助升麻、葛根解肌透疹;前胡、杏仁宣肺止咳;牛蒡子、桔梗利咽;连翘清热解毒;竹叶清热利小便;甘草调和诸药为使药,全方共奏解表宣肺透疹之功。

加减:高热无汗者,可加大青叶、板蓝根;咽痛者加射干。

(2)肺胃热盛(出疹期)

证候表现:持续高热,疹随热出,咳嗽较重,咽干口渴,目赤多眵,烦躁,尿黄,便干。皮疹自耳后起,渐至头面、颈项、胸背、腰腹及四肢,最后到手心足心、鼻尖,皮疹初为玫瑰色,后为暗红色,红活圆润,先稀疏,渐稠密,可有部分融合。舌红,苔黄,脉数,指纹紫滞。

证候分析:麻疹毒邪炽盛于内,故热势较高,且透疹过程中,其疹为热迫而出,其热亦随疹而泻,此为顺证的正常发疹过程。疹毒侵肺,肺热内盛,失于清肃,故咳嗽加重。麻毒内炽,火热盛于胃,故口渴,咽干,目赤,尿黄便干。热毒内扰心神,故烦躁。其舌红,苔黄,脉数,指纹紫滞为肺胃热毒炽盛之象。

治法:解毒退热,清疹透疹。

方剂:清解透表汤(验方)加减。

方解:本方中金银花、连翘清热解毒;桑叶、菊花疏风清热解表;西河柳、葛根、升麻发表解肌透疹,疏散风热;牛蒡子解毒透疹,兼以利咽疏风;蝉蜕可疏风透疹,又能息风止痉;紫草解毒透疹,又能凉血活血;甘草调和诸药。全方共奏清热解毒,疏风透疹之功。

加减:壮热口渴引饮者,加生石膏、知母以清热;疹出不畅者加樱桃核、浮萍、芫荽解肌透疹；皮疹紫暗成片稠密者，加生地、丹皮、赤药清热凉血活血；烦躁、惊惕不安，甚至抽搐者，加钩藤、僵蚕平肝息风止痉；咳嗽较重者，可加桑白皮、杏仁、贝母清肺化痰止咳。

（3）热退阴伤（疹回期）

证候表现：疹已出齐，发热减轻，体温逐渐下降至正常，咳嗽、咽痛等伴随症状亦随之而减轻至消失，皮疹按出疹顺序依次消退，出现糠麸样脱屑，有棕色色素沉着，纳食增加，大便干，舌红少苔欠津，脉细数或细弱，指纹淡紫。

证候分析：麻毒随疹外透于表而解，属邪退正复，故发热渐退，咳嗽、咽痛减轻，精神转好，烦躁消失；脾胃功能逐渐恢复，故纳食增加；而舌红欠津，少苔，脉细数弱均为阴分受伤，余热未尽之象。

治法：养阴清热，清麻透疹。

方剂：沙参麦冬汤（《温病条辨》）、加减。

方解：本方中以沙参、麦冬养阴清热生津；玉竹养阴生津止渴；天花粉清热生津；桑叶疏风清余热；地骨皮善清虚热；生扁豆、谷芽健脾调胃；甘草调和诸药。全方共奏清余热，养阴生津之功。

加减：低热不尽者，加银柴胡、白薇清退虚火；干咳少痰者，加百合、杏仁、款冬花、乌梅润肺止咳；疹退较缓者，加当归、赤芍活血凉血；便秘甚者，加生何首乌、火麻仁、瓜蒌润肠通便。

（二）逆证

1.麻毒闭肺

证候表现：高热不退，口渴引饮，咳嗽痰多，喘促鼻扇，烦躁唇青。皮疹出之不畅，或早或晚，或出即没，或出之数几便不继出；或暴出暴收，稠密融合，紫暗成片。舌红苔黄，脉洪数，指纹紫滞。

证候分析：麻毒炽盛，易于化火，火燔于内，故见高热，口渴；麻毒闭肺，灼津炼液成痰，痰阻肺道，故见咳嗽痰多，喘促鼻扇；麻毒内攻，故皮疹出之不畅，或疹不及外发，或疹不依序而迅发，其融合成片且紫暗，均与麻毒过盛有关，其舌红苔黄，脉洪数，指纹紫滞，皆为麻毒热邪内炽之象。

治法：清肺解毒，清麻透疹。

方剂：麻杏石甘汤（《伤寒论》）加味。

方解：本方生石膏、麻黄宣肺解表，平喘止咳。两药相互制约，麻黄性温制生石膏之寒，以防寒过遏疹，生石膏性寒可制麻黄之温，以防温助热邪，两药合用，既能宣肺又能清热，故为辛凉之剂。杏仁苦降助麻黄止咳平喘；甘草调和诸药以为使。

加减：肺热重加黄芩、鱼腥草清肺解毒；咳嗽剧烈加款冬花、百部肃肺止咳；痰稠难咯加川贝母、知母清肺化痰；疹出不畅加紫草、浮萍、西河柳、芫荽、樱桃核活血解毒透疹；疹色紫暗加丹皮、赤芍清热凉血，活血散瘀。

2.麻毒攻喉

证候表现：高热不退，声音嘶哑，喉间痰鸣，犬吠样咳嗽，咽喉肿痛尤甚，影响吞咽进食，面唇青紫，烦躁不安，呼吸急促，甚至出现窒息，皮疹出之不畅，紫暗不匀。舌红苔黄，脉洪数，指纹紫滞。

证候分析：麻毒炽盛，故高热不退；麻毒化火，循经上攻咽喉，而见咽喉肿痛，声音嘶哑，犬吠样咳嗽；麻毒火热炼津为痰，痰火阻塞气道，故呼吸困难，急促唇绀，甚至窒息，病情凶险危急,常与麻毒闭肺同时发生,麻毒炽盛,影响皮疹正常透发,而皮疹透发不畅;舌红苔黄,脉洪数,指纹紫滞为麻毒内炽之象。

治法:清麻透疹,利咽消肿。

方剂:玄参升麻汤(《卫生宝鉴》)加减。

方解:方中玄参清上焦氤氲之热,解毒利咽;升麻解郁散热,清利咽喉;牛蒡子清热利咽,兼以疏风透疹;连翘、黄芩、黄连清热泻火解毒;桔梗宣肺利咽止咳;白僵蚕散风祛痰;防风疏散达邪;生甘草清热解毒,调和诸药。全方共奏清热利咽,止咳化痰之功。

加减:若大便秘结加大黄、玄明粉通腑泄热;咳重加前胡、射干宣肺止咳。若呼吸困难,面唇青紫,出现窒息者应采用综合措施进行抢救,必要时行气管插管以挽救生命。

3.麻毒内陷心肝

证候表现:高热不退,烦躁不安,神昏谵语,甚至抽搐惊厥,皮疹密集紫暗,遍及周身,大便秘结,舌红绛,苔黄糙,脉洪数,指纹紫滞。

证候分析:麻毒炽盛,未经肺卫而解,反而内陷心肝,蒙蔽清窍,引动肝风,故高热不退,神昏、抽搐;麻毒炽热化火,火扰心神,故烦躁谵语,夜寐不安,大便秘结;麻毒入营动血,则皮疹密集紫暗,遍及周身;舌红绛,苔黄糙,脉洪数,指纹紫滞为麻毒炽盛之象。

治法:凉营息风,清麻透疹。

方剂:羚角钩藤汤(《通俗伤寒论》)加减。

方解:本方中羚羊角、钩藤平肝息风,清热解毒;桑叶、菊花疏风清热,尤擅清肝经之热;生地清热凉血养阴;白芍柔肝敛阴;川贝、竹茹清热化痰;茯神宁心安神;生甘草清热解毒,调和诸药。全方以清热息风凉营为大法。

加减:高热,昏迷较深者可合用紫雪丹或安宫牛黄丸清热化痰,息风开窍;痰涎壅盛者加天竺黄、胆南星、石菖蒲、猴枣散等化痰开窍。

(三)其他疗法

1.中成药

(1)五粒回春丹:宣肺透表,清热解毒。适用于初热期和出疹期。每次1~5粒,每日2次。

(2)银翘解毒颗粒剂:清热解表,每袋2.5g,每次1.25~5g,每日2~4次。适用于麻疹初热期,在皮疹将出之时,用芦根煎水送服则效果更佳。

(3)牛黄清心丸:清热泻火,镇咳祛痰,每丸3g,每次1/2~1丸,也可与汤药配服,适用于逆证高热不退者,有惊风征兆者效果更佳。

(4)安宫牛黄丸:清心开窍,每丸3g,必要时服1/2~1丸,与中药汤剂合服,适用于麻毒内陷心肝证。

2.针灸选穴 邪伤肺卫,选大椎、曲池、合谷、鱼际、外关,清风热,肃肺气。肺胃热盛者,加曲泽、委中、十宣点刺放血,以泻血分之热;神志昏迷者,加百会、人中开窍醒脑,手法以泻法为主,每日1次,点刺放血,或留针20分钟。

3.推拿疗法 取肺经、肝经、天河水、三关、天柱骨、七节骨等穴,手法选用泻法,即清推之法,以清热解表透疹,每次20~30分钟,每日1次。

4.外治法 麻黄、浮萍、芫荽、西河柳、黄酒,加水煮沸,使蒸气布满室内,使患者口鼻吸之,再以柔软毛巾蘸药液,适温轻擦患者皮肤。适用于疹出不畅的患者。

5. 单方验方　芦根 30g,金银花 10g,水煎服,清热解表透疹,每日频频饮之,适用于出疹前期或疹出不畅之时。

五、预防与调护

（一）预防

1. 流行期间,少去公共场所,尤其是易感儿童更应少去公共场所。保持居室内通风良好,保持空气新鲜,温度、湿度适宜,尽量充分休息。

2. 中药预防　紫草 10g,甘草 3g,水煎服,每日服 1 次,共服 3 次,可在麻疹流行期间服用,以预防麻疹。

3. 按时接种麻疹疫苗。

（二）调护

1. 应立即隔离,一般应隔离至疹出后 5 天。对有并发症者,应延长隔离期至 10 天,以控制传染源。

2. 保持口、眼、鼻的清洁卫生,可用淡盐水漱口,眼药水滴眼等。

3. 保持皮肤清洁,切勿抓搔,以防感染。

4. 密切观察病情变化,如发热、皮疹、精神状态、呼吸及伴发症状等。

5. 饮食应易消化且富有营养,以流食或半流食为主,切勿食用肥甘、厚味、油腻之品。

（任瑞英）

第六节　手足口病

手足口病是由感受手足口病时邪,以手、足、口咽部出现疱疹为主要表现的疾病。典型病例以口腔炎症表现,如口痛、拒食、流涎,口腔内出现疱疹,继而形成溃疡,同时手足亦出现疱疹,可伴见低热或高热、咽红等症状为临床特征。本病多数病程较短,约 1 周左右,病情较轻。重证病例可出现咳嗽、咯血、心悸、神昏、抽搐等变证。本病一年四季均可发病,在夏、秋季节发病率明显增高。1～5 岁小儿发病率较高。

中医文献中无手足口病之病名,根据其临床表现当属于中医学中"斑疹""口疮"等范畴。

一、病因病机

（一）病因

手足口病发病的外因为感受手足口病时邪,为湿热疫毒。内因为小儿素体肺脾不足,内蕴湿热。

（二）病机

1. 基本病机　湿疫内侵。

2. 常证病机　手足口病邪毒为湿热疫毒,自口鼻而入,首先犯肺,肺卫失宣,而见发热、流涕、微咳等肺卫表证;疫毒在肺卫不解,入于中焦,或直中脾胃,影响脾胃运化功能而见吐、泻等症;脾主四肢肌肉,开窍于口,脾湿不运,与湿热疫毒相合,郁于肌腠,发于口、手、足等部位,热郁为疹,毒透为疱,湿溢为疱液,故临床在口、手、足等部位发生皮疹,渐变成疱,并引发口痛、流涎、拒食、烦躁、手足痒痛等症。湿热疫毒随疱疹外透,正气渐复,疱疹干缩,但疫毒已伤津液,故见肺脾不足之阴伤证候。

3.变证病机 如正气不足,湿热疫毒炽盛化火,则毒邪直入营血,内陷心肝,引发肝风内动,出现抽搐、惊厥、神昏、心悸等变证。

二、临床表现

临床首先表现为口痛、拒食、流涎。常有低热或高热,也有部分患者不发热。伴见流涕、咳嗽、咽红、咽痛等症状。1～2天口腔内散见小疱疹,很快疱疹破溃,形成小溃疡点,位于舌、颊黏膜及硬颚处为多,亦可波及软颚、咽部;手足跖掌及面、臀部先起红色斑丘疹,然后变成疱疹。疱成圆形或椭圆形,较水痘小,质较硬。疱周色红而痛痒;疱疹数目少的几个,多的几十个,躯干部较少见。病情持续1周左右,疱疹结痂,或干缩而愈,不留瘢痕及色素沉着。

三、诊断要求

1.病史 夏秋季节流行病史或接触史。

2.症状 体征手足口部位疱疹,绕以红晕,痒痛,流涎,拒食,烦躁等。

3.实验室检查 取疱疹液进行病毒分离以确诊;也可在恢复期进行血清特异性抗体测定。

(二)鉴别诊断

1.水痘 水痘的疱疹较手足口病之疱疹略大且软,数量亦多。并且水痘好发于躯干部位,而手足口病则多发于口腔及手足跖掌等部位,两者有明显不同。

2.脓疱疮 脓疱疮为化脓性细菌,如金黄色葡萄球菌等引起的表皮化脓性皮肤病,多见于口周皮肤及四肢,少见于口腔黏膜,其疱疹皮薄而大,易破,内含脓液,疱破后露出湿润潮红的糜烂面,周围淋巴结肿大,这些均与手足口部不同。临床较易区别。

四、辨证诊治

(一)辩证要点

1.轻证 病程短,疱疹仅限于手足掌心及口腔部位,疹色红润,稀疏散在,根盘红晕不著,疱液清亮,全身症状轻微。

2.重证 病程长,疱疹除手、足、掌心及口腔部位以外,还可累及四肢、臀部等部位,疹色紫暗,分布稠密,或成簇出现,根盘红晕较著,全身症状重,甚或出现邪毒内陷、邪毒犯心等证候。

(二)治疗原则

1.基本治则 清疫解毒。

2.具体治法 轻证治以宣肺解表,清热化湿;重证宜分清湿重、热重。偏湿盛者,治以利湿化湿为主,佐以清热解毒;偏热重者,则以寒凉清热解毒之品为主。若出现邪毒内陷或邪毒犯心者,又当配伍镇痉开窍、益气养阴、活血祛瘀等法。

(三)分证论治

1.疫犯肺脾

证候表现:口痛,拒食,流涎,手足起疱,破溃后形成溃疡,痒痛欲抓,烦躁不安,或发热或不发热,流涕,微咳,咽红,尿黄,便干。舌红,苔白滑或薄黄,脉滑数。

证候分析:湿热疫毒之邪与脾湿相合,郁而化火,上壅脾窍,故口痛起疱,拒食流涎;疫毒蕴于肌腠,外发肌表而为疹,湿毒外透而为疱,湿热毒邪齐聚疱周而痒痛;湿热郁于肺卫而见发热,流涕、咳嗽;热毒内盛而见尿黄,便干;热毒扰心而烦躁不安;舌红,薄黄,脉滑数为湿热之象。

治则:宣肺理脾,清疫解毒。

方剂:荆翘散(验方)加味。

方解:方中荆芥、连翘疏风达邪;牛蒡子、蝉蜕、薄荷解表透疹;防风、白蒺藜祛风止痒。

加减:本病为湿热疫毒致病,故常加本通、六一散清热利湿;如发热较高者,加柴胡、生石膏解郁清热;疱疹痒痛甚者;加苦参、防风以祛风燥湿止痒;大便干结者,加大黄、玄明粉以通便下火。

2.湿热蒸盛

证候表现:身热持续,烦躁口渴,小便黄赤,大便秘结,手、足、口部及四肢、臀部疱疹,痛痒剧烈,甚或拒食。疱疹紫暗,分布稠密,或成簇出现,根盘红晕显著,疱液混浊。舌质红绛,苔黄厚或黄燥,脉滑数。

证候分析:本证为手足口病重证,湿热疫毒侵犯肺脾,发于肌肤,偏于湿重者低热起伏,口苦而黏,皮肤疱疹较重,疱液混浊,瘙痒不适;偏于热重者高热持续,口渴引饮,口腔疱疹较重,疼痛流涎。若失于调治或感邪过重,可出现邪毒内陷或邪毒犯心变证。

治则:祛热化湿,清疫解毒。

方剂:甘露消毒丹(《医效秘传》)加减。

方解:方中黄芩、连翘、薄荷清热解毒;藿香、白蔻仁、石菖蒲芳香化湿;滑石、茵陈、木通清热利湿;射干利咽解毒;川贝化痰止咳。

加减:高热加柴胡、生石膏解郁清热;皮修密布加紫草、野菊花解毒透疹;大便泄泻加葛根、生苡仁、泽泻清热利湿,升阳止泻;恶心呕吐加苏梗、姜竹茹和胃降逆止呕。

(四)其他疗法

1.中成药

(1)双黄连口服液:清热解毒。每支 10mL,每次 5～20mL,每日 3～4 次。适用于本病的早、中期。

(2)清热解毒口服液:清热解毒。每支 10mL,每次 5～20mL,每日 3～4 次。适用于本病的早、中期。

(3)板蓝根冲剂:清热解毒,凉血利咽。每袋 5g,每次 2.5～10g 冲服,每日 3～4 次。适用于本病的早期。

(4)万应丸:清热解毒,每次 5 粒,每日 2 次,适用于疱疹期。

2.外治法

(1)石柏粉:将锻石膏、黄柏、蛤壳粉、白芷、黄丹,共研细末,油调,外敷。用于疱疹多而痛痒甚者。

(2)珠黄散:或双料喉风散吹于溃疡面上,清热解毒,每日 1 次。

(3)立效散:黄连、细辛、玄明粉,共研细末。每次取少量药粉,点于溃疡面上。每日 1～2 次。

(4)手口皮肤疱疹破溃后,可涂 1‰龙胆紫药水。

五、预防与调护

（一）预防

1.增强体质,加强锻炼,提高机体抵御疾病的能力。

2.注意饮食结构及卫生习惯,避免因饮食不节,而导致脾胃积滞,内蕴湿热,造成本病发生的内在环境。

3.在夏秋流行季节,可服用板蓝根冲剂,每次 1/2～1 袋,每日 1～2 次,以预防之。

（二）调护

1.患疱疹期间,应注意休息,尽量少外出,减少再感染的机会。

2.在患疱疹期间,应避免搔抓,以防皮肤感染。

3.以流食、半流食、多营养饮食为主,注意饮食温度适宜,避免过烫,应忌食甜、咸、辛、辣之品,禁食肥甘厚味之食物。

（任瑞英）

第七节　水痘

水痘是由外感水痘时邪所引起的急性出疹性时行疾病,本病也称"水花""水疱""水疮"。临床以皮肤同时出现丘疹、疱疹和结痂为其特征。水痘一年四季均可发生,但以冬、春两季多见。婴幼儿和学龄前儿童发病较多,半岁以内婴儿发病少见。本病主要通过接触或呼吸道传播,容易引起流行。一次患病可获终身免疫。

古代医学文献对本病的论述最早见于北宋钱乙的《小儿药证直诀》,其曰:"五脏各有一证,肝腑水疱,肺脏脓疱,心脏斑,脾脏疹,归肾变黑。"其中"肝腑水疱"似指水痘,并进一步指出:"此天行之病也。"指出本病具有传染性。南宋张季明的《医说》中,对本病论述更为详细,并提出了水痘的病名,其曰:"其疱皮薄如水泡,破即易干者,谓之水痘。"清代吴谦《医宗金鉴·痘疹心法要诀》曰:"水痘皆因湿热成,外证多与大痘同,形圆顶尖含清水,易胀易廲不浆脓,初起荆防败毒散,加味导赤继相从。"

一、病因机制

（一）病因

水痘发病的外因为感受水痘时邪,属湿热疫毒;内因与小儿肺、脾不足有关。

（二）病机

1.基本病机　痘邪内侵。

2.常证病机　水痘邪毒具有湿热之特性,经口鼻或皮毛侵入人体,上犯于肺,中郁于脾,透达皮肤,发为水痘,可致临床常见的风热轻证;若毒热炽盛,直趋气营,可出现水痘密布,并可并见壮热、烦躁,甚则累及心肝而引起惊风。本病过程大多良好,当邪毒外透,湿浊排除,则疱疹结痂,趋于康复。

3.变证病机　变证临床少见,仅见于体禀脆弱、久病不愈的儿童,可出现邪毒内陷心肝而引起惊风发搐。若痘疹破溃再感邪毒,可形成坏疽加重病情。

二、临床表现

本病大多属轻型,起病急骤,往往先见皮疹,或同时有发热、鼻塞、流涕等肺卫失和等症。皮疹分布呈向心性,以躯干、头皮、颜面及腰部常见,四肢及足底、手掌偶见。皮疹初起为红色小斑疹或丘疹,稀疏而分散,数小时至一天后可变为椭圆形、大小不一,疱疹中的疱浆清亮,疹周有红色浸润,数日后,疱疹逐渐变干,中心略微凹陷,然后结成痂盖,再经数日至一周后,痂盖脱落,不留瘢痕。由于皮疹分批出现,故临证以丘疹、疱疹与结痂同时并见为特征。

三、诊断与鉴别诊断

（一）诊断要点

1. 11～24 天前有明确的水痘接触史,或处于流行季节。

2. 皮肤可见丘疹、疱疹、结痂等并存,并呈向心性分布。疱疹壁薄,内含透明液体。

3. 实验室检查发现血常规白细胞总数及中性分类大多正常或偏低;并发细菌感染时可使白细胞增高。

（二）鉴别诊断

1. 丘疹样荨麻疹　多见于婴幼儿,但呈离心性分布,疹壁较厚坚实,痒感显著,并反复出现。

2. 脓疱疮　多见于口周、四肢,疱壁较厚,疱液混浊,为脓液。

四、辨证论治

（一）辩证要点

1. 辨轻重　水痘多病情轻浅,过程良好。风热轻证,其痘疹稀疏而小,疱浆清亮,不发热或微热,为透邪达表之征;毒热重证,其痘疹多而密布,痘疹根盘红润较著,疹色暗红,疱浆浑浊,并有毒邪窜入气营的临床症状。

2. 辨变证　水痘在临床上变证极少见,若邪毒炽盛,正气不足,即可出现高热、惊风、抽搐等变证。

（二）治疗原则

1. 基本治则　利湿清痘。

2. 具体治法　水痘初期应以清热疏风,解表祛邪为主;热毒重证应以清热解毒凉血为主,因水痘时邪具有湿热之特性,故治疗中要辅以清热化湿及淡渗利湿。

（三）分证论治

1. 风热轻证

证候表现:无热或微热,鼻流清涕,偶有轻咳,24 小时左右出小红疹,数小时到一天后,大多变成椭圆型疱疹,疹壁薄,疱浆清亮,疹根盘微红晕,痘疹稀疏,多见于躯干、颜面及头皮,舌苔薄白,舌质淡,脉浮数。

证候分析:水痘时邪自口鼻而入,蕴郁于肺,卫阳失畅,则致发热,流涕,咳嗽;病邪深入,郁于肺脾,发于肌腠,出现皮疹。正盛邪轻则痘疹稀疏布露,疹色红润,疱浆清亮;正盛邪却,湿毒清解,疱疹结痂向愈。

治法:疏风解毒,清痘利湿。

方剂:荆翘散(验方)加味。

方解:方中荆芥、连翘疏风达邪;牛蒡子、蝉蜕、薄荷解表透疹;防风、白蒺藜祛风止痒。

加减:本病为湿热疫毒致病,故常加木通、六一散清热化湿;如发热较高者,加柴胡、生石膏解郁清热;疱疹痒痛甚者,加苦参、防以祛风燥湿止痒;大便干者,加大黄、玄明粉以通便泻火。

2.毒热重证

证候表现:壮热烦躁,口渴引饮,面赤唇红,口舌生疮,痘疹密布,疹色紫暗,疱浆混浊,大便干结,小便黄赤,舌苔黄厚少津,舌质红绛,脉洪数。

证候分析:本证一般感邪较重,或素体虚弱罹患本病,邪盛正衰,内传气营。气分热盛则壮热烦躁,口渴面赤;毒传营分则痘疹密集,疹色暗紫,疱浆混浊。

治法:凉营解毒,清痘利湿。

方剂:清胃解毒汤(《痘疹传心录》)加减。

方解:方中升麻、连翘疏散清热,透疹解毒;黄连清热燥湿;丹皮、生地凉营清热;当归、赤芍活血解毒;天花粉清热生津。

加减:高热者,加生石膏、柴胡清热解郁;皮疹密布,疱液混浊者加紫草解毒透疹;湿毒重者加六一散、生苡仁、车前子利湿祛邪;大便秘结者,加大黄、玄明粉通便。

(四)其他疗法

1.中成药

(1)银翘解毒颗粒:疏风解表,清热解毒。适用于风热轻证。每次1.25~2.5g,每日3次。

(2)蒲地蓝消炎口服液:清热解毒。用于毒热重证。每次5~10mL,每日3次。

2.经验方　鲜芦根30g,鲜茅根30g,金银花10g,连翘10g,板蓝根10g,大青叶10g,滑石15g,赤芍10g。水煎服,每日1剂。用于热毒重证。

3.外治法

(1)苦参30g,芒硝30g,浮萍15g。煎水外洗,每日2次。

(2)1%龙胆紫溶液涂患处,每日1次。

五、预防与调护

(一)预防

1.接种水痘减毒活疫苗。

2.流行期间少去公共场所,避免感染。

3.锻炼身体,增强体质,提高机体抵抗力。

4.控制传染源,隔离患儿至疱疹全部结痂。

(二)调护

1.水痘患儿饮食宜清淡,忌食辛辣、腥膻、肥腻之品。

2.为了防止患儿搔抓皮疹引发皮肤感染,要剪短小儿指甲,同时还要保持衣被的清洁。

3.正在使用肾上腺皮质激素和免疫抑制剂的患儿罹患本病应立即减量或停用,以免造成泛发。

(任瑞英)

第十章 内科疾病护理

第一节 心力衰竭的护理

心力衰竭简称心衰，是指由于原发的心脏损害，引起心排血量减少，导致静脉系统淤血、动脉系统供血不足，不能满足组织代谢需要的一种病理生理综合征。是各种心脏病进展至严重阶段而引起的一种复杂的临床表现，主要表现为肺循环系统和（或）体循环系统淤血的症状、体征，故亦称为充血性心力衰竭。

心力衰竭按发病急缓分为急性心力衰竭和慢性心力衰竭，以慢性心力衰竭较为多见；按其发生的解剖部位分为左心衰竭、右心衰竭和全心衰竭；按其性质分为收缩性心力衰竭和舒张性心力衰竭。

一、慢性心力衰竭

（一）疾病概述

1.定义　慢性心力衰竭又称慢性充血性心力衰竭，是各种病因导致心脏的收缩功能出现障碍或心脏负荷过重使心排血量降低不能满足机体的需要，从而出现组织、器官血液灌注不足，肺循环和（或）体循环淤血的一组临床综合征，是心血管疾病最主要的死亡原因之一。

2.病因病机及病理

（1）心脏负荷过重：心脏负荷包括前负荷（容量负荷）和后负荷（压力负荷）。各种病因导致左心室舒张期灌注量增加或回心血量增多都会引起心脏的前负荷过重，常见疾病如主动脉瓣或二尖瓣关闭不全、甲状腺功能亢进等疾病；各种病因导致左或右心室负荷加重都会引起心脏的后负荷过重，常见疾病如主动脉瓣狭窄、高血压、肺动脉高压等。

（2）心肌收缩力下降：冠心病心肌缺血和（或）心肌梗死、各种心肌炎和心肌病、心肌代谢障碍（维生素 B_1 缺乏、心肌淀粉样变性）等使心肌收缩力下降。

（3）诱发因素：呼吸道感染是心力衰竭最常见、最重要的诱因。其他各种因素如心律失常、过度疲劳、情绪激动、循环血量增加、治疗不当、肺栓塞、水电解质及酸碱平衡失调、环境气候急剧变化等都可能引起或加重心力衰竭。

（4）病理生理：在上述病因的作用下，机体通过心脏扩大、心肌肥厚、交感神经兴奋、肾素—血管紧张素系统激活及分泌各种体液因子进行代偿，但心肌肥厚以心肌纤维增多为主，心肌细胞数并不增多，心肌细胞的能量供应相对或绝对不足及能量利用的障碍导致心肌细胞坏死，继以纤维化。在心腔扩大、心肌肥厚的过程中，心肌细胞、胞外基质、胶原纤维网等均有相应变化，心室重构逐渐形成，心肌损害进一步加重。心肌细胞减少使心肌整体收缩力下降，心肌纤维化的增多使心室的顺应性下降，心室重构加重，如此形成恶性循环，最终导致不可逆转的心肌损害。加之诱发因素的作用，心力衰竭产生或加重。

3.诊断及治疗要点

（1）诊断要点：有原发器质性心脏病；左心衰竭患者有呼吸困难等肺淤血的症状是重要的诊断依据；右心衰竭患者出现体循环淤血引起的颈静脉怒张、肝肿大、水肿等是重要的诊断依据;相关辅助检查阳性结果有助于诊断。

（2）治疗要点:慢性心力衰竭的治疗包括防止和延缓心衰的发生、缓解症状、提供患者的运动耐量和生活质量,改善预后和降低死亡率。方法包括病因治疗、控制诱因、减轻心脏负荷、增加心排血量、改善心室重构等。

（二）疾病护理

1.护理评估

（1）健康史:评估引起心力衰竭的病因及诱因,同时了解患者的心理状况、家族史和诊疗经过。

（2）身体状况

1）左心衰竭:主要是由于肺循环淤血及心排血量减少导致脑、肾等重要脏器供血不足而引起的相应的症状和体征。

A.症状:①心源性呼吸困难:按其呼吸困难程度和特点分为劳力性呼吸困难、阵发性夜间呼吸困难、端坐呼吸。劳力性呼吸困难为左心衰竭最早出现的症状,夜间阵发性呼吸困难为左心衰竭的典型表现,随着病情加重患者则被迫采取坐位而出现端坐呼吸。②咳嗽、咳痰及咯血:咳嗽、咳痰是肺泡和支气管黏膜淤血所致,开始常发生于夜间睡眠时,坐位或立位时咳嗽可减轻,为左心衰竭的早期症状。痰液为浆液性白色泡沫痰,急性肺水肿时可出现痰中带血丝或粉红色泡沫痰。③心排血量减少的表现:可出现乏力、头晕、失眠、心悸、发绀、尿少等。

B.体征:①心脏、血管体征:除原有心脏病体征外,心尖部可闻及舒张期奔马律;肺动脉瓣区第二心音亢进;多数患者左心室扩大、交替脉等。②肺部湿啰音:由于肺毛细血管压增高,液体可进入肺泡而出现湿啰音。随病情加重,肺部啰音可从局限于肺底部直至全肺。急性肺水肿时满肺湿啰音伴哮鸣音。

2）右心衰竭:主要是体循环淤血引起的症状和体征。

A.症状:为各种脏器瘀血的表现。上腹饱胀感、食欲缺乏、恶心、呕吐等是由于腹内脏器淤血和水肿所致;有些患者出现夜尿增多和少尿,前者是心衰的早期常见症状,由于夜间平卧血流重新分配,肾脏的血流量增加所致,后者则由于心排血量显著减少所致,常提示预后不良。

B.体征:①颈静脉征:颈静脉充盈、怒张是有心衰竭的主要体征,提示体循环静脉压增高。当压迫肿大的肝脏时,可出现颈静脉充盈或怒张,称为肝颈静脉回流征阳性。②肝脏体征:肝脏由于淤血而肿大,是右心衰竭的重要表现。长期肝淤血可导致心源性肝硬化。③心源性水肿:是右心衰竭的晚期表现。水肿开始出现在身体的下垂部位,呈凹陷性,活动后出现或加重,严重时可蔓延至全身,并伴胸腔积液、腹水。④心脏体征:右心衰竭时除基础心脏病的相应体征外伴有右心室增大,心浊音界向左或向两侧扩大。剑突下可见弥散性搏动。可因右心室扩大而出现三尖瓣关闭不全的反流性杂音。

3）全心衰竭:同时具有左、右心衰竭的表现。临床上多见于先发生左心衰竭而后又出现右心衰竭,此时由于右心室输出量下降,肺淤血缓解,可使呼吸困难症状减轻。

4）心功能分级:根据患者的临床症状和活动受限的程度可将心功能分为四级。Ⅰ级:体力活动不受限制。日常活动量不引起疲乏、心悸、呼吸困难和心绞痛等症状。Ⅱ级:体力活动轻度受限。休息时无自觉症状,但日常活动量可引起上述症状,休息后很快缓解。Ⅲ级:体力活动明显受限。休息时无症状,低于日常活动量即可出现上述症状,休息较长时间后症状方可缓解。Ⅳ级:不能从事任何体力活动。休息时也有心衰的症状,体力活动后加重。

(3)心理－社会状况:长期的疾病折磨和心力衰竭反复出现,体力活动受限,甚至不能从事任何体力活动,使患者出现焦虑不安、内疚、悲观失望甚至绝望。家属和亲友可因长期照顾患者或支持能力有限而忽视患者心理感受。

(4)辅助检查

1)X线检查:左心衰竭患者可出现左心室增大,肺门血管影增强;右心衰竭可见右心室增大、肺动脉段膨出。

2)超声心动图:可准确提供各心腔大小变化及心瓣膜结构情况,估计心脏功能。可利用二维或多普勒超声技术测定左室的收缩和舒张功能。

3)有创伤性血流动力学检查:应用右心导管或漂浮导管测量肺毛细血管楔嵌压、心排出量、心脏指数和中心静脉压,了解血流动力学状况其中肺毛细血管楔嵌压可反映左心室舒张末期压,正常为 0.8～1.6kPa,当肺毛细血管楔嵌压＞2.4kPa 时即出现肺淤血,提示左心衰竭。右心衰竭时,中心静脉压及外周静脉压可明显升高,其升高的程度与心力衰竭的严重程度相关。

4)6 分钟步行试验:此法可评估患者的运动耐受性,对预后也有一定的预测价值,且简便、安全、易行,逐渐为临床医师所接收和应用。要求患者在平直的走廊里尽可能快地行走,测定其 6 分钟的步行距离,如果步行在 426～550m 之间为轻度心衰;在 150～425m 为中度心衰;＜150m 为重度心衰。如果＜300m 则提示预后不良。

2.护理诊断及合作性问题

(1)气体交换受损:与左心衰竭致肺循环淤血有关。

(2)活动无耐力:与心排出量下降有关。

(3)体液过多:与右心衰竭致体循环淤血有关。

(4)知识缺乏:缺乏有关心力衰竭的预防保健知识。

(5)潜在并发症:洋地黄中毒。

3.护理措施

(1)一般护理

1)休息与活动:休息是减轻心脏负荷的重要方法。根据心功能情况合理安排休息:①心功能Ⅰ级,患者不限制体力活动,可适当参加体育锻炼,但应避免剧烈运动;②心功能Ⅱ级,适当限制体力活动,增加午睡时间,强调下午休息;③心功能Ⅲ级,严格限制一般的体力活动,尽量卧床休息,但日常生活可以自理或在他人协助下完成;④心功能Ⅳ级,需绝对卧床休息,日常生活由他人照顾,患者采取坐位或半卧位。长期卧床的患者在病情好转后可逐渐增加活动量,预防静脉血栓的形成。

2)饮食护理:应选择低热量、低钠、清淡、易消化、不胀气、富含维生素的食物,少食多餐。低热量饮食可降低基础代谢率,减轻心脏负荷,但时间不宜过长;由于胃肠道淤血,食欲缺乏,应给予清淡、易消化食物;少量多餐可减少消化食物的负担;避免产气食物以免加重呼吸困难。

3)保持大便通畅:心衰导致脏器淤血,患者食欲缺乏、恶心等导致进食减少,加上长期卧床、限制活动等因素导致肠蠕动减弱;患者常出现便秘现象,而用力排便可导致回心血量增加,加重心脏负荷而诱发心衰,故饮食中增加粗纤维食物,经常进行顺时针腹部按摩以促进肠蠕动,必要时给予缓泻剂和开塞露,以保持大便通畅。不能使用大量液体灌肠,以防增加心脏负担。

(2)病情观察:严密观察患者心力衰竭的症状及体征如呼吸困难、肺部啰音、皮肤发绀及水肿等是否减轻,血气分析结果是否正常,准确记录24小时液体出入量。有腹水者每日测量腹围。

(3)配合治疗护理

1)吸氧:遵医嘱给氧,一般氧流量为2~4L/min,慢性肺心病患者应为1~2L/min,持续吸氧。

2)用药护理:常用药物有利尿剂、血管扩张剂、洋地黄类药物、β受体阻滞剂和血管紧张素转换酶抑制剂等。

A.利尿剂:常用利尿剂有排钾利尿剂和保钾利尿剂,其中排钾利尿剂包括噻嗪类利尿剂,如氢氯噻嗪、氯噻酮;袢利尿剂,如呋塞米等;保钾利尿剂有螺内酯、氨苯蝶啶等。遵医嘱正确使用利尿剂,观察药物的疗效及不良反应:①准确记录尿量、24小时液体出入量,定时监测血电解质浓度变化;②指导患者合理饮食,使用排钾利尿剂期间应进食含钾丰富的食物;③注意利尿剂所引起的不良反应及药物起效的时间。一般情况下利尿剂宜在早晨给予,不宜在夜晚应用,以免夜间频繁起床排尿而影响睡眠或受凉。

B.血管扩张剂:主要扩张动静脉,减少心脏的前后负荷,减少心肌耗氧,从而改善心功能。常用的药物有硝酸甘油、硝酸异山梨酯以扩张静脉为主,乌拉地尔、卡托普利以扩张动脉为主。血管扩张剂易引起血压骤降甚至休克,所以应用时需密切观察血压及心率变化,当血压下降超过原有血压的20%或心率增加20次/分时应及时停药,并与医生联系。向患者说明在用药过程中,起床动作宜缓慢,以防直立性低血压反应。使用硝普钠需现用现配,输液过程中应避光,用药时间不超过72小时。

C.洋地黄类药物:治疗心衰的主要药物,常用药物有去乙酰毛花苷、毒毛花苷K、地高辛、洋地黄毒苷等,以地高辛最为常用。用药过程中需注意:①洋地黄毒苷治疗量与中毒量接近,易发生过量而中毒,应严格按时、按医嘱剂量给药;②密切观察有无洋地黄中毒症状:消化道的反应如恶心、呕吐;心脏毒性反应如室性期前收缩呈二联律、三联律;神经系统症状如头痛、头晕、黄视、绿视等;③洋地黄用量的个体差异很大,老年人、心肌缺血、缺氧、肝肾不全、低钾血症、高钙血症等,易致洋地黄中毒,故急性心肌梗死24小时内不宜使用;④给药时应注意不宜与钙剂、奎尼丁、维拉帕米、硝苯地平、抗甲状腺药物同用,以免增加毒性。去乙酰毛花苷或毒毛花苷K务必稀释后缓慢静脉注射;⑤每次给药前应做到询问患者有无胃肠道和神经系统症状,并测量心率与心律的变化,若成人心率<60次/分或突然明显增快、节律由规则变为不规则或由不规则突然变为规则,应考虑为洋地黄中毒,暂缓给药,及时与医生联系,做出相应的处理;⑥用药后注意疗效的观察,如出现心率的减慢、呼吸困难减轻、肝脏缩小、尿量增加、水肿减退、体重下降、食欲增加等表示洋地黄治疗有效;⑦遵医嘱定期监测心电图、血钾及血中地高辛浓度;⑧对出现洋地黄中毒反应的患者,遵医嘱立即停药,并停用排钾利尿剂,给予补充钾盐和纠正心律失常的药物,如苯妥英钠、利多卡因。

D.β受体阻滞剂:β受体激动剂能够对抗过度激活的肾上腺素能受体通路,降低心衰时交感神经系统兴奋的程度,减少去甲肾上腺素的产生,从而减少对心肌细胞的损伤作用。常用的药物有多巴酚丁胺和磷酸二酯酶抑制剂如氨力农、米力农等。支气管哮喘、心率低于60次/分的心动过缓、伴窦房阻滞或二度、三度房室阻滞患者禁用。

E.血管紧张素转换酶抑制剂:常用药物有卡托普利、贝那普利和抗醛固酮制剂如螺内酯,可改善心室和血管的重构,明显改善远期预后,降低死亡率。用药期间需观察药物的不良反应如咳嗽、低血压、头晕、高血钾、肾功能损害和血管神经性水肿等。

(4)心理护理:向患者介绍该病的预防保健知识,安抚患者,鼓励患者说出内心的感受,减轻患者的心理负担。对焦虑的患者进行自我心理调整辅导,必要时遵医嘱应用小剂量镇静剂。

4.护理目标 及评价患者保持良好的气体交换状态;活动耐力增加;水肿减轻或消失;能说出有关心力衰竭的预防保健知识;住院期间无潜在并发症发生。评价是否达到所拟定的护理目标。

(三)健康指导

(1)向患者及家属介绍疾病的基本病因、诱发因素、常见并发症及自我护理的方法,避免感冒,尽早治疗呼吸道感染。

(2)指导进食清淡、易消化、富含蛋白和维生素的饮食,少食多餐,多食蔬菜、水果,防便秘,戒烟酒。

(3)合理安排休息和活动,活动中出现不适如头晕、胸痛、呼吸困难等应立即停止活动,及时就诊。建议患者进行有利于提高心储备力的活动如平地散步、打太极拳、练气功等,避免重体力劳动和过度疲劳,保证足够的睡眠时间。

(4)向患者强调继续严格遵医嘱用药的必要性,切记不可随意增减或撤换药物,同时向患者介绍常用药物的不良反应,如发现不良反应要及时就诊。

(5)教会患者自我监护,及时发现病情变化,当出现体重增加、足踝部水肿、气短加重等,常提示病情变化,应立即就医。嘱患者定期门诊随访,根据病情及时调整药物剂量、及早发现病情变化。

二、急性心力衰竭

(一)疾病概述

1.定义 急性心力衰竭是指由于急性心脏病变引起心排血量在短时间内急剧下降,甚至完全丧失了心排血功能,导致组织器官灌注不足和急性淤血综合征。临床上以急性左心衰竭所引起的急性肺水肿最常见,严重时可出现心源性休克。临床急性右心衰竭很少见,以下重点讨论急性左心衰竭。

2.病因病机 心脏解剖或功能的突发异常,如急性冠脉综合征、急性重症心肌炎、瓣膜穿孔、腱索断裂、高血压性心脏病血压急剧升高等,使心脏收缩力突然严重减弱或左室瓣膜急性反流,心排血量急剧减少,左室舒张末压迅速升高,肺静脉回流不畅,导致肺静脉压快速升高,血管内液体渗入到肺间质和肺泡内而形成急性肺水肿。

3.诊断及治疗要点

(1)诊断要点:根据病史及典型的症状和体征可确诊本病。

(2)治疗要点:急性左心衰竭的患者需要立即进行抢救,主要措施有减轻心脏负荷、增强心肌收缩力、解除支气管痉挛。可静脉给予去乙酰毛花苷、呋塞米、硝酸甘油、硝普钠、酚妥拉明、氨茶碱等药物。

(二)疾病护理

1.护理评估

(1)健康史:评估有无急性心梗、急性重症心肌炎、瓣膜穿孔等引起急性心力衰竭的原发病因,评估有无急性感染、过度疲劳、严重心律失常、静脉输液过多过快等诱因存在。

(2)身体状况

1)症状:患者突感严重的呼吸困难伴有窒息感,呼吸频率高达 30～40 次/分;频繁地咳嗽、咳出大量粉红色泡沫痰;强迫坐位,端坐呼吸,伴极度的烦躁不安;急重者出现神志模糊。

2)体征:面色灰白或发绀、大汗淋漓,心率、脉率增快,两肺满布湿啰音和哮鸣音,心前区舒张期奔马律,肺动脉瓣区第二心音亢进,血压初期升高,随后下降,严重者可出现心源性休克。

(3)心理-社会状况

因病情严重、起病突然,伴有窒息感,使患者产生濒死恐惧心理,表现极度的烦躁不安;同时监护室的抢救设施和抢救时的紧张气氛也让患者恐惧。

(4)辅助检查

1)X 线检查:急性肺水肿的典型表现为双侧肺门可见蝶形大片云雾状阴影,重度肺水肿可见大片绒毛状阴影。

2)动脉血气分析:病情越严重,动脉血氧分压越低。

3)血流动力学监测:急性肺水肿时肺毛细血管嵌压增高,合并休克时心排血量降低。

2.护理诊断及合作性问题

(1)气体交换受损:与急性肺水肿影响气体交换有关。

(2)恐惧:与极度呼吸困难、严重的窒息感、监护室的抢救设施和抢救时的紧张气氛对患者的影响有关。

(3)潜在并发症:心源性休克。

3.护理措施

(1)一般护理:安置患者于重症监护室,协助患者取端坐位,两腿下垂,以减少回心血量,减轻心脏负荷,改善呼吸;保护患者的安全,防止坠床。协助患者咳嗽排痰,保持呼吸道通畅。

(2)病情观察:严密监测患者的呼吸、脉搏、血压、心电图等变化,并做详细记录;注意观察患者意识、心音、皮肤颜色、温度、尿量等变化,如发现患者烦躁不安情况加重,四肢阙冷、脉搏细速、血压下降等情况应及时报告医生并配合抢救。

(3)配合治疗护理

1)吸氧:给予高流量吸氧,6～8L/min,用 20%～30%乙醇湿化,有利于降低肺泡内泡沫的表面张力,使泡沫破裂,改善通气。病情严重者可加压给氧,增加肺泡内压力,利于气体交换和减少肺泡内液体的渗出。

2)用药护理:迅速建立两条静脉通道,遵医嘱正确使用药物,观察药物的疗效及不良反应:①吗啡:按医嘱予吗啡 3～5mg 缓慢静脉注射,可使周围血管扩张降低心脏负荷,同时能使患者镇静。用药后注意观察有无呼吸抑制、心率变化、血压下降等不良反应,对呼吸功能不良、昏迷、严重休克者忌用。②快速利尿剂:给予呋塞米 20～40mg 静脉注射,10 分钟内即可起效,必要时 4 小时后可重复 1 次。可迅速利尿,有效的降低心脏的前负荷。③洋地黄药物:

可用去乙酰毛花苷,首剂 0.4～0.8mg 稀释后缓慢静脉注射,2 小时后可酌情再给 0.2～0.4mg。急性心肌梗死 24 小时内一般不宜使用该药。④血管扩张剂:可选用硝普钠和硝酸甘油,硝普钠见光易分解,注意要现配现用,避光使用,一般是使用输液泵来严格控制滴数,应用过程中须及时监测给药速度和血压变化。⑤氨茶碱:适用于伴支气管痉挛的患者。一般加入葡萄糖溶液中稀释后缓慢静脉推注,常见不良反应为心律失常、血压下降、肌肉颤动等。⑥严格控制输液的速度和量,以免进一步加重心脏负担,一般输液速度为每分钟 20～30 滴。

(4)心理护理:抢救时护理人员应保持镇静、神态自若,操作熟练,忙而不乱,使患者产生信任感和安全感。对患者做简要解释,消除患者的紧张、恐惧心理。

4.护理目标及评价　患者能维持良好的气体交换状态;情绪逐渐稳定,表情安静;无并发症发生。评价是否达到以上护理目标。

(三)健康指导

向患者及家属介绍急性心力衰竭的病因和诱因,嘱患者积极治疗原有心脏疾病。指导患者在静脉输液前主动告知护士自己有心脏病史,以便护士输液时控制输液量和速度。定期复查,观察病情进展情况,如出现频繁咳嗽、气急、咳粉红色泡沫痰时应立即取端坐位并由他人护送就诊。

(张鸿)

第二节　心律失常的护理

一、疾病概述

(一)定义

心律失常是指各种原因引起的心脏冲动起源、频率、节律、传导速度或激动次序的异常。正常心脏在心脏内传导系统的作用下,以一定范围的频率有规律的收缩和舒张。心脏的传导系统包括窦房结、结间速、房室结、希氏束、左右束支及其分支和普肯耶纤维,收缩的冲动起源于窦房结,以一定顺序传导到心房与心室。如果心肌细胞的自律性、兴奋性、传导性改变,就会导致心脏的冲动形成和(或)传导异常而发生心律失常。

(二)病因

1.各种器质性心脏病　几乎所有的心血管疾病都可以合并心律失常,如缺血性心脏病、风湿性心脏病、心肌疾病、肺心病、先天性心脏病、甲亢性心脏病等。

2.药物和电解质影响　药物如洋地黄毒苷、抗心律失常药物、麻醉药、阿托品等,酸碱平衡失调如血钾改变等。

3.心外因素影响　如低氧血症、触电、溺水、发热、休克、剧烈运动或过度劳累、情绪紧张或激动、过度饮茶及咖啡、饮酒及吸烟等。

4.其他　迷走神经张力增高、心脏手术或心导管检查等可引发心律失常。

(三)诊断及治疗要点

1.诊断要点　心电图是诊断心律失常的最重要依据。

2.治疗要点　心律失常的治疗原则是无症状者无需治疗,症状明显的心律失常应采取相应措施。积极治疗原发病,消除各种诱因;根据心律失常的类型应用抗心律失常药物如盐酸普萘洛尔、维拉帕米、胺碘酮、阿托品等,另外可采用非药物治疗如人工心脏起搏治疗、心脏电复律、射频消融术等。

二、疾病护理

(一)护理评估

1. 健康史

(1)评估心律失常的类型:按照心律失常发生的原理可分为冲动形成异常和冲动传导异常两大类。

1)冲动形成异常

A. 窦性心律失常:①窦性心动过速;②窦性心动过缓;③窦性心律不齐;④窦性停搏。

B. 异位心律:分为被动性异位心律和主动性异位心律。被动性异位心律又分为:①逸搏(房性、房室交界区性、室性);②逸搏心律(房性、房室交界性、室性);主动性异位心律分为:①期前收缩(房性、房室交界性、室性);②阵发性心动过速(房性、房室交界性、室性);③心房扑动和心房颤动;④心室扑动和心室颤动。

2)冲动传导异常

A. 生理性:干扰及房室分离。

B. 病理性:①窦房传导阻滞;②房内传导阻滞;③房室传导阻滞;④束支或分支阻滞或室内阻滞。

C. 房室间传导途径异常:预激综合征。

此外,临床上根据心律失常发作时心率的快慢分为快速性和缓慢性心律失常。前者包括期前收缩、心动过速、扑动与颤动等;后者包括窦性缓慢性心律失常、房室传导阻滞等;

(2)评估引起心律失常的病因和发作时的诱发因素,如咖啡、浓茶、过劳等;

(3)评估心律失常发作的频繁程度、起止方式、存在的症状及对患者造成的影响等;

(4)评估患者的诊疗经过。

2. 身体状况

(1)症状:心律失常的表现取决于其类型、发作持续时间的长短、心室率的快慢、对血流动力学的影响,也与引发心律失常的基础疾病的严重程度有关。

1)窦性心律失常:窦性心动过速患者可无症状或有心悸;窦性心动过缓患者多数无自觉症状,当心率过慢时心排血量不足,可出现头晕、乏力、胸闷、胸痛甚至猝死等症状。

2)期前收缩:偶发的期前收缩一般无症状,部分患者可有心悸或心跳漏跳感;频发的期前收缩可因心排血量降低可出现胸闷、乏力、心悸、气短、头晕等症状。

3)阵发性心动过速:①室上性阵发性心动过速的临床特点为突然发作、突然终止,可持续数秒、数小时甚至数日。患者症状的轻重与发作时心室率的快慢、持续时间的长短和原发病的轻重有关。有些患者发作时表现为心悸、胸闷、乏力,重者头晕、黑矇、晕厥、心绞痛和心力衰竭;②室性阵发性心动过速发作时如果持续时间超过 30 秒,常伴明显血流动力学障碍,引起心、脑、肾血流供应骤然减少而出现的一系列症状如心绞痛、呼吸困难、低血压、晕厥、抽搐、休克甚至猝死等。

4)扑动与颤动:①心房扑动与颤动。其症状轻重取决于心室率的快慢。心室率不快时多数患者无症状,心室率快多数患者出现心悸、胸闷、头晕、乏力等症状,严重者发生心力衰竭、休克、晕厥及心绞痛。心房纤颤还可诱发脑栓塞、肢体动脉栓塞等。②心室扑动与颤动。一旦发生，患者迅速出现意识丧失、抽搐、呼吸停顿甚至死亡。

5)房室传导阻滞：①一度房室传导阻滞除原发病症状外，常无其他症状。②二度Ⅰ型房室传导阻滞有心脏停搏感或心悸，二度Ⅱ型房室传导阻滞有乏力、头昏或活动后气急、短暂昏厥感。③三度房室传导阻滞的表现取决于心室率，若心室率过慢导致脑缺血而出现阿一斯综合征。另外也可因组织器官血流灌注不足出现乏力、心绞痛、心力衰竭等。

（2）体征

1)窦性心律失常：窦性心动过速时心率大于 100 次/分，特点是逐渐发生、逐渐停止；窦性心动过缓时心率小于 60 次/分，常伴有窦性心律不齐。

2)期前收缩：听诊时心律不齐，心搏提前出现，第一心音常增强，而第二心音相对减弱或消失，期前收缩后有较长的代偿间歇，桡动脉触诊有脉搏缺如。

3)阵发性心动过速：阵发性室上性心动过速心律规则，第一心音强度一致；阵发性室性心动过速心律可略不规则，第一心音强度不一致。

4)扑动与颤动：心房扑动听诊心律可规则亦可不规则。心房颤动时第一心音强弱不等，心室律绝对不规则，出现脉搏短绌，脉率小于心率；心室扑动与心室颤动时患者意识丧失、听诊心音消失、脉搏触不到、血压测不到，继之呼吸停止、发绀、瞳孔散大。

5)房室传导阻滞：一度房室传导阻滞听诊第一心音减弱；二度Ⅰ型听诊有第一心音逐渐减弱和心搏脱漏，二度Ⅱ型听诊第一心音强度不变，有心搏脱漏；三度房室传导阻滞听诊时心率慢而规则，第一心音强弱不等，可听到大炮音。血压偏低，收缩压升高，脉压增大。

3. 心理一社会状况　心律失常发作时患者因心悸、胸闷、乏力、气促等躯体不适而紧张不安，症状加重时恐惧，反复发作时悲观。当患者需要进行电复律、心血管介入治疗及人工心脏起搏时，由于对治疗方法及自我护理缺乏认识而疑虑、信心不足。患者可因病情的持续和可能出现的并发症而过度关注自己的脉搏、心跳，思虑过度、忧伤或情绪低落。

4. 辅助检查

（1）心电图：是诊断心律失常最重要的一项无创性检查技术。

1)窦性心动过速(图 10-1)：①窦性 P 波在Ⅰ、Ⅱ、aVF 导联直立，在 aVR 导联倒置。②PP 间期＜0.06 秒。③成人频率在 100～150 次/分。

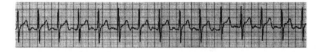

图 10-1　窦性心动过速

2)窦性心动过缓(图 10-2)：①窦性 P 波在Ⅰ、Ⅱ、aVF 导联直立，在 aVR 导联倒置。②PP 间期：1.0 秒。③成人频率在为 40～60 次/分，常伴窦性心律不齐。

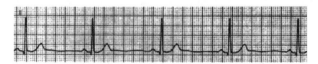

图 10-2　窦性心动过缓

3)窦性心律不齐(图 10-3)：①窦性 P 波。②同一导联上最长与最短的 PP 间期之差＞0.12 秒。

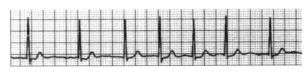

图 10-3　窦性心律不齐

4）期前收缩

A. 房性期前收缩（图 10-4）：①提前发生的 P 波，形态与窦性 P 波不同。②P-R 间期>0.12 秒。②P 波后的 QRS 波群多数形态正常（无室内差异性传导时）。③期前收缩后代偿间歇多不完全。

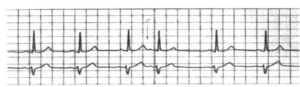

图 10-4　房性期前收缩

B. 房室交界区性期前收缩（图 10-5）：①提前出现 QRS 波群形态正常，当发生室内差异性传导，QRS 波群形态可有变化。②提前出现的逆行 P'波可位于 QRS 之前，P-R 间期<0.12 秒；之中或之后者，R-P 间期<0.20 秒 3③期前收缩后多为完全性代偿间歇。

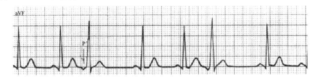

图 10-5　房室交界性期前收缩

C. 室性期前收缩（图 10-6）：①提前出现 QRS 波群，其前无 P 波。②提前出现的 QRS 波群宽大畸形，时限>0.12 秒。③ST 段、T 波与 QRS 主波方向相反。④期前收缩后代偿间歇完全。

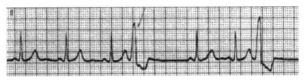

图 10-6　室性期前收缩

5）阵发性心动过速心电图特点

A. 阵发性室上性心动过速（图 10-7）：①连续 3 个或 3 个以上快速均匀的 QRS 波群，形态和时限正常。②心室率 150～250 次/分，节律规则。③P 波不易辨认，常埋于 QRS 波群内或无 P 波。④常伴有继发性 ST-T 改变。

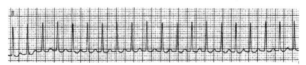

图 10-7　阵发性室上速

B. 阵发性室性心动过速（图 10-8）：①3 个或 3 个以上室性期前收缩连续出现。②QRS 波群宽大畸形，时限>0.12 秒，ST-T 改变，T 波与 QRS 主波方向相反。③心室率 140～200 次/分，心律规则或略不规则。④如有 P 波，则与 QRS 波群无固定关系，房室分离；偶尔个别或所有心室激动逆传夺获心房。⑤突发突止,常可见心室夺获(室速发作时少数室上性冲动可下传心室,产生心室夺获,表现为在正常 P 波之后提前发生一次正常的波群)和室性融合波,是确定室性心动过速诊断的最重要依据。

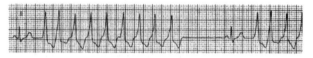

图 10—8　阵发性室性心动过速

6)扑动与颤动心电图特点

A. 心房扑动(图 10—9):①P 波消失,代之以间隔均匀、形状相识的锯齿状扑动波(F 波),频率通常为 250～350 次/分。②F 波与 QRS 波群以某种固定的比例传导,若比例关系固定时,心室率规则,若比例关系不确定则心室率不规则。③QRS 波群正常。

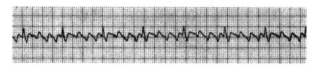

图 10—9　心房扑动

B. 心房颤动(图 10—10):①P 波消失,代之以大小不等、形态不一、间期不等的心房颤动波(f 波),频率为 350～600 次/分。②心室律不规则,通常在 100～160 次/分。③QRS 形态正常,间隔不等,振幅不等。④R—R 间期绝对不等。

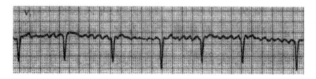

图 10—10　心房颤动

C. 心室扑动(图 10—11):P—QRS—T 波群消失,代之以匀齐、连续的大波幅的正弦波(室扑波)图形,其频率为 150～300 次/分。

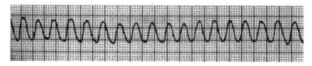

图 10—11　心室扑动

D. 心室颤动(图 10—12):P—QRS—T 波群消失,代之以形态、频率、振幅绝对不规则的室颤波,其频率为 150～500 次/分。

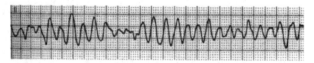

图 10—12　心室颤动

7)房室传导阻滞心电图特点

A. 一度房室传导阻滞(图 10—13):①每个心房冲动都能传导到心室,即每个 P 波后均有 QRS 波群。②P—R 间期延长,成人>0.20 秒。

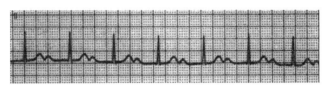

图 10－13　一度房室传导阻滞

B.二度房室传导阻滞:分为Ⅰ型和Ⅱ型。①Ⅰ型又称莫氏Ⅰ型,或称文氏现象(图 10－14),P－R 间期进行性延长,相邻 R－R 间期进行性缩短,直至 P 波后 QRS 波脱漏,如此周而复始。包含受阻 P 波在内的 R－R 间期小于正常窦性 P－P 间期的两倍;形成房室传导比例为 3∶2 或 5∶4。②Ⅱ型又称莫氏Ⅱ型(图 10－15):P－R 间期恒定不变,可正常也可延长;数个 P 波后就有 1 个 QRS 波群脱落,形成 2∶1 或 3∶1 不同比例的阻滞。

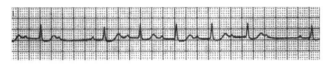

图 10－14　二度Ⅰ型房室传导阻滞

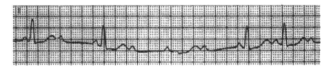

图 10－15　二度Ⅱ型房室传导阻滞

C.三度房室传导阻滞,又称完全性房室传导阻滞:①心房与心室活动各自独立,P 波来自窦房结或异位心房节律,P－P 间隔相等;QRS 波群来自心室异位心律,R－R 间隔相等,形态随心室起搏点位置而变化。阻滞部位高,QRS 呈室上性(图 10－16);阻滞部位较低,QRS 波群增宽(图 10－17)。②P 波频率(心房率)＞QRS 波群频率(心室率),P 波与 QRS 波群无固定关系。

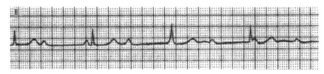

图 10－16　三度房室传导阻滞(阻滞部位高)

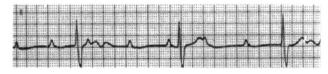

图 10－17　三度房室传导阻滞(阻滞部位低)

(2)其他检查:必要时可做动态心电图、临床电生理检查、影像学检查,对病因判断有一定的价值。

(二)护理诊断及合作性问题

1.活动无耐力　与心律失常导致心输出量减少有关。

2.焦虑　与心律不规则、有停顿感及心律失常反复发作、疗效不佳有关。

3.有受伤的危险　与心律失常引起的头晕和晕厥有关。

4.潜在并发症　猝死、脑栓塞、心脏骤停。

（三）护理措施

1. 一般护理

（1）休息与活动：根据病情合理安排休息和活动，无症状或症状较轻的患者鼓励正常工作和生活，但要避免过度劳累；有明显症状时应嘱患者采取高枕卧位、半卧位等，但尽量避免左侧卧位，因左侧卧位可使患者感觉到心脏的搏动而加重不适感。对阵发性室性心动过速、二度Ⅱ型及三度房室传导阻滞等严重心律失常发作时，患者应绝对卧床休息。

（2）饮食护理：选择低脂、富含维生素、清淡、易消化的食物，少食多餐，保持大便通畅，避免刺激性食物、浓茶、咖啡等。

2. 病情观察　严密观察病情，监测生命体征的变化，并做记录。注意观察患者的神志、皮肤黏膜颜色及温湿度、尿量等有无变化；对晕厥患者详细询问发作的诱因、时间及过程，注意心源性晕厥与排尿性晕厥、迷走血管性晕厥等的区别。

3. 配合治疗护理

（1）吸氧：对伴有气促、发绀等缺氧症状的患者，遵医嘱给予吸氧，2～4L/min。

（2）持续心电监护：向患者接受心电监护的目的和使用时的注意事项，严密观察心率、心律的变化，如发现频发室性期间收缩（大于5个/分）、阵发性室性心动过速、二度Ⅱ型或三度房室传导阻滞时，应立即报告医生，协助做好抢救。

（3）治疗配合

1）终止阵发性室上性心动过速发作：可首先使用机械刺激迷走神经的方法。①用压舌板刺激咽部，诱发恶心、呕吐反应；②深吸气后屏气，再用力做呼气动作；③进行颈动脉窦按摩，患者取仰卧位，先按摩右侧5～10秒钟，无效再按摩左侧，不能两侧同时进行，按摩的同时听诊心率，当心率减慢，立即停止；④压迫眼球，患者取平卧位，闭眼并眼球向下，用拇指在一侧眶下眼球上方向下向后压迫眼球，每次10秒钟，青光眼或高度近视者禁忌。

2）用药护理：遵医嘱给予抗心律失常药物，观察药物的疗效及不良反应：①奎尼丁，是最早应用的抗心律失常药物，由于其有较强的心脏毒性反应，使用前需监测血压、心率与心律，如有血压低于90/60mmHg、心率慢于60次/分或心律不规则时，须暂停给药并与医生联系；②利多卡因，用于室性心律失常，用药过程中应密切观察有无意识模糊、血压降低、头晕、抽搐和呼吸抑制等毒性反应，静脉注射1h之内的总量不得超过300mg；③胺碘酮，是急性心肌缺血、梗死并发室性心动过速的首选药物，常见的不良反应有胃肠道反应、甲状腺功能障碍、眼部碘沉着和肺部纤维化等，所以长期服用该药的患者需定时检查甲状腺功能、肝功能、X线胸片等；④普罗帕酮，易致恶心、口干、头痛等，常饭后服用；⑤维拉帕米，静脉推注用于终止阵发性室上性心动过速，常见的不良反应有低血压、心动过缓和房室阻滞等。

3）诊疗操作的配合：了解如经食管心脏调搏术、心脏电复律和人工心脏起搏等诊疗手段的目的、疗效及操作过程，能向患者解释其检查或治疗的作用及注意事项，使患者积极配合检查及治疗，并做好相应的护理。

4. 心理护理　护士应与患者多沟通，向患者介绍心律失常常见的病因、诱因及其可治性，解除患者的思想顾虑；评估其焦虑的程度，向患者解释焦虑可加重心脏负荷、诱发或加重心律失常，指导患者采取放松技巧，缓解焦虑情绪；鼓励家属多探视患者；在特殊护理操作及特殊治疗前向患者做必要的解释；鼓励患者参加力所能及的活动或适当的娱乐，如读书、看报、听音乐等，以分散注意力；经常巡视病房，了解患者的需要，解决其问题，让患者的情绪稳定，树立战胜疾病的信心。

（四）护理目标评价

患者心悸减轻或消失，活动耐力有所增加；能获得有关心律失常的检查和治疗的知识，心率、心律转为正常，焦虑减轻或消失；无受伤情况发生。评价是否达到以上护理目标。

三、健康指导

1. 向患者及家属介绍心律失常的常见原因、诱因及防治知识；指导患者合理安排休息与活动，注意劳逸结合、生活规律；无器质性心脏病者，应积极参加体育锻炼，调整自主神经功能；有器质性心脏病者，则根据心功能情况适当活动；有晕厥史的患者应避免从事有危险的工作如驾驶、高空作业等，头晕、黑矇时应平卧，以免晕厥发作时摔伤。

2. 指导患者进食低脂、易消化食物，少食多餐，避免饱餐，避免刺激性食物如咖啡、可乐、浓茶、烈酒等，戒烟；心动过缓者应避免屏气、用力的动作，如用力排便等，以免因兴奋迷走神经而加重心动过缓。

3. 遵医嘱按时按量服药，不可随意增减药量或撤换药物，教会患者观察药物疗效和不良反应，有异常时及时就医；教会患者及家属测量脉搏的方法，嘱患者每日至少测量脉搏1次，每次应在1分钟以上；教会患者及家属心肺复苏技术以备紧急需要时应用；对安装人工心脏起搏器的患者及家属做好相应的指导；定期随访，定期复查心电图，以及早发现病情变化。

（张鸿）

第三节　冠状动脉粥样硬化性心脏病的护理

冠状动脉粥样硬化性心脏病（简称冠心病），是指冠状动脉粥样硬化使血管管腔狭窄或阻塞和（或）因冠状动脉功能性痉挛，导致心肌缺血、缺氧甚至坏死而引起的心脏病，亦称缺血性心脏病。本病多发生在40岁以后，男性发病早于女性，脑力劳动者多于体力劳动者。我国近年发病呈年轻化趋势，已成为威胁人类健康的主要疾病之一。

冠心病的病因至今尚未明确，目前认为主要与以下因素有关。

①年龄与性别：冠心病多见于40岁以上的中老年人，女性在绝经期后发病率增加，年龄和性别属不可改变的危险因素。

②脂质代谢异常：这是引起动脉粥样硬化最重要的危险因素，总胆固醇、甘油三酯、低密度脂蛋白胆固醇和载脂蛋白的水平与冠心病之间存在密切的关系。

③血压：血压增高与本病密切相关，经调查，高血压组并发冠心病者比血压正常组高3～4倍，而且血压升高更容易增加冠心病死亡的危险。

④吸烟：吸烟使心率加快，心肌耗氧量增加，并促使外周血管和冠状动脉收缩，同时还可诱发和加重动脉粥样硬化，促使冠心病的发生。

⑤糖尿病和糖耐量异常：糖尿病患者中发病率较非糖尿病者高2倍。

⑥其他：肥胖、体力活动少、饮食不当、遗传、A型性格者等。

1979年WHO将冠心病分为5种类型：隐匿型或无症状性冠心病、心绞痛、心肌梗死、缺血性心肌病、猝死。近年趋向于根据发病特点和治疗原则不同分为2类：慢性冠脉病和急性冠脉综合征。

本节重点讨论心绞痛和心肌梗死患者的护理。

一、心绞痛

(一)疾病概述

1.定义　心绞痛是由于冠状动脉供血不足,导致心肌急剧的、暂时的缺血与缺氧引起的以胸痛为主要特征的临床综合征。

2.病因和病机　心绞痛最基本的病因是冠状动脉粥样硬化,也可见于心瓣膜病、肥厚型心肌病、未控制的高血压、甲状腺功能亢进症和严重贫血患者。由于冠状动脉粥样硬化使管腔狭窄或部分分支闭塞导致血流量减少,当心脏负荷突然增加或冠状动脉痉挛时,冠状动脉的供血不能满足心肌代谢的需要,引起心肌急剧的、暂时的缺血、缺氧,在此情况下产生的代谢产物刺激心脏内自主神经的传入纤维末梢而发生心绞痛。常见的诱因有劳累、情绪激动、饱餐、受寒、急性循环衰竭等。

3.分类　心绞痛可分为稳定型心绞痛和不稳定型心绞痛,以下主要讨论稳定型心绞痛。稳定型心绞痛也称劳力性心绞痛,是由于体力活动引起心肌缺血,导致前胸部及附近部位不适,可伴心功能障碍,但无心肌坏死。不稳定型心绞痛是由于动脉粥样斑块破裂而诱发血小板聚集而形成血栓,使冠脉发生不完全性阻塞所致的一组临床症状。

4.诊断及治疗要点

(1)诊断要点:结合典型心绞痛发作病史和辅助检查结果不难诊断。

(2)治疗要点:心绞痛发作时应立即休息,选择选择作用快、疗效高的硝酸酯制剂舌下含化,常用药物硝酸甘油和硝酸异山梨酯。缓解期可积极治疗和预防诱发心绞痛发作的危险因素,预防性的使用药物,进行介入治疗和外科手术治疗等。

(二)疾病护理

1.护理评估

(1)健康史:询问患者有无高血压、高脂血症、吸烟、糖尿病及肥胖等危险因素;有无劳累、情绪激动、饱餐、受寒、急性循环衰竭等诱因;了解患者的年龄、饮食习惯、生活方式、职业及性格等。

(2)身体状况

1)症状:以发作性胸痛为主要临床表现,典型的疼痛有以下几个特点。

①部位:位于胸骨体上段或中段之后方,可波及心前区,范围约手掌大小,界限不很清楚。常放射至左肩、左臂内侧达无名指和小指,或至咽、颈、背、上腹部等。

②性质:胸痛为压迫性不适或紧缩、发闷、烧灼感,但无锐痛或刺痛,偶伴濒死恐惧感。发作时,患者常不自觉地停止原来的活动,直至症状缓解。

③诱因:发作时常因体力活动或情绪激动而诱发,也可在饱餐、寒冷、吸烟、休克时发病。疼痛发生于体力活动或激动的当时。

④持续时间:疼痛出现后常逐渐加重,然后于3~5分钟逐渐消失,很少超过15分钟。可数天、数周发作1次,亦可1日内多次发作。

⑤缓解方式:休息或舌下含服硝酸甘油后1~5分钟内缓解。

2)体征:缓解期一般无异常体征。心绞痛发作时常见面色苍白、表情焦虑、皮肤冷或出汗、血压升高、心率增快,有时出现第四心音或第三心音奔马律,可有暂时性心尖区收缩期杂音。

（3）心理－社会状况：患者因疼痛、活动耐力下降等因素影响工作、学习和生活，产生焦虑、抑郁等心理。

（4）辅助检查

1）心电图检查：是发现心肌缺血、诊断心绞痛最常用的检查方法。静息心电图约有半数患者在正常范围，有时可出现非特异性 ST 段和 T 波异常，也可能有陈旧性心肌梗死的改变。心绞痛发作时绝大多数患者可出现暂时性心肌缺血性的 ST 段压低、T 波低平或倒置。运动负荷试验及 24 小时动态心电图检查可明显提高缺血性心电图的检出率，有助于非典型发作患者的诊断，目前已作为常用的心电图检查。

2）放射性核素检查：常用方法为^{201}铊心肌显像。所示灌注缺损提示心肌血流供血不足或消失的区域，对心肌缺血诊断极有价值。

3）冠状动脉造影检查：可显示冠状动脉及其主要分支狭窄的部位和程度，具有确诊价值，并对选择治疗方案及判断预后极为重要。

4）其他检查：二维超声心动图可探测到缺血区心室壁的运动情况。螺旋 CT 和磁共振显像等可进行冠状动脉三维重建。可用于冠状动脉病变的诊断。

2.护理诊断及合作性问题

（1）疼痛胸痛与冠状动脉供血不足导致心肌缺血、缺氧有关。

（2）活动无耐力：与心肌氧的供需失衡、久病所致虚弱、疲倦有关。

（3）焦虑：与心绞痛反复发作有关。

（4）知识缺乏：缺乏疾病相关知识。

（5）潜在并发症：急性心肌梗死。

3.护理措施

（1）一般护理：心绞痛发作时让患者立即停止活动，安静坐下或半卧休息，必要时给予吸氧。缓解期鼓励患者适量活动，以活动时不感胸闷、胸痛为宜，并注意病情变化。饮食宜摄入低盐、低脂、高纤维、丰富维生素、清淡易消化食物，避免刺激性食物，不饮浓茶和咖啡。保持大便通畅，切忌屏气用力排便。

（2）病情观察：观察疼痛发作有无特殊的诱因，并观察疼痛发作的部位、性质、程度、持续时间及缓解方式等，密切监测生命体征及心电图的变化，发现异常变化应立即报告医师并协助处理。

（3）配合治疗护理：遵医嘱应用硝酸酯药物，该类药物能扩张冠状动脉，增加冠状动脉血流量，同时能扩张外周血管，减轻心脏负担而缓解心绞痛，是最有效、作用最快终止心绞痛发作的药物。常用药物硝酸甘油和硝酸异山梨酯。用药时注意观察药物疗效及不良反应。硝酸甘油易出现面部潮红、头部胀痛、头昏、心动过速、心悸、血压下降等不良反应。使用硝酸甘油应注意：①告知患者应舌下含化，不要急于咽下；②含药时宜平卧，以防低血压；③若服药后 3～5 分钟仍不缓解，可再服。如果疼痛持续 15～30 分钟仍未缓解，应警惕急性心肌梗死的发生；④遵医嘱静脉滴注硝酸甘油时，要监测血压及心率的变化，注意滴速的调节，并嘱患者及家属切不可擅自调节滴速，以免造成低血压；⑤青光眼、低血压时忌用。

（4）心理护理：安慰患者，疏导不良情绪，以减少心肌氧耗量。指导患者采用放松技术，缓解焦虑和恐惧。

4.护理目标及评价　患者心绞痛能缓解或消失;活动耐量逐渐增加,活动后无不适感;情绪稳定,焦虑减轻或消失;能叙说预防心绞痛措施及心绞痛有关知识,如硝酸甘油用法、心绞痛症状、心绞痛诱发因素等。评价是否达到以上护理目标。

（三）健康指导

1.疾病知识的指导

（1）指导患者避免诱发心绞痛的因素及发作时应采取的方法;

（2）指导患者坚持按医嘱服药,自我监测药物的疗效与不良反应;

（3）外出时随身携带硝酸酯类药物以应急;

（4）嘱患者如疼痛比以往频繁、程度加重、服用硝酸甘油不易缓解、伴出冷汗等,应即刻由家属护送到医院就诊,警惕心肌梗死的发生;

（5）定期进行心电图、血糖、血脂检查,积极治疗高血压、糖尿病、高脂血症等。

2.生活方式指导　告诉患者应摄入低脂、低胆固醇、低盐、高纤维素饮食,保持大便通畅,戒烟酒,肥胖者控制体重。告诉患者不要在饱餐后或饥饿时洗澡,洗澡水温不要过冷或过热,时间不宜过长。调整日常生活与工作量,适当参加体力劳动和身体锻炼,减轻精神压力。

二、心肌梗死

（一）疾病概述

1.定义　心肌梗死是指因冠状动脉供血急剧减少或中断,使相应的心肌严重而持久地缺血导致心肌坏死。临床上表现为持久的胸骨后剧烈疼痛、心肌酶增高、心电图进行性改变。

2.病因和病机　本病的基本病因是冠状动脉粥样硬化。当粥样硬化造成患者的一支或多支冠状动脉主支管腔狭窄超过75%,而侧支循环未完全建立时,一旦狭窄部血管粥样斑块增大、破溃、出血,局部血栓形成、栓塞或出现血管持续痉挛,使管腔完全闭塞,或由于休克、脱水或严重心律失常等原因导致心排血量下降,冠状动脉血流量锐减,或重体力活动、情绪过分激动或血压剧升等使心肌耗氧量剧增等等导致心肌严重而持久地缺血达20~30分钟以上,即可发生心肌梗死。

3.诊断及治疗要点

（1）诊断要点:主要依靠典型临床表现、特征性心电图改变及血清心肌酶检查。上述三项中具备二项即可确诊。

（2）治疗要点

1）解除疼痛:常用药物有哌替啶、吗啡、硝酸甘油或硝酸异山梨酯等。

2）再灌注心肌:主要方法有溶栓疗法和介入治疗（PCI）。溶栓疗法应在起病6小时内应用,常用药物有尿激酶、链激酶、重组组织型纤溶酶原激活剂。

3）对症治疗:消除心律失常、控制休克、治疗心力衰竭。

4）其他治疗:如抗凝疗法,应用β-受体阻滞剂、钙通道阻滞剂、血管紧张素转换酶抑制剂,极化液疗法等。

（二）疾病护理

1.护理评估

（1）健康史:评估患者有无冠心病危险因素及心绞痛发作史;有无休克、出血、脱水、外科手术、严重心律失常及饱餐、重体力活动、情绪激动、用力排便血压突然升高等诱因。

（2）身体状况

1）先兆表现：多数患者在起病前数日有乏力、胸部不适、活动时心悸、气急、烦躁等前驱症状，心绞痛发作较以往频繁，程度较重，时间较长，硝酸甘油疗效较差，诱发因素不明显。

2）症状

①疼痛：为最早出现、最突出的症状，多发生于清晨，其性质和部位与心绞痛相同，但程度更剧烈且无明显诱因，持续时间较长，可长达数小时或数天，休息和含服硝酸甘油片不能缓解。患者常烦躁不安、出汗、恐惧及濒死感。少数急性心肌梗死患者可无疼痛，一开始即表现为休克或急性心力衰竭。部分患者疼痛位于上腹部，被误诊为急腹症。部分患者疼痛向下颌、颈部、背部放射而被误诊为骨关节痛。

②全身症状：一般在疼痛发生后1～2天出现，表现为发热、心动过速，体温可升高至38℃左右，很少达39℃，持续约1周，由坏死物质被吸收所引起。

③胃肠道症状：疼痛剧烈时常伴恶心、呕吐和上腹胀痛，与迷走神经受坏死心肌刺激和心排血量降低组织灌注不足等有关。肠胀气亦不少见。

④心律失常：见于75％～95％的患者，以24小时内最多见。各种心律失常中以室性心律失常最多，尤其是室性期前收缩。频发的、成对出现的、多源性或落在前一心搏的易损期时（R波在T波上）的室性期前收缩以及短阵室性心动过速常为心室颤动的先兆，心室颤动常是急性心肌梗死的死因。下壁梗死易发生房室传导阻滞。

⑤低血压和休克：发生率约为20％，主要为心源性休克，多在起病后数小时至数日内发生，因心肌广泛坏死，心排血量急剧下降所致。表现为收缩压低于80mmHg、面色苍白、皮肤湿冷、脉细而快、大汗淋漓、烦躁不安、尿量减少，严重者可出现昏迷。

⑥心力衰竭：发生率为32％～48％，主要为急性左心衰竭，可在起病最初几日内发生，或在疼痛、休克好转阶段出现。表现为呼吸困难、咳嗽、烦躁、发绀等，重者出现肺水肿，随后可发生颈静脉怒张、肝大、水肿等右心衰体征。

3）体征：心脏浊音界可增大。心率增快或减慢；心尖部第一心音减弱，可闻及舒张期奔马律；部分患者在心前区可闻及收缩期杂音或喀喇音，为二尖瓣乳头肌功能失调或断裂所致；部分患者出现心包摩擦音，为反应性纤维性心包炎所致。血压下降，当伴有心律失常、休克、心力衰竭时可出现相应的体征。

4）并发症：乳头肌功能失调或断裂；心脏破裂；栓塞；心室壁瘤；心肌梗死后综合征。

（3）心理-社会状况：患者因突然发生剧烈胸痛、呼吸困难、入住监护病房而产生恐惧感或濒死感；因活动耐力、处理能力下降而产生焦虑和悲观情绪。

（4）辅助检查

1）心电图检查：有定性和定位诊断价值。特征性改变为：①ST段呈弓背向上明显抬高，在面向坏死区周围心肌损伤区的导联上出现；②宽而深的Q波（病理性Q波），在面向透壁心肌坏死区的导联上出现；③T波倒置，在面向损伤区周围心肌缺血区的导联上出现。心肌梗死患者心电图呈动态性改变。

2）血心肌坏死标记物测定：肌红蛋白、肌钙蛋白、血清心肌酶增高，其中肌酸激酶同工酶CK-MB对诊断心肌梗死有高度的特异性和敏感性。

3）其他：放射性核素、超声心动图、红细胞沉降率、C反应蛋白检查均可协助诊断。

2.护理诊断与合作性问题

(1)急性疼痛:胸痛与心肌缺血坏死有关。

(2)活动无耐力:与氧的供需失调有关。

(3)有便秘的危险:与进食少、活动少、不习惯床上排便有关。

(4)恐惧:与剧烈胸痛伴有濒死感有关。

(5)潜在并发症:心律失常、心力衰竭和心源性休克。

3.护理措施

(1)一般护理

1)休息与活动:急性期12小时卧床休息,协助采取舒适体位,保持病室安静、舒适,禁止探视。若无并发症,24小时内应鼓励患者床上肢体活动;若血压正常,第3天可由床边站立逐步过渡到床边步行,在病房内走动;梗死后第4～5天,逐步增加活动,可在室外走廊散步,直至每天3次步行100～150m。协助做好口腔、饮食、卫生、大小便护理等。

2)饮食护理:在最初2～3日以流质饮食为主,以后随着症状的减轻逐渐过渡到低钠、低脂、低胆固醇清淡饮食,少食多餐。

3)吸氧:遵医嘱给予中流量持续吸氧,改善心肌缺血,减轻疼痛。

4)保持大便通畅:进食清淡易消化含纤维素丰富的食物;每日清晨给予蜂蜜20ml加适量温开水同饮;适当腹部按摩(按顺时针方向)以促进肠蠕动;遵医嘱给予通便药物如麻仁丸、果导片等。嘱患者勿用力排便,病情允许时,尽量使用床边坐便器,必要时含服硝酸甘油,使用开塞露。

(2)病情观察:将患者立即送入监护病房,嘱绝对卧床休息,密切监测心电图、血压、呼吸,一般需5～7天,注意尿量、意识状态等改变。备好抢救药物,抢救仪器设备处于备用状态,如心电监护发现异常,必须立即与医生联系,并协助医生抢救。

(3)配合治疗的护理:迅速建立静脉通道,保持输液通畅。心肌梗死6小时内的患者,可遵医嘱给予溶栓治疗。溶栓后可观察下列指标间接判断溶栓是否成功:①胸痛2小时内基本消失;②心电图抬高的ST段于2小时内回降＞50％;③2小时内出现再灌注性心律失常;④血清CK－MB酶峰值提前出现(14小时以内),或根据冠状动脉造影直接判断冠脉是否再通。若患者需要进行介入治疗,及时做好术前准备。

(4)心理护理:当患者胸痛剧烈时应有护士陪伴在患者身旁,避免只忙于抢救而忽略患者的感受,允许患者表达出内心的感受,接受患者的行为反应如呻吟、易激怒等。向患者介绍监护室的环境、监护仪的作用等,帮助患者树立战胜疾病的信心。解释不良情绪会增加心脏负荷和心肌耗氧量,不利于病情的控制。医护人员应以一种紧张但有条不紊的方式进行工作,不要表现出慌张而忙乱,以免患者产生不信任感和不安全感,更不要在患者面前讨论其病情。

4.护理目标及评价　患者疼痛程度减轻或消失;进行活动时舒适感逐步增加;能描述预防便秘的措施,无便秘发生;恐惧感减轻或消失,情绪稳定;心律失常能被及时发现和控制,无心力衰竭发生。评价是否达到以上护理目标。

(三)健康指导

1.休息与活动指导　根据自身情况,选择合适的运动方式,活动应循序渐进,如运动过程中出现面色苍白,呼吸困难,心悸气紧,脉搏增快,胸闷胸痛等不适症状,应停止活动并及时就诊。

2.饮食指导　合理调整饮食,以清淡易消化为宜,多进食新鲜水果、蔬菜和纤维食物,养成良好的饮食习惯,少食用高脂、高胆固醇食物。忌烟、酒、咖啡、浓茶、辛辣等刺激性食物。

3.生活知识指导　养成有规律的起居生活习惯,保持稳定情绪。避免各种诱因,建议患者家属积极参与康复指导,帮助患者正确面对疾病,树立战胜疾病的信心和勇气。保持大便通畅,必要时给予药物通便。

4.用药指导　按时服药,定期检查。随身携带硝酸甘油片以备急用,如出现异常状况时,应及时就诊。

(张鸿)

第四节　原发性高血压的护理

一、疾病概述

在我国,高血压的患病率逐年增长,目前我国高血压患者已超过2亿,平均每5个成年人中有1人患高血压。经多年的流行病学研究发现,我国高血压患病率和流行存在地区、城乡和民族差异,北方高于南方,东部高于西部,城市高于农村,高原少数民族地区患病率较高。高血压患病率与年龄呈正比,女性更年期前患病率低于男性,更年期后高于男性。高血压是脑卒中的主要危险因素,积极控制高血压是预防脑卒中的重要措施。

1.定义　原发性高血压是指以体循环动脉血压升高为主要临床表现的综合征,通常简称为高血压。一般在安静状态下,未使用任何降压药物,三次不同时间测得的收缩压≥140mmHg和(或)舒张压≥90mmHg,并排除继发性高血压的可能即可诊为原发性高血压。高血压是最常见的心血管疾病,常与其他心血管危险因素共存,引起重要脏器如心、脑、肾的损伤,最终导致这些脏器功能的衰竭。继发性高血压是指继发于某些明确疾病的血压升高。原发性高血压占95%,继发性高血压占5%。

2.分级根据血压升高的水平,又进一步将高血压分为1级、2级、3级(表10-1)。

表10-1　血压水平的定义及分类(中国高血压防治指南,2010)

分类	收缩压(mmHg)		舒张压(mmHg)
正常血压	<120	和	<80
正常高值	120~139	和(或)	80~89
高血压	≥140	和(或)	≥90
1级高血压(轻度)	140~159	和(或)	90~99
2级高血压(中度)	160~179	和(或)	100~109
3级高血压(重度)	≥180	和(或)	≥110
单纯收缩期高血压	≥140	和	<90

注:当收缩压和舒张压分属于不同分级时,以较高的级别作为标准。以上标准适用于成人。

3.病因和病机　原发性高血压的病因是多因素的,目前一般认为在遗传因素和环境因素共同作用下使正常血压调节机制失代偿所致。其中遗传因素约占40%,环境因素约占60%。高血压的家族聚集性很明显,约60%的高血压患者有高血压家族史,若父母均为高血压,其子女的高血压发病率高达 46%；不仅高血压的发病率体现出遗传性，而且在血压升高程度、并发症发生及其他有关因素方面（如肥胖等）也体现出遗传性。环境因素方面主要包括饮食（如高盐、低钾、低钙、高蛋白饮食,饮酒）、精神刺激（如长期精神紧张、环境噪声、焦虑等）、吸烟和其他因素（如肥胖、阻塞性睡眠呼吸暂停综合征、服用避孕药等）。

原发性高血压的发病机制复杂,目前没有完整统一的认识。如果从高血压引起的外周血管阻力增加来分析,高血压的发病机制可以体现为以下几个环节：交感神经系统活动亢进、肾性水钠潴留、肾素－血管紧张素－酸固酮系统激活、细胞膜离子转运异常、胰岛素抵抗和内皮功能受损。长期高血压可促进动脉粥样硬化的形成和发展,最终导致重要脏器如心、脑、肾组织出现缺血和功能异常。

4.病理生理　心脏和血管是高血压病理生理作用的靶器官。血压长期升高使左心室后负荷过重,左心室肥厚扩大,最终导致充血性心力衰竭。血压长期升高引起全身小动脉病变,导致重要靶器官如心、脑、肾组织缺血。血压长期升高及伴随的危险因素可促进大、中动脉粥样硬化的形成和发展。现在认为血管内皮功能障碍是高血压最早期和最重要的血管损害。

5.诊断及治疗要点

（1）诊断要点：定期而正确的血压测量是诊断高血压的关键,以非药物状态下、休息 15 分钟、非同日 3 次血压测定所得平均值为达到或超过成人高血压诊断标准,并排出由其他疾病导致的继发性高血压可诊断。

（2）治疗要点：高血压患者治疗的主要目的是最大限度地降低心、脑、血管等并发症的发生率和死亡率。治疗时应严密结合高血压分级及危险分层,全面考虑患者的血压水平、存在的心血管危险因素、靶器官的损害及并存的临床表现来确定合理的治疗方案。可采用非药物治疗法和药物治疗法。非药物治疗适用于各级高血压患者。主要措施包括合理膳食,如低盐低脂饮食和增加钾盐摄入、控制体重、适当运动、戒烟限酒、减轻精神压力。药物治疗时常用的降压药物可以归纳为 6 类：利尿剂、β 受体阻滞剂、钙通道阻滞剂、血管紧张素转化酶抑制剂、血管紧张素 II 受体拮抗剂和 α 受体阻滞剂。

二、疾病护理

（一）护理评估

1.健康史　询问患者有无高血压家族史；饮食习惯；有无烟酒嗜好；了解患者的个性特征、职业、人际关系；有无肥胖、心脏疾病、肾脏疾病、糖尿病、高脂血症及痛风等病史和用药情况。

2.身体状况

（1）一般表现：本病起病缓慢,缺乏特异性的临床表现,约 1/5 患者无症状,仅在体检时测量血压或出现心、脑、肾等并发症时才被发现。常见症状为头痛、头晕、心悸、乏力、耳鸣等,但不一定与血压水平有关,常在情绪激动、精神紧张、过度劳累或失眠时加剧,休息后多数症状能自行缓解。有些患者可出现视力模糊、鼻出血等症状。体检时体征一般较少,主要出现动脉血压升高,心脏听诊时可闻及主动脉瓣区第二心音亢进和收缩期杂音。

（2）高血压急症和亚急症：高血压急症是指原发性或继发性高血压患者,在某些诱因作用下,血压短时间内（数小时或数天）显著升高（一般超过 180/120mmHg）,伴有重要脏器如心、脑、肾等靶器官功能不全的表现。高血压急症包括高血压脑病、颅内出血、脑梗死、急性心力衰竭、急性冠脉综合征、主动脉夹层、子痫、急性肾小球肾炎等,而且血压水平的高低与靶器官的损害程度并非呈正比,应在短时间内及时控制血压,使病情缓解,降低靶器官的损害及降低死亡率。高血压亚急症是指血压显著升高但不伴严重临床症状及进行性靶器官损害。患者主要表现为血压明显升高引起的症状,如头痛、胸闷、烦躁不安和鼻出血等。区别高血压急症和亚急症的唯一标准是有无新近发生的、急性、进行性的靶器官损害。

(3)并发症

1)高血压危象:在高血压病程中,全身小动脉收缩使血压显著升高,以收缩压升高为主,收缩压达 260mmHg、舒张压达 120mmHg 以上。影响重要脏器血供而产生危急症状,出现头痛、烦躁、眩晕、心悸、气急、恶心、呕吐、视物模糊等症状,以及伴有小动脉痉挛所致的靶器官缺血症状。

2)高血压脑病:表现为脑小动脉剧烈收缩使血压极度升高,同时伴有严重头痛、呕吐、神志改变,轻者可仅有烦躁、意识模糊,重者可发生抽搐、昏迷。其发生机制可能为过高的血压突破了脑血管的自身调节机制导致脑组织血流灌注过多,引起脑水肿。

3)其他并发症:长期高血压可引起心、脑、肾、血管等靶器官的损害,导致心力衰竭、脑血管病、慢性肾衰竭、主动脉夹层等并发症。

(4)高血压的危险度分层:根据血压水平、心血管危险因素、靶器官损害、伴临床疾患,将患者分为低危、中危、高危和极高危四个层次(表 10-2)。分别表示 10 年内发生心血管病事件的概率为<15%、15%~20%、20%~30%和>30%。

表 10-2 高血压的危险度分层

其他危险因素及疾病	血压(mmHg)		
	1 级高血压	2 级高血压	3 级高血压
无	低危	中危	高危
1~2 个其他危险因素	中危	中危	极高危
≥3 个其他危险因素,或靶器官损害	高危	高危	极高危
伴临床疾患	极高危	极高危	极高危

其中,心血管危险因素:①高血压水平(1~3 级);②男性>55 岁,女性>65 岁;③吸烟;④糖耐量受损(餐后 2 小时血糖 7.8~11.0mmol/L)和或空腹血糖异常(6.1~6.9mmol/L);⑤血脂异常;⑥早发心血管病家族史(一级亲属发病年龄<50 岁);⑦腹型肥胖或肥胖;⑧同型半胱氨酸>10μmol/L。

靶器官损害:①左心室肥厚、颈动脉超声示动脉粥样硬化;②肾小球滤过率降低、血肌酐轻度升高;③微量白蛋白尿;④白蛋白/肌酐≥30mg/g。

伴随的临床疾患:①心脏疾病:心肌梗死史、心绞痛、充血性心力衰竭、冠状动脉血运重建;②脑血管病:缺血性脑卒中、脑出血、短暂性脑缺血发作;③肾脏疾病:肾功能受损、糖尿病肾病;④外周血管疾病;⑤视网膜病变。

3.心理社会状况 高血压是一种慢性病,病程迁延不愈,需终身用药,且并发症多而严重,给患者带来生活和精神压力,产生紧张、烦躁、焦虑及抑郁等心理。

4.辅助检查

(1)实验室检查:常规检查可有蛋白尿、血尿、管型尿,血尿素氮、肌酐增高,血清胆固醇、甘油三酯升高,血糖及血尿酸升高。

(2)影像学检查：X线检查显示主动脉弓迂曲、左心室增大；超声心动图检查可进一步了解心室壁厚度、心腔大小、心脏收缩和舒张功能等。

(3)眼底检查：有助于对高血压严重程度的了解。可见视网膜动脉痉挛、狭窄、眼底出血、渗出、视乳头水肿。

(二)护理诊断与合作性问题

1.疼痛　头痛与血压升高有关。

2.有受伤的危险　与头晕、急性低血压反应、视物模糊或意识改变有关。

3.焦虑　与血压控制不满意,已发生并发症有关。

4.知识缺乏　与缺乏原发性高血压饮食、药物治疗、保健及预防的知识有关。

5.潜在并发症　高血压急症。

(三)护理措施

1.一般护理

(1)休息与活动：根据病情适当安排休息和活动,病情初期症状比较轻时可适当休息,有头晕、眼花等症状时应卧床休息为主,改变体位动作宜慢。保持病室安静,光线柔和,尽量减少探视,护理工作集中进行,动作轻巧,防止过多干扰患者。

(2)饮食护理：给予低盐低脂饮食,每人每天食盐量不超过 6g,减少火腿、咸菜等含钠较高的加工食品或含钠盐调味料的使用,少吃或不吃肥肉和动物内脏,多吃新鲜蔬菜及水果,戒烟,限制饮酒。

2.病情观察　定期监测血压,并严密观察有无高血压脑病、高血压危象等并发症的发生,及时预防抢救。一旦发现血压急剧升高、剧烈头痛、呕吐、大汗、视物模糊、面色及神志改变、肢体运动障碍等症状,立即报告医师并协助处理。

3.配合治疗护理

(1)高血压急症的护理：①嘱患者绝对卧床休息,抬高床头,做好生活护理；②迅速建立静脉通道,遵医嘱尽快使用适宜的降压药物降压,首选硝普钠,还可以选用硝酸甘油、尼卡地平等,严格控制滴数,以防血压骤降,同时观察药物的不良反应；③保持呼吸道通畅,吸氧；④持续血压监测,密切观察血压变化,应用降压药时以缓慢降压为宜,即开始的 24 小时内使血压降低 20%～25%,48 小时内不低于 160/100mmHg,防止短时间内血压骤降导致重要脏器的血流灌注不足；⑤安抚患者的情绪,有烦躁、抽搐者可给予地西泮等镇静剂；⑥高血压脑病时可给予脱水剂如甘露醇等。

(2)高血压亚急症的护理：主要观察降压药的疗效及不良反应,应避免过度降压,过度降压会导致患者出现不良反应或低血压,并可能出现靶器官损害。

(3)用药护理：降压药的适用范围：①高危、很高危或 3 级高血压患者应立即使用降压药物进行治疗；②确诊为 2 级高血压患者,应考虑开始药物治疗；③1 级高血压患者,在采用生活方式干预数周后,血压仍高于 140/90mmHg,应开始进行药物治疗。应用降压药物治疗应遵循 4 个原则：从小剂量开始、优先选择长效制剂、联合用药及个体化。而且应指导患者按医嘱服用降压药物,不可擅自更改剂量,更不能突然停药或漏服、补服上次剂量,以防出现血压骤升或血压过低；用药期间需密切观察药物的疗效及不良反应(表 10-3)。

表 10-3 常用降压药物

类别	药物	不良反应及禁忌证
利尿剂	氢氯噻嗪	电解质紊乱、血尿酸增高，痛风患者禁用
	螺内酯	高钾血症、头痛、倦怠；加重氮质血症，不宜与血管紧张素转换酶抑制剂合用，肾功能不全者、高血钾患者禁用
β-受体阻滞剂	普萘洛尔	心动过缓、支气管收缩，支气管疾病患者禁用
	美托洛尔	病态窦房结综合征、二度到三度房室传导阻滞禁用，周围血管病患者慎用
钙通道阻滞剂	硝苯地平	头痛、颜面潮红、心率增快、下肢水肿
血管紧张素转换酶抑制剂	卡托普利 依钠普利	刺激性干咳、味觉异常、皮疹和高钾血症等；妊娠、高钾血和双肾肾动脉狭窄患者禁用
血管紧张素 II 受体阻滞剂	氯沙坦 缬沙坦	头晕、皮疹及腹泻等，禁忌证与血管紧张素转换酶抑制剂相同
α-受体阻滞剂	哌唑嗪	眩晕、头痛、嗜睡及体位性低血压等；精神病患者慎用

4.心理护理 了解患者性格特征和有无引起精神紧张的心理社会因素，培养积极开朗的性格，解除思想顾虑，做好长期治疗的思想准备。避免情绪激动、紧张，合理安排工作和休息，指导患者使用放松技术如心理训练、音乐治疗、缓慢呼吸等减轻精神压力，保持健康的心理状态。

（四）护理目标及评价

患者血压控制在适合的范围，头痛减轻；无意外发生；能自我调节，保持健康的心理状态，减轻精神压力；掌握高血压饮食、保健预防方面的知识，坚持合理用药。评价是否达到以上护理目标。

三、健康指导

1.向患者及家属解释引起原发性高血压的生物、心理、社会因素及高血压对健康的危害，以引起患者足够的重视。坚持长期的饮食、运动、药物治疗，将血压控制在接近正常的水平，以减少对靶器官的进一步损害。

2.指导患者坚持低盐、低脂、低胆固醇饮食，限制动物脂肪、内脏、鱼籽、软体动物、甲壳类食物，补充适量蛋白质，多吃新鲜蔬菜、水果，防止便秘。每日摄入钠盐＜6g。肥胖者控制体重，尽量将体重指数（BMI）控制在＜25kg/m²，减少每日总热量摄入，养成良好的饮食习惯，细嚼慢咽，避免过饱，少吃零食等。

3.改变不良的生活方式，戒烟，限饮酒，劳逸结合，保证充分的睡眠。学会自我心理调节，保持乐观情绪。家属也应给患者以理解、宽容与支持。

4.根据年龄及病情选择慢跑、快步走、太极拳、气功等运动。当运动中出现头晕、心慌、气急等症状时应就地休息，避免竞技性运动和力量型运动如球类比赛、举重、俯卧撑等。适当运动有利于大脑皮质功能恢复，还能增加患者对生活的信心。

5.告诉患者及家属有关降压药的名称、剂量、用法、作用与副作用，并提供书面资料。教育患者服药剂量必须遵医嘱执行，不可随意增减药量或突然撤换药物。教会患者或家属定时测量血压并记录，定期门诊复查，一般患者随诊的时间根据心血管的风险分层来定，低危或中危者，每1～3个月随诊1次，高危者，至少每1个月随诊1次。

（张鸿）

第五节　感染性心内膜炎的护理

感染性心内膜炎(infective endocarditis,IE)为微生物感染心脏内膜面,伴赘生物形成。赘生物为大小不等、形状不一的血小板和纤维素团块,内含大量微生物和少量炎症细胞,最常累及瓣膜。根据病程分为急性和亚急性。急性感染性心内膜炎的特征为:中毒症状明显;病程进展迅速,数天至数周引起瓣膜破坏;感染迁移多见;病原体主要为金黄色葡萄球菌。亚急性感染性心内膜炎的特征为:中毒症状轻;病程数周至数月;感染迁移少见;病原体以草绿色链球菌多见,其次为肠球菌。根据感染部位和是否存在心内异物而将 IE 分成 4 类:左心自体瓣膜 IE、左心人工瓣膜 IE、右心 IE 以及器械相关性 IE(包括发生在起搏器或除颤器导线上的IE,可伴或不伴有瓣膜受累)。心内膜炎也可根据感染来源分为社区获得性 IE、医疗相关性IE(院内感染和非院内感染)和经静脉吸毒者的 IE。

本节主要讨论自体瓣膜感染性心内膜炎。

一、护理评估

1.病因　急性感染性心内膜炎的病原菌主要为金黄色葡萄球菌,少数由肺炎球菌、淋球菌、A 族链球菌和流感嗜血杆菌等引起。亚急性心内膜炎占据 2/3 的病例,主要发生于器质性心脏病的基础上,以心脏瓣膜病为主,其次为先天性心脏病。最常见的致病菌是草绿色链球菌,其次为 D 族链球菌(牛链球菌和肠球菌)和表皮葡萄球菌,真菌、立克次体和衣原体为少见致病微生物。

亚急性感染性心内膜炎发病主要与以下因素有关:

(1)血流动力学因素:赘生物常位于血流从高压腔经病变瓣口或先天缺损至低压腔产生高速射流和湍流的下游,高速射流冲击导致相应部位损伤,易于感染;

(2)非细菌性血栓性心内膜病变:当内膜的内皮受损,暴露其下结缔组织的胶原纤维时,血小板聚集,形成血小板微血栓和纤维蛋白沉着,成为结节样无菌性赘生物,是细菌定居瓣膜表面的重要因素;

(3)短暂性菌血症:各种感染或细菌寄居的皮肤黏膜的创伤导致暂时性菌血症,循环中的细菌定居在无菌性赘生物上即可发生心内膜炎;

(4)细菌感染无菌性赘生物:取决于发生菌血症的频度和循环中细菌的数量,以及细菌黏附于无菌性赘生物的能力。急性感染性心内膜炎发病机制尚不清楚,主要累及正常瓣膜。

2.临床表现

(1)发热:亚急性者起病隐匿,有全身不适等非特异性症状。发热是亚急性感染性心内膜炎最常见的症状,常呈原因不明的持续发热 1 周以上,呈弛张性低热,一般<39℃,午后和晚上较高。急性患者呈现败血症过程,心力衰竭发作常见。

(2)心脏杂音:心脏听诊除了原有基础心脏病的各种杂音外,最具特征性表现的是新出现的病理性杂音或原有杂音的明显改变,如变得粗糙、响亮或呈音乐样。急性者较亚急性者更容易出现杂音强度和性质的改变,或出现新的杂音(尤以主动脉瓣关闭不全多见)。

(3)周围体征:多为非特异性,已经较少见,可能由微血管炎或微栓塞引起。包括:①瘀点,以锁骨以上皮肤、口腔黏膜和睑结膜多见;②指(趾)甲下线状出血;③Osler 结节:为在指和趾垫出现豌豆大的红紫色痛性结节,亚急性者较常见;④Roth 斑:为视网膜的卵圆形出血斑块,中心呈白色,多见于亚急性感染;⑤Janeway 损害:在手掌和足底有直径 1～4mm 的出血红斑,主要见于急性患者。

(4)感染的非特异性症状:如贫血、脾大等,部分患者可见杵状指(趾)。

3.并发症

(1)心脏:心力衰竭为最常见并发症,原因是瓣膜穿孔及腱索断裂导致急性心力衰竭,是亚急性感染性心内膜炎最常见的死亡原因。以主动脉瓣受损患者最多见。其他可见心肌脓肿、急性心肌梗死、心肌炎和化脓性心包炎等。

(2)动脉栓塞:可为首发症状,可发生于机体的任何部位,常见于脑、心、脾、肺、肾、肠系膜和四肢,脑栓塞发生率高。

(3)细菌性动脉瘤:多见于亚急性者。受累动脉依次为近端主动脉、脑、内脏和四肢。

(4)迁移性脓肿:急性者多见,亚急性者少见,常发生于肝、脾、骨骼和神经系统。

(5)神经系统:患者可有脑栓塞、脑细菌性动脉瘤、脑出血、中毒性脑病、脑脓肿、化脓性脑膜炎等不同神经系统受累表现。

(6)肾脏:大多数患者有肾损害,包括肾动脉栓塞和肾梗死、肾小球肾炎、肾脓肿等。

4.辅助检查

(1)血培养:是最重要的诊断方法,药物敏感试验可为治疗提供依据。近期未接受过抗生素治疗的患者阳性率可高达95%以上,2 周内用过抗生素或采血、培养技术不当,常降低血培养的阳性率。

(2)血液:血常规检查进行性贫血较常见,白细胞计数正常或轻度升高,中性粒细胞轻度核左移,红细胞沉降率升高。

(3)超声心动图:经胸壁超声可诊断出 50%～75% 的赘生物,经食管超声可检出<5mm 的赘生物,其敏感性高达 95% 以上。超声心动图对 IE 诊断、处理以及随访均具有重要的意义。

(4)其他:X 线检查可了解心脏外形、肺部表现等。心电图可发现心律失常。

5.心理、社会状况　发热、心力衰竭急性发作时患者表现为焦虑不安、紧张,治疗期间患者对反复抽血化验不理解,甚至抵触,抗生素使用疗程较长使患者逐渐失去耐心,出现抑郁、悲观等不良情绪。

二、护理诊断和合作性问题

1.体温过高　与感染有关。

2.营养失调:低于机体需要量　与食欲下降、长期发热导致机体消耗过多有关。

3.焦虑　与发热、出现并发症、疗程长或病情反复有关。

4.潜在并发症　心力衰竭、动脉栓塞。

5.急性意识障碍与脑血管栓塞有关。

三、护理措施

1.一般护理

(1)休息与活动:高热患者卧床休息,并给予相应的降温处理。平时合理安排休息,注意防寒保暖,避免感冒。

(2)饮食护理:给予清淡、高蛋白、高热量、高维生素、易消化的半流质饮食或软食,以补充发热引起的机体消耗。鼓励患者多饮水,做好口腔护理。有心力衰竭征象的患者按心力衰竭患者饮食进行指导。

(3)心理护理:向患者及家属解释本病的病因及发病机制,并将治疗方案、疗程及困难告诉患者,同时要给予鼓励,帮助患者建立信心。

2.病情观察 观察体温及皮肤黏膜变化,动态监测体温变化情况,每4～6h测量体温1次,并准确绘制体温曲线,判断病情进展及治疗效果。观察患者有无皮肤瘀点、指(趾)甲下线状出血、Osler结节和Janeways损害等及消退情况。观察患者有无栓塞征象,重点观察瞳孔、神志、肢体活动及皮肤温度等。

3.治疗配合

(1)抗微生物药物治疗:是最重要治疗措施。病原微生物不明时,选用针对大多数链球菌的抗生素;本病大多数致病菌对青霉素敏感,可作为首选药物;已培养出病原微生物时,根据药物敏感试验结果选择用药。

护理要点:①遵医嘱应用抗生素治疗,应早期、大剂量、长疗程、联合应用杀菌性抗生素治疗,疗程至少4～6周,以静脉给药方式为主。严格按时间用药,以维持有效的血药浓度。注意保护静脉,可使用静脉留置针,避免多次穿刺增加患者痛苦。②正确采集血标本:告知患者及家属为提高血培养结果的准确率,需多次采血,且采血量较多,在必要时甚至需暂停抗生素,以取得理解和配合。对于未经治疗的亚急性患者,应在第1天每间隔1h采血1次,共3次。如次日未见细菌生长,重复采血3次后,开始抗生素治疗。已用过抗生素者,停药2～7d后采血。急性患者应在入院后立即安排采血,在3h内每隔1h采血1次,共取3次血标本后,遵医嘱开始治疗。本病的菌血症为持续性,无需在体温升高时采血,每次采血10～20ml,同时做需氧和厌氧培养。

(2)外科治疗:对抗生素治疗无效、严重心内并发症者应及早手术治疗。部分患者赘生物过大,也应尽早手术、预防栓塞。

4.对症护理

(1)发热:高热患者卧床休息,注意病室的温度和相对湿度适宜。可予以冰袋物理降温,并记录降温后的体温变化。出汗较多时可在衣服与皮肤之间垫以柔软毛巾,便于潮湿后及时更换,增加舒适感,并防止因频繁更衣而导致患者受凉。

(2)栓塞:心脏超声可见巨大赘生物的患者,应绝对卧床休息,防止赘生物脱落。观察患者有无栓塞征象,重点观察神志、瞳孔、肢体活动及皮肤温度等。当患者突然出现胸痛、气急、发绀和咯血等症状,要考虑肺栓塞的可能;出现腰痛、血尿等,考虑肾栓塞的可能;当患者出现神志和精神改变、失语、吞咽困难、肢体功能障碍、瞳孔大小不对称,甚至抽搐或昏迷征象时,警惕脑血管栓塞的可能;当出现肢体突发剧烈疼痛,局部皮肤温度下降,动脉搏动减弱或消失,要考虑外周动脉栓塞的可能。出现可疑征象,应及时报告医生并协助处理。

四、健康指导

1.疾病知识指导 目前认为预防IE的最有效措施是良好的口腔卫生习惯和定期的牙科检查,在任何静脉导管插入或其他有创性操作过程中都必须严格无菌操作,预防性使用抗生素仅限于最高危患者。

2.生活指导　嘱患者平时注意防寒保暖,避免感冒,加强营养,增强机体抵抗力,合理安排休息。保持口腔和皮肤清洁,少去公共场所。勿挤压痤疮、疖、痈等感染病灶,减少病原体入侵的机会。

3.病情自我监测指导　教会患者自我监测体温变化,有无栓塞表现,定期门诊随访。

(张鸿)

第六节　病毒性心肌炎的护理

一、疾病概述

(一)定义

病毒性心肌炎是指由病毒感染引起的、以心肌出现局灶性或弥漫性的变性坏死的一种心肌疾病。近年来,病毒性心肌炎的发病率有所增加,主要发患者群集中在儿童和40岁以下的成年人。

(二)病因和病机

病因以柯萨奇病毒、孤儿(Echo)病毒和脊髓灰质炎病毒等肠道病毒感染较为常见,其中柯萨奇B组病毒感染最多见,占30%～50%,为最常见的致病原因。此外,其他多种病毒(肝炎病毒、流感病毒、腺病毒、单纯性疱疹病毒、HIV等)都可能引起心肌炎。

病毒性心肌炎的发病机制包括:①病毒直接作用造成心肌的损害;②病毒介导的免疫损伤,主要由T淋巴细胞、多种细胞因子和NO等介导的心肌损害和微血管损伤。

(三)病理生理

病毒性心肌炎典型病理改变为心肌间质增生、充血及水肿,内有多种炎性细胞浸润等。Fenoglio等根据心内膜活检和病理解剖资料并结合临床将病毒性心肌炎分为3种类型:急性心肌炎、急进性心肌炎和慢性心肌炎。急性心肌炎是心肌炎的急性期,心肌坏死多以单个心肌细胞为单位或呈孤立小灶,可见大量的急性损害灶;急进性心肌炎主要出现许多细胞损害灶和广泛纤维化,也有细胞急性损害区域;慢性心肌炎中正在愈合的细胞损害和急性细胞损害几乎呈均衡关系在炎症病灶内可以看到巨噬细胞、成纤维细胞和胶原纤维。

(四)诊断和治疗要点

1.诊断要点　根据病毒感染史、典型的症状和体征、明确的心肌损害症状和心内膜活检等辅助检查的结果,同时排除引起心肌炎的其他病因即可确诊。

2.治疗要点　病毒性心肌炎目前尚无特异性治疗,主要包括抗病毒治疗和对症、支持治疗。必要时对高度或完全性房室传导阻滞者可安置临时性心脏起搏器。

二、疾病护理

(一)护理评估

1.健康史　询问患者发病前有无病毒感染史,有无细菌感染或过度劳累等诱因,同时了解患者的诊治情况。

2.身体状况

(1)症状:主要表现为病毒感染症状及心脏受累症状。许多患者发病前1～3周出现病毒感染前驱症状,如发热、疲乏无力、肌肉酸痛或恶心、呕吐、腹泻等消化道症状。随后可出现心悸、胸闷、呼吸困难、头晕、乏力等,重者可出现严重心律失常、心力衰竭、心源性休克,甚至发生猝死。

(2)体征:出现各种心律失常,如房性和室性期前收缩及房室传导阻滞,与发热程度不平行的心动过速。听诊可闻及第三、第四心音或杂音,第一心音减弱。合并心衰可有肺部啰音、奔马律、颈静脉怒张、肝大、水肿等体征。

3.心理—社会状况 由于患病的中青年的比例比较大,疾病常影响患者的日常生活、工作和学习,容易让患者产生焦虑、急躁等情绪。有时因病情严重患者也易出现悲观等情绪。

4.辅助检查

(1)血液检查:血清心肌酶可增高、C反应蛋白增加、红细胞沉降率增快、外周血白细胞计数增高。

(2)病原学检查:从咽拭子、粪便、心肌或心内膜中可分离出病毒,血清中抗病毒抗体滴度可明显增高,血清中肝炎病毒可呈阳性或外周血中肠道病毒核酸阳性。

(3)心电图:病毒性心肌炎患者心电图变化敏感性虽然高,但缺乏特异性。主要出现ST—T改变和各种心律失常,最常见的为期前收缩,尤其是室性期前收缩。

(4)X线检查:轻症患者或仅以心律失常为主的心肌炎患者心影正常,重症或有充血性心力衰竭等并发症患者可出现心影扩大。

(二)护理诊断及合作性问题

1.活动无耐力 与心肌受损、心力衰竭或心律失常有关。

2.焦虑 与担心疾病预后有关。

3.潜在并发症 心律失常、心力衰竭。

(三)护理措施

1.一般护理 急性期患者应卧床休息,休息能减轻心脏的负荷,减少心肌耗氧量,有利于损伤心肌的修复;一般患者卧床休息1个月,出现重症或并发症者应卧床休息3个月以上,直至症状消失,实验室检查恢复正常之后才能逐渐增加活动量。鼓励患者进食高热量、高蛋白、高维生素、清淡易消化食物,提倡少食多餐,多吃新鲜蔬菜和水果,戒烟酒,如伴有心力衰竭的患者应限制钠盐的摄入。

2.病情观察 密切观察患者意识、生命体征、尿量、皮肤颜色等变化,观察患者是否出现胸闷、咳嗽、颈静脉怒张、水肿、尿少等心力衰竭表现,是否出现心悸、胸闷、奔马律等心律失常表现,是否出现面色苍白、大汗淋漓、皮肤湿冷、发绀等心源性休克的表现,是否出现神志不清、抽搐、心搏骤停等猝死表现。同时准备好各种抢救仪器、设备及药物,积极配合医生进行抢救。

3.用药护理 遵医嘱给予抗心律失常、抗心力衰竭、营养心肌细胞等药物。在心肌炎急性期,应尽早使用抗病毒药物如利巴韦林和干扰素;出现心功能不全者可给予利尿药和血管紧张素转化酶抑制剂进行治疗;出现频发室性期前收缩或有快速性心律失常的患者可选用抗心律失常药。有时可使用改善心肌代谢的药物如三磷腺苷、维生素C、辅酶等。一般情况下不主张早期使用糖皮质激素,但对有房室传导阻滞、难治性心力衰竭、重症患者或对其他治疗效果不佳者可考虑使用。由于心肌受损后容易引起药物中毒及不良反应,使用抗心律失常药可能会诱发新的更严重的心律失常,故应用抗心律失常药物期间应严密观察及监护心律、心率;使用洋地黄类药物亦容易出现中毒反应,使用时需十分慎重,同时密切观察其毒性反应;应用利尿剂时需监测血钾及血镁浓度,适当补钾。

4.心理护理 向患者解释本病的病因、发生发展过程、治疗方案及预后,让其了解卧床休息、配合治疗对疾病康复的重要性,使患者安心养病。同时让患者了解体力的恢复需要一段时间,应按活动计划循序渐进安排活动,不要急于求成,以免加重心脏的负担。

(四)护理目标及评价

患者能按活动计划进行活动,活动能力有所提高;病情明显好转,情绪稳定;能自觉避免诱发并发症因素,不发生心律失常和心力衰竭。评价是否达到以上护理目标。

三、健康指导

指导患者出院后需继续休息 3~6 个月,6 个月至 1 年内避免剧烈运动、重体力劳动及妊娠,注意防寒保暖,预防病毒性感冒,适当锻炼,增强机体抵抗力。教会患者自我监测脉率及其节律,指导患者正确服药及自我观察药物不良反应,如有不适及时到医院就诊。

(张鸿)

第七节 心肌病的护理

心肌病是指由不同病因引起的心肌病变导致心肌机械和心电功能障碍,通常表现为心室扩张或肥厚。目前临床上心肌病分类如下:遗传性心肌病(包括肥厚型心肌病、左心室致密化不全、右心室发育不良心肌病等)、混合性心肌病(包括扩张型心肌病和限制型心肌病)、获得性心肌病(包括感染性心肌病、心动过速心肌病和围产期心肌病等)。其中以扩张型心肌病、肥厚型心肌病、限制型心肌病最常见,下面予以重点阐述。

一、扩张型心肌病

扩张型心肌病(dilated cardiomyopathy,DCM)指左心室或双心室心腔扩大伴心肌收缩功能障碍,产生充血性心力衰竭。本病临床表现为心脏长大、心力衰竭、心律失常及猝死,预后差且病死率高,确诊后 5 年生存率约为 50%,10 年生存率约为 25%。

(一)病因

本病迄今原因尚不明确,目前主要与以下因素有关:①感染;②炎症;③中毒、内分泌和代谢异常等;④遗传;⑤其他,如神经肌肉疾病等。

(二)病理

1.心腔 其以心腔扩大为主,肉眼可见心室扩张。

2.室壁 室壁多变薄,纤维瘢痕形成,并伴有附壁血栓。

3.组织学 其为非特异性心肌细胞肥大、变性,特别是程度不同的纤维化等病变混合存在。

4.瓣膜、冠状动脉 其多无改变。

(三)诊断要点

1.临床表现 扩张型心肌病起病缓慢,早期无明显症状,后期随着病情加重患者出现夜间阵发性呼吸困难和端坐呼吸等左心功能不全症状,逐渐出现食欲缺乏、腹胀、水肿等右心功能不全症状,合并各种心律失常时可表现为头昏、黑矇甚至猝死,终末期表现为持续性低血压。

2.体征

(1)心界扩大,颈静脉怒张,水肿。

(2)听诊:心音减弱,心率快时呈奔马律,肺部闻及湿啰音,随着心力衰竭加重时可闻及双肺哮鸣音。

3.辅助检查

(1)胸部 X 线。

(2)心电图。

(3)超声心动图。

(4)心脏磁共振。

(5)心肌核素显像。

(6)冠状动脉 CT 检查。

(7)血液和血清学检查:脑钠肽(BNP)升高。

(8)冠状动脉造影和心导管检查。

(9)心内膜心肌活检。

(四)治疗

1.病因治疗　积极找出病因给予对症治疗,如抗感染、严格限酒或戒酒改变不良生活方式、纠正电解质紊乱等。

2.针对心力衰竭的药物治疗　强心、利尿,扩张血管。

3.心力衰竭的心脏再同步化治疗 CRT。

4.抗凝治疗。

5.心律失常和心脏性猝死的防治　安置植入式心脏复律除颤器(ICD)。

6.心力衰竭其他治疗　外科心脏移植,左心室成形术。

二、肥厚型心肌病

肥厚型心肌病(hypertrophic cardiomyopathy,HCM)　是以非对称性心室肥厚为特征,累及室间隔,心室腔变小,左心室血液充盈受阻、舒张期顺应性下降为基本特征的一种遗传性心肌病。我国有调查显示患病率为 180/10 万,好发于男性,是青少年猝死的常见原因之一。临床上据左心室流出道有无梗阻分为梗阻性肥厚型心肌病和非梗阻性肥厚型心肌病。

(一)病因

1.遗传与基因。

2.代谢异常。

(二)病理

肥厚型心肌病主要是左心室形态学的改变,不均匀的室间隔肥厚、心尖、心室中部肥厚,使心腔变小,相对血流不足,细胞肥大,形态特异,排列紊乱。

(三)诊断要点

1.临床表现

(1)症状:主要症状是劳力性呼吸困难和乏力、胸痛,部分患者运动时出现晕厥。

(2)体征:心脏轻度长大,流出道梗阻患者于胸骨左缘第 3、4 肋间可闻及喷射性收缩期杂音,心尖部也可常闻及收缩期杂音。

(3)并发症:心律失常和心源性猝死。

2.辅助检查

(1)胸部 X 线检查。

(2)心电图。

(3)超声心动图。

(4)心脏磁共振。

(5)心导管检查和冠状动脉造影。

(6)心内膜心肌活检。

(四)治疗

1.药物治疗 口服 β 受体拮抗药和钙离子通道阻滞剂。

2.介入手术 介入手术包括安置植入式心脏复律除颤器、化学射频消融。

3.外科手术 外科手术有室间隔切除术。

三、限制性心肌病

限制性心肌病(restrictive cardiomyopath,RCM)是指以心室壁僵硬增加、舒张功能降低、充盈受限而产生以右心衰竭症状为特征的一类心肌病,确诊后 5 年生存期约 30%。

(一)病因

限制性心肌病属于混合性心肌病,一半为特发性,一半多为心肌淀粉样改变。

(二)病理

由于心肌纤维化、炎性细胞的浸润及心内膜瘢痕形成使心室壁变僵硬、充盈受限,心室舒张功能降低,心房后负荷增加,静脉回流受阻,静脉压升高。

(三)诊断要点

1.临床表现

(1)症状:活动耐力下降、乏力、呼吸困难,随着病情加重出现肝大、水肿、腹腔积液。

(2)体征:颈静脉怒张、肝大、下肢凹陷性水肿,听诊可闻及奔马律。

2.辅助检查

(1)实验室检查。

(2)心电图。

(3)超声心电图。

(4)X 线、CT、磁共振。

(5)心导管检查。

(6)心内膜心肌活检。

(四)治疗

限制性心肌病目前无特异性治疗方法,主要为避免呼吸道感染、劳累加重心力衰竭的诱因,对症处理。

四、心肌病患者的护理

(一)主要护理问题

1.气体交换受损 与心力衰竭有关。

2.活动无耐力　与心力衰竭、心律失常有关。

3.体液过多　与心力衰竭引起水钠潴留有关。

4.舒适的改变　心绞痛与肥厚心肌耗氧量增加,而冠状动脉供血相对不足有关。

5.焦虑与慢性疾病,病情反复并逐渐加重,生活方式改变有关。

6.潜在并发症栓塞、心律失常、猝死、受伤。

(二)护理目标

1.患者呼吸困难明显改善,发绀消失。

2.能说出限制最大活动量的指征,遵循活动计划,主诉活动耐力增加。

3.水肿、腹水减轻或消失,体重减轻。

4.患者主诉心绞痛发作次数减少、患者能运用有效方法缓解心绞痛。

5.患者焦虑情绪缓解。

6.患者未发生相关并发症,或并发症发生后能得到及时治疗与处理。

(三)护理措施

1.心理护理

(1)对患者多关心体贴,予鼓励和安慰,帮助其消除悲观情绪,增强治疗信心。

(2)β_2受体拮抗药容易引起抑郁,应注意患者的心理状态。

(3)注意保持休息环境安静、整洁和舒适,避免不良刺激。

(4)对睡眠形态紊乱者酌情给予镇静药物。

(5)教会患者自我放松的方法。

(6)鼓励患者家属和朋友给予患者关心和支持。

2.休息与活动

(1)根据患者心功能评估其活动的耐受水平,并制订活动计划。

(2)无明显症状的早期患者,可从事轻工作,避免紧张劳累。

(3)心力衰竭患者经药物治疗症状缓解后可轻微活动。

(4)合并严重心力衰竭、心律失常及阵发性晕厥的患者应绝对卧床休息。

(5)长期卧床及水肿患者应注意皮肤护理,采取措施防止压疮形成。

3.饮食

(1)进食低脂、高蛋白和维生素的易消化饮食,避免刺激性食物。

(2)对心功能不全者应予低盐饮食。

(3)每餐不宜过饱。

(4)应戒除烟酒。

(5)同时耐心向患者讲解饮食治疗的重要性,以取得患者配合。

4.病情观察

(1)观察患者有无心累、气紧。

(2)危重患者密切观察生命体征,尤其是血压、心率及心律。

(3)心功能不全、水肿、使用利尿剂患者注意对出入量和电解质的观察。

(4)使用洋地黄者,密切注意洋地黄毒性反应,如恶心、呕吐、黄视、绿视及有无室性期前收缩和房室传导阻滞等心律失常。

(5)了解解大便情况,保持大便通畅。

（6）每日监测体重和尿量。

5.吸氧护理

（1）呼吸困难者取半卧位,予以持续吸氧,氧流量根据患者病情酌情调节。

（2）每日应清洁鼻腔和鼻导管,每日更换湿化瓶内无菌用水,每周更换鼻导管。

（3）注意观察用氧效果,必要时做血气分析。

（四）健康宣教

1.饮食　高蛋白、高维生素、富含粗纤维素的清淡饮食,避免高热量和刺激性食物,忌烟酒,不宜过饱。

2.活动　根据心功能情况,适当活动。避免劳累、剧烈活动、情绪激动、屏气用力或提取重物,有晕厥史者或猝死家族史者应避免独自外出活动。

3.防感染　保持室内空气流通、防寒保暖。

4.用药与病情监测　坚持服用抗心律失常、心力衰竭等药物,说明药物名称、用法、剂量并教会患者和家属对药物疗效及不良反应的观察,告知尿量和体重测量、记录的准确的重要性。

5.随访　定期门诊随访,以便随时调整药物剂量。有病情变化或症状加重时立即就医。

（五）并发症的观察及护理

1.感染

（1）临床表现

1）肺部感染:发热、咳嗽、咳痰。

2）感染性心内膜炎:发热,心脏杂音,动脉栓塞,脾大,贫血。

（2）处理:

1）静脉使用抗生素。

2）肺部感染应定时翻身、拍背,促进排痰,必要时可行雾化吸入。

3）感染性心内膜炎宜及时手术治疗。

2.栓塞

（1）临床表现

1）脑栓塞:偏瘫、失语。

2）肺栓塞:胸痛、咯血。

3）肾栓塞:血尿。

4）下肢动脉栓塞:足背动脉搏动减弱或消失。

（2）处理

1）遵医嘱给予抗凝治疗。

2）指导患者正确服药。

3）观察疗效和不良反应。

3.心律失常

（1）临床表现:患者诉心悸不适,乏力、头昏。心电图示:室性心动过速、房室传导阻滞、心动过缓、心房颤动等。

（2）处理

1）洋地黄中毒者,及时停用。

2）用β受体拮抗药和钙通道阻滞剂时,有心动过缓,应减量或停用。

3)高度房室传导阻滞时,安置心脏起搏。

4.猝死

(1)临床表现:突然站立或劳累后晕厥。

(2)处理

1)猝死发生时行心肺复苏等抢救措施。

2)发生心室颤动,立即采取电除颤。

3)快速性室上速必要时电转复律预防猝死。

4)非持续性室速可使用胺碘酮。

5)肥厚心肌病使用β受体拮抗药和钙通道阻滞剂。

6)对药物治疗无效的顽固性室性心动过速,可安置埋藏式心脏除颤器。

7)均应避免体力活动。

(张鸿)

第八节　心肌炎的护理

心肌炎是指心肌的实质或间质的炎性反应。呈局限性或弥漫性,也可分为急性、亚急性或慢性。发病年龄以儿童和青少年多见,年龄越小,往往病情越重,男性多于女性。

一、病因

心肌炎可原发于心肌,也可成为全身性疾病的一部分。病因可分为感染性和非感染性,病毒性心肌炎发病率明显高于其他。起病急缓不定,少数病例呈爆发性从而导致急性心力衰竭或猝死。病程多有自限性,也可发展为扩张型心肌病。

(一)感染性心肌炎

感染性心肌炎为由病毒、细菌、真菌、原虫、蠕虫、螺旋体等感染引起心肌炎。而多种病毒可以引起心肌炎,包括柯萨奇B组病毒,脊髓灰质炎病毒、孤儿(Echo)病毒等为常见病毒,其中柯萨奇B组病毒是最为常见致病因素,占30%～50%。

(二)非感染性心肌炎

非感染性心肌炎包括毒物、药物、放射、结节病、结缔组织病等。

二、发病机制与病理

病毒性心肌炎的发病机制可分为以下两种。

1.病毒的直接作用。

2.病毒与机体的免疫反应共同作用,包括急性病毒感染及持续病毒感染对心肌的直接损害;而病毒介导的免疫损伤,主要由T淋巴细胞介导的损伤。此外还有其他多种细胞因子和一氧化氮等介导的微血管损伤和心肌损害。这些改变均可损害心肌的组织结构和功能。

三、诊断要点

(一)临床表现

1.症状　病毒性心肌炎患者临床表现取决于病变的广泛程度与部位,轻者可完全没有症状,重者甚至出现心源性休克及猝死。多数患者常常在发病前1~3周内出现过类似"感冒"症状,如发热、全身倦怠感、咽痛等症状,或者恶心、呕吐等症状。随后出现胸闷、心前区隐痛、心悸、气促等,重者出现恶性心律失常、心力衰竭及心源性休克。

2.体征

(1)心律失常:常以房性与室性期前收缩及房室传导阻滞多见。

(2)心界扩大及杂音:心界扩大为暂时性的,心肌炎好转随之好转;可闻及第三、第四心音或奔马律,也有部分患者心尖部可闻及收缩期吹风样杂音。心力衰竭患者可查见颈静脉怒张、肺部湿啰音、肝大等体征。重者出现血压降低、四肢湿冷、体温不升等心源性休克等体征。

(二)辅助检查

1.胸部X线检查　可见心影正常或扩大,合并心包积液时呈现烧瓶样改变。

2.心电图　常见ST-T改变,合并心包炎时ST段可见广泛抬高,出现严重心肌损害时可出现病理性Q波,需与心肌梗死鉴别。可见各型心律失常,常见室性心律失常和房室传导阻滞。

3.超声心动图　心脏大小正常或者左心室增大,室壁运动减弱,左心室收缩功能降低,附壁血栓等。合并有心包炎者可见心包积液。

4.实验室检查　急性期心肌损害标准物检查可见心肌肌酸激酶(CK-MB)及血清肌钙蛋白(T或I)增高,白细胞总数轻度升高,血沉轻至中度增快,中性粒细胞偏高,起病2~4周后可出现柯萨基病毒抗体B-IgM抗体及抗心肌抗体阳性。

5.心脏磁共振　对心肌炎诊断具有较大价值,典型表现为钆延迟增强扫描见心肌片状强化。

6.心内膜心肌活检　除心肌炎诊断外同时还有助于病情及预后的判断。因其有创,本检查一般不常规检查。

四、治疗

(一)原发病的治疗

如是病毒感染予以抗病毒药物,如干扰素、利巴韦林、阿糖胞苷等终止或者干扰毒素复制与扩散,但疗效不定,中药如板蓝根、黄芪、金银花等对某些病毒有一定的抑制作用。如伴细菌感染者,予以抗生素。

(二)对症治疗

针对患者的体征及症状给予相应的积极治疗,如心力衰竭、心律失常及休克等。

(三)激素治疗

常使用的激素药有地塞米松、氢化可的松等,其目的是改善心肌的微循环,减轻心肌的炎性反应,如水肿,同时减少心肌的瘢痕形成。但是在病毒的急性感染10d内应当避免使用激素药物,以免造成病毒扩散,加重病情。

(四)促进心肌的恢复

使用改善心肌代谢的药物以促进心肌细胞的恢复,阻止病情进展,减少并发症的发生。常有药物有:①能量激化液。包括氯化钾、胰岛素、葡萄糖,为心肌提供能量,促进心肌代谢,加快修复。②口服辅酶Q_{10}、肌苷等,改善心肌代谢,修复心肌细胞。③大剂量维生素C。维生素C具有氧化还原反应、抗病毒作用,促进心肌细胞代谢,加强心肌对葡萄糖的利用,利于受损心肌细胞修复。

（五）体外膜肺氧和治疗

体外膜肺氧和（extrcorporeal membrane oxygenation，ECMO）是一种持续体外生命支持疗法，主要通过人工离心泵和体外模拟肺氧和器代替受损的心脏或丧失功能肺脏作功，满足机体重要脏器和组织的氧供与二氧化碳排出，从而使受损肺脏得到足够休息和缓冲，争取抢救时机，逐渐恢复受损脏器。近年来体外膜肺氧和在治疗爆发性心肌炎上得到大力的推广，但由于费用昂贵，因此受到一定的制约。

五、主要护理问题

1. 活动无耐力　与心肌炎性病变、疲劳、虚弱有关。
2. 自理能力受限　与虚弱、无力、限制性卧床有关。
3. 潜在并发症　心律失常、心力衰竭。
4. 焦虑　与患者担心疾病的恢复、疗效等有关。
5. 知识缺乏　缺乏心肌炎的预防、保健相关知识。

六、护理目标

1. 患者能积极配合治疗、休息与活动计划。
2. 患者活动时疲劳、虚弱、无力感减轻或者消失。
3. 患者对疾病的恢复及疗效担忧减轻或消失、心理舒适程度增加。
4. 患者对疾病相关知识如病因、诱因、康复知识有一定了解。

七、护理措施

（一）创造良好的修养环境

保持病室环境安静，空气清新，限制探试时间及人数，减少不必要的干扰及院内感染率，保证患者充分的休息和睡眠。

（二）心理护理

及时与患者沟通，了解心理动态反应，避免不良情绪加重心脏负荷，耐心解释病情，说明休息、营养的重要性。通过主动关心患者、沟通交流、协助生活护理，减轻患者的焦虑，使其主动配合治疗、护理，使病情得到缓解。

（三）休息与活动

应反复解释该病在急性期需决定卧床休息的重要性，如休息可以减少心肌的耗氧，减轻心脏负荷，有利于心功能的恢复，防止病情恶化或转为慢性病程。急性期需绝对卧床一个月，加强营养。重症或伴有心律失常、心功能不全者需绝对卧床休息至症状消失和心电图检查恢复正常后，方可起床轻微活动。

（四）饮食护理

摄入清淡易消化、富含蛋白质和维生素食物，多吃新鲜蔬菜和水果，禁烟、酒，禁饮咖啡、浓茶。当患者出现心功能不全时，应给予低热量饮食和低盐饮食。

（五）加强心电监护和巡视

加强床旁巡视，观察并询问患者有无不适。备好抢救物品及药品，一旦发现生命体征不稳定或者发生严重心律失常,立即通知医生,准备抢救。

（六）活动中监测

患者病情稳定后,与患者及家属共同实施每日活动计划,严密监测活动时心律、心率、血压变化,若活动后出现呼吸困难、心悸、胸闷等,应立即停止活动,以此作为限制最大活动量的标准。

八、并发症的处理与护理

心肌炎的并发症有心力衰竭、心律失常、心源性休克,一旦出现这些现象应及时的处理。

1.心力衰竭

（1）吸氧。

1）给予高流量鼻导管氧气吸入（6～8L/min）,可用20%～30%的乙醇湿化。

2）病情严重时可给予无创呼吸机辅助呼吸。

（2）镇静:出现烦躁不安时,应给予吗啡等镇静剂。吗啡有一定抑制呼吸的作用,使用时需谨慎,特别是老人、休克患者、神志不清和呼吸抑制患者需慎用,可选哌替啶。

（3）强心治疗:

1）心肌炎时,心肌对洋地黄敏感性增加,耐受性降低,易发生中毒,宜选用收效迅速且排泄快的制剂,如地高辛或毛花苷丙,并予小剂量（常用量的1/2～2/3）开始。

2）用药期间应密切观察尿量,同时心电监护,观察心率和心律的变化。

（4）利尿治疗:选用强效速效利尿剂,使用过程中需监测血钾并及时补钾,预防电解质紊乱。

（5）血管扩张剂:及时给予血管扩张剂降低心室前和（或）后负荷,改善心功能。常用制剂包括硝酸甘油、硝普钠等,可单用也可与多巴酚丁胺或多巴胺等正性肌力药合用。

2.心律失常:严密观察,早发现早处理。

（1）若发生多源性、频繁性或者联律的室性期前收缩时,遵医嘱使用胺碘酮、利多卡因等药物治疗,必要时行电复律。

（2）对于交界性或者房性期前收缩可根据患者情况选用普萘洛尔或者地高辛等药。

（3）阵发性室上性心动过速可刺激咽喉部、按压颈动脉窦引起恶心等刺激迷走反射,也可使用洋地黄或心律平等治疗。在使用药物过程中应严密监测患者心率、血压及心电图变化,密切观察药物的疗效及不良反应,询问患者有无不适主诉,根据患者情况调整用药剂量和种类。

3.心源性休克　积极处理。

（1）如发现患者四肢湿冷、血压下降等微循环障碍的早期表现,应入住心脏重症监护室（CCU）24h严密监护,并遵医嘱立即给予吸氧、阵痛、纠正心律失常和酸碱平衡失调等抗休克治疗,观察患者意识、血气分析和血氧饱和度的变化。

（2）如患者出现呼吸困难,低氧血症和严重肺水肿时需使用无创机械通气。

（3）若患者胸痛或焦虑不安,遵医嘱给予镇静治疗,如静脉注射吗啡或者口服地西泮等。

（4）准确记录出入量,注意补液量,避免增加心脏负荷。

（5）一旦出现肺水肿应积极使用利尿剂,也可据病情选用血管扩张剂（硝酸甘油或硝普钠）以减轻左心室负荷。

(6)严密观察心电图变化,发现异常及时处理。

九、预防

1. 避免呼吸道感染、剧烈运动、情绪激动、寒冷、饱餐。
2. 心力衰竭使用强效利尿剂时注意电解质紊乱,尤其是低血钾的发生。
3. 使用镇静剂时防止呼吸抑制。
4. 由于限制性卧床,预防压疮的发生。

(张鸿)

第九节　急性心包炎的护理

一、概述

心包是包绕在心脏外面的双层囊袋结构,由脏层心包和纤维壁层构成,两者之间形成心包腔,含有15~50ml起润滑作用的质膜液。心包具有固定心脏解剖位置、防止心脏收缩对周围血管的冲击、防止由于运动和血容量增加导致心腔迅速扩大的作用。

急性心包炎(acute pericarditis)是心包脏层和纤维壁层的急性炎症性疾病,可以是某种全身疾病累积心包的表现,也可以单独存在。

二、病因

急性心包炎最常见病因是病毒感染。其他病因包括:细菌感染、自身免疫性疾病、肿瘤侵犯心包、尿毒症、主动脉夹层、急性心肌梗死后心包炎、胸壁外伤、放射和心脏手术后。部分患者即使经过详细检查仍无法明确病因的,称之为特发性急性心包炎或急性非特异性心包炎。急性心包炎的患者约25%可复发,少数患者甚至反复发作。

三、发病机制及病理

(一)纤维蛋白性

急性心包炎早期为心包脏层和纤维壁层的炎症反应,当出现含有纤维蛋白沉积和多核白细胞聚集而成的黏液时,称为纤维蛋白性心包炎。急性纤维素性心包炎的渗出物可完全溶解吸收,但也可以机化为结缔组织瘢痕,甚或引起心包钙化,发展成为缩窄性心包炎。

(二)渗出性

由于不同的病因和病程的进展,炎性渗出物增加,渗液可为纤维蛋白性、浆液血性或脓性,渗液量100~3000ml,称为渗出性心包炎,心包积液在短时间内增多,可导致心包腔内压力迅速上升,限制心脏舒张期的血液充盈和收缩期心排血量,当超过心代偿能力时,可出现心脏压塞,发生休克。急性心包炎的炎症反应一般可累及心包下的表层心肌,严重者可累及深部心肌,称为心肌心包炎。心包积液一般数周至数月内吸收,心包炎愈合后可遗留不同程度的粘连,抑或残留细小斑块。

四、诊断要点

（一）临床表现

1.症状　急性心包炎的典型症状是胸骨后、心前区疼痛，常见于纤维蛋白渗出期。疼痛性质为尖锐痛，与呼吸运动相关，常因咳嗽、深呼吸、体位变换或吞咽加重，可放射至颈部、左肩、左臂，有的可达上腹部。若患者出现心脏压塞，可出现呼吸困难、水肿，甚至发绀、面色苍白等症状。患者同时可出现与急性心包炎病因相关的临床表现，如感染性引起的发热，自身免疫性疾病引起的皮疹等。

2.体征

（1）心包摩擦音：是急性心包炎最具诊断价值的体征，多位于心前区，以胸骨左缘第3、4肋间最明显。典型的心包摩擦音呈搔刮样粗糙高频音，为三相摩擦音（与心房收缩、心室收缩和心室舒张相一致的3个成分）。深吸气、身体前倾位或将听诊器胸件加压可听到摩擦音增强。心包摩擦音由于病情进展速度不同，可持续数小时、数天甚至数周，当心包积液增多，使两层心包分开且无粘连时，摩擦音消失。

（2）心包积液：①心界向两侧增大，相对浊音界消失，患者从坐位变换为卧位时第2、3肋间的心浊音界增宽；②心尖冲动减弱；③心音遥远、心率增快；④Ewart 征：大量心包积液压迫左肺，在左肩胛骨下区出现浊音和支气管呼吸音。

（3）心脏压塞：心包积液聚集速度较慢时，出现亚急性或慢性心脏压塞，出现体循环静脉淤血（颈静脉怒张，吸气时更明显，静脉压升高、肝大伴压痛、腹水、水肿等）、奇脉（触诊桡动脉搏动，吸气时减弱或消失，呼气时恢复的现象）等；快速的心包积液，即使只有 200ml，即可引起急性心脏压塞，出现心排血量骤然下降，收缩压降低、脉压变小、脉搏细弱，严重者出现休克、急性循环衰竭。

（二）实验室及辅助检查

1.血清学检查　不同的原发病可以查不同的血清学检查，如感染性心包炎查血常规可有白细胞计数和中性粒细胞计数增加，查红细胞沉降率增快等；自身免疫性疾病可出现免疫指标的阳性；尿毒症患者查肾功能可发现肌酐明显升高。

2.胸部 X 线片　早期可无异常发现，若心包积液增多，可见心影增大，但敏感性较低，通常成人心包积液少于 250ml、儿童少于 150ml 时难以检出。

3.心电图　常规 12 导联心电图可出现：①窦性心动过速；②除 aVR 和 V_1 导联出现 ST 段压低外，其余导联出现 ST 段弓背向下型抬高，可于数小时至数日后恢复；③随 ST 段回到基线，逐渐出现 T 波低平及倒置，可于数周至数月后恢复，也可长期存在；④心包积液量大可出现 QRS 电交替。

4.超声心动图　对确诊有无心包积液、判断积液量、协助判断临床血流动力学改变是否由心脏压塞所致非常重要，同时超声心动图还可以引导心包穿刺引流，提高成功率和安全性。

5.心脏磁共振显像（CMR）　该技术可以清晰显示心包积液容量和分布情况，可用于分辨积液的性质、测量心包厚度、判断心肌受累情况。延迟增强扫描可见心包强化，对诊断心包炎较敏感。

6.心包穿刺　对积液性质和病因诊断有一定帮助，可对心包积液进行常规、生化、病原学、细胞学等检查。

7.心包活检　对明确病因很重要。

五、治疗

治疗原则:及时解除心脏压塞,积极治疗原发疾病,改善症状,对症支持治疗。

(一)解除心脏压塞

大量渗液或有心脏压塞症状者,需要及时施行心包穿刺术抽液减压,必要时持续引流。

(二)积极治疗原发疾病

感染性急性心包炎应给与针对不同病原体的抗感染治疗,化脓性心包炎还需要积极引流,必要时心包腔内注射抗菌药物,如疗效不佳,应尽早行心包腔切开引流术,防止发展为缩窄性心包炎;自身免疫性疾病所致的急性心包炎应行免疫抑制治疗;非特异性心包炎,症状较重者可考虑给予糖皮质激素治疗;尿毒症性心包炎应加强透析。

(三)改善症状及对症支持治疗

急性期应卧床休息,直到胸痛消失和发热消退。胸痛明显者可给予非甾体类消炎药止痛,效果不佳可给吗啡类药物。加强对症支持治疗。

六、主要护理问题

1.最危险的并发症　与心脏压塞有关。

2.疼痛　与心包纤维蛋白性炎症有关。

3.气体交换受损所致呼吸困难　与肺淤血和肺组织受压迫有关。

4.心排血量减少　与大量心包积液阻碍心室的充分舒张和充盈有关。

5.发热　与感染和炎症反应有关。

6.情绪障碍　焦虑或焦虑状态最为常见,与住院影响患者的工作、生活,以及疗效不佳、病情加重、住院时间延长等有关。

7.活动耐力下降　与心排血量减少、气体交换受损、疼痛、卧床时间延长、发热消耗等均有关。

七、护理目标

1.减少并发症的发生,尤其是预防和及早发现心脏压塞的出现。

2.积极处理已经出现的心脏压塞,预防休克发生。

3.减少心包穿刺术后的并发症。

4.疼痛减轻或消失。

5.气体交换改善,呼吸困难减轻或消失。

6.心排血量提高,满足机体需要,心力衰竭、肺淤血、水肿的症状减轻或消失。

7.体温降至正常范围。

8.焦虑减轻或情绪稳定。

9.活动耐量增强,胜任日常生活的体力需求。

八、护理措施

(一)一般护理

1.病房环境　保持环境安静、卫生、温湿度适宜和体感舒适。

2.饮食及能量供给　饮食以高热量、低动物脂肪、低胆固醇、富含维生素和膳食纤维、适量蛋白质为主,避免刺激性食物、烟酒;进食主张少食多餐,避免饱餐;有肺淤血、心功能不全、水肿等症状的患者,应给予低盐饮食。

3.吸氧　有呼吸困难或胸痛的患者,可给予持续吸氧,流量:2~4L/min,并嘱患者休息为主。

4.疼痛　有心前区疼痛症状者,应评估疼痛的部位、性质和加重缓解因素,观察变化情况,有无合并心包摩擦音。需指导患者卧床休息,嘱其勿用力咳嗽、突然改变体位或进行深呼吸,保持情绪稳定。可遵医嘱给予解热镇痛药,并注意胃肠道不良反应和出血等。患者疼痛剧烈者应密切监护心率、血压,观察患者状态,预防高迷走反射的发生。

5.感染的预防与护理　无感染的患者,应预防感染,避免受凉,防止呼吸道感染,以免加重呼吸困难。存在感染且有畏寒或发热的患者,应注意保暖;患者出现高热应给予积极的降温措施,包括物理降温和药物退热,并注意观察患者能量和容量需求,及时补充液体,必要时补充营养;及时擦干汗液、更换贴身衣物、床单,防止受凉;给予感染的病因治疗,如抗菌、抗结核等治疗。

6.心理护理　应加强与患者的心理护理,注重沟通,同患者家属共同做好对患者的思想疏导工作,鼓励患者表达内心感受和需求。

（二）病情观察

1.密切监测和记录生命体征。

2.当患者出现呼吸困难、口唇发绀、面色苍白、血压明显下降、心率过快、皮肤湿冷甚至休克时,应及时向医师报告,做好心包穿刺及引流的准备。

3.对心力衰竭症状明显、肺淤血、水肿明显和应用利尿剂治疗的患者,应密切观察患者的症状、体征及实验室检查指标的动态变化。

（三）部分护理问题对应的护理措施如下:

1.疼痛

(1)加强沟通,详细评估,要鉴别心包炎疼痛和心肌缺血性的疼痛。

(2)嘱患者卧床休息,其勿用力咳嗽、突然改变体位或进行深呼吸,保持情绪稳定。

(3)适时对患者解释疼痛的原因和应对方式,缓解患者的情绪障碍。

(4)轻、中度疼痛,可指导患者通过听音乐和使用其他电子产品娱乐等方式分散注意力,也可指导其正确呼吸,采用自我放松的技术减轻疼痛。

(5)重度疼痛,可遵医嘱给予解热镇痛药物,评价药效,必要时升级使用镇痛药物,注意药物的胃肠道和出血等不良反应。

(6)给予病因治疗,如抗感染、抗肿瘤、免疫抑制等治疗。

2.气体交换受损

(1)吸氧:2~4L/min持续吸氧,嘱患者减少说话,减少耗氧。保持吸氧管道的通畅,做好氧气管的护理和氧气的湿化。积极控制疼痛,以减少疼痛对呼吸功能的影响。

(2)协助患者以舒适的体位休息,可适当抬高床头,取半坐位,增大呼吸面积,增加换气量,若出现心脏压塞症状,应取前倾坐位,可提供床头桌、靠枕等增加患者舒适度,拉起床档,防止坠床。

(3)保持病室内空气新鲜、流通,禁吸烟,注意保暖。

（4）指导患者学习有效的呼吸技巧，如采用腹式呼吸。

（5）遵医嘱给予利尿剂、扩血管药物纠正肺淤血、心力衰竭等。

（6）加强巡视，适当给予患者解释和安慰，缓解其紧张、焦虑、恐惧等负面情绪。

3.心排血量减少

（1）密切监护，观察生命体征变化，尤其是早期发现血压下降、心率增快等。

（2）给予患者适当的体位，减轻心脏负荷。

（3）吸氧。

（4）减少活动，休息为主，协助生活护理。

（5）控制输液速度。

（6）水肿、肺淤血、心力衰竭明显者，遵医嘱使用利尿剂，并准确记录出入量，用药期间需要观察药物的效果和不良反应，尤其是预防低钾血症，注意观察有无乏力、恶心呕吐、腹胀、心律不齐等现象，及时复查血清钾，出现低钾血症时遵医嘱给予补充氧化钾，并监测血钾，根据尿量、饮食等调整补钾方案。

4.体温升高

（1）患者出现畏寒、寒战时，应注意保暖，监测体温变化。

（2）出现高热时，积极给予物理降温和遵医嘱给予药物退热。注意观察药物疗效、不良反应，密切监测体温变化，并注意患者有无出汗，及时更换贴身衣物、床单，防止受凉。

（3）注意补充容量，观察患者的热量需求，调整饮食和补液。

（4）保证营养，发热患者应适当提高食物的热量、蛋白，给予易消化的食物，增加患者的抵抗力。可指导患者饭前漱口，增进食欲。

（5）患者需行心包穿刺引流术，则要注意严格的无菌操作，防止二重感染或感染加重，同时注意心包引流管的护理，避免导管相关的感染。

九、并发症的处理及护理

急性心包炎的常见并发症包括心律失常、电解质紊乱和心脏压塞引起的休克。常见并发症的处理和护理如下：

1.心律失常

（1）及时报告医师，密切监测床旁心电图，及时记录心律失常的性质，尽量获取心律失常发作的12导联心电图，以利于进一步分析。

（2）针对心律失常的诱因和原因进行相关治疗和护理。

（3）遵医嘱及时正确地使用抗心律失常药物（尤其注意药物的剂量、配伍、注射时间等），注意观察药物的效果及不良反应。

（4）合并严重心律失常导致心功能障碍者，应绝对卧床休息；出现恶性心律失常时，应及时给予心肺复苏、电除颤等处理。

2.电解质紊乱

（1）指导患者正确的饮食。

（2）定期检查和监测电解质变化，并了解患者的主诉症状是否可能是电解质紊乱的表现。

（3）使用利尿剂的患者，应注意观察有无乏力、恶心呕吐、腹胀、心律不齐等现象，及时复查血清钾，出现低钾血症时遵医嘱给予补充氧化钾，可鼓励患者通过饮食稳定血钾，富含钾的食物包括香蕉、柑橘、甜瓜、马铃薯等。

（4）出现低钾血症的患者，应遵医嘱给予正确处理，并积极复查血钾，调整补钾方案。

十、预防

急性心包炎患者出院后，应做好健康宣教，除了教会患者如何继续进行院外康复以外，应告知患者如何预防急性心包炎的再次发生，同时告知其疾病的预后、转归和应对措施。主要的健康宣教项目如下：

1. 饮食　患急性心包炎的患者往往机体抵抗力减弱，应注意充分休息，适度锻炼，加强营养，提高机体抵抗力，恢复初期可以高热量、高蛋白质、高维生素饮食为主，之后可恢复正常饮食，但要注意低脂、低胆固醇饮食，戒烟戒酒，多摄入膳食纤维和易消化饮食，限制钠盐摄入。自身免疫性疾病引起心包炎的患者，还应避免诱发免疫反应的一些食物，如芹菜、香菇等。

2. 药物　嘱患者应遵医嘱，坚持足够疗程的药物治疗，继续病因治疗，防止复发，切勿擅自停药、调药，应遵医嘱进行药物的调整。

3. 休息与锻炼　患急性心包炎的患者应充分休息，适度活动，锻炼强度宜量身定夺，避免剧烈运动和长时间运动，避免诱发心力衰竭。

4. 预后

（1）急性心包炎的预后取决于病因、是否早期诊断和正确治疗，一般除肿瘤所致心包炎外，大部分的急性心包炎预后良好，可以痊愈。结核性心包炎病程较长，需要较长时间（约 1 年）的抗结核治疗；急性非特异性心包炎容易复发，部分可演变为缩窄性心包炎。

（2）部分心包炎可能因炎症渗出吸收不良，逐渐发展成为缩窄性心包炎，应告知患者可能需要心包切除术，告知其手术治疗的必要性，解除其顾虑，尽早接收手术治疗，告知其术后约 75% 的患者可获得持久稳定的血流动力学和临床症状的明显改善。鼓励患者正确面对疾病，正确选择治疗方式。

5. 随访和复查　嘱患者重视定期随访，并遵医嘱进行复查。一般需要复查的项目包括超声心动图、心电图等，长期用药或需要长期抗结核治疗的患者，还需要定期检测肝肾功能。

（张鸿）

第十节　慢性呼吸衰竭的护理

呼吸衰竭（respiratory failure）简称呼衰，是指各种原因引起的肺通气和（或）换气功能严重障碍，以致在静息状态下亦不能维持足够的气体交换，导致低氧血症伴（或不伴）高碳酸血症，进而引起一系列病理生理改变和相应临床表现的临床综合征。明确诊断需依据动脉血气分析，若在海平面、静息状态、呼吸空气条件下，动脉血氧分压（PaO_2）<60mmHg，伴或不伴二氧化碳分压（$PaCO_2$）>50mmHg，并除外心内解剖分流和原发于心输出量降低等因素所致的低氧，即可诊断为呼吸衰竭。

一、呼吸衰竭的分类

按动脉血气分析分类：①Ⅰ型呼吸衰竭。仅有缺氧，无 CO_2 潴留，血气分析特点为：PaO_2<60mmHg，$PaCO_2$ 降低或正常，见于换气功能障碍。②Ⅱ型呼吸衰竭。既有缺氧，又有 CO_2

潴留,血气分析特点为:$PaO_2<60mmHg$,$PaCO_2>50mmHg$,系肺泡通气不足所致。

按发病急缓分类:①急性呼吸衰竭。由于多种突发致病因素使通气或换气功能迅速出现严重障碍,在短时间内发展为呼吸衰竭。②慢性呼吸衰竭。由于呼吸和神经肌肉系统的慢性疾病,导致呼吸功能损害逐渐加重,经过较长时间发展为呼吸衰竭。

本节重点介绍慢性呼吸衰竭。

二、护理评估

1.病因 引起慢性呼吸衰竭的病因以支气管—肺疾病引起者常见,最常见的是慢性阻塞性肺疾病,其他如重症肺结核、肺间质纤维化、肺尘埃沉着病(尘肺)等,胸廓和神经肌肉病变如胸廓畸形、广泛胸膜增厚、胸部外伤、手术、重症肌无力等均可导致慢性呼吸衰竭。

发病机制:①肺通气不足。健康成人在静息状态下呼吸空气时,有效通气量需达 4L/min 才能维持正常肺泡氧分压(PaO_2)和二氧化碳分压($PaCO_2$)。肺通气不足时引起 PaO_2 下降,$PaCO_2$ 上升,从而导致缺氧和 CO_2 潴留。②弥散障碍。肺内气体交换是通过弥散过程实现的。许多肺部疾病如肺实变、肺不张可引起弥散面积减少,肺水肿、肺纤维化等可引起弥散距离增宽,从而导致弥散障碍。由于氧气的弥散速度比 CO_2 慢,且氧气的弥散能力仅为 CO_2 的 1/20,故弥散障碍时通常以低氧血症为主。③通气/血流比例失调。通气/血流比例(V/Q)是指每分钟肺泡通气量与每分钟肺毛细血管总血流量之比,正常成人安静时约为 4L/5L=0.8。若通气/血流比例大于正常,如肺栓塞时,部分肺泡血流量减少,形成功能性死腔增大,又称死腔样通气,其结果是缺氧。通气/血流比例小于正常,如慢性阻塞性肺疾病、肺炎、肺不张和肺水肿等,病变严重部位肺泡通气明显减少,造成功能性动—静脉分流,其结果也是缺氧。总之,慢性缺氧在呼吸衰竭的发生中占主导作用。

2.临床表现

(1)健康史:询问患者有无 COPD、重症肺结核、肺间质纤维化、尘肺、胸廓畸形、胸部外伤、手术、重症肌无力等病史,有无慢性呼吸衰竭急性发作的诱因,如呼吸道感染(急性上呼吸道感染是最常见的诱因)、镇静安眠药、麻醉剂对呼吸中枢的抑制,CO_2 潴留患者给氧浓度过高、寒战、高热、手术、合并甲状腺功能亢进(简称甲亢)等耗氧量增加。

(2)症状和体征:慢性呼吸衰竭患者的临床表现除呼吸衰竭原发疾病的临床表现外,主要为缺氧和 CO_2 潴留所致的呼吸困难和多脏器功能障碍。

1)呼吸困难:是最早最突出的表现。表现为呼吸费力伴呼气延长,严重时呼吸浅快,呼吸中枢受损时,出现浅慢呼吸或潮式呼吸。

2)发绀:是缺氧的典型表现。当 SaO_2 低于 90% 时,出现口唇、指甲发绀。发绀的程度与还原型血红蛋白含量相关,因此红细胞增多者发绀明显,而贫血患者则不明显。

3)精神神经症状:出现先兴奋后抑制症状。缺氧早期脑血流量增加,可出现搏动性急性头痛;轻度缺氧可出现注意力分散,定向力减退;缺氧程度加重,出现烦躁不安、神志恍惚、嗜睡、昏迷。轻度二氧化碳潴留表现为兴奋症状,如多汗、烦躁、白天嗜睡、夜间失眠;中等二氧化碳潴留因血管扩张出现体表静脉充盈、皮肤潮红、温暖多汗、球结膜水肿,二氧化碳潴留严重时出现中枢神经系统抑制,导致肺性脑病,表现为表情淡漠、肌肉震颤、间歇抽搐、嗜睡甚至昏迷等二氧化碳麻醉现象。

4)循环系统表现:早期血压升高、心率加快,晚期心率减慢、血压下降、心律失常甚至心脏停搏。慢性呼吸衰竭并发肺心病时可出现体循环淤血等右心衰竭表现。

5)消化和泌尿系统表现:严重呼吸衰竭时可损害肝、肾功能,出现谷丙转氨酶(丙氨酸氨基转移酶,ALT)升高、蛋白尿、红细胞尿、管型尿、氮质血症及少尿,部分患者可引起应激性溃疡而发生上消化道出血。

3.辅助检查

(1)动脉血气分析:$PaO_2 < 60mmHg$,伴或不伴 $PaCO_2 > 50mmHg$,是诊断呼吸衰竭及分型最重要的依据。

(2)影像学检查:X线胸片、胸部 CT 等检查可协助分析呼吸衰竭的原因。

(3)其他检查:可有低血钾、高血钾、低血钠、低血氯等。谷丙转氨酶和尿素氮升高,尿中可见红细胞、蛋白及管型。

4.心理、社会状况　由于病程长,反复急性发作,患者易产生绝望、恐惧的心理。使用呼吸机的患者因影响与他人的交流,可表现为情感低落、烦躁不安;撤离呼吸机时,可出现紧张、焦虑和依赖的心理。

三、护理诊断和合作性问题

1.气体交换受损　与通气不足、肺内分流增加、通气/血流失调和弥散功能障碍有关。

2.清理呼吸道无效　与分泌物增加、无力咳嗽、意识障碍、人工气道有关。

3.潜在并发症　消化道出血、心力衰竭、休克等。

4.自理缺陷　与严重缺氧、呼吸困难有关。

5.语言沟通障碍　与极度衰弱、建立人工气道有关。

6.焦虑　与呼吸窘迫、疾病危重以及对环境和个人失去控制及对预后的不确定有关。

四、护理措施

1.一般护理

(1)休息与活动:患者收住 ICU 病房,卧床休息。保持病室空气新鲜,温度与相对湿度适宜。备好各种抢救物品和药品,如呼吸机、吸引器、气管插管、气管切开包、呼吸兴奋剂、强心利尿剂等。

(2)饮食护理:保证营养摄入,给予高蛋白、高维生素、易消化的饮食。对昏迷或吞咽障碍的患者,应首先考虑鼻饲。胃肠功能差的患者,可用静脉高营养。

(3)心理护理:多了解和关心患者的心理状况,特别是对建立人工气道和使用机械通气的患者,应经常巡视,让患者说出或写出引起或加剧焦虑的因素,指导患者放松,分散注意力,以缓解患者的紧张和焦虑。

(4)口腔、皮肤护理:注意口腔、皮肤护理,防止并发细菌感染,预防医源性感染。

2.病情观察　监测生命征,尤其注意患者的呼吸、心率、心律、血压、意识状况,记录 24h 出入量,监测动脉分析、肝肾功能、生化检查结果,及时发现消化道出血、心力衰竭、休克、肺性脑病、DIC 等并发症,并配合医生处理。

3.治疗配合　呼吸衰竭治疗的原则是在保持呼吸道通畅的条件下,迅速纠正缺氧、CO_2 潴留、酸碱失衡和代谢紊乱,防止多器官功能受损,积极治疗原发病,消除诱因,预防和治疗并发症。

(1)保持呼吸道通畅:是纠正缺氧和 CO_2 潴留的先决条件和最重要的措施。气道不通畅可加重感染、加重呼吸肌疲劳,并可导致肺不张,减少呼吸面积,加重呼吸衰竭。

护理要点:清醒患者应鼓励多饮水,指导有效咳嗽、咳痰;咳嗽无力者协助每 1~2h 翻身 1次、拍背;遵医嘱应用支气管舒张剂,如氨茶碱等;病情严重、意识不清的患者可予以机械吸痰,如有气管插管或气管切开,则给予气管内吸痰,必要时也可用纤维支气管镜吸痰并冲洗。

(2)氧疗:不同类型的呼吸衰竭其氧疗的指征和给氧的方法不同。慢性呼吸衰竭患者吸入的氧浓度应使 PaO_2 在 60mmHg 以上或动脉血氧饱和度在 90% 以上;一般状态较差的患者应尽量使 PaO_2 在 80mmHg 以上。氧疗能提高肺泡内氧分压,使 PaO_2 和 SaO_2 升高,从而减轻组织损伤,恢复脏器功能;减轻呼吸做功,减少耗氧量;降低缺氧性肺动脉高压,减轻右心负荷。慢性呼吸衰竭患者缺氧常伴二氧化碳潴留,应予低流量(1~2L/min)、低浓度(25%~29%)持续给氧,以防因缺氧完全纠正,使外周化学感受器失去低氧血症的刺激而导致呼吸抑制,反而会导致呼吸频率和幅度降低,加重缺氧和 CO_2 潴留。如配合使用呼吸机和呼吸中枢兴奋剂,可稍提高给氧浓度。

护理要点:应根据其基础疾病、呼吸衰竭的类型和缺氧的严重程度选择适当的给氧方法和给氧浓度。给氧过程中若呼吸困难缓解、心率减慢、发绀减轻,表示氧疗有效;若呼吸过度表浅、缓慢或意识障碍加深,须警惕 CO_2 潴留,应检查是否呼吸道不通畅,氧流量与浓度是否过高,必要时使用呼吸兴奋剂、机械通气。

(3)增加通气量、减少 CO_2 潴留:呼吸兴奋剂通过刺激呼吸中枢或外周化学感受器,增加呼吸频率和潮气量,改善通气,但同时增加呼吸做功,增加氧耗量和 CO_2 的产生,故必须在保持气道通畅的前提下使用,适当提高吸入氧浓度。常用药物有尼可刹米、洛贝林、多沙普仑等。对于呼吸衰竭严重、经上述处理不能有效地改善缺氧和 CO_2 潴留时,需考虑机械通气。

(4)抗感染:感染是慢性呼吸衰竭急性加重最常见诱因,一些非感染性因素诱发的呼吸衰竭加重也常继发感染,因此需进行积极抗感染治疗。

(5)纠正酸碱平衡失调:呼吸性酸中毒,宜采用改善通气的方法纠正。在纠正呼吸性酸中毒的同时需给予盐酸精氨酸和氯化钾,以防止代谢性碱中毒的发生。

(6)病因治疗、并发症的治疗:遵医嘱选择有效的抗生素、呼吸兴奋剂、机械通气等。

护理要点:静脉滴注呼吸兴奋剂时速度不宜过快,注意观察呼吸频率、节律、神志变化以及动脉血气的变化。若出现颜面潮红、面部肌肉抽搐、烦躁不安等,表示呼吸兴奋剂过量,需减慢滴速,及时通知医生。对烦躁不安、夜间失眠患者慎用镇静剂,以免引起呼吸抑制。

五、健康教育

1.疾病知识指导　指导患者合理安排膳食,加强营养,改善体质;鼓励患者进行耐寒锻炼和呼吸功能锻炼,提高呼吸道抗感染的能力;劝告患者戒烟;避免劳累、情绪激动等不良因素刺激;尽量少去人群拥挤的地方,避免与呼吸道感染者接触,减少感染的机会;若有气急、发绀加重等变化,应尽早就医。

2.呼吸功能锻炼的指导　与患者一起制订合理的活动与休息计划,教会患者避免氧耗量较大的活动,并在活动过程中增加休息。教会患者有效咳嗽、咳痰技术,如缩唇呼吸、腹式呼吸、体位引流、拍背等方法,提高患者的自我护理能力,延缓肺功能恶化。

3. 用药指导　出院时应将患者使用的药物、剂量、用法和注意事项告诉患者,并写在纸上交给患者以便需要时使用。告诉患者避免长期使用抗生素,指导并教会低氧血症的患者及家属学会合理的家庭氧疗方法及其注意事项。

(邢艳丽)

第十一节　支气管哮喘的护理

支气管哮喘(bronchial asthma)简称哮喘,是由多种细胞(如嗜酸性粒细胞、肥大细胞、T淋巴细胞、中性粒细胞、气道上皮细胞等)和细胞组分参与的气道慢性炎症性疾病。这种慢性炎症导致气道高反应性,通常出现广泛多变的可逆性气流受限,并引起反复发作性的喘息、气急、胸闷或咳嗽等症状,常在夜间和(或)清晨发作、加剧,多数患者可自行缓解或经治疗缓解。

哮喘是全球性疾病,全球大约有 3 亿哮喘患者,中国有 3000 万患者,是严重威胁人们健康的主要慢性疾病。哮喘是世界公认的医学难题,世界卫生组织将它列为疾病中的四大顽疾,哮喘已经成为仅次于癌症的世界第二大致死和致残疾病。中国大陆地区成人哮喘患病率为 1.24%,城市高于农村,儿童高于青壮年,成人男女患病率相近,约 40% 的患者有家族史。

一、护理评估

1. 病因　本病的病因目前不十分清楚,认为哮喘受遗传因素和环境因素双重影响。

(1)遗传因素:哮喘患者的亲属患病率高于群体患病率,且亲缘关系越近患病率越高。目前认为哮喘受多基因遗传。

(2)环境因素:主要为哮喘的激发因素,包括①吸入性变应原:如尘螨、花粉、真菌、动物毛屑、二氧化硫、氨气等各种特异和非特异性吸入物;②感染:如细菌、病毒、原虫、寄生虫等;③食物:如鱼、虾、蟹、蛋类、牛奶等;④药物:如普萘洛尔(心得安)等 β 受体拮抗剂及阿司匹林等;⑤其他:气候改变、运动、妊娠等。

(3)发病机制:变态反应、气道炎症、气道反应性增高和神经等因素及其相互作用被认为在哮喘的发病中有重要作用。其中气道炎症是哮喘发病的本质,而气道高反应性是哮喘的重要特征。在哮喘发病中,多种炎症细胞(如肥大细胞、嗜酸性粒细胞、巨噬细胞、中性粒细胞等)参与此过程,这些炎症细胞释放炎症介质和细胞因子,使支气管平滑肌痉挛,气道黏膜水肿,腺体分泌增多,而引起支气管广泛狭窄与阻塞及哮喘发作。一些过敏体质者在接触过敏原后哮喘立即发作,为速发型哮喘反应,属 IgE 介导的 I 型变态反应;另一些患者在接触抗原数小时后哮喘才发作或再次发作、加重,称迟发型哮喘反应。

2. 临床表现

(1)健康史:询问发病的病因及诱因、家族史,了解患者的生活习惯、生活环境、性格特征,有无过敏史,本次发病表现等。

(2)症状和体征:

1)典型发作:发病前常有鼻咽痒、打喷嚏、流清涕和咳嗽等先兆症状,随即突感胸部紧闷,继而出现呼气性呼吸困难,伴有哮鸣音。干咳或咳大量白色泡沫痰,患者常被迫坐起。哮喘常在夜间及凌晨发作或加重。发作时胸部呈过度充气征象:肋间隙增宽饱满,呼吸运动减弱,叩之呈过清音;双肺可闻及广泛的哮鸣音,呼气音延长。哮喘症状可在数分钟内发作,经数小时至数天,可自行缓解或用支气管舒张药后缓解。部分患者仅以咳嗽为唯一症状(咳嗽变异性哮喘)。有些青少年,可在运动时出现胸闷、咳嗽和呼吸困难,称运动性哮喘。

2)重症哮喘(哮喘持续状态):指严重的哮喘发作持续在 24h 以上,经一般的支气管舒张剂治疗不能缓解者。常见诱因为:①呼吸道感染未控制;②过敏原未清除;③严重脱水,痰液黏稠,形成痰栓,阻塞细支气管,导致肺不张;④治疗不当或突然停用糖皮质激素;⑤精神过度紧张;⑥严重缺氧、酸中毒、电解质紊乱;⑦出现并发症:如气胸、肺功能不全、心功能障碍。

3.并发症 发作时可并发气胸、纵隔气肿、肺不张和肺炎;反复发作和感染可并发慢性支气管炎、肺气肿、支气管扩张和肺源性心脏病。

4.辅助检查

(1)血液检查:嗜酸性粒细胞常升高,血清 IgE 在外源性哮喘时增高,并发感染时白细胞计数和中性粒细胞比例增高。

(2)痰液检查:痰涂片可见嗜酸性粒细胞增多,黏液栓和透明的哮喘珠。

(3)呼吸功能检查:①通气功能检测。发作时呈阻塞性通气功能障碍,呼气流速指标显著下降,第 1 秒用力呼气量(FEVD、第 1 秒用力呼气量占用力肺活量百分比值($FEV_1/FVC\%$)、最大呼气中期流速(MMEF)、呼气峰值流速(PEF)均降低。缓解期可逐渐恢复。②支气管舒张试验。可测定气道的可逆改变,常用吸入型支气管舒张剂,如沙丁胺醇、特布他林。如 FEV_1 增加$\geqslant 12\%$,且 FEV_1 增加绝对值$\geqslant 200ml$,则判断为支气管舒张试验阳性。③呼气峰值流速(PEF)及其变异率测定。PEF 反映气道通气功能的变化,如日内或昼夜 PEF 变异率$\geqslant 20\%$,符合气道气流受限可逆性改变的特点。

(4)血气分析:严重发作时可有 PaO_2 降低。由于过度通气可使 $PaCO_2$ 下降,pH 值上升,表现为呼吸性碱中毒。如气道阻塞严重时,可出现 CO_2 潴留,$PaCO_2$ 上升,表现为呼吸性酸中毒。如缺氧明显,可合并代谢性酸中毒。

(5)胸部 X 线检查:哮喘发作时双肺透亮度增高,呈过度充气状态,肋间隙增宽、膈肌下降。合并感染时,可见肺纹理增加和炎性浸润阴影。

(6)特异性变应原的检测:哮喘患者大多数对众多的变应原和刺激物敏感。结合病史测定变应原指标,有助于对病因的诊断,避免或减少对该致敏因素的接触。

5.分期 根据临床表现支气管哮喘可分为急性发作期、慢性持续期和缓解期。慢性持续期指每周均不同频率和(或)不同程度地出现症状(喘息、气急、胸闷、咳嗽等);缓解期系指经过治疗或未经治疗症状、体征消失,肺功能恢复到急性发作前水平,并维持 4 周以上。

6.分级

(1)病情严重程度的分级(表 10-4):主要用于治疗前或初始治疗时严重程度的判断,在临床研究中更有其应用价值。

表 10－4　病情严重程度的分级

分级	临床特点
间歇状态 （第 1 级）	症状＜每周 1 次 短暂出现 夜间哮喘症状≤每月 2 次 FEV$_1$ 占预计值%≥80%或 PEF≥80%个人最佳值，PEF 或 FEV$_1$ 变异率＜20%
轻度持续 （第 2 级）	症状≥每周 1 次，但＜每天 1 次 可能影响活动和睡眠 夜间哮喘症状≥每月 2 次，但＜每周 1 次 FEV1 占预计值%≥80%或 PEF≥80%个人最佳值，PEF 或 FEV$_1$ 变异率 20%～30%
中度持续 （第 3 级）	每日有症状 影响活动和睡眠 夜间哮喘症状≥每周 1 次 FEV$_1$ 占预计值%60%～79%或 PEF60%～79%个人最佳值，PEF 或 FEV$_1$ 变异率＞30%
重度持续 （第 4 级）	每日有症状 频繁出现 经常出现夜间哮喘症状 体力活动受限 FEV$_1$ 占预计值%＜60%或 PEF＜60%个人最佳值，PEF 或 FEV$_1$ 变异率＞30%

注：PEF 变异率(%)＝(日内最高 PEF 值－日内最低 PEF 值)÷1/2(日内最高 PEF 值＋日内最低 PEF 值)。根据其中最为严重的指标决定分级。

（2）控制水平的分级（表 10－5）：有助于指导临床治疗，以取得更好的哮喘控制。

表 10－5　控制水平分级

	完全控制（满足以下所有条件）	部分控制（任何 1 周内出现以下 1～2 项特征）	未控制（在任何 1 周内）
白天症状	无（或≤2 次/周）	＞2 次/周	
活动受限	无	有	
夜间症状/憋醒	无	有	出现≥3 项部分控制特征
需要使用缓解药的次数	无（或≤2 次/周）	＞2 次/周	
肺功能（PEF 或 FEV$_1$)	正常或≥正常预计值或本人最佳值的 80%	＜正常预计值或本人最佳值的 80%	

（3）哮喘急性发作时病情严重程度的分级（表 10－6）：哮喘急性发作是指气促、咳嗽、胸闷等症状突然发生，常有呼吸困难，以呼气流量降低为其特征，常因接触变应原等刺激物或治疗不当所致。其程度轻重不一，病情加重可在数小时或数天内出现，偶尔可在数分钟内即危及生命，故应对病情作出正确评估，以便给予及时有效的紧急治疗。

表 10－6　哮喘急性发作时病情严重程度分级

临床特点	轻度	中度	重度	危重
气短	步行、上楼时	稍事活动	休息时	
体位	可平卧	喜坐位	端坐呼吸	
讲话方式	连续成句	单词	单字	不能讲话
精神状态	可有焦虑,尚安静	时有焦虑或烦躁	常有焦虑、烦躁	嗜睡或意识模糊
出汗	无	有	大汗淋漓	
呼吸频率	轻度增加	增加	常＞30 次/分	
辅助呼吸肌活动及"三凹"征	常无	可有	常有	胸腹矛盾运动
哮鸣音	散在,呼吸末期	响亮、弥漫	响亮、弥漫	减弱,乃至无
脉率(次/分)	＜100	100～120	＞120	脉率变慢或不规则
奇脉	无,＜10mmHg	可有,10～25mmHg	常有,＞25mmHg(成人)	无,提示呼吸肌疲劳
最初支气管舒张剂治疗后 PEF 占预计值或个人最佳值%	＞80%	60%～80%	＜60% 或 ＜100L/min 或作用持续时间＜2h	
PaO_2(吸空气,mmHg)	正常	≥60	＜60	＜60
$PaCO_2$(mmHg)	＜45	≤45	＞45	＞45
SaO_2(吸空气,%) pH 值	＞95	91～95	≤90	≤90 降低

注:只要符合某一严重程度的某些指标,而不需满足全部指标,即可诊断为该级别的急性发作。

7. 心理、社会状况　支气管哮喘是一种心身疾病。哮喘患者常有过分依赖性、幼稚、希望别人特殊照顾、情绪模棱两可等性格缺陷。每当情绪激动、紧张或不愉快时引起哮喘发作。哮喘发作,尤其是重症发作的患者,通常感到紧张、恐惧,可产生依赖心理。

二、护理诊断和合作性问题

1. 低效性呼吸型态　与支气管痉挛、气道炎症、气道阻力增加有关。
2. 有体液不足的危险　与哮喘发作时间长,患者体液消耗过多,不能进食有关。
3. 恐惧　与哮喘发作时出现呼吸困难、濒死感有关。
4. 潜在并发症　呼吸衰竭、气胸、纵隔气肿、肺不张等。
5. 知识缺乏　缺乏哮喘的防治知识和使用气雾剂的知识和技能。

三、护理措施

1. 一般护理

(1)休息与活动:急性发作患者以卧床休息为主。尽快脱离过敏原,保持病室相对湿度在50%～60%,定期空气加湿,室温维持在 18～22℃,保持室内清洁、空气流通,避免刺激性气体、粉尘和烟雾。病室不宜摆放花草,避免使用皮毛、羽绒或蚕丝织物。采取舒适体位,如为端坐呼吸者,应提供床旁桌支撑,以减少体力消耗。

(2)饮食护理:哮喘发作时暂禁食。饮食宜足够热量、清淡、易消化,避免进食有刺激性的饮食,如过冷、过热、油煎炸的食物及酒、汽水等。可能诱发哮喘的食物,如鱼、虾、蟹、蛋类、牛奶、海鲜等高蛋白食物,应慎食。某些食物添加剂如酒石黄、亚硝酸盐(制作糖果、糕点中用于漂白或防腐)也可诱发哮喘发作,应当引起注意。劝导患者戒酒、戒烟。

(3)心理护理:多巡视患者,陪伴患者身边,给予心理疏导和安慰,耐心解释病情和治疗措施及治疗效果,尽快控制发作,消除紧张情绪。必要时遵医嘱给镇静剂,注意禁用吗啡和大量镇静剂,以免抑制呼吸。

(4)口腔与皮肤护理:哮喘发作时,患者常会大量出汗,应每天以温水擦浴,勤换衣服、床单,保持皮肤的清洁、干燥和舒适。协助并鼓励患者咳嗽后用温水漱口,保持口腔清洁。

(5)协助排痰:指导患者咳嗽时坐起,身体前倾,尽量将痰咳出。患者呼吸增快、出汗,常伴脱水,痰液黏稠,形成痰栓,阻塞小支气管而加重呼吸困难。应鼓励患者每天饮水 2500～3000ml,以补充丢失的水分,稀释痰液。遵医嘱给予祛痰药物,并定期为患者翻身、拍背,促使痰液排出。哮喘持续状态者每日宜静脉补液 2500～3000ml 以稀释痰液,滴速为 40～50 滴/分。哮喘患者除非痰液黏稠,一般不宜用超声雾化吸入,因雾液刺激可使支气管痉挛,使哮喘症状加重。

(6)氧疗护理:重症哮喘患者应遵医嘱给予鼻导管或面罩吸氧,吸氧流量为每分钟 1～3L,吸入氧浓度不超过 40%。为避免气道干燥刺激而导致气道痉挛和痰液黏稠,吸入的氧气应尽量湿化。在给氧过程中,注意呼吸的频率、节律和深度,注意神志、发绀情况,监测动脉血气分析,判断氧疗效果。

2.病情观察 观察哮喘发作的前驱症状;哮喘发作时患者意识状态、呼吸频率、节律、深度及辅助呼吸肌是否参与呼吸运动、皮肤黏膜是否发绀等。监测呼吸音、哮鸣音变化,监测动脉血气分析和肺功能情况。哮喘严重发作时,如经治疗病情无缓解,$PaO_2 < 60mmHg$,$PaCO_2 > 50mmHg$ 时,做好机械通气准备工作。加强对急性期患者的监护,尤其在夜间和凌晨哮喘易发作,严密观察有无病情变化,及时发现并发症,协助医生抢救。

3.治疗配合 目前无特效的根治方法。以抑制气道炎症为主的适当治疗通常可以使病情得到控制。

(1)脱离变应原:立即使患者脱离可能的变应原的接触,消除其他非特异刺激因素,是防治哮喘最有效的方法。

护理要点:分析患者可能的环境、食物、药物等变应原,使患者脱离接触。

(2)药物治疗

1)常用药物:治疗哮喘的药物可以分为控制药物和缓解药物两大类(表 10-7)。①控制药物:通过抑制气道炎症,预防哮喘发作,需要长期每天使用。首选吸入性糖皮质激素(ICS),还包括白三烯调节剂、长效 β_2 受体激动剂(须与 ICS 联合应用)、缓释茶碱、色甘酸钠等。②缓解药物:能迅速解除支气管平滑肌痉挛、缓解气喘症状,通常按需使用。首选吸入速效 β_2 受体激动剂,还包括全身用糖皮质激素、吸入性短效抗胆碱药物、茶碱及口服 β_2 受体激动剂等。其他治疗哮喘药物:抗组胺、抗过敏药物,如口服酮替芬、氯雷他定和曲尼司特等具有抗过敏和较弱的平喘作用,有助于过敏性哮喘的治疗,其不良反应主要是嗜睡。中医中药有助于减轻哮喘症状和缓解期哮喘的治疗。

吸入性糖皮质激素(ICS)+长效 β 受体激动剂(LABA)如布地奈德/福莫特罗和氟替卡松/沙美特罗是中、重度哮喘患者起始治疗的首选方案。

表 10-7　常用治疗哮喘的药物

药物类别	药理作用	药物名称	注意事项
糖皮质激素	抑制炎症细胞的迁移和活化,抑制细胞因子的生成,抑制炎症介质的释放,增强平滑肌细胞 β 受体反应性	吸入药物:二丙酸倍氯米松、布地奈德、丙酸氟替卡松、环索奈德等;口服药物:泼尼松、甲泼尼龙　静脉给药:琥珀酸氢化可的松、甲泼尼龙琥珀反应酸钠、地塞米松	①吸入给药局部抗炎作用强,全身不良反应少,需长期用药 ②药物不良反应(感染、向心性肥胖、痤疮、骨质疏松症、胃肠道刺激、消化道出血、低钾血症等) ③吸入给药少数患者可出现口腔念珠菌感染、声音嘶哑或呼吸道不适,指导患者喷药后必须立即用清水充分漱口、使用储雾罐,以减轻局部的反应性和胃肠吸收
β₂ 受体激动剂	作用于呼吸道的 β₂ 受体,舒张支气管平滑肌	短—速效:沙丁胺醇气雾剂、特布他林气雾剂 速效—长效:福莫特罗干粉吸入剂 慢效—短效:沙丁胺醇片剂 慢效—长效:沙美特罗干粉吸入剂 透皮吸收剂型:妥洛特罗贴剂	①不宜长期规律单独大量使用(长期应用可出现耐药性) ②静脉滴注沙丁胺醇时应注意控制滴速(2~4μg/min),用药过程中观察有无心悸、骨骼肌震颤、低血钾等不良反应
茶碱	抑制磷酸二酯酶,舒张支气管平滑肌和强心、利尿等作用	口服:氨茶碱、多索茶碱、茶碱缓释片 静脉滴注:氨茶碱、多索茶碱	①不良反应有恶心、呕吐等胃肠道症状,心律失常、血压下降和兴奋呼吸中枢作用,严重者可致抽搐、心搏骤停,急性心肌梗死及血压降低者禁用 ②有较强的碱性,局部刺激性强,不宜肌内注射;静脉注射时浓度不宜过高,速度不宜过快,注射时间宜在 10min 以上 ③用药时监测血药浓度,其安全浓度为 6~15μg/ml ④茶碱缓(控)释片有控释材料,不能嚼服,必须整片吞服
抗胆碱药	胆碱能受体(M 受体)拮抗剂,降低迷走神经兴奋性而舒张支气管及减少痰液分泌	短效:异丙托溴铵吸入剂、异丙托溴铵雾化溶液 长效:噻托溴铵干粉吸入剂	①吸入后,少数患者可有口苦或口干等症状 ②早期妊娠妇女、青光眼和前列腺肥大患者慎用
白三烯(LT)拮抗剂	抑制肥大细胞和嗜酸性粒细胞释放半胱氨酰白三烯的致喘和致炎作用	孟鲁司特片	轻微的胃肠道症状,少数有皮疹、血管性水肿、转氨酶升高,停药后可恢复

2)给药途径:吸入疗法(包括糖皮质激素和支气管舒张药)不但有效,而且全身不良反应少,因此是首选的给药途径,地塞米松和茶碱类药物不宜用于吸入治疗。其他给药途径还有口服、静脉滴注等。目前防治哮喘的吸入装置主要分为两大类:定量吸入器和干粉吸入器。定量雾化吸入器(MDI)便于携带,使用方便,在临床上广泛使用。但肺功能很差的体弱和重症患者及幼儿,很难真正把药吸到下呼吸道,因此疗效差。对于这类患者,建议使用储雾器,使由 MDI 释出的药物暂时悬浮在储雾器内,从容吸入。干粉吸入器(DPI)根据装置内干粉的剂型可分成单剂量型(如旋转吸入器等)、多剂量型(如准纳器、碟式吸入器等)、贮存剂量型

(都保等)三种类型。DPI携带方便，使用快捷，操作容易，而且可使用纯药，不含氟利昂，药雾颗粒较MDI更稳定，无需维修。

护理要点：遵医嘱正确使用药物，观察药物疗效和不良反应(表10-7)。指导患者正确使用定量雾化吸入器(MDI)。MDI的使用需要患者协调呼吸动作，正确使用是保证吸入治疗成功的关键。定量雾化吸入器使用步骤：打开盖子，摇匀药液→患者先数次深呼吸，再在深呼气至不能再呼时张口→将MDI喷嘴置于口中，双唇包住咬口→以慢而深的方式经口吸气，吸气开始的同时以手指按压喷药，吸气末屏气10s，使较小的雾粒沉降在气道远端→缓慢呼气→两喷之间休息3min后再重复。医护人员先演示，指导患者反复练习，直至患者完全掌握。

(3)辅助机械通气治疗：重度或危重哮喘发作时，经氧疗，应用糖皮质激素、β_2受体激动剂等药物治疗后，病情继续恶化者，应及时给予辅助机械通气治疗。其指征包括神志改变、呼吸肌疲劳，$PaCO_2$由低于正常转为正常甚或>45mmHg。可以先试用鼻(面)罩等非创伤性通气方式，若无效，则应及早插管机械通气。并加用适当呼气末正压通气(PEEP)，防止呼吸肌疲劳，减轻氧耗，清除呼吸道分泌物，改善通气和动脉血气，挽救生命。

护理要点：①合适的环境、体位及营养；②耐心解释，积极的心理暗示疗法；③保持呼吸道的通畅；④建立静脉通道；⑤观察病情变化，做好急救器材和急救药品的准备，并报告医生；⑥遵医嘱氧疗、应用β_2受体激动剂、抗胆碱药等，观察患者的反应。

四、健康教育

1.避免诱发因素，预防复发　告知患者及家属哮喘的诱发因素、治疗目的和效果等。通过教育，使患者能有效地控制哮喘的发作，提高生活质量。指导患者避免摄入引起过敏的食物；避免强烈的精神刺激和剧烈运动；避免持续的喊叫等过度换气动作；不养宠物；避免接触刺激性气体及预防呼吸道感染；劝导患者及家人戒烟；外出时戴围巾或口罩，避免冷空气刺激。可应用色甘酸钠预防发作。可应用免疫增强剂，如哮喘菌苗在发作季节前开始使用，有效时应坚持1~2年。

2.自我监测病情　指导患者识别哮喘发作的先兆和病情加重的表现，学会简单的紧急自我处理方法。学会利用峰流速仪来监测最大呼气峰流速(PEFR)，做好哮喘日记。峰流速仪的使用方法：患者取站立位，尽可能深吸一口气，然后用唇齿部分包住口含器后，以最快的速度，用1次最有力的呼气吹动游标滑动，游标最终停止的刻度，就是此次峰流速值。峰流速测定是发现早期哮喘发作最简便易行的方法，在没有出现症状之前，PEFR下降，提示早期哮喘的发生。PEFR还能判断哮喘控制的程度和选择治疗措施。如果PEFR经常地、有规律地保持在80%~100%，为安全区，说明哮喘控制理想；如果PEFR为50%~80%，为警告区，说明哮喘加重，需及时调整治疗方案；如果PEFR<50%，为危险区，说明哮喘严重，需要立即到医院就诊。

3.随访　通常情况下患者在初诊后2~4周回访，以后每1~3个月随访1次。出现哮喘发作时应及时就诊。

4.治疗指导　指导患者遵医嘱用药。了解自己所用各种药物的名称、用法、用量及注意事项，了解药物的主要不良反应及如何避免。指导患者及家属掌握正确的药物吸入技术。与患者共同制定长期管理、防止复发的计划。轻度和部分中度急性发作患者可在家庭或社区治疗,可重复吸入速效 β_2 受体激动剂,在第 1 小时每 20min 吸入 2～4 喷。随后根据治疗反应,轻度发作可调整至每 3～4h 吸入 2～4 喷,中度发作可调整至每 1～2h 吸入 6～10 喷,如果患者对治疗反应不完全,尤其是在控制性治疗的基础上发生的急性发作,应口服激素(如泼尼松龙 0.5～1mg/kg),必要时去医院就诊。部分中度发作和所有重度发作的患者均应去急诊室或医院治疗。

5.心理健康教育　使患者了解心理因素在哮喘发病和治疗中的作用,掌握必要的心理调适技术。培养患者乐观开朗的性格,指导患者保持有规律的生活,积极参加体育锻炼。指导患者充分利用社会支持系统,动员患者家人或朋友参与对哮喘患者的管理,为其身心康复提供各方面的支持。

(邢艳丽)

第十二节　支气管扩张症的护理

支气管扩张症(bronchiectasis)是各种原因引起的支气管树的病理性、永久性扩张,导致反复发生化脓性感染的气道慢性炎症。临床表现为持续或反复性咳嗽、咳痰,有时伴有咯血,可导致呼吸功能障碍及慢性肺源性心脏病。多见于儿童和青少年,患者多有童年麻疹、百日咳或支气管肺炎等病史。

支气管扩张症是一种常见的慢性呼吸道疾病,病程长,病变不可逆转,由于反复感染,特别是广泛性支气管扩张可严重损害患者肺组织和功能,严重影响患者的生活质量,造成沉重的社会经济负担。

高分辨率 CT 检查结果显示,临床诊断为慢性支气管炎或 COPD 的患者中,15%～30%的患者可发现支气管扩张病变,重度 COPD 患者合并支气管扩张的甚至可达 50%。

一、护理评估

1.病因　多数儿童和成人支气管扩张症继发于肺炎或其他呼吸道感染(如结核)。免疫功能缺陷在儿童支气管扩张症患者中常见,但成人少见。其他原因均属少见甚或罕见。

(1)既往下呼吸道感染:下呼吸道感染是儿童及成人支气管扩张症最常见的病因,占 41%～69%,特别是细菌性肺炎、百日咳、支原体及病毒感染(麻疹病毒、腺病毒、流感病毒和呼吸道合胞病毒等)。

(2)结核和非结核分枝杆菌:支气管内膜结核和肺结核是我国支气管扩张症的常见病因,尤其是肺上叶支气管扩张。非结核分枝杆菌感染也可导致支气管扩张,同时支气管扩张症患者气道中也易分离出非结核分枝杆菌,尤其是中老年女性。

(3)异物和误吸:儿童下气道异物吸入是最常见的气道阻塞的原因,成人也可因吸入异物或气道内肿瘤阻塞导致支气管扩张,但相对少见。文献报道,吸入胃内容物或有害气体后出现支气管扩张,心肺移植后合并胃食管反流及食管功能异常的患者中支气管扩张症的患病率也较高。

(4)大气道先天性异常:对于所有支气管扩张症患者都要考虑是否存在先天性异常,可见于先天性支气管软骨发育不全、巨大气管－支气管症、马方综合征及食管气管瘘。

(5)免疫功能缺陷:对于所有儿童和成人支气管扩张症患者均应考虑是否存在免疫功能缺陷,尤其是抗体缺陷。病因未明的支气管扩张症患者中有 $6\%\sim48\%$ 存在抗体缺陷。

(6)纤毛功能异常:原发性纤毛不动综合征患者多同时合并其他有纤毛部位的病变,几乎所有患者均合并上呼吸道症状(流涕、嗅觉丧失、鼻窦炎、听力障碍、慢性扁桃体炎)及男性不育、女性宫外孕等。上呼吸道症状多始于新生儿期。

(7)其他气道疾病:对于支气管扩张症患者应评估是否存在变态反应性支气管肺曲菌病(ABPA);支气管哮喘也可能是加重或诱发成人支气管扩张的原因之一;弥漫性泛细支气管炎多以支气管扩张为主要表现。

(8)结缔组织疾病:$2.9\%\sim5.2\%$ 的类风湿关节炎患者肺部高分辨率 CT 检查可发现支气管扩张。有报道干燥综合征患者支气管扩张的发生率为 59%,系统性红斑狼疮、强直性脊柱炎、马方综合征及复发性多软骨炎等疾病也有相关报道。

(9)炎症性肠病:支气管扩张与溃疡性结肠炎明确相关,炎症性肠病患者出现慢性咳嗽、咳痰时,应考虑是否合并支气管扩张症。

(10)α_1-抗胰蛋白酶缺乏:与支气管扩张症的关系尚有争议,除非影像学提示存在肺气肿,否则无需常规筛查是否存在 α_1-抗胰蛋白酶缺乏。

支气管扩张症可分为先天性与继发性两种。先天性支气管扩张症较少见,继发性支气管扩张症发病机制中的关键环节为支气管感染和支气管阻塞,两者相互影响,形成恶性循环。另外,先天性发育缺陷及遗传因素等也可引起支气管扩张。

2.临床表现

(1)健康史:询问有无婴幼儿时期呼吸道感染史、慢性上呼吸道病史、结核病史、胃内容物误吸史、中耳炎病史、类风湿关节炎病史、不育史;有无异物吸入、先天性发育障碍、遗传等病史;病情演变情况;目前主要症状;诊疗经过等。

(2)症状:咳嗽是支气管扩张症最常见的症状($>90\%$),且多伴有咳痰($75\%\sim100\%$),痰液可为黏液性、黏液脓性或脓性。合并感染时咳嗽和咳痰量明显增多,可呈黄绿色脓痰,重症患者痰量可达每日数百毫升。收集痰液并于玻璃瓶中静置后可出现分层现象:上层为泡沫,下悬脓性成分,中层为混浊黏液,最下层为坏死沉淀组织。但目前这种典型的痰液分层表现较少见。厌氧菌感染时痰有臭味。$72\%\sim83\%$ 的患者伴有呼吸困难,这与支气管扩张的严重程度相关,且与 FEV_1 下降及高分辨率 CT 显示的支气管扩张程度及痰量相关。半数患者可出现不同程度的咯血,多与感染相关。咯血可从痰中带血至大量咯血,咯血量与病情严重程度、病变范围并不完全一致。部分患者以反复咯血为唯一症状,临床上称为"干性支气管扩张"。约 1/3 的患者可出现非胸膜性胸痛。支气管扩张症患者常伴有焦虑、发热、乏力、食欲减退、消瘦、贫血及生活质量下降。

支气管扩张症常因感染导致急性加重。如果出现至少一种症状加重(痰量增加或脓性痰、呼吸困难加重、咳嗽增加、肺功能下降、疲劳乏力加重)或出现新症状(发热、胸膜炎、咯血、需要抗菌药物治疗),往往提示出现急性加重。

(3)体征:听诊闻及局限性固定湿性啰音是支气管扩张症的特征性表现,以肺底部最为多见。约 1/3 的患者可闻及哮鸣音或粗大的干性啰音。有些病例可见杵状指(趾)。部分患者可出现发绀。晚期合并肺心病的患者可出现右心衰竭的体征。

3.辅助检查

(1)影像学检查:①胸部 X 线检查。绝大多数支气管扩张症患者 X 线胸片异常,可表现为灶性肺炎、散在不规则高密度影、线性或盘状不张,也可有特征性的气道扩张和增厚,表现为类环形阴影或轨道征。但是 X 线胸片的敏感度及特异度均较差,难以发现轻症或特殊部位的支气管扩张。②胸部高分辨率 CT 扫描。可确诊支气管扩张症,但对轻度及早期支气管扩张症的诊断作用尚有争议。③支气管碘油造影。可直接显示扩张的支气管,但由于此项检查为创伤性检查,现已逐渐被胸部高分辨率 CT 取代,极少应用于临床。

(2)实验室检查:血炎性标志物,免疫球蛋白(IgG、IgA、IgM)和蛋白电泳,微生物学检查,血气分析等。

(3)其他:支气管镜检查、肺功能检查等。

4.心理、社会状况　大咯血或反复咯血,患者常出现紧张、恐惧等心理反应。

二、护理诊断和合作性问题

1.清理呼吸道无效　与痰多、痰液黏稠和无效咳嗽有关。

2.营养失调:低于机体需要量　与进食差、慢性感染导致机体消耗有关。

3.潜在并发症　窒息。

4.焦虑　与疾病迁延不愈、病情加重有关。

三、护理措施

1.一般护理

(1)休息与活动:急性感染或病情加重时应静卧休息。保持室内空气流通,维持合适的温度和相对湿度,注意保暖。

(2)饮食护理:提供高热量、高蛋白质、富含维生素和纤维素饮食,少食多餐;大量咯血者应禁食;避免过冷、过热、辛辣、油煎炸食物诱发咳嗽,引起咯血。保持口腔清洁,促进食欲,指导患者在咳痰后及进食前后用清水或漱口液漱口;鼓励患者多饮水,每天 1500ml 以上。充足的水分可稀释痰液,利于排痰。保持大便通畅,避免排便时腹压增加而引起再度咯血。

(3)心理护理:多巡视,与患者沟通,解释病情。发生大咯血时陪伴患者,鼓励患者放松,消除紧张、恐惧心理。

2.病情观察　观察生命征、咳嗽咳痰、咯血情况,警惕窒息的发生。

3.治疗配合　支气管扩张症的治疗目的包括:确定并治疗潜在病因以阻止疾病进展,维持或改善肺功能,减少急性加重,减少日间症状和急性加重次数,改善患者的生活质量。

(1)保持呼吸道通畅:常用排痰技术如下:①体位引流。采用适当的体位,依靠重力的作用促进某一肺叶或肺段中分泌物的引流。治疗时可能需要采取多种体位,患者容易疲劳,每日多次治疗一般不易耐受,通常对氧合状态和心率无不良影响。②震动拍击。腕部屈曲,手呈碗形在胸部拍打,或使用机械震动器使聚积的分泌物易于咳出或引流,可与体位引流配合应用。③主动呼吸训练。支气管扩张症患者应练习主动呼吸训练促进排痰。每次循环应包含三部分:胸部扩张练习,即深呼吸,用力呼气,放松及呼吸控制,尤其是深吸气,使气流能够通过分泌物进入远端气道;用力呼气可使呼气末等压点向小气道一端移动,从而有利于远端分泌物清除;呼吸控制,即运动膈肌缓慢呼吸,可避免用力呼气加重气流阻塞。④辅助排痰技术。包括气道湿化(清水雾化)、雾化吸入盐水、短时雾化吸入高张盐水、雾化吸入特布他林以及无创通气;祛痰治疗前雾化吸入灭菌用水、生理盐水或临时吸入高张盐水,并预先吸入 β_2 受体激动剂,可提高祛痰效果;喘憋患者进行体位引流时可联合应用无创通气;首次吸入高张盐水时,应在吸入前和吸入后 5min 测定 FEV_1 或呼气峰流速,以评估有无气道痉挛;气道高反应性患者吸入高张盐水前应预先应用支气管舒张剂。⑤其他。正压呼气装置通过呼气时产生震荡性正压,防止气道过早闭合,有助于痰液排出,也可采用胸壁高频震荡技术等。

患者可根据自身情况选择单独或联合应用上述祛痰技术,每日 1~2 次,每次持续时间不应超过 20~30min,急性加重期可酌情调整持续时间和频度。

(2)控制感染:是急性感染期的主要治疗措施。应根据临床表现和痰培养结果,选用有效的抗菌药物静脉给药。细菌学检查结果未报之前,可按经验给予抗革兰阳性菌为主的抗生素。慢性咳脓痰者,要较长疗程间断规则使用单一抗生素或轮换使用抗生素。急性加重期抗菌药物治疗疗程应为 14d 左右。

(3)咯血的治疗:预防咯血窒息应视为大咯血治疗的首要措施,大咯血时首先应保证气道通畅;垂体后叶素为治疗大咯血的首选药物;支气管动脉栓塞术和(或)手术是大咯血的一线治疗方法。

(4)手术治疗:反复呼吸道急性感染或大咯血,经药物治疗无效,病变局限在一叶或一侧肺组织,全身状况良好的患者,可考虑病变肺段或肺叶手术切除。

四、健康教育

1. 疾病知识指导　儿童时期下呼吸道感染及肺结核是我国支气管扩张症最常见的病因,因此应积极防治儿童时期下呼吸道感染,积极接种麻疹、百日咳疫苗,预防、治疗肺结核,以预防支气管扩张症的发生。免疫球蛋白缺乏者定期应用免疫球蛋白可预防反复感染。注射多价肺炎疫苗,每年注射流感疫苗预防流感所致的继发性肺部感染。支气管扩张症患者应戒烟,可使用一些免疫调节剂,如卡介菌多糖核酸等,以增强抵抗力,有助于减少呼吸道感染和预防支气管扩张症急性发作。

2. 生活指导　加强营养,摄入高热量、高蛋白及富含维生素、矿物质丰富的饮食,增强机体抗病能力。鼓励无咯血和无急性感染的患者参加体育锻炼,但应避免剧烈运动,防止出现咯血。

3. 清除痰液　强调清除痰液对减轻症状、预防感染的重要性,指导患者及家属学习和掌握有效咳嗽、胸部叩击、雾化吸入及体位引流的排痰方法,指导祛痰剂和支气管舒张药物的正确使用。

4. 自我监测病情　指导患者一旦发现症状加重,应及时就诊。

(邢艳丽)

第十三节　胃炎的护理

胃炎(gastritis)是指各种致病因子引起的胃黏膜炎性病变,常伴有上皮损伤和细胞再生。

按临床发病急缓及病程长短分为急性胃炎和慢性胃炎两大类。

急性胃炎(acute gastritis)是指由多种病因引起的急性胃黏膜炎症。临床上急性发病,常表现为上腹部症状。急性胃炎主要包括:幽门螺杆菌(Hp)感染引起的急性胃炎;Hp之外的病原体及毒素对胃黏膜损害引起的急性胃炎;急性糜烂出血性胃炎主要病损是糜烂和出血,因这类炎症多由药物、急性应激造成,故亦称急性胃黏膜损害。

慢性胃炎(chronic gastritis)是指各种原因所引起的胃黏膜慢性炎症性病变。慢性胃炎是最常见的胃部疾患之一。男性稍多于女性。任何年龄均可发病,但随年龄增长发病率逐渐增高。慢性胃炎的分类方法很多,胃镜下将慢性胃炎分为慢性非萎缩性胃炎(即旧称的慢性浅表性胃炎)及慢性萎缩性胃炎两大基本类型。①慢性非萎缩性胃炎:内镜下可见黏膜红斑,黏膜出血点或斑块,黏膜粗糙伴或不伴水肿,以及充血渗出等基本表现。②慢性萎缩性胃炎:内镜下可见黏膜红白相间,白相为主,皱襞变平甚至消失,部分黏膜血管显露;可伴有黏膜颗粒或结节状等表现。根据病变分布,内镜下慢性胃炎可分为:①胃窦炎(B型胃炎),最常见,绝大多数(90%)由Hp感染引起,少数与胆汁反流、非类固醇抗炎药、吸烟及嗜酒等因素有关;②胃体炎(A型胃炎):少见,病变主要累及胃体和胃底,主要由自身免疫反应引起;③全胃炎:可由Hp感染扩展而来。

一、护理评估

1. 急性胃炎

(1)病因:病因多样,包括药物、急性应激、乙醇、缺血、感染、十二指肠液反流等。①理化因素:药物,以非类固醇抗炎药(NSAID)最常见,其他如肾上腺糖皮质激素、某些抗生素及抗癌药物;乙醇破坏黏膜屏障,引起上皮细胞损害、黏膜内出血和水肿;胆汁反流、胆盐、磷脂酶A、胰酶破坏胃黏膜,产生多发性糜烂;物理因素如辛辣及粗糙食物对胃黏膜造成机械性损伤。②急性应激:可由严重的脏器疾病、大手术、大面积烧伤、休克、颅脑外伤、颅内疾病、精神心身因素等引起。③急性感染及病原体毒素:细菌常见有葡萄球菌、α—链球菌、大肠杆菌、嗜盐杆菌等,近年来幽门螺杆菌感染引起人们重视;病毒,如流感病毒和肠道病毒等;细菌毒素以金黄色葡萄球菌毒素常见。④血管闭塞所致,常见于老年的动脉硬化患者及腹腔动脉栓塞治疗后等。

(2)临床表现

1)健康史:询问患者有无进食不洁食物史,有无服用非类固醇抗炎药刺激胃黏膜药物、饮酒、应激病史,起病前有无精神刺激及服毒史,有无严重脏器疾病如大手术、大面积烧伤、休克等病史。

2)症状:多数急性起病,症状轻重不一。轻者多无明显症状,少数患者表现为上腹部不适、疼痛、厌食、恶心、呕吐等,伴有肠炎者可有腹泻,呈水样便。病程自限,数天内症状消失。如为急性胃黏膜病变,可表现为上消化道出血,出血常为间歇性,但也可发生大量出血,表现为呕血和(或)黑便。

3)体征:可有上腹部或脐周压痛,肠鸣音亢进。

(3)并发症:病情严重,可合并脱水、酸中毒、休克及消化道出血,必须积极处理。

(4)辅助检查

1)粪便检查:大便隐血试验阳性或阴性。

2)胃镜检查:强调在出血后24~48h内进行,镜下见多发性糜烂、出血灶和黏膜水肿为特征的急性胃黏膜损害。

(5)心理、社会状况:急性胃炎是一种常见的急症,患者及家属易产生紧张与恐惧心理。

2.慢性胃炎

(1)病因:慢性胃炎的病因尚未完全阐明,主要病因有以下几方面:①幽门螺杆菌(Hp)感染。目前认为Hp感染是慢性胃炎最主要的病因。②自身免疫:壁细胞损伤后能作为自身抗原刺激机体的免疫系统而产生相应的壁细胞抗体和内因子抗体。③物理及化学因素:长期饮浓茶、酒、咖啡,食用过热、过冷、过于粗糙的食物,服用非类固醇抗炎药,各种原因引起的十二指肠液反流等均可损伤胃黏膜。④其他因素:有人认为慢性萎缩性胃炎可能与胃黏膜退行性变有关。此外,某些疾病如心力衰竭、肝硬化门静脉高压、尿毒症以及营养不良等也使胃黏膜易于受损。在慢性胃炎的发展过程中,胃腺细胞可发生肠上皮组织转化,或假性幽门腺组织转化和增生,增生的上皮和化生的上皮可发生发育异常,形成不典型增生,中度以上的不典型增生被认为是癌前病变。

(2)临床表现

1)健康史:询问患者是否长期饮浓茶、酒、咖啡,食用过热、过冷、过于粗糙的食物,服用非类固醇抗炎药;有无心力衰竭、肝硬化门静脉高压、尿毒症等病史;家庭成员中有无慢性胃炎或消化性溃疡病史。

2)症状:慢性胃炎患者病程迁延,大多无症状。部分患者症状很轻,表现为消化不良的症状,如上腹部不适,无规律性腹痛、反酸、嗳气、恶心、呕吐等非特异性表现。少数病例出现较重的症状:疼痛、厌食、消瘦,酷似胃癌的表现。自身免疫性胃炎可有明显厌食、消瘦,伴有贫血、舌炎等。

3)体征:慢性胃炎体征不多,有时可有上腹部压痛。

(3)辅助检查:

1)胃镜及活组织检查:胃镜检查是最可靠的确诊方法。活组织检查可进行病理诊断,同时可检测幽门螺杆菌。

2)幽门螺杆菌(Hp)检测:可通过培养、涂片、尿素酶测定等方法检测出Hp。

3)血清学检查:血清促胃液素水平可降低或正常,可存在抗壁细胞抗体,但滴度低。直身免疫性胃炎血清促胃液素水平常明显升高,血中可测得抗壁细胞抗体和抗内因子抗体。

4)胃液分析:自身免疫性胃炎有胃酸缺乏。

(4)心理、社会状况:慢性胃炎患者常常是因病致郁、因郁致病。病情反复而产生紧张、焦虑心理,而精神障碍因素或应激状况可引起和诱发慢性胃炎的症状。也有研究表明,慢性胃炎患者的人格存在一定的矛盾性,一方面表现为顺从、依赖、随和的心理倾向,另一方面又易情绪激动,在行为上有苟且敷衍、保守的人格倾向。

二、护理诊断和合作性问题

1.疼痛 上腹部痛与胃黏膜的炎性病变有关。

2.营养失调:低于机体需要量 与胃黏膜的炎性病变所致的食物摄入、吸收障碍有关。

3.焦虑与呕血、黑便及与病程迁延不愈有关。

4.知识缺乏　缺乏急、慢性胃炎的病因及病情进展知识,缺乏急、慢性胃炎的自我护理知识。

三、护理措施

1.一般护理

(1)休息与活动:急性胃炎及慢性胃炎的急性发作期,应卧床休息;慢性胃炎恢复期,患者生活要有规律,避免过度劳累,注意劳逸结合。

(2)饮食护理:急性发作期可暂时禁食1~2餐或予以清淡流质食物,多饮水。制订饮食计划,向患者说明摄取足够营养的重要性,指导患者及家属改进烹饪技巧,变换食物的色、香、味,刺激患者食欲。胃酸低者食物应完全煮熟后食用,以利于消化吸收,并给刺激胃酸分泌的食物,如肉汤、鸡汤等;高胃酸者应避免进酸性、多脂肪食物。鼓励患者少量多餐,饮食宜少渣、温热、高热量、高蛋白、高维生素、易消化的饮食,避免过冷、过热、辛辣等刺激性食物及浓茶、咖啡等饮料;嗜酒者应戒酒,防止乙醇损伤胃黏膜。少量出血者可给米汤等流食中和胃酸。剧烈呕吐、急性大出血者禁食。

(3)心理护理:患者因出现呕血、黑便或症状反复发作而产生紧张、焦虑、恐惧心理。护理人员应向其耐心说明原因,给予解释和安慰。应告知患者,通过有效的自我护理和保健,可减少本病的复发次数。

(4)做好基础护理:鼓励患者晨起、睡前、进食前后刷牙或漱口,保持口腔清洁舒适,促进食欲。

2.病情观察　观察疼痛的部位、程度;评估营养状况:观察并记录患者每日进餐次数、量、品种,以了解其摄入营养能否满足机体需要;定期测量体重,监测有关营养指标的变化,如血红蛋白浓度、血清蛋白等,并及时将营养状况的改善转告患者,以增强患者的信心。

3.治疗配合

(1)急性胃炎:本病为自限性的病理过程,一般预后良好。治疗应注意去除病因,对处于急性应激状态的上述严重原发病患者应预防性使用抑酸药。腹痛剧烈给予局部热敷或解痉剂。频繁呕吐等引起脱水和电解质紊乱者,应予静脉补液,纠正水、电解质紊乱。伴肠炎者可加用抗生素。

护理要点:指导患者正确服用药物,注意观察药物的疗效及不良反应。疼痛时遵医嘱给予物理或药物止痛,如针灸和热敷,以减轻腹痛。若有出血,按上消化道出血护理。严重呕吐者记录出入量,并及时纠正水、电解质紊乱。

(2)慢性胃炎:

1)根除Hp感染:对幽门螺杆菌感染引起的慢性胃炎,尤其有活动性者应给予灭菌治疗。迄今为止,尚无单一药物能有效根除Hp感染,需联合用药。常用的有铋剂加两种抗生素或质子泵抑制剂(PPI)加两种抗生素组成的三联疗法,如枸橼酸铋钾(CBS,每次240mg,每日1次)或奥美拉唑(20mg,每日2次),与阿莫西林(每次500~1000mg,每日2次)及甲硝唑(每次200mg,每日4次)三药联用,1~2周为一疗程。抗菌药物还有克拉霉素(甲红霉素)、呋喃唑酮等。近年来Hp耐药率升高,将传统的三联疗法改为四联疗法,即铋剂、质子泵抑制剂加两种抗生素。

护理要点:遵医嘱给予患者根除 Hp 感染治疗,注意观察药物的疗效及不良反应。①胶体铋剂:枸橼酸铋钾(CBS)为常用制剂,因其在酸性环境中方起作用,故宜在餐前 1/2h 服用。服 CBS 过程中可使齿、舌变黑,可用吸管直接吸入。部分患者服药后出现便秘和大便呈黑色,停药后自行消失。少数患者有恶心、一过性的血清转氨酶升高等,极少出现急性肾衰竭。②质子泵抑制剂:质子泵抑制剂的不良反应较小。如奥美拉唑,仅约有 1% 患者出现头痛、腹泻、便秘、腹痛、恶心、呕吐和胃肠胀气反应,极少发生红斑、丘疹、瘙痒、眩晕、肢端麻木、嗜睡、失眠和疲倦反应。③抗菌药物:阿莫西林服用前应询问患者有无青霉素过敏史,应用过程中注意有无迟发性变态反应,如皮疹。甲硝唑可引起恶心、呕吐等胃肠道反应,嘱饭后 2h 服用,必要时可遵医嘱用甲氧氯普胺、维生素 B_{12} 等拮抗。

2)根据病因给予相应治疗:有胆汁反流者,可用氢氧化铝凝胶来吸附,或予以硫糖铝。因非类固醇抗炎药引起的,应立即停服,并用米索前列醇、PPI 减轻胃黏膜损害。

护理要点:指导患者正确服用药物,硫糖铝在餐前 1h 与睡前服用效果最好,氢氧化铝凝胶应在饭后 1h 和睡前服用。

3)对症治疗:有胃动力学改变者,可服用多潘立酮、莫沙必利、伊托必利等促进胃动力剂;A 型胃炎无特殊治疗;恶性贫血者,可注射维生素 B_{12} 加以纠正;对于胃黏膜肠化和不典型增生者,给予 β 胡萝卜素、维生素 C、维生素 E 和叶酸等抗氧化维生素,以及锌、硒等微量元素或有助于其逆转。有烟酒嗜好者,应嘱戒除。

护理要点:疼痛时遵医嘱给予物理或药物止痛,如针灸和热敷,以减轻腹痛。促进胃动力药物应在饭前服用,不宜与阿托品等解痉剂合用;若有出血,按上消化道出血护理。严重呕吐者记录出入量,并及时纠正水、电解质紊乱。

四、健康教育

1.知识宣教　向患者及家属讲解有关病因,并指导患者避免诱发因素。如生活要有规律,劳逸结合;加强饮食卫生和营养,养成有规律的饮食习惯;避免使用对胃黏膜有刺激的药物;戒除烟酒等。

2.生活指导　指导患者按时服用抗菌药物及胃黏膜保护剂等,并向患者介绍药物的不良反应,如有异常及时复诊,定期门诊复查。

(邢艳丽)

第十四节　消化性溃疡的护理

消化性溃疡(peptic ulcer,PU)主要指发生于胃和十二指肠黏膜的慢性溃疡,即胃溃疡(gastric ulcer,GU)和十二指肠溃疡(duodenalulcer,DU),因溃疡的形成与胃酸和胃蛋白酶的消化有关而得名,溃疡的黏膜缺损超过黏膜肌层。临床上 DU 较 GU 多见,两者之比约为 3∶1。DU 好发于青壮年,GU 的发病年龄一般较 DU 约迟 10 年。秋冬和冬春之交是消化性溃疡的好发季节。

一、护理评估

1.病因尚未完全阐明。

(1)幽门螺杆菌(Hp)感染:是消化性溃疡的主要病因。

(2)药物:非类固醇抗炎药物,如阿司匹林、布洛芬、吲哚美辛等,除具有直接损伤胃黏膜的作用外,还能抑制前列腺素和依前列醇的合成,从而损伤黏膜的保护作用。此外,肾上腺皮质激素也与溃疡形成和再活动有关。

(3)胃酸和胃蛋白酶:胃酸和胃蛋白酶的自身消化作用是溃疡形成的基本因素。尤其胃酸的存在是溃疡发生的决定因素。DU 患者壁细胞总数明显增多,胃酸分泌过多在 DU 的发病机制中起主要作用。而 GU 患者的胃酸排泌量则多属正常甚至低于正常。

(4)胃排空延缓和胆汁反流:GU 患者多有胃排空延缓和十二指肠－胃反流幽门括约肌功能障碍时,可引起十二指肠－胃反流,反流液中的胆汁、胰液和卵磷脂等可损伤胃黏膜。

(5)遗传因素:消化性溃疡与遗传因素有关,孪生儿观察表明,单卵双胎同胞发生溃疡的一致性高于双卵双胎。GU 患者的家族中,GU 的发病率较正常人高 3 倍。O 型血者 DU 的发病率较其他血型高 1.4 倍。

(6)应激与心理因素:紧张、忧伤、焦虑、强烈的精神刺激,可影响胃酸分泌、胃肠运动、黏膜血流调控而引起溃疡。

(7)其他因素:吸烟者及高盐饮食者消化性溃疡的发生率高。

消化性溃疡大多是单发,呈圆形或椭圆形。DU 多发生在球部前壁,GU 多在胃角和胃窦小弯。溃疡浅者累及黏膜肌层,深者则可贯穿肌层,甚至浆膜层,穿破浆膜层时可致穿孔,血管破溃可引起出血。

2.临床表现

(1)健康史:询问患者有无不良生活习惯,是否饮食无规律,暴饮暴食,长期食用过热、过冷、过于粗糙的食物及烟酒嗜好等;是否长期用非类固醇抗炎药物,如阿司匹林、布洛芬、吲哚美辛等;有无长期精神紧张;家属中有无类似疾病史等。

(2)症状:消化性溃疡症状轻重程度不一,少数患者可无症状,或以出血、穿孔等并发症作为首发症状,但多数患者表现为腹痛。临床特点:①慢性过程。病程平均 6～7 年,长者可达30 年以上。②周期性发作:发作多在初秋至次年早春,精神紧张、过度疲劳、饮食不调或服用与消化性溃疡发病有关的药物常可诱发,发作一般为数日至数周,也可长达数月。③节律性疼痛:腹痛可为钝痛、灼痛、胀痛甚至剧痛,或呈不适感。胃溃疡疼痛多位于上腹部,剑突下正中或偏左;十二指肠溃疡疼痛则位于上腹部正中或偏右。多数患者疼痛有典型的节律,与进食有关:GU 的疼痛多在餐后 1/2～1h 出现,至下次餐前自行消失,即 GU 的疼痛为进餐－疼痛－缓解;DU 的疼痛常在餐后 3～4h 开始出现,如不服药,则持续至下次进餐后才缓解,即DU 的疼痛为疼痛－进餐－缓解,故又称饥饿痛,约半数患者于午夜出现疼痛,称夜间痛。部分患者无上述典型疼痛,而仅表现为无规律性的上腹部隐痛不适,也可因并发症的出现而发生疼痛性质及节律的改变。腹痛可经服制酸剂、休息、用手按压腹部或呕吐而减轻。消化性溃疡除上腹部疼痛外,尚可有反酸、嗳气、恶心、呕吐、食欲减退等消化不良症状,也可有失眠、多汗、脉缓等自主神经功能失调表现及全身性症状如消瘦、贫血等。

(3)体征:溃疡活动期可有上腹部稳定而局限的压痛点,缓解期则无明显体征。

(4)特殊类型的消化性溃疡:①无症状性溃疡,多因其他疾病做胃镜或X线钡餐检查时偶然发现;或当发生出血、穿孔等并发症时被发现。②老年人消化性溃疡:胃巨大溃疡多见,临床表现多不典型。③复合性溃疡:指胃与十二指肠同时存在溃疡。④幽门管溃疡:较为少见,易出现幽门梗阻、穿孔、出血等并发症。⑤球后溃疡:指发生于十二指肠球部以下的溃疡。球后溃疡的夜间痛和背部放射性疼痛更为多见,并发大量出血者亦多见,药物治疗效果差。

3. 并发症

(1)出血:是消化性溃疡最常见的并发症。DU比GU容易发生。常因服用NSAID而诱发。部分患者以大出血为首发症状。出血引起的临床表现取决于出血的速度和量。轻者表现为黑便、呕血,重者出现周围循环衰竭,甚至低血容量性休克,应积极抢救。

(2)穿孔:既往有溃疡病病史,穿孔前数日溃疡病症状加剧。情绪波动、过度疲劳、刺激性饮食或服用皮质激素药物等常为诱发因素。穿孔多在夜间空腹或饱食后突然发生,表现为骤起上腹部刀割样剧痛,迅速波及全腹,患者疼痛难忍,可有面色苍白、出冷汗、脉搏细速、血压下降等表现。常伴恶心、呕吐。查体患者表情痛苦,仰卧屈膝位,腹式呼吸减弱或消失;全腹压痛、反跳痛,腹肌紧张呈"板样"强直,尤以右上腹最明显。叩诊肝浊音界缩小或消失,可有移动性浊音;听诊肠鸣音消失或明显减弱。站立位X线检查可见膈下新月状游离气体影。腹腔穿刺可抽出黄色浑浊液体。

(3)幽门梗阻:大多由DU或幽门管溃疡引起。急性梗阻多因炎症水肿和幽门部痉挛所致,梗阻为暂时性,随炎症好转而缓解;慢性梗阻主要由于溃疡愈合后瘢痕收缩而呈持久性。患者可感上腹部饱胀不适,疼痛于餐后加重,且有反复大量呕吐,呕吐物呈酸腐味的宿食,大量呕吐后疼痛可暂时缓解。严重频繁呕吐可致失水和低氯低钾性碱中毒,常继发营养不良。上腹部饱胀和逆蠕动的胃型,以及空腹时检查胃内有震水音,是幽门梗阻的特征性表现。

(4)癌变:少数GU可发生癌变,癌变率在1%以下。对长期GU病史,年龄在45岁以上,经严格内科治疗4~6周症状无好转,大便隐血试验持续阳性者,应怀疑是否癌变,需进一步检查和定期随访。

4. 辅助检查

(1)胃镜检查和黏膜活检:纤维胃镜和电子胃镜已广泛应用于临床,已成为诊断消化性溃疡的首选检查。可直接观察溃疡部位、病变大小、性质,并可在直视下取活组织做病理检查和Hp检测。其诊断的准确性高于X线钡餐检查。

(2)X线检查:溃疡的X线钡餐检查直接征象是龛影,对溃疡诊断有确诊价值,但上消化道出血1周内不做此检查。立位腹部平片见膈下游离气体对穿孔具有诊断意义。

(3)幽门螺杆菌检测:Hp感染的检测方法主要包括快速尿素酶试验、组织学检查、$^{13}C-$或$^{14}C-$尿素呼气试验和血清学实验等。其中$^{13}C-$或$^{14}C-$尿素呼气试验检测Hp感染的敏感性和特异性均较高,常作为根除治疗后复查的首选方法。

(4)胃液分析:GU患者的胃酸分泌正常或低于正常,DU患者则胃酸增多,故胃液分析对消化性溃疡的诊断仅作参考。

(5)大便隐血试验:隐血试验阳性提示溃疡有出血,如GU患者持续阳性,应怀疑癌变的可能。

5.心理、社会状况　消化性溃疡患者多具有不同程度的神经质方面的特征,他们往往表现有孤僻、好静、悲观,遇事过分思虑,情绪易波动、易怒而又压抑。溃疡病患者缺乏社会有关方面的同情。在种种环境中,溃疡病患者具有明显的孤独感、陌生感、社会同情来源少、自信心不足、自我强化等弱点。

二、护理诊断和合作性问题

1.疼痛　腹痛与胃酸刺激溃疡面,引起化学性炎症反应有关。

2.焦虑　与疾病反复发作,病程迁延有关。

3.营养失调:低于机体需要量　与疼痛致摄入量减少及消化吸收障碍有关。

4.知识缺乏　缺乏有关消化性溃疡病因及预防治疗知识。

5.潜在并发症　上消化道出血、穿孔、幽门梗阻、癌变。

三、护理措施

1.一般护理

(1)休息与活动:生活规律,工作劳逸结合,避免过劳。

(2)饮食护理:指导患者建立合理的饮食习惯和结构,可有效避免疼痛的发作。①进餐方式:患者应定时进食,以维持正常消化活动的节律。在溃疡活动期,宜少食多餐,每天进餐4～5次,避免餐间零食和睡前进食,使胃酸分泌有规律。饮食不宜过饱。进餐时注意细嚼慢咽,咀嚼可增加唾液分泌,具有稀释和中和胃酸的作用。②食物选择:选择营养丰富、易于消化的食物。症状较重的患者应以面食为主。不习惯于面食者则以软米饭或米粥代替。避免食用刺激性强的食物如生、冷、硬、粗纤维多的蔬菜、水果等及浓肉汤、咖啡、浓茶和辣椒、酸醋等调味品。

(3)心理护理:消除患者不安情绪,在语言和态度上对患者表示关心和安慰。

2.病情观察　了解患者的疼痛的规律和特点;有无出血、穿孔、幽门梗阻、癌变等并发症。

3.治疗配合　治疗的目的在于消除病因,控制症状,愈合溃疡,防止复发和避免并发症。

(1)根除 Hp 治疗:对于 Hp 阳性的消化性溃疡患者,应首先给予根除 Hp 治疗。

(2)降低胃酸的药物治疗:包括抗酸药和抑制胃酸分泌药两类。前者如碱性抗酸药氢氧化铝、氢氧化镁及其复方制剂等。但长期大量应用时,不良反应较大,很少单一应用抗酸药来治疗溃疡。目前临床上常用的抑制胃酸分泌药有 H_2 受体拮抗剂(H_2RA)和质子泵抑制剂(PPI)两大类。①H_2RA:主要通过阻止组胺与 H_2 受体结合,使壁细胞分泌胃酸减少。常用药物有西咪替丁 800mg/d,雷尼替丁 300mg/d,法莫替丁 40mg/d,三者一日量可分 2 次口服或睡前顿服,服药后基础胃酸分泌特别是夜间胃酸分泌明显减少。②使壁细胞分泌胃酸的关键酶即 H^+-K^+-ATP 酶失去活性,其抑制胃酸分泌作用较 H_2RA 更强,作用更持久。常用奥美拉唑 20mg、兰索拉唑 30mg 和泮托拉唑 40mg,每天 1～2 次口服。

护理要点　遵医嘱给患者进行药物治疗,并注意观察药效及不良反应。①抗酸药:如氢氧化铝凝胶,应在饭后 1h 和睡前服用。服用片剂时应嚼服,乳剂给药前应充分摇匀。抗酸药应避免与奶制品同时服用。酸性食物及饮料不宜与抗酸药同服。服用镁制剂则易引起腹泻。②H_2 受体拮抗剂:应在餐中或餐后立刻服用,也可把一日剂量在睡前服用。如需同时服用抗酸药,则两药应间隔 1h 以上。如静脉给药时应注意控制速度。少数患者还可出现一过性肝功能损害和粒细胞缺乏,可出现头痛、头晕、疲倦、腹泻及皮疹等反应,如出现上述反应,应及时协助医生进行处理。药物可从母乳排出,哺乳期应停止用药。③PPI:如奥美拉唑,可引起头晕,应嘱患者用药期间避免开车或做其他必须高度集中注意力的工作。

(3)保护胃黏膜治疗:常用的胃黏膜保护剂包括硫糖铝和枸橼酸铋钾(CBS)。硫糖铝和CBS 能黏附在溃疡面上形成一层保护膜,从而阻止胃酸和胃蛋白酶侵袭溃疡面。硫糖铝常用剂量是 1.0g,一日 3 次;CBS 480mg/d,疗程为 4 周。枸橼酸铋钾:合剂,1 次 5ml 3 倍量温开水稀释后服用,1 日 3 次,6 周为一疗程;颗粒剂,1 次 1 包,1 日 3~4 次,化水冲服,饭前 1/2h 和睡前服用;片剂,2 片,1 日 2 次或 1 片,1 日 4 次。此外,前列腺素类药物如米索前列醇亦具有增加胃黏膜防御能力的作用。

护理要点:遵医嘱给患者进行药物治疗,并注意观察药效及不良反应。硫糖铝片宜在进餐前 1h 服用,可有便秘、口干、皮疹、眩晕、嗜睡等不良反应,因其含糖量较高,糖尿病患者应慎用,不能与多酶片同服,以免降低两者的效价。枸橼酸铋钾服药期内口中可能带有氨味,并可使舌、粪染成黑色;也有报道出现恶心等消化道症状,但停药后即消失;牛奶和抗酸剂可干扰其作用,不宜同时进服;严重肾病者禁用;服药期间不得服用其他含铋制剂;服药前后 1/2h 须禁食。

(4)外科手术治疗:对于大量出血经内科紧急处理无效、急性穿孔、瘢痕性幽门梗阻、内科治疗无效的顽固性溃疡以及胃溃疡疑有癌变者,可行手术治疗。

4.疼痛的护理 疼痛的护理主要包括:

(1)帮助患者认识和去除病因。向患者解释疼痛的原因,指导和帮助患者减少或去除加重和诱发疼痛的因素:对服用非类固醇抗炎药者,应停药;避免暴饮暴食和食用刺激性饮食,以免加重对胃肠黏膜的损伤;对嗜烟酒者,劝其戒除。

(2)仔细观察、了解患者疼痛的规律和特点,并按其特点指导缓解疼痛的方法。如 DU 表现为空腹痛或夜间痛,患者可准备抗酸性食物(苏打饼干等)在疼痛前进食,或服用抗酸剂以防疼痛。也可采用局部热敷或针灸止痛等。在症状较重时,嘱患者卧床休息,可使疼痛等症状缓解。病情许可的患者则可鼓励适当活动,以分散注意力。

四、健康教育

1.向患者及家属讲解引起和加重溃疡病的相关因素。指导患者建立合理的饮食习惯和结构,戒除烟酒,避免摄入刺激性食物。

2.指导患者保持乐观情绪,规律的生活,避免过度紧张与劳累。

3.指导患者遵医嘱正确服药,学会观察药效及不良反应,不随便停药,以减少复发。嘱患者慎用或勿用致溃疡药物,如阿司匹林、咖啡因、泼尼松等。

4.嘱患者定期复诊,若上腹部疼痛节律发生变化并加剧,或者出现呕血、黑便时,应立即就医。

(高翠华)

第十五节　肝硬化的护理

肝硬化(cirrhosis of liver)是一种或几种病因引起的慢性进行性弥漫性肝病。病理特点为广泛的肝细胞变性坏死,再生结节形成,结缔组织增生,致使正常肝小叶结构破坏和假小叶形成,使肝脏血液循环障碍和肝细胞的功能丧失,肝脏逐渐变硬、变形而发展为肝硬化。临床可有多系统受累,主要表现为肝功能损害和门静脉高压。晚期常有严重并发症,如消化道大出血、肝性脑病等。在我国,肝硬化是常见病,也是主要死亡病因之一。本病占内科总住院人数的 4.3%~14.2%。患者以青壮年男性多见,35~48 岁为发病高峰年龄,男女比例为(3.6~8):1。

一、护理评估

1.病因

(1)病毒性肝炎:是我国引起肝硬化的最主要原因,主要为乙型病毒性肝炎,其次为丙型肝炎,或乙型加丁型重叠感染,甲型和戊型一般不发展为肝硬化。

(2)乙醇中毒:是国外致肝硬化的重要原因,近年来我国乙醇中毒致肝硬化者增多。长期大量饮酒者,乙醇及其中间代谢产物(乙醛)直接引起酒精性肝炎,并发展为肝硬化,酗酒所致的长期营养失调也对肝脏起一定损害作用。

(3)血吸虫病:我国长江流域血吸虫病流行区多见。反复或长期感染日本血吸虫者,由于虫卵沉积在汇管区,虫卵及其毒性产物的刺激引起大量结缔组织增生,导致肝纤维化和门静脉高压症,称之为血吸虫病性肝纤维化。

(4)其他一如化学毒物或药物、胆汁淤积、循环障碍(如慢性充血性心力衰竭、缩窄性心包炎)、营养障碍、遗传和代谢性疾病等。

各种病因引起的肝硬化,其病理变化和发展演变过程是基本一致的。特征为广泛肝细胞变性坏死,结节性再生,弥漫性结缔组织增生,假小叶形成,造成肝内血管扭曲、受压、闭塞导致肝血循环紊乱。这是形成门静脉高压的病理基础。

2.临床表现

(1)健康史:询问患者有无病毒性肝炎、血吸虫病、长期酗酒或营养失调等病史;是否长期服用双醋酚丁、甲基多巴等药物,或长期反复接触磷、砷、四氯化碳等化学毒物;有无肝豆状核变性、血色病、半乳糖血症和 α_1 一抗胰蛋白酶缺乏症等病史。

(2)症状和体征:肝硬化起病隐匿,病程发展缓慢,可隐伏 3~5 年或更长时间。各型肝硬化可因出现并发症、伴发病、大量饮酒、手术等因素,促进病情加重和发展。临床上将肝硬化分为肝功能代偿期和肝功能失代偿期,但两期界限常不清楚,有时不易划分。

代偿期症状轻,无特异性,常以疲乏无力、食欲减退为主要表现,可伴有恶心、厌油腻、腹胀、上腹隐痛及腹泻等。上述症状呈间歇性,劳累或发生其他疾病时症状表现明显,经休息或治疗可缓解。患者营养状况一般或消瘦,肝轻度肿大,质地偏硬,无或轻度压痛,脾轻至中度大,肝功能多在正常范围内或轻度异常。

失代偿期症状明显,主要为肝功能减退和门静脉高压所致的全身多系统症状和体征:

1)肝功能减退的表现:①全身症状和体征。一般状况与营养状况均较差、乏力、消瘦、不规则低热、面色灰暗黝黑(肝病面容)、皮肤干枯粗糙、水肿、舌炎、口角炎等。②消化道症状。食欲减退为最常见症状,进食后常感上腹饱胀不适、恶心、呕吐;对脂肪、蛋白质耐受性差,稍进油腻肉食易引起腹泻、腹胀。部分患者可有黄疸表现,提示肝细胞有进行性损害或广泛性坏死。③出血倾向和贫血。常有皮肤紫癜、牙龈出血、鼻出血、胃肠出血等倾向,患者常有程度不同的贫血。主要与肝合成凝血因子减少、脾功能亢进、营养不良、毛细血管脆性增加等因素有关。④内分泌紊乱。可出现雌激素增多、雄激素和糖皮质激素减少,肝对雌激素的灭活功能减退,故体内雌激素增多。雌激素增多时,通过负反馈致雄激素和肾上腺皮质激素减少。雌激素与雄激素比例失调,男性患者常有性欲减退、睾丸萎缩、毛发脱落及乳房发育;女性患者可有月经失调、闭经、不孕等。部分患者出现蜘蛛痣,主要分布在面颈部、上胸、肩背和上肢等上腔静脉引流区域;手掌大小鱼际和指端腹侧部位皮肤发红称为肝掌。肾上腺皮质功能减退,表现为面部和其他暴露部位皮肤色素沉着。肝功能减退时对醛固酮和血管升压素的灭活作用减弱,致体内醛固酮及血管升压素增多,钠水潴留致尿少、水肿,并促进腹水形成。⑤皮肤瘙痒。由于肝硬化肝功能受损,患者血清胆红素增高所致。

2)门静脉高压症的表现:门静脉高压症可有脾大、侧支循环的建立和开放、腹水三大表现。①脾大:是门静脉高压症最早的表现。门静脉高压致脾静脉压力增高,脾淤血而肿大,一般为轻、中度大,有时可为巨脾。上消化道大量出血时,脾脏可暂时缩小,待出血停止并补足血容量后,脾脏再度增大。晚期脾大可伴有脾功能亢进,对血细胞破坏增加,表现为白细胞、血小板和红细胞计数减少。②侧支循环的建立和开放:门静脉压力增高使消化器官和脾的回心血液流经肝脏受阻,导致门静脉与腔静脉之间建立许多侧支循环。食管下段和胃底静脉曲张是肝硬化出血最主要的原因,也是诊断门静脉高压症最主要的证据。常因门静脉压力明显增高、粗糙坚硬食物机械损伤或剧烈咳嗽、呕吐致腹内压突然增高引起曲张静脉破裂出血,出现呕血、黑便及休克等表现。腹壁静脉曲张者在脐周和腹壁可见迂曲静脉以脐为中心向上及下腹壁延伸。痔静脉扩张是门静脉的直肠上静脉与下腔静脉的直肠中、下静脉吻合,可扩张形成痔核,破裂时引起便血。③腹水:是肝硬化肝功能失代偿期最为显著的临床表现,75%以上失代偿期患者有腹水。患者常有腹胀感,尤其饭后显著,大量腹水使横膈抬高,可出现呼吸困难、心悸、下肢水肿,甚至可发生脐疝;腹壁皮肤紧张发亮,膨隆呈蛙腹,叩诊有移动性浊音。部分患者伴有胸腔积液,以右侧多见。腹水形成的因素有:门静脉压力增高;低清蛋白血症(血浆清蛋白低于30g/L);肝淋巴液生成过多;血管升压素及继发性醛固酮增多,引起水钠重吸收增加;有效循环血容量不足致肾血流量减少,肾小球滤过率降低,排钠和排尿量减少。

3)肝脏情况:早期肝脏增大,表面尚平滑,质中等硬;晚期肝脏缩小,表面可呈结节状,质地坚硬;一般无压痛,但在肝细胞进行性坏死或并发肝炎和周围炎时可有压痛与叩击痛。

3.并发症

(1)上消化道出血:为本病最常见的并发症。由于食管下段或胃底静脉曲张破裂,引起突然大量的呕血和黑便,常引起出血性休克或诱发肝性脑病,死亡率高。

(2)感染:由于患者抵抗力低下,常易并发细菌感染,如肺炎、大肠杆菌败血症、胆道感染及自发性腹膜炎等。自发性腹膜炎系指腹腔内无脏器穿孔的急性腹膜细菌性感染。致病菌多为革兰阴性杆菌。患者可出现发热、腹痛、腹胀、腹膜刺激征、腹水迅速增长或持续不减,重者出现中毒性休克。

(3)原发性肝癌:肝硬化患者若在短期内出现肝增大,且表面有肿块,持续肝区疼痛、腹水增多且为血性、不明原因的发热等,应考虑并发原发性肝癌的可能,需做进一步检查。

(4)肝肾综合征:由于出现大量腹水时,有效循环血容量不足,肾血管收缩,肾内血液重新分布,引起肾皮质血流量减少,肾小球滤过率降低,发生肝肾综合征,也称功能性肾衰竭。表现为少尿或无尿、氮质血症、稀释性低钠血症和低尿钠,但肾无明显器质性损害。

(5)肝肺综合征:为严重的肝病、肺血管扩张和低氧血症的三联症。表现为呼吸困难、低氧血症,胸部 CT 及肺血管造影检查显示肺血管扩张。目前,内科治疗效果不明显。

(6)电解质和酸碱平衡紊乱:由于患者摄入不足、长期应用利尿剂、大量放腹水、呕吐、腹泻等因素,易造成电解质和酸碱平衡紊乱。常见的如①低钠血症:长期低钠饮食致原发性低钠,长期利尿和大量放腹水等致钠丢失,血管升压素增多使水潴留超过钠潴留而致稀释性低钠。②低钾低氯血症与代谢性碱中毒:进食少、呕吐、腹泻、长期应用利尿剂及高渗葡萄糖液、继发性醛固酮增多等可引起低钾低氯,而低钾低氯血症可致代谢性碱中毒,诱发肝性脑病。

4.辅助检查

(1)血常规:代偿期多正常,失代偿期常有不同程度的贫血。脾功能亢进时白细胞和血小板计数减少。

(2)尿常规:代偿期正常,失代偿期可有蛋白尿、血尿和管型尿。有黄疸时尿胆红素阳性,尿胆原增加。并发肝肾综合征时可有血尿、尿管型、尿蛋白阳性。

(3)肝功能检查:代偿期正常或轻度异常。失代偿期:转氨酶增高,以 ALT(GPT)增高显著,肝细胞严重坏死时 AST(GOT)增高会比 ALT 明显;因肝脏是合成清蛋白的唯一场所,肝硬化常有清蛋白降低,肝纤维化又使球蛋白增高,所以血清总蛋白正常、降低或增高,但清蛋白/球蛋白比例降低或倒置。

(4)免疫学检查:血清免疫球蛋白 IgG、IgA 均增高,以 IgG 增高显著;约有 50% 的患者 T 淋巴细胞数低于正常;部分患者可出现抗核抗体、抗平滑肌抗体等非特异性自身抗体;病毒性肝炎的患者,乙型、丙型或乙型加丁型肝炎病毒标记可呈阳性反应。

(5)腹水检查:一般为漏出液,若并发自发性腹膜炎、结核性腹膜炎或癌变时腹水可呈渗出液。腹水呈血性,应考虑癌变可能,需做细胞学检查。

(6)影像学检查:X 线钡餐检查食管静脉曲张者显示虫蚀样或蚯蚓样充盈缺损,胃底静脉曲张时钡剂呈菊花样充盈缺损。超声显像可显示肝大小和外形改变,脾大、门静脉高压症时可见门静脉、脾静脉直径增宽;有腹水时可见液性暗区。CT 和 MRI 检查可显示肝脾形态改变、腹水。放射性核素检查可见肝摄取核素稀疏、脾核素浓集等。

(7)内镜检查:可直视静脉曲张及其分布和程度。

(8)腹腔镜检查:可直接观察肝脾情况,在直视下对病变明显处进行穿刺,做活组织检查。

(9)肝穿刺活组织检查:可确诊为肝硬化。

5.心理、社会状况　肝硬化迁延不愈,随着肝功能降低,患者症状更为突出,往往担心发生出血、肝性脑病等并发症,有些患者担心癌变。目前针对此病尚无特效的治疗方法是造成患者焦虑、抑郁的直接原因。医疗费用的增加是使患者产生抑郁、焦虑以及敌对非常重要的因素。长期患病使患者劳动力、工作能力降低,严重影响事业发展、家庭生活。目前社会上相当一部分人对肝硬化缺乏了解,对肝硬化患者存有恐惧、歧视,致使患者产生自卑情绪,感到人际关系紧张。

二、护理诊断和合作性问题

1. 营养失调:低于机体需要量 与肝硬化所致的摄食量少及营养吸收障碍有关。

2. 体液过多 与肝硬化所致的门静脉高压、低蛋白血症及水钠潴留有关。

3. 有感染的危险 与机体抵抗力低下有关。

4. 活动无耐力 与肝硬化所致的营养不良有关。

5. 焦虑 与担心疾病的预后有关。

6. 有皮肤完整性受损的危险 与黄疸皮肤瘙痒、水肿、长期卧床有关。

7. 潜在并发症 上消化道出血、肝性脑病、功能性肾衰竭。

三、护理措施

1. 一般护理

(1)休息与活动:肝硬化患者的精神、体力状况随病情进展而减退,疲倦乏力、精神不振逐渐加重。应根据病情适当安排休息和活动。代偿期患者适当减少活动,但仍可参加轻体力工作;失代偿期患者则应以卧床休息为主,避免劳累。合并少量腹水时多卧床休息,尽量取平卧位,以增加肝、肾血流量,改善肝细胞的营养,提高肾小球滤过率。并抬高下肢,以减轻水肿。阴囊水肿者可用托带托起阴囊,以利水肿消退。大量腹水者卧床时可取半卧位,使膈肌下降,减轻呼吸困难和心悸。

(2)饮食护理:既保证饮食营养又遵守必要的饮食限制是改善肝功能、延缓病情进展的基本措施。应向患者及家属说明导致营养状况下降的有关因素、饮食治疗的意义及原则,与患者共同制订符合治疗需要而又被其接受的饮食计划。饮食治疗原则:高热量、高蛋白、高维生素、易消化饮食,忌酒,并根据病情变化及时调整。必要时遵医嘱给予静脉补充足够的营养,如高渗葡萄糖液、复方氨基酸、清蛋白或新鲜血。进行营养状况监测,经常评估患者的饮食和营养状况,包括每日的食物和进食量、体重和实验室检查有关指标的变化。

1)蛋白质:是肝细胞修复和维持血浆清蛋白正常水平的重要物质基础,应保证其摄入量。蛋白质来源以豆制品、鸡蛋、牛奶、鱼、鸡肉、瘦猪肉为主。肝功能显著损害或有肝性脑病先兆时应限制或禁食蛋白质,待病情好转后再逐渐增加摄入量,并应选择植物蛋白,例如豆制品,因其含蛋氨酸、芳香氨基酸和产氨氨基酸较少。

2)维生素:新鲜蔬菜和水果含有丰富的维生素,例如番茄、柑橘等富含维生素 C,日常食用可保证维生素的摄取。

3)限制水钠:有腹水者应低盐或无盐饮食,氯化钠限制在每日 $1.2\sim2.0g$,进水量限制在每日 1000ml 左右。应向患者介绍高钠食物有咸肉、酱菜、酱油、罐头、含钠味精等,应尽量少食用;含钠较少的食物有粮谷类、瓜茄类、水果等;限钠饮食常使患者感到食物淡而无味,可适量添加柠檬汁、食醋等,改善食物的调味,以增进食欲。

4)避免损伤曲张静脉:食管一胃底静脉曲张者避免进食粗糙、坚硬食物,应食菜泥、肉末、软食,进食时细嚼慢咽,咽下的食团宜小且外表光滑,切勿混入糠皮、硬屑、鱼刺、甲壳等,药物应磨成粉末,以防损伤曲张的静脉导致出血。

(3)心理护理:应注意对患者给予关心,鼓励患者说出心中的感受,对所提疑问应耐心给予解答,使其树立起战胜疾病的信心和勇气。

(4)皮肤护理:腹水患者多伴皮肤干枯粗糙、水肿、抵抗力弱;黄疸患者皮肤瘙痒,故应做好皮肤护理。每日可用温水擦浴,保持皮肤清洁,避免用力搓擦。患者衣着宜宽大柔软、宜吸汗,床铺应平整洁净。长期卧床患者应定时更换体位,以防发生压疮,皮肤瘙痒者可给予止痒处理。嘱患者勿用手抓挠,以免皮肤破损引起感染。

2.病情观察 注意观察生命征、尿量等情况,准确记录出入量,观察腹围、体重,注意有无呕血及黑便,有无精神行为异常表现,若出现异常,应及时报告医生,采取紧急措施,防止肝性脑病、功能性肾衰竭的发生。

3.治疗配合 现有的治疗方法尚不能逆转已发生的肝硬化,对于代偿期患者,治疗旨在延缓肝功能失代偿、预防肝细胞肝癌;对于失代偿期患者,则以改善肝功能、治疗并发症、延缓或减少对肝移植需求为目标。

(1)保护和改善肝功能:①去除或减轻病因,如 HBV 肝硬化失代偿期,当 HBV DNA 阳性时,均应给予抗 HBV 治疗;乙醇性肝硬化的患者应禁酒;有肝胆结石者应治疗肝胆结石,保持胆道畅通;血吸虫性肝硬化者,如仍有成虫寄生,可进行杀虫治疗。有效地去除病因,是治疗肝硬化和防止其发展的有力措施。②慎用损伤肝脏的药物:避免不必要、疗效不明确的药物,减轻肝脏代谢负担。③保护肝细胞:为避免增加肝细胞负担,药物种类不宜过多,适当选用保肝药物,如熊去氧胆酸、腺苷蛋氨酸等。

护理要点:遵医嘱给患者进行药物治疗,护肝药物不宜过多,并注意观察药效及不良反应。禁用损害肝脏药物。

(2)腹水的治疗

1)限制钠、水的摄入:限制盐在 1.2~2g/d,进水量限制在 1000ml/d 左右。

2)增加钠、水的排泄。①利尿:常用保钾利尿剂(螺内酯和氨苯蝶啶)、排钾利尿剂(呋塞米和氢氯噻嗪)。由于肝硬化腹水患者血浆醛固酮浓度增高,利尿剂首选醛固酮拮抗剂—螺内酯。螺内酯和呋塞米联合应用有协同作用,并可减少电解质紊乱。利尿剂使用不宜过猛,避免诱发肝性脑病、肝肾综合征等。②导泻:利尿剂治疗无效可应用导泻药,如甘露醇 20g,1~2 次/天,通过肠道排出水分。③腹腔穿刺放腹水:当大量腹水引起高度腹胀、影响心肺功能时,可穿刺放腹水以减轻症状。但会丢失蛋白质,且短期内腹水又复原,应同时给清蛋白静脉点滴,可提高疗效。每次放腹水在 4000~6000ml,亦可一次放 10000ml,甚至放完,同时静脉滴注清蛋白 40~60g。

3)提高血浆胶体渗透压:每周输注新鲜血、清蛋白、血浆,不仅有助于促进腹水消退,也利于改善机体一般状况和肝功能。

4)腹水浓缩回输：是难治性腹水的有效治疗方法。放出腹水 5000ml,经超滤或透析浓缩成 500ml 后,回输至患者静脉内,可减轻水、钠潴留,并可提高血浆清蛋白浓度,增加有效循环血容量,改善肾血液循环,以减轻腹水。有感染的腹水不可回输。

5)减少腹水生成和增加其去路：例如腹腔－颈静脉引流是通过装有单向阀门的硅管,利用腹－胸腔压力差,将腹水引入上腔静脉；胸导管－颈内静脉吻合术可使肝淋巴液顺利进入颈内静脉,减少肝淋巴液漏入腹腔,从而减少腹水来源。

护理要点：①大量腹水时,应避免剧烈咳嗽、打喷嚏、用力排便等。②使用利尿剂时应特别注意维持水、电解质和酸碱平衡。利尿速度不宜过快,无水肿者每天减轻体重 500g,有下肢水肿者每天减轻体重 1000g。如出现肝性脑病、低钠血症(血钠＜120mmol/L),肌酐＞180μmol/L 应停用利尿剂。

（3）手术治疗：各种分流、断流术和脾切除术等,包括近年来开展的以介入放射学方法进行的经颈静脉肝内门－体分流术,目的是降低门静脉系统压力和消除脾功能亢进。肝移植手术是治疗晚期肝硬化的新方法。

四、健康教育

1.护士应帮助患者和家属掌握本病的有关知识和自我护理方法,分析和消除不利于个人和家庭应对的各种因素,树立治病信心,保持愉快心情,把治疗计划落实到日常生活中。

2.保证身心两方面的休息,应有足够的休息和睡眠,生活起居有规律。活动量以不加重疲劳感和其他症状为度。应十分注意情绪的调节和稳定。在安排好治疗、身体调理的同时,勿过多考虑病情,遇事豁达开朗。

3.指导患者遵循并保持正确的饮食治疗原则和方法,帮助他们制订合理的营养食谱,教给他们一些特殊的饮食烹调方法,少食含钠较高的食物、饮料,如含钠味精、酱菜、松花蛋、香肠、咸肉、啤酒、汽水等,在烹调时不用钠盐而另外每日给盐 1～2g,让患者进餐时随意加在菜上,以增加食物咸味、增强食欲。

4.嘱患者遵医嘱用药,不随意加用药物,以免加重肝脏负担和导致肝功能损害。向患者详细介绍所用药物的名称、剂量、给药时间、给药方法,教会其观察药物疗效和不良反应。例如服用利尿剂者,应记录尿量,如出现软弱无力、心悸等症状时,提示低钠、低钾血症,应及时就医。

5.向患者及家属介绍并使其掌握本病有关知识和自我护理方法,如病毒性肝炎与本病发生有着密切的关系,应积极治疗病毒性肝炎以防止肝硬化；注意保暖,防止感染；学会早期识别病情变化,及时发现并发症先兆,如出现性格、行为改变等可能为肝性脑病的前驱症状；呕血、黑便等提示上消化道出血,应及时就诊。

6.指导患者定期门诊复查和检测肝功能,以监测病情变化。

（邢艳丽）

第十六节 肝性脑病的护理

肝性脑病(hepatic encephalopathy,HE)是由急、慢性肝功能衰竭或各种门—体分流(portosystemic venous shunting)引起的、以代谢紊乱为基础的、并排除了其他已知脑病的中枢神经系统功能失调综合征。临床上可以表现为程度和范围较广的神经精神异常,从轻微的智力异常,到人格改变、行为异常、智力减退,甚至发生不同程度的意识障碍。过去所称的肝性昏迷(hepatic coma),目前认为只是 HE 中程度相当严重的一期,并不能代表 HE 的全部。

急性、慢性肝功能障碍和(或)门—体分流,致肠道吸收的毒性物质不能由(或不经过)肝脏解毒、清除,直接进入体循环,透过血—脑屏障到达脑组织而引起中枢神经系统功能紊乱,是多种因素综合作用的结果。其中高血氨被公认为最关键因素之一。氨对中枢系统的毒性作用主要是干扰脑能量代谢,其次还可影响中枢兴奋性神经递质如谷氨酸及抑制性神经递质谷氨酰胺、γ—氨基丁酸(GABA)的平衡而产生中枢抑制效应。其他尚有假性神经递质学说,如鳝胺与苯乙醇胺取代了正常的神经递质时,则神经传导发生障碍。GABA 受体复合物的作用、支链氨基酸与芳香族氨基酸比例失衡、脑细胞水肿学说、星形细胞功能失调、硫醇、短链脂肪酸毒性、锰沉积等也参与其发生。

一、护理评估

1.病因 根据 HE 病因的不同可分为下列 3 种类型:

(1)A 型:急性肝功能衰竭相关的 HE,常于起病 2 周内出现脑病症状。亚急性肝功能衰竭时,HE 出现于 2~12 周,可有诱因。

(2)B 型:门—体旁路性 HE,患者存在明显的门—体分流,但无肝脏本身的疾病。这种门—体分流可以是自发的或由于外科或介入手术造成。如先天性血管畸形、肝内或肝外水平门静脉的部分阻塞等。

(3)C 型:慢性肝病、肝硬化基础上发生的 HE,常伴门静脉高压和(或)门—体分流,是 HE 中最为常见的类型,其中肝功能不全是脑病发生的主要因素。

肝性脑病的常见诱发因素主要包括:消化道出血、感染、电解质紊乱、大量放腹水、过度利尿、摄入过量的含氮食物、便秘、门—体分流术后、镇静剂使用等。

2.临床表现

(1)健康史:询问患者有无肝病史,特别是肝硬化;有无门体分流手术史;有无上消化道出血、高蛋白饮食、大量排钾利尿剂和放腹水、催眠镇静药和麻醉药、便秘、感染、尿毒症、低血糖、外科手术等诱发因素。

(2)症状和体征:常因原有肝病的性质、肝细胞损害的轻重缓急以及诱因的不同而很不一致。一般根据意识障碍的程度、神经系统表现和脑电图改变,将肝性脑病由轻到重分为 0 期、前驱期、昏迷前期、昏睡期、昏迷期(表 10-8)。各期临床表现可有重叠,可互相转化。肝功能损害严重的肝性脑病患者有明显黄疸、出血倾向和肝臭,易并发各种感染、肝肾综合征和脑水肿等。

表 10－8 肝性脑病临床分期

分期	临床特征	神经系统体征	脑电图改变
0 期(轻微型肝性脑病)	无行为、性格的异常,只在心理测试或智力测试时有轻微异常	无	正常 α 波节律
1 期(前驱期)	轻度性格改变或行为异常,如欣快激动或沮丧少语,衣冠不整或随地便溺,应答尚准确但吐字不清且缓慢,注意力不集中或睡眠时间倒错(昼睡夜醒)	可测到扑翼样震颤	不规则的本底活动(α 和 θ 节律)
2 期(昏迷前期)	以睡眠障碍和精神错乱为主,反应迟钝、定向障碍、计算力及理解力均减退、言语不清、书写障碍、行为反常、睡眠时间倒错明显,甚至出现幻觉、恐惧、狂躁。可有不随意运动或运动失调	腱反射亢进、肌张力增高、踝阵挛阳性、巴氏征阳性、扑翼征明显阳性	持续的 θ 波,偶有 δ 波
3 期(昏睡期)	以昏睡和精神错乱为主,但能唤醒,醒时尚能应答,但常有神志不清或有幻觉	仍可引出扑翼征阳性、踝阵挛阳性、腱反射亢进、四肢肌张力增高、椎体束征阳性	普通的 θ 波,一过性的含有棘波和慢波的多相综合波
4 期(昏迷期)	神志完全丧失,不能被唤醒。浅昏迷时对痛觉刺激有反应,深昏迷时对各种刺激均无反应	浅昏迷时腱反射和肌张力仍亢进、踝阵挛阳性,由于不合作,扑翼征无法检查,深昏迷时各种反射消失	持续的 δ 波,大量的含棘波和慢波的综合波

3.辅助检查

(1)血氨:正常人空腹静脉血氨为 $40\sim70\mu g/dl$。慢性肝性脑病特别是门—体分流性脑病患者多有血氨增高。

(2)脑电图检查:典型改变为节律变慢,主要出现普遍性每秒 $4\sim7$ 次 θ 或三相波,也可有每秒 $1\sim3$ 次的 δ 波,对诊断和预后的判断有意义。

(3)简易智力测验:测验内容包括书写、构词、画图、搭积木、用火柴搭五角星等,常规使用的数字连接实验和符号数字实验,结果容易计量,便于随访。简易智力测验对于诊断早期肝性脑病包括亚临床肝性脑病最有价值。

4.心理、社会状况 肝性脑病是晚期肝硬化的最严重并发症。肝硬化为慢性经过,久治不愈,病情发展逐渐加重,疗效不确定,且所需营养及医疗费用较多,患者及家属的家庭生活受到极大影响。中青年患者对自己的工作及婚姻考虑较多,往往情绪低落,对未来生活丧失信心;老年人思想较保守及接受能力较差,所以患者容易产生消极、绝望、悲观情绪,影响日常生活。当并发肝性脑病后,患者得知没有根治的可能,更加重了愤怒的心理。同时感到被剥夺了生活的权利与自由,情感脆弱,对治疗采取消极的态度。

二、护理诊断和合作性问题

1.意识模糊 与血氨增高,干扰脑细胞能量代谢和神经传导有关。

2.照顾者角色困难 与患者意识障碍、照顾者缺乏有关照顾知识及经济负担过重有关。

3.营养失调:低于机体需要量 与肝功能减退、消化吸收障碍以及控制蛋白摄入有关。

4.活动无耐力 与肝功能减退、营养摄入不足有关。

5.有感染的危险　与长期卧床、营养失调、抵抗力低下有关。

6.知识缺乏　缺乏预防肝性脑病的有关知识。

三、护理措施

1.一般护理

(1)休息与活动:要适当休息,当腹水消失、肝功能明显好转时再适当劳逸结合,但不能过度活动。

(2)饮食护理:传统的观念认为限制蛋白饮食可减少肠道产氨、防止 HE 的恶化。但近来研究发现肝硬化 HE 患者常常伴有营养不良,严格限制蛋白摄入,虽能防止血氨升高,但可使患者的营养状况进一步恶化,加重肝损害、增加死亡的风险。而正氮平衡有利于肝细胞再生及肌肉组织对氨的脱毒能力。具体措施是:急性 HE 及 3～4 期 HE 开始数日要禁食蛋白,清醒后每 2～3d 增加 10g,逐渐增加蛋白至 1.2g/(kg·d);1～2 期 HE 则开始数日给予低蛋白饮食(20g/d),每 2～3d 增加 10g,如无 HE 发生,则继续增加至 1.2g/kg。蛋白种类以植物蛋白为主,其次是牛奶蛋白。因植物蛋白含甲硫氨酸和芳香族氨基酸较少,而支链氨基酸较多,且能增加粪氮的排出;同时植物蛋白中含有非吸收的纤维素,经肠菌酵解产酸有利于氨的排出。尽量避免用动物蛋白(致脑病作用最强)。适当补充锌元素,锌是催化尿素循环酶的重要辅助因子,肝硬化患者,尤其是合并营养不良时常常存在锌缺乏。

(3)心理护理:提供情感支持,尽量安排专人护理,训练患者的定向力,利用电视、收音机、报纸、探视者等提供环境刺激。对烦躁患者应注意保护,可加床栏,必要时使用约束带,防止发生坠床及撞伤等意外。在患者清醒时向其讲解意识模糊的原因,安慰患者,尊重患者的人格,切忌嘲笑患者的异常行为。

2.病情观察　严密观察病情变化,密切注意肝性脑病的早期征象,如患者有无冷漠或欣快,理解力和近期记忆力减退,行为异常(哭泣、叫喊、当众便溺),以及扑翼样震颤,观察患者思维及认知的改变,采用给患者刺激、定期唤醒等方法判断其意识障碍的程度。监测并记录患者生命征及瞳孔变化。定期复查血氨、肝肾功能、电解质。

3.治疗配合　本病尚无特效疗法,常采用综合治疗措施。

(1)消除诱因,避免诱发和加重肝性脑病。

护理要点:及时去除或避免诱发因素,应协助医生迅速去除本次发病的诱发因素,并注意避免其他诱发因素。①避免应用催眠镇静药、麻醉药等。②避免快速利尿和大量放腹水,及时处理严重的呕吐和腹泻。③防止感染,应遵医嘱及时、准确地应用抗生素,有效控制感染。④禁止大量输液,过多液体可引起低血钾、稀释性低血钠、脑水肿等,从而加重肝性脑病。⑤保持大便通畅,防止便秘。可采用灌肠和导泻的方法清除肠内毒物。灌肠应使用生理盐水或弱酸性溶液(生理盐水 1～2L 加用食醋 100ml);忌用肥皂水,因其为碱性,可增加氨的吸收。⑥积极预防和控制上消化道出血,上消化道出血可使肠道产氨增多,使血氨增高而诱发本病,出血停止后应灌肠和导泻,以清除肠道内积血,减少氨的吸收。

(2)减少肠内毒物的生成和吸收:①饮食。开始数日内禁食蛋白质,神志清楚后,可逐渐增加蛋白质。②灌肠或导泻。清除肠内积食、积血或其他含氮物,可用生理盐水或弱酸性溶液灌肠,或口服 33% 硫酸镁导泻。也可口服乳果糖或乳梨醇。对急性门—体分流性脑病昏迷患者以 66.7% 乳果糖 500ml 灌肠作为首选治疗。③抑制肠道细菌生长。口服新霉素或甲硝唑,也可选巴龙霉素、去甲万古霉素、利福昔明。利福昔明-α晶型可广谱、强效地抑制肠道内细菌生长,已被美国 FDA 批准用于治疗肝性脑病,可有效维持肝性脑病的长期缓解,并可预防复发,提高肝硬化患者智力测验结果,改善轻微型肝性脑病。

护理要点:乳果糖因在肠内产气较多,应用时应从小剂量开始。长期服用新霉素的患者中少数可出现听力或肾功能损害,故服用新霉素不宜超过 1 个月。

(3)促进有毒物质的代谢清除,纠正氨基酸代谢紊乱。

1)降氨药物:谷氨酸钾(每支 6.3g/20ml)和谷氨酸钠(每支 5.75g/20ml)可促进尿素合成而降低血氨;苯甲酸钠口服用于治疗急性门-体分流性脑病的效果与乳果糖相当;苯乙酸、鸟氨酸、门冬氨酸亦有显著降氨作用。

2)左旋多巴:能透过血-脑屏障,在脑内转化为大量的多巴胺和去甲肾上腺素,对抗假性神经递质的作用。类似的药物还有溴隐亭。服用左旋多巴禁用维生素 B_6,因维生素 B_6 为脱竣酶的辅酶,会加速左旋多巴的外周脱羧,增加外周多巴胺含量,并减少左旋多巴进入脑组织的量,因而减少中枢神经系统内神经递质的形成并增加不良反应。

3)纠正氨基酸代谢紊乱药物:口服或静脉输注以支链氨基酸为主的氨基酸混合液,理论上可纠正氨基酸代谢不平衡,有利于恢复患者的正氮平衡。

4)γ-氨基丁酸/苯二氮䓬(GABA/BZ)受体拮抗药:氟马西尼是 BZ 受体拮抗剂,通过抑制 GABA/BZ 受体发挥作用,对肝性脑病患者的昏睡、昏迷可产生明显的改善。剂量为 1～2mg,静脉注射。

护理要点:选用谷氨酸钾和谷氨酸钠时,应根据血清钾、钠浓度而定。因精氨酸呈酸性,不宜与碱性溶液配伍使用。使用上述药物时,静脉滴注速度宜慢,注意消化道反应和变态反应。

5)微生态制剂:包括益生菌、益生元和合生元,它们可以促进宿主肠道内有益细菌群如乳酸杆菌的生长,并抑制有害菌群如产脲酶菌的生长;可以改善肠上皮细胞的营养状态、降低肠道通透性,从而减少细菌移位和内毒素血症的发生,并可改善高动力循环状态;还可减轻肝细胞的炎性反应和氧化应激,从而增加肝脏的氨清除。益生菌治疗可降低肝性脑病患者血氨水平,减少肝性脑病的复发,并对轻微型肝性脑病患者有改善作用。

6)人工肝支持系统:可分为非生物型、生物型及混合型 3 种,但目前临床上广泛应用的主要是非生物型,包括血液透析、血液滤过、血浆置换、血液灌流、血浆吸附等方式。人工肝支持系统可代替肝脏的部分功能,清除体内积聚的毒物,为肝细胞的再生提供条件和时间,也是等待肝移植的过渡疗法,可用于急、慢性 HE。但如果是急性肝衰竭或终末期肝病晚期,则肝移植是唯一有效的治疗。

7)肝移植:对于内科治疗不满意的各种顽固性、严重 HE,原位肝移植是一种有效的手段。

(4)对症治疗:①纠正水、电解质和酸碱失衡。每日液体总入量以不超过 2500ml 为宜。肝硬化腹水患者一般以尿量加 1000ml 为标准控制入液量,以免血液稀释、血钠过低而加重昏迷。注意纠正低钾和碱中毒,及时补充氯化钾或静脉滴注精氨酸溶液。②保护脑细胞功能,可用冰帽降低颅内温度。③保持呼吸道通畅。深昏迷者,应作气管切开吸痰,给氧。④防止脑水肿。静脉滴注高渗葡萄糖、甘露醇等脱水剂。

护理要点:大量输注葡萄糖的过程中,必须警惕低钾血症、心力衰竭和脑水肿。

4.昏迷患者的护理

(1)患者取仰卧位,头略偏向一侧,以防舌后坠阻塞呼吸道。

（2）保持呼吸道通畅，深昏迷患者应作气管切开以吸痰，保证氧气的供给。

（3）做好口腔、眼部的护理。保持床褥干燥、平整，定时协助患者翻身，按摩受压部位，防止压疮。

（4）尿潴留患者给予留置尿管，并详细记录尿量、颜色、气味。

（5）给患者做肢体的被动运动，防止静脉血栓形成及肌肉萎缩。

5. 照顾者支持护理

（1）评估照顾者存在的困难和应对能力：与照顾者建立良好的关系，了解他们的基本情况，正确估计照顾者所具备的应对能力。

（2）给照顾者提供各种社会支持：对照顾者表示关心和信任，给予情感上的支持。对其照顾患者所起的重要作用给予积极肯定，使其确定自我价值。

（3）协助照顾者制订照顾计划：与照顾者一起讨论护理问题，让其了解本病的特点，做好充分的心理准备。帮助照顾者合理安排时间，制订一个切实可行的照顾计划，将各种需要照顾的内容和方法进行讲解和示范，帮助照顾者进入角色。

四、健康教育

1. 向患者和家属介绍肝脏疾病和肝性脑病的有关知识，防止和减少肝性脑病的发生。

2. 指导患者和家属认识肝性脑病的各种诱发因素，要求患者自觉避免诱发因素，如限制蛋白质的摄入，不滥用对肝有损害的药物，保持大便通畅，避免各种感染，戒烟酒等。

3. 告诉患者及家属肝性脑病发生时的早期征象，以便患者发病时能及时得到诊治。

4. 使患者及家属认识疾病的严重性，嘱患者要加强自我保健意识，树立战胜疾病的信心。家属要给予患者精神支持和生活照顾。

5. 指导患者遵医嘱规定的剂量、用法服药，了解药物的主要不良反应，定期随访复诊。

（邢艳丽）

第十七节　上消化道出血的护理

上消化道出血（upper gastrointestinal hemorrhage）是指屈氏韧带以上的消化道，包括食管、胃、十二指肠、胰腺、胆道或胃空肠吻合术后的空肠等病变引起的出血。大量出血是指在数小时内失血量超过 1000ml 或占循环血容量 20％，临床表现以呕血和（或）黑便为主，常伴有急性周围循环衰竭，严重者导致失血性休克而危及生命。

一、护理评估

1. 病因　最常见病因是消化性溃疡、食管－胃底静脉曲张破裂、急性糜烂出血性胃炎（由于常服用非类固醇抗炎药物、嗜酒引起的急性胃黏膜损害）、胃癌等。①食管疾病如食管炎、食管癌等；②胃、十二指肠疾病：如消化性溃疡、急性胃炎、胃黏膜脱垂、胃癌等；③肝脏疾病：如肝硬化所致食管－胃底静脉曲张破裂；④胆道和胰腺疾病：如胆道和胰腺的炎症、肿瘤等；⑤全身性疾病：如血液病、尿毒症、应激性溃疡等。

2. 临床表现

（1）健康史：询问患者有无引起上消化道出血疾病的病史。

(2)症状和体征:取决于出血病变性质、部位、出血量与速度。

1)呕血与黑便:是上消化道出血的特征性表现。呕血是指上消化道出血时,胃内或反流入胃的血液经口呕出;黑便是上消化道出血后,血红蛋白中的铁在肠道经硫化物作用下形成黑色的硫化铁随大便排出所致。上消化道大出血后均有黑便,出血部位在幽门以上者常有呕血,若出血量少,速度较慢,也可无呕血仅见黑便;出血在幽门以下者可仅有黑便,如出血量大、速度快,可因血液反流入胃,引起呕血。

2)失血性周围循环衰竭:急性周围循环衰竭的程度与出血量及出血速度有关。若出血量较大且速度快者,循环血容量可迅速减少,导致心输出量降低,可出现一系列表现,如头晕、心悸、出汗、脉细数、血压下降、皮肤湿冷、烦躁不安或意识不清,收缩压低于 80mmHg(10.7kPa)等休克状态。

3)出血量的评估:详细询问呕血和(或)黑便的发生时间、次数、量及性状,以便准确估计出血量。①大便隐血阳性提示每日出血量>5ml。②出现黑便表明出血量在 50ml 以上。③胃内积血量达 250ml 时引起呕血。④一次出血量在 400ml 以下,一般不引起全身症状;如出血量超过 400~500ml 时,可引起头晕、心悸、乏力等症状,⑤短期内出血量超过 1000ml 或循环血量的 20% 时,即出现急性周围循环衰竭的表现,严重者引起失血性休克,如心率超过 120次/分,收缩压低于 80mmHg(10.7kPa)或低于基础压的 25%,出现表情淡漠、烦躁不安、面色苍白、四肢湿冷、尿量减少等表现。

4)出血是否停止或再出血的评估:患者出血后黑便持续时间受排便次数的影响,如每天排便 1 次,约 3d 大便颜色恢复正常,若 48h 未有第二次出血,则再出血的可能明显减少。如出现下列征象,提示继续出血或再次出血:①反复呕血或黑便次数增加,呕吐物转为暗红色,肠鸣音亢进;②虽经足量补充血容量,周围循环衰竭现象未见改善;③血红细胞计数、血红蛋白量和血细胞比容继续下降;④网织红细胞计数及血尿素氮持续增高。

5)氮质血症:血尿素氮常增高,称为肠源性氮质血症,其原因主要是大量血液进入肠道,血液中蛋白质被消化吸收引起。

6)发热:上消化道大量出血被控制后,多数患者出现低热,一般不超过 38.5℃,持续 3~4d。可能与血容量减少,急性循环衰竭,导致体温调节中枢功能障碍有关。

3.并发症 出血量大者可并发失血性休克、急性肾功能衰竭等。

4.辅助检查

(1)血液检查:测血红蛋白、白细胞及血小板计数、网织红细胞、肝功能、肾功能、血尿素氮、大便隐血试验等。出血 24h 内网织红细胞增高,出血停止后逐渐恢复正常;白细胞计数可暂时增高,血止后 2~3h 即恢复正常;肝硬化合并脾功能亢进者白细胞计数可不高。

(2)胃镜检查:是上消化道出血病因诊断的首选检查措施。一般在上消化道出血 24~48h 内行急诊胃镜检查,可以直接观察出血部位,明确出血病因诊断,并可进行镜下止血治疗。

(3)影像学检查:①X 线钡餐造影检查一般用于有胃镜检查禁忌证或不愿进行胃镜检查者,目前主张 X 线钡餐检查应在出血已经停止及病情基本稳定数天后进行。此检查对经胃镜检查出血原因不明或疑病变在十二指肠降段以下小肠段,有特殊的诊断价值。②选择性动脉造影如腹腔动脉、肠系膜上动脉造影适用于内镜检查无阳性发现或不适宜做内镜检查者。③吞线试验适用不能耐受 X 线、内镜、动脉造影检查的患者。

5.心理、社会状况 上消化道出血由于疾病来的突然,患者没有足够的思想准备,往往产生紧张及焦虑情绪,有的患者病情重,害怕病情恶化,加之对疾病的认知不了解,表现出急躁情绪,对检查及治疗缺乏耐心,甚至对医护人员态度生硬、粗暴。患者对入院后进行的诊断和治疗措施不了解,有些操作甚至会增加痛苦,对护理操作产生恐惧及不安心理,有些患者因经济原因,也会产生忧虑情绪。消化道出血患者因病情反复、加重,出血量大,出现沮丧、绝望心理,对疾病的治疗和恢复失去信心,有些患者甚至有放弃治疗的念头。

二、护理诊断和合作性问题

1.体液不足　与上消化道出血有关。

2.活动无耐力　与上消化道出血有关。

3.恐惧　与消化道出血对生命威胁有关。

4.潜在并发症　休克。

5.有窒息的危险　与呕出血液反流入气管有关,与三腔二囊管过度压迫气管有关。

6.知识缺乏　缺乏预防上消化道出血的知识。

三、护理措施

1.一般护理

(1)休息与活动:绝对卧床休息,取平卧位并将下肢略抬高,以保证脑部供血;呕血时头偏向一侧,防止窒息或误吸;必要时用负压吸引器清除气道内分泌物、血液或呕吐物、保持呼吸道通畅。

(2)饮食护理:食管-胃底静脉曲张破裂出血、急性大出血伴恶心、呕吐者应禁食,消化性溃疡患者少量出血无呕吐者,可进温凉、清淡流质食物;消化性溃疡患者进食可减少胃收缩运动,并可中和胃酸,促进溃疡愈合。出血停止后改为营养丰富、易消化、无刺激性半流质饮食,宜少量多餐,逐步过渡到正常饮食。食管-胃底静脉曲张破裂出血的患者,止血后1～2d可进高热量、高维生素流质饮食,无再出血可渐改为半流质饮食,限制蛋白质摄入,避免粗糙、坚硬、刺激性食物,应细嚼慢咽,防止损伤曲张静脉而再次出血。

(3)心理护理:关心、安慰患者,并向其解释安静休息有利于止血,以减轻患者的紧张情绪;大出血时,不断巡视并陪伴患者,使其有安全感;呕血或黑便后及时清除血迹、污物,以减少对患者的不良刺激;留置三腔二囊管给患者以不适感,有过插管经历的患者尤其易出现恐惧感,故应向患者耐心解释本治疗方法的目的、过程、重要性及注意事项,并加以安慰和鼓励,取得患者的配合;解释各项检查、治疗措施的意义,听取并解答患者家属的提问,以减轻疑虑。

2.病情观察　严密观察患者的意识状态,监测心率、血压、呼吸变化,必要时进行心电监护;密切注意上消化道出血的早期征象,如患者有无头晕、心悸、大汗、腹痛、肠鸣音活跃等;如患者出现烦躁不安、面色苍白、皮肤湿冷、四肢冰凉,则提示微循环血液灌注不足;而皮肤逐渐变暖、出汗停止,则提示血液灌注好转。观察呕吐物和粪便的性质、颜色及量,正确估计出血量;准确记录出入量,必要时留置导尿管;每4h测量1次尿量,应保持尿量>30ml/h。定期复查红细胞计数、血细胞比容、血红蛋白、网织红细胞计数、血尿素氮,以了解贫血程度,出血是否停止。急性大出血时,经由呕吐物、鼻胃管抽吸和腹泻,可丢失大量水分和电解质,故应密切监测血清电解质的变化。

3.治疗配合　治疗原则是迅速补充血容量,控制休克,积极采取有效止血措施及对症处理。

(1)补充血容量:立即开放静脉、取血配血,迅速补充血容量,输液开始宜快,可先输入平衡液、右旋糖酐、羟乙基淀粉等,必要时尽早输入全血,及时恢复有效血容量,使血红蛋白维持在 90～100g/L;肝硬化患者需输新鲜血,库存血含氨多,易诱发肝性脑病。

(2)止血措施

1)药物治疗:①口服药物止血。去甲肾上腺素 8mg 加入 100ml 生理盐水中分次口服,也可经胃管注入,亦可服凝血酶等,适用于胃、十二指肠出血。②H₂ 受体拮抗药或质子泵抑制剂:抑制胃酸分泌,提高胃内 pH 值,促进止血,适用于消化性溃疡、食管—胃底静脉曲张破裂出血、急性胃黏膜损害等引起的出血。常用药物有西咪替丁、雷尼替丁、法莫替丁、奥美拉唑等,急性出血期均应静脉给药。③垂体后叶素:可降低门静脉压力,适用于食管—胃底静脉曲张破裂出血,但冠状动脉粥样硬化性心脏病、高血压及孕妇禁用。④生长抑素:可减少内脏血流量 30%～40%,对上消化道出血止血效果较好,多用于食管—胃底静脉曲张破裂出血,常用药物有善宁、施他宁等。

护理要点:立即建立静脉通道,配合医师迅速、准确地实施输血、输液、各种止血治疗及用药等抢救措施,并观察治疗效果及不良反应。积极补充血容量,必要时可先用右旋糖酐或其他血浆代用品,输液开始宜快,以尽快恢复和维持有效循环血量,必要时测定中心静脉压作为调整输液量和速度的依据;治疗中避免因输液、输血过多、过快而引起急性肺水肿,对老年人和心肺功能不全者尤应注意。垂体后叶素可引起腹痛、血压升高、心律失常、心肌缺血等,故滴注速度宜缓慢,并严密观察有无胸部不适、腹痛、腹泻等不良反应;肝病患者禁用吗啡、巴比妥类药物。

2)三腔二囊管压迫止血:适用于食管—胃底静脉曲张裂出血,止血效果肯定、经济,但患者痛苦、并发症多、早期再出血率高,常用于药物止血效果不好时应用。经鼻腔插入三腔二囊管,进入胃内后使胃囊充气,然后向外牵拉,以压迫胃底曲张静脉;必要时再充食管气囊,以压迫食管曲张静脉。

3)内镜下止血:适用于有活动性出血或暴露血管的溃疡。方法有血管套扎、激光、高频电凝、微波、热探头及注射疗法等;治疗食管—胃底静脉曲张、预防再出血,目前采用注射硬化剂至曲张静脉,或用套圈结扎曲张的静脉,达到有效止血的目的,也可两种方法联合应用。此种治疗的并发症主要有局部溃疡、出血、穿孔、瘢痕狭窄等。

(3)手术治疗:食管—胃底静脉曲张破裂出血内科治疗无效,应考虑外科手术或经颈静脉肝内门—体静脉分流术。

(4)介入治疗:对于无法进行内镜治疗,又不能耐受手术的严重消化道大出血的患者,可考虑介入治疗。

四、健康教育

1.心理指导 指导患者保持安静,配合治疗,有利于止血,紧张、恐惧的心理能使肾上腺素分泌增加,血压增高,可诱发和加重出血。

2.饮食指导 指导患者合理饮食,戒除烟酒,避免暴饮暴食;进食营养丰富、易消化的食物,避免粗糙、刺激性食物和饮料等。

3.活动、休息指导 指导患者注意生活起居要有规律,劳逸结合,保持乐观情绪,避免长期精神紧张,保证身心休息。

4.用药指导 遵医嘱正确用药,指导患者用药方法,讲解药物作用;向患者讲解药物的不良反应;定期复查。

5.提高自我护理能力的指导 上消化道出血的临床过程及预后因引起出血的病因而异,帮助患者和家属掌握有关疾病的病因和诱因、预防、治疗和自我护理知识,以减少再度出血的危险;帮助患者及家属学会早期识别出血征象及应急措施,出现头晕、心悸等不适,或呕血、黑便时,立即卧床休息,保持安静,减少身体活动;呕吐时取侧卧位以免误吸,立即送医院治疗。

(姜傲)

第十八节　贫血性疾病的护理

一、概述

贫血是指循环血液单位容积中血红蛋白浓度、红细胞计数和(或)血细胞比容低于正常最低值者。贫血类型有:

1.按细胞形态学分类(表 10—9)

表 10—9　贫血的细胞形态分类

类型	MCV(fl)	MCHC(%)	常见疾病
大细胞性贫血	>100	32~35	巨幼细胞性贫血
正常细胞性贫血	80~100	32~35	再生障碍性贫血 急性失血性贫血 溶血性贫血
小细胞低色素性贫血	<80	<32	缺铁性贫血 铁粒幼细胞性贫血 珠蛋白生成障碍性贫血

2.按病因和发病机制分类

(1)红细胞生成减少:造血干细胞增生和分化异常;造血调节异常;造血原料不足或利用障碍。

(2)红细胞破坏过多:①细胞内在缺陷,如红细胞膜异常、红细胞酶异常、血红蛋白异常、卟啉代谢异常;②红细胞外来因素,如免疫性溶血性贫血、机械性溶血性贫血。

(3)红细胞丢失过多:急性和慢性失血性贫血。

根据血红蛋白的浓度,可将贫血划分为 4 个等级(表 10—10)。

表 10—10　贫血严重程度的划分标准

贫血的严重度	血红蛋白浓度(g/L)	临床表现
轻度	>90	症状轻微
中度	60~90	活动后感心悸气促
重度	30~59	安静时仍感心悸气促
极重度	<30	常并发贫血性心脏病

二、缺铁性贫血患者的护理

缺铁性贫血(iron deficiency anemia,IDA)是体内用来制造血红蛋白的存铁缺乏,使血红素合成减少而引起的一种小细胞低色素性贫血。缺铁性贫血是贫血中最常见的一种贫血,以婴幼儿和育龄妇女的发病率最高。

正常成人体内铁总量为3.0～4.5g,其中约67％组成血红蛋白,贮存铁约占29％。铁补充主要来源于食物,食物铁主要在十二指肠和空肠上端吸收,胃酸和维生素C使三价铁还原为二价铁,并使铁稳定在溶解状态.防止再氧化,有利于吸收。正常人制造新生红细胞每天需铁20～25mg,大部分来自体内衰老红细胞破坏释放的铁。每天从食物中吸收的铁1～1.5mg。正常男性每天排泄铁不超过1mg,女性每天排泄1～1.5mg,主要随粪便排出。

(一)护理评估

1.病因

(1)需铁量增加而摄入不足:妊娠和哺乳期妇女、婴幼儿、青少年的需铁量增加。如果铁摄入不足,可导致缺铁性贫血。

(2)铁吸收障碍:胃大部切除及胃空肠吻合术后,萎缩性胃炎、胃全切术后因胃酸缺乏等而致铁吸收不良。

(3)铁丢失过多:慢性失血是成人缺铁性贫血最多见、最重要的原因。如消化性溃疡、消化道肿瘤、食管—胃底静脉曲张破裂、钩虫病、痔出血等是引起缺铁性贫血的常见病因。

2.临床表现

(1)健康史:注意病前有无不良的饮食习惯,如偏食或挑食;有无不良的进食习惯,如无规律、无节制、刺激性过强的饮食。有无与缺铁性贫血有关的疾病,如消化性溃疡、肠道寄生虫感染、长期腹泻、月经过多等。

(2)症状和体征:本病多呈慢性过程,其临床表现包括原发病和贫血两个方面。①缺铁原发病的表现。②一般贫血的表现:常见症状为乏力、易倦、头晕、头痛、眼花、耳鸣、心悸、气短、纳差等,可有苍白、心率加快。③组织缺铁的表现:营养缺乏,如皮肤干燥、无光泽、毛发干枯易脱落,指甲缺乏光泽、脆薄易裂,甚至反甲(匙状甲);黏膜损害:口角炎、舌炎;胃酸缺乏及胃功能紊乱:食欲减退、腹泻或便秘等;神经、精神系统异常:烦躁、易怒、注意力不集中,少数患者有异食癖,喜吃生米、泥土、煤渣等。异食癖是缺铁性贫血的特殊表现。

3.辅助检查

(1)血象:典型血象为小细胞低色素性贫血。

(2)骨髓象:增生活跃或明显活跃;以中、晚幼红细胞为主。

(3)铁代谢:血清铁减少<8.95μmol/L;血清总铁结合力升高>64.44μmol/L;转铁蛋白饱和度降低,小于15％;血清铁蛋白测定可准确反映体内贮存铁的情况,低于14μg/L,可作为缺铁的重要依据。骨髓涂片用亚铁氰化钾染色后,在骨髓小粒中无深蓝色含铁血黄素颗粒;在幼红细胞内铁小粒减少或消失,铁幼粒细胞小于15％。

(4)红细胞内卟啉代谢:红细胞游离原卟啉(FEP)在缺铁时其值升高,是诊断的一项较灵敏的指标。

4.心理、社会状况 婴幼儿患者对病情表述欠清,患儿家长多焦虑不安;青少年患者因头晕、乏力、记忆力减退等影响正常学习和生活,可出现情绪低落或焦虑不安,或因持无所谓态度,影响疾病治疗;孕妇患者因缺乏良好的保健意识,影响疾病的治疗。

(二)护理诊断和合作性问题

1.活动无耐力　与缺铁性贫血引起全身组织缺血、缺氧有关。

2.营养失调:低于机体需要量　与铁摄入不足、吸收不良、需要增加或丢失过多有关。

3.潜在并发症　铁剂治疗的不良反应。

4.知识缺乏　缺乏有关人体营养需要的知识。

5.有感染的危险　与严重贫血引起的营养缺乏和衰弱有关。

(三)护理措施

除按贫血护理要求实施外,还应做好如下护理。

1.一般护理

(1)休息与活动:轻度贫血者一般不需要卧床休息,但应避免剧烈运动,活动间歇应充分休息,保证足够睡眠。严重贫血者应根据其活动耐力的下降情况制订活动计划。

(2)饮食护理:应进食含铁丰富(动物肝、血、瘦肉,蛋黄、黄豆、紫菜、木耳、香菇)、高蛋白、高维生素、高热量食物。养成良好的饮食习惯,不偏食、不挑食。口腔炎或舌炎影响食欲者,要避免进食过热或过辣的刺激性食物。

(3)心理护理:应帮助患者及家属掌握本病的有关知识,解释本病是完全可以治愈的,且痊愈后对身体无不良影响。告知患者出现的一些神经精神症状是暂时的,积极治疗后,这些症状会很快消失,以消除患者的心理障碍。

2.病情观察　观察患者的面色、皮肤和黏膜,以及患者的自我症状,如心悸、气促、头晕等有无改善,定期监测血象、血清铁蛋白等生化指标,判断药物的疗效。

3.治疗配合　缺铁性贫血的治疗关键是根除病因,同时积极补铁是纠正缺铁性贫血的有效措施。

(1)病因治疗:治疗消化性溃疡、消化道肿瘤、食管-胃底静脉曲张破裂出血、钩虫病、痔出血等引起缺铁性贫血的常见病因。

护理要点:注意评估缺铁性贫血患者的病因,遵医嘱治疗原发病,观察治疗效果与不良反应。病因未明时不可盲目补充铁剂或其他抗贫血药。

(2)补铁治疗:治疗性铁剂有无机铁与有机铁两类。无机铁以硫酸亚铁为代表,有机铁包括右旋糖酐铁、葡萄糖酸亚铁、山梨醇铁、富马酸亚铁和琥珀酸亚铁。应首选口服铁剂,如硫酸亚铁;若口服铁剂不能耐受或胃肠道病变影响铁的吸收,可用铁剂肌内注射。常用右旋糖酐铁,铁的总需要量按公式计算,防止发生铁中毒。计算公式为:

注射铁总量(mg)=[正常血红蛋白-患者血红蛋白(g/L)]×体质量(kg)×0.24+500mg

护理要点:

1)口服铁剂:①口服铁剂可引起恶心、呕吐、胃部不适和排黑便等胃肠道反应,可建议患者餐后或餐中服药,反应过于强烈,应减少剂量或从小剂量开始。②应避免铁剂与谷类、乳类、咖啡、茶同服;为促进铁的吸收,还应避免同时服用抗酸药(如碳酸钙、硫酸镁等)以及 H_2 受体拮抗剂,可与维生素C、果汁、鱼、肉类、乳酸或稀盐酸等酸性药物或食物同服。③口服液体铁剂时为避免牙齿染黑,应使用吸管吸入或服药后漱口。④服用铁剂期间,粪便会变成黑色,此为铁与肠内硫化氢作用而生成黑色的硫化铁所致,应告诉患者消除顾虑。⑤强调要按剂量,按疗程服药,定期复查相关实验室检查。⑥铁剂治疗 4～5d 后,网织红细胞开始上升,7～10d 达最高峰(4%～15%),以后逐渐下降,为铁剂治疗有效指标。血红蛋白一般在治疗开始 2 周以后开始上升,1～2 个月血红蛋白恢复正常。血红蛋白正常后,患者仍需继续服用铁剂 4～6 个月,以补充体内贮存铁,待铁蛋白正常后停药。

2)注射铁剂:①注射铁剂不良反有局部疼痛和皮肤色素脱失以及引流区淋巴结疼痛。还可发生变态反应,严重者可发生过敏性休克,多见于静脉用药,故应避免静脉给药。②部分患者用药后可出现尿频、尿急,应嘱其多饮水。③铁剂注射宜深,有利于药物的吸收,同时避免药液的溢出引起皮肤染色,故要避开皮肤暴露部位。并要经常更换注射部位,避免形成硬结;抽取药液入空针后,应更换另一空针头注射,可避免附着在针头的铁剂使组织着色;可采用"Z"形注射法或空气注射法,避免药液溢出。

(四)健康教育

预防缺铁性贫血的发生,应重视在易患人群中开展防止缺铁的健康知识教育,如婴幼儿生长期应及时添加含铁丰富且铁吸收率高的食品,并注意合理搭配饮食,提倡母乳喂养;以谷类或牛奶为主食的婴幼儿食品中可加入适量铁剂进行强化;妊娠后期、哺乳期妇女、早产儿 2 个月左右可给予小剂量铁剂预防;及时治疗各种慢性失血性疾病等。

三、再生障碍性贫血患者的护理

再生障碍性贫血(aplastic anemia,AA,简称再障)是一种由多种原因导致造血干细胞数量减少和(或)功能障碍所引起的一类贫血。主要临床表现为骨髓造血功能低下、全血细胞减少、进行性贫血、出血、感染的综合征。在我国再障的年发病率为 0.74/10 万,可发生在任何年龄阶段,以青壮年居多,老年人发病有增多的趋势,男、女发病率无明显差别。本病可分为原发性和继发性再障两种类型。

(一)护理评估

1.病因 原发性病因不很清楚,继发性再障最常见原因为:

(1)化学因素:包括各种化学物质和药物。职业暴露是常见原因,如苯及其相关制剂。其他危险暴露包括除草剂、杀虫剂、长期染发。细胞毒化疗药物很少导致不可逆的骨髓衰竭和永久性再障。

(2)物理因素:各种电离辐射,如 X 线、γ 射线等。

(3)生物因素:各种肝炎病毒、风疹病毒、流感病毒及 EB 病毒等感染。

发病机制:①造血干细胞内在缺陷("种子"学说);②造血微环境支持功能缺陷("土壤"学说);③异常免疫反应损伤造血干细胞("虫子"学说);④遗传学因素。

2.临床表现

(1)健康史:了解患者有无特殊药物服用史、放射线或化学物品接触史;有无病毒感染史。

(2)症状和体征:再障的临床表现主要是进行性贫血、出血及感染,但多无肝、脾、淋巴结肿大。贫血和出血是再障就诊的常见原因。出血主要因血小板减少所致,颅内出血是患者主要的死亡原因。患者如有发热,提示并发感染。由于起病方式不一,症状严重程度以及主要辅助检查的区别,通常将该病分为急性再障(重型再障,SAA)和慢性再障(非重型再障,NSAA),两者的区别见表 10—11。

表 10-11　重型、非重型再障的区别

判断指标	重型再障(SAA)	非重型再障(NSAA)
起病	急	缓慢
进展	快	慢
首发症状	感染、出血	贫血为主,偶见出血
感染程度	重	轻
持续高热	明显,难以控制	少见且易于控制
感染部位	呼吸道、消化道、泌尿生殖和皮肤黏膜	上呼吸道、口腔牙龈
主要致病菌	革兰阴性杆菌、金黄色葡萄球菌、真菌	革兰阴性杆菌及各类球菌
败血症	常见,主要死因之一	少见
出血	严重,常发生内脏出血	轻,以皮肤、黏膜多见
贫血	症状重,易发生心力衰竭	症状轻,少有心力衰竭发生
网织红细胞	$<15\times10^9/L$	$>15\times10^9/L$
白细胞计数	$<2\times10^9/L$	$>2\times10^9/L$
血小板计数	$<20\times10^9/L$	$>20\times10^9/L$
骨髓象	多部位增生极度减低	增生减低或有局部增生灶
病程与预后	病程短,预后差,多于1年内死亡	病程长,预后较好,少数死亡

注:国内将重型再障分为2型:急性发病者为SAAⅠ型,由非重型再障发展成重型者为SAAⅡ型。

3.辅助检查

(1)血象:呈正细胞性正色素性贫血,全血细胞减少,网织红细胞绝对值低于正常。

(2)骨髓象:是确诊本病的重要依据。SAA多部位骨髓增生重度减低,粒、红两系均明显减少,无巨核细胞,淋巴细胞及非造血细胞比例明显增高,骨髓小粒皆空虚。NSAA骨髓增生减低或呈灶性增生,粒、红系及巨核细胞均有不同程度减少。

4.心理、社会状况　患者因治疗效果较差、治疗时间较长或反复住院,容易出现焦虑、抑郁甚至绝望等负性情绪。

(二)护理诊断和合作性问题

1.活动无耐力　与再障致贫血有关。

2.有感染的危险　与粒细胞减少有关。

3.组织完整性受损　出血与血小板减少和功能异常有关。

4.潜在并发症　颅内出血。

5.预感性悲哀　与治疗效果差,反复住院有关。

(三)护理措施

1.一般护理

(1)休息与活动:依据贫血的程度及患者目前的活动耐力,决定患者的活动量。患者安置于清洁的环境中,SAA者应进行保护性隔离,减少感染的机会。加强保护措施,防止外伤及剧烈活动以避免出血,杜绝接触各种危险因素。

(2)饮食护理:保证营养摄入,给予高蛋白、高热量、高维生素、易消化的饮食,避免坚硬和辛辣的食物。

(3)心理护理:向患者及其家属说明免疫抑制剂、雄激素类药是治疗再障较有效的药,但效果出现较慢,需要3~6个月才见效。帮助患者认识不良心理状态对身体康复不利,在病情允许的情况下,鼓励患者进行自我护理。鼓励患者多与亲人、病友交谈,争取家庭、亲友等社会支持系统的帮助,增强康复的信心,积极配合治疗。

2.病情观察　注意患者生命征的变化,有无体温升高、脉搏增快、呼吸频率和节律改变、血压下降以及视力变化等。对头痛、视物模糊的患者应注意检查瞳孔的变化。观察皮肤黏膜有无瘀点、瘀斑,凡迅速发生的紫癜、严重口腔或视网膜出血、血尿或血小板低于 $20×10^9/L$ 而同时有感染者,应警惕合并颅内出血的危险。

3.治疗配合

(1)病因治疗:杜绝接触各类危险因素。

护理要点　指导患者尽可能较少或避免接触各类危险因素,提高自我保护意识及能力;日常生活不可随便用药,特别是对造血系统有害的药物,如氯霉素、磺胺、保泰松、安乃近、阿司匹林等。

(2)针对不同发病机制的治疗:

1)免疫抑制剂:抗胸腺/淋巴细胞球蛋白(ATG/ALG)具有抑制 T 淋巴细胞或非特异性自身免疫反应的作用,主要用于 SAA 的治疗(首选)。环孢素适用于全部 AA。

护理要点:①应用 ATG/ALG 治疗之前要做过敏试验;用药过程中可用糖皮质激素防治变态反应;静脉滴注 ATG 不可过快,每日剂量应维持点滴 12～16h;治疗过程中可出现超敏反应、血小板减少和血清病(猩红热样皮疹、关节痛和发热)等,应密切观察。②应用环孢素时要定期检查肝、肾功能,观察有无牙龈增生及消化道反应。

2)促进骨髓造血:①雄激素,为治疗 NSAA 的首选药物。其作用机制是刺激肾脏产生更多的促红细胞生成素,并直接作用于骨髓,促进红细胞生成。常用的药物有司坦唑醇和十一酸睾酮等。长期应用可促进粒细胞系统和巨核细胞系统细胞的增生。②造血生长因子:主要用于 SAA。常用药物有促红细胞生成素(EPO)、粒-巨噬细胞集落刺激因子(GM-CSF)和粒细胞集落刺激因子(G-CSF)。单用无效,在免疫抑制剂治疗时或之后应用,有促进骨髓恢复的作用。

护理要点:①雄激素:常见不良反应有男性化作用,如毛发增多、痤疮,女性患者停经或男性化等,用药前应向患者说明以消除疑虑;丙酸睾酮为油剂,不易吸收,注射部位常可形成硬块,甚至发生无菌性坏死。所以应深部缓慢分层肌内注射,并经常轮换注射部位,检查局部有无硬结,发现硬结要及时理疗,以促进吸收,防止感染;口服康力龙、达那唑等易引起肝脏损坏和药物性肝内胆汁淤积,治疗过程中应注意观察有无黄疸并定期检查肝功能。定期监测血红蛋白、白细胞计数及网织红细胞计数,一般药物治疗 1 个月左右网织红细胞开始上升,然后血红蛋白升高,经 3 个月后红细胞开始上升,而血小板上升需要较长时间。②造血生长因子:应用本类药物之前要做过敏试验,用药期间要定期检查血象。GM-CSF 用药后应注意观察有无发热、肌痛、骨痛、胸膜渗液、静脉炎、腹泻、乏力等,严重者可见心包炎、血栓形成。G-CSF 皮下注射,患者可见低热、皮疹、氨基转移酶升高、消化道不适、骨痛等不良反应,一般停药后消失。EPO 可静脉注射或皮下注射。用药期间要监测血压的变化,若发现血压升高,应及时报告医生处理。偶可诱发脑血管意外或癫痫发作,应密切观察。

(3)对症治疗

1)纠正贫血:一般认为血红蛋白低于 60g/L 且患者对贫血耐受性差时,可输血。一般输浓缩红细胞。

2)控制出血:用止血药,如酚磺乙胺(止血敏)等。有血浆纤溶酶活性增高者可用抗纤溶药,如氨基己酸。女性子宫出血可肌内注射丙酸睾酮。输浓缩血小板对血小板减少引起的严重出血有效。颅内出血、消化道大出血或血尿,应输血小板。凝血因子不足时,应予纠正。

3)预防和控制感染:注意环境、个人及饮食卫生,减少感染机会。感染性发热取可疑分泌物或粪便、尿、血液等做细菌培养和药敏试验,选择敏感抗生素治疗。

4)护肝治疗:再障常合并肝功能损害,应酌情选用护肝药物。

护理要点:①输血护理:输血前做交叉配血实验。输血过程中密切观察患者的生命征,若发现患者出现寒战、高热、周围循环衰竭、呼吸困难、皮肤瘙痒等临床表现时,及时通知医生,配合抢救。②遵医嘱使用止血药、抗生素、护肝药物等,观察药物的疗效和不良反应。③嘱出血患者多卧床休息,观察患者有无颅内出血先兆,如头痛、呕吐、烦躁不安等。若发生脑出血立即通知医生;患者平卧位,头偏向一侧,保持呼吸道通畅;建立静脉通路,遵医嘱给予脱水剂、止血药或输浓缩血小板悬液;观察患者意识状态,瞳孔及生命征变化。④做好分泌物、粪便、尿、血等标本采集与送检工作。

(四)健康教育

1.疾病知识指导　向患者及其家属简介疾病的可能原因、临床表现及目前的主要诊疗方法,增强患者的信心,积极主动地配合治疗和护理。

2.自我病情监测　主要监测有无贫血、出血、感染的症状和体征。如发现病情恶化的可能,及时向医生或护士汇报。

3.用药指导　向患者及其家属详细介绍所用药物的名称、用量、用法、疗程及不良反应,应叮嘱患者必须在医生指导下按时、按量、按疗程用药,不可自行更改或停用相关药物,定期复查血象,以便了解病情变化。告知患者尽可能较少或避免接触与再障发生有关的药物和理化物质,提高自我保护意识及能力。对于再障的患者,日常生活不可随便用药,特别是对造血系统有害的药物,如氯霉素、磺胺、保泰松、安乃近、阿司匹林等。

四、巨幼细胞贫血患者的护理

巨幼细胞性贫血(megaloblastic anemia)是由于脱氧核糖核酸(DNA)合成障碍所引起的一种贫血。病因以叶酸和(或)维生素 B_{12} 缺乏最常见。我国巨幼细胞性贫血以营养性多见,其中又以叶酸缺乏为主。恶性贫血是内因子缺乏导致的巨幼细胞贫血,与遗传因素和人种有关,欧美国家白人常见,我国则罕见。

(一)护理评估

1.病因

(1)叶酸缺乏:人体不能合成叶酸,所需的叶酸必须由食物供给,需要量为 $200\sim400\mu g/d$。新鲜蔬菜、水果、酵母、蘑菇及肉类食品中含量较高。①摄入不足:食物供给不足是叶酸缺乏最主要的原因。叶酸摄入不足主要原因是食物加工不当,如烹调时间过长或温度过高,破坏大量叶酸;其次是偏食,缺少富含叶酸的蔬菜、肉类食物。②需要量增加:婴幼儿、青少年、妊娠和哺乳妇女需要量增加而未及时补充;甲状腺功能亢进、慢性感染、肿瘤等消耗性疾病患者,叶酸的需要量也增加。③吸收不良:腹泻、小肠炎症、肿瘤和手术及某些药物(抗癫痫药物、柳氮磺吡啶)、乙醇等影响叶酸的吸收。④利用障碍:抗核苷酸合成药物如甲氨蝶呤、巯嘌呤、氨苯喋啶、氟尿嘧啶和羟基脲等均可干扰叶酸的利用;先天性酶缺陷如5,10－甲烯基四氢叶酸还原酶缺乏可影响叶酸的利用。⑤叶酸排出增加:血液透析、酗酒可增加叶酸排出。

叶酸机体储备有限,且主要依靠外源性摄入,故缺乏叶酸可在较短时间内导致贫血。

(2)维生素 B_{12} 缺乏:维生素 B_{12} 主要来源于动物肝肾、肉、鱼、蛋及乳类制品。需要量为 $1\sim2\mu g/d$。①摄入减少:完全素食者因摄入减少导致维生素 B_{12} 缺乏。②吸收障碍:是维生素 B_{12} 缺乏最常见的原因。可见于内因子缺乏,如恶性贫血、胃切除、胃黏膜萎缩等;胃酸和胃蛋白酶缺乏;胰蛋白酶缺乏;肠道疾病;先天性内因子缺乏或维生素 B_{12} 吸收障碍;药物(对氨基水杨酸、新霉素、二甲双胍、秋水仙碱和苯乙双胍等)影响;肠道寄生虫(如阔节裂头绦虫病)或细菌大量繁殖可消耗维生素 B_{12}。③利用障碍:先天性转钴蛋白 Ⅱ 缺乏引起维生素 B_{12} 输送障碍;麻醉药氧化亚氮可将钴胺氧化而抑制甲硫氨酸合成酶。

体内维生素 B_{12} 储备较多,故其缺乏多需数年才会导致贫血。

发病机制:叶酸和维生素 B_{12} 是合成 DNA 的重要辅酶,缺乏时将造成 DNA 合成障碍。维生素 B_{12} 缺乏引起神经髓鞘合成障碍,神经脱髓鞘变,出现相应神经系统表现。

2.临床表现

(1)健康史:了解患者有无特殊药物服用史、婴幼儿是否及时添加辅食;有无慢性腹泻、严重营养不良等病史。

(2)症状和体征:①血液系统:起病缓慢,特别是维生素 B_{12} 缺乏者。常有面色苍白、乏力、耐力下降、头昏、心悸等贫血症状。重者全血细胞减少,反复感染和出血。少数患者可出现轻度黄疸。②消化系统:口腔黏膜、舌乳头萎缩,舌质绛红呈"牛肉舌",可伴舌痛。胃肠道黏膜萎缩可引起食欲不振、恶心、腹胀、腹泻或便秘。③神经系统:主要见于维生素 B_{12} 缺乏,特别是恶性贫血,有时神经系统表现是主要就诊原因。因脊髓侧束和后束有亚急性联合变性,可出现对称性远端肢体麻木、深感觉障碍如振动感和运动感消失;共济失调或步态不稳;锥体束征阳性、肌张力增加、腱反射亢进。患者味觉、嗅觉降低,视力下降、黑矇;重者可有大、小便失禁。叶酸缺乏者有易怒、妄想等精神症状。维生素 B_{12} 缺乏者有抑郁、失眠、记忆力下降、谵妄、幻觉、妄想甚至精神错乱、人格改变等。婴幼儿表情呆滞、智力落后、动作倒退、无泪少汗、少哭、少笑,重症出现不规则震颤。

3.辅助检查

(1)血象:呈大细胞性贫血,红细胞减少较血红蛋白减少明显,重者全血细胞减少。中性粒细胞核分叶过多(5 叶核占 5% 以上或出现 6 叶以上的细胞核),亦可见巨杆状核粒细胞。

(2)骨髓象:增生活跃或明显活跃,骨髓铁染色常增多。造血细胞出现巨幼变:红系增生显著,胞体大、核大,核染色质疏松细致,胞质较胞核成熟,呈"核幼浆老";粒系可见巨晚幼粒细胞、巨杆状核粒细胞;巨核细胞体积增大,分叶过多。

(3)维生素 B_{12}、叶酸含量测定:血清维生素 B_{12} 缺乏,低于 75pmol/L(100ng/ml)。血清叶酸缺乏,低于 6.81nmol/L(3ng/ml),红细胞叶酸低于 227nmol/L(100ng/ml)。

(4)其他:①胃酸降低、恶性贫血时内因子抗体及 Schilling 试验(测定放射性核素标记的维生素 B_{12} 吸收情况)阳性;②血同型半胱氨酸和甲基丙二酸测定用于鉴别病因,维生素 B_{12} 缺乏两者均增高,叶酸缺乏只有同型半胱氨酸增高;③血清间接胆红素可稍增高。

4.心理、社会状况　患者因恶性贫血和(或)神经精神症状,容易出现焦虑、抑郁等负性情绪。

(二)护理诊断

1.活动无耐力　与贫血致组织缺氧有关。

2.营养失调:低于机体需要量　与维生素 B_{12} 和(或)叶酸摄入不足、吸收不良等有关。

3.生长发育改变　与缺乏营养知识、贫血、维生素 B_{12} 缺乏影响生长发育有关。

(三)护理措施

1.一般护理

(1)休息与活动:根据患者的活动耐受情况安排其他休息与活动,一般不需要卧床休息;严重者适当限制活动。

(2)饮食护理:养成良好的饮食习惯;指导婴幼儿喂养,及时添加维生素 B_{12} 和叶酸的辅食;同时改善哺乳母亲营养。

(3)心理护理:应帮助患者及家属了解本病的有关知识,告知患者神经精神症状是暂时的,积极治疗后,这些症状会很快消失。增强患者的信心,争取早日康复。

(4)口腔护理:出现口腔炎或舌炎的患者,保持口腔卫生,饭前或饭后用生理盐水漱口。口腔溃疡者涂溃疡膜等。

2.病情观察　监测患儿的体格、智力、运动发育等情况;监测患者的血象和骨髓象的变化.以利于观察药物的疗效;同时观察用药后的不良反应,及时通知医生,配合治疗。

3.治疗配合　去除病因、补充维生素 B_{12} 和(或)叶酸摄入是治疗的关键。

(1)原发病的治疗:有原发病者如胃肠道疾病、自身免疫病等,应积极治疗;用药后继发者,应酌情停药。

(2)补充缺乏的营养物质:不能确定是何种维生素缺乏时,不能单用叶酸,因虽可缓解贫血,但会加重神经系统症状,应同时合用叶酸和维生素 B_{12}。叶酸和维生素 B_{12} 治疗后,患者的网织红细胞在 $4\sim6d$ 内上升,10d 左右达高峰,骨髓细胞巨幼变迅速改善,伴以血红蛋白上升。大多数患者血象在 $1\sim2$ 个月内恢复正常。如恢复不满意,应查找原因并加以纠正(如伴有缺铁,应补充铁剂)。

1)维生素 B_{12} 缺乏:肌内注射维生素 B_{12},每次 $500\mu g$,每周 2 次;无维生素 B_{12} 吸收障碍者可口服维生素 B_{12} 片剂 $500\mu g$,每日 1 次,直至血象恢复正常;若有神经系统表现,治疗维持半年到 1 年;恶性贫血患者,治疗维持终生。

2)叶酸缺乏:一般口服叶酸,每次 $5\sim10mg$,每日 $2\sim3$ 次,吸收障碍者可改用注射剂四氢叶酸钙,直至血象完全恢复正常;若无原发病,不需维持治疗;如同时有维生素 B_{12} 缺乏,则需同时使用维生素 B_{12},否则可加重神经系统损伤。

护理要点:①维生素 B_{12} 的用药护理:患者对维生素 B_{12} 偶尔可发生变态反应,要善于观察并及时处理;治疗过程中,大量血细胞生成,使细胞外钾离子内移,而导致血钾含量突然降低,遵医嘱注意预防性补钾;观察用药后患者的自觉症状、外周血象的变化。②叶酸的用药护理:偶可见过敏反应,如发现皮疹、瘙痒、肿胀、头晕、呼吸困难等表现,及时通知医生,配合治疗;个别患者长期大量服用叶酸可出现厌食、恶心、腹胀等胃肠道症状。注意给患者解释,并遵医嘱给予胃黏膜保护剂等治疗;大量服用叶酸时,可出现黄色尿,注意给患者解释。

(四)健康教育

1.疾病知识指导　向患者及其家属简介疾病的可能原因、临床表现及目前的主要诊疗方法,增强患者的信心,积极主动地配合治疗和护理。

2.指导预防　强调预防的重要性,纠正偏食、酗酒及不良烹调习惯;对高危人群可予适当干预措施,如婴幼儿及时添加辅食;青少年和妊娠妇女多补充新鲜蔬菜,亦可口服小剂量叶酸

或维生素 B_{12} 预防；血液透析、胃肠手术、应用干扰核苷酸合成药物治疗的患者应加强营养，补充叶酸和维生素 B_{12}。

（姜傲）

第十九节 出血性疾病的护理

一、概述

出血性疾病是指由于止血机制的缺陷或异常所引起的自发性或轻微损伤后过度出血为特征的一组疾病。

出血性疾病的特点：①大多数无原因的出血，医学上称为自发性出血，或者是受了轻微损伤后即出血不止；②出血时间较长并且反复发作；③一般有全身出血表现，如皮肤黏膜出血，鼻、口腔、牙龈出血，尿血、便血等；④手术时或手术后出血严重，不能以一般手术出血解释；⑤用一般止血方法效果差，输血后会有明显的止血效果；⑥有的患者自幼有出血史或家族中各代有类似出血史。

按病因和发病机制，出血性疾病可分为以下几种：

1.血管壁异常

(1)遗传性：遗传性出血性毛细血管扩张症、家族性单纯性紫癜；

(2)获得性：败血症、过敏性紫癜、维生素 C 缺乏症、糖尿病、结缔组织病等。

2.血小板异常

(1)血小板数量减少：如特发性血小板减少性紫癜、再生障碍性贫血、白血病、脾功能亢进等；

(2)血小板数量增多：如原发性血小板增多症、急性大量出血、缺铁、结核、外科手术等；

(3)血小板功能异常：如血小板无力症、尿毒症、感染、阿司匹林等抗血小板药物的应用等。

3.凝血、抗凝血功能异常

(1)遗传性：如血友病、遗传性凝血酶原缺乏症；

(2)获得性：如维生素 K 缺乏、肝病、尿毒症、肝素使用过量等。

二、特发性血小板减少性紫癜患者的护理

特发性血小板减少性紫癜(idiopathic thrombocytopenic purpura，ITP)是临床上最常见的一种血小板减少性疾病。人群发病约 1/10000，女：男为(2~3)：1。临床主要表现为皮肤、黏膜、内脏出血，可分为急性型和慢性型。近期国内外对 ITP 的分型与分期重新做了修订：①新诊断的 ITP，指诊断后 3 个月以内的 ITP 患者。②持续性 ITP：指诊断后 3~12 个月血小板持续性减少的 ITP 患者。③慢性 ITP：指血小板减少持续超过 12 个月的 ITP 患者。④重症 ITP：指血小板小于 $10×10^9/L$，且就诊时存在需要治疗的出血症状或常规治疗中发生了新的出血症状，需要用其他升高血小板药物治疗或增加现有治疗的药物剂量。⑤难治性 ITP：指满足以下所有 3 个条件的患者：脾切除后无效或者复发；仍需治疗以降低出血的危险；除外了其他引起血小板减少的原因，确诊为 ITP。

(一)护理评估

1.病因　病因未明,可能与感染因素(麻疹、水痘病毒、细菌)、免疫因素、肝脾因素、雌激素水平增局等有关。

主要发病机制:病理免疫产生抗血小板抗体和血小板生存期缩短,表现为:①抗血小板抗体多为 IgG 或 IgA,少数为 IgM,自身抗体与血小板结合使之易被吞噬破坏,同时也影响巨核细胞成熟,使血小板生成减少;②正常血小板寿命为 $7\sim11d$,ITP 一般 $1\sim3d$,急性型血小板生存期缩短更明显;③脾脏在 ITP 的发病中表现为脾产生抗血小板抗体和巨噬细胞介导的血小板破坏。

2.临床表现

(1)健康史:急性型多见于儿童,约 80% 的 ITP 患者在发病前 $1\sim3$ 周有上呼吸道感染史,可有畏寒、发热等前驱症状,慢性型起病隐袭,多见于中青年女性,常因感染使病情加重。

(2)症状和体征:

1)急性型:多见于儿童。起病急骤,常有畏寒、发热,全身皮肤黏膜出血,常有内脏出血,颅内出血是本病致死的主要原因。出血常先出现于四肢,尤以下肢为多,可有瘀点、瘀斑、紫癜,严重者可有血疱及血肿形成,牙龈、鼻、口腔黏膜出血常见;消化道及泌尿道等内脏出血也较常见;颅内出血可致意识障碍、剧烈头痛、瘫痪及抽搐,发生率约为 1‰ 急性型 ITP 病情多为自限性,一般 $4\sim6$ 周,95% 的患者能自行缓解。

2)慢性型:常见于中青年女性,一般无前驱症状,起病隐匿,以反复发作皮肤、黏膜瘀点、瘀斑为特征,女性患者常以月经量过多为主要表现。每次发作常持续数周或数月,甚至迁延数年,感染可使之发作或使病情加重,反复发作者常有轻度脾大、贫血等,自行缓解者少见,即使缓解也不完全。

3.辅助检查

(1)血液检查:急性型发作期血小板常低于 $20\times10^9/L$,慢性型常为 $(30\sim80)\times10^9/L$。失血多者有贫血,白细胞计数多正常,可见嗜酸性粒细胞升高。

(2)止血和血液凝固试验:出血时间延长、血块退缩不良、束臂试验阳性,而凝血试验及纤溶试验检查正常。

(3)骨髓象:巨核细胞增加或正常,但巨核细胞呈现成熟障碍,形成血小板的巨核细胞显著减少。

(4)多数 ITP 患者血小板相关抗体(PAIg)阳性,放射性核素标志物测血小板生存期缩短至 $1\sim3d$ 甚至数分钟。由于抗体分析技术复杂,临床应用不广泛,故 ITP 的诊断仍以临床排除诊断为主。

4.心理、社会状况　急性型 ITP 患者多为儿童,患儿可能对病情表述欠清,加之起病急骤,出血症状重,患儿家长多焦虑不安;慢性型 ITP 患者因出血反复发作,影响正常生活,可出现情绪低落或焦虑不安,或因持无所谓态度,延误疾病治疗。

(二)护理诊断和合作性问题

1.组织完整性受损　出血与血小板减少有关。

2.有感染的危险　与糖皮质激素治疗有关。

3.潜在并发症　颅内出血。

（三）护理措施

1.一般护理

（1）休息与活动：血小板计数在(30～40)×10⁹/L 以上，出血不重者，可适当活动；血小板计数在(30～40)×10⁹/L 以下者，要少活动，卧床休息，保持心情平静；血小板低于 20×10⁹/L 时需绝对卧床休息。

（2）饮食护理：给予高蛋白、高热量、高维生素饮食。根据病情作具体指导，有牙龈出血时，食物的温度不宜过高。多吃蔬菜、水果，防止便秘，禁吃坚硬、刺激、辛辣食物。

（3）心理护理：耐心解答患者提出的各种问题，鼓励患者表达自己的感受，对患者的不良情绪如烦躁、焦虑甚至恐惧等给予理解与安慰。进行护理操作要沉着冷静、敏捷准确，以增加患者的安全感和信任感。

（4）其他护理：注意出血血肿的皮肤护理，避免交叉感染；做好口腔护理，防止口腔感染；预防和避免加重出血。

2.病情观察　注意观察皮肤、黏膜有无损伤出血，观察出血的部位和出血量。监测血小板计数、出血时间，严密观察患者生命征及神志变化，若出现头痛、呕吐、烦躁不安、嗜睡甚至惊厥、颈项抵抗，提示颅内出血。颅内出血时若出现呼吸变慢不规则、双侧瞳孔大小不等，提示合并脑疝。消化道出血时常出现腹痛、便血。血尿、腰痛提示发生肾出血。面色苍白加重、呼吸脉搏增快、出汗、血压下降，提示发生了失血性休克。

3.治疗配合

（1）糖皮质激素：为成人 ITP 治疗的一线药物，其作用是降低毛细血管通透性；减少自身抗体生成及减轻抗原抗体反应；抑制血小板与抗体结合，并阻止单核－巨噬细胞对血小板的破坏；刺激骨髓造血及血小板向外周的释放。常用泼尼松口服，症状重者可短期静脉滴注地塞米松或甲泼尼龙。

护理要点：长期使用可引起继发性库欣综合征，易诱发或加重感染，同时可以增加糖尿病和高血压的发病率，但患者不可突然停药或自行减量，否则会出现反跳现象。

（2）脾切除：可减少血小板抗体产生及减轻血小板的破坏。适应证为：①糖皮质激素治疗 3～6 个月无效者；②糖皮质激素治疗有效，但维持量大于 30mg/d；③有糖皮质激素应用禁忌者。禁忌证为：妊娠期或其他原因不能耐受手术者。

（3）免疫抑制剂：治疗 ITP 的总体效果仍有待评价，仅适用于对糖皮质激素及脾切除疗效不佳或无反应者。常用药物为长春新碱和环磷酰胺。

护理要点：应用长春新碱可引起骨髓造血功能抑制、末梢神经炎的发生；环磷酰胺可导致出血性膀胱炎等。发现药物出现不良反应，应及时配合医生处理。

（4）急重症的处理：①血小板计数＜20×10⁹/L 者，出血严重、广泛或已经发生颅内出血者，或近期将实施手术或分娩，可输血及血小板悬液；②大剂量丙种球蛋白用于严重出血、手术前准备；③血浆置换用于新发作的急性型患者；④大剂量甲泼尼龙可抑制单核－巨噬细胞系统对血小板的破坏而发挥治疗作用。

护理要点：输血前做好血液的交叉配型；输血中密切观察可能出现的输血反应，一旦出现发热、腰痛等临床表现，及时通知医生，配合处理；注意观察药物的疗效和不良反应。

（四）健康教育

1.疾病知识教育　指导患者及其家属学会压迫止血的方法，并学会识别出血征象，如瘀点、黑便等,一旦发生应及时就医。

2.指导自我保护方法 预防外伤,如不挖鼻孔,不使用硬质牙刷,不玩锐利的玩具,不做易发生外伤的运动。服药期间不与感染患者接触,去公共场所需戴口罩,衣着适度,尽可能避免感染。若血小板在 $50×10^9/L$ 以下时,不要进行剧烈活动,并注意定期到医院复查。

3.用药指导 在医生指导下,逐步减少糖皮质激素用量,不可自行减量或停药;避免应用损伤血小板功能药物。

三、过敏性紫癜患者的护理

过敏性紫癜是一种常见的血管变态反应性疾病,因机体对某些致敏物质产生变态反应,导致毛细血管脆性及通透性增加,血液外渗,产生紫癜、黏膜及某些器官出血。可同时伴发血管神经性水肿、荨麻疹等其他过敏表现。本病多见于青少年。男性多于女性,春秋季多发。本病病程一般在 2 周左右。多数预后良好,少数肾型患者预后较差,可转为慢性肾炎或肾病综合征。

(一)护理评估

1.病因

(1)感染:包括细菌(如 β 溶血性链球菌、金黄色葡萄球菌)、病毒(如麻疹、水痘、风疹病毒)以及寄生虫感染等。

(2)食物:主要是机体对异性蛋白质的过敏,如虾、鱼、蟹、蛋及乳类等。

(3)药物:包括抗生素类(如青霉素、头孢菌素类)、磺胺类、异烟肼、阿托品、噻嗪类利尿药及解热镇痛药(如水杨酸类、保泰松、吲哚美辛及奎宁类等)。

(4)其他:如花粉、尘埃、昆虫咬伤、寒冷刺激等。

2.临床表现

(1)健康史:是否有过敏原接触史(感染、食物、药物、花粉、昆虫叮咬),皮疹出现的时间及分布,有无其他症状,有无类似发作史。

(2)症状和体征:多数患者发病前 1~3 周有全身不适、低热、乏力及上呼吸道感染等前驱症状,随之出现典型的临床表现。根据病变累及部位所出现的表现可分为 5 型。

1)单纯型(紫癜型):最常见,以反复皮肤紫癜为主要表现,局限于四肢,尤其是下肢及臀部,躯干极少累及。紫癜常成批反复出现、对称分布,可伴有皮肤水肿、荨麻疹。紫癜大小不等,初呈深红色,压之不褪色,可融合成片形成瘀斑,数日内紫癜渐变成紫色、黄褐色、淡黄色,经 7~14d 逐渐消退。

2)腹型:除皮肤紫癜外,因消化道黏膜及腹膜脏层毛细血管受累而产生一系列消化道的症状和体征,如恶心、呕吐、腹泻及黏液便、便血等。其中以腹痛最为常见,常呈阵发性绞痛,多位于脐周、下腹部或全腹,发作可因腹肌紧张、明显压痛及肠鸣音亢进而误诊为外科急腹症。幼儿可因肠壁水肿、蠕动增强等而致肠套叠。腹部症状、体征多与皮肤紫癜同时出现,偶可发生在紫癜之前。

3)关节型:除皮肤紫癜外,因关节部位血管受累出现关节肿胀、疼痛、压痛及功能障碍等表现。多发生于膝、踝、腕、肘等大关节,反复发作,呈游走性,经数日而愈,不留后遗症。

4)肾型:过敏性紫癜肾炎的病情最为严重。在皮肤紫癜的基础上,因肾小球毛细血管襻炎症反应而出现蛋白尿、血尿及管型尿,偶见高血压、水肿及肾衰竭等表现。肾损害多发生于紫癜出现后 1 周,亦可延迟出现。多在 3～4 周内恢复,少数患者因反复发作而演变为慢性肾炎或肾病综合征。

5)混合型:皮肤紫癜合并上述两种以上临床表现。

3.辅助检查 部分患者束臂实验阳性(毛细血管脆性的检验),毛细血管镜检查可见毛细血管扩张、扭曲及渗出性炎症。血小板计数、出血时间及凝血各项实验均正常。

4.心理、社会状况 由于对环境的不熟悉、身体的病痛、做各项检查,以及对病情的不了解,患者及家属产生恐惧及焦虑的情绪。

(二)护理诊断和合作性问题

1.组织完整性受损 出血与血管壁通透性和脆性增加有关。

2.疼痛 腹痛、关节痛与过敏性紫癜累及胃肠道和关节有关。

3.潜在并发症 肾功能损害。

(三)护理措施

1.一般护理

(1)休息与活动:急性期应卧床休息。

(2)饮食护理:不要食用易引起过敏的鱼、虾、牛奶等,多吃蔬菜、水果。

(3)心理护理:护理人员应与患者及家属沟通,向其介绍疾病的相关知识,使其了解本病以及预后,消除恐惧心理,减轻心理负担,与患者建立良好的护患关系,赢得其信任,使其积极配合治疗。

2.病情观察

(1)皮肤出血的部位及范围。

(2)腹痛的性质、部位、程度及持续时间,有无伴随症状,粪便颜色,并定时测量血压、脉搏。听肠鸣音,记录便血量。如肠鸣音消失,出现腹胀和腹肌紧张,应警惕有肠梗阻或肠穿孔发生的可能。若肠鸣音活跃,或伴脉搏细速、血压下降及血便提示再次出血。

(3)关节局部肿、热、痛的情况。

(4)尿液的颜色变化,尿常规检查结果。

3.对症护理 安置患者于安静舒适的环境,以减少因环境刺激产生焦虑而加重疼痛。腹痛时遵医嘱皮下注射或口服阿托品或山莨菪碱以缓解疼痛;关节型患者应保护病变部位,避免受伤。置受累关节于合适位置,尽量减少活动,以减轻疼痛,促进出血的吸收。

4.治疗配合 治疗原则是去除致病因素和药物治疗。药物治疗主要有:

(1)抗组胺药,如异丙嗪、阿司咪唑、氯苯那敏(扑尔敏)及静脉注射钙剂等。

(2)增加血管壁抵抗力,降低血管壁通透性和脆性的药物,如大剂量维生素 C、曲克芦丁、卡巴克络等。

(3)糖皮质激素,对腹型和关节型疗效较好,常用泼尼松,重者可用氢化可的松或地塞米松,疗效不佳者可用免疫抑制剂如环磷酰胺或硫唑嘌呤。

(4)肾型可用免疫抑制剂,也可用抗凝治疗或中药治疗。对慢性反复发作者可采用中药治疗。

护理要点:应向使用糖皮质激素治疗的患者及家属讲明可能出现的不良反应,并加强护理。嘱应用环磷酰胺的患者多饮水,并注意观察小便量及颜色改变。

（四）健康教育

1.预防上呼气道感染。花粉季节过敏体质者宜减少外出，外出时应戴口罩。不要滥用药物，用药前仔细阅读说明书，对有引起变态反应的药物应避免使用，最好遵医嘱用药。

2.指导患者经常参加体育锻炼，增强体质，保持心情轻松愉快。

3.饮食易清淡，主要以大米、面食、玉米面为主，多食瓜果蔬菜，注意营养和饮食卫生，避免食用不洁食物，饭前便后洗手，预防肠道寄生虫感染。对患者使用后曾发生过敏的食物，如鸡蛋、牛奶、鱼、虾、蟹及其他海产品等绝对禁忌，过敏体质者应避免食用。

4.不慎接触过敏原时，应仔细观察反应，发现症状及时就诊。

（高翠华）

第十一章 老年病护理

第一节 慢性阻塞性肺疾病的护理

慢性阻塞性肺疾病(COPD)是一组由于慢性气道阻塞引起的通气功能障碍的一组肺部疾病,主要包括慢性支气管炎和阻塞性肺气肿。慢性阻塞性肺疾病主要累及肺部,但也可以引起肺外各器官的损害。

慢性阻塞性肺疾病是呼吸系统疾病中的老年常见病,且随年龄增长而增多。其患病率和死亡率均居高不下,且有逐年增加之势。慢性阻塞性肺疾病居全球死亡原因的第4位,居我国死亡原因的第3位,预计到2020年将成为全球第3位。由于慢性阻塞性肺疾病患者人数多、死亡率高,社会经济负担过重,已成为一个重要的公共卫生问题,至2020年慢性阻塞性肺疾病将位居世界疾病经济负担的第5位。

一、病因

(一)感染

感染是老年慢性阻塞性肺疾病发生发展的最重要因素之一。长期反复感染可破坏呼吸道防御功能,损害细支气管和肺泡。病原体主要是病毒和细菌,亦可是肺炎支原体。病毒以流感病毒、鼻病毒、腺病毒和呼吸道合胞病毒多见;老年慢性阻塞性肺疾病细菌感染常继发于病毒感染,病原菌主要以流感嗜血杆菌、克雷白杆菌、肺炎球菌、葡萄球菌多见。

(二)职业性粉尘

长期接触职业性粉尘及化学物质(烟雾、变应原、工业废气及室内空气污染等)可导致慢性阻塞性肺疾病的发生。

(三)空气因素

大气中的氯气、二氧化氮、二氧化硫等可损伤气道黏膜上皮,使气道清除功能下降,黏液分泌增多,为细菌入侵创造条件。受凉和气候改变也是慢性支气管炎、肺气肿急性发作的常见诱因。

(四)吸烟

国内外研究证明吸烟与慢性阻塞性肺疾病的发生关系密切。烟草中焦油、尼古丁和氢氰酸等可损伤气道上皮细胞,可使支气管痉挛,呼吸道上皮细胞纤毛运动受抑制,纤毛脱落而易感染。

(五)呼吸系统组织老化

老年人支气管和肺组织出现老化改变,呼吸道防御及免疫功能减退,导致呼吸道清除异物和病原体的能力下降,肺的弹性回缩力下降、肺泡扩大使肺体积膨胀等。

(六)其他因素

过敏、自主神经功能失调、肾上腺皮质功能和性腺功能减退、营养不良等因素,均有可能参与慢性阻塞性肺疾病的发生发展。

二、临床表现

（一）症状

1. 慢性咳嗽　晨间起床时咳嗽明显，白天较轻，睡眠时有阵咳或排痰。咳嗽随体位变换而加重，随病程发展终身不愈。

2. 咳痰　清晨排痰较多，一般为白色黏液或浆液性泡沫痰，偶可带血丝。合并感染、急性发作时，痰量增多，可有脓性痰，并有发热。

3. 气短或呼吸困难　慢性阻塞性肺疾病的标志性症状。早期仅在体力劳动或上楼等活动时出现，随着病情发展逐渐加重，严重者稍活动甚至休息时也感到气短。

4. 典型症状缺如或弱化　老年人机体反应能力差，炎症急性发作时体温不升、白细胞不高、咳嗽不重、气促不显著。可表现为精神萎靡、颜面发绀、厌食、胸闷、少尿等。

5. 并发症多　老年人气道屏障功能和免疫功能减退，体质下降，故易反复感染，且易并发慢性肺源性心脏病、自发性气胸、慢性呼吸衰竭、电解质紊乱、肺性脑病、播散性血管内凝血（DIC）等并发症。晚期患者有体重下降、食欲减退等全身症状。

（二）体征

早期可无异常。随疾病进展出现以下体征：桶状胸、呼吸浅快、严重者缩唇呼吸；触诊语颤减弱或消失；叩诊呈过清音，心浊音界缩小，肺下界和肝浊音界下移；两肺呼吸音减弱，呼气延长，可闻及干性啰音和（或）湿性啰音。

（三）慢性阻塞性肺疾病病程分期

慢性阻塞性肺疾病按病程可分为急性加重期和稳定期。前者指短期内咳嗽、咳痰、气短和（或）喘息加重、痰量增多，可伴发热等症状；后者指咳嗽、咳痰、喘息等症状稳定或轻微。

三、辅助检查

（一）肺功能检查

肺功能检查是判断气流受限的主要客观指标，对慢性阻塞性肺疾病诊断、严重程度评价、疾病预后及治疗反应等有重要意义。第一秒用力呼气容积占用力肺活量的百分比（FEV$_1$/FVC）下降是气流受限的一项敏感指标，FEV$_1$/FVC＜70％及 FEV$_1$＜80％预计值则可确定为不完全可逆的气流受限。肺气肿患者肺总量（TLC）、功能残气量（FRC）和残气量（RV）增高，肺活量（VC）减低。

（二）影像学检查

早期胸片可无变化。可出现肺纹理增粗、紊乱等非特异性改变。也可出现胸廓前后径增大，肋间隙增宽，肋骨平行，膈肌低平，两肺透亮度增加，血管纹理减少或有肺大泡征象。

（三）动脉血气分析

早期无异常，随病情进展到呼吸衰竭时出现低氧血症、高碳酸血症、酸碱平衡失调等。

四、治疗要点

（一）稳定期治疗

1. 支气管舒张药　常用沙丁胺醇气雾剂、异丙托溴铵气雾剂、茶碱缓释片或控释片。

2. 祛痰药　痰多不易咳出者常用盐酸氨溴索、N－乙酰半胱氨酸、羧甲司坦，以及鲜竹沥水、甘草、氯化铵等。

3.长期家庭氧疗(LTOT)　家庭氧疗指征：

(1)$PaO_2 \leqslant 55mmHg$ 或 $SAO_2 \leqslant 88\%$，有或无高碳酸血症；

(2)PaO_2 $55 \sim 60mmHg$ 或 $SAO_2 < 88\%$，并有肺动脉高压，心力衰竭所致的水肿、红细胞增多症。氧疗方法：一般鼻导管吸氧，氧流量 $1 \sim 2L/min$，吸氧时间 15h/d 以上。

4.糖皮质激素　重度和极重度、反复加重患者长期吸入糖皮质激素和 β_2 受体激动剂有一定效果，常用的有沙美特罗加氟替卡松(舒利迭)、福莫特罗加布地奈德。

5.镇咳药　可待因、喷托维林等。

(二)急性加重期治疗

1.支气管舒张药　药物同稳定期。

2.低流量吸氧　低氧血症者予以持续低流量低浓度吸氧。

3.抗生素　根据病原菌种类及药物敏感试验选用抗生素，常用头孢菌素、喹诺酮类、β 酰胺类等抗生素。

4.糖皮质激素　住院治疗的急性加重期患者可使用糖皮质激素。

五、主要护理诊断/医护合作性问题

1.气体交换受损　与气道阻塞、通气不足、呼吸肌疲劳、分泌物过多等有关。

2.清理呼吸道无效　与分泌物增多、痰液黏稠、咳嗽无力有关。

3.焦虑　与健康状况改变、经济负担加重有关。

4.营养失调：低于机体需要量　与食欲降低、摄入减少、腹胀、呼吸困难有关。

六、护理措施

(一)一般护理

1.环境要求　居住环境清洁，空气新鲜流通，室内空气定期消毒，保持适宜的温度和湿度，冬季注意保暖，避免直接吸入冷空气。

2.休息与活动　患者采取舒适的体位，晚期患者宜采取身体前倾坐位，使辅助呼吸肌参与呼吸。视患者病情安排适当的活动量，活动以不感到疲劳、不加重症状为宜。

3.饮食护理　饮食宜高热量、高蛋白质、高维生素，少量多餐，多食新鲜蔬菜、水果，补充呼吸功能增多消耗的热量和蛋白质，满足机体代谢需要；无心肾功能不全时可多饮水，以稀释痰液，补充水分。避免餐前和进餐时过多饮水；餐后避免平卧，以利于消化；腹胀患者宜食用软食，细嚼慢咽；避免进食产气食物，如汽水、啤酒、豆类、马铃薯和胡萝卜；避免摄入易致便秘的食物，如煎炸食物、坚果、干果等。

(二)心理护理

老年慢性阻塞性肺疾病患者因长期患病、社会活动减少、经济收入降低等，极易形成焦虑和抑郁心理，生活失去自信。护理人员应详细了解患者及其家庭对疾病的态度，帮助并指导家属消除诱因、定期进行呼吸肌功能锻炼、合理用药等，鼓励患者发展社交网络，参加力所能及的活动，以改善睡眠。

(三)病情观察

密切观察患者咳嗽、咳痰情况，记录痰液的颜色、量及性状，观察咳痰是否顺畅；观察呼吸

的频率、节律、深浅度以及呼吸困难的程度,有无并发症表现;监测动脉血气和水、电解质、酸碱平衡情况。

(四)对症护理

1.保持呼吸道通畅　痰多黏稠需多饮水,以达到湿化气道、稀释痰液的目的,亦可每天超声雾化吸入。指导患者有效咳痰:咳嗽时取坐位,身体略前倾,双肩放松,胸前环抱枕头,屈膝,尽量双足着地,从而利于胸腔扩展,增加咳痰的有效性,咳痰后恢复坐位,进行放松性深呼吸。护士或家属协助给予胸部叩击和体位引流,亦可使用排痰器协助排痰。

2.氧疗护理　呼吸困难伴低氧血症者,遵医嘱给予氧疗。一般采用鼻导管持续低流量吸氧,氧流量 $1\sim2L/min$,应避免吸入氧浓度过高而引起二氧化碳潴留或氧中毒,一般吸入氧浓度为 $25\%\sim29\%$,提倡进行每天持续 15h 以上的长期家庭氧疗。氧疗有效的指标为患者呼吸困难减轻、呼吸频率减慢、发绀缓解、心率减慢、活动耐力增加。

3.呼吸功能锻炼　慢性阻塞性肺疾病患者常通过增加呼吸频率来代偿呼吸,这种代偿多有赖于辅助呼吸肌的参与,患者容易疲劳。因此,护理人员应指导患者进行缩唇呼吸、腹式呼吸等呼吸功能锻炼,以加强胸、腹呼吸肌的肌力和耐力,改善呼吸功能。

(五)用药护理

注意观察药物疗效和不良反应。可待因有麻醉性中枢镇咳作用,有恶心、呕吐、便秘等不良反应,有可能成瘾,并因抑制咳嗽而加重呼吸道阻塞;喷托维林是非麻醉性中枢镇咳药,不良反应有口干、恶心、腹胀、头痛等;溴己新偶见恶心、转氨酶增高,胃溃疡者慎用;盐酸氨溴索是润滑性祛痰药,不良反应较轻。

(六)健康教育

1.疾病知识指导　劝导患者戒烟,此为预防慢性阻塞性肺疾病的重要措施;避免粉尘和刺激性气体的吸入;避免呼吸道感染;在呼吸道传染病流行期间,尽量避免去人群密集的公共场所;指导患者根据气候变化及时增减衣物,避免受凉感冒。

2.家庭氧疗指导　告知患者及家属家庭氧疗的意义、注意事项和操作方法,鼓励患者坚持家庭氧疗。指导患者及家属注意用氧安全,供氧装置周围严禁烟火,防止防止爆炸。指导患者及家属对氧疗装置定期更换、清洁、消毒。

3.康复指导　告知患者康复锻炼的意义,指导患者制订个体化的锻炼计划,充分发挥患者的主观能动性;坚持呼吸功能锻炼,以改善呼吸功能,延缓病程进展;坚持全身锻炼(如打太极拳、散步等),以提高机体抵抗力。

(李静)

第二节　老年性骨质疏松症的护理

骨质疏松症(osteoporosis,OP)是一种多因素所致的慢性系统性骨病,其特征是骨量下降和骨的微细结构破坏,表现为骨的脆性增加,骨折的风险增大,常因轻微的创伤而骨折或自发性骨折。

骨质疏松症的临床表现以慢性疼痛为主,常见于绝经后妇女和老年人,女性多于男性。分原发性和继发性两类,原发性骨质疏松症又分为Ⅰ型和Ⅱ型。Ⅰ型骨质疏松症又称为绝经后骨质疏松症,主要原因是雌激素缺乏,发生于女性患者,年龄在 $50\sim70$ 岁,表现出骨量迅速流失,骨松质丢失更明显,其骨代谢特点为高转换率型骨质疏松症。骨折部位多发生在以骨松质为主的椎体,如股骨上端及桡骨远端。

Ⅱ型骨质疏松症又称老年性骨质疏松症(senile osteoporosis disease),表现为骨量缓慢丢失,骨松质与骨密质丢失速度大致相同,其骨代谢特点为低转换率型骨质疏松症,发病年龄多在 70 岁以上。与Ⅰ型比较,男性患者增加,但男女之比仍为 1:2,关键原因是老化、脏器功能衰退。骨折好发部位除与Ⅰ型相同外,髋部骨折的发生率有所增加。

继发性骨质疏松症是由其他病因引起的,如甲状旁腺功能亢进症、多发性骨髓瘤、骨质软化症、肾性骨营养不良、儿童成骨不全、转移瘤、白血病及淋巴瘤等。

随着我国老年人口的增加,骨质疏松症发病率呈上升趋势,在中国乃至全球都是一个值得关注的健康问题。

一、病因

(一)激素水平代谢紊乱

性激素在骨质生成和维持骨量方面起着重要的作用,可间接合成蛋白,促使骨内胶原形成,使钙、磷等矿物质更好地沉积在骨内。其中,睾酮在骨内转化为二氢睾酮,对成骨细胞有增殖作用。雌激素还能抑制甲状旁腺素活性,刺激降钙素分泌,加快胃肠道吸收钙,促进维生素 D 向活性方式转化等作用。机体随着年龄增长,性功能减退,性激素(雌激素和睾酮)水平下降,雌激素缺乏,降钙素分泌减少,甲状旁腺素增多,使骨代谢活跃,骨形成减少,骨吸收增加,因而骨量下降。

(二)营养不足

机体随着年龄增长,咀嚼、消化及吸收功能降低,致使蛋白质、钙、磷、维生素及微量元素摄入不足,特别是维生素 D 缺乏。维生素 D 的活性形式为 D_3(1,25-二羟维生素),具有两方面功能:一是促进肠道吸收钙磷;二是在骨中增加骨骼更新部位破骨细胞的活性,并能刺激成骨细胞合成蛋白质,同时参与骨基质的矿化。缺乏维生素 D 将导致类骨质矿化障碍,此外,钙、磷及蛋白质的摄入不足使钙、磷比例失调,导致骨的形成减少。

(三)遗传因素

峰骨量的高低与种族和家族史有关。资料显示,亚洲人的峰骨量较低,因而患老年骨质疏松症的危险性更大;年轻女性的骨密度与其父母的骨密度具有显著相关性,同卵双胎的骨密度具有更大的相似性。此外,维生素 D 先天性缺乏也常伴随骨密度减少。

(四)运动

随着年龄的增长,户外运动减少也是老年人易患骨质疏松症的重要原因。适度的运动能够刺激骨改进循环。

二、临床表现

(一)症状

1.慢性疼痛　疼痛是骨质疏松症最主要、最常见的症状,可表现为全身各骨骼部位的疼痛。腰背痛是老年骨质疏松症最常见的部位,占疼痛患者的 70%~80%。一般骨量丢失 12% 以上时即可出现骨痛。疼痛沿脊柱向两侧扩散,仰卧位或坐位时疼痛减轻,直立后伸时疼痛加剧,日间疼痛减轻,夜间和清晨醒来时疼痛加重,弯腰、肌肉运动、咳嗽和大便用力疼痛亦加重。

2.呼吸功能下降　脊柱压缩性骨折、脊柱后弯、胸廓畸形,可使肺活量和最大换气量显著减少。患者往往可出现胸闷、气短、呼吸困难等。

（二）体征

身长缩短、驼背为骨质疏松症最典型体征,多在疼痛后出现。脊椎椎体前部几乎为骨松质组成。此部分是身体的支柱,负重量大,尤其是胸$_{11}$椎体至腰$_3$椎体负荷量更大,容易压缩变形,使脊椎前倾,背曲加剧形成驼背。

（三）并发症

骨折是老年人骨质疏松症最常见和最严重的并发症。据统计老年人骨折发生率为6.3%～24.4%,尤以高龄老年女性为显著。骨折部位在老年前期以桡骨远端多见,老年后期以胸腰椎和股骨端多见。

三、辅助检查

（一）X线检查

X线检查是一种较易普及的检查骨质疏松症的方法。一般在骨量丢失30%以上时,X线显影明显。

（二）骨矿密度测定

骨矿密度检测是确定诊断的重要客观依据。我国骨质疏松症诊断标准为骨密度值低于正常值2.0SD(标准差),同时结合病史、性别、年龄及生化检查综合判断。常用方法有单光子(SPA)吸收测定法、双能X线(DEXA)吸收测定法、定量CT检查、超声波测定。

（三）生化检查

测定血、尿的矿物质及某些生化指标有助于判断骨代谢状态及骨更新率的快慢,对骨质疏松症的鉴别诊断有重要意义。

1.骨钙素(BGP)　这是骨骼中含量最高的非胶原蛋白,是骨更新的敏感指标。老年性骨质疏松症可有轻度升高。女性老年人绝经后骨质疏松症BGP升高明显。

2.尿羟赖氨酸糖甙(HOLG)　这是反映骨吸收的指标,老年性骨质疏松症患者的HOLG可升高。

3.血清镁　镁是体内重要的矿物质,人体50%的镁存在于骨组织,低镁可影响维生素D的活性,老年性骨质疏松症使血清镁下降。

4.尿钙、磷、镁测定　该项检查受饮食、季节、日照、药物、疾病等影响因素较多,须在严格限定条件下进行测定。老年性骨质疏松表现为无尿钙,磷在正常范围,尿镁略低于正常。

四、治疗要点

（一）药物治疗

一般遵循的治疗原则如下:①低骨量或有轻微损伤致骨折史者给予补钙治疗;②低骨量的绝经后骨质疏松女性及在无禁忌情况下,首选激素替代治疗;③有骨折史的绝经骨质疏松女性,首选阿仑磷酸钠,其次为其他二磷酸盐制剂,维生素D;④性腺功能低下的男性骨质疏松症患者,应给予雄激素替代治疗;⑤长期居住在室内的老年人,补充维生素D。

1.钙制剂类

(1)无机钙类:以碳酸钙片 D_3(钙尔奇 D)、碳酸钙 D_3 咀嚼片(凯思立 D)、氢氧化钙和氯化钙(活性钙)效果明显。

(2)有机钙类:葡萄糖酸钙和枸橼酸钙,此类药物胃肠道反应小,但骨软化、严重肾衰、高血钙及高尿钙者禁用。

(3)生物钙制剂:牡蛎碳酸钙咀嚼片(盖天力)、龙牡丹壮骨冲剂,均可用于预防老年骨质疏松症。

2.钙调节剂　钙调节剂主要包括降钙素、维生素 D、雌激素。

3.二磷酸盐　如阿仑磷酸钠、依替磷酸钠能抑制骨转化,对骨矿密度有明确的增加作用。此外,氟化物、中医药治疗法也有一定疗效。

(二)非药物治疗

非药物治疗可采用光疗、高频电疗、运动疗法及营养疗法等。缺乏生理活动可导致失用性骨质疏松症,剧烈的锻炼可刺激骨量增加。

五、主要护理诊断/医护合作性问题

1.慢性疼痛　与骨质疏松、骨折及肌肉疲劳、痉挛有关。

2.躯体活动障碍　与骨痛、骨折引起的活动受限有关。

3.潜在并发症　骨折与骨质疏松有关。

4.情境性自尊低下　与椎体骨折引起的身长缩短或驼背有关。

六、护理措施

(一)一般护理

1.环境要求　居住环境清洁,空气流通,阳光照射充足;地面平整、防滑。室内活动空间无障碍物,走廊、洗手间墙壁有扶手,床单位周围安全无隐患,以防止患者发生外伤或摔伤。

2.休息与活动　骨质疏松症患者应早期进行功能锻炼,增加户外活动,适度接受日照,促进皮肤维生素 D 合成,增加钙质在骨骼中的沉积。护理人员要评估患者身体状况,帮助其制订不同的活动计划。可以运动的老年人,每天进行适当的体育活动以增加和保持骨量;对于活动受限的老年人,应指导老年人维持关节的功能位,每天进行关节的活动训练,同时进行肌肉的等长、等张收缩训练,以保持肌肉的张力;对于因骨折而固定或牵引的老年人,要求每小时尽可能活动身体数分钟。

3.饮食护理　饮食是否合理直接影响着患者的康复。嘱患者多食富含钙、维生素 C、维生素 D 的食物。富含钙食品有牛奶(酸奶)、豆制品、虾皮、海带等;富含维生素 D 的食物有蘑菇、鱼、肝脏等;富含维生素 C 的食物有新鲜水果、蔬菜以及黑木耳、松仁、板栗、香菇等。另外,建议食富含硫的食品,如蒜、葱头等,因为硫能使骨骼发育得更健康。饮食荤素搭配,减少糖、盐摄入,保证营养均衡。脾胃功能衰弱的人,可以选用中药补脾健胃,保证脾胃功能正常。

(二)心理护理

骨质疏松症最常见的症状是长期慢性疼痛,最严重的并发症是骨折,此类患者的运动、自理能力及外观形象均会受到影响。因此会产生焦虑、失落、急躁的心理,护理人员要与其倾心交谈,认同并鼓励其表达内心感受;对其疾病做客观解释,告知如果积极治疗的话,预后一般良好。鼓励患者树立乐观积极的生活态度,增强战胜疾病的信心。

（三）病情观察

观察患者腰背疼痛程度,及时发现有无自发性骨折,关注患者心理及生理变化,观察用药的不良反应,定期监测骨密度,评估各种并发症危险因素并及时采取护理措施。

（四）对症护理

骨质疏松疼痛是由于腰背部肌肉紧张及椎体压缩性骨折引起,给患者安置硬板床,会使腰部软组织和脊柱肌群得到松弛,可显著减轻疼痛。另外,患者仰卧时头不可过高,在腰下垫一薄枕,可使用背架、紧身衣等限制脊柱的活动度。热水浴、按摩、擦背能促进肌肉松弛,或采用音乐、暗示等疏导疗法,可缓解疼痛。疼痛严重者遵医嘱给予消炎止痛药并配合中药热敷及理疗。骨折患者可通过牵引或手术方法最终缓解疼痛。患者平时应增加钙片、维生素 D、雌激素的补充。骨折活动受限的老年人应每 2h 翻身一次,保护和按摩受压部位。

（五）用药护理

服用钙剂时应避免与绿叶蔬菜同用,防止钙螯合物形成影响钙吸收;另外,要增加饮水量,减少泌尿系统结石形成,并防止便秘;服用降钙素时要观察有无低血钙和甲状腺功能亢进症的表现;服用维生素 D 要监测血清钙和肌酐的变化;对使用雌激素的女性老年患者,应详细了解家族中有关肿瘤和心血管方面的病史,严密监测子宫内膜的变化,注意阴道出血情况,定期做乳房检查,防止肿瘤和心血管疾病的发生。口服二磷酸盐类药物的消化道反应较多见,故应晨起服用,同时饮清水 200～300mL,至少半小时内不能进食或喝饮料,也不能平卧,以减轻对消化道的刺激。静脉注射二磷酸盐类药物要注意血栓性疾病的发生,同时检测血钙、磷和骨吸收生化标志物。指导老年人服用可咀嚼的片状钙剂,且应在饭前 1h 及睡前服用,钙剂应与维生素 D 同时服用。老年人常常缺乏胃酸,乳酸钙是最佳的食品,钙之缘片内涵碳酸钙及维生素 D,更有利于人体对钙质的吸收。

（六）健康教育

1. 疾病知识指导　骨质疏松症患者以老年女性居多,重在预防。指导患者注重早期锻炼,进行必要的药物治疗,减少骨质的流失,防止症状恶化。另外,要加强营养,养成良好的生活习惯,尽量少摄入含镁、磷、咖啡因高的饮料及烟、酒等,这些食物易造成钙流失。妇女绝经后要定期检查骨密度,摄入足够的钙、维生素 D,增加户外运动。

2. 预防并发症　此病最严重的并发症是骨折,故要重点教会患者自行评估骨折危险性因素,主动采取相应的防护措施,建立防摔、防碰等理念。必要时选用背架保护胸、腰椎或使用拐杖等。

3. 健康指导　指导老年人选择舒适、防滑的平底鞋,不要穿短裤和短裙,防止摔倒;日常用品放在容易拿到的位置。指导老年人进行呼吸和咳嗽训练,做被动和主动的关节活动训练,定期检查防止并发症的发生。指导老年人积极治疗一些能引起骨质疏松的内科疾病,50岁以上者慎用糖皮质激素、肝素等以免导致骨质疏松。长期慢性过量饮酒将导致肾上腺皮质功能亢进而引起骨质疏松,所以老年人应进行适当户外锻炼,加强日照,采取富含钙、蛋白质饮食,并戒酒。教会老年人观察各种药物引起的不良反应,明确各种不同药物的使用方法。

（李静）

第三节　老年痴呆症的护理

老年痴呆症又称为阿尔茨海默病(Alzheimer's disease,AD),AD 是发生于老年和老年前期,以进行性认知功能障碍和行为损害为特征的中枢神经系统退行性病变。临床表现为记忆障碍、失语、失用、失认、视空间能力损害、抽象思维和计算力损害、人格和行为改变等。AD 是老年期最常见的痴呆类型,占老年期痴呆的 50%~70%。

一、病因与发病机制

目前,病因尚未完全清楚。研究发现与下列多种因素有关。

(一)遗传因素

40%的患者有阳性家族史,与一级和二级亲属的痴呆史有关。呈常染色体显性遗传及多基因遗传。有人提出和 Down 综合征一样,在第 21 对染色体上均有淀粉样变性基因。AD 一级亲属有 10%危险性,90 岁时一级亲属有 23%的危险性。

(二)环境因素

1.铝的蓄积　AD 患者颅内某些脑区的铝浓度可达正常人脑铝浓度的 10~30 倍,老年斑(SP)核心中有铝沉积。铝选择性地分布于神经纤维缠结(NFT)的神经之中,铝与核内的染色体结合后影响基因的表达,故有学者提出"铝中毒学说"。

2.感染　发现许多感染性疾病可发生在形态学上类似于 AD 的神经纤维缠结和老年斑的结构变化。如羊痒症、Creutzfeldt—Jacob 病(C—J 病)等。其临床表现中都有痴呆症状。

(三)免疫系统机能障碍

老年人随着年龄增长,AD 患病率明显增高,免疫系统衰退与年龄增长有关。主要是免疫球蛋白在老年斑中呈淀粉样改变。

(四)神经递质学说

研究证实,AD 患者的大脑皮质和海马部位乙酰胆碱转移酶活性降低,直接影响了乙酰胆碱的合成和胆碱能系统的功能以及 5—羟色胺、P 物质减少。

(五)神经纤维缠结和老年斑

老年人随着年龄增长,神经纤维缠结和老年斑在脑组织中大量出现,此为 AD 特征性病理改变,尤其是 75 岁之后明显。神经纤维缠结出现影响神经递质的传递,老年斑影响脑细胞的正常代谢,导致过氧化物堆积,致脑细胞凋亡。70~74 岁老年人中老年痴呆的患病率为 3%,75~79 岁的老年人患病率为 7%,80~84 岁的老年人患病率为 17%,85 岁以上的老年人患病率为 29%。

(六)雌激素作用

长期服用雌激素的妇女患 AD 危险性低,研究表明雌激素可保护胆碱能神经元。

(七)其他因素

如胆固醇过高、高血压、动脉硬化、糖尿病、中风等疾病因素也可出现老年痴呆症,其还与受教育程度低、不爱动脑、性格内向、不良生活习惯(如吸烟嗜酒)等有关。

二、临床表现

(一)记忆障碍

记忆障碍早期表现为短期内思维迟缓、情感不稳、注意力不集中、做事马虎,进而出现进行性遗忘。以近记忆障碍为最典型特征,随后远期记忆力也丧失,最终发展为遗忘自己熟悉的姓名、年龄、家人,并常伴有计算力下降,同时有定向力障碍(出门不知回家路线,如厕完毕不知卧室)。理解力及判断力差,严重时无法与人交流。联想困难,理解力减退,判断力差。严重时,无法理解他人的言谈,令其脱衣则张口,令其伸手则久站不动等。

(二)行为改变

行为改变表现为常出现幼稚、强迫及无目的行为。例如翻箱倒柜,乱放东西;爱藏废物,视作珍宝;不注意个人卫生习惯,衣脏不洗,晨起不漱。也有动作日渐少,端坐一隅,呆若木鸡。晚期均行动不能,卧床不起,二便失禁,生活不能自理,形似植物状态。

(三)情感障碍

情感障碍表现为早期情绪激动、有欣快感,后期表情呆板、迟钝。缺乏耐心,易生气、哭闹等。

(四)人格改变

老年痴呆症患者人格改变多见。额叶、颞叶受损的老年人常有人格改变。患者不愿意交往、自私、易激惹,无故打骂人,哭闹。随地大小便,与原来的素质和修养不相符合。

(五)神经症状

神经症状多见于晚期痴呆症患者,可出现强握反射、下颌反射,如面部不自主动作如吸吮,噘嘴等;颞叶受损时表现为严重视觉失认,不能命名或描述三种熟悉的物品;出现乱食症,患者将面前的东西往嘴里放,过多口部行为和性欲改变,吞咽困难等;还可有幻觉、幻视、妄想等。

(六)外貌改变

部分老年痴呆症患者体貌老态龙钟,满头白发,齿落嘴瘪,瞳孔反应迟钝,生理反应迟缓,体重减轻,躯体弯曲,步态蹒跚。

(七)思维障碍

思维障碍表现为出现各种失用、失认、失算症及书写困难等症状。最终认识能力可全部丧失。

(八)言语障碍

言语障碍表现为口齿含糊,失语,对语言反应迟钝或听不懂语言,熟悉的亲人说不出名字,不能称呼等。

三、辅助检查

(一)实验室检查

血常规、尿常规、血生化检查均正常,脑脊液检查可发现 $A\beta_{42}$ 水平降低,总 Tau 蛋白和磷酸化 Tau 蛋白增高。

(二)脑电图检查

可见非特异性的弥漫性慢波,α波节律变慢、波幅变低;脑血流图示,大脑皮质的局部脑血流量减少,脑氧代谢率下降。

(三)影像学检查

CT 扫描或 MRI 检查常显示不同程度的脑室扩大和皮质萎缩、脑沟变宽。

（四）心理学检查

简易智力状态检查表（MMSE）用于痴呆筛查，成人韦氏智力量表可进行智力测量，韦氏记忆量表可测量记忆。

四、治疗要点

老年痴呆症目前没有特效治疗方法，但早期发现非常重要，一般采取以下治疗措施。

（一）促进或改善认知药物

1. 促进脑代谢药 吡拉西坦片（脑复康）促进大脑对葡萄糖和氧的作用，提高大脑神经的代谢功能，对痴呆等有改善作用。

2. 胆碱酯酶抑制剂 盐酸多奈哌齐片（安理申）能改善认知功能，服用6个月可见到症状无加重；重酒石酸卡巴拉汀胶囊（艾斯能）选择性作用于脑皮质和海马乙酰胆碱酯酶抑制剂，可以延缓症状；石杉碱甲片（哈伯因）改善认知和日常生活能力等药物对轻度、中度老年痴呆有一定延缓效果。

（二）对症治疗

主要针对痴呆伴发的焦虑，可用苯二氮草类药物；有抑郁症状可用5－羟色胺再摄取剂等；有攻击性行为或幻觉精神症状者可用小剂量奥氮平等。

五、主要护理诊断

1. 有受伤的危险 与神智错乱、走路不稳、记忆遗忘有关。

2. 自尊紊乱 与短时记忆遗忘有关。

3. 思维过程紊乱 与认知能力改变有关。

4. 社交障碍 与患者的理解力下降、记忆力减退有关。

5. 自理能力缺陷 与患者智力减退有关。

六、护理措施

（一）一般日常生活护理

1. 环境要求 居住环境要清洁、空气新鲜、温度适宜；地面平整、无水渍，防止患者滑倒；室内物件摆放、布局有选择性；病室有条件时最好置于监护人的视野内，防止意外发生。

2. 起居护理 合理安排患者作息时间，使之生活规律；陪护其进行适度功能锻炼，白天尽量活动，不要睡得过多；睡前排空大小便，保证其夜间睡眠。协助晨晚间护理，协助患者洗澡。定期更换患者衣服，选择扣子简单、前面开口的宽松衣服，鞋子要求舒适简单、易穿脱的平底鞋。定期修剪患者指甲、头发和刮胡须，保持皮肤清洁，防止皮肤感染。

3. 饮食护理 定时、定量进食，固体食物和液体食物分开进食，对暴饮暴食患者要控制其进食量，对于拒绝进食的患者，应鼓励其与他人一起进餐，以增进食欲；对自理困难者，要协助喂食，一次不要喂食太多，速度不宜太快，防止呛噎；饮食应冷热适宜，保证患者充足的营养，如患有其他疾病，按其他疾病需求进行饮食护理。

（二）安全护理

1. 减少或防止危险因素的发生，如行走步态不稳者给予搀扶，穿防滑鞋，防跌伤、碰伤；避免让患者独处。

2. 洗澡时水温不可过高，热水瓶放在不宜碰到的地方，有毒物品加锁保管，锐器物品放在隐蔽处,远离明火,避免老年人使用电热毯等,防止患者烫伤、误食、割伤、烧伤、触电等。密切观察患者病情、心理和行为变化,及时采取有效应对措施并反馈医生。

3.严重痴呆症患者需专人陪护,同时要给患者佩戴身份识别卡,以防走失。

(三)病情观察

老年痴呆症患者大都起病隐匿,病情发展缓慢,病程呈进行性发展。所以,护理人员要细心观察患者的病情变化,特别是当患者因人格改变继而出现精神症状的时候,要及时通知医生处理,避免因患者出现幻觉、错觉、妄想等精神症状而发生自伤或其他意外情况。

(四)对症护理

1.对行为退缩、生活懒散的患者要进行行为训练,同时鼓励患者参加工娱治疗活动,以促进患者记忆和行为的改善。

2.对记忆障碍的患者,回忆治疗是一项有效的护理措施,当痴呆老人由衷地谈论记忆起的愉快事件时,他们的语言变得较流畅;对健忘老人应多尊重、爱护和鼓励,避免大声训斥;经常用老人敏感且愉快的语言刺激,呼唤记忆力的恢复。

3.定向力障碍的老年痴呆患者,原则上不允许患者单独外出,但为了防止意外走失,要让其随身携带写有家庭地址、亲属联系方式和回家路线的卡片。

(五)用药护理

注意观察药物疗效和不良反应,石杉碱甲(哈伯因)对认知功能、日常生活能力有改善,主要副作用是消化道症状。多奈哌齐(安理申)虽可改善患者的认知功能,但会出现腹泻、肌肉痉挛、乏力、恶心、失眠等不良反应。患者服药时护理人员应注意看服到口,重症老人不宜吞服时可溶解到水中再服下,管理好药物防止有抑郁症状的老年人藏药自杀。

(六)心理护理

部分老年痴呆症患者内心孤独、压抑、固执、自我、脆弱、敏感,护理人员要有职业道德观和同理心,理解患者的内心感受,耐心倾听患者的主诉,语言应亲切、礼貌,合理运用肢体语言,与患者沟通,并及时给予认同、安慰和鼓励。对存在精神异常、情感障碍较重的患者,给予恰当的心理疏导可明显改善患者的病态情感反应;对反应较迟钝及智力减退的患者,要更加重视,维护老人的自尊。

(七)健康教育

1.疾病知识指导　给患者及家属介绍该病的特征、临床表现,指导家属为患者做好日常生活照料.正确认识患者的生理和心理变化特征,以及如何帮助患者进一步恢复生活功能和社会功能,延缓痴呆进展速度。

2.社区及家庭护理指导　患者要住在熟悉的环境,由熟悉的人来照顾,合理安排患者的日常生活,督促患者尽量外出参加简单的劳动和文体活动。指导家属掌握与老年痴呆症患者沟通交流及社交能力训练方法,比如训练进食、如厕、正确使用物品等;对于记忆力减退者训练其使用备忘录等。

3.预防指导　AD预防应从中年开始,积极用脑,劳逸结合,保持良好的兴趣和开朗的性格,多吃富含锌、锰、硒等健脑食品,如海产品、乳类、豆类、坚果类等,戒烟戒酒,避免使用铝制厨具,预防脑血管病、糖尿病,避免使用镇静药等。

(李静)

第十二章　血液净化护理

第一节　常规肝素的抗凝技术及护理

普通肝素(Heparin)为相对分子质量 5000～20000 的黏多糖蛋白,作为抗凝血酶Ⅲ的辅助因子,能增强 AT Ⅲ 与凝血酶、活化型凝血因子Ⅸa、Ⅹa、Ⅺa、Ⅻa 和激肽释放酶结合,并抑制其活性;并且,在肝素存在下,AT Ⅲ 可与Ⅶa 结合,抑制组织因子/Ⅶa 复合物的形成。肝素可加速 AT Ⅲ 与上述凝血因子结合反应达千倍以上,因此肝素在体内具有很强的抗凝活性。普通肝素的抗凝作用依赖于体内抗凝血酶Ⅲ的存在,是目前国内血液透析中最常用的抗凝血药。普通肝素除具有抗凝作用外,还具有抗炎作用、抑制免疫复合物介导疾病的作用、调节细胞增殖作用、扩张血管与降压作用、影响脂质代谢等。肝素抗凝活性半衰期与剂量有关,静脉注射 100U/kg、400U/kg、800U/kg,抗凝活性半衰期分别为 1h、2.5h 和 5h。

一、配制

临床上常用的肝素每支 2ml 的溶液中含肝素 100mg。

本单位的肝素配制方法:采用在 500ml 生理盐水中加入 22 支 100mg 的肝素,或在 250ml 生理盐水中加入 11 支 100mg 的肝素的方法,这样得到每毫升约含 4mg 肝素的肝素溶液。肝素的配制很重要,必须由 2 人严格核对,配置后必须注明日期、时间、剂量及配置者姓名。肝素配制后只能保存 24h,并应冷藏于冰箱。

二、应用指征

对于临床上没有出血性疾病的发生和风险,没有显著的脂代谢和骨代谢的异常,血浆抗凝血酶Ⅲ活性在 50% 以上,血小板数量、血浆部分活化凝血酶原时间、凝血酶原时间、国际标准化比值、D-双聚体正常或升高的患者,推荐选择普通肝素作为抗凝血药物。

三、使用方法

常规肝素抗凝用法有两种:一是常规剂量肝素持续输入法,即首剂肝素从静脉注射,追加量则由肝素泵持续输入;二是常规剂量肝素间歇注入法,即首剂肝素从静脉注射,再根据需要间歇注入肝素。由于肝素持续输入时凝血时间可维持在某一个稳定的水平,而间歇性给药时凝血时间波动较大,故目前的血液净化装置均采用持续肝素输入法。

1.血液透析、血液滤过或血液透析滤过　一般首剂量为 0.3～0.5mg/kg,追加剂量为 5～10mg/h,间歇性静脉注射或持续性静脉输注(常用);血液透析结束前 30～60min 停止追加。应依据患者的凝血状态个体化调整剂量。

2.血液灌流、血浆吸附或血浆置换　一般首剂量为 0.5～1.0mg/kg,追加剂量为 10～20mg/h,间歇性静脉注射或持续性静脉输注(常用);预期结束前 30mm 停止追加。实施前给予 40mg/L 的肝素生理盐水预冲,保留 20min 后,再给予生理盐水 500ml 冲洗,有助于增强抗凝效果。肝素剂量应依据患者的凝血状态个体化调整。

3. 持续性肾替代治疗(CRRT)　采用前稀释的患者,一般首剂量为 15～20mg,追加剂量为 5～10mg/h,静脉注射或持续性静脉输注(常用);采用后稀释的患者,一般首剂量为 20～30mg,追加剂量为 8～15mg/h,静脉注射或持续性静脉输注(常用);治疗结束前 30～60min 停止追加。抗凝血药物的剂量依据患者的凝血状态个体化调整;治疗时间越长,给予的追加剂量应逐渐减少。

四、并发症及其防治

(一)并发症

1. 自发性出血　如硬脑膜下出血、出血性心包炎、消化道出血等。

2. 血小板减少症(HIT)　可能与来自 IgG 中的肝素依赖血小板聚集因子有关。该因子促进血小板聚集,造成血液透析患者血栓栓塞性疾病或原有血栓加重,同时血小板减少。一旦发现 HIT,应立即停用肝素,使用无肝素透析或用枸橼酸局部抗凝,必要时改为腹膜透析。

3. 变态反应　发生率较低,表现为荨麻疹、皮疹、哮喘、心前区紧迫感等。

4. 高脂血症　使用肝素后,血中脂蛋白脂酶升高,脂蛋白脂酶分解血中的中性脂肪,使血中游离脂肪酸增加,中性脂肪下降,胆固醇上升。

5. 其他　肝素长期使用可导致骨质疏松、脱发、脂质代谢异常等。

(二)防治

对血液透析中突发出血的患者,应立即停用肝素,并给予肝素拮抗药鱼精蛋白。鱼精蛋白(mg)与肝素(mg,肝素 1mg＝125U)的比例为 1:2 或 1:1。如在用肝素后 2～3h 应用鱼精蛋白,则应用 1:2 的比例,因 2～3h 约 50% 的肝素已被代谢;应用肝素 1h 内用,则采用 1:1 的比例。使用前先用生理盐水将内瘘针内的肝素冲洗干净,再将稀释好的鱼精蛋白缓慢推注,并观察患者的反应,如有异常立即停用。最后再用生理盐水将内瘘针残余的鱼精蛋白缓慢推入,以防因剂量不足而反跳引起出血。

五、护理

(一)血液透析前准备

1. 做好心理护理　要告知透析患者使用抗凝血药的意义,并嘱咐透析患者透析后自己应注意和观察穿刺点压迫止血情况,有无牙龈出血等。

2. 详细询问病史　仔细询问透析患者有无咯血、牙龈出血、血尿、痔出血,女性透析患者是否月经量过多。了解透析患者近来有无外伤手术史,有无皮肤淤血、瘀斑、血肿,透析结束后穿刺部位是否出血,以确定抗凝血药使用的种类和剂量。

3. 了解既往透析状况　查看前一次的血液透析记录,了解透析器及管路有无凝血,查看近期的血常规检查。

4. 护理人员应严格无菌操作　根据透析患者体重和使用抗凝方法来选用透析器,治疗前充分预冲管路,透析器中不能有空气残留,治疗时应尽可能调高动脉壶、静脉壶液面,减少空腔,可以减少凝血机会。熟悉机器的性能和操作使用,避免血泵停转或操作失误使空气进入体外循环管路中造成凝血。

5. 建立良好的血管通路　保证充足的血流量,是减少凝血的前提。

（二）血液透析中的观察和护理

1.血液透析过程中，应密切观察患者的血压、脉搏、心率，如发现患者生命体征改变、有新的出血倾向，应立即停用肝素，并加用鱼精蛋白中和肝素，鱼精蛋白与肝素的比例为1∶1。也可改为无肝素透析。

2.严密观察追加的肝素是否由肝素泵持续输入，观察肝素管路的夹子是否处于开放状态，防止因追加肝素未起作用而使管路、透析器凝血。

3.严密观察透析管路及透析器内血液的颜色，血液色泽变深变暗、透析器中出现"黑线"、透析管路的动静脉滤网中血液呈现泡沫或小凝块、透析器帽端有小凝块均提示肝素用量不足，透析器及管路有凝血，需要追加肝素。

4.严密观察透析机上的动脉压、静脉压以及跨膜压。透析器两端的压力变化可提示血凝块堵塞的部位，如动脉压高通常提示堵塞出现在增加压力的前方（即血泵前），如静脉压及跨膜压高则提示堵塞出现在增加压力的后方（即血泵后），突然出现动脉压、静脉压及跨膜压下降，而又非血流量不佳等原因引起，通常提示血液管路及透析器严重凝血，需立即更换管路、透析器或回血，并且查找原因。

5.血液透析过程中，应保证患者的血流量为200～300ml/min，一旦患者的血流量不佳（管路有抽吸现象），应及时处理，以防止管路凝血。

6.血液透析结束前30～40min关闭肝素泵及肝素管路上的夹子，停止供给肝素。

（三）血液透析后护理

透析器及管路卸下后应观察其堵塞情况，以便下次调整肝素剂量；在透析器重复使用时，观察清洗后的透析器堵塞情况和测定血室容积，都可以帮助判定肝素剂量是否合适，以便下次血液透析时调整肝素用量。

（四）肝素抗凝后的宣教

由于肝素具有反跳作用，透析结束仍然会有凝血的障碍。应告诉患者避免碰撞、擦伤、摔倒等外伤。若不慎外伤，可局部按压止血；出现皮下血肿，可用冰袋外敷；如出血量大，进行上述处理后，应立刻到医院就诊。血液透析后创伤性的检查和治疗应在4～6h后进行，如肌内注射后易引起臀部血肿，注射后局部应压迫20～30min；患者行拔牙术，一般需在透析后1d后进行。告诉患者避免进食过烫、过硬食物，保持大便通畅，不用力解大便，以防止引起消化道出血。观察穿刺处是否有出血现象，内瘘穿刺处出血不止时，可局部压迫止血。

（郭立华）

第二节　低分子抗凝技术及护理

低分子肝素（low molecular weight heparin，LMWH）是普通肝素经化学或酶学方法解聚而成，相对分子质量分布范围1000～6000，平均相对分子质量为4500～5000，因此低分子肝素为不同相对分子质量的肝素的混合体。不同的低分子肝素制剂因其生产工艺不同，各种不同相对分子质量肝素的组成比例不同，因此，不同的低分子肝素制剂的药理作用和体内代谢过程也有差异。

一、低分子肝素的药理作用机制

与普通肝素相同，LMWH 也是通过抗凝血酶Ⅲ发挥抗凝作用。但与普通肝素不同，LM－WH 仅具有抗凝血酶Ⅲ的结合位点，而不具有凝血酶的结合位点。因此，LMWH 可与抗凝血酶Ⅲ结合，通过改变抗凝血酶Ⅲ分子构型，使之更易与凝血因子Ⅹa 结合、抑制凝血因子Ⅹa 活性，从而阻断凝血酶生成，阻断凝血过程。但是，由于 LMWH 不能与凝血酶结合，不能增强抗凝血酶Ⅲ对凝血酶的直接抑制作用，因此 LMWH 不影响凝血酶时间（TT），对凝血时间（CT）和活化凝血时间（ACT）影响较小，使用后出血风险较普通肝素明显减少。

不同的 LMWH 制剂由于成分中不同相对分子质量的肝素组成比例不同，因此，不同的 LMWH 制剂的抗凝血因子Ⅹa 活性/抗凝血酶活性的比值不同，一般为（1.5～4）∶1。该比值越大，说明 LMWH 制剂中的小分子肝素的组成比例越高，对增强抗凝血酶Ⅲ直接抑制凝血酶的作用越小，出血风险越小，但抗凝作用也有所降低。

LMWH 也可通过刺激血管内皮细胞释放组织因子途径抑制物（TFPI）和组织型纤溶酶原活化物（tPA），发挥抗凝血和促纤溶作用。

二、低分子肝素的体内代谢过程

不同的 LMWH 制剂的体内代谢过程有所差异，一般 LMWH 皮下注射生物利用度为90％～100％，分布容积 3～11L，3h 达药物高峰浓度，半衰期为 3～5h；静脉注射 3min 起效，20～30min 达药物高峰浓度，半衰期为 2h。LMWH 主要经肾排泄，肾清除率为 20～30ml/min，肾功能不全患者半衰期延长。血液透析患者的半衰期为 4～5h，为普通肝素的 3～4 倍。

三、应用指征

对于有中、高危出血倾向，临床上没有活动性出血性疾病，血浆抗凝血酶Ⅲ活性在 50％以上，血小板数量基本正常；但脂代谢和骨代谢的异常程度较重，或血浆部分凝血活酶时间、凝血酶原时间和国际标准化比值轻度延长具有潜在出血风险的患者，选择低分子肝素作为抗凝血药物。

四、使用方法

低分子肝素：一般选择 60～80IU/kg 静脉注射，低分子肝素是普通肝素经酶解产生的相对分子 1000～10000 的混合物，滤器前给药将使部分分子量较低的部分经滤器清除（特别是使用高通量透析器的情况下），而使其变成普通肝素。并且，与抗凝血酶Ⅲ结合而发挥抗凝作用的低分子肝素不能从滤器清除，滤器前给药不能达到单纯体外抗凝作用的效果。因此，低分子肝素应直接注入患者体内，而不宜从肝素泵追加，推荐在治疗前 20～30min 静脉注射，治疗时间≤4h 无需追加剂量。血液透析、血液灌流、血浆吸附或血浆置换的患者治疗时间≥5h，根据患者凝血情况给予恰当的追加剂量。CRRT 患者可每 4～6h 给予 30～40IU/kg 静脉注射，治疗时间越长，给予的追加剂量应逐渐减少。有条件的单位应监测血浆抗凝血因子Ⅹa 活性，根据测定结果调整剂量。

血液透析时常用的低分子有速避凝（低分子肝素钙）、克塞（低分子肝素钠）、苏可诺（低分子肝素钠）、吉派林（低分子肝素钠）、法安明（达肝素注射液）等，应特别注意的是不同的低分子量肝素不可相互替代使用,严禁肌内注射。不同制剂配置方法不完全相同,应根据药物说明书进行配置。

五、并发症

LMWH 的不良反应与普通肝素基本相同,但发生出血的风险降低,对脂质代谢和骨代谢影响较小,发生肝素诱发的血小板减少症的概率较普通肝素明显降低。

六、护理

1.使用前做好"三查七对"工作,询问患者有无过敏史、出血史。

2.每一次血液净化前需对管路和滤器用肝素盐水进行预冲,以防止因使用低分子量肝素而造成管路和滤器的凝血。方法是用生理盐水 500ml 加肝素 20mg 预冲管路和滤器,引血时排空预冲液。

3.正确配制低分子量肝素,并应遵守 2 人核对制度,使低分子量肝素的应用剂量正确,确保透析治疗安全进行。

4.透析治疗过程中,每 30 分钟监测动静脉压力、跨膜压、管路有无血凝块、透析器有无发黑等,及时发现,及时处理。

5.定期监测血小板计数、抗 Xa 活性,如出现血小板减少,应立即停药(临床上少见)。

6.在临床上对易出现糖尿病并发症、高血压并发症的血液透析患者,选用抗凝血药应首选低分子量肝素而不用普通肝素。糖尿病易并发心、脑、肾、四肢、血管病变,高血压患者最易出现脑血管意外。所以,在临床上抗凝血药应首选不良反应小的低分子量肝素。

7.对原有出血可能的危重患者,应用低分子量肝素也可能引起出血。所以,在应用低分子量肝素过程中要监测 ACT,如有出血可能,立即停止透析,并使用拮抗药。对这些患者,为安全考虑,可使用小剂量肝素或无肝素透析。

8.对使用低分子量肝素的透析患者,应做好透析宣教。因为透析患者的凝血时间较正常人延长,易出血,所以要指导患者透析结束后正确按压穿刺点(根据每个患者不同情况选择按压时间的长短,如穿刺点需长时间按压才可止血,则下次透析低分子量肝素的使用量可适当调整)。

低分子量肝素与普通肝素相比,具有抗凝作用强、出血危险性小、生物利用度高、半衰期长、使用方便等优点。因此,低分子量肝素是一种安全、有效、更适宜长期使用的抗凝血药。

(郭立华)

第三节　局部体外肝素化抗凝技术及护理

局部肝素化是使透析器及动、静脉管路肝素化,在血液回入患者体内之前,用(硫酸)鱼精蛋白中和肝素,以减少出血危险的方法。鱼精蛋白为小分子富含精氨酸的蛋白,呈强碱性,可与富含酸性基团的肝素结合形成稳定的盐,使肝素失去抗凝活性。此方法虽然简单易于监测,但存在肝素反跳、鱼精蛋白的不良反应及需不断调整剂量等缺点,故使用并不广泛。

一、应用指征

局部体外肝素化是指在透析器动脉端给予肝素,静脉端给予相应计量的鱼精蛋白中和肝素的抗凝作用,该方法仅具有特殊抗凝作用,而不影响患者体内凝血机制,可显著减少患者出血的危险性。适用于近期曾有重要脏器出血但凝血功能正常、轻度凝血功能障碍、血小板减少围术期等,有活动性出血、高危出血倾向的患者。

二、使用方法

血液透析中局部体外肝素化的抗凝方法:即将肝素从透析器的动脉端输入,保持透析器和部分血路管内有较高的肝素浓度,使之不易发生凝血,同时,在静脉端输入鱼精蛋白中和肝素,使肝素的抗凝作用只发生在体外循环部分,以减少其对全身凝血系统的影响。

1.不给首剂肝素。

2.应用肝素泵由动脉端持续输注肝素,肝素计量(mg/h)=0.003×QB×60。QB为血流量(ml/min),60是指60min。一般可维持LWCT在30min左右。例如:0.003×250×60=4.5mg/h,一般选用5mg/h。

应用输液泵由静脉端持续输注鱼精蛋白,一般肝素与鱼精蛋白的比值为(1~1.2)∶1(平均为1∶1),具体计量可根据患者体外中和试验及透析过程中反复监测试管化凝血时间LWCT来确定。

三、观察要点及护理

1.凝血　肝素和鱼精蛋白使用剂量不准确,透析患者自身高凝状态,使用各种止血药等都会加快凝血,注意观察透析时动、静脉压的变化,透析器血液颜色,动、静脉壶是否有凝血块等,如遇静脉压升高,血液颜色变深,动、静脉壶变硬等立即冲洗透析器和血路管,检查凝血状况。

2.鱼精蛋白用量　一般肝素与鱼精蛋白的比例为(1~1.2)∶1(平均1∶1),如要精确确定鱼精蛋白的量,应进行中和试验,同时反复监测LWCT,根据上述两者的具体情况确定合适鱼精蛋白用量。

3.鱼精蛋白的不良反应　可出现变态反应,心跳过缓、呼吸困难、血压下降、皮疹等,甚至引起过敏性休克,注射过快引起心律失常、心搏骤停等、呼吸抑制等,过量的鱼精蛋白也具有抗凝作用可引起出血。

4.反跳现象　肝素鱼精蛋白复合物是一种不稳定的结合,且鱼精蛋白的半衰期较肝素更短,因此,当鱼精蛋白与肝素分离后,游离的肝素可再发生抗凝作用,甚至引起出血,多发生在透析结束3~4h后,可长达18h。在血液透析结束前60min停止肝素泵,继续鱼精蛋白静脉推注,血液透析结束前30min停鱼精蛋白泵,可以减少因"肝素反跳"而导致出血风险。

(郭立华)

第四节　无肝素透析技术及护理

出血倾向是尿毒症的常见临床表现之一。在血液透析过程中使用抗凝血药的目的是预防体外循环管路凝血。对有活动性出血或怀疑有高度出血危险的患者,需采用抗凝血药透析,也称无肝素透析。

一、应用指征

1.活性性出血或怀疑有高度出血危险的患者,如脑出血、出血性心包炎、凝血功能障碍、血小板减少症、消化道出血、近期手术、大面积创伤或创伤性检查的患者。

2.应用肝素有禁忌证者,如肝素过敏、肝素引起血小板减少症等。

二、使用方法

(一)生理盐水冲洗法

1.无肝素透析尽量使用新的生物相容性好的透析器和血路管。选择生物相容性好、面积大、超率系数高的透析器,透析膜多为血仿膜或聚砜膜。对发生失衡综合征风险大的患者,如身材小、透析前血尿素氮浓度很高的患者不能用高通量的透析器。

2.保证透析时有充分的血流量,通过内瘘、深静脉留置插管均可建立体外循环,但是在选择血管通路时要保证足够的血流量以确保透析的效果和防止凝血。

3.用20mg/500ml的肝素生理盐水预冲透析器和血路管后,用100mg/500ml生理盐水保留灌注30min,开始透析治疗前再给予生理盐水500ml冲洗,防止肝素进入患者体内。冲洗时透析器静脉端朝上,排尽透析器内的空气。

4.上机后在患者可耐受的情况下,尽可能设置高流量,一般血流量为250~300ml/min。定时用生理盐水冲洗透析器和管路,透析过程中每15~30min用生理盐水100~200ml在泵前快速冲洗透析器和管路,阻断动脉端管路,并注意观察透析器及管路是否有凝血情况,应随着冲洗生理盐水的增加不断调整脱水量。

5.无肝素透析治疗超滤的设置应加上冲管使用的生理盐水的量,连续性血液净化治疗中使用配置置换液时超滤量应加上5%的碳酸氢钠(187ml/3000ml置换液)的量。

6.无肝素透析对患者体内凝血功能的影响作用减少到最小,使用较大号穿刺针、提高血流量、透析前使用肝素盐水浸泡透析器,以及增加透析中生理盐水的冲洗次数可以改善透析器的凝血状况,提高透析器的使用率,这种发生率比高危患者使用抗凝血药致出血的危险要小得多。

(二)不用生理盐水冲洗的方法

有报道称无肝素可以不用生理盐水冲洗,采用血液透析滤过或者血液滤过的治疗方式,通过提高前稀释置换液的量(100ml/min)以上,达到持续冲洗的目的。

三、操作要点

1.选择生物相容性好的滤器可有效减少凝血的发生。

2.建立畅通的血管通路,提供充分的血流量。

3.制定液体平衡计划应计算冲洗液,均匀出超,避免液体负荷的过重。

4.管路滤器冲洗充分,排气应彻底。

5.超滤量不宜太大,以免血液显著浓缩致凝血。

6.中途不宜停血泵时间过久,防止凝血的发生。

7.连续性血液进化治疗时,置换液补充最好采用前稀释法。

8.密切监测跨膜压和静脉压,若发生进行性升高提示早期滤器凝血,需及时处理。

9.无肝素透析操作相对较复杂,应由有经验护士配合。

四、观察及护理要点

1.预冲最后使用1瓶生理盐水冲洗管路,严禁高浓度的肝素盐水直接进入体内。

2.保证充足的血流量,无肝素透析治疗时尽可能设置高血流量,一般血流量应达250～300ml/min,防止由于血流量不足引起管路凝血,透析器阻塞等。

3.密切观察患者的出血情况,在透析中密切注意患者的出血倾向,尤其是原有出血患者要重点观察:皮肤出血点有无增加,口腔黏膜、牙龈、鼻腔有无出血,穿刺点有无渗血,大便有无隐血以及手术伤口有无渗血等,并及时采取治疗和护理措施,预防出血倾向的加重。

4.禁止在无肝素透析管路上输血、白蛋白或脂肪乳剂等防止加快凝血。

5.透析过程中严密观察病情变化,每隔15～30min冲洗管路1次,记录生命体征,严密观察透析机设置的各种参数。

6.密切观察透析器及血路管中的血液是否分层、颜色是否加深、静脉壶是否变硬、透析器是否出现黑线条,动脉压、静脉压及跨膜压的高低是否有变化等。如出现凝血现象要尽早更换透析器和血路管,以防发生凝血致血液丢失。

7.无肝素透析不能阻断血液透析过程中的凝血活化,对于血液高凝或存在弥散性血管内凝血(DIC)风险的患者有加重DIC发生和血栓栓塞性疾病的风险,不推荐广泛应用。

(郭立华)

第五节　阿加曲班抗凝技术及护理

一、阿加曲班的药理作用机制

阿加曲班(Argatroban)是合成的精氨酸衍生物,分子式$C_{23}H_{36}N_6O_5S$,相对分子质量508.63,可直接与凝血酶催化活性位点可逆性结合、灭活凝血酶的活性,其作用不依赖于抗凝血酶Ⅲ,而对凝血酶的产生没有直接作用。阿加曲班不仅灭活液相凝血酶,还能灭活与纤维蛋白血栓结合的凝血酶,具有良好的抗纤维蛋白形成和抗血小板聚集作用。此外,阿加曲班通过抑制凝血因子Ⅴa、Ⅷa活性间接抑制凝血酶生成;对凝血因子Ⅹ和纤溶酶的抑制作用很小,不引起出血时间的延长。对血小板功能无影响,不导致血小板减少症的发生。还具有调节内皮细胞功能、抑制血管收缩、下调各种导致炎症因子的作用。

二、阿加曲班的体内代谢过程

阿加曲班在肝代谢,代谢产物由胆管系统排泄,肝功能不全患者阿加曲班的清除可减少75%,半衰期延长2～3倍,对于此类患者,应加强监测并适当减量。阿加曲班16%～23%从肾清除,透析器清除率约20%,但两者都不影响抗凝效果。年龄、性别和肾功能对阿加曲班的代谢影响很小,临床不需因此调整剂量。

三、应用指征

1. 对于临床上没有活动性出血性疾病或明显的出血倾向，或血浆部分活化凝血酶原时间、凝血酶原时间和国际标准化比值明显延长的患者。

2. 合并肝素诱发的血小板减少症，或先天性、后天性抗凝血酶Ⅲ活性在 50% 以下的患者。

四、使用方法

血液透析患者一般首剂量为 $250\mu g/kg$，追加剂量为 $2\mu g/(kg \cdot min)$，持续滤器前给药；CRRT 患者给予 $1\sim2\mu g/(kg \cdot min)$，持续滤器前给药，血液净化治疗结束前 $20\sim30min$ 停止追加，应依据患者部分活化凝血酶原时间的监测，调整剂量。

五、并发症及防治

1. 出血　单位时间内使用剂量过大有发生出血的风险。对于合并脑梗死以及脑出血、消化道出血等出血性疾病的患者，使用时要密切观察，定时检测 APTT，预防出血性疾病的发生和加重。由于目前尚未发现可拮抗阿加曲班抗凝作用的制剂，因此出现出血风险时可通过停止追加或减少剂量，利用阿加曲班半衰期短的特点，避免出血性疾病的发生。合并明显出血性疾病时，可给予凝血酶原制剂或新鲜血浆，促进体内凝血酶生成，减少阿加曲班的抗凝作用。

2. 药物过敏　应用阿加曲班的患者，有可能出现荨麻疹、血压降低、呼吸困难等过敏症状，严重者可发生过敏性休克。因此，使用时应密切观察体征，一旦发现过敏症状应终止给药，并给予抗过敏治疗。

六、注意事项

1. 严重高血压、腰椎穿刺术后、脊髓麻醉、大手术特别是脑、脊髓或眼科手术后、胃肠溃疡、先天或后天获得的出血性疾病均应慎用。

2. 肝功能不全者使用本品时，应减少剂量并监测 APTT。中度不全者，推荐剂量为 $0.5\mu g/(kg \cdot min)$。

3. 老年人和肾功能不全者不必调整剂量。

4. <18 岁的青少年及儿童的用药安全性尚未确定。

5. 输注的速度根据体重而定，体重 50kg，每小时输入 6ml（50/6），余类推为（60/7）、（70/8）、（80/10）、（90/11）、（100/12）、（110/13）、（120/14）、（130/16）、（140/17）。

6. 在多项中心临床试验中，对肝素诱发血小板减少症和肝素诱发伴有血栓血小板减少症的透析患者，静脉滴注阿加曲班 $2\mu g/(kg \cdot min)$，可较原水平延长 WBPTT 1.8 倍，且在停用肝素第 3 天约 50% 的透析患者血小板可恢复，但出血不良反应与对照组无区别。孕妇及哺乳期女性用药、儿童用药、老年透析患者用药和药物相互作用参见比伐卢定。药物过量，若应用阿加曲班过量，无特效药物纠正，须停用阿加曲班 $2\sim4h$ WBPTT 和 ACT 恢复至原水平。

（张静）

第六节 连续性血液净化技术与护理

一、连续性血液净化概述

连续性血液净化(CBP)是指所有连续、缓慢清除机体过多水分和溶质,对脏器功能起支持作用的各种血液净化技术的总称。目前,该技术临床应用范围正在日益扩大,已经从最初单纯肾替代治疗的阶段,扩展到各种临床危重病例的救治。因此,CRRT,这一名词已不能完全概括此项技术的实际内涵。鉴于此,2000 年,黎磊石等将 CRRT 重新命名为连续性血液净化(continuous b100d purification,CBP),更符合临床实际内容,更有利于这一技术的发展及推广。

二、连续性血液净化的原理

连续性血液净化(CBP)是指所有连续、缓慢清除机体过多水分和溶质,对脏器功能起支持作用的各种血液净化技术的总称。

连续性血液净化的溶质清除主要方式有 3 种:弥散、对流及吸附。不同的治疗模式,清除机制不同,血液透析以弥散清除为主,血液滤过以对流及部分吸附清除为主,而免疫吸附及血液灌流则以吸附为主要清除方式。不同物质的清除方式也不同,小分子物质弥散清除效果好,而中、大分子物质则以对流及吸附清除效果好。因此,必须了解各种治疗模式对物质的清除原理,才能理解影响物质清除率的因素,根据不同的临床需要选择恰当的治疗模式,确定治疗剂量。

三、连续性血液净化的方式

1.连续性静脉静脉血液滤过(CVVH) 清除原理以对流原理清除大、中、小分子溶质。它是采用中心静脉留置单针双腔导管建立血管通路,应用泵驱动进行体外血液循环。CVVH血流量可达到 100~250ml/min,后稀释输入置换液,尿素清除率可达 36L/d,用前稀释法时,置换液可增加到 48~100L/d。由于前稀释降低了滤器内血液有效溶质浓度,溶质清除量与超滤量不平行,其下降率取决于前稀释置换液的流量与血流量的比例,同时肝素用量明显减少,使 CVVH 更易被 ICU 患者接受。

2.连续性静脉静脉血液透析(CVVHD) CVVHD 采用静脉-静脉血管通路,借助血泵驱动血液循环,溶质清除主要依赖于弥散及少量对流。CVVHD 比 CVVH 具备更多优点,包括:①能更多清除小分子物质,对于重症急性肾衰竭或伴有多器官功能障碍综合征患者,可以维持 BUN 在 25mmol/L 以下;②每小时平衡液量减少;③不需要补充置换液。

3.连续性静脉静脉血液透析滤过(CVVHDF) CVVHDF 也是在 CVVH 的基础上发展起来的,它是采用静脉-静脉建立血管通路,应用血泵驱动血液循环,CVVHDF 加做透析以弥补 CVVH 氮质清除不足的缺点,CVVHDF 溶质转运机制是对流加弥散,不仅提高了小分子物质的清除率,还能有效清除中、大分子物质,溶质清除率提高 40%。

四、连续性血液净化治疗的技术特点

1. 血流动力学稳定　连续性血液净化(CBP)连续、缓慢、等渗的清除水分与溶质,能不断地调节液体平衡,清除更多的液体量,更符合生理状况,较好地维持血流动力学的稳定性,有利于肾功能及其他器官功能的恢复。

2. 纠正酸碱紊乱　避免酸碱平衡状态大幅度波动至关重要。对严重的代谢性酸中毒,切忌矫枉过正,以免造成严重后果。

3. 溶质清除率高　CBP 最基本的理论是保持更加符合生理学状况,其优点是连续性治疗,可缓慢清除等渗溶质和水,溶质清除量等于超滤液中该溶质的浓度乘以超滤液量。CBP 治疗能使氮质血症控制在稳定的水平,且尿毒症毒素浓度较低,与常规血液透析相比,CBP 有更高的尿毒症毒素清除率,位置换液量必须加大,时间延长,频率必须增加。

4. 营养支持　急性肾衰竭患者需要由糖和脂肪所提供的热量,在 CAVHD 治疗时,透析液流量 1L/h,氨基酸丢失量为 12g/24h,CAVH 和 CVVH 时为 310～819g/24h;如果患者摄入足量的氨基酸,则 CBP 治疗中氨基酸的丢失对预后不会造成不良影响,在常规营养情况下就能达到正氮平衡。

5. 清除炎性介质　CBP 早已应用于治疗败血症和多器官功能障碍综合征(MODS)患者。近年来研究证实 CBP 可以清除炎性介质(IL21、IL2S、IL28、TNF2、PAF 等),这给治疗 MODS 带来了新观念,其主要机制是对流与吸附清除溶质。

五、连续性血液净化的抗凝

1. 全身肝素化抗凝法　根据患者体重使用首剂肝素量,一般是 20U/kg,维持量为 5～10U/(kg·h)。

2. 低分子量肝素法　根据患者体重使用首剂低分子量肝素,一般首剂静脉注射 15～20U/(kg·h),追加量 7.5～10U/(kg·h)。

3. 局部枸橼酸钠　动脉端输入枸橼酸钠 100～200ml/h,静脉端输入钙剂 2mmol/h,定时监测滤器后和外周血的钙浓度。

4. 无抗凝连续性血液净化　生理盐水加 100mg 肝素循环滤器管路,并保留 30min,治疗时 30min 用生理盐水 200ml 冲管,并将冲洗盐水超滤出。

六、置换液的配置

1. 林格乳酸盐溶液　含 Na^+ 135mmol/L,乳酸盐 25mmol/L,Ca^{2+} 1.5～3mmol/L,并可根据需要另外补充镁离子和钾离子。

2. Kaplan 配方

(1)第一组:等渗盐水 1000ml＋10％氯化钙 20ml。

(2)第二组:0.45％盐水 1000ml＋$NaHCO_3$ 50mmol/L,交替输入。

3. Port 配方

(1)第一组:等渗盐水 1000ml＋10％氯化钙 10ml。

(2)第二组:等渗盐水 1000ml＋50％硫酸镁 1.6ml。

(3)第三组:等渗盐水 1000ml。

（4）第四组：5％葡萄糖溶液 1000ml＋NaHCO₃250ml。

总量 4.16L 最终的离子浓度分别为：Na⁺147mmol/L、Cl⁻115mmol/L、HCO₃⁻36mmol/L、Ca²⁺2.4mmol/L、Mg²⁺0.7mmol/L、葡萄糖溶液 200mg/L，此配方 Na⁺ 含量较高，是考虑早年全静脉营养液中 Na⁺ 含量偏低的缘故。必要时可将 1000ml 等渗盐水换成 0.45％盐水，可降低 Na⁺19mmol/L。

4.我科置换液配方 将生理盐水 2250ml＋5％葡萄糖溶液 750ml＋10％氯化钙 30ml＋50％硫酸镁 2.4ml＋10％氯化钾 4.5ml(2.0mmol/L)，装入输液袋中（A 液部分），从透析管路内输入，5％碳酸氢钠（B 液部分）186ml/3000ml A 液另外建立通道同步输入，A 液中不能加入 B 液，以免钙离子沉淀。HCO₃⁻ 在整个治疗过程中均衡补充使酸中毒逐渐纠正。超滤液以用过的输液袋（无菌）收集，置换液和超滤液量均进行计量，保证出入平衡。

七、连续性血液净化的护理

1.行 CBP 治疗所需的置换液是根据患者的具体情况自行配制，在配液过程中，应注意配液的每个环节应严格无菌技术操作，减少致热源反应的发生。严格执行无菌操作，各管路的连接保证无菌，更换置换液、透析液时接口处要用碘仿消毒。

2.CBP 治疗需有充足的血流量，作为体外循环，在血管选择方面多应用股静脉/颈内静脉留置双腔导管作为血管通路。患者的抵抗力低下，易发生感染，要做好留置管的护理，防止管道堵塞及感染。股静脉/颈内静脉留置双腔导管留置予以透明、半透明聚氨酯敷贴或纱布覆盖，透明敷贴 1 周更换 2 次，纱布 2d 更换 1 次，当敷料潮湿污染、松动时应及时更换，密切观察置管处皮肤情况。

3.检查机器是否在正常备用状态，正确安装管路。上机前检查各小夹是否按要求夹闭。

4.掌握各种机型的性能，正确熟练地执行操作程序，密切观察各种压力数据变化，及时处理机器报警，确保机器正常运转。

5.出血的预防与监测。在 CBP 过程中应常规使用肝素抗凝，有出血者不用抗凝药。体外循环中应用抗凝血药可使出血危险明显增加，因此，要观察患者局部的穿刺点、皮肤黏膜、各种引流液、伤口渗血等情况及全身的情况如消化道的胃液、大便的情况及神志变化情况，及早发现出血并发症。在治疗过程中认真观察静脉压及跨脉压的参数变化并做好记录，注意血路管道及滤器有无血栓形成。如发现静脉压及跨脉压的参数有明显变化时，及时使用生理盐水冲洗管路及滤器，必要时更换滤器及管路，以免发生严重后果。

6.严密观察患者的生命体征、血氧饱和度、中心静脉压，持续心电监护，及时发现和处理各种异常情况并观察疗效。尤其注意血压的监测，CBP 时影响血压变化的因素主要包括超滤出水分的量、升压药物的使用等，因此治疗过程中要配合医生严密观察血压的变化。CBP 开始时血流量为 100ml/min，15min 后血压稳定再逐渐调高血流量至治疗需要量。严密观察，及时记录于 CBP 专用记录单上。注意因超滤过多过快、出血、溶血等导致低血压发生的诱发因素。准确记录超滤液量，严格按医嘱给药是护理的关键，在血压发生变化时应准确判断影响因素，及时汇报，及时纠正，使血压始终平稳。CBP 为侵入性操作，低体温与血液的体外循环有关，应根据患者病情决定置换液温度。同时应根据置换液不同的速度采取适当的加温措施，如加盖被、使用加温毯或使用取暖器照射等。

7.做好出入水量的记录及计算，注意患者的水电解质平衡。保持液体出入量平衡在 CBP

的治疗中至关重要,应了解 1h 平衡＝1h 总入量－1h 总出量;正平衡:1h 总入量＞1h 总出量;负平衡总入量＜1h 总出量;零平衡:1h 总入量＝1h 总出量。监测血电解质及肾功能,并及时将监测到的生命体征、出入量等情况反馈给医师,以便医师及时更改治疗方案。

(张静)

第七节　血液灌流技术及护理

血液灌流技术是将患者血液从体内引到体外循环系统内,通过灌流器中吸附剂吸附毒物、药物、代谢产物,达到清除这些物质的一种血液净化治疗方法或手段。与其他血液净化方式结合可形成不同的杂合式血液净化疗法。

一、血液灌流的原理

血液灌流就是患者的动脉血液流经体外一内含特制药用炭(activated charcoal)或树脂(resin)颗粒的筒型灌流器,通过吸附作用清除血液中的有害物质,灌流后的血液再经导管返回体内。影响这种治疗的核心部分就是吸附材料。最常用的吸附材料是药用炭和树脂。

1.药用炭　是一种疏松多孔的物质,具有孔径分布宽,孔隙率高,属于广谱型的吸附剂。药用炭必须在炭粒表面包上一层具有一定孔径的半透膜,使之克服炭粒脱落,提高生物相容性。又能保持原有的吸附性能。

2.合成树脂　是另外一类应用较广的医用吸附剂。临床上用得较多的是吸附树脂。它们的比表面积有 $500m^2/g$ 左右,吸附能力略逊于药用炭。但对各种亲脂性及带有疏水基团的物质,如胆红素、芳香族氨基酸、有机磷农药等吸附力较大。

血液灌流(树脂吸附)示意图见图 12－1。

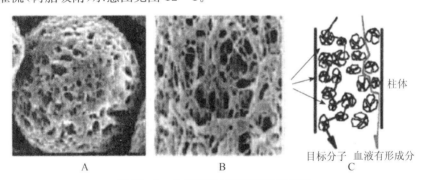

A　　　　　　　　B　　　　　　　　C

图 12－1　血液灌流(树脂吸附)示意图

相比较药用炭具有发达的微孔结构,巨大的比表面积,可用于吸附血液中水溶性小分子毒物或药物,如肌酐、尿酸、胆红素等。吸附树脂具有丰富的中大孔,比表面积高,机械强度好,可相对特异性地吸附血液中脂溶性中、大分子毒物和与蛋白质结合的药物。两种吸附剂主要靠物理吸附作用原理,由于极性和孔径分布的差异,所吸附物质的重点也有不同。

药用炭与树脂的比较见表 12－1。

表 12-1　药用炭与树脂的比较

吸附剂	中性大孔吸附树脂	医用级药用炭
孔径	平均孔径 13～15nm	孔径分布不一,平均孔径 1～2nm
吸附谱	相对特异性吸附	吸附无选择性
吸附物质	中、大分子脂溶性高的物质	中、小分子水溶性物质
应用范围	解毒、尿毒症、肝病、危重症等	解毒

二、血液灌流的临床应用

1.急性毒物中毒　醇类中毒以及生物毒素中毒,如毒蛇咬伤,河豚中毒,蜂、毒虫蜇伤等。在治疗药物中毒中,血液灌流对清除脂溶性药物及蛋白结合药物更有效,治疗过程中应注意药物在体内的再分布、代谢物毒性和延迟效应等;同时,血液灌流仅清除药物本身,对药物中毒引起的病理生理改变无法纠正,仍需联用相应解毒药物及对症治疗。

对于毒蛇、毒虫等咬伤中毒患者可给予血液透析,血液灌流和血浆置换联合治疗。并发多器官功能衰竭的患者,给予连续血液净化治疗,不仅可以清除毒素,维持水、电解质、酸碱平衡和内环境的稳定,还能够清除各种水溶性炎症介质和细胞因子,减轻全身炎症反应及炎症介质对器官的损害。

2.尿毒症　自 1964 年 Yatzidis 首次应用药用炭血液灌流用于治疗尿毒症,证实血液灌流可以清除很多与尿毒症相关物质,包括肌酐、尿酸、胍、酚、吲哚、中分子物质和氨基酸、激素等。但血液灌流对尿素的清除很差,且不能清除水及电解质、改善酸碱平衡,故临床一般与血液透析联用。

瘙痒是尿毒症患者常见并发症,其原因多样且复杂,严重影响患者的生活。目前多认为尿毒症患者瘙痒与血中大、中分子物质增高及皮肤钙盐沉着、血磷升高有关。血液灌流可以吸附某些外源性或内源性毒素及中、大分子物质,与血液透析联用成为目前治疗尿毒症瘙痒症状的手段之一。

3.脓毒症或系统性炎症综合征　血液灌流对血浆内毒素及各种细胞因子有一定程度的吸附作用,试验证明药用炭、树脂可吸附碘标记内毒素、TNF、IL-1、IL-6 等。

4.银屑病　银屑病病因和发病机制非常复杂,与遗传、环境因素、病毒感染等有关。有学者应用血液灌流治疗银屑病患者发现血液灌流可吸附血液中的炎性细胞因子,一方面可以阻止炎性细胞因子刺激表皮细胞的增长,另一方面趋化血液中的白细胞作用于血管内皮细胞产生炎症反应,从而达到缓解患者临床症状的作用。

5.清除甲状旁腺素(PTH)　PTH 是由 84 个氨基酸组成的直肽链,相对分子质量约9300,此物质血浓度偏低,浓度梯度较小,且相对分子质量较大,弥散清除效果差,因此,低通量血液透析对 PTH 清除量极少,而透析器与灌流器串联通过大孔树脂或药用炭吸附 PTH 则具有较好的疗效。

6.其他疾病　如精神分裂症、甲状腺危象、肿瘤化疗等。

三、血液灌流的不良反应

血液灌流可以清除多种药物,如抗生素、升压药等。治疗中可能发生发热、出血等不良反应。另外药用炭可吸附纤维蛋白原和多种氨基酸,导致血小板减少,引起出血,长期治疗可导致营养物质流失等问题。

四、操作程序及监测

1. 灌流器与血路的冲洗

(1)开始治疗前将灌流器以动脉端向上、静脉端向下的方向固定于固定支架上。

(2)动脉端血路与生理盐水相连接并充满生理盐水,然后正确连接于灌流器的动脉端口上,同时静脉端血路连接于灌流器的静脉端口上。

(3)启动血泵,速度以 100～200ml/min,预冲盐水总量 3000ml 为宜,排尽灌流器内的空气。如果在预冲过程中可以看到游离的炭粒冲出,提示已经破膜,必须进行更换。

(4)预冲即将结束前,采用肝素生理盐水充满灌流器与整个体外血路,最后将灌流器动脉端向上、静脉端向下的固定方式固定,准备开始治疗。如果患者处于休克或低血容量状态时,可于灌流治疗开始前进行体外预冲,预冲液可采用生理盐水、代血浆(羧甲淀粉)、新鲜血浆或 5%白蛋白,从而降低体外循环对患者血压的影响。

2. 体外循环体系的建立　冲洗结束后,将动脉端血路与已经建立的灌流用血管通路正确牢固连接(如深静脉插管或动静脉内瘘),然后开动血泵(以 50～100ml/min 为宜),逐渐增加血泵速度。当血液经过灌流器即将达到静脉端血路的末端出口时,与已经建立的灌流用血液通路正确牢固地连接。

3. 抗凝　治疗前患者凝血状态评估和抗凝血药物的选择参照血液净化的抗凝治疗章节。抗凝方案如下。

(1)普通肝素:一般首剂量为 0.5～1.0mg/kg,追加剂量为 10～20mg/h,间歇性静脉注射或持续性静脉输注(常用);预期结束前 30min 停止追加。给予 4mg/dl 的肝素生理盐水预冲、保留灌注 20min 后,再给予生理盐水 500ml 冲洗,有助于增强抗凝效果。肝素剂量应依据患者的凝血状态个体化调整。

(2)低分子肝素:一般选择 60～80IU/kg,推荐在治疗前 20～30min 静脉注射,无需追加剂量。同样肝素生理盐水预冲有助于增强抗凝效果。

4. 体外循环血流量的调整　一般以 100～200ml/min 为宜。研究表明,体外循环中血液流速与治疗效果显著相关,速度过快所需治疗时间相对较长,而速度较慢则需要治疗的时间相对较短,但速度过慢易于出现凝血。

5. 治疗的时间与次数　灌流器中吸附材料的吸附能力与饱和速度决定了每次灌流治疗的时间。常用药用炭吸附剂对大多数溶质的吸附在 2～3h 达到饱和。因此,如果临床需要,可每间隔 2h 更换一个灌流器,但一次灌流治疗的时间一般不超过 6h。

对于部分脂溶性较高的药物或毒物而言,在一次治疗结束后很可能会有脂肪组织中相关物质的释放入血的情况,可根据不同物质的特性间隔一定时间后再次进行灌流治疗。

6. 结束治疗与回血　急性药物中毒抢救结束后可采用空气回血。

7. 监测

(1)系统监测

①采用专用设备进行灌流治疗时,要密切观察动脉压、静脉压的变化。动脉压端出现低压报警时,常见于留置导管出现血栓或贴壁现象;动脉压端出现高压报警则常见于灌流器内血液阻力增加,多见于高凝现象,应追加肝素剂量;静脉压端出现低压报警,多见于灌流器内

凝血;静脉压端出现高压报警时多见于除泡器内凝血、滤网堵塞。

②在依靠自身血压驱动的非外源动力灌流体系中,没有完善的压力监测系统。应定期测定患者血压,一旦患者出现低血压休克,则有可能导致血液灌流不足而影响疗效;动脉或静脉端除泡器内出现纤维蛋白沉积时,提示抗凝血药量不足,患者处于凝血倾向,追加肝素剂量;如果动脉端除泡器内血液平面逐渐升高,提示灌流器内阻力升高,多见于灌流器内凝血,此时静脉端除泡器血液平面会逐渐下降,必要时需要更换灌流器。

(2)生命体征的监测:患者进行灌流的过程中应密切观察生命体征的变化。如果患者出现血压下降,则要相应地减慢血泵速度,适当扩充血容量,必要时可加用升压药物;如果血压下降是由于药物中毒所致而非血容量减少所致,则应当一边静脉滴注升压药物,一边进行灌注治疗,以免失去抢救治疗的时机。

(3)反跳现象的监测

①部分脂溶性较高的药物(如催眠药或有机磷类)中毒经过灌流后,可以很快降低外周循环内的药物或毒物水平,患者临床症状与体征得到暂时性地缓解,治疗结束后数小时或次日外周组织中的药物或毒物再次释放入血,导致患者二次症状或体征的加重。

②另一常见原因是没有进行彻底洗胃而在治疗结束后药物再次经胃肠道吸收入血。

③密切观察上述药物或毒物灌流治疗结束后患者的状况,一旦出现反跳迹象可以再次进行灌流治疗。

五、并发症和护理

临床血液灌流治疗多与血液透析联合使用,由于体外循环治疗患者处于相对失血的状态,引血时血流量由 100ml/min 开始,逐步调到 180～200ml/min。治疗中必须严密观察患者的生命体征、神志变化、瞳孔反应等,保持呼吸道通畅。治疗过程中每小时测量血压、脉搏、呼吸并做好记录。血液灌流存在的不良反应及体外循环的潜在危险性,治疗过程中我们必须预防和正确处理以下并发症。

1. 出血　有出血倾向及肝素诱发的血小板减少症,在治疗后患者有出血倾向,可用半量的鱼精蛋白中和参与载体。

2. 灌流器及体外循环凝血　导致凝血的发生主要原因有以下几点。

(1)抗凝不足,应增加抗凝血药的用量。

(2)血流量不足,插管部分堵塞、血泵速度不均匀、为防止压疮来回变动体位等。体外循环血流量一般以 100～200ml/min 为宜。

(3)体外循环管路表面不光滑、打折、扭曲。易形成凝血部位:血滤器,动、静脉壶。

(4)灌流器选择不当,吸附材料的生物相容性差等。

3. 血压下降　血液灌流中的低血压是指平均动脉压比透析前下降 30mmHg,或收缩压降至 90mmHg 以下,一旦发生患者血压明显下降,首先应通知医生,同时立即减缓血流量,暂停置换,输入氯化钠注射液补充血容量,并给予平卧位适当抬高患者下肢。输液时先阻断动脉管路,加快液体输入速度,一般输 100～300ml 氯化钠注射液后患者症状可缓解,待血压回复正常再继续治疗。

4. 寒战、发热　与操作相关。严格无菌操作,凡接触中心静脉导管输液、封管时必须对导管接头处消毒,操作结束后,接头处必须用无菌纱布包裹。

5.生物不相容性及其处理　吸附剂生物不相容的主要临床表现为灌流治疗开始后0.5～1.0h患者出现寒战、发热、胸闷、呼吸困难、白细胞或血小板一过性下降(可低至灌流前的30％～40％)。一般不需要中止灌流治疗,可给予适量地塞米松静脉推注、吸氧等处理;如果经过上述处理症状不缓解并严重影响生命体征而确系生物不相容导致者,应及时中止灌流治疗。

6.吸附颗粒栓塞　治疗开始后患者出现进行性呼吸困难、胸闷、血压下降等,应考虑是否存在吸附颗粒栓塞。在进行灌流治疗过程中,一旦出现吸附颗粒栓塞现象,必须停止治疗,给予吸氧或高压氧治疗,同时配合相应的对症处理。

7.出凝血功能紊乱　活性炭进行灌流吸附治疗时很可能会吸附较多的凝血因子如纤维蛋白原等,特别是在进行肝性脑病灌流治疗时易于导致血小板的聚集而发生严重的凝血现象;而血小板大量聚集并活化后可以释放出大量的活性物质,进而诱发血压下降。治疗中应注意观察与处理。

8.贫血　通常每次灌流治疗均会导致少量血液丢失。因此,长期进行血液灌流的患者,特别是尿毒症患者,有可能诱发或加重贫血现象。

9.体温下降　与灌流过程中体外循环没有加温设备、设备工作不正常或灌流过程中注入了过多的冷盐水有关。

10.空气栓塞　主要源于灌流治疗前体外循环体系中气体未完全排除干净、治疗过程中因血路连接处不牢固或出现破损而导致气体进入到体内。患者可表现为突发呼吸困难、胸闷气短、咳嗽,严重者表现为发绀、血压下降,甚至昏迷。一旦空气栓塞诊断成立,必须立即停止灌流治疗,吸入高浓度氧气、必要时可静脉应用地塞米松,严重者及时进行高压氧治疗。

(张静)

第八节　血浆置换技术及护理

1914年,Abel等首次提出血浆清除法,经近百年的发展,今天的血浆置换已经成为一种常见的血液净化疗法。血浆置换是将全血引出体外,分离成血浆和细胞成分,然后用新鲜血浆、白蛋白溶液,平衡液等血浆代用品代替分离出的血浆回输进体内,达到减轻病理损害、清除致病物质的目的。

一、血浆置换的原理

其基本原理是通过有效的血浆分离/置换方法迅速地或选择性地从循环血液中去除致病性血浆或血浆中的某些致病因子,既可机械性地被动去除患者体内毒素,又能人为补充白蛋白、凝血因子等生物活性物质。

二、血浆置换方法

常用的血浆分离技术有两种,离心式血浆分离和膜式血浆分离。离心设备常用于血库,除选择性分离细胞(细胞单采法)外,还可以血浆置换。膜式血浆分离利用高通透性中空纤维的过滤器,类似于透析器,但孔径更大,适合改良的透析设备。离心式分离又包括间断式离心分离(discontinued flow centrifugating separation)和连续式离心分离(continued flow centrifugating separation)两种方法。膜式血浆分离法又分为一级膜血浆分离法(plasma exchange,PE)和二级膜血浆分离法(double filtration plasmapheresis,DFPP)也称为双重膜滤过血浆置换法,以及冷却滤过等治疗方法。

膜式血浆分离法是目前多数血液净化中心常采用的方法,膜材料采用高分子聚合物制成空心纤维型分离器,其性质稳定,生物相容性好,渗透性高。滤器孔径 $0.2\sim0.6m^2$,有效膜面积 $0.5\sim0.6m^2$,最大截流相对分子质量为3000000,该孔能够透过血浆成分(蛋白质和血浆水分),但能截留所有细胞成分,进而实现了血浆成分和细胞成分的分离。

双重滤过血浆置换法(DFPP)是在膜式血浆分离技术上发展起来的新技术。由于血浆滤过器膜孔径不同,对白蛋白的阻遏率也不相同,因而治疗时根据致病物质相对分子质量的不同选择不同膜孔径的血浆滤过器,既能保证安全清除致病物质,又可最大限度地减少白蛋白的丢失,降低了对置换液的需求,避免了交叉感染的发生,但治疗费用较高。

血浆分离法不意图见图 12-2。

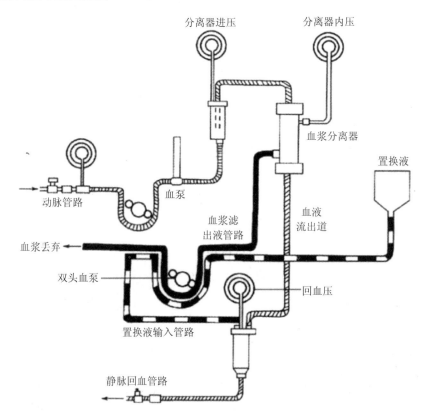

图 12-2 血浆分离法示意图

三、血浆置换的临床应用

(一)适应证

1. 各种原因引起的中毒 毒蕈碱中毒、有机磷农药中毒、急性药物中毒、毒蛇咬伤中毒以及食物中毒等。出现上述情况,只要临床诊断明确,就应尽快行血浆置换,以便迅速清除患者体内的毒素。

2.肾疾病　肺出血肾炎综合征、狼疮性肾炎、紫癜性肾炎、IgA 肾病、膜增殖性肾炎及移植肾的急性排斥反应。

3.自身免疫性疾病(俗称风湿性疾病)　系统性红斑狼疮、结节性多动脉炎、皮肌炎、类风湿关节炎等。这类患者体内大多存在自身抗体以及免疫复合物。血浆置换疗法能去除各种自身抗体和免疫复合物。

4.血液系统疾病　自身免疫性溶血性贫血、溶血性尿毒症综合征等,利用血浆置换可以迅速清除患者体内的抗红细胞抗体,减轻溶血的发生;对血栓性血小板减少性紫癜,血浆置换是目前最有效的方法。高黏血综合征患者经血浆置换后,可以清除体内多余的蛋白质和血脂,改善症状。

5.神经系统疾病　如重症肌无力、多发性神经根炎、系统性红斑狼疮的神经系统损害和多发性硬化等,用血浆置换可迅速去除血浆中的有害物质,使神经组织的损害降至最低限度。

6.急、慢性肝衰竭　如暴发性病毒性肝炎、药物中毒性肝损害、肝昏迷(肝性脑病)等,血浆置换可以迅速清除体内因肝功能异常而积蓄的代谢废物,缓解病情。

7.家族性高胆固醇血症　血浆置换可排除患者体内过多的胆固醇,抑制动脉粥样硬化的发展。

8.甲状腺危象　血浆置换可以清除体内过多的激素,并供给与甲状腺激素自由结合的血浆蛋白质,稳定病情。

(二)禁忌证

无绝对禁忌证,相对禁忌证如下。

1.对血浆、人血白蛋白、肝素等有严重过敏史。

2.药物难以纠正的全身循环衰竭。

3.非稳定期的心肌梗死、脑梗死。

4.颅内出血或重度脑水肿伴有脑疝。

5.存在精神障碍而不能很好配合治疗者。

(三)确定治疗处方

1.血浆置换频度　取决于原发病、病情的严重程度、治疗效果及所清除致病因子的分子量和血浆中的浓度,应个体化制定治疗方案,一般血浆置换疗法的频度是间隔 1～2d,一般 5～7 次为 1 个疗程。

2.血浆置换剂量　单次置换剂量以患者血浆容量的 1～1.5 倍为宜,不建议超过 2 倍。患者的血浆容量可以按照下述公式进行计算和估计。

(1)根据患者的性别、血球压积和体重可用以下公式计算。

血浆容量=(1-血细胞比容)×[b+(c×体重)]

其中:血浆容量的单位为 ml;体重的单位为 kg;b 值:男性为 1530,女性为 864;c 值:男性为 41,女性为 47.2。

(2)血浆容量的估计可根据下述公式来计算。

血浆容量=0.065×体重×(1-血细胞比容)

其中:血浆容量的单位为 ml;体重的单位为 kg。

3.抗凝

(1)治疗前患者凝血状态评估和抗凝血药物的选择参照血液净化的抗凝治疗章节。

(2)抗凝方案。

①普通肝素:一般首剂量为 0.5～1.0mg/kg,追加剂量为 10～20mg/h,间歇性静脉注射或持续性静脉输注(常用);预期结束前 30min 停止追加。实施前给予 4mg/dl 的肝素生理盐水预冲、保留灌注 20min 后,再给予生理盐水 500ml 冲洗,有助于增强抗凝效果。肝素剂量应依据患者的凝血状态个体化调整。

②低分子肝素:一般选择 60～80IU/kg,推荐在治疗前 20～30min 静脉注射,无需追加剂量。同样肝素生理盐水预冲有助于增强抗凝效果(方法同上)。

③出血风险高的患者:也可在监测 APTT 下,给予阿加曲班。

(3)抗凝治疗的监测和并发症处理参照血液净化的抗凝治疗章节。

4. 置换液的种类

(1)晶体液、生理盐水、葡萄糖生理盐水、林格液,用于补充血浆中各种电解质的丢失。晶体液的补充一般为丢失血浆的 1/3～1/2,为 500～1000ml。

(2)血浆制品新鲜血浆、新鲜冰冻血浆、纯化的血浆蛋白,这些血浆制品含有大部分的凝血因子、白蛋白和免疫球蛋白,对于存在有凝血因子缺乏或其他因子缺乏的患者,可考虑使用。新鲜冰冻血浆含枸橼酸盐,治疗过程中需补充钙剂。

(3)人血白蛋白溶液常用浓度为 4%～5%。人血白蛋白中钾、钙、镁浓度均较低,应注意调整,以免引起低钾和(或)低钙血症;尤其是应用枸橼酸钠抗凝者,更应注意避免低钙血症的发生。

(4)其他低分子右旋糖酐、凝胶和羟乙基淀粉等合成的胶体替代物,可减少治疗的费用;但在体内的半衰期只有数小时,故总量不能超过总置换量的 20%,并应在治疗起始阶段使用。适用于高黏滞血症。

四、血浆置换操作流程

1. 操作前准备　包括透析机的准备,抗凝血药的准备,血浆分离器,管路,新鲜血浆,生理盐水 3000ml1 袋,生理盐水 500ml 1 袋。

2. 安装管路　根据提示要求安装动脉管路、静脉管路、血浆分离器,连接动静脉端,血浆分离器的动脉端向下(有利于预冲排气),弃浆回路与血浆分离器上方连接,弃浆出口连接废液袋。

3. 预冲管路　利用重力预冲动脉前端,开血泵预冲血液侧,排净血浆分离器内空气,提升动、静脉壶液面。打开返浆泵、弃浆泵,注意排净血浆分离器内的空气,以免造成治疗过程中发生堵塞。

4. 引血　连接动、静脉管路,开血泵,据医嘱设定流量,待动、静脉管路充满血液后开始治疗。

5. 治疗

(1)据医嘱设定参数,据医嘱给药。

(2)核对医嘱。

(3)观察患者生命体征,每 30 分钟记录各项参数。

(4)置换液的加温,血浆置换治疗中患者输入大量液体,应加温后输入。

(5)血浆置换治疗开始时,全血液速度宜慢,观察 2～5min,无反应后再以正常速度运行。

通常血浆分离器的血流速度为 100～150ml/min。

(6)密切观察机器运行情况,包括全血流速、血浆流速、动脉压、静脉压、跨膜压变化等。

(7)置换达到目标量后回血,观察患者的生命体征,记录病情变化及血浆置换治疗参数和结果。

五、血浆置换的注意事项

1.治疗前准备

(1)心理护理:接受血浆置换治疗的患者多对该治疗一知半解,进行治疗前做好沟通交流,行血浆置换治疗健康宣教,消除紧张心理,使患者积极配合治疗。

(2)准备工作:行血浆置换前嘱咐患者治疗前进食,防止空腹治疗易发生低血糖,治疗前充分评估患者有无过敏史、血型、凝血酶原时间及基本生命体征。床旁备氧气及抢救药物多巴胺、地塞米松、肾上腺素等。做好安全防护,防止意外发生。

2.治疗中的观察及并发症的护理　严格无菌操作,重视生命体征的观察,在治疗中严密观察患者的意识状态,每 30 分钟监测生命体征,发现问题及时处理。血流量从 50ml/min 逐渐改为 100～150ml/mim 期间严密观察有无寒战、低血压、出血、消化道症状、变态反应等。

3.治疗后护理　严密观察生命体征的变化,严格床边交接班,患者设单人病房,卧床休息,观察穿刺部位有无渗血、血肿等。

六、血浆置换的并发症及护理

(一)枸橼酸所致的并发症

1.低钙血症

(1)原因及临床表现:新鲜血浆含有枸橼酸钠,输入新鲜血浆过多、过快容易导致低钙血症,主要表现为口唇与远端肢体皮肤麻木,严重者有肌肉痉挛及心律失常。

(2)预防和护理:在开始治疗后 15～20min 静脉注射 10% 葡萄糖酸钙或氯化钙 10～20ml(注射时间不低于 15min),每 1 小时可重复 1 次。

2.代谢性碱中毒　此不良反应发生在肾功能不全的患者,枸橼酸代谢物碳酸氢盐不能从肾排出,引起代谢性碱中毒。

(二)出血倾向

1.原因及临床表现　患者疾病本身原因、治疗过程中凝血因子、血小板消耗和破坏及抗凝用物使用过多。表现为多个部位出血,如皮肤、牙龈、消化道出血等。

2.预防和护理

(1)治疗前常规检测患者的凝血功能,根据实际情况确定抗凝血药剂量及用法。

(2)由技术熟练护士操作,避免反复多次穿刺。

(3)治疗中严密观察皮肤及黏膜有无出血点,一旦发现出血,立即通知医生及时处理,严重者可在治疗结束后给予鱼精蛋白中和肝素。

(三)感染

1.原因　置换液含有致热源、操作不严谨导致及免疫球蛋白或补体的清除等。

2.预防和护理

(1)严格无菌操作。

(2)配置置换液时需认真核对、检查、消毒、现配现用。

(3)对于明显感染可能的患者可使用大剂量免疫球蛋白;对于需要大量新鲜冷冻血浆治疗的透析患者,可以注射乙型肝炎疫苗来预防乙型肝炎病毒感染。

(四)变态反应

1.原因及临床表现　输入的新鲜血浆含有凝血因子、补体和白蛋白常可诱发变态反应。主要表现为寒战、皮疹、发热和低血压,喉头水肿与心肺功能衰竭少见。

2.预防和护理

(1)治疗前详细询问患者有无过敏史,严格三查七对,认真核对血型。

(2)可预防性给予地塞米松 5～10mg 或 10% 葡萄糖酸钙 20ml 静脉推注。

(3)输注血浆时减慢置换速度,逐渐增加置换量,根据患者实际情况选择合适的置换液。

(4)在输注过程中严密观察,如出现皮肤瘙痒、皮疹、寒战、高热、喉头水肿时,及时通知医生给予相应处理,必要时停止治疗。

(五)低血压

1.原因　患者本身存在低血压在体循环后更明显;置换与滤出速度不一致、滤出过快、置换液补充过缓;补充晶体时血浆渗透压下降;冷冻血浆、血清蛋白等制品过敏,透析膜生物不相容反应。

2.预防和护理

(1)治疗前监测患者生命体征的变化,停服降压药、适当补液,必要时给予糖皮质激素。

(2)治疗中血浆置换应等量,即血浆出量应与置换液入量保持平衡,当患者血压下降时可先置入胶体,血压稳定时再置入晶体,避免血容量的波动。维持水、电解质的平衡,保持血浆胶体渗透压稳定。

(3)密切观察患者生命体征的变化,出血头晕、出汗、恶心、脉速、血压下降是立即补充人血白蛋白,加快输注速度,减慢血浆出量,延长血浆置换时间。

(六)低钾血症

1.原因　白蛋白溶液中不含钾离子,对有低钾的患者更应引起注意,每 1 次血浆量置换后血钾浓度约可降低 25%,低钾血症偶尔会并发心律失常。

2.预防　每升白蛋白溶液中加入 4mmol 的钾将有助于减少此类并发症。

(七)药物同时被清除

1.原因　常规血液透析技术对蛋白质结合率高的药物影响甚少。但血浆置换理论上能够降低血药浓度,如环磷酰胺、泼尼松、地高辛及万古霉素等。

2.预防　对使用这些药物的患者,须监测血药浓度,并做相应的剂量调整。

(八)破膜

1.原因　血浆分离的滤器因为制作工艺而受到血流量及跨膜压的限制。置换时血流量过大或置换液量过大,都可能导致破膜,血浆置换血流量应控制在 100～150ml/min,每小时分离血浆 1000～2000ml,跨膜压控制于 80mmHg。

2.预防　预冲过程中不要用止血钳敲打排气。

(张静)

第十三章 急性传染病的预防与控制

第一节 呼吸道传染病

一、流行性感冒

(一)疾病理论

流行性感冒(Influenza)简称流感,是由流感病毒引起的急性呼吸道传染病。临床特点为急起高热,全身酸痛、乏力,或伴轻度呼吸道症状。该病潜伏期短,传染性强,传播迅速。流感病毒分甲、乙、丙三型,甲型流感威胁最大。由于流感病毒致病力强,易发生变异,若人群对变异株缺乏免疫力,易引起暴发流行,迄今世界已发生过五次大的流行和若干次小流行,造成数十亿人发病,数千万人死亡,严重影响了人们的社会生活和生产建设。

1. 病原学　流感病毒属正黏液病毒科,分甲、乙、丙三型呈球形或丝状,直径 80～120nm。三型病毒具有相似的生化和生物学特征。病毒由三层构成,内层为病毒核衣壳,含核蛋白(NP)、P 蛋白和 RNA。NP 是可溶性抗原(S 抗原),具有型特异性,抗原性稳定。P 蛋白(P1、P2,P3)可能是 RNA 转录和复制所需的多聚酶。中层为病毒囊膜,由一层类脂体和一层膜蛋白(MP)构成,MP 抗原性稳定,也具有型特异性。外层为两种不同糖蛋白构成的辐射状突起,即血凝素(Hemagglutinin,H)和神经氨酸酶(Neuraminidas,N)。H 能引起红细胞凝集,是病毒吸附于敏感细胞表面的工具,N 则能水解黏液蛋白,水解细胞表面受体特异性糖蛋白末端的 N-乙酰神经氨酸,是病毒复制完成后脱离细胞表面的工具。H 和 N 均有变异特性,故只有株特异的抗原性,其抗体具有保护作用。

根据 NP 抗原性,将流感病毒分为甲、乙、丙三型。按 H 和 N 抗原不同,同型病毒又分若干亚型:流感病毒的抗原性变异就是指 H 和 N 抗原结构的改变,主要是 H。在亚型内部经常发生小变异(量变),称为抗原漂移(Amiganic drift)。甲型流感病毒的抗原变异较快,2～3 年可发生一次,乙型流感病毒的抗原变异很慢。大的抗原变异出现的亚型(质变)即称抗原转变(Antiganic shift),其为 H 和(或)N 都发生了大的变异,由此而产生新的亚型,可引起世界性大流行。乙型流感染毒间同样有大变异与小变异,但未划分成亚型转变丙型流感病毒尚未发现抗原变异。

分离病毒常用鸡胚培养组织细胞培养常用人胚肾和猴组织。流感病毒不耐热、酸和乙醚,对甲醛、乙醇与紫外线等均敏感。

2. 发病机制与病理变化　流感病毒侵入呼吸道的纤毛柱状上皮细胞内,并在细胞内进行复制。新增殖的病毒颗粒从细胞膜上产生,借神经氨酸酶的作用而释放出来,再侵入其他上皮细胞。受病毒感染的上皮细胞发生变性、坏死与脱落,露出基底细胞层。突出表现为局部炎症,同时引起全身中毒反应,如发热、身痛和白细胞减少等,但一般不形成病毒血症。约于发病第 5 日基底细胞层开始再生,先为未分化的移行上皮,2 周后新的纤毛上皮形成而恢复以上为单纯流感过程。其主要病变损害有呼吸道上部和中部气管。

病毒侵袭全部呼吸道,整个呼吸道发生病变,致流感病毒性肺炎。此病变老年人、婴幼儿,患有慢性心、肺、肾等疾患或接受免疫抑制剂治疗者易发生。其病理特征为全肺暗红色、气管与支气管内有血性液体,黏膜充血,纤毛上皮细胞脱落,并有上皮细胞再生现象。黏膜下有灶性出血、水肿和轻度白细胞浸润。肺泡内有纤维蛋白与水肿液,其中混有中性粒细胞。肺下叶肺泡出血,肺泡间质可增厚,肺泡与肺泡管中可有透明膜形成如有继发感染,则病变更复杂。

人体感染流感后主要产生 3 种抗体:

(1)H 抗体:是主要的保护抗体,具有株特异性,能中和病毒,可防止再感染;但在抗原漂移时保护作用减弱,抗原转变时则失去保护作用。

(2)N 抗体:其主要是抑制病毒从细胞表面释放再感染其他细胞,减少病毒增殖,因此,在个体保护和限制传播方面有作用;N 抗体也具株的特异性,由于 N 变异较慢,故在一定时期内常有广泛交叉。

(3)NP 抗体:有型特异性,无保护作用,只有感染发病后才升高,疫苗接种后一般不升高;在流感免疫中,除呼吸道局部的 SIgA 抗体起主导作用外,血清中的中和抗体(IgG 和 IgM)也具有保护作用。

人体在流感病毒感染和疫苗接种后可产生特异性细胞免疫。机体对流感病毒的免疫,主要是细胞毒性 T 细胞(Tc 细胞)和 γ－干扰素。Tc 细胞主要用于感染病毒的靶细胞,能减少病灶内的病毒量,对疾病恢复起主要作用。由 Tc 细胞产生 γ－干扰素,协同 Tc 细胞的细胞毒效应使感染细胞溶解,并阻止病毒扩散。

3.流行病学

(1)传染源:主要是患者和隐性感染者。患者自潜伏期末到发病后 5 日内均可有病毒从鼻涕、口涎、痰液等分泌物排出,传染期约 1 周,以病初 2～3 日传染性最强。

(2)传播途径:病毒随咳嗽、喷嚏、说话所致飞沫传播为主,通过病毒污染的茶具、餐具、毛巾等间接传播也有可能。传播速度和广度与人口密度有关。

(3)人群易感性:人群普遍易感,感染后对同一抗原型可获不同程度的免疫力,型与型之间无交叉免疫性。

(4)流行特征:突然发生,迅速蔓延,发病率高和流行过程短是流感的流行特征。流行无明显季节性,以冬春季节为多。大流行主要由甲型流感病毒引起,与甲型流感病毒出现新亚型时,人群普遍易感而发生大流行。一般每 10～15 年可发生一次世界性大流行,每 2～3 年可有一次小流行。乙型流感多呈局部流行或散发,亦可大流行。丙型一般只引起散发。

4.临床表观 潜伏期 1～3 日,最短数小时,最长 4 日。各型流感病毒所致症状,虽有轻重不同,但基本表现一致。

(1)单纯型:流感急起高热,全身痛状较重,呼吸道症状较轻。有明显的头痛、身痛、乏力、咽干及食欲减退等。部分患者有鼻阻、流涕、干咳等。查体可见急性热病容,面颊潮红,眼结膜及咽部充血。肺部可闻及干啰音。发热多于 1～2 日内达高峰,3～4 日内退热,其他症状随之缓解,但上呼吸道症状常持续 1～2 周后才逐渐消失,体力恢复亦较慢。部分轻症者,类似其他病毒性上呼吸道感染,1～2 日即愈,易被忽视。

(2)流感病毒性肺炎(肺炎型流感):起病时与单纯流感相似,但于发病 1～2 日内病情迅速加重。高热、衰竭、烦躁、剧咳、血性痰、气急、发绀并有心衰。双肺听诊呼吸音低,满布湿鸣、哮鸣、但无肺实变体征。X 线胸片显示双肺弥漫性结节状阴影,近肺门处较多,周围较少。

痰培养无致病菌生长,痰易分离出流感病毒。抗菌治疗无效。患者高热待续,病情日益加重,多于5～10日内死于呼吸与循环衰竭,临床称此为原发性流感病毒性肺炎,亦称重型流感肺炎。另有部分病例症状较轻,剧咳不伴血性痰,呼吸困难不明显,体征很少,仅在X线片检查时发现,病程1～2周后进入恢复期,临床称为轻型流感病毒性肺炎,或轻型节段性流感病毒性肺炎,预后较好。

(3)其他类型:较少见。流感流行期间,患者除具流感的各种症状、体征外,伴有呕吐、腹泻者称胃肠型;伴有惊厥、意识障碍、脑膜刺激征阳性者称脑炎型;原患心血管疾病又染流感者发生心律失常或循环衰竭,心电图显示为心肌炎,称心肌炎型;患者高热、循环功能障碍、血压下降、休克及DIC等,称为中毒型。此外,偶有报告流感病毒亦可致急性心肌炎、出血性膀胱炎、肾炎和腮腺炎等。

并发症:急性鼻旁窦炎或急性化脓性扁桃体炎等继发性细菌性上呼吸道感染;继发性细菌性气管炎和支气管炎;继发性细菌性肺炎等。

5.诊断与鉴别诊断

(1)流行病学资料:冬春季节在同一地区,1～2日内即有大量上呼吸道感染患者发生,或某地区有流行,均应作为诊断依据。

(2)临床表现:起病急骤,有发热、头痛、全身酸痛、乏力等全身中毒症状,而呼吸道表现较轻.结合查体及X线照片进行诊断。

(3)实验室检查:白细胞计数正常或减少,分类正常或相对淋巴细胞增多。如有显著的白细胞增多,常说明继发细菌性感染。

(4)鉴别诊断

①其他病毒性呼吸道感染:可由鼻病毒、腺病毒、呼吸道合胞病毒、副流感病毒、冠状病毒等引起。可根据临床特点与流行病学资料进行初步鉴别。

②肺炎支原体肺炎:起病较缓。咳少量黏痰或血丝痰,病情和缓,预后良好。冷凝集试验及mG型链球菌凝集试验效价升高。

③其他:钩端螺旋体病、急性细菌性扁桃体炎、链球菌性咽炎及某些疾病的初期,如肺炎球菌性肺炎、流脑、疟疾、伤寒与麻疹等。

6.治疗

(1)一般治疗:按呼吸道隔离患者1周或至主要症状消失。卧床休息,多饮水,给予流食或半流质饮食,进食后以温盐水或温开水漱口,保持鼻咽口腔清洁卫生。

(2)对症治疗:有高热烦躁者可予解热镇静剂,酌情选用阿司匹林、安乃近、苯巴比妥等。高热显著、呕吐剧烈者应予适当补液。

(3)磺胺和抗生素的应用应积极防治继发性细菌感染。

(4)抗病毒治疗:利巴韦林(病毒唑)对各型流感均有疗效,用药治疗24小时有73%患者体温恢复正常,毒副作用小。金刚烷胺和甲基金刚烷胺只对甲型流感病毒有效。此外,中草药对流感的治疗方法较多,效果较好,值得深入研究。

(二)防控技能

1.疫情监测

(1)系统地收集分析发病、死亡的分布特征及其变动趋势,监测病毒的抗原性变异状况,为制定防治对策提供科学依据。

(2)监测工作按《中国流感监测工作规范》实施,主要工作内容

①流行病学监测:流感样病例的统计上报;流感患者个案调查;血清学调查(人群免疫水平监测);暴发疫情调查;超额死亡率的统计分析。

②病毒学监测:病毒的分离鉴定;变异毒株基因序列分析。

(3)结果与评价:流行病学调查及疫情资料的收集和上报的及时性、完整性。

2.疫情报告 严格按照《中华人民共和国传染病防治法》《传染病防治法实施办法》中丙类传染病及暴发或重大疫情报告时限和程序要求进行报告。

3.疫区处理

(1)落实流感综合防制措施,降低流行强度,减少发病和死亡,减轻危害。

(2)推广流感疫苗的免疫接种,尤其是高危人群(65岁以上老人和体弱多病者)的免疫接种,以减少发病,特别是减少并发症、降低病死率。

(3)根据监测资料,在可能出现流行的季节前利用各种媒体广泛开展流感防治知识的宣传教育,落实综合防制措施。

(4)加强疫情监测,及时发现和处理疫情,尤其暴发及重大疫情。

(5)结果与评价:流感患者发病情况和接种流感疫苗的人数及高危人群接种率;宣传教育的资料。

4.预防措施

(1)管理传染源:患者应就地隔离治疗1周,或至退热后2天,不住院者外出应戴口罩,单位流行应进行集体检疫,并要健全和加强疫情报告制度。

(2)切断传播途径:流行期间暂停集会和集体文体活动。到公共场所应戴口罩。不到患者家串门,以减少传播机会。室内应保持空气新鲜,可用食醋或过氧乙酸熏蒸。患者用过的餐具、衣物、手帕、玩具等应煮沸消毒或阳光暴晒2小时。

(3)药物预防:已有流行趋势单位,对易感者可服用金刚烷胺或甲基金刚烷胺0.1g,每日1次(儿童及肾功不全者减量),连服10~14日;或利巴韦林滴鼻,均有较好的预防效果。此外,亦可采用中草药预防。

(4)应用流感疫苗常用的减毒活疫苗和灭活疫苗,在疫苗株与病毒株抗原一致的情况下,均有肯定的预防效果。但因病毒易发生变异而难以对流行株作有效预防。减毒活疫苗采用鼻腔接种,使之引起轻度上呼吸道感染,从而产生免疫力。每人每次0.5mL,在流行季节前1~3月喷施双侧鼻腔。老人、孕妇、婴幼儿,患有慢性心、肺、肾等疾患及过敏体质者,不予接种。灭活疫苗采用皮下注射,不良反应小,因大量制备较困难,仅用于减毒活疫苗禁忌证者;每次剂量:成人1mL,学龄儿童0.5mL,学龄前儿童0.2mL。

二、甲型 H_1N_1 流感

(一)疾病理论

2009年3月,墨西哥暴发"人感染猪流感"疫情,并迅速在全球范围内蔓延。世界卫生组织(WHO)初始将此型流感称为"人感染猪流感",后将其更名为"甲型 H_1N_1 流感"。6月11日,WHO宣布将甲型 H_1N_1 流感大流行警告级别提升为6级,全球进入流感大流行阶段。此次流感为一种新型呼吸道传染病,其病原为新甲型 H_1N_1 流感病毒株,病毒基因中包含有猪流感、禽流感和人流感三种流感病毒的基因片段。由于这种甲型流感是一种新发疾病,其疾

病规律仍待进一步观察和研究。

1.病原学　甲型 H_1N_1 流感病毒属于正粘病毒科（Orthomyxoviridae），典型病毒颗粒呈球状，直径为 80～120nm，有囊膜。囊膜上有许多放射状排列的突起糖蛋白，分别是红细胞血凝素（HA）、神经氨酸酶（NA）和基质蛋白 M_2。病毒颗粒内为核衣壳，呈螺旋状对称，直径为10nm。为单股负链 RNA 病毒，由大小不等的 8 个独立片段组成。病毒对乙醇、碘伏、碘酊等常用消毒剂敏感；对热敏感，56℃ 条件下 30 分钟可灭活。

2.病理变化　病理变化主要在呼吸器官，小支气管和细支气管内充满泡沫样渗出液；鼻、咽、喉、气管和支气管的黏膜充血、肿胀，表面覆有黏稠的液体；肺脏的病变常发生于尖叶、心叶、中间叶、膈叶的背部与基底部，与周围组织有明显的界限，颜色由红至紫，塌陷、坚实、韧度似皮革，脾脏大，颈部淋巴结、纵隔淋巴结、支气管淋巴结肿大。

3.流行病学

（1）传染源：甲型 H_1N_1 流感患者为主要传染源，无症状感染者也具有传染性。目前尚无动物传染人类的证据。

（2）传播途径：主要通过飞沫经呼吸道传播，也可通过口腔、鼻腔、眼睛等处黏膜直接或间接接触传播。接触患者的呼吸道分泌物、体液和被病毒污染的物品亦可能引起感染通过气溶胶经呼吸道传播有待进一步确证。

（3）易感人群：人群普遍易感。

（4）较易成为重症病例的高危人群：妊娠期妇女；伴有以下疾病或状况者：慢性呼吸系统疾病、心血管系统疾病（高血压除外）、肾病、肝病、血液系统疾病、神经系统及神经肌肉疾病、代谢及内分泌系统疾病、免疫功能抑制（包括应用免疫抑制剂或 HIV 感染等致免疫功能低下）、19 岁以下长期服用阿司匹林者；肥胖者（体重指数≥40 危险度高，体重指数在 30～39 可能是高危因素）；年龄＜5 岁的儿童（年龄＜2 岁更易发生严重并发症）；年龄≥65 岁的老年人。

4.临床表现　潜伏期一般为 1～7 天，多为 1～3 天。通常表现为流感样症状，包括发热、咽痛、流涕、鼻塞、咳嗽、咳痰、头痛、全身酸痛、乏力。部分病例出现呕吐、腹泻。少数病例仅有轻微的上呼吸道症状，无发热体征主要包括咽部充血和扁桃体肿大。可发生肺炎等并发症。少数病例病情进展迅速，出现呼吸衰竭、多脏器功能不全或衰竭。可诱发原有基础疾病的加重，呈现相应临床表现。病情严重者可以导致死亡。

5.诊断　诊断主要结合流行病学史、临床表现和病原学检查，早发现、早诊断是防控与有效治疗的关键。

（1）疑似病例：符合下列情况之一即可诊断为疑似病例

①发病前 7 天内与传染期甲型 H_1N_1 流感确诊病例有密切接触，并出现流感样临床表现；密切接触是指在未采取有效防护的情况下，诊治、照看传染期甲型 H_1N_1 流感患者；与患者共同生活；接触过患者的呼吸道分泌物、体液等。

②发病前 7 天内曾到过甲型 H_1N_1 流感流行（出现病毒的持续人间传播和基于社区水平的流行和暴发）的地区，出现流感样临床表现。

③出现流感样临床表现，甲型流感病毒检测阳性，尚未进一步检测病毒亚型。

对上述 3 种情况，在条件允许的情况下，可安排甲型流感病原学检查。

（2）临床诊断病例

①仅限于以下情况做出临床诊断：同一起甲型 H_1N_1 流感暴发疫情中，未经实验室确诊

的流感样症状病例,在排除其他致流感样症状疾病时,可诊断为临床诊断病例。

②甲型流感暴发是指一个地区或单位短时间出现异常增多的流感样病例,经实验室检测确认为甲型 H_1N_1 流感疫情。

在条件允许的情况下,临床诊断病例可安排病原学检查。

(3)确诊病例:出现流感样临床表现,同时有以下一种或几种实验室检测结果:甲型 H_1N_1 流感病毒核酸检测阳性(可采用 real-time RT-PCR 和 RT-PCR 方法);分离到甲型 H_1N_1 流感病毒;双份血清甲型 H_1N_1 流感病毒的特异性抗体水平呈 4 倍或 4 倍以上升高。

6.治疗

(1)一般治疗:休息,多饮水,密切观察病情变化;对高热病例可给予退热治疗。

(2)抗病毒治疗:研究显示,此种甲型 H_1N_1 流感病毒目前对神经氨酸酶抑制剂奥司他韦(Oseltamivir)、扎那米韦(Zanamivir)敏感,对金刚烷胺和金刚乙胺耐药。其中:对于临床症状较轻且无并发症、病情趋于自限的甲型 H_1N_1 流感病例,无须积极应用神经氨酸酶抑制剂;对于发病时即病情严重、发病后病情呈动态恶化的病例,感染甲型 H_1N_1 流感的高危人群应及时给予神经氨酸酶抑制剂进行抗病毒治疗。开始给药时间应尽可能在发病 48 小时以内(36 小时内为最佳)。对于较易成为重症病例的高危人群,一旦出现流感样症状,不一定等待病毒核酸检测结果,即可开始抗病毒治疗。孕妇在出现流感样症状之后,宜尽早给予神经氨酸酶抑制剂治疗。

(3)中医辨证治疗。

(4)其他治疗:氧疗、抗休克等支持治疗。

(二)防控技能

1.疫情监测　按照《甲型 H_1N_1 流感监测方案》(第二版)开展相关工作。

2.疫情报告　国家卫生计生委网站 2013 年 11 月 4 日发布《关于调整部分法定传染病病种管理工作的通知》,《通知》中称,根据《中华人民共和国传染病防治法》相关规定,将甲型 H_1N_1 流感从乙类调整为丙类,并纳入现有流行性感冒进行管理。因此,严格按照《中华人民共和国传染病防治法》《传染病防治法实施办法》中丙类传染病及暴发或重大疫情报告时限和程序要求进行报告。

3.疫区处理　按照《甲型 H_1N_1 流感流行病学调查和暴发疫情处理技术指南》开展相关工作。

4.预防措施

(1)勤洗手,养成良好的个人卫生习惯。

(2)睡眠充足,多喝水,保持身体健康。

(3)应保持室内通风,少去人多、不通风的场所。

(4)做饭时生熟要分开,猪肉烹饪至 71℃ 以上,以完全杀死甲型 H_1N_1 流感病毒。

(5)避免接触生猪或前往有猪的场所。

(6)咳嗽或打喷嚏时用纸巾遮住口鼻。

(7)避免接触出现流感样症状的患者。

三、传染性非典型肺炎

(一)疾病理论

传染性非典型肺炎(也称严重急性呼吸综合征,SARS),也就是大家所说的非典,是由冠状病毒引起的一种具有明显传染性、可累及多个脏器系统的特殊肺炎,世界卫生组织将其命名为严重急性呼吸综合征(Severe Acute Respiratory Syndrome,SARS)。临床上以发热、乏力、头痛、肌肉关节酸痛等全身症状和干咳、胸闷、乏力、头痛、肌肉关节酸痛等全身症状和干咳、胸闷、呼吸困难等呼吸道症状为主要表现,部分病例可有腹泻等消化道症状;胸部 X 线检查可见肺部炎性浸润阴影、实验室检查外周血白细胞计数正常或降低、抗菌药物治疗无效是其重要特征。重症病例表现明显的呼吸困难,并可迅速发展成为急性呼吸窘迫综合征。传统医学上的非典型肺炎是相对典型肺炎而言的,典型肺炎通常是由肺炎球菌等常见细菌引起的大叶性肺炎或支气管肺炎。症状比较典型,如发烧、胸痛、咳嗽、咳痰等,实验室检查血液中白细胞增高,抗生素治疗有效。非典型肺炎本身不是新发现的疾病,它多由病毒、支原体、衣原体、立克次体等病原引起,症状、肺部体征、验血结果等都没有典型肺炎感染那么明显,一些病毒性肺炎对抗生素无效。

1.病原学　世界卫生组织把从 SARS 患者分离出来的病原体命名为 SARS 冠状病毒,简称 SARS 病毒。SARS 病毒和其他人类及动物已知的冠状病毒相比较,基因序列分析数据显示 SARS 病毒并非为已知的冠状病毒之间新近发生的基因重组所产生,是一种全新的冠状病毒,与目前已知的三群冠状病毒均有区别,可被归为第四群。SARS 病毒在环境中较其他已知的人类冠状病毒稳定,室温 24℃下病毒在尿液里至少可存活 10 天,在痰液中和腹泻患者的粪便中能存活 5 天以上,在血液中可存活 15 天。但病毒暴露在常用的消毒剂和固定剂中即可失去感染性,56℃以上 90 分钟可以杀死病毒。

2.发病机制与病理变化　发病机理不明,推测 SARS 病毒通过其表面蛋白与肺泡上皮等细胞上的相应受体结合,导致肺炎的发生。病理改变主要显示弥漫性肺泡损伤和炎症细胞浸润,早期的特征是肺水肿、纤维素渗出、透明膜形成、脱屑性肺炎及灶性肺出血等病变;机化期可见到肺泡内含细胞性的纤维黏液样渗出物及肺泡间隔的成纤维细胞增生,仅部分病例出现明显的纤维增生,导致肺纤维化甚至硬化。

3.流行病学

(1)传染源:传染性非典型肺炎患者,此人群为本病的主要传染源。感染传染性非典型肺炎病原后,经过 2～12 天的潜伏期(通常为 4～5 天),出现发热、干咳、少痰等症状的人。病原携带者(隐性感染者):感染了本病但未出现明显症状且可传染其他易感者的。其他传染源:研究表明,本病存在其他传染源,可能为动物源性传染病。但动物传染源是何种动物,口前还不清楚。

(2)传播途径:近距离空气飞沫传播。通过接触呼吸道分泌物传播,可由被感染的手、衣物等经口鼻黏膜、眼结膜而传播密切接触传播是指治疗或护理、探视患者,与患者共同生活,直接接触患者的呼吸道分泌物或体液。

(3)易感人群:人群对传染性非典型肺炎普遍易感。与传染性非典型肺炎患者密切接触的医护人员、患者家属等为本病的高危人群。

4.临床表现　潜伏期 1～16 天,常见为 3～5 天。起病急,以发热为首发症状,可有畏寒,体温常超过 38℃,呈不规则热或弛张热,稽留热等,热程多为 1～2 周;伴有头痛、肌肉酸痛、全身乏力和腹泻。起病 3～7 天后出现干咳、少痰,偶有血丝痰,肺部体征不明显。病情于 10～14 天达到高峰,发热、乏力等感染中毒症状加重,并出现频繁咳嗽,气促和呼吸困难,略有活动则气喘、心悸,被迫卧床休息。这个时期易发生呼吸道的继发感染。病程进入 2～3 周后,发热渐退,其他症状与体征减轻乃至消失。肺部炎症改变的吸收和恢复则较为缓慢,体温正常后仍需 2 周左右才能完全吸收恢复正常。轻型患者临床症状轻。重症患者病情重,易出现呼吸窘迫综合征。儿童患者的病情似较成人轻。有少数患者不以发热为首发症状,尤其是有近期手术史或有基础疾病的患者。在临床上分为早期、进展期和恢复期三期。

(1)早期:一般为病初的 1～7 天。起病急,以发热为首发症状,体温一般高于 38℃,半数以上的患者伴头痛、关节肌肉酸痛、乏力等症状,部分患者可有干咳、胸痛、腹泻等症状,但少有上呼吸道其他症状,肺部体征多不明显,部分患者可闻及少许湿啰音。X 线胸片肺部阴影在发病第 2 天即可出现,平均在 4 天时出现,95% 以上的患者在病程 7 天内出现阳性改变。

(2)进展期:多发生在病程的 8～14 天,个别患者可更长。在此期,发热及感染中毒症状(头痛、关节肌肉酸痛、乏力等症状)持续存在,肺部病变进行性加重,表现为胸闷、气促(呼吸短促)、呼吸困难,尤其在活动后明显。X 线胸片检查肺部阴影发展迅速,且常为多叶病变;少数患者(10%～15%)出现急性呼吸窘迫综合征而危及生命。

(3)恢复期:进展期过后,体温逐渐下降,临床症状缓解,肺部病变开始吸收,多数患者经 2 周左右的恢复,可达到出院标准,肺部阴影的吸收则需要较长的时间。少数重症患者可能在相当长的时间内遗留限制性通气功能障碍(因气道受阻等使通气减少)和肺弥散功能(氧和二氧化碳通过肺泡及肺毛细血管壁在肺内进行气体交换)下降,但大多可在出院后 2～3 个月内逐渐恢复。

5.诊断与鉴别诊断

(1)流行病学史

①与发病者有密切接触史,或属受传染的群体发病者之一,或有明确传染他人的证据。

②发病前 2 周内曾到过或居住于报告有传染性非典型肺炎患者并出现继发感染疫情的区域。

(2)症状与体征:起病急,以发热为首发症状,体温一般>38℃,偶有畏寒;可伴有头痛、关节酸痛、肌肉酸痛、乏力、腹泻;常无上呼吸道其他症状;可有咳嗽,多为干咳、少痰,偶有血丝痰;可有胸闷,严重者出现呼吸加速,气促,或明显呼吸窘迫。肺部体征不明显,部分患者可闻少许湿啰音,或有肺实变体征。注意:有少数患者不以发热为首发症状,尤其是有近期手术史或有基础疾病的患者。

(3)实验室检查:外周血白细胞计数一般不升高,或降低;常有淋巴细胞计数减少。

(4)胸部 X 线检查:肺部有不同程度的片状、斑片状浸润性阴影或呈网状改变,部分患者进展迅速,呈大片状阴影;常为多叶或双侧改变,阴影吸收消散较慢;肺部阴影与症状体征可不一致若检查结果阴性,1～2 天后应予复查。

(5)抗菌药物治疗无明显效果。

(6)诊断标准

①疑似诊断标准:符合上述(1)a+(2)+(3)条或(1)b+(2)+(4)条或(2)+(3)+(4)条。

②临床诊断标准:符合上述(1)a+(2)+(4)条及以上,或(1)b+(2)+(4)+(5)条,或(1)b+(2)+(3)+(4)条。

③医学观察诊断标准:符合上述(1)b+(2)+(3)。

(7)鉴别诊断:临床上要注意排除上感、流感、细菌性或真菌性肺炎、艾滋病合并肺部感染、军团病、肺结核、流行性出血热、肺部肿瘤、非感染性间质性疾病、肺水肿、肺不张、肺栓塞、肺嗜酸性粒细胞浸润症、肺血管炎等临床表现类似的呼吸系统疾患。

6.治疗　临床上以对症支持治疗为主。

(1)一般治疗:卧床休息;避免剧烈咳嗽,咳嗽剧烈者给予镇咳;咳痰者给予祛痰药;发热超过 38.5℃者,可使用解热镇痛药,儿童忌用阿司匹林,因可能引起瑞氏综合征(Reye,急性脑病合并内脏脂肪变性);或给予冰敷、乙醇擦浴等物理降温;有心、肝、肾等器官功能损害,应该做相应的处理。

(2)氧疗:出现气促应给予持续鼻导管或面罩吸氧。

(3)糖皮质激素的应用:应用糖皮质激素的治疗应有以下指征之一。有严重中毒症状,高热持续 3 天不退;48 小时内肺部阴影面积扩大超过 50%;有急性肺损伤(ALI)或出现急性呼吸窘迫综合征(ARDS)。

(4)抗菌药物的应用:为了防治细菌感染,应使用抗生素覆盖社区获得性肺炎的常见病原体,临床上可选用大环内酯类(如阿奇霉素等)、氟喹诺酮类、β—内酰胺类、四环素类等,如果痰培养或临床上提示有耐甲氧西林金黄色葡萄球菌感染或耐青霉素肺炎链球菌感染,可选用(去甲)万古霉素等。

(5)抗病毒药物:至今尚无肯定有效抗病毒药物治疗,治疗时可选择试用抗病毒药物。

(6)重症病例的处理:加强对患者的动态监护;使用无创伤正压机械通气(NPPV);NPPV治疗后,若氧饱和度改善不满意,应及时进行有创正压机械通气治疗;对出现 ARDS 病例,宜直接应用有创正压机械通气治疗;出现休克或多器官功能障碍综合征(MODS),应予相应支持治疗。

(二)防控技能

1.疫情监测　严格按照《传染性非典型肺炎疫情监测工作技术方案》开展相关工作。

2.疫情报告　我国新《中华人民共和国传染病防治法》已将其列为乙类传染病,但其预防控制措施采取甲类传染病的方法执行,因此严格按照《中华人民共和国传染病防治法》《传染病防治法实施办法》中甲类传染病及暴发或重大疫情报告时限和程序要求进行报告。

3.疫区处理

(1)严格按照《传染性非典型肺炎疫情控制预案》开展相关工作。

(2)采取《中华人民共和国传染病防治法》所称甲类传染病的预防、控制措施。

4.预防措施

(1)控制传染源

①隔离治疗患者:对临床诊断病例和疑似诊断病例应在指定的医院按呼吸道传染病分别进行隔离观察和治疗

②隔离观察密切接触者:对医学观察病例和密切接触者,如条件许可应在指定地点接受隔离观察,为期 14 天在家中接受隔离观察时应注意通风,避免与家人密切接触,并由卫生防疫部门进行医学观察,每天测量体温。

(2)切断传播途径

①社区综合性预防:减少大型群众性集会或活动,保持公共场所通风换气、空气流通;排除住宅建筑污水排放系统淤阻隐患。

②保持良好的个人卫生习惯:不随地吐痰,避免在人前打喷嚏、咳嗽、清洁鼻腔,且事后应洗手;确保住所或活动场所通风;勤洗手;避免去人多或相对密闭的地方,应注意戴口罩。

（3）保护易感人群：保持乐观稳定的心态，均衡饮食，多喝汤，多饮水，注意保暖，避免疲劳，足够的睡眠以及在空旷场所作适量运动等，这些良好的生活习惯有助于提高人体对重症急性呼吸综合征的抵抗能力。

四、肺结核

（一）疾病理论

结核病是由结核分枝杆菌引起的慢性传染病，可侵及许多脏器，以肺部结核感染最为常见。排菌者为其重要的传染源。人体感染结核菌后不一定发病，当抵抗力降低或细胞介导的变态反应增高时，才可能引起临床发病。若能及时诊断，并予合理治疗，大多可获临床痊愈。结核病至今仍为重要的传染病。据 WHO 报道，每年约有 800 万新病例发生，至少有 300 万人死于该病。新中国成立前病死率达（200～300）人/10 万，居各种疾病死亡原因之首，新中国成立后人民生活水平提高，卫生状态改善，特别是开展了群防群治，儿童普遍接种卡介苗，结核病的发病率和病死率大为降低。但应注意，世界上有些地区因艾滋病、吸毒、免疫抑制剂的应用、酗酒和贫困等原因，发病率又有上升趋势。

1. 病原学　结核分枝杆菌（M. Tuberculosis），俗称结核杆菌，是引起结核病的病原菌。对人类致病的有人型结核杆菌和牛型结核杆菌，非结核性杆菌也可引起类似结核样病变，但少见。结核杆菌细长略弯曲，端极钝圆，大小约 $1～4×0.4\mu m$，呈单个或分枝状排列，无荚膜、无鞭毛、无芽孢。一般常用萋－纳氏（ziehl－neelsen）抗酸性染色法染色，结核杆菌染成红色，其他非抗酸性细菌及细胞质等呈蓝色。结核杆菌的抗酸性取决于胞壁内所含分枝菌酸残基和胞壁固有层的完整性有关。

结核杆菌为专性需氧菌。结核杆菌对某些理化因子的抵抗力较强。在干痰中存活 6～8 个月，若黏附于尘埃上，保持传染性 8～10 天。对湿热、紫外线、酒精的抵抗力弱。在液体中加热 62～63℃ 15 分钟，直射日光下 2～3 小时，75％酒精内数分钟即死亡。对链霉素、利福平、异烟肼等抗结核药物较易产生耐药性。耐药菌菌株常伴随活力和毒力减弱，如异烟肼耐药菌株对豚鼠的毒力消失，但对人们仍有一定的致病性。

2. 发病机制及病理变化

（1）发病机制：结核菌不像许多细菌有内毒素，外毒素，不存在能防止吞噬作用的荚膜，以及与致病能力相关联的细胞外侵袭性酶类。其毒力基础不十分清楚，可能与其菌体的成分有关。其他类脂质如硫脂质也与结核菌的毒力有关，它不仅增加了索状因子的毒性，且抑制溶酶体－吞噬体的融合，促进结核菌在巨噬细胞内的生长繁殖。磷脂能够刺激机体内单核细胞的增殖、类上皮细胞化、朗汉斯巨细胞的形成。蜡质 D 是分枝菌酸阿糖阛乳聚糖和黏肽相结合的复合物，具有佐剂活性，刺激机体能产生免疫球蛋白，对结核性干酪病灶的液化、坏死、溶解和空洞的形成起重要作用。除了以上类脂质成分外，多糖类物质是结核菌细胞中的重要组成物质，多糖类物质在和其他物质共存的条件下才能发挥对机体的生物学活性效应。多糖是结核菌菌体完全抗原的重要组成成分，具有佐剂活性作用，能对机体引起嗜中性多核白细胞的化学性趋向反应。结核菌的菌体蛋白是以结合形式存在于菌细胞内，是完全抗原，参与机体对结核菌素的反应。

（2）病理变化：病理改变人体免疫力及变态反应性、结核菌入侵的数量及其毒力，与结核病变的性质、范围，从一种病理类型转变为另一类型的可能性与速度均有密切关系。

①渗出性病变：表现为充血、水肿与白细胞浸润。早期渗出性病变中有中性粒细胞，以后逐渐被巨噬细胞和淋巴细胞所代替。在巨噬细胞内可见到被吞噬的结核菌。渗出性病变通常出现在结核炎症的早期或病灶恶化时，亦可见于浆膜结核。当病情好转时，渗出性病变可完全消散吸收。

②增殖性病变：开始时可有一短暂的渗出阶段。当巨噬细胞吞噬并消化了结核菌后，菌的磷脂成分使巨噬细胞形态变大而扁平，类似上皮细胞，称为"类上皮细胞"。类上皮细胞具有吞噬作用，胞质内含有多量酯酶，能溶解和消化结核菌。类上皮细胞是增殖性改变的主要成份，在结核病诊断上具有一定的特异性。类上皮细胞聚集成团，中央可出现朗汉斯巨细胞。类上皮细胞、朗汉斯巨细胞和淋巴细胞浸润，形成了典型的类上皮样肉芽肿结节，为结核病的较具特征性的病变。这种结节形成的过程，就是巨噬细胞吞噬、杀死结核菌，使病变局限化，以防止细菌播散的过程。大多数结核菌在类上皮样肉芽肿结节形成过程中已被消灭，抗酸染色时，结节内一般查不到结核菌。增生为主的病变多发生在菌量较少、人体 CMI（由 T 细胞介导的细胞免疫）占优势的情况下。

③干酪样坏死：常发生在渗出或增生性病变的基础上。若机体抵抗力降低、菌量过多、变态反应强烈，渗出性病变中结核菌战胜巨噬细胞后不断繁殖，使细胞混浊肿胀后，发生脂肪变性，溶解碎裂，直至细胞坏死。炎症细胞死后释放蛋白溶解酶，使组织溶解坏死，形成凝固性坏死。因含多量脂质使病灶在肉眼观察下呈黄灰色，质松而脆，状似干酪，故名干酪样坏死。镜检可见一片凝固的、染成伊红色的、无结构的坏死组织。在质硬无液化的干酪坏死物中，结核菌由于缺氧和菌体崩解后释放出脂酸，抑制结核菌的生长，故很难找到。干酪坏死物质在一定条件下亦可液化，其机制尚不完全清楚，可能与中性白细胞分解产生的蛋白分解酶有关，亦可能与机体变态反应有关。干酪液化后，坏死物质就沿支气管排出或播散到其他肺叶，造成支气管播散。原干酪灶则演变成空洞，并有大量结核菌生长繁殖，成为结核病的传染源。

上述三种病变可同时存在于一个肺部病灶中，但通常以其中一种为主。例如在渗出性及增殖性病变的中央，可出现少量干酪样坏死；而变质为主的病变，常同时伴有程度不同的渗出与类上皮样肉芽肿结节的形成。

3. 流行病学

(1)传染源：结核病的传染源主要是痰涂片或培养阳性的肺结核患者，其中尤以是涂阳肺结核的传染性为强。

(2)传播途径：结核菌主要通过呼吸道传染，活动性肺结核患者咳嗽、喷嚏或大声说话时，会形成以单个结核菌为核心的飞沫核悬浮于空气中，从而感染新的宿主。此外，患者咳嗽排出的结核菌干燥后附着在尘土上，形成带菌尘埃，亦可侵入人体形成感染。经消化道、泌尿生殖系统、皮肤的传播极少见。

(3)易感人群：糖尿病、矽肺、肿瘤、器官移植、长期使用免疫抑制药物或者皮质激素者易伴发结核病，生活贫困、居住条件差、以及营养不良是经济落后社会中人群结核病高发的原因。越来越多的证据表明，除病原体、环境和社会经济等因素外，宿主遗传因素在结核病的发生发展中扮演着重要角色，个体对结核病易感性或抗性的差异与宿主某些基因相关。所以，并非所有传染源接触者都可能被感染，被感染者也并不一定都发病。

4. 临床表现　有较密切的结核病接触史，起病可急可缓，多为低热（午后为著）、盗汗、乏力、纳差、消瘦、女性月经失调等；呼吸道症状有咳嗽、咳痰、咯血、胸痛、不同程度胸闷或呼困难。肺部体征依病情轻重、病变范围不同而有差异,早期、小范围的结核不易查到阳性体征,病变范围较广者叩诊呈浊音,语颤增强,肺泡呼吸音低和湿啰音。晚期结核形成纤维化,局部收缩使胸膜塌陷和纵隔移位。在结核性胸膜炎者早期有胸膜摩擦音,形成大量胸腔积液时,胸壁饱满,叩诊浊实,语颤和呼吸音减低或消失。

(1)肺结核分型

①原发性肺结核(Ⅰ型):肺内渗出病变、淋巴管炎和肺门淋巴结肿大的哑铃状改变的原发综合征,儿童多见,或仅表现为肺门和纵隔淋巴结肿大。

②血型播散型肺结核(Ⅱ型):包括急性粟粒性肺结核和慢性或亚急性血行播散型肺结核两型;急性粟粒型肺结核:两肺散在的粟粒大小的阴影,大小一致密度相等,分布均匀的粟粒状阴影,随病期进展,可互相融合;慢性或亚急性血行播散型肺结核:两肺出现大小不一、新旧病变不同,分布不均匀,边缘模糊或锐利的结节和索条阴影。

③继发型肺结核(Ⅲ型):本型中包括病变以增殖为主、浸润病变为主、干酪病变为主或空洞为主的多种改变。浸润型肺结核:X线常为云絮状或小片状浸润阴影,边缘模糊(渗出性)或结节、索条状(增殖性)病变,大片实变或球形病变(干酪性—可见空洞)或钙化;慢性纤维空洞型肺结核:多在两肺上部,亦为单侧,大量纤维增生,其中空洞形成,呈破棉絮状,肺组织收缩,肺门上提,肺门影呈"垂柳样"改变,胸膜肥厚,胸廓塌陷,局部代偿性肺气肿,

④结核性胸膜炎(Ⅳ型):病侧胸腔积液,小量为肋膈角变浅,中等量以上积液为致密阴影,上缘呈弧形。

(2)肺结核分期

①进展期:新发现的活动性肺结核,随访中病灶增多增大,出现空洞或空洞扩大,痰菌检查转阳性,发热等临床症状加重。

②好转期:随访中病灶吸收好转,空洞缩小或消失,痰菌转阴,临床症状改善。

③稳定期:空洞消失,病灶稳定,痰菌持续转阴性(1个月1次)达6个月以上;或空洞仍然存在,痰菌连续转阴1年以上。

5.诊断 以细菌学检查为主,结合胸部影像学、流行病学和临床表现等进行综合分析,做出诊断。

(1)两次痰标本涂片镜检抗酸杆菌阳性或分离培养分支杆菌阳性。

(2)胸部X线摄片显示肺结核征象。

6.治疗

(1)治疗原则

早期:对新发现确诊的初治细菌阳性患者,必须及时治疗,对排菌的复治患者,也应及早治疗。

联合:治疗结核病必须联用两种或两种以上抗结核药物以保证疗效和防止耐药性的产生。

适量:适当的治疗剂量可避免因剂量过大而产生不良反应以及剂量不足而产生耐药性的弊病,以确保疗效。

规律:在规定的疗程内有规律的按时用药是化疗成功的最重要关键,应严格遵照化疗方案所定的给药次数与间隔(如每日或隔日)用药,避免遗漏或中断。

全程:按规定疗程完成全疗程用药是确保疗效的前提,未满疗程中断治疗将导致治疗失

败和增加复发率。

(2)治愈判断:按规定化疗方案,完成规定疗程,痰菌检查阴转(疗程最后二个月连续痰菌阴性)为治愈。

(二)防控技能

1.患者的治疗与管理

(1)对发现的肺结核患者进行规范化治疗和督导管理。

(2)结核病定点医疗机构应当为肺结核患者制订合理的治疗方案,提供规范化的治疗服务。

(3)社区的市级以上结核病定点医疗机构严格按照实验室检测结果,为耐多药肺结核患者制订治疗方案,并规范提供治疗。

(4)各级各类医疗机构对危、急、重症肺结核患者负有救治的责任,应当及时对患者进行医学处置,不得以任何理由推诿,不得因就诊的患者是结核病患者拒绝对其其他疾病进行治疗。

(5)疾病预防控制机构应当及时掌握肺结核患者的相关信息,督促辖区内医疗卫生机构落实肺结核患者的治疗和管理工作。

(6)基层医疗卫生机构应气对居家治疗的肺结核患者进行定期访视、督导服药等管理。

(7)卫生行政部门指定的医疗机构应当按照有关工作规范对结核菌/艾滋病病毒双重感染患者进行抗结核和抗艾滋病病毒治疗、随访复查和管理。

(8)对流动人口肺结核患者实行属地化管理,提供与气地居民同等的服务。转出地和转入地结核病定点医疗机构应当及时交换流动人口肺结核患者的信息,确保落实患者的治疗和管理措施。

2.疫情报告 严格按照《中华人民共和国传染病防治法》和《传染病防治法实施办法》中乙类传染病及暴发或重大疫情报告时限和程序要求进行报告。

3.疫区处理 肺结核疫情构成突发公共卫生事件的,应当按照有关预案采取以下控制措施:

(1)依法做好疫情信息报街和风险评估。

(2)开展疫情流行病学调舍和现场处置。

(3)将发现的肺结核患者纳入规范化治疗管理。

(4)对传染性肺结核患者的密切接触者进行医学观察,必要时在征得本人同意后对其实施预防性化疗。

(5)开展疫情风险沟通和健康教育工作,及时向社会公布疫情处置情况。

4.预防措施

(1)开展结核病防治的宣传教育,对就诊的肺结核患者及家届进行健康教育,宣传结核病防治政策和知识。

(2)根据国家免疫规划对适龄儿童开展卡介苗预防接种工作。承担预防接种工作的医疗卫生机构应当按照《疫苗流通和预防接种管理条例》和预防接种工作规范的要求,规范提供预防接种服务。

(3)在组织开展健康体检和预防性健康检查时,应当重点做好以下人群的肺结核筛查工作:

①从事结核病防治的医疗卫生人员。

②食品、药品、化妆品从业人员。

③《公共场所卫生管理条例》中规定的从业人员。

④各级各类学校、托幼机构的教职员工及学校入学新生。

⑤接触粉尘或者有害气体的人员。

⑥乳牛饲养业从业人员。

⑦其他易使肺结核扩散的人员。

（4）制订结核病感染预防与控制计划，健全规章制度和工作规范，开展结核病感染预防与控制相关工作，落实各项结核病感染防控措施，防止医源性感染和传播。

结核病定点医疗机构成点采取以下感染预防与控制措施：

①结核病门诊、病房设置应当符合国家有关规定。

②严格执行环境卫生及消毒隔离制度，注意环境通风。

③对于被结核分枝杆菌污染的痰液等排泄物和污物、污水以及医疗废物，应当按照医疗废物管理的相关规定进行分类收集、暂存及处置。

④为肺结核可疑症状者或者肺结核患者采取必要的防护措施，避免交叉感染发生。

（5）医务人员在工作中严格遵守个人防护的基本原则，接触传染性肺结核患者或者疑似肺结核患者时，应当采取必要的防护措施。

（6）疾病预防控制机构、医疗机构、科研等单位的结核病实验室和实验活动，应当符合病原微生物生物安全管理各项规定。

（王晓坤）

第二节　肠道传染病

一、霍乱

（一）疾病理论

霍乱（Cholera）是由霍乱弧菌引起的急性肠道传染病。临床表现轻重不一，轻者仅有轻度腹泻；重者剧烈吐泻大量米泔水样排泄物，并引起严重脱水、酸碱失衡、周围循环衰竭及急性肾衰竭。霍乱自古以来即在印度恒河三角洲呈地方性流行，1817—1923年发生过六次世界大流行。于1883年第五次大流行中，Koch从埃及患者粪便中首次发现了霍乱弧菌。1905年Cotschlich在埃及西奈半岛EL—Tor检疫站从麦加朝圣者尸体分离出类似霍乱弧菌菌株，命名为EL—Tor弧菌，后将EL—Tor弧菌所致疾病称为副霍乱。由于两种弧菌的形态和血清学特性基本一样，临床表现及防治也完全相同，故1962年5月第十五届世界卫生大会决定将两者所致的疾病统称为霍乱。1820年该病传入我国，新中国成立前每次世界大流行均波及我国，曾引起上百次大小流行，新中国成立后几乎绝迹，但近年与同外交往频繁，极易从国外再度传入。

1. 病原学　霍乱弧菌属于弧菌科弧菌属，依其生物学性状可分为古典生物型和埃尔托生物型。霍乱弧菌具有耐热的菌体（O）抗原和不耐热的鞭毛（H）抗原。根据菌体O抗原的不同可分为至少78个血清群，古典型和埃尔托型均属O—1群霍乱弧菌，同际检疫的传染性病原,以检出 O—1 群为准。

古典型弧菌在外环境中存活力很有限,但埃尔托型抵抗力较强。一般在未经处理的河水、海水和井水中,埃尔托型可存活1~3周甚至更长时间。两者对热、干燥、直射日光和一般消毒剂都很敏感,加热至100℃保持1~2分钟或日光下曝晒1~2小时即死亡,2%含氯石灰、0.25%过氧乙酸溶液和1:500000高锰酸钾溶液数分钟便可将其杀灭。

2.发病机制与病理变化

(1)发病机制:霍乱弧菌经口进入人体胃部,当胃酸缺乏或被稀释或入侵菌量较多时,弧菌即进入小肠,依其黏附因子(Adherence Factor)紧贴于小肠上皮细胞表面,在小肠的碱性环境中大量繁殖,并产生大量的肠毒素,细菌崩解还可释出内毒素。霍乱肠毒素为分子量84kd的蛋白质,由亚单位 A 和 B 组成,不耐酸,不耐热。肠毒素借助于亚单位 B 与细胞膜表面的单涎酸神经节苷脂(GM1,Ganglioside)结合,使活性亚单位 A 进入细胞膜,A 单位中具二磷酸腺苷(ADP)—核糖基转移酶活性,刺激 ADP—核糖,使其转移到具有控制腺苷环化酶(AC)活性的三磷酸鸟吟核苷(GTP)结合蛋白中,使 GTP 酶活性受到抑制,GTP 不能水解成 GDP,使 AC 活性相对增强,促使细胞内三磷酸腺苷转变为环磷酸腺苷(CAMP)。CAMP 浓度的急剧升高,抑制肠黏膜细胞对钠的正常吸收,并刺激隐窝细胞分泌氯化物和水,导致肠腔水分与电解质大量聚集,因而出现剧烈的水样腹泻和呕吐。

(2)病理变化:大量吐泻引起水和电解质严重丢失是本病的主要病理生理改变。重症患者每日大便排出量可达 18000mL,临床上呈现重度脱水、低血容量休克、低钾和代谢性酸中毒,并进而造成急性肾衰竭。本病病理改变不显著,仅见脱水、皮肤干燥、发绀。皮下组织和肌肉极度干瘪,内脏浆膜呈深红色、无光泽,死后尸体迅速僵硬,肠腔内充满“米泔水”样液体,偶见血水样内容物。胆囊充满黏稠胆汁。心、肝、脾等脏器多见缩小,肾小球及肾间质毛细血管扩张,肾小管细胞肿胀、变性及坏死。

3.流行病学

(1)传染源:患者和带菌者是霍乱的传染源。重症患者吐泻物带菌较多,极易污染环境,是重要传染源。轻型患者和无症状感染者作为传染源的意义更大。

(2)传播途径:本病主要通过水、食物、生活密切接触和苍蝇媒介而传播,以经水传播最为重要。患者吐泻物和带菌者粪便污染水源后易引起局部暴发流行。通常先发生于边疆地区、沿海港口、江河沿岸及水网地区,然后再借水路、陆路、空中交通传播。

(3)人群易感性:人群普遍易感。新疫区成人发病多,而老疫区儿童发病率高。感染霍乱弧菌后是否发病取决于机体特异和非特异的免疫力,如胃酸的 pH 值、肠道的分泌型免疫球蛋白(SIgA)以及血清中特异性凝集抗体、杀菌抗体及抗毒素抗体等的杀菌作用。病后可获一定的免疫力。

(4)流行特征:自 1817 年古典型弧菌引起世界大流行以来,已先后波及一百多个国家和地区。特别是 1991 年初发生在南美洲的大流行,至今仍未熄灭,仅 1991 年全世界已累计发病 50 余万人,成为世人瞩目的生物公害。

①地区分布:两型弧菌引起的霍乱均有地方性疫源地,印度素有“人类霍乱的故乡”之称,印度尼西亚的苏拉威西岛则是埃尔托型弧菌的疫源地,每次世界大流行都是从上述地区扩散而来。我国是外源性,历次世界大流行均受其害。

②季节分布:我国发病季节一般在 5~11 月,而流行高峰多在 7~10 月。

③流行方式:有暴发及迁延散发两种形式,前者常为经水或食物传播引起暴发流行,多见于新疫区,而后者多发生在老疫区。

4.临床表现 潜伏期约为1~3天,短者数小时,长者5~6天。典型患者多急骤起病,少数病例病前1~2天有头昏、倦怠、腹胀及轻度腹泻等前驱症状。病程通常分为三期。整个病程平均3~7天,也有长达10余天者。根据病情可分为轻、中、重三型。极少数患者尚未出现吐泻症状即发生循环衰竭而死亡,称为"暴发型"或"干性霍乱"。

(1)泻吐期:多数患者无前驱症状,突然发生剧烈腹泻,继之呕吐,少数先吐后泻,多无腹痛,亦无里急后重,少数有轻度腹痛,个别有阵发性腹部绞痛。腹泻每日数次至数十次,甚至大便从肛门直流而出,难以计数。大便初为黄色稀便,迅速变为"米泔水"样或无色透明水样,少数重症患者可有洗肉水样便。呕吐一般为喷射性、连续性,呕吐物初为胃内食物残渣,继之呈"米泔水"样或清水样。一般无发热,或低热,共持续数小时或1~2天进入脱水期。

(2)脱水期:由于剧烈吐泻,患者迅速呈现脱水和周围循环衰竭。轻度脱水仅有皮肤和口舌干燥,眼窝稍陷,神志无改变。重度脱水则出现"霍乱面容",眼眶下陷,两颊深凹,口唇干燥,神志淡漠甚至不清。皮肤皱缩湿冷,弹性消失;手指干瘪似洗衣妇,腹凹陷如舟。当大量钠盐丢失体内碱储备下降时,可引起肌肉痛性痉挛,以腓肠肌、腹直肌最为突出。钾盐大量丧失时主要表现为肌张力减低,反射消失,腹胀,心律不齐等。脱水严重者有效循环血量不足,脉搏细速或不能触及,血压下降,心音低弱,呼吸浅促,尿量减少或无尿,血尿素氮升高,出现明显尿毒症和酸中毒。

(3)反应恢复期:患者脱水纠正后,大多数症状消失,逐渐恢复正常。约三分患者因循环改善残存于肠腔的毒素被吸收,又出现发热反应,体温约38~39℃,持续1~3天自行消退。

5.诊断及鉴别诊断

(1)流行病学资料:发病前1周内曾在疫区活动,并与本病患者及其排泄污染物接触。

(2)临床表现:具有剧烈的"米泔水"样腹泻、呕吐、严重脱水等表现者应想到本病;对于流行期间无其他原因可解释的泻吐患者应作为疑似病例处理;对离开疫区不足5天发生腹泻者也应按上述诊断。

(3)实验室检查:霍乱确诊有赖于实验室检查。

①血液检查:红细胞总数和血球压积增高,白细胞数可达$(15×10^9～60×10^9)$/L,分类计数中性粒细胞和大单核细胞增多。血清钠、钾降低,输液后更明显,但多数氯化物正常,并发肾衰竭者血尿素氮升高。

②细菌学检查:采集患者新鲜粪便或呕吐物悬滴直接镜检,可见呈穿梭状快速运动的细菌,涂片染色镜检见到排列呈鱼群状革兰阴性弧菌,暗视野下呈流星样运动,可用特异血清抑制。荧光抗体检查可于1~2小时出结果,准确率达90%。细菌培养可将标本接种于碱性蛋白胨增菌,后用选择培养基分离,生化试验鉴定。

③血清学检查:抗菌抗体病后5天即可出现,两周达高峰,故病后2周血清抗体滴度1:100以上或双份血清抗体效价增长4倍以上有诊断意义。其他如酶联免疫吸附试验,杀弧菌试验也可酌情采用。

(4)鉴别诊断:霍乱属于毒素介导性腹泻,须与其他病原体所引起的肠毒素性、侵袭性及细胞毒性急性感染性腹泻病相鉴别,如急性菌痢、大肠杆菌性肠炎、空肠弯曲菌肠炎、细菌性食物中毒和病毒性胃肠炎等。

6.治疗　本病的处理原则是严格隔离,迅速补充水及电解质,纠正酸中毒,辅以抗菌治疗及对症处理。

(1)一般处理:我国《传染病防治法》将本病列为甲类传染病,故对患者应严密隔离,至症状消失 6 天后,粪便培养致病菌连续 3 次阴性为止。对患者吐泻物及餐具等均须彻底消毒。可给予流质饮食,但剧烈呕吐者禁食,恢复期逐渐增加饮食,重症者应注意保暖、给氧、监测生命体征。

(2)补液疗法:合理的补液是治疗本病的关键,补液的原则是:早期、快速、足量;先盐后糖,先快后慢,纠酸补钙,见尿补钾。

(3)病原治疗:早期应用抗菌药物有助于缩短腹泻期,减少腹泻量,缩短排菌时间。可首选四环素,对于四环素耐药株感染患者可予多西环素 300mg/次顿服,其他如氟哌酸、红霉素、磺胺类及呋喃唑酮等也均有效。小檗碱不仅对弧菌有一定作用,且能延缓肠毒素的毒性,也可应用。

(4)对症治疗。

(5)出院标准:临床症状消失已 6 天,粪便隔日培养 1 次,连续 3 次阴性,可解除隔离出院。如无病原培养条件,须隔离患者至临床症状消失后 15 天方可出院。

(二)防控技能

1.疫情监测　霍乱监测采用点面结合的方式进行,面上监测主要是抓好腹泻病门诊的登记、检索和报告,并根据流行病学需要进行适量外环境和食品监测。点上监测工作按以下要求进行。

(1)监测点的选择:

在霍乱反复流行或发病危险性较高的地区,分别设立若干个城、乡长期监测点,按统一方案定时、定点、定地开展监测。

(2)监测内容:

①腹泻患者:腹泻病门诊按监测任务对腹泻患者登记上报和采便培养,对疑似患者要及时处理和上报。

②重点人群:根据防治工作需要,可在一定的范围内采检患者的密切接触者及可能与流行有关的重点人群。

③外环境:根据调查传染来源和污染范围的需要,因地制宜地选定水体及其他外环境标本进行检测。

④食品:根据需要采检有可能受污染的食品,重点采检海(水)产品、熟肉食品、冷饮及凉拌食品。

(3)信息上报和反馈

①监测结果每月逐级上报,上级疾病预防控制机构及时整理分析后发出通报,指导防治工作。

②年度总结报告及时逐级上报,上级疾病预防控制机构及时整理分析后反馈。

③结果与评价:腹泻患者登记报告及其合格率、采样及送检率、报表及时率和正确率;外环境和食品标本的检测数量和结果;监测结果及时总结上报;年度总结质量和利用情况。

2.疫情报告　严格按照《中华人民共和国传染病防治法》《传染病防治法实施办法》中甲类传染病及暴发或重大疫情报街时限和程序要求进行报告。

3.疫区处理

(1)预防:疾病预防控制机构应协助卫生行政部门制定预案,提出对策和防控措施及流行前期预防措施的建议,并协助卫生行政部门落实各项措施。

(2)控制

①患者的管理:凡确诊的霍乱患者和有典型吐泻症状的疑似患者,必须及时送就近的医院或医疗点隔离治疗;按《霍乱防治方案》的要求做好隔离消毒和患者的治疗,符合出院标准后方可出院;霍乱患者尸体必须依照《中华人民共和国传染病防治法实施办法》的规定进行消毒、火化。

②疫点处理:在流行病学个案调查的基础上,按照"早、小、严、实"的原则划定疫点并按《霍乱防治方案》的要求进行以下处理:隔离治疗传染源;污染物和外环境消毒;实施饮水消毒,改善环境卫生和食品卫生,快速灭蝇;密切接触者医学观察、预防性服药和采样检验。

③疫区处理:大力开展卫生宣传教育;开展饮水消毒,改善环境卫生和食品卫生,快速灭蝇;主动查治腹泻患者;暂停大型集会和因婚、丧而自办的宴席,管好集市贸易。

④暴发疫情的处理:当出现暴发时,应尽快查明原因和波及范围,采取除疫点和疫区的常规措施外的以下措施。切断受污染的水源,加大饮用水消毒药用量;禁止出售和食用易受污染的可疑食品;密切接触者等易受感染的人群可进行预防性治疗;实施短期检疫甚至封锁。

4.预防措施 本病为我国《传染病防治法》中所列甲类传染病,必须加强和健全各级防疫组织,建立群众性报告网;加强饮水和粪便卫生,早期发现患者及隐性感染者,就地处置。

(1)控制传染源:普遍建立肠道门诊,发现患者立即隔离治疗,对疑似患者行隔离检疫,接触者应检疫5天,对发现的带菌者,在隔离检疫期间可应用四环素预防感染发生认真做好同境检疫及同内交通检疫工作,特别应重视国际航空检疫。

(2)切断传播途径:改善环境卫生,加强饮水和食品的消毒管理,对患者和带菌者的粪便,其他排泄物和用具衣被等,均应严格消毒。消灭苍蝇,不喝生水,做到饭前便后洗手。

(3)提高人群疫免力:提高人群免疫力,接种霍乱菌苗后易感人群保护率为50%～70%,保护时间3～6个月,仅对同血清型菌株有效,不能防止隐性感染及带菌者,易使人们产生一种虚幻的安全感,未广泛应用。目前正在研制抗原性强,效力高的菌苗,如佐剂菌苗、口服低毒活菌苗、类毒素菌苗及基因工程菌苗等。B亚单位毒素菌苗,近年证明可获80%的保护率,正在大范围试验。

二、肠出血性大肠杆菌 O_{157}：H_7 感染性腹泻

(一)疾病理论

肠出血性大肠杆菌(EHEC)O_{157}：H_7 感染性腹泻是由肠出血性大肠杆菌(EHEC)O_{157}：H_7 引起的一种危害严重的肠道传染病。该病可引起腹泻、出血性肠炎(HC),继发溶血性尿毒综合征(HUS)、血栓性血小板减少性紫癜(TTP)等。HUS 和 TTP 的病凶险,病死率高。自 1982 年美国首次发现该病以来,在世界上许多国家相继发生了暴发和流行,其流行已成为全球性的公共卫生问题之一。近几年,我国已陆续有十多个省份在食品、家禽、家畜、昆虫、腹泻病患者中检出该致病菌,存在着疫情暴发、流行的潜在威胁。

1.病原学 肠杆菌科是由多个菌属组成,生物学性状相似,均为革兰阴性杆菌,这些细菌常寄居在人和动物的消化道,并随粪便排出体外,广泛分布在水和土壤中,大多数肠道杆菌属

于正常菌群。当机体免疫力降低或侵入肠道外组织时,成为条件致病菌而引起疾病部分肠道杆菌是致病菌。例如:产肠毒素性大肠埃希菌、伤寒沙门菌、各种志贺菌可使人患肠道传染病。肠出血性大肠杆菌(EHEC)是能引起人的出血性腹泻和肠炎的一群大肠埃希菌。以 O_{157} : H_7 血清型为代表菌株。

肠出血性大肠杆菌(EHEC) O_{157} : H_7 属于肠杆菌科埃希菌属。革兰染色阴性,无芽孢,有鞭毛,动力试验呈阳性。其鞭毛抗原可丢失,动力试验阴性。具有较强的耐酸性,pH2.5~3.0,37℃可耐受 5 小时,耐低温,能在冰箱内长期生存,在自然界的水中可存活数周至数月,不耐热,75℃ 1 分钟即被灭活,对氯敏感,被 1mg/L 的余氯浓度杀灭,最适生长温度为 33~42℃,37℃繁殖迅速,44~45℃生长不良,45.5℃停止生长,除不发酵或迟缓发酵山梨醇外,其他常见的生化特征与大肠埃希氏菌基本相似。

2.发病机制与病理变化

(1)发病机制:主要通过对上皮细胞的黏附和产生毒素两个过程来致病。细菌的内毒素LPS 和鞭毛在黏附中不起作用,当(EHEC) O_{157} : H_7 侵入机体肠腔后,借助菌毛粘附在盲肠和结肠上皮细胞的刷状缘上并损害微绒毛,同时紧密地结合在肠上皮细胞的顶端,将绒毛抹平,这种损害被称为黏附和消除(Attaching and Effacing,AE),与被称为 eaeA 的染色体基因有关。腹泻、HC、HUS 及 TTP 与志贺样毒素的作用有关。

(2)病理变化: O_{157} : H_7 大肠埃希菌主要侵犯小肠远端和结肠、肾脏、肺脏、脾脏和大脑。可引起肠黏膜水肿、出血、液体蓄积、肠黏膜脱落、肠细胞水肿、坏死,以及肾脏、脾脏和大脑的病变。大约 19% 的 O_{157} : H_7 大肠埃希菌患者的肺脏可出现病理改变,如支气管上皮细胞的脱落和栓塞。 O_{157} : H_7 大肠埃希菌还可以在猪中引起水肿病样的脑损伤。肠腔接种 O_{157} : H_7 大肠埃希菌后,可在试验小鼠、新西兰白兔中引起中枢神经系统症状,如共济失调、后肢麻痹等。在大脑、中脑、脑干可造成微动脉坏死和软化。软化可涉及白质和灰质。在大脑的各个层次均可见伴有血小板和毛细管样血栓的小出血。脑动脉血管面出现内皮肿胀、坏死、变性和中膜肌细胞坏死。

3.流行病学

(1)传染源:大肠杆菌 O_{157} : H_7 感染患者和无症状携带者可作为传染源。牛、羊、犬和鸡等动物是大肠杆菌 O_{157} : H_7 的天然宿主,有腹泻症状的动物带菌率比较高。相对来讲,动物作为传染源要比人类更为重要,它往往是动物来源食品污染的根源。牛肉制品、奶制品的污染很大部分来再带菌牛;带菌鸡所产鸡蛋、鸡肉制品也可造成传播。带菌动物在其活动范围可通过排泄粪便污染当地的食物、草场、水源或其他水体及其他场所,往往造成交叉污染和感染,危害较大。大肠杆菌 O_{157} : H_7 患者平均排菌时间大约 7 天左右,7 天以后不容易检测到。但也有报道指出,出血性肠炎患者的平均排菌时间可达 13 天,长者可达 62 天;伴有溶血性尿毒综合征的患者排菌时间可达 21 天,最长可达 124 天。动物传染源排菌时间更长,往往长期排菌甚至终生排菌。

(2)传播途径

①食源性传播:是大肠杆菌 O_{157} : H_7 实现感染的首要传播途径,人类的首次感染暴发就是通过未经充分加工的牛肉引起的,以后的许多暴发都与牛肉制品有关。可以说动物来源的食物如牛肉、鸡肉、牛奶、奶制品等是经食物造成感染的主要原因。另外,其他食物如蔬菜、水果、冷饮等如被污染也可造成感染。食物引起传播可产生于生产、加工、包装、运输和储存等

各个环节。

②水源性传播:1989 年 12 月～1990 年 1 月在加拿大某城镇发生了一起严重的大肠杆菌 O_{157}:H_7 感染暴发。在 2000 多居民中,发病 243 人,罹患率达 11.6%。这是大肠杆菌 O_{157}:H_7 首次发生并经证实的水源性暴发。暴发原因是气候寒冷,供水管道堵塞、破裂,导致市政供水系统受到污染。以后有多次因饮用水污染引起的暴发流行报道。除了饮用水受到污染可以造成感染外,其他被污染的水体如游泳池水、湖水及其他地表水等都可造成传播。

③接触传播:在人与人之间的传播过程中,二代患者的症状往往较轻,出现出血性肠炎的比例较低,常常只出现非血性腹泻。

④媒介昆虫传播:据近 10 年的文献检索发现国外有人相继报告在家畜饲养场捕捉的苍蝇标本中检测到 EHEC O_{157}:H_7,美国为 3.3%、日本 1.6%、加拿大 12.5%。而且,从苍蝇、蜣螂中检出的菌株与人粪便中分离到的菌株具有同源性。证明苍蝇、蜣螂可以携带 O_{157}:H_7 大肠杆菌进行传播。

除了上述传播途径之外,许多患者的感染可能是通过多种途径引起的。医源性传播在本质上就是通过上述途径之一或上述途径的综合作用而引起。

(3)易感人群:人群普遍易感,男女均可发病,病后无持久免疫力。但儿童和老年人容易发病且症状往往较重,易发生严重的并发症如溶血性尿毒综合征或血栓形成性血小板减少性紫癜。暴发流行往往容易发生在幼儿园、学校和敬老院甚至医院等公共场所。1996 年 5～8 月发生在日本的 Sakai 市感染大流行,在 7～8 月就发生 6561 例,其中 6309 例患者是儿童。可见,儿童是大肠杆菌 O_{157}:H_7 的最易感人群。

(4)流行特征

①地区分布:目前在世界范围内报道的 EHEC O_{157}:H_7 感染主要集中在发达国家,如美国、加拿大、英国、意大利和日本等国。EHEC O_{157}:H_7 的感染是一种肠道传染病,在发达国家的大量出现与其良好的卫生条件与卫生保障系统相矛盾。检测水平的提高和对 EHEC O_{157}:H_7 感染的高度重视以及较完整的病例报告都不能充分解释该病在西方发达国家的大量出现。这一方面与 EHEC O_{157}:H_7 的生存条件和环境因素密切相关有关系,另一方面也与这些国家的饮食习惯、食品的加工供应等有关。

②季节性:全年都可发生,但散发性病例大多出现在夏季,这与大部分细菌性肠道传染病的夏季发病高峰是一致的。暴发病例根据感染途径的不同,发病时间无严格界限。

③流行形式:疫情表现形式可为散发,也可呈现局部暴发,乃至大暴发。

4.临床表现　O_{157}:H_7 大肠埃希菌感染包括无症状感染、轻度腹泻、出血性肠炎、溶血性尿毒症综合征、血栓性血小板减少性紫癜。感染潜伏期为 2～7 天,往往急性起病,通常为突然发生的剧烈腹痛和非血性腹泻,数天后出现血性腹泻,无粪质,不发热或仅有轻度发热,血白细胞计数可增多,感染 1 周后,5%～10% 的患者可发生严重的溶血性尿毒综合征(HUS),对肾脏可造成不可逆性病变。出血性肠炎是 EHEC 感染最常见的症状。

(1)出血性结肠炎(HC):肠出血性大肠菌象痢疾那样,1 个～10 个菌落形成单位(CFU)即可感染人发病。典型出血性肠炎的临床表现为腹部剧烈疼痛、先期水样便、继而有类似下消化道出血的血性粪便、低热或不发热。低热或不发热是与其他炎症性结肠炎的区别。粪便中无炎性排出物,且钡餐检查有特征性的拇指印状或假肿瘤状缺损区。血性腹泻时病原菌的分离率可达 40% 左右。最典型的出血性肠炎的粪便几乎全是血、无粪便。

(2)溶血性尿毒综合征(HUS):前驱症状是血性腹泻或腹痛,每日腹泻。2～5次,严重者可发热。无脓血便和里急后重症状。起病后6天～9天,突然发作溶血、患儿面色苍白、肾衰竭伴血尿(呈酱油色)、少尿或无尿。可有轻度黄疸、皮肤和黏膜出血、神经系统等多系统症状。典型的临床表现有急性溶血性贫血、黄疸、急性肾衰竭、出血症状等;根据临床病情,将其分为轻型和重型。轻型患者除上述三联症状外,还可有高血压、抽搐、少尿三者之一。重型除上述三联症状外,还同时有高血压、抽搐、少尿。病程长短不一,平均15～27天。

(3)血栓形成性血小板减少性紫癜(TTP):TTP和HUS的临床病理特相似,大多数TTP病例无前驱性疾病。TTP的五个临床特征为:

①发热。

②血小板减少性紫癜。

③微血管病理溶血性贫血。

④时轻时重的神经系统表现(头痛、轻度瘫痪、昏迷、间歇性谵妄等)。

⑤肾功能失调(血尿、蛋白尿、急性肾衰竭)。多发生于20～30岁的青年人,病情发展迅速,90天内有70%的患者死亡。TTP的复发率可高达37%。TTP的病理特征是动脉透明血栓,与一般的TTP的区别是,此前有血性腹泻。

5.诊断和鉴别诊断

(1)诊断依据:根据流行病学接触史、临床症状及实验室检查结果进行综合判断。

①疑似病例:有鲜血便、低烧或不发烧、痉挛性腹痛的腹泻病例;腹泻若干天后继发少尿或无尿等表现的急性肾衰竭病例;腹泻患者粪便标本O_{157}抗原免疫胶体金方法检测阳性者。符合以上条件之一者,即为疑似病例。

②确诊病例:疑似病例或其他腹泻病患者,具有以下条件之一者即为确诊病例:从粪便标本中检出产生志贺毒素的肠出血性大肠杆菌O_{157}:H_7;或恢复期血清O_{157}脂多糖(LPS)IgG抗体呈4倍升高;或经蛋白印记试验证实血清标本有与O_{157}LPS;或肠出血性大肠杆菌溶血素;或志贺毒素分子量一致的特异性抗体;在流行区内,经省级专家组确认,与确诊病例流行病学密切相关,并排除其他疾病的疑似病例,为临床符合病例;腹泻病例的粪便中分离出不产生志贺毒素1或志贺毒素2及其变种的肠出血性大肠杆菌O_{157}:H_7,亦为确诊病例。

③暴发疫情:在1个县(区)或相毗邻的县(区)境内,2周内发现不少于10例的具有显著的流行病学联系,且无其他原因可解释的疑似病例;在1个县(区)或相毗邻的县(区)境内,2周内发现不少于3例的确诊病例。

(2)鉴别诊断:须与急性胃肠炎、急性细菌性痢疾、急性坏死性肠炎、大肠杆菌性肠炎等相鉴别。

6.治疗　目前尚无有效手段用于肠出血性大肠杆菌O_{157}:H_7出血性肠炎的治疗。临床治疗的口的是缩短病程、缓解病情、预防HUS和TTP的发生、防止把病原菌传播给密切接音,特别是防止疾病的进一步传播治疗原则是支持疗法和治疗并发症。原则上与治疗其他感染性腹泻相似,更强调纠正脱水和支持疗法的重要性。出血性肠炎可以自限病程,治疗的关键在于尽早明确诊断,防止、溶血性尿毒综合征(HUS)的发生。

(二)防控技能

1.疫情监测

(1)流行因素监测

①对患者进行个案调查,分析"三间分布"特征并做病例对照调查,以发现可能的流行

因素。

②根据流行病学调查发现的线索,采集可疑食品及有关外环境标本做病原学检测。

(2)结果与评价

①监测方案或计划及其实施情况。

②病例的发现和正确处理能力。

③监测结果和总结等资料的质量。

2.疫情报告

(1)根据《卫生部全国肠出血性大肠杆菌 O_{157}：H_7 感染性腹泻应急处理预案(试行)》,当地疾病预防控制机构在接到肠出血性大肠杆菌 O_{157}：H_7 感染性腹泻暴发疫情,或既往无疫情地区发现首例确诊病例时,应以最快的通讯方式逐级报告上级卫生防疫机构,同时报告当地政府卫生行政部门。卫生行政部门接到报告后,立即报告当地人民政府。省级卫生防疫机构在向省级卫生行政部门报告的同时,报告中国预防医学科学院省级卫生行政部门接到暴发疫情报告后于 6 小时内报告卫生部。

(2)为了及时掌握疫情发展趋势,在处理暴发疫情时,可建立临时的疫情报告制度,如实行疑似病例日报或零报告制度、腹泻病疫情动态报告等。

3.疫区处理

(1)已经和可能出现流行的地区应在流行季节前落实以下措施

①改善饮食、饮水和环境卫生状况。

②圈养家禽家畜,做好圈舍的卫生管理,逐步推广禽畜粪便的无害化处理。

③健全腹泻病门诊,及时发现和报告疫情。

④开展健康教育,提高群众的防病意识,及早就诊。

(2)发现疫情后要立即落实以下控制措施

①患者隔离治疗。

②疫点消毒。

③密切接触者进行预防性治疗(慎用抗生素)。

④改善疫区内饮食、饮水和环境卫生状况,实施饮水消毒和禽畜粪便的无害化处理。

⑤主动从疫区的腹泻患者中查找该病的患者或可疑患者,及早予以治疗。

⑥出现暴发疫情的地区可参考霍乱暴发疫情的处理要求进行处理。

4.预防措施

(1)隔离传染源:对肠出血性大肠杆菌 O_{157}：H_7 患者和疑似患者进行隔离治疗,对密切接触者可进行预防性服药。隔离治疗期间,要注意对患者的排泄物随时进行严格消毒和处理。对受污染的用具、物品和场所等要分别予以消毒处理。

(2)切断传播途径:开展"三管一灭"(管水、管粪、管饮食,消灭苍蝇),大力开展群众性的爱同卫生运动,通过清理粪便、垃圾、污水,改善环境卫生状况,消灭苍蝇滋生地,落实防蝇措施,整治治理环境。

(3)开展健康教育,提高群众的防病意识:利用各种健康教育形式,教育群众加强个人卫生和环境卫生,养成良好的卫生习惯,把住病从口入关。要让群众知道肠道传染病的传染来源和主要传播途径,特别是食品加热烧熟的重要性,不食生冷变质食品,不喝生水,剩饭菜要充分加热,不吃未烧熟或腐败变质的食物教育群众一旦出现腹泻症状,应早报告,及早规范地治疗,在医生指导下使用抗生素。

三、手足口病

（一）疾病理论

手足口病（HFMD）是由肠道病毒引起的传染病,引发手足口病的肠道病毒有 20 多种（型）,其中以柯萨奇病毒 A16 型（Cox A16）和肠道病毒 71 型（EV71）最为常见。多发生于 5 岁以下儿童,表现口痛、畏食、低热、手、足、口腔等部位出现小疱疹或小溃疡,多数患儿一周左右自愈,少数患儿可引起心肌炎、肺水肿、无菌性脑膜脑炎等并发症。个别重症患儿病情发展快,导致死亡;目前缺乏有效治疗药物主要对症治疗。

1. 病原学 引起 HFMD 的主要为小核糖核酸病毒科（Picornaviridae）肠道病毒属的柯萨奇病毒（Coxsackie Virus）A 组的 4、5、7、9、10、16 型,柯萨奇病毒 B 组的 2、5 型;部分埃可病毒（ECHO－viruses）和肠道病權 71 型。最常见为柯萨奇病毒 A 组 16 型（CA16）及肠道病毒 71 型（EV71）。

肠道病毒适合于在温暖、潮湿的环境中生存与传播。对外界有较强的抵抗力,对乙醚、去氯胆酸盐等不敏感,75％乙醇、5％来苏尔都不能将其杀灭。但对紫外线及干燥敏感,各种氧化剂（高锰酸钾、含氯石灰等）、甲醛、碘酒或 56℃ 30 分钟都能将其灭活。1mol 浓度二价阳离子环境可提高病毒对热灭活的抵抗力,病毒在 4℃ 可存活 1 年,在－20℃ 可长期保存,在外环境中病毒可长期存活。有多种肠道病毒可引起手足口病。最常见的是柯萨奇病毒 A16 型及肠道病毒 71 型。其感染途径包括消化道,呼吸道及接触传播。

2. 发病机制及病理变化 人是肠道病毒唯一宿主,患者和隐性感染者均为本病的传染源。肠道病毒主要经粪－口或呼吸道飞沫传播,亦可经接触患者皮肤黏膜、疱疹液而感染,是否可经水或食物传播尚不明确发病前数天,感染者咽部与粪便就可检出病毒,通常以发病后一周内传染性最强。患者粪便、疱疹液和呼吸道分泌物及其污染的手、毛巾、手绢、牙杯、玩具、食具、奶具、床上用品、内衣以及医疗器具等均可造成本病传播。

3. 流行病学

（1）传染源:人是本病的传染源,患者、隐性感染者和无症状带毒者为该病流行的主要传染源。流行期间,患者是主要传染源在急性期,患者粪便排毒 3～5 周,咽部排毒 1～2 周。健康带毒者和轻型散发病例是流行间歇和流行期的主要传染源。

（2）传播途径:主要是通过人群间的密切接触进行传播的。患者咽喉分泌物及唾液中的病毒,可通过空气飞沫传播唾液、疱疹液、粪便污染的手、毛巾、手绢、牙杯、玩具、食具、奶具以及床上用品、内衣等,通过日常接触传播,亦可经口传播。与患者同一室最易感染。接触被病毒污染的水源,也可经口感染,并常造成流行。门诊交叉感染和口腔器械消毒不严也可造成传播。

（3）易感人群:人对 Cox A16 及 EV71 型肠道病毒普遍易感,受感后可获得免疫力,手足口病的患者主要为学龄前儿童,尤以≤3 岁年龄组发病率最高,4 岁以内占发病数的 85％～95％。

（4）流行方式:本病常呈暴发流行后散在发生,该病流行期间,幼儿园和托儿所易发生集体感染;家庭也有此类发病集聚现象。医院门诊的交叉感染和口腔器械消毒不严格,也可造成传播。此病传染性强,传播途径复杂,流行强度大,传播快,在短时间内即可造成大流行。

4.临床表现

(1)手足口病主要发生在 5 岁以下的儿童,潜伏期:多为 2～10 天,平均 3～5 天。

(2)普通病例表现:急性起病,发热、口痛、畏食、口腔黏膜出现散在疱疹或溃疡,位于舌、颊黏膜及硬额等处为多,也可波及软腭,牙龈、扁桃体和咽部。手、足、臀部、臂部、腿部出现斑丘疹,后转为疱疹,疱疹周围可有炎性红晕,疱内液体较少。手足部较多,掌背面均有。皮疹数少则几个多则几十个。消退后不留痕迹,无色素沉着。部分病例仅表现为皮疹或疱疹性咽峡炎多在一周内痊愈,预后良好部分病例皮疹表现不典型,如单一部位或仅表现为斑丘疹。

(3)重症病例表现:少数病例(龙其是小于 3 岁者)病情进展迅速,在发病 1～5 天左右出现脑膜炎、脑炎(以脑干脑炎最为凶险)、脑脊髓炎、肺水肿、循环障碍等,极少数病例病情危重,可致死亡,存活病例可留有后遗症。

5.诊断及鉴别诊断

(1)诊断:根据临床症状及体征,在大规模流行时,尤其是口腔、手足部位的典型皮疹分布特点。诊断不困难。

(2)鉴别诊断

①散在发生时,须与疱疹性咽峡炎、风疹等鉴别。

②单纯疱疹性口炎:四季均可发病,由单纯疱疹病毒引起,以散发病例为主。口腔黏膜出现疱疹及溃疡。但没有手、足部疱疹。

③疱疹性咽峡炎:主要由柯萨奇病毒引起,患儿发热、咽痛,口腔黏膜出现散在灰白色疱疹,周围有红晕,疱疹破溃形成溃疡。病变在口腔后部;如扁桃体前部、软腭、悬雍垂,很少累及颊黏膜、舌、龈不典型的患儿须做病原学及血清检查。

6.治疗　本病如无并发症,预后一般良好,多在一周内痊愈。主要为对症治疗。

(1)一般治疗

①首先隔离患儿,接触者应注意消毒隔离,避免交叉感染。

②对症治疗:做好口腔护理。口腔内疱疹及溃疡严重者,用康复新液含漱或涂患处,也可将十六角蒙脱石调成糊状于饭后用棉签敷在溃疡面上。

③衣服、被褥要清洁,衣着要舒适、柔软,经常更换。

④剪短宝宝的指甲,必要时包裹宝宝双手,防止抓破皮疹。

⑤手足部皮疹初期可涂炉石洗剂,待有疱疹形成或疱疹破溃时可涂 0.5% 碘伏。

⑥臀部有皮疹的宝宝,成随时清理其大小便,保持臀部清洁干燥。

⑦可服用抗病毒药物及清热解襟中草药,补充 B 族维生素、维生素 C 等。

(2)合并治疗

①密切监测病情变化,尤其是脑、肺、心等重要脏器功能;危重患者特别注意监测血压、血气分析、血糖及胸片。

②注意维持水、电解质、酸碱平衡及对重要脏器的保护。

③有颅内压增高者可给予甘露醇等脱水治疗,重症病例可酌情给予甲基泼尼松龙、静脉用丙种球蛋白等药物。

④出现低氧血症、呼吸困难等呼吸衰竭征象者,宜及早进行机械通气治疗。

⑤维持血压稳定,必要时适当给予血管活性药物。

⑥抗病毒药物,因为抗病毒药一般在发病 24 小时到 48 小时前使用才是最佳的。而往往

我们确诊手足口病的时候,都已经过了最有效的治疗阶段,现在也不提倡用抗病毒的药物。

（二）防控技能

1.疫情监测 及时收集疫情报告资料,做好疫情分析和上报工作。

2.疫情报告 严格按照《中华人民共和国传染病防治法》《传染病防治法实施办法》中丙类传染病及暴发或重大疫情报告时限和程序要求进行报告。

3.疫区处理

（1）加强监测,提高监测敏感性是控制本病流行的关键。及时采集合格标本,明确病原学诊断。

（2）做好疫情报告,及时发现患者,积极采取预防措施,防止疾病蔓延扩散。

（3）加强托幼机构晨间体检,发现疑似患者,及时隔离治疗。

（4）被污染的日用品及食具等应消毒,患儿粪便及排泄物用3‰含氯石灰澄清液浸泡,衣物置阳光下暴晒,室内保持通风换气。

（5）流行时,做好环境、食品卫生和个人卫生,饭前便后要洗手,预防病从口入。

4.预防措施

（1）个人防护措施

①饭前便后、外出后要用肥皂或洗手液等给儿童洗手,不要让儿童喝生水、吃生冷食物,避免接触患病儿童。

②看护人接触儿童前、替幼童更换尿布、处理粪便后均要洗手,并妥善处理污物。

③婴幼儿使用的奶瓶、奶嘴使用前后应充分清洗。

④本病流行期间不宜带儿童到人群聚集、空气流通差的公共场所,注意保持家庭环境卫生,居室要经常通风,勤晒衣被。

⑤儿童出现相关症状要及时到医疗机构就诊。患儿不要接触其他儿童,父母要及时对患儿的衣物进行晾晒或消毒,对患儿粪便及时进行消毒处理;轻症患儿不必住院,宜居家治疗、休息,以减少交叉感染。

⑥每日对玩具、个人卫生用具、餐具等物品进行清洗消毒。

（2）托幼机构等集体单位的防护措施

①托幼单位每日进行晨检,发现可疑患儿时,采取及时送诊、居家休息的措施;对患儿所用的物品要立即进行消毒处理。

②患儿增多时,要及时向卫生和教育部门报告。根据疫情控制需要当地教育和卫生部门可决定采取托幼机构或小学放假措施。

四、其他感染性腹泻病

（一）疾病理论

1.流行病学资料 一年四季均可发病,一般夏秋季多发。有不洁饮食（水）和/或与腹泻患者、腹泻动物、带菌动物接触史,或有去不发达地区旅游史。如为食物源性感染则常有集体发病及共同进食可疑食物史。某些沙门菌（如鼠伤寒沙门菌等）、肠道致泻性大肠杆菌（EPEC）、A组轮状病毒和柯萨奇病毒等感染则可在婴儿室内引起暴发流行。

2.临床表现 腹泻、大便每日≥3次,粪便的性状异常,可为稀便、水样便,亦可为黏液便、脓血便及血便,可伴有恶心、呕吐、食欲不振、发热、腹痛及全身不适等。病情严重者,因大量丢失水分引起脱水、电解质紊乱甚至休克。

3.实验室检查

(1)粪便常规检查:粪便可为稀便、水样便、黏液便、血便或脓血便。

(2)镜检:可有多量红、白细胞,也可仅有少量或无细胞。

(3)病原学检查:粪便中可检出霍乱、痢疾、伤寒、副伤寒以外的致病微生物,如肠致泻性大肠杆菌、沙门菌、轮状病毒或蓝氏贾第鞭毛虫等。或检出特异性抗原、核酸或从血清检出特异性抗体。

4.诊断 主要根据临床表现和实验室检查结果进行诊断,流行病学资料可作为参考。

(二)防控技能

1.疫情监测 定期收集疫情资料,分析"三间"分布,作好疫情的预测、分析和上报工作。

2.疫情报告 严格按照《中华人民共和同传染病防治法》《传染病防治法实施办法》中丙类传染病及暴发或重大疫情报告时限和程序要求进行报告。

3.预防措施

(1)定期开展健康教育,注意个人饮食、饮水卫生。

(2)大力开展爱国卫生运动,搞好"三管一灭",切断传播途径。

(3)做好相应的预防接种工作,保护易感人群。

(王晓坤)

第三节　血源及性传播性疾病

一、艾滋病

(一)疾病理论

艾滋病(AIDS)是获得性免疫陷综合征(Acquirid Immune Deficiency Syndrome,AIDS)的简称,是由人类免疫缺陷病毒(Human Immunodeficiency Virus,HIV)引起的一种严重传染病。艾滋病通过性接触及输血或血制品等方式侵入人体,特异性地破坏辅助性 T 淋巴细胞,造成机体细胞免疫功能严重受损。临床上由无症状病毒携带者发展为持续性全身淋巴结肿大综合征和艾滋病相关综合征,最后并发严重机会性感染和恶性肿瘤。本病目前尚无有效防治方法,病死率极高,已成为当今世界最为关注的公共卫生问题。

1.病原学 本病的病原体称为人类免疫缺陷病毒(HIV),为一种反转录病毒(Retrovirus)。最初曾分别命名为人 T—细胞淋巴瘤病毒Ⅲ型(Human T Lymphotropic Virus Ⅲ,HTLV—Ⅲ)和淋巴结病相关病毒(Iymphadenopathy Associated Virus,LAV),后来的研究证实二者系同一种病毒,故 1986 年世界卫生组织统一命名为 HIV。近年从西非艾滋病患者分离出另一种类似病毒,称为 HIVⅡ型(HIV2),而将原病毒称为 HIVⅠ型(HIV1)。HIV2 与 HIV1 的结构蛋白有差异,尤其膜蛋白差异较大。HIV2 不同株别亦有差异。

HIV 属于慢病毒(Lentivirus)属,呈圆形或椭圆形,直径约 $90\sim140nm$,为单股 RNA 病毒,外有类脂包膜,核为中央位,圆柱状,含 Mg^{++} 依赖性反转录酶。病毒结构蛋白包括核心蛋白 P24 和 P15、外膜蛋白 GP120 和运转蛋白 GP41、反转录酶蛋白 P55 等。

HIV 可感染猩猩和恒河猴,亦可在体外淋巴细胞中培养增殖。病毒外膜蛋白 GP120 可与辅助性 T 细胞(TH)膜上的 CD4 抗原结合,进入细胞内。先以单股 RNA 为模板,反转录为双股 DNA,经环化后,在细胞分裂时整合于宿主细胞 DNA,称为前病毒 DNA(Proviral DNA);宿主细胞被刺激活化时,再转录为病毒 RNA,并合成病毒蛋白,以发芽方式由细胞释出。

HIV 对外界抵抗力较弱,加热 56℃ 30 分钟和一般消毒剂如 0.5％次氯酸钠,5％甲醛、70％乙醇 2％戊二醛等均可灭活,但对紫外线不敏感。

2. 发病机制和病理变化　HIV 侵入体后,通过其外膜糖蛋白 GP120 特异性地作用于细胞表面含有 CD4 糖蛋白分子的 T 淋巴细胞(主要为 T 辅助/诱导淋巴细胞及某些单核巨噬细胞),因此 CD4$^+$ 的辅助性 T 细胞是 HIV 的主要靶细胞,CD4 分子是 HIV 作用的受体。病毒侵入细胞后,通过反转录酶的作用合成 DNA,并与宿主基因整合,进行复制增殖。病毒大量释放入血,引起病毒血症,可广泛侵犯淋巴系统及 T 细胞。受感染的 T 细胞表面可出现 GP120 表达,并与其他 T 细胞发生融合,细胞膜通透性增加,发生溶解坏死。由于 CD4$^+$ T 细胞具有重要的免疫调节功能,CD4$^+$ T 细胞破坏,导致免疫调节障碍,最终引起全面的免疫功能受损单核巨噬细胞也可受到 HIV 的侵袭,成为病毒贮存场所,并可携带病毒进入中枢神经系统,引起神经系统病变。HIV 感染除可直接导致细胞病变外,还可诱导抗淋巴细胞抗体的产生,也可引起针对宿主的主要组织相容性复合体(MHC) Ⅱ 类抗原的免疫病理反应,从而导致免疫调节紊乱和功能的异常。由于患者免疫功能缺陷,因而易发生各种机会性感染以及多种恶性肿瘤如卡氏肉瘤(Kaposi's Sarcona)淋巴瘤等。

病理解剖可见各种机会性感染所造成的病变或卡氏肉瘤浸润。淋巴组织早期反应性增生,继之淋巴结内淋巴细胞稀少,生发中心破裂,脾脏小动脉周围 T 细胞减少,无生发中心,胸腺可有萎缩和退行性或炎性病变。

3. 流行病学

(1)传染源:艾滋病患者和无症状携带者。病毒存在于血液及各种体液(如精液、子宫阴道分泌物、唾液、泪水、乳汁和尿液)中,均具有传染性。

(2)传播途径

①性接触:这是本病的主要传播途径。欧美地区以同性和双性恋为主,占 73％～80％,异性恋仅占 2％左右。非洲及加勒比海地区则以异性恋传播为主,占 20％～70％。由于异性恋传播比同性恋传播涉及面要广泛得多,故对社会人群威胁更大。

②通过血液传播:药瘾者感染发病的占艾滋病总数 17％左右,系通过共享污染少量血液的针头及针筒而传播输血和血液制品如第Ⅷ因子等亦为重要传播途径。

③母婴传播:也是本病重要传播途径。感染本病孕妇在妊娠期间(经胎盘)、分娩过程中及产后哺乳传染给婴儿。

④其他途径:医护人员护理艾滋病患者时,被含血针头刺伤或污染破损皮肤传染,但仅占 1％。应用病毒携带者的器官移植或人工授精亦可传染。密切的生活接触亦有传播可能。

(3)易感人群:人群普遍易感。同性恋和杂乱性交者、药瘾者、血友病患者以及 HIV 感染者的婴儿为本病的高危人群。此外遗传因素可能与发病亦有关系,艾滋病发病者以 HLADR5 型为多。

(4)流行特征:本病于 1981 年首先发现于美国,但回顾性研究发现在非洲中部 1959 年保存至今的血清中已有此病抗体。本病呈世界性分布,各大洲均有病例发生。其中以美国流行最严重,其次是非洲和欧洲。亚洲地区日本、东南亚和我国香港、台湾也有病例发生。近年来我国大陆已有数百人血清 HIV 抗体阳性,并有少数病例发病死亡。据世界卫生组织估计,目前世界上 HIV 感染者 500 万～1000 万人,在 142 个国家中艾滋病患者已达 13 万人以上,并以每 6～10 个月递增一倍的速度增加。艾滋病患者和无症状携带者之比约为 5:100,发病年龄以 20～50 岁青壮年居多,男女之比在欧美约为 14:1,在非洲男女患者大致相等。

4.临床表现　本病潜伏期较长,感染病毒后需 2～10 年才发生以机会性感染及肿瘤为特征的艾滋病。

(1)急性感染:部分患者感染后 2～6 周,可出现一过性类似传染性单核细胞增多症的症状,持续 3～14 天后进入无症状期,少数患者可持续发展。起病多急骤,有发热、出汗、不适、畏食、恶心、头痛、咽痛及关节肌肉痛等症状,同时可有红斑样皮疹和淋巴结肿大,血小板可减少,CD4:CD8 比值下降或倒置。

(2)无症状感染:持续 1～10 年,平均 5 年,无自觉症状,仅血清抗 HIV 抗体阳性。

(3)艾滋病相关综合征:主要表现为持续性淋巴结肿大。全身包括腹股沟有两处以上淋巴结肿大,持续三个月以上,且无其他原因可以解释。肿大的淋巴结多对称发生,直径 1cm 以上,质地韧,可移动,无压痛。部分病例 4 月至 5 年后,可发展为艾滋病。常伴有间歇性发热、乏力、盗汗、消瘦和腹泻,肝脾大,亦可出现原因不明的神经系统症状。

(4)典型艾滋病(真性艾滋病、艾滋病全盛期):主要表现为由于免疫功能缺陷所导致的继发性机会性感染或恶性肿瘤的症状。

5.诊断及鉴别诊断

(1)流行病学:患者的生活方式尤其性生活史,有否接触传染源、输血或血制品的病史,药瘾者等。

(2)临床表现:有或无早期非特异症状,出现全身淋巴结肿大或反复的机会性感染(1 个月以上),或 60 岁以下患者经活检证明有卡氏肉瘤者。

(3)实验室检查

①血常规:多有红细胞、血红蛋白降低,白细胞多下降至 4×10^9/L 以下,分类中性粒细胞增加,淋巴细胞明显减少,多低于 1×10^9/L。少数患者血小板可减少。

②免疫学检查:迟发型皮肤超敏反应减弱或缺失;丝裂原诱导的淋巴细胞转化反成减弱,T 淋巴细胞减少,CD4 细胞明显下降,CD4:CD8<1(正常 1.5～2);免疫球蛋白升高;血清 α－干扰素、免疫复合物等增加。

③特异性诊断检查

a.抗 HIV 抗体测定:方法有酶联免疫吸附试验(ELISA)、放射免疫试验(RIA)、免疫转印(Immunobltting,IB)及固相放射免疫沉淀试验(SRIP)等。常用 ELISA 或 RIA 作初筛,再用 IB 或 SRIP 确诊,如仍为阳性有诊断意义。说明被检查者已感染 HIV,并具有传染性。

b.抗原检查:多用 ELISA 法。可于早期特异性诊断。

c.病毒分离:从外周血淋巴细胞、精液、宫颈分泌物、脑脊液可分离到 HIV,但难以作为常规。核酸杂交:用聚合酶链反应检测 HIV RNA。

(4)鉴别诊断:本病需与原发性免疫缺陷综合征和多种原因如感染、恶性肿瘤、长期接受放疗或化疗等所引起的继发性免疫缺陷相鉴别。

6.治疗　目前尚无特效疗法。可试用以下方法:

(1)抗病毒治疗:可试用叠氮脱氧胸苷(AZT)、苏拉明(Suramine)、膦甲酸钠、利巴韦林、锑钨酸铵(HPA—23)、α—干扰素、祥霉素(Ansamycin)等目前国外唯一获准使用的为AZT，本药为反转录酶抑制剂，可口服和静滴，有延长寿命效果，副作用较少。

(2)重建或增强免疫功能:可用骨髓移植、同系淋巴细胞输注、胸腺植入等免疫重建疗法。亦可用白细胞介素—2、胸腺素、异丙肌苷等提高免疫功能。

(3)并发症治疗:卡氏肺孢子虫肺炎可采用喷他脒或复方新诺明，或二药联合应用；隐孢子虫可用螺旋霉素；弓形体病可用乙胺嘧啶和磺胺类；鸟分枝杆菌病可用祥霉素与氯法齐明联合治疗；巨细胞病毒感染可用丙氧鸟苷(gancyclovir)；卡氏肉瘤可用阿霉素、长春新碱、博莱霉素等，亦可同时应用干扰素治疗。

(4)中医中药:中医中药辨证论治及针灸治疗，可使病情有所好转，值得进一步研究。

(二)防控技能

1.疫情监测

(1)综合监测

Ⅰ级监测:适用于未发现本地(含在本地居住三个月以上的外地人员)的艾滋病病毒感染者或本地任何高危人群的艾滋病病毒感染率均低于5％的地区，其主要工作内容是:基本资料的收集与分类开展高危人群的艾滋病、性病感染率的专题调查；高危人群的行为调查或监测。

Ⅱ级监测:适用于艾滋病流行聚集在某一类人群中，该类人群艾滋病病毒抗体阳性率达5％，疫情波及局限，整体人群艾滋病病毒感染率低于1％，人群中性病发病率和感染水平较高的地区。其监测重点是重点人群。主要监测内容是:开展重点人群或特定人群(含孕妇、流产妇)行为学调查或监测；开展性病求医行为的调查；干预措施效果调查与评价；开展有关的专题调查。

Ⅲ级监测:适用于人群性病发病和感染水平高，当地至少有一类高危人群的艾滋病病毒感染率持续高于5％，疫情波及地区较广泛，整体人群艾滋病病毒感染率达到或超过的地区。其监测重点是一般人群中的青少年；寻找新的或调整原有的干预措施；主要监测内容是:重点收集出生与死亡、寿命统计、结核病流行与死亡资料；开展一般人群艾滋病和性病综合哨点监测；加强成人和儿童艾滋病病例的监测与报告；高危人群的性病调查；开展青少年高危行为调查或监测；开展重点防治措施效果的评估调查；艾滋病患者的关怀状况调查。

(2)行为监测:收集各类人群与艾滋病、性传播疾病感染相关的行为变化和趋势资料，为制订干预对策及评价效果提供依据。主要内容:艾滋病、性传播疾病的防治知识及其来源；对艾滋病、性传播疾病的态度；感染艾滋病、性传播疾病的危险行为及其分布特征和有关活动的规律性；清洁针具、安全套使用的情况。可根据工作的需要选择不同的监测方法，在固定时间、地点、连续系统地收集资料、调查人数按调查的人群性质而定，并能反映每类人群的情况。

(3)专题调查:根据防治工作的需要，开展专题调查，为指导艾滋病、性传播疾病防治提供参考。内容为:艾滋病、性传播疾病暴发流行和突发事件的调查；血液、血浆、血制品艾滋病病毒污染事件的调查；艾滋病患者的临床治疗、随访与社会关怀状况调查；无症状性传播疾病感染者调查；性传播疾病相关并发症的调查；安全套使用与销售状况的社会调查；性传播疾病患者就医行为，性传播疾病诊疗服务需求和服务质量的调查；流动人口对艾滋病、性传播疾病流行影响的调查；艾滋病、性传播疾病预防与控制措施效果的调查；艾滋病、性传播疾病综合监测系统工作能力的评估；根据疾病预防工作的需要，开展其他相关的调查。

(4)基本资料的收集、整理与报告

①内容:除疫情监测基本资料所列的人口、死因、社会因素、疫情和病原学、血清学资料等内容外,还应收集以下资料:高危人群、重点人群资料;疾病流行资料:艾滋病、性传播疾病流行历史资料,相关的血清学检测资料,艾滋病、性传播疾病干预措施及效果评估资料,病原体耐药监测和专题调查资料,乙型、丙型肝炎、结核病流行资料等;社会学方面资料:国家或地方政府历年公布的预防与控制艾滋病、性传播疾病的政策、法规、条例、办法、意见;全社会实施政府艾滋病、性传播疾病预防与控制计划的情况;艾滋病、性传播疾病预防与控制、防治管理以及其他有关资料。

②方法:资料收集与整理每年一次,与当年疫情监测资料一并作综合或专题分析,撰写报告,提出政策建议,报同级卫生行政部门和上级疾病预防控制机构。

③结果与评价:基本资料收集的及时、准确、完整、规范的程度;年度收集的资料综合分析利用程度与报告的质量。

2.疫情报告　严格按照《中华人民共和国传染病防治法》《传染病防治法实施办法》中的乙类传染病及暴发或重大疫情报告时限和程序要求以及《艾滋病疫情信息报告管理规范(试行)》的报告要求进行报告。

3.预防措施

(1)健康教育与咨询服务

①内容与方法

·健康教育资料的制作,依据卫生部疾病控制司颁发的《预防艾滋病宣传教育知识要点》和当地的需求确定内容和形式。

·制订艾滋病、性传播疾病健康教育计划,根据各类人群知识知晓率调查、重点目标人群信息的需求,以及可利用资源,确定活动主题、重点对象、目标、内容、应制作的健康教育资料、适宜的活动形式、参与的部门、经费预算、工作进度和评价方法等。

·做好艾滋病、性传播疾病健康教育活动的组织和指导。

·做好咨询服务。

·定期对不同人群预防知识掌握情况进行抽样调查,抽样调查的方案由卫生部艾滋病、性传播疾病预防控制机构统一制定。

②结果与评价

·不同人群预防艾滋病十大知识要点的知晓率。

·不同人群预防知识掌握情况进行调查的结果。

·材料制作计划、热线电话记录、资料库以及资料的质量等;咨询记录信息的汇总分析和评价。

(2)危险因素的调查和干预

①危险因素的调查对象:具有与艾滋病、性传播疾病传播相关高危行为的各种人群。

·危险行为包括:非婚性行为、多性伴、不安全的性行为及共用注射器吸毒等。

·调查内容:上述相关危险行为的方式、频次、数量、地区、场所分布等特征与规律,及其对社会的影响因素。

②干预方案的制订:根据行为监测的结果,在需求评估的基础上制定。明确干预的口标人群、场所、活动内容和方式,参与的部门与人员、督导与评价及有关政策要求。具体内容

包括：

- 在重点人群中进行同伴教育。
- 安全套的推广使用。
- 指导有关部门和单位结合本职工作开展干预活动。
- 有关服务行业从业人员的培训和健康管理。

③结果与评价

- 制定干预方案的可行性、有效性。
- 开展危险因素干预的项目及其开展情况的相关指标、数据。

(3)制订预防、控制计划和方案的咨询：

为卫生行政部门拟订辖区艾滋病、性传播疾病预防与控制规划和行动计划的实施方案提供资料。

①预防与控制的背景和工作情况的资料，预防与控制对策方案的论证报告和决策咨询。

②调查研究(或形势分析与对应分析)的资料。

③各部门、团体等可用于预防与控制的资源状况。

④艾滋病、性传播疾病的流行与监测情况。

⑤是否抓住了重点领域，过去工作的成效与主要障碍。

⑥上一计划期目标指标实现情况的总结分析和下一计划期要解决的问题。

⑦有关对策措施的论证报告和决策建议。

⑧预防与控制调查研究的结果。

⑨应卫生行政部门要求提供的其他资料和咨询内容。

二、其他性传播疾病

(一)疾病理论

性传播疾病，亦称"性病"，简称 STD。性传播疾病是指通过性交行为传染的疾病，主要病变发生在生殖器部位。包括梅毒、淋病、软下疳、性病性淋巴肉芽肿和腹股沟肉芽肿五种，曾被称为"花柳病"。目前在国外列入性传播疾病的病种多达 20 余种，其中包括传统的五种性病及非淋菌性尿道炎、尖锐湿疣、生殖器疱疹、艾滋病、细菌性阴道病、外阴阴道念珠菌病、阴道毛滴虫病、疥疮、阴虱和乙型肝炎等。我国目前要求重点防治的八种性传播疾病是梅毒、淋病、软下疳、性病性淋巴肉芽肿、生殖道沙眼衣原体感染、尖锐湿疣、生殖器疱疹、艾滋病。

1.病原学　性传播疾病的病原体包括所有的医学微生物范围。其主要包括以下几个方面：

(1)衣原体：沙眼衣原体 D—K 型，可引起非淋菌性尿道炎。沙眼衣原体通过性接触而传播，可引起临床的病症有：宫颈炎、输卵管炎、新生儿结膜炎、肺炎、不育症和反应性关节炎。

(2)支原体：解脲支原体，也是非淋菌性尿道炎的主要病因。

(3)细菌：多种细菌均可经性行为而传播，主要有以下 3 种：淋病双球菌、肠道杆菌、布氏杆菌。

(4)真菌：其中白色念珠菌，可引起生殖器念珠菌病。

(5)螺旋体：其中苍白螺旋体是梅毒的病原体。

(6)原虫：其中阴道毛滴虫可致生殖器滴虫病。

(7)寄生虫:其中疥虫可导致疥疮;阴虱可导致阴虱病。

2.流行病学 性传播疾病的传播途径主要有下述 5 个方面:

(1)性行为传播:所谓性行为主要包括接吻、触摸、拥抱、性交等。性交是传播性疾病的主要传染途径。

(2)间接接触传播:人与人之间的非性关系的接触传播,相对来说还是比较少见的。但某些性传播疾病,如淋病、滴虫病和真菌感染等,可以通过毛巾、浴盆、衣服等用品传播,尤其在经济条件差和卫生水平低的地区,通过间接接触传播时有发生。

(3)血源性传播:梅毒、艾滋病、淋病均可发生病原体血症,如受血者输了这样的血液,可以发生传递性感染。

(4)母婴传播:通过胎盘传播胎儿。梅毒、艾滋病大多存在母婴传播的危险。性传播疾病的母婴传播有三种方式:原发感染、逆行性感染、获得性感染。

(5)医源性传播:主要有防护不严格、消毒不严格等。

3.临床表现 在我国,法定报告与监测的性病指:梅毒、淋病、生殖道沙眼衣原体感染、尖锐湿疣和生殖器疱疹。可有以下某方面症状,但也有患者无自觉症状,尤其是女性。因此,对有危险性行为者应定期到医院检查,切不可以为对自己的影响不是很大而忽视,否则会造成很严重的后果。

(1)有不同程度的尿频、尿急、尿痛和尿道分泌物,尿道分泌物常为脓性或黏液脓性,尿道内有瘙痒或烧灼感。

(2)外生殖器、肛门等部位一处或几处有糜烂或浅在溃疡,有一定硬度、不痛不痒,或手心、脚心可见暗红色或淡褐色环状脱屑性斑疹等,梅毒疹可遍及躯干、面部、手心、脚底等部位。

(3)生殖器、会阴或肛门周围,可见红色、灰白色或灰褐色丘疹或乳头状、鸡冠状或菜花状高起的赘生物。患者自觉有痒感、异物感、压迫感或疼痛,常因皮损脆性增加而出血也是性病的常见症状。

(4)外生殖器或肛门周围有集簇或散在的小水疱,2~4 日后破溃形成糜烂或浅溃疡,局部有烧灼、针刺感、自觉疼痛或感觉异常,腹股沟淋巴结常肿大,有压痛等,可能出现发热、头痛、乏力等全身症状。

但也有患者无自觉症状,尤其是女性,因此,对有危险性行为者应定期到医院检查,切不可以为对自己的影响不是很大而忽视,否则会造成很严重的后果。

4.诊断 一般根据病史、临床表现及实验室检查可做出诊断。

5.治疗 性传播疾病有很多种,有的容易治愈,有的不容易治愈。可治愈或易治愈的性传播疾病通常是由细菌、衣原体、支原体、螺旋体等病原体引起的,如淋病、非淋菌性尿道炎、梅毒(早期梅毒)、软下疳等。这些性传播疾病使用合适的抗生素治疗,均可达到临床和病原学治愈。不可治愈或难以治愈的性传播疾病主要是由病毒感染引起,如生殖器疱疹、尖锐湿疣,艾滋病。但这里所说的"不可治愈"指的是在相当一段时期内不能达到病原学治愈,这些疾病通过治疗可以达到临床治愈。目前的抗病毒药物对引起这些性病的病毒一般只能起抑制作用,短期内尚无法彻底清除,因此感染了这些性传播疾病后,虽然可以达到临床治愈,但是病毒仍可能潜伏在人体中,这就是为什么部分患者生殖器疱疹或尖锐湿疣容易复发的缘故。不过人体对这些病毒可逐渐产生较强的免疫能力,对病毒起抑制作用而对人体不再具有危害。

（二）防控技能

1.参照艾滋病防控技能执行。

2.社会预防 加强精神文明建设和法制建设,净化社会环境,铲除滋生性传播疾病、艾滋病的土壤。坚决取缔卖淫嫖娼、吸毒贩毒和淫秽书刊出版物,加强健康教育,使人们对性行为有正确的认识,提倡洁身自爱,抵制社会不良风气。

3.个人预防 提高文化素养,洁身自好,防止不洁性行为;采取安全性行为;正确使用质量可靠的避孕套;平时注意个人卫生,不吸毒,不与他人共用注射器;尽量不输血,尽量不注射血制品,有生殖器可疑症状时及时到正规医院就医,做到早发现、早治疗;配偶得性传播疾病应及时到医院检查,治疗期间最好避免性生活,需要时使用避孕套;做好家庭内部的清洁卫生,防止对衣物等生活用品的污染,如勤晒勤洗被褥、患者内衣裤不要和小孩的混在一起洗,大人与小孩分床睡、分开使用浴盆、马桶圈每天擦洗等。

（王晓坤）

第四节 自然疫源性疾病

一、鼠疫

（一）疾病理论

鼠疫(Pestis)是由鼠疫杆菌引起的自然疫源性烈性传染病。临床主要表现为高热、淋巴结肿痛、出血倾向、肺部特殊炎症等。本病远在2000年前即有记载。世界上曾发生三次大流行,第一次发生在公元6世纪,从地中海地区传入欧洲,死亡近1亿人;第二次发生在14世纪,波及欧、亚、非三大陆;第三次发生在18世纪,传播32个国家。14世纪大流行时曾波及我国。1793年云南师道南所著《死鼠行》中的描述,充分说明那时鼠疫在我国流行十分猖獗。新中国成立后,我国人间鼠疫已基本消灭,但自然疫源地依然存在,霸权主义者把鼠疫杆菌列为生物战剂之一,故防治鼠疫对我军国防和建设事业仍有非常重要意义。

1.病原学 鼠疫杆菌属耶尔森菌属。为革兰染色阴性短小杆菌,无鞭毛,不能活动,不形成芽孢。在动物体内和早期培养中有荚膜。可在普通培养基上生长。鼠疫杆菌产生二种毒素,一为鼠毒素或外毒素(毒性蛋白质),对小鼠和大鼠有很强毒性,另一为内毒素(脂多糖),较其他革兰氏阴性菌内毒素毒性强,能引起发热、DIC、组织器官内溶血、中毒休克、局部及全身施瓦茨曼(Shwartzman)反应。鼠疫杆菌在低温及有机体生存时间较长,在脓痰中存活10～20天,尸体内可活数周至数月,蚤粪中能存活1个月以上;对光、热、干燥及一般消毒剂均甚敏感。日光直射4～5小时即死,加热55℃15分钟或100℃1分钟、5%石炭酸、5%来苏、0.1升汞、5%～10%氯胺均可将病菌杀死。

2.发病机制和病理变化

(1)发病机制:鼠疫杆菌侵入皮肤后,靠荚膜、V/W抗原吞噬细胞吞噬,先有局部繁殖,随后又靠透明质酸及溶纤维素等作用,迅速经有淋巴管至局部淋巴结繁殖,引起原发性淋巴结炎(腺鼠疫)。淋巴结里大量繁殖的病菌及毒素入血,引起全身感染、败血症和严重中毒症状。脾、肝、肺、中枢神经系统等均可受累。病菌波及肺部,发生继发性肺鼠疫。病菌如直接经呼吸道吸入,则病菌先在局部淋巴组织繁殖。继而波及肺部,引起原发性肺鼠疫。在原发性肺鼠疫基础上,病菌侵入血流,又形成败血症,称继发性败血型鼠疫。少数感染极严重者,病菌迅速直接入血,并在其中繁殖,称原发性败血型鼠疫,病死率极高。

(2)病理变化:鼠疫基本病变是血管和淋巴管内皮细胞损害及急性出血性、坏死性病变。淋巴结肿常与周围组织融合,形成大小肿块,呈暗红或灰黄色;脾、骨髓有广泛出血;皮肤黏膜有出血点,浆膜腔发生血性积液;心、肝、肾可见出血性炎症。肺鼠疫呈支气管或大叶性肺炎,支气管及肺泡有出血性浆液性渗出以及散在细菌栓塞引起的坏死性结节。

3.流行病学

(1)传染源:鼠疫为典型的自然疫源性疾病,在人间流行前,一般先在鼠间流行。鼠间鼠疫传染源(储存宿主)有野鼠、地鼠、狐、狼、猫、豹等,其中黄鼠属和旱獭属最重要。家鼠中的黄胸鼠、褐家鼠和黑家鼠是人间鼠疫重要传染源。各型患者均可成为传染源,以肺型鼠疫最为重要。败血性鼠疫早期的血有传染性腺鼠疫仅在脓肿破溃后或被蚤吸血时才起传染源作用。

(2)传播途径:动物和人间鼠疫的传播主要以鼠蚤为媒介。当鼠蚤吸取含病菌的鼠血后,细菌在蚤胃内大量繁殖,形成菌栓堵塞前胃,当蚤再吸入血时,病菌随吸进之血反吐,注入动物或人体内。蚤粪也含有鼠疫杆菌,可因搔痒进入皮内。此种"鼠→蚤→人"的传播方式是鼠疫的主要传播方式。少数可因直播接触患者的痰液、脓液或病兽的皮、血、肉经破损皮肤或黏膜受染。肺鼠疫患者可借飞沫传播,造成人间肺鼠疫大流行。

(3)人群易感性:人群对鼠疫普遍易感,无性别年龄差别。病后可获持久免疫力。预防接种可获一定免疫力。

(4)流行特征:鼠疫自然疫源性,世界各地存在许多自然疫源地,野鼠鼠疫长期持续存在。人间鼠疫多由野鼠传至家鼠,由家鼠传染于人引起。偶因狩猎(捕捉旱獭)、考查、施工、军事活动进入疫区而被感。流行性,本病多由疫区籍交通工具向外传播,形成外源性鼠疫,引起流行、大流行。季节性,与鼠类活动和鼠蚤繁殖情况有关,人间鼠疫多在6～9月。肺鼠疫多在10月以后流行。隐性感染,在疫区已发现有无症状的咽部携带者。

4.临床表现 潜伏期一般为2～5日。腺鼠疫或败血型鼠疫的潜伏期为2～7天;原发性肺鼠疫的潜伏期1～3天,甚至短仅数小时;曾预防接种者的潜伏期可长至12天。临床上有腺型、肺型、败血型及轻型等四型,除轻型外,各型初期的全身中毒症状大致相同。

(1)腺鼠疫:占发病的85%～90%。除全身中毒症状外,以急性淋巴结炎为特征。因下肢被蚤咬机会较多,故腹股沟淋巴结炎最多见,约占70%;其次为腋下、颈及颌下。也可几个部位淋巴结同时受累。局部淋巴结起病即肿痛,病后第2～3天症状迅速加剧,红、肿、热、痛并与周围组织粘连成块,有剧烈触痛,患者处于强迫体位。4～5日后淋巴结化脓溃破,随之病情缓解。部分可发展成败血症、严重毒血症及心力衰竭或肺鼠疫而死;用抗生素治疗后,病死率可降至5%～10%。

(2)肺鼠疫:是最严重的一型,病死率极高。该型起病急骤,发展迅速,除严重中毒症状外,在起病24～36小时内出现剧烈胸痛、咳嗽、咯大量泡沫血痰或鲜红色痰;呼吸急促,并迅速呈现呼吸困难和紫绀;肺部可闻及少量散在湿啰音、可出现胸膜摩擦音;胸部X线呈支气管炎表现,与病情严重程度极不一致。如抢救不及时,多于2～3日内,因心力衰竭,出血而死亡。

(3)败血型鼠疫:又称暴发型鼠疫。可原发或继发。原发型鼠疫因免疫功能差,菌量多,毒力强,疾病症状发展极速。常突然高热或体温不升,神志不清,谵妄或昏迷。无淋巴结肿。皮肤黏膜出血、鼻衄、呕吐、便血或血尿、DIC和心力衰竭,多在发病后24小时内死亡,很少超过 3 天。病死率高达 100%。因皮肤广泛出血、瘀斑、发绀、坏死,故死后尸体呈紫黑色,俗称"黑死病"。

(4)继发性败血型鼠疫:可由肺鼠疫、腺鼠疫发展而来,症状轻重不一。

(5)轻型鼠疫:称小鼠疫,发热轻,患者可照常工作,局部淋巴结肿大,轻度压痛,偶见化脓血培养可阳性。多见于流行初期、末期或预防接种者。

(6)其他少见类型:皮肤鼠疫、脑膜脑炎型鼠疫、眼型鼠疫、肠炎型鼠疫、咽喉型鼠疫等。

5.诊断及鉴别诊断

(1)流行病学资料:对第一例患者及时发现与确诊,对本病的控制与预防极为重要。当地曾有鼠间鼠疫流行或患者发病前 10 天到过鼠疫动物病流行区或接触过鼠疫疫区内的疫源动物、动物制品及鼠疫患者,进入过鼠疫实验室或接触过鼠疫实验用品。

(2)临床资料:根据各型临床特点。患者突然发病,高热,白细胞剧增,在未用抗菌药物(青霉素无效)情况下,病情在 24 小时内迅速恶化并具有下列症候群之一者:急性淋巴结炎,肿胀,剧烈疼痛并出现强迫体位;出现重度毒血症、休克症候群而无明显淋巴结肿胀;咳嗽、胸痛、咳痰带血或咯血;重症结膜炎并有严重的上下眼睑水肿皮肤出现剧痛性红色丘疹,其后逐渐隆起,形成血性水疱,周边呈灰黑色,基底坚硬。水疱破溃,创面也呈灰黑色;剧烈头痛、昏睡、颈部强直、谵语妄动、脑压高、脑脊液浑浊。

(3)实验室诊断:是确诊本病最重要依据。对一切可疑患者均需作细菌学检查,对疑似鼠疫尸体,应争取病解或穿刺取材进行细菌学检查。患者的淋巴结穿刺液、血液、痰液、咽部和眼分泌物以及尸体脏器或管状骨骨髓取材标本,分离到鼠疫菌和患者 2 次(间隔 10 天)采集血清,用 PHA 法检测 F1 抗体呈现 4 倍以上增长者均可作为诊断依据。

(4)鉴别诊断:腺鼠疫应与急性淋巴结炎、丝虫病的淋巴结肿、兔热病相鉴别;败血型鼠疫需与其他原因所致败血症、钩端螺旋体病、流行性出血热、流行性脑脊髓膜炎相鉴别;肺鼠疫须与大叶性肺炎、支原体肺炎、肺型炭疽相鉴别;皮肤鼠疫应与皮肤炭疽相鉴别。

6.治疗　凡确诊或疑似鼠疫患者,均应迅速组织严密的隔离,就地治疗,不宜转送。隔离到症状消失、血液、局部分泌物或痰培养(每 3 日 1 次)3 次阴性,肺鼠疫 6 次阴性。

(1)一般治疗及护理

①严格的隔离消毒患者:应严格隔离于隔离病院或隔离病区,病区内必须做到无鼠无蚤。入院时对患者做好卫生处理(更衣、灭蚤及消毒)。病区、室内定期进行消毒,患者排泄物和分泌物应用漂白粉或来苏液彻底消毒。工作人员在护理和诊治患者时应穿连衣裤的"五紧"防护服,戴棉花沙布口罩,穿长筒胶鞋,戴乳胶手套及防护眼镜。

②饮食与补液:急性期应给患者流质饮食,并供应充分的液体,或予葡萄糖,生理盐水静脉滴注,以利毒素排泄。

③护理:严格遵守隔离制度,做好护理工作,消除患者顾虑,达到安静休息目的。

(2)病原治疗:治疗原则是早期、联合、足量、应用敏感的抗菌药物。链霉素为治疗各型鼠疫特效药。链霉素可与磺胺类或四环素等联合应用,以提高疗效。疗程一般 7~10 天,甚者用至 15 天。

(二)防控技能

1.疫情监测

(1)人间鼠疫疫情监测

①建立健全鼠疫监测网:有鼠疫疫情地区的疫情报告网同时也是鼠疫监测网。疾病预防控制机构为本辖区内的监测单位。鼠疫疫源地区及其毗邻地区的各级疾病预防控制机构设鼠疫监测点。疫源地区内所有单位和个人均有承担一定监测任务的义务。

②疾病预防控制机构从事监测工作的成员,均应宣传鼠疫防治知识,疫源地区内所有单位和个人坚持"三报、三不制度"。"三报制度"即在疫源地区鼠疫好发季节,发现病、死旱獭(鼠)以及其他野生动物;发现疑似鼠疫患者及不明原因高热急死患者;发现急性高热发热患者都要立即报告辖区内疾病预防控制机构。"三不制度"即在疫源地区鼠疫好发季节,不私自捕猎旱獭、鼠类;不剥、食鼠类和其他病死动物皮和肉;不私自携带疫源动物及产品出疫区。

③监测单位可视疫情情况,组织卫生人员对疫区人群进行巡回检诊,必要时可建立交通检疫站。

④发现鼠疫患者或疑似患者,按《鼠疫防治手册》上报并及时就地处理。

(2)动物间鼠疫监测

①宿主监测。主要宿主和次要宿主密度监测。

②媒介监测。体蚤、巢蚤、洞干蚤和室内游离蚤的监测。

③病原学监测。

(3)方法和标准:见《鼠疫防治手册》《动物鼠疫监测标准》《鼠疫诊断标准》。

(4)结果与评价

①有年度工作计划和工作总结。

②监测工作按计划完成情况。

③病原学及血清学检验数量和质量。

④疫情及监测材料上报情况等。

2.疫情报告　严格按照《中华人民共和国传染病防治法》《传染病防治法实施办法》中甲类传染病及暴发或重大疫情报告时限和程序要求进行报告。

3.疫情处理

(1)人间鼠疫疫区处理内容:发生人间或动物间鼠疫疫情时,疫情发生地辖区的卫生行政部门和疾病预防控制机构及其有关部门按照分级响应的原则,做出相应级别的应急反应。并根据鼠疫疫情发展趋势和防控工作的需要,及时调整反成级别,配合上级疾病预防控制机构采取果断有效的措施,控制鼠疫疫情,维护正常的生产、生活秩序。具体做好下列相关工作。

①确定疫区。

②建立临时指挥部。

③开展流行病学调查。

④隔离封锁。

⑤疫區消毒、灭蚤、灭鼠。

⑥检诊检疫。

⑦预防接种。

⑧尸体处理。

⑨疫区封锁的解除。

⑩总结报告。

(2)动物鼠疫疫区处理内容

①确定处理的对象、范围和方法。

②总结报告。

（3）人间鼠疫疫区隔离封锁

①凡确定为疑似鼠疫患者（或尸体）者，在患者（或尸体）排除鼠疫诊断之前，均需按鼠疫患者处理。

②诊断为鼠疫患者（或尸体）的疫区，必须划定小隔离圈隔离封锁。以鼠疫患者（或尸体）所在住处为中心，将被污染的场所和邻舍划定为小隔离圈。小隔离圈内人员实行健康隔离。

③肺鼠疫患者（或尸体）发生在人烟稀少、居住分散的山区或牧区时，只划定小隔离圈；发生在人口密集，居住较集中的地区时，必须划定大、小隔离圈 3 以鼠疫患者住处为中心，将所在村屯、街道等的一部分或全部划定为大隔离圈。

④在人口密集地区，人间鼠疫多点同时发生时，根据患者分布可将整个村寨或几个村寨划定为隔离封锁区域。

⑤鼠疫患者发生在旅途或医院时，先将患者所在车厢及车站或医院等被污染的场所迅速隔离封锁，立即与非污染场所人群分开。

⑥迅速查清鼠疫直接接触者，并就地隔离留验。

（4）人间鼠疫疫区处理原则

①鼠疫患者、疑似鼠疫患者及其密切接触者，必须各自设立单独病房和隔离室并进行随时消毒。鼠疫患者中肺鼠疫、肠鼠疫患者各自设立单独病房。

②肺鼠疫、肠鼠疫患者的小隔离圈内必须首先进行消毒；对咳痰、排泄污物等要随时消毒；大、小隔离圈或隔离区域内迅速灭鼠、灭蚤；所污染的场所、物品、炊具、食具等进行消毒或焚烧；各种物品禁止外运。

③腺型及其他型鼠疫隔离圈内灭蚤、灭鼠，病房及隔离室每天消毒 1 次。

④各型鼠疫隔离圈或隔离区域内的猫、狗实行管制和灭蚤。

⑤疫区隔离封锁的同时，必须迅速开展流行病学调查，追查传染源，查清密切接触者、污染物品和污染范围。

⑥传染源为动物时必须按《鼠疫防治手册》规定处理，人剥食染疫动物被感染时，其动物的皮、油、肉、骨骼、污染的各种物品及场所必须进行消毒或焚烧。

⑦鼠疫患者的尸体及其污染场所必须消毒，灭鼠、灭蚤，尸体消毒后就地焚烧或深埋，严禁举行葬礼。

⑧及时组织开展疫区内的消毒、灭蚤、灭鼠。

（5）疾病预防机构工作人员接到人间鼠疫疫情报告后立即向当地疾病预防控制机构和卫生行政部门报告。

（6）初步诊断人间鼠疫病例的疫区封锁必须由辖区内县级人民政府决定。

（7）人间鼠疫疫区处理，在当地县级或县级以上人民政府领导下，组成有政府领导、卫生、公安、专业防治机构等有关人员参加的临时指挥部，其主要任务是落实疫区处理以及各项鼠疫防治措施，维护封锁地区的生产、生活秩序和治安。

（8）参加鼠疫患者抢救治疗人员必须登记，并实行健康隔离和预防性治疗，去外地时，所到地区疾病预防控制机构必须协助追踪，并实行留验措施。

（9）人间鼠疫疫区小隔离圈内的人员及其健康隔离人员，在封锁隔离期间一律不得外出，严禁与其他人员接触,专业人员每日检诊2次。

(10)人间鼠疫大隔离圈,经疫区处理达到标准后,圈内的居民可有组织地进行生产活动;何需由专业人员对圈内的所有人员每日检诊2次,直至解除隔离封锁为止。

(11)结果与评价:消毒、隔离、灭鼠、灭蚤等标准见《人间鼠疫疫区处理标准及原则》。评价指标包括:疫区处理率、及时率、正确率;病例续发率和其他控制效果指标;流行病学调查开展情况。

4.预防措施

(1)严格控制传染源

①管理患者:发现疑似或确诊患者,应立即进行电活和网络报告疫情,城市不得超过2小时,农村不得超过6小时。同时将患者严密隔离,禁止探视及患者互相往来。患者排泄物应彻底消毒,患者死亡应火葬或深埋。对于肺鼠疫患者要进行严格的隔离以防空气传播。各型鼠疫患者应分别隔离,肺鼠疫患者应单独一室。不能与其他鼠疫患者同住一室。腺鼠疫隔离至淋巴结肿完全消散后再观察7天,肺鼠疫要隔离至痰培养6次阴性。鼠疫接触者应检疫9天,对曾接受预防接种者,检疫期应延至12天。

②消灭动物传染源:对自然疫源地鼠间鼠疫进行疫情监测,控制鼠间鼠疫,广泛开展灭鼠爱国卫生运动。旱獭在某些地区是重要传染源,也应大力捕杀。

(2)切断传播途径

①消灭跳蚤:患者的身上及衣物都要喷撒安全有效的杀虫剂杀灭跳蚤,灭蚤必须彻底,对猫、狗,家畜等也要喷药。

②加强交通及国境检疫:对来自疫源地的外国船只、车辆、飞机等均应进行严格的国境卫生检疫,实施灭鼠、灭蚤消毒,对乘客进行隔离留检。

(3)保护易感者

①保护接触者:在流行时应避免接触蚤,腺鼠疫患者的接触者应用适当的杀虫剂进行灭蚤,所有的接触者是否需要用抗生素进行预防服药都要进行评估,与疑似或确诊的肺鼠疫患者的接触者后要用四环素或氯霉素,分4次服用,从最后接触的时间起连服一周。也可口服磺胺嘧啶;另外,环丙沙星对鼠疫杆菌也是敏感的。

②预防接种:自鼠间开始流行时,对疫区及其周围的居民、进入疫区的工作人员,均应进行预防接种。目前的疫苗仍不能对腺鼠疫和肺鼠疫产生长久的免疫保护,因此,一般每年接种一次,必要时6个月后再接种一次。

③医务人员保护:个人防护进入疫区的医务人员,必须接种菌苗,两周后方能进入疫区。工作时必须着防护服、戴口罩、帽子、手套、眼镜、穿胶鞋及隔离衣。接触患者后可服下列一种药物预防,四环素每日2g,分4次服;磺胺嘧啶每日2g,分4次服;或链霉素每日1g,分1~2次肌内注射,连续6天。

二、流行性出血热

(一)疾病理论

世界上人类病毒性出血热共有13种,根据该病肾脏有无损害,分为有肾损及无肾损两大类。在我国主要为肾综合征出血热(Hemorrhagic Fever with Renal Syndrome,HFRS)。本病是由流行性出血热病毒(EHFV)引起以鼠类为主要传染源的自然疫源性疾病。是以发热、出血倾向及肾脏损害为主要临床特征的急性病毒性传染病。本病主要分布于欧亚大陆,但HFRS 病毒的传播几乎遍及世界各大洲。在我国已有半个世纪的流行史,全国除青海、台湾省外均有疫情发生。20 世纪 80 年代中期以来,我国本病年发病数逾已 10 万例,已成为除病毒性肝炎外,危害最大的一种病毒性疾病。

1.病原学 本病的病原为病毒,本病毒属布尼亚病毒科的一个属,称为汉坦病毒属。病毒对脂溶剂很敏感,易被紫外线及 γ 射线灭活,一般消毒剂(碘酒、乙醇、甲醛等)均可将病毒杀灭。自然情况下,本病毒仅对人引起疾病。在宿主动物中表现为隐性持续感染,无症状及明显病变。

2.发病机制及病理变化

(1)发病机制:由于免疫学、免疫病理及病原学研究的进展,认为病毒感染是引起发病的始动环节。主要原由:

①由于病毒本身的作用可直接损害毛细血管内皮细胞,造成广泛性的小血管损害,进而导致各脏器的病理损害和功能障碍。

②由于病毒在体内复制,病毒抗原刺激机体免疫系统,引起免疫损伤所致。

③此外,由于多器官的病理损害和功能障碍,又可相互影响,相互促进,使本病的病理过程更加复杂化,因而目前尚不能用一种学说解释全部发病机理。

(2)病理改变:皮肤、黏膜和各系统和组织器官有广泛充血、出血和水肿,严重者伴坏死灶形成。其中以肾髓质、右心房内膜、腺垂体、肾上腺皮质最明显,表现为:

①全身小血管和毛细血管广泛性损害:表现为内脏毛细血管高度扩张、充血、腔内可见血栓形成。血管内皮细胞肿胀、变性,重者血管壁变成网状或纤维蛋白样坏死,内皮细胞可与基底膜分离或坏死脱落。

②多灶性出血:全身皮肤黏膜和器官组织广泛性出血,以肾皮质与髓质交界处,右心房内膜下,胃黏膜和腺垂体最明显,发热期即可见到,少尿期最明显。

③严重的渗出和水肿:病程早期有球结膜和眼睑水肿,各器官、体腔都有不同程度的水肿和积液,以腹膜后、纵隔、肺及其他组织疏松部最严重,少尿期可并发肺水肿和脑水肿。

④灶性坏死和炎性细胞浸润:多数器官组织和实质细胞有凝固性坏死灶,以肾髓质、腺垂体、肝小叶中间带和肾上腺皮质最常见。在病变处可见到单核细胞和浆细胞浸润。

3.流行病学

(1)宿主动物和传染源:主要是小型啮齿动物、包括姬鼠属(主要为黑线姬鼠)、大鼠属(主要为褐家鼠、大白鼠)、鼠(棕背、红背)、田鼠属(主要为东方田鼠)、仓鼠属(主要为黑线仓鼠)和小鼠属(小家鼠,小白鼠)。我国已查出 30 种以上动物可自然携带本病毒,除啮齿动物外,一些家畜也携带 EHFV,包括家猫、家兔、狗、猪等,证明有多宿主性。这些动物多属偶然性携带,只有少数几个鼠种从流行病学证明为本病的传染源,其中在我国黑线姬鼠为野鼠型出血热的主要宿主和传染源,褐家鼠为城市型(日本、朝鲜)和我国家鼠型出血热的主要传染源,大林姬鼠是我国林区出血热的主要传染源。至于其他携带本病毒的鼠类在流行病学上的作用,有待进一步观察研究。

(2)传播途径:主要传播为动物源性,病毒能通过宿主动物的血及唾液、尿、便排出,鼠向人的直接传播是人类感染的重要途径。目前认为其感染方式是多途径的,可有以下几种:

①接触感染:由带毒动物咬伤或感染性的鼠排泄物直接接触皮肤伤口使病毒感染人。

②呼吸道传播：以鼠排泄物尘埃形成的气溶胶吸入而受染。

③消化道感染：经受染鼠排泄物直接污染，食入被污染的食物后受到感染。最近有报告在实验动物进行经口喂携带 EHFV 的食物后被感染成功的例据。

④螨媒传播：我国已查见恙螨人工感染后一定时间内可在体内查到病毒，并可经卵传代，从恙螨也可分离到 EHFV，因此螨类在本病毒对宿主动物传播中可能起一定作用。

⑤垂直传播：有报告从孕妇 EHF 患者流行的死胎肺、肝、肾中查见 EHFV 抗原，并分离到病毒，及在胎儿上述器官组织查见符合 EHF 感染引起的病理改变，均表明 EHFV 可经人胎盘垂直传播。

（3）人群易感性：一般认为人群普遍易感，隐性感染率较低，在野鼠型多为 3％～4％及以下；但家鼠型疫区隐性感染率较高，有报告为 15％以上，一般青壮年发病率高，二次感染发病罕见。病后在发热期即可检出血清特异性抗体，1～2 周可达很高水平，抗体持续时间长。

（4）流行特征

①病型及地区分布：本病主要分布在亚洲的东部、北部和中部地区，包括日本（城市型及实验动物型均为大鼠型 EHFV 引起）、朝鲜（城市型、野鼠型、实验动物型）、苏联远东滨海区（野鼠型）及我国（野鼠型、家鼠型、实验动物型），正常人群血清中发现 EHF 血清型病毒抗体的地区遍及世界各大洲，许多国家和地区沿海港口城市的大鼠（多为褐家鼠）自然携带 EHFV 抗原及/或抗体，表明它们具有世界性分布，特别是在沿海城市大鼠中扩散传播，因此已成为全球公共卫生问题。在我国经病原学或血清学证实 26 个省市自治区，近年来伴随家鼠型的出现，疫区也迅速蔓延，并向在大、中城市、沿海港口扩散已成为一个严重而急待解决的问题。近年在东欧巴尔干半岛各国发生一种类似亚洲的野鼠型 EHF 重型 HFRS，病死率高达 19％～30％。重型 HFRS 先发现于保加利亚，近年在南联盟，阿尔巴尼亚和希腊相继经血清学证实有重型的发生或流行。在欧洲的比、荷、英、法还发生由大白鼠引起的实验动物型 HFRS，其病原属家鼠型 EHFV。HFRS 流行病学分型与前述病原学分型密切相关。由于几种宿主携带的病毒抗原性不同，而将 HFRS 分为不同血清型，而不同宿主鼠种由于习惯不同又构成不同的流行型。区分为野鼠型、家鼠型及实验动物型。欧洲重型 HFRS 由黄颈姬鼠传播，也是野鼠型，病原为 V 型病毒。

②季节性：全年散发，野鼠型发病高峰多在秋季，从 10 月到次年 1 月，少数地区春夏间有一发病小高峰。家鼠型主要发生在春季和夏初，从 3 月到 6 月。其季节性表现为与鼠类繁殖、活动及与人的活动接触有关。

4.临床表现　潜伏期为 5～46 天，一般为 1～2 周。本病典型表现有发热、出血和肾脏损害三类主要症状，以及发热、低血压，少尿、多尿与恢复期等五期临床过程：

（1）发热期：主要表现为感染性病毒血症和全身毛细血管损害引起的症状。大多突然畏寒发热，体温在 1～2 日内可达 39～40℃，热型以弛张热及稽留热为多，一般持续 3～7 日。出现全身中毒症状，高度乏力，全身酸痛，头痛和剧烈腰痛、眼眶痛，称为"三痛"。头痛可能与脑血管扩张充血有关；腰痛与肾周围充血、水肿有关；眼眶痛可能为眼球周围组织水肿所致。胃肠道症状也较为突出，常有食欲缺乏、恶心、呕吐、腹痛及腹泻等。重者可有嗜睡、烦躁及谵语等，但热度下降后全身中毒症状并未减轻或反而加重，是不同于其他热性病的临床特点。颜面、颈部及上胸部呈弥漫性潮红，颜面和眼睑略浮肿，眼结膜充血，可有出血点或瘀斑和球结合膜水肿，似酒醉貌。在起病后 2～3 日软腭充血明显，有多数细小出血点。两腋下、上胸部、颈部、肩部等处皮肤有散在、簇状或搔抓状、索条样的瘀点或瘀斑。重者的瘀点、瘀斑可遍及全身,且可发生鼻衄、咯血或腔道出血,表示病情较重,多由 DIC 所致。

(2)低血压期:主要为失血浆性低血容量休克的表现。一般在发热 4～6 日,体温开始下降时或退热后不久,患者出现低血压,重者发生休克。可合并 DIC、心力衰竭、水电解质平衡失调,临床表现心率加快,肢端发凉,尿量减少,烦躁不安,意识不清,口唇及四肢末端发绀,呼吸短促,出血加重。本期一般持续 1～3 日,重症可达 6 日以上。且常因心肾衰竭造成死亡,此期也可不明显而迅速进入少尿或多尿期。

(3)少尿期:少尿期与低血压期常无明显界限,二者经常重叠或接踵而来,也有无低血压休克,由发热期直接进入少尿期者。24 小时尿少于 400mL 为少尿,少于 50mL 者为无尿。本期主要临床表现为氮质血症,水电解质平衡失调。也可因蓄积于组织间隙的液体大量回入血循环,以致发生高血容量综合征。本期多始于 6～8 病日,血压上升,尿量锐减甚至发生尿闭。重者尿内出现膜状物或血尿,此期常有不同程度的尿毒症、酸中毒及电解质紊乱(高钾、低钠及低钙血症等)的表现。伴有高血容量综合征者,脉搏充实有力,静脉怒张,有进行性高血压及血液稀释等。重者可伴发心衰、肺水肿及脑水肿。同时出血倾向加重,常见皮肤大片瘀斑及腔道出血等。本期一般持续 2～5 日,重者无尿长逾 1 周,本期轻重与少尿和氮质血症相平行。

(4)多尿期:肾脏组织损害逐渐修复,但由于肾小管回吸收功能尚未完全恢复,以致尿量显著增多,24 小时尿量达 3000mL 为多尿,多尿达 4000～10000mL 以上。多尿初期,氮质血症、高血压和高血容量仍可继续存在,甚至加重。至尿量大量增加后,症状逐渐消失,血压逐渐回降。若尿量多而未及时补充水和电解质,亦可发生电解平衡失调(低钾、低钠等)及第二次休克。本期易发生各种继发感染,大多持续 1～2 周,少数长达数月。

(5)恢复期:随着肾功能的逐渐恢复,尿量减至 3000mL 以下时,即进入恢复期。尿液稀释与浓缩功能逐渐恢复,精神及食欲逐渐好转,体力逐渐恢复。一般需经 1～3 月恢复正常。

多数病例临床表现并不典型,或某期表现突出,或某期不明显而呈"越期"现象,或前二期、三期重叠。

并发症:腔道大出血及颅内出血、心功能不全、成人呼吸窘迫综合征(ARDS)、继发感染。

5.诊断及鉴别诊断　一般依据临床特点和实验室检查,结合流行病学资料,在排除其他疾病的基础上,进行综合性诊断,对典型病例诊断并不困难,但在非疫区,非流行季节,以及对不典型病例确诊较难,必须经特异性血清学诊断方法确诊。

(1)流行病学资料:发病季节于病前二月曾在疫区居住或逗留过,有与鼠、螨及其他可能带毒动物直接或间接接触史;或曾食用被鼠类排泄物污染的食物或有接触带毒实验动物史。

(2)临床资料:起病急,有发热、头痛、眼眶痛、腰痛(三痛),多伴有消化道症状,如恶心、呕吐、腹痛、腹泻等,常依次出现低血压、少尿及多尿现象。毛细血管中毒症,面、颈、上胸部潮红(三红),重者呈酒醉貌;眼球结合膜、咽部及软腭充血;咽部、腋下、前胸等部位可见出血点(点状、条索状、簇状);重者可见大片瘀斑或腔道出血;渗出体征球结合膜及眼睑、面部因渗出而水肿,肾区有叩痛。

(3)实验室检查

①尿常规:尿中出现蛋白,且逐渐增多,有红细胞、管型或膜状物。

②血象:早期白细胞总数正常或偏低,随病程进展增高,重者可出现类白血病反应,并可

出现异形淋巴细胞,重者达 15% 以上。血小板计数下降,以低血压及少尿期最低。红细胞及血红蛋白在发热后期和低血压期因血液浓缩而升高。

③血尿素氮(BUN)或肌酐值逐渐增高。

(4)特异性血清学诊断:用间接免疫荧光法,以 EHFV 抗原片,检测患者双份血清,恢复期血清 IgG 荧光抗体效价增高 4 倍以上者可确诊。如早期 IgM 荧光抗体阳性,或用直接免疫荧光法检测患者血、尿细胞内病毒抗原阳性者,可作为早期诊断的依据,有条件者可用酶联免疫吸附试验,免疫酶染色法,反向被动血凝法进行特异性诊断。

(5)早期诊断要点

①在流行地区、流行季节如有原因不明的急性发热,应想到本病的可能。

②发热伴有头痛、眼眶痛、腰痛、全身痛及消化道症状。

③查体时应特别注意充血、水肿、咽部及软腭充血、皮肤瘀点及液下出血点和肾区叩痛等。

④发热患者早期出现尿蛋白阳性而且迅速增加,应按疑似出血热对待。

⑤血常规检查发现血小板减少,出现异型淋巴细胞对本病诊断有帮助。

⑥检查血清特异性 IgM 或双份 IgG 抗体,或作血液白细胞病毒抗原检测,阳性可确诊。

(6)鉴别诊断

①以发热为主症者,应与上感、流感、流脑、败血症、斑疹伤寒、钩端螺旋体病等鉴别。

②以休克为主症者,应与休克型肺炎、暴发型流脑、败血症休克等鉴别。

③以出血为主症者,应与血小板减少性紫癜、伤寒肠出血、溃疡病出血等鉴别。

④以肾损害为主症者,应与肾小球性肾炎、急性肾盂肾炎及其他原因的背功能不全相鉴别。

⑤以腹痛为主症者,应与外科急腹症,如急性阑尾炎、腹膜炎、肠梗阻及急性胆囊炎相鉴别。

⑥有类白血病样血常规者,应与急性粒细胞性白血病鉴别。

6.治疗　目前尚无特效疗法,仍以合理的液体疗法为主的综合治疗法。预防低血容量休克、疏通微循环、保护肾脏、改善肾血流量,促进利尿,对于降低病死率具有重要意义。抓好"三早一就"(早发现、早休息、早治疗,就近治疗),把好三关(休克关、少尿关和出血关)对减轻病情、缩短病程和降低病死率具有重要意义。

(二)防控技能

1.疫情监测

(1)人间疫情监测:包括及时掌握疫情,分析疫情动态和发展趋势,为及时采取预防措施提供依据,疫情登记要详细,必要时应进行个案调查和采血检查抗体,以核实疫情。

(2)鼠间疫情监测:逐渐查清疫区和非疫区宿主动物的种类、分布、密度和带毒率。并进行宿主动物带毒率的动态调查,监测地区:重要城市、港口和交通要道等。监测时间:在本病高峰前进行。监测对象和数量:家鼠、野鼠各 100 只以上,实验用大白鼠等也要定期检查。抗体检测:在取鼠肺标本的同时,取心血冻存送实验室检测汉坦病毒抗体。

(3)结果与评价:监测工作完成情况;报表及时率、正确率;检测标本的数量、质量。

2.疫情报告　严格按照《中华人民共和国传染病防治法》《传染病防治法实施办法》中乙类传染病及暴发或重大疫情报告时限和程序要求进行报告。

3.疫区处理

(1)协助卫生行政部门制定防治预案。

(2)协助有关部门开展疫区灭鼠,做好技术指导。

(3)开展宣传教育,推广出血热疫苗的免疫接种。

(4)协助有关部门开展大型野外工地的疫源地调查和预处理。

4.预防措施　应在疫区反复深入开展以灭鼠为中心的爱国卫生运动,将鼠的密度控制在1%～2%及以下。

(1)灭鼠、防鼠是预防本病关键的措施

①灭鼠:以药物毒杀为主,应在鼠类繁殖季节(3～5月)与本病流行季节前进行。采用毒鼠、捕鼠、堵鼠洞等综合措施,组织几次大面积的灭鼠。

②防鼠:挖防鼠沟,野营,工地应搭高铺,不它睡上铺,保存好粮食及食物,整顿环境,以免鼠类窝藏。

(2)做好食品卫生和个人卫生:主要是防止鼠类排泄物污染食品,不用手接触鼠类及其排泄物,动物实验时要防止咬伤。

(3)灭螨、防螨:在秋季灭鼠可同时用杀虫剂进行灭螨,主要杀灭人员经常活动地区的游离螨与鼠洞内螨。防螨应注意:不坐卧于稻草堆上;保持室内清洁,曝晒与拍打铺草;清除室内外草堆、柴堆、经常铲除周围杂草,以减少螨类滋生所和叮咬机会。

(4)疫苗应用的展望:目前国内外正在研究并取得较大进展的疫苗可分为二类,一种是鼠脑纯化疫苗,另一种是细胞培养疫苗;另外还有减毒活疫苗和基因重组疫苗也在研究中。

三、人感染高致病性禽流感

(一)疾病理论

人禽流行性感冒(以下称人禽流感)是由禽甲型流感病毒某些亚型中的一些毒株引起的急性呼吸道传染病。早在1981年,美国即有禽流感病毒 H_7N_7 感染人类引起结膜炎的报道。1997年,我国香港特别行政区发生 H_5N_1 型人禽流感,导致6人死亡,在世界范围内引起了广泛关注。近年来,人们又先后获得了 H_9N_2、H_7N_2、H_7N_3 亚型禽流感病毒感染人类的证据,荷兰、越南、泰国、柬埔寨、印尼及我同相继出现了人禽流感病例。尽管目前人禽流感只是在局部地区出现,但是,考虑到人类对禽流感病毒普遍缺乏免疫力、人类感染 H_5N_1 型禽流感病毒后的高病死率以及可能出现的病毒变异等,世界卫生组织(WHO)认为该疾病可能是对人类存在潜在威胁最大的疾病之一。人感染高致病性禽流感是《传染病防治法》中规定的按甲类传染病采取预防、控制措施的乙类传染病。

高致病性禽流感是由正粘病毒科流感病毒属 A 型流感病毒引起的以禽类为主的烈性传染病。世界动物卫生组织(OIE)将其列为必须报告的动物传染病,我国将其列为一类动物疫病。

1.病原学　禽流感病毒属正粘病毒科甲型流感病毒属。禽甲型流感病毒呈多形性,其中球形直径80～120nm,有囊膜。基因组为分节段单股负链 RNA。依据其外膜血凝素(H)和神经氨酸酶(N)蛋白抗原性的不同,目前可分为16个 H 亚型(H_1～H_{16})和9个 N 亚型(N_1～N_9)。禽甲型流感病毒除感染禽外,还可感染人、猪、马、水貂和海洋哺乳动物。到目前为止,已证实感染人的禽流感病毒亚型为 H_5N_1、H_9N_2、H_7N_7、H_7N_3 等,其中感染 H_5N_1 的患者病情重,病死率高。禽流感病毒对乙醚、氯仿、丙酮等有机溶剂均敏感。常用消毒剂容易将其灭活,如氧化剂、稀酸、卤素化合物(漂白粉和碘剂)等都能迅速破坏其活性禽流感病毒对热比较敏感,但对低温抵抗力较强,65℃加热30分钟或煮沸(100℃)2分钟以上可灭活。病毒在较低温度粪便中可存活1周,在4℃水中可存活1个月,对酸性环境有一定抵抗力,在pH4.0的条件下也具有一定的存活能力。在有甘油存在的情况下可保持活力1年以上。裸露的病毒在直射阳光下40～48小时即可灭活,如果用紫外线直接照射,可迅速破坏其活性。

2.发病机制与病理变化

(1)发病机制:A(H5N1)病毒通过呼吸道感染患者后,引起以肺脏为主的多系统损伤,除表现为弥漫性肺损伤外,同时伴有心脏、肝脏、肾脏等器官组织损伤。A(H5N1)病毒序列和病毒蛋白存在于肺泡Ⅱ型上皮细胞、巨噬细胞、单核细胞、气管上皮细胞、小肠的黏膜上皮细胞和大脑中枢神经元细胞中。此外,病毒还存在于胎盘的巨噬细胞和细胞滋养层细胞中,并可穿过胎盘屏障感染胎儿。人禽流感患者肺脏中被感染的靶细胞主要是Ⅱ型肺泡上皮细胞,A(H5N1)病毒能够在这些细胞中复制,直接导致细胞的死亡。同时,病毒可能刺激机体大量产生各种细胞因子,造成所谓"细胞因子风暴",引起多种细胞损伤,造成肺脏广泛的病变及渗出,随着病程的延长,受累部位可出现广泛纤维化。病毒可以血液中的免疫细胞为载体,扩散到肺外的多个脏器。患者淋巴细胞和中性粒细胞的大量减少可能也与病毒的直接感染和细胞凋亡有关。病毒感染肠道上皮细胞后,可能引起腹泻等胃肠道症状。另外病毒在神经元中的复制增值,可能与患者的神经系统症状有关。体内以及体外实验证明,人高致病性禽流感患者急性呼吸道症状、多器官功能衰竭、低白细胞血症、噬血细胞现象以及肺组织中大面积损伤、细胞渗出等临床和病理表现可能与病毒感染导致的高细胞因子血症有关。

(2)病理改变:A(H5N1)发病后引起以呼吸系统为主的多系统损伤,除表现为弥漫性肺损伤外,同时伴有不同程度的心脏、肝脏和肾脏等多器官组织损伤。

①呼吸系统:A(H5N1)患者肺脏肉眼上可有不同程度的充血和实变。光学显微镜下,最初病变主要为急性肺间质浆液、单个核细胞渗出和肺泡腔内的少量浆液渗出,很快病变呈现弥漫性肺泡损伤(Diffuse Alveolar Damage,DAD)改变。DAD根据病程进展可分为急性渗出期、增生期和纤维化期。早期急性渗出期主要表现为大部分气管上皮、支气管上皮及肺泡上皮变性、坏死及脱落,肺泡腔内有多少不等的脱落上皮细胞及单核细胞,偶见红细胞,并可见大量粉染渗出液(浆液)及少许纤维素渗出。肺泡壁及小气道表面广泛透明膜形成,部分肺泡塌陷,少数肺泡腔代偿性扩张。肺泡间隔内毛细血管扩张充盈(肺充血)。肺间质少量淋巴、单核细胞浸润。中晚期主要以增生性和纤维化性改变为主,表现为支气管、细支气管上皮和肺泡上皮增生及鳞状上皮化生。大部分肺泡腔含气减少,充以多种渗出成分,包括浆液、纤维素、红细胞及巨噬细胞,渗出物有不同程度的机化。肺泡间隔可有不同程度增宽伴间质纤维化。合并细菌感染者部分区域细支气管及其周围肺泡结构破坏,中性粒细胞浸润,严重者可有小脓肿形成。严重的病例可有广泛微血栓及小血管内血栓形成。

②淋巴造血系统:重症A(H5N1)患者全身淋巴组织萎缩伴活跃的嗜血现象,表现为脾脏白髓内淋巴细胞显著减少,伴灶状组织细胞增生,部分细胞胞质内见吞噬的红细胞。红髓有出血。淋巴结内淋巴滤泡萎缩,乃至消失,免疫组化标记提示B淋巴细胞和T淋巴细胞均明显减少。淋巴窦扩张,窦组织细胞增生,细胞质内可见吞噬的淋巴细胞、红细胞和细胞碎片。扁桃体、肠管等处淋巴组织明显减少。

③其他系统：重症 A(H_5N_1)患者可有心肌间质浆液性渗出及淋巴细胞浸润，心肌细胞坏死不明显，可有不同程度的心肌细胞变性，表现为间质性心肌炎改变。肝脏广泛肝细胞内小泡状脂肪变性，部分肝细胞胞质疏松化。肾脏可有急性肾小管坏死。中枢神经系统有脑水肿和脑充血改变。神经细胞以嗜酸性变为主，表现为胞质嗜酸性增强，结构不清，部分细胞轴突肿胀，以根部为著，并粗细不均，有扭曲。少数细胞胞浆呈嗜碱性变。妊娠患者胎盘绒毛滋养叶细胞见灶状变性坏死、间质炎细胞浸润。胎儿发育不全的肺组织内见非特异性炎细胞浸润。

3. 流行病学

(1)传染源：主要为患禽流感或携带禽流感病毒的鸡、鸭、鹅等禽类。野禽在禽流感的自然传播中扮演了重要角色。目前尚无人与人之间传播的确切证据。

(2)传播途径：经呼吸道传播，也可通过密切接触感染的家禽分泌物和排泄物、受病毒污染的物品和水等被感染，直接接触病毒毒株也可被感染。

(3)易感人群：一般认为，人类对禽流感病毒并不易感。尽管任何年龄均可被感染，但在已发现的感染病例中，13 岁以下儿童所占比例较高，病情较重。

(4)高危人群：从事家禽养殖业者及其同地居住的家属、在发病前 1 周内到过家禽饲养、销售及宰杀等场所者、接触禽流感病毒感染材料的实验室工作人员、与禽流感患者有密切接触的人员为高危人群。

4. 临床表现

(1)潜伏期：根据对 H_5N_1 亚型感染病例的调查结果，潜伏期一般为 1～7 天，通常为 2～4 天。

(2)临床症状：不同亚型的禽流感病毒感染人类后可引起不同的临床症状。感染 H_9N_2 亚型的患者通常仅有轻微的上呼吸道感染症状，部分患者甚至没有任何症状；感染 H_7N_7 亚型的患者主要表现为结膜炎；重症患者一般均为亚型病毒感染。患者呈急性起病，早期表现类似普通型流感。主要为发热，体温大多持续在 39℃ 以上，可伴有流涕、鼻塞、咳嗽、咽痛、头痛、肌肉酸痛和全身不适。部分患者可有恶心、腹痛、腹泻、稀水样便等消化道症状。重症患者可出现高热不退，病情发展迅速，几乎所有患者都有临床表现明显的肺炎，可出现急性肺损伤、急性呼吸窘迫综合征（ARDS）、肺出血、胸腔积液、全血细胞减少、多脏器功能衰竭、休克及瑞氏综合征（Reye，脑病合并脂肪变性）等多种并发症。可继发细菌感染，发生败血症。

(3)体征：重症患者可有肺部实变体征等。

(4)预后：人禽流感的预后与感染的病毒亚型有关。感染 H_9N_2、H_7N_7、H_7N_2、H_7N_3 者大多预后良好，而感染 H_5N_1 者预后较差，据目前医学资料报告，病死率超过 30％。影响预后的因素还与患者年龄、是否有基础性疾病、是否有并发症以及就医、救治的及时性等有关。

5. 诊断及鉴别诊断

(1)根据流行病学接触史、临床表现及实验室检查结果，可做出入禽流感的诊断。

流行病学接触史：发病前 1 周内曾到过疫点；有病死禽接触史；与被感染的禽或其分泌物、排泄物等有密切接触；与禽流感患者有密切接触；实验室从事有关禽流感病毒研究。

诊断标准：

①医学观察病例有流行病学接触史，1 周内出现流感样临床表现者。

②疑似病例有流行病学接触史和临床表现，呼吸道分泌物或相关组织标本甲型流感病毒

M_1 或 NP 抗原检测阳性或编码它们的核酸检测阳性者。

③临床诊断病例被诊断为疑似病例，但无法进一步取得临床检验标本或实验室检查证据，而与其有共同接触史的人被诊断为确诊病例，并能够排除其他诊断者。

④确诊病例有流行病学接触史和临床表现，从患者呼吸道分泌物标本或相关组织标本中分离出特定病毒，或采用其他方法，禽流感病毒亚型特异抗原或核酸检查阳性，或发病初期和恢复期双份血清禽流感病毒亚型毒株抗体滴度 4 倍或以上升高者。

⑤流行病学史不详的情况下，根据临床表现、辅助检查和实验室检查结果，特别是从患者呼吸道分泌物或相关组织标本中分离出特定病毒，或采用其他方法，禽流感病毒亚型特异抗原或核酸检查阳性，或发病初期和恢复期双份血清禽流感病毒亚型毒株抗体滴度 4 倍或以上升高，可以诊断确诊病例。

(2)鉴别诊断：临床上应注意与流感、普通感冒、细菌性肺炎、传染性非典型肺炎(SARS)、传染性单核细胞增多症、巨细胞病毒感染、衣原体肺炎、支原体肺炎、军团菌病、肺炎型流行性出血热等疾病进行鉴别。诊断鉴别诊断主要依靠病原学检查。

6.治疗

(1)对疑似病例、临床诊断病例和确诊病例应进行隔离治疗。

(2)对症治疗：可应用解热药、缓解鼻黏膜充血药、止咳祛痰药等。儿童忌用阿司匹林或含阿司匹林以及其他水杨酸制剂的药物，避免引起儿童瑞氏综合征。

(3)抗病毒治疗：应在发病 48 小时内试用抗流感病毒药物。

(4)中医治疗。

(二)防控技能

1.疫情监测

(1)监测范围及时限：发生禽流感疫情的地区，应急监测开始于农业部门发现疫情之日；止于农业部门解除封锁后 7 天。

(2)加测病例定义：监测范围内的发热(体温≥38℃)伴流感样症状病例及密切接触者。

(3)监测内容：发现和报告符合监测病例定义的病例，并对监测病例采样进行血清学和病原学监测。

2.疫情报告　严格按照《中华人民共和国传染病防治法》《传染病防治法实施办法》及《人禽流感疫情报告管理方案》的报告时限和程序要求进行报告。

3.疫区处理

(1)严格按照《人禽流感疫情预防控制技术指南》的要求，落实各项防控措施。

(2)国家卫生计生委网站 2013 年 11 月 4 日发布《关于调整部分法定传染病病种管理工作的通知》，《通知》中称，根据《中华人民共和国传染病防治法》相关规定，解除对人感染高致病性禽流感采取的传染病防治法规定的甲类传染病预防、控制措施。

4.预防措施

(1)尽可能减少人特别是少年儿童与禽、鸟类的不必要的接触，尤其是与病禽、死禽类的接触。

(2)因职业关系必须接触者，工作期间应戴口罩、穿工作服。

(3)加强禽类疾病的监测。动物防疫部门一旦发现疑似禽流感疫情，应立即通报当地疾病预防控制机构，指导职业暴露人员做好防护工作。

（4）加强对密切接触禽类人员的监测。与家禽或人禽流感患者有密切接触史者，一旦出现流感样症状，应立即进行流行病学调查，采集患者标本并送至指定实验室检测，以进一步明确病原，同时应采取相应的防治措施。有条件者可在 48 小时以内口服神经氨酸酶抑制剂。

（5）严格规范收治人禽流感患者医疗单位的院内感染控制措施。接触人禽流感患者应戴口罩、戴手套、戴防护镜、穿隔离衣。接触后应洗手。具体的消毒隔离措施和专门病房的设置应参照执行卫生部《传染性非典型肺炎（SARS）诊疗方案》的相关规定。

（6）加强检测标本和实验室禽流感病毒毒株的管理，严格执行操作规范，防止实验室的感染及传播。

（7）注意饮食卫生，不喝生水，不吃未熟的肉类及蛋类等食品。

（8）勤洗手，养成良好的个人卫生习惯。

（9）可采用中医药方法辨证施防。应用中药预防本病的基本原则：益气解毒，宣肺化湿。适用于高危人群，应在医生指导下使用。

四、其他自然疫源性疾病

（一）疾病理论

熟练掌握鼠疫、流行性出血热等以外的各种自然疫源性疾病的理论知识。

（二）防控技能

1. 监测　按照本书所述的传染病监测的总体要求，针对各种自然疫源性疾病的特点，尤其是宿主动物和媒介的特点制定监测方案并认真实施。

2. 预防

（1）协助卫生行政部门制定预案。

（2）协助有关部门控制鼠、犬、蚊等宿主动物和媒介。

（3）协助有关部门开展大型工程的自然疫源地调查和处理。

3. 控制　加强疫情监测，及时发现和处理疫情，尤其是暴发疫情。

（王晓坤）

参考文献

[1]闫涛,李梵,李克,赵平,王慧芬.乙型肝炎相关慢加急性肝衰竭患者乙型肝炎病毒前C/C区联合突变特点分析[J].临床肝胆病杂志,2013(02):120-123+127.

[2]高占成,胡大一.呼吸内科[M].北京:北京科学技术出版社,2012.

[3]孙桂珍,李学亮,吉布强,张海燕,徐彧,金北平,张小红.伊曲康唑对恶性血液病患者侵袭性真菌感染的疗效分析[J].中华医院感染学杂志,2012(16):3624-3626.

[4]陈晓平,石应康.心血管系统疾病[M].北京:人民卫生出版社,2012.

[5]张方琪,杨学敏,唐元元,王娟,李志奎.嗜酸性粒细胞在哮喘发病机制中的研究进展[J].中华肺部疾病杂志(电子版),2013(02):162-165.

[6]孙兴国.运动心肺功能鉴别心源性呼吸困难[J].中国实用内科杂志,2013(S1):12-13.

[7]唐承薇,程南生.消化系统疾病[M].北京:人民卫生出版社,2011.

[8]秦福芳.慢性阻塞性肺疾病继发肺部真菌感染诊治与分析[J].中华医院感染学杂志,2013(12):2816-2818.

[9]王清,牟燕.心血管系统疾病[M].北京:中国医药科技出版社,2012.

[10]金赟,李江涛.肝癌细胞侵犯微血管的临床相关因素及分子标志物的研究进展[J].临床肝胆病杂志,2013(07):550-553.

[11]张翔,邢春燕.呼吸系统疾病[M].北京:人民卫生出版社,2012.

[12]刘丹,王星,苏晨,陈艺莉,黄慧玲.高血压患者血压昼夜模式与心率变异性的相关性分析[J].中国实用内科杂志,2011(10):787-788.

[13]马亦林,李兰娟.传染病学[M].上海:上海科学技术出版社,2011.

[14]黄华萍,李羲.慢性阻塞性肺疾病合并原发性支气管肺癌的诊治策略[J].中华肺部疾病杂志(电子版),2012(06):561-564.

[15]徐西元,梁桂林,张冬云.实用临床中医诊疗学[M].天津:天津科学技术出版社,2011.

[16]毛红柳,刘兴元.先天性心脏病相关GATA5基因突变研究[J].国际心血管病杂志,2013(03):173-177.

[17]杨庭树.心血管内科诊疗常规[M].北京:中国医药科技出版社,2012.

[18]刘文虎,张东亮.使用肾内科查房医嘱手册[M].北京:北京大学医学生版社,2012.

[19]何权瀛.呼吸内科诊疗常规[M].北京:中国医药科技出版社,2012.

[20]沈迎,吴宗贵,沈卫峰.冠状动脉侧支循环研究进展[J].国际心血管病杂志,2013(05):265-268.

[21]李德天.泌尿系统与疾病[M].上海:上海科学技术出版社,2008.

[22]邝卫红.肝胆疾病[M].北京:中国医药科技出版社,2013.

[23]施卉,任成山.急性肺损伤/急性呼吸窘迫综合征基础及临床研究进展[J].中华肺部疾病杂志(电子版),2013(04):350-355.

[24]胡红,刘又宁.糖皮质激素在呼吸疾病治疗中的应用[J].中国实用内科杂志,2013(10):764-767.